依科学定规范万贤集智

承古贤谈中药百家争鸣

中药材质量新说

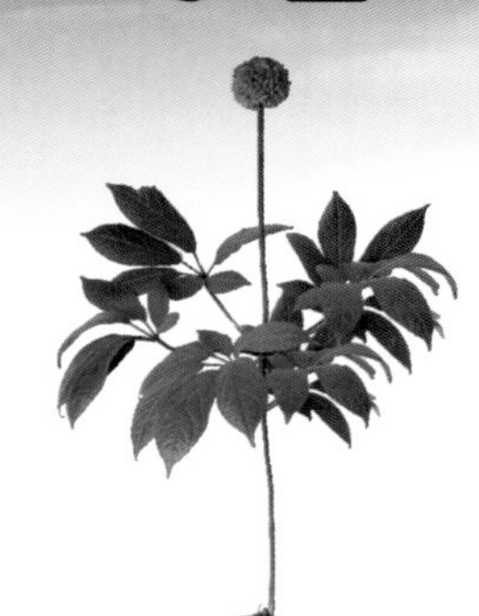

安好义 编著

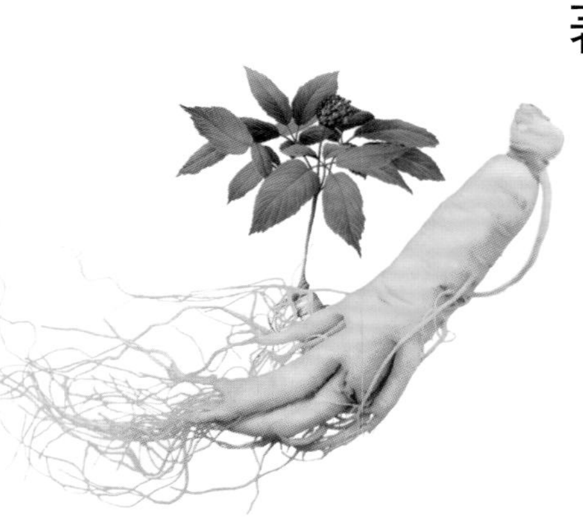

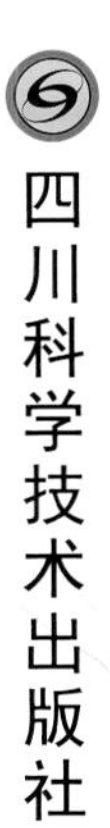

四川科学技术出版社

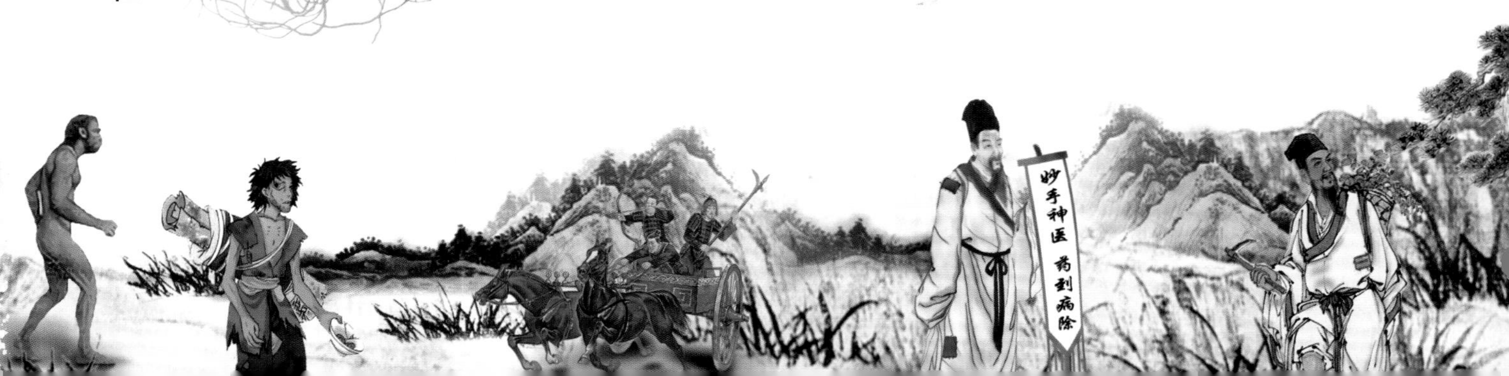

图书在版编目（CIP）数据

中药材质量新说 / 安好义编著. —成都：四川科学技术出版社, 2019.1
ISBN 978-7-5364-9333-9

Ⅰ. ①中… Ⅱ. ①安… Ⅲ. ①中药材－产品质量－研究 Ⅳ. ①R282

中国版本图书馆CIP数据核字（2019）第015287号

中药材质量新说
ZHONGYAOCAI ZHILIANG XINSHUO

编　　著　安好义

出 品 人　钱丹凝
责任编辑　李迎军
封面设计　李　野
出版发行　四川科学技术出版社
地　　址　四川省成都市槐树街2号　邮政编码：610031
成品尺寸　210mm × 285mm
印　　张　31.5　字数 950 千
印　　刷　成都彩异印务有限公司
版　　次　2019年1月第 1 版
印　　次　2019年1月第 1 次印刷
书　　号　ISBN 978-7-5364-9333-9
定　　价　598.00元

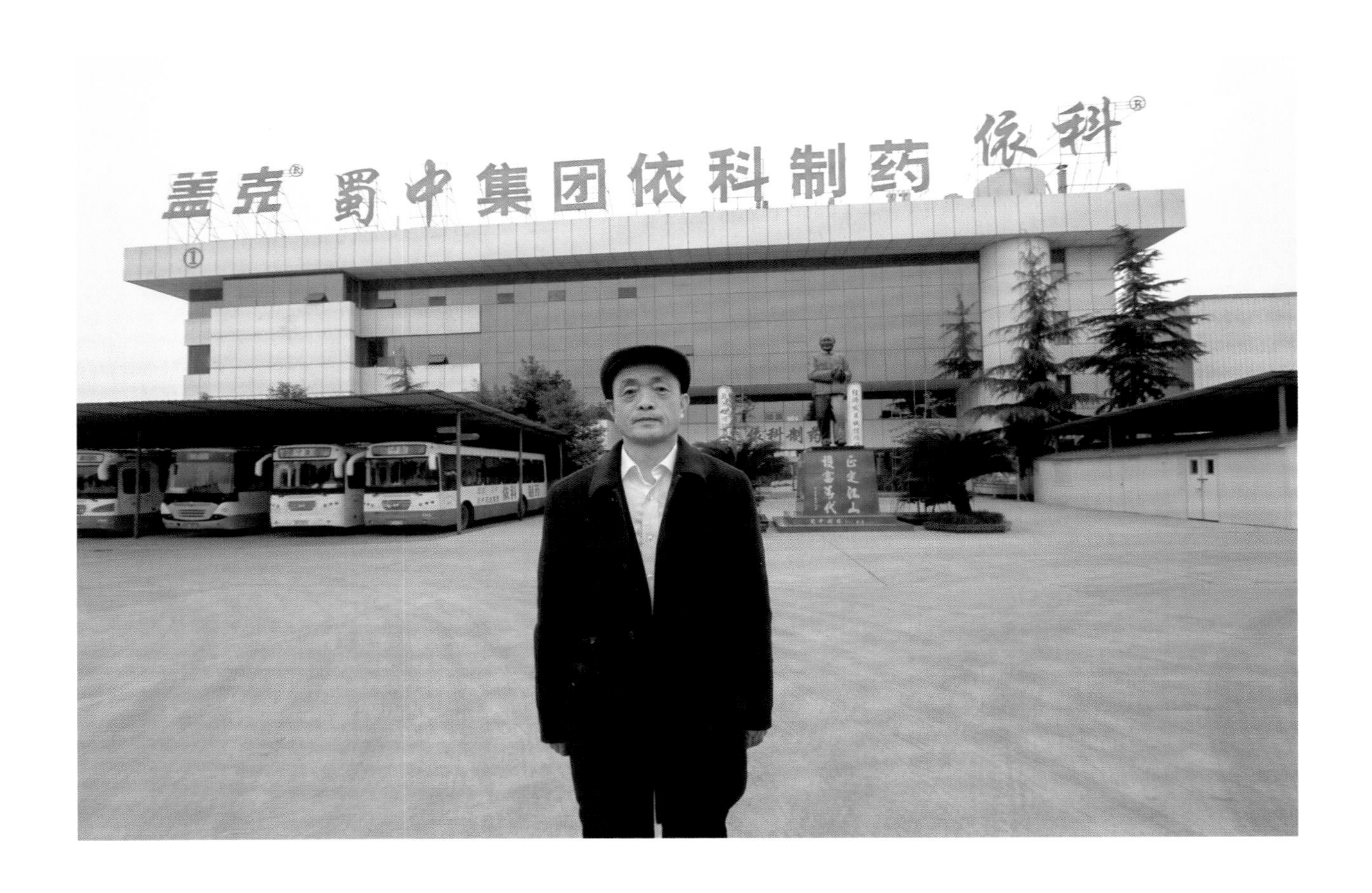

作者简介

安好义先生，生于1953年12月，河南省内黄县人，世医之后，四川蜀中药业集团董事长。长期从事制药生产、销售以及中药材种植、采摘、贮藏和鉴别研究工作，率先提出“天然绿色中药”的生产理论。

在长期的社会实践中，提出了“政治和谐理解宽容规范行仁道，经济发展诚信质好品牌入人心”的做事准则；以及做人文化：根植于内心的修养、无需提醒的自觉、以约束为前提的自由、以常人为标准的生活、工作精益求精的专研、事业与时俱进的攀升。

在企业发展中提出“细精实严·学做，智己明势·求变”“施政精药通医，畅言互联云计”的战略发展思想。曾有“普药大王”“第三终端第一人”的美誉。

编写说明

BIANXIE SHUOMING

全书以《中华人民共和国药典·一部(2015年版)》[以下简称《中国药典·一部(2015版)》]为依据，参考各地地方中药材标准及《中药大辞典》《中华本草》等书籍，结合药材市场上实际的流通和使用情况，共收载常用中药材334种，及附药12种。

全书药材按药用部位分为根及根茎类、茎木类、皮类、果实及种子类、全草及叶类、花类、菌类、动物类、其他类9个大类。

每药均设来源、性状、采收加工、贮藏、主要成分、性味归经、功能主治、用法用量及编者按9个栏目进行记述，并配有一至多幅药材图。

来源：主要以《中国药典·一部(2015版)》和地方标准为准，说明每药原植物的科名、拉丁学名及入药部位；参考典籍记述，结合现代研究，对道地产区和主产区进行更新、补充。

性状：主要以《中国药典·一部(2015版)》和地方标准为准，增加市场认可的优质药材的性状描述。配置药材精美原色彩图560余幅，草类、叶类中药材多配置质量优劣对比彩图，其他药材多配置药材或饮片彩图，个别药材配有伪品彩图。

采收加工：详细论述了采收时间、药用部位、产地加工三大内容。一是在充分认识有效成分积累规律的基础上，综合考量有效成分积累量、药材产量和药理功效等因素，以有效成分绝对最大产量作为采收的基本原则，以植物物候期或形态特征为指标，建议每药最适采收期。二是在综合比较药材不同部位有效成分含量及产量的基础上，建议中药最佳入药部位及非药用部位资源综合利用，特别注明质量优劣标识。三是以药材有效成分含量为指标，考量不同产地加工方法对药材内在质量的影响。指出药材在清洗过程和浸泡、闷润、蒸煮等软化过程中有效成分会损失。

贮藏：综合考虑每药特性(质地、颜色、气味)、有效成分性质(挥发性、稳定性)、药用价值等因素，针对于大货，分别建议采用单包装密封、大垛密闭、黑色塑料布遮盖、冷藏等贮藏条件，并控制贮藏时间和贮藏期安全水分范围。

主要成分：参考《中国药典·一部(2015版)》和中医药科技期刊、学术论文等，说明有效成分、指标成分或主要成分类型，并指出了药典或地方标准规定检测的指标成分含量。

性味归经、功能主治、用法用量均参照《中国药典·一部(2015版)》和地方标准进行编写。

编者按：整理汇编了中药有效部位、有效成分、现代药理活性及临床应用、其他利用价值、实用经典验方(仅作参考)等内容。并特别注明：质地坚硬的药材，入药前捣碎，提取前轧裂、粉碎，利于有效成分溶出；部分毒性药材害大于利，尽量不用，或选其他药物替代。本书引用的部分方剂为古方、偏方，因时间久远，原出处不详，故保留了原计量单位，仅作参考。

参考文献：本书所引用的数据、表格均注明了数据来源，累计引用参考文献388篇。个别未标注的数据为作者自行检测而得。

《中国药典·一部(2015版)》中的“桑椹”“木犀科”“木犀草苷”在本书中全部依据《现代汉语词典》改为“桑葚”“木樨科”“木樨草苷”。

书后另附药材笔画、拼音索引，包括收载药材及附药，方便读者快速查阅。

目　录

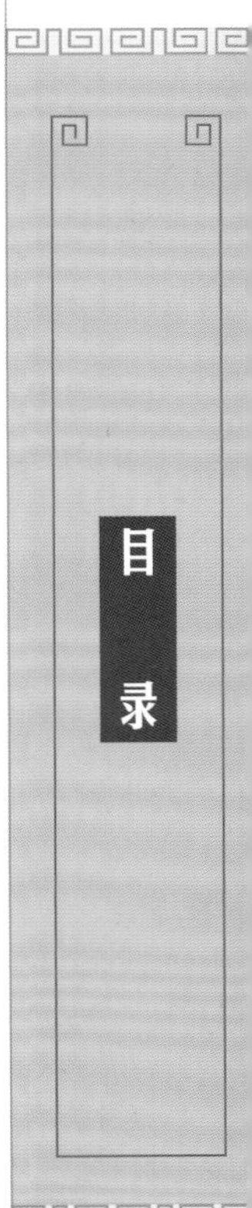

索引

绪　论

XU LUN

中国的中药护佑了中华民族不断壮大。中药的发源源远流长，从现在分析生病的猩猩、大象、老虎等动物吃某种植物就能治好的情况，可能中药从类人猿开始已经有了使用，远远早于岐黄理论。岐伯和黄帝、孙思邈、李时珍等总结了先人的经验，有了对中药最早的记载和发扬光大。我们可以大胆地推测，古人类时期草药就已经开始应用，中药的起源应该是从距今数万年开始的，代代传承、代代发扬光大，才有了如今博大精深的中药文化。

中国药材上万种，从古至今，因为各种原因发现的都有，难以一一说清楚具体由来。比如在中国历史上饥荒或战争较多的时期，有很多药材是在人们饥不择食的时候吃了某些植物，偶然发现能治好某种疾病，从而总结出来的。在一次大饥荒中，人们都采野菜如小蓟、灰灰菜、麦麦多、柳叶等充饥，当时一位年逾六旬的老人由于年老体衰，只能就近采挖苦似黄连的燕子苗、蒲公英、败酱草等水煮后充饥。在野草、树皮都被吃光后，同龄人因饥饿和疾病十死其九，而这位老人却活了下来，可能与她吃的那些草药有关。中华民族从起源到逐渐发展壮大，同一历史时期使用中药的中华先民的寿命及接受治疗的效果显著优于其他区域的民族，因此中药确切的疗效是毋庸置疑的。

蔬菜和水果等都是经祖先一代代人把野生品种一步步驯化、改良，最后成为优良家种品种的。同理，个人认为很多家种药材已经明显优于野生药材。种植户依靠药材丰收、质好赚钱，田间管理、采收、晾晒、保管大多规模化，质控意识高，全面管理到位。而野生药材都是农民按照市场需求于闲暇时间采收，既不分时节，也不区分老嫩、不管品质。且野生药材由于环境限制，未达最佳生长状态或已过最佳状态。因此采收的野生药材品质较差，同时在销售过程中粗放管理、保存时间过长，也导致野生药材的品质下降。

随着家种品种的扩大，很多传统药材产区也发生了变迁。河南省在20世纪六七十年代还有栽种枸杞的，但目前连同大枣都被西北地区的产品代替了，这是人的能力的提升，也是社会的进步。道地产区也会随着社会的进步而变迁，原新疆不产大枣，但现在产量已占全国干枣的80%~90%，取代河南、山东、安徽产区。

随着改革开放及科学的深入研究，已证明牛羊吃的青储饲料优于干饲料，春夏秋放牧，牛、羊、马所吃青草的营养远远优于冬天吃的干草，即可以推断青蒿、薄荷等草类药材，鲜品较干品入药效果好，宜鲜品入药。与此同时，检测手段也有了极大的进步，证明了很多中药材的外观都能代表其实际的药效。如叶、草、花类药材，原色药材的有效成分含量可能是变色药材的1~5倍。现在很多药材还仅仅停留在实物形象上，大宗药材比如金银花，多数种植散户都是在金银花全开花后采摘，不按时间摘，也未采用适合的、规范的科学办法晾晒、保管，导致只有其形但疗效不好或基本无疗效。

下面就针对各类药材的特性，对其适时采收、科学晾晒、炮制，合理贮藏、有效使用等方面提出个人一些浅显的见解（只是个人经验）。

一、根及根茎类药材

根及根茎类药材占中药材的大部分，类型也很多，怎样采收、晾晒、保管，需要长时间的总结、改进和完善，更需要政策引导，种植户、收购商及医药人的共同参与和努力。

1. 切片晾晒

中药饮片在历史上有很多切片办法，但经现在实践，认为有度最好。饮片以不接触水、不二次晒烘为最好，因为任何药材只要经过加水、蒸制都会减少 10%~30% 的含量，即 10%~20% 的重量。切片也不能太薄，以最易煎出、发挥最大疗效为目的，药材一般切到 2~4 mm 即可。切制饮片的目的是为了药效更大地发挥，为饱眼福而特制的超薄饮片个人认为不妥，往往满足了眼观，减少了疗效。

本书中提倡根及根茎类药材趁鲜切制。含水量高的根、根茎类药材不切段、片不容易晒干，借鉴蔬菜的晾晒方式，全国各地都有晾晒不同蔬菜的办法，如北方的红白萝卜、冬瓜、红薯等都采取切片方式，四川的抱儿菜、大头菜、莴苣也有切段或切成条晾晒的习惯。趁鲜切段、片，既利于干燥，又保证了有效成分含量，如川芎趁鲜切片，3 天即可晒干，烘干只需几小时或一天时间，不切片鲜品在四川 10 天也晒不干。

2. 炮制方法

先人对大多数中药材饮片的炮制都提出了意见，其中大多数方法正确，如元胡，醋制后药效物质含量明显提高。但也有不足之处，如熟地，记载的“九蒸九制”就可能有问题。生地第一次经水浸泡加热蒸后，疏松柔软，可能含水量有八九成，一次性蒸煮透晒干，内灰黄而外油黑，符合古人的眼观和现在的药典标准。而古人的“九蒸九制”个人觉得有点不合情理，因第一次蒸煮不管多长时间，生地外面都已有油，隔离了再次蒸煮进入药材内部的任何物质。现在各大市场上都是一次性蒸煮，药材美观、实用、质量好。

3. 贮藏保管

（1）很多根、根茎类药材貌似坚实，但实际有效成分流失极快。如川芎个大坚实，用不密闭包装袋（麻袋或编织袋）存放，刚产新时浸出物为 20%，13 个月后即为 10%，已不符合国家标准；如元胡虽坚硬紧密，但含量下降速度如川芎，本书中建议干燥后低温密闭保管，经测定有效成分的含量基本不降。类似上述的药材大多性质相近，只有个别下降较慢，但均有下降，如三七、黄连。

（2）较松软的根及根茎类药材，如甘草、葛根、大黄，刚产新时有效成分的含量都合格，甚至有的高过药典标准一倍，原个粗放半年后，有效成分的含量基本不合格，葛根甚至已检测不出有效成分的含量。市场上类似的药材不合格率高于 70%，只要在市场上一买药，药商都会问包不包有效成分的含量，合格与不合格两种价格。像葛根这种用药极广且量大的药材，了解后再服用总有心虚的感觉。但也有个别药材有效成分的含量下降较慢，如丹参、黄连、板蓝根，按现有检测标准可能贮藏三四年有效成分的含量还合格。

个人认为，单包装密封冷藏可能使药材有效成分的含量合格的有效时间更长。

二、草类、叶类、花类药材

草类、叶类、花类入药的中药材很多，作者认为保持原色的药材质量好。按以下方式适时采收、科学晾晒，就能获得优质的药材。

1. 采收时间

（1）草类药材在开花前，或初花期采割，药效更好，因为开花后大多植物叶萎缩、茎干枯，甚至呈干柴样，有效成分的含量会显著下降。如益母草在开花至 50%~85% 时收割最好，收割过早，幼苗鲜品 5~9 kg 只能晒成 1 kg 干品。适时收割，只需 3~4 kg 鲜品即可晒成 1 kg 干品，且有效成分含量高。

（2）花类药材在花开尽后含量都会大幅降低，如菊花、夏枯草、野菊花。研究发现，花类药材含量最高时一般都是含苞待放时，花开尽将谢时的药材其有效成分的含量有可能比含苞待放时降低 50% 甚至更多（部分品种的差异会更大）。用一个简单的小试验就可以佐证：同样的药材，含苞待放花蕾与开尽待谢花朵泡水做比对，前者味重、色浓，后者味轻或无味、色轻（发霉及变色的可能也色重，但与应有色有区别）。

2. 晾晒方法

不同的晾晒方法会导致药材疗效大变。传统记载的阴干或晾干方法，在实际应用中常导致药材质量显著下降。所以，在实际生产中，阴干与晾干方法都是在一定适合的条件下应用，不能生搬硬套。晾晒办法很有讲究，如果晾晒的药材已无绿色，从直观上就能肯定已无药效。还有用同样简单的泡水小实验，有绿色的干药材味重、色浓，无绿色的干药材味轻或无味、色淡。这些经验都是在上百次买只有其形但无有效成分含量的药材，和购买科学采割、晾晒的药材经过试验比对总结出来的，代价几百万元。药材茎或藤的髓部含有大量水分，如益母草四棱茎，不切成段，晾晒时表皮干后，髓部还向外渗水，因此，药材达到完全干燥耗时长。依个人经验及试验数据，全草类药材要保持药材原色（多为绿色），保证药效，节省时间，提高效率，个人推荐使用如下干燥方法：

（1）药材采收后用铡草机及时铡成 2 cm 左右的段，摊薄晒，春末至秋末在晒棚下即可晒干，含量也高。如马齿苋，不切段半月都不易晒干，切段烘晒就很容易干。切段过短，药材容易分成几瓣，晒、烘有效成分易流失。

（2）草类药材切段，在 20~30℃温度下即可晒干。20℃以下、湿度超过 60% 的环境下晾晒，药材如有受潮、堆沤有变质现象，应及时烘干。如夏枯草，在晾晒中受潮即变暗紫色，药效显著降低。

（3）凡阴干有效成分含量高的，晒干有效成分比烘干高的，使用 25~35℃烘干较好，晾干很难达到保存有效成分的实际效果。

三、果实、种子类药材

薏苡仁、白扁豆、决明子等果实、种子类药材是比较容易收获且容易晾晒的，这些药材看起来与小麦、稻谷没什么区别。众所周知，小麦、玉米、稻米都是饱腹的主粮，陈粮和新粮从口感上就有很大的区别。同样药材是需要有疗效的，特别是辛香味和其他味重的药材都必须适时收割并且合理保管才能保持药材应有的疗效。此类药材大多质地坚硬，科学收贮入药才能充分发挥其疗效。

1. 晾晒、贮藏

果实、种子类药材虽然外表质地紧密，但如果包装及存储管理不好，有效成分的含量会下降，部分品种有效成分的含量会快速下降。像肉豆蔻，经过炮制粗放保管 2 个月后，味减大半。前面提到的五味子貌似坚果，外肉中壳内仁，但粗放 1 年后内仁基本已无有效成分含量。芳香类药材的如枳实等，虽然外皮坚实紧致，切成两瓣晾晒也较厚，如果晾晒方法不科学，有效成分含量会下降 1/10~1/2，可能待晾晒干后有效成分含量就不合格了。即使是有效成分含量合格的枳实，粗放存储，保管方法不科学，半年后香味变淡，有效成分的含量已不合格。

以目前的有效成分含量检测来看，几乎没有不下降的果实、种子类药材。建议此类药材密闭、干燥、低温保管，两年内使用。

2. 粉碎入药

果实、种子类药材质地坚实，不易煎出药效。凡有外壳者，必须破碎外壳并将内仁粉碎。种子较大的如草蔻、白扁豆、莲子等也应粉碎成 2~3 mm 以下的小颗粒，这样可以在煎药时更好地煎出药效；表面容易煎透的药材如小茴香，粉碎后煎出的药液量也会明显增多，有关人士应该注意到这一点。

果实类药材入药，从理论上来说是都有用，但现在作为单独剂型研究的中药品种，大多使用其籽而不用其皮，可见籽的功效大于表皮，如五味子。籽在结成时就有了充分保护自己的本领，表层致密，要想把药效用到极致，就要顺着药材的思路去研究发现它，在祖先发现的基础上继续深入研究。

四、动物类及其他类药材

动物类药材以前多为野生品种，现随着市场需求量增加，野生动物遭到大量捕杀，数量逐年降低，动物类药材来源逐渐由野生转变为家养，相应的产区也发生了变化。如珍珠，现主要集中在浙江诸暨；麝香主产地现为陕西、四川两地。

同种动物类药材基源有多种，经现代仪器检测，不同基源的药材有可能有效成分的含量有很大的差异。如五倍子，肚倍的鞣质有效成分的含量比角倍高 5%，没食子酸有效成分的含量高近一倍。如麝香，原麝麝香中指标成分麝香酮含量最高，林麝次之，马麝麝香酮含量最低。药材购买或入药时，应根据不同基源的药材调整用量，以达到用药目的，避免药材浪费。动物类药材有效成分的含量易受干燥方式的影响，如全蝎，冷冻制全蝎的可溶性蛋白量是传统加工方法的 20 倍左右，药材的加工方式应与时俱进，采用先进的加工方法，最大限度地保留药材的有效成分。

动物类药材富含蛋白质，极易虫蛀、生霉，过去多采用与花椒、吴茱萸等同贮的方式进行保管，这样虽能有效地避免药材虫蛀、生霉，但花椒、吴茱萸含挥发性成分，易与贮存的药材串味。随着现代科技的发展，动物类药材可以通过冷藏的方式避免虫蛀、发霉、变质现象的发生，简单易行。

动物类药材多为贵细药材，产量低，需求量大，往往不法商人为追求利益对药材进行掺杂、掺假等行为。本书中用图片对药材正品和易混品进行直观的对比，并提出了简单易行的鉴别方法，以便读者在购买药材时能够较直观地对药材进行辨别。部分动物类药材，如阿胶、蜂胶等无法直观鉴别的药材，建议购买原装、品牌产品，这样质量才有保障。

五、结语

通过观察、总结实际生产中的技巧，与现代科学技术相结合，本书中提出了一套简便且可操作性强的中药材生产模式。对传统中药生产模式弃其糟粕，取其精华，对其合理之处进行诠释，不科学之处进行改革。本书不拘泥于传统，立足于现实，以期为从事中医药生产、流通、使用、研究等中药行业的人员以及医生、药师和消费者提供参考意见，为推动人类健康和中医药事业发展略尽绵薄之力。中药知识博大精深，由于涉及内容广、研究成果多，难以面面俱到，书中遗漏或偏颇之处在所难免。敬请中医药专家和读者不吝赐教、批评指正，谨作参考。

第一部分

根及根茎类

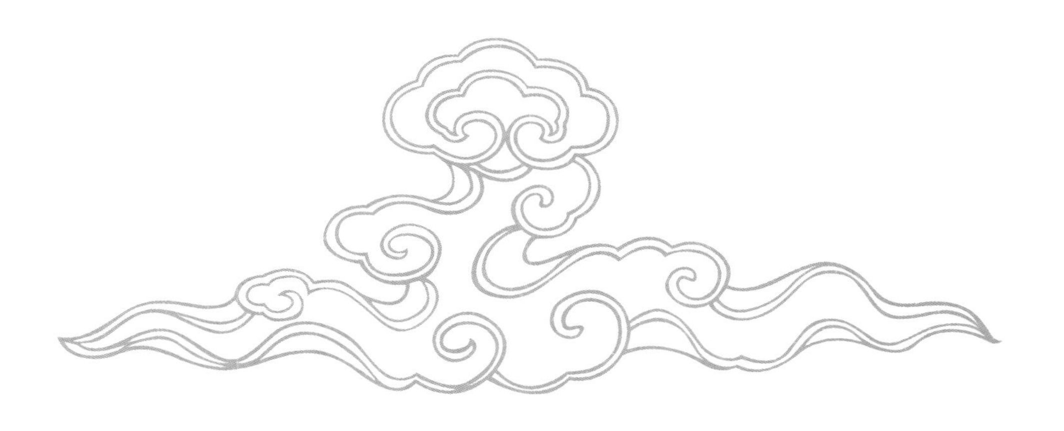

人参（附：人参叶）

【来　　源】

人参是五加科植物人参 *Panax ginseng* C.A.Mey. 的干燥根和根茎。产于中国东北、朝鲜、韩国、日本、俄罗斯东部，国内主要产于东北吉林长白山、敦化一带。

【性　　状】

人参主根呈纺锤形或圆柱形。表面灰黄色，上部或全体有疏浅断续的粗横纹及明显的纵皱，下部有支根 2~3 条，并着生多数细长的须根，须根上有不明显的细小疣状突出。根茎（芦头）长 1~4 cm，直径 0.3~1.5 cm，多拘挛而弯曲，具不定根和稀疏的凹窝状茎痕（芦碗）。质较硬，断面淡黄白色，显粉性，形成层环纹棕黄色，皮部有黄棕色的点状树脂道及放射状裂隙。香气特异，味微苦、甘。

或主根多与根茎近等长或较短，呈圆柱形、菱角形或人字形。表面灰黄色，具纵皱纹，上部或中下部有环纹，支根 2~3 条，须根少而细长，清晰不乱，有较明显疣状突起。根茎细长，少数粗短，中上部具稀疏或密集而深陷的茎痕。不定根较细，多下垂。

红参：主根呈纺锤形、圆柱形或扁方柱形，长 3~10 cm，直径 1~2 cm。表面半透明，红棕色，偶有不透明的暗黄褐色斑块，具纵沟、皱纹及细根痕；上部有时具断续的不明显环纹；下部有 2~3 条扭曲交叉的支根，并带弯曲的须根或仅具须根残迹。芦头长 1~2 cm，上有数个芦碗，有的带有 1~2 条完整或折断的艼。质硬而脆，断面平坦，角质样。气微香而特异，味甘、微苦。

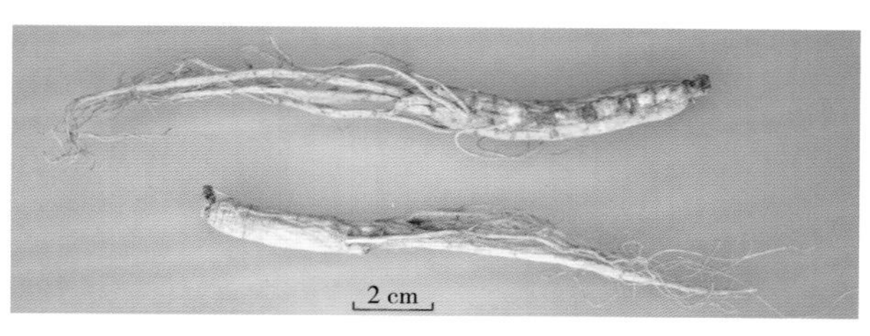

图 1–1　人参（烘干）

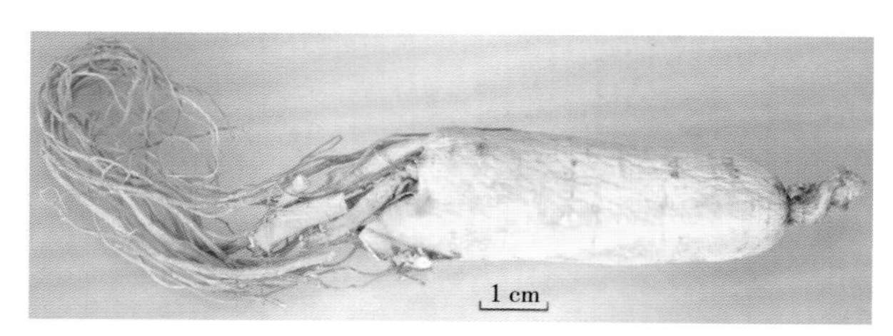

图 1–2　人参（硫黄熏，泛白）

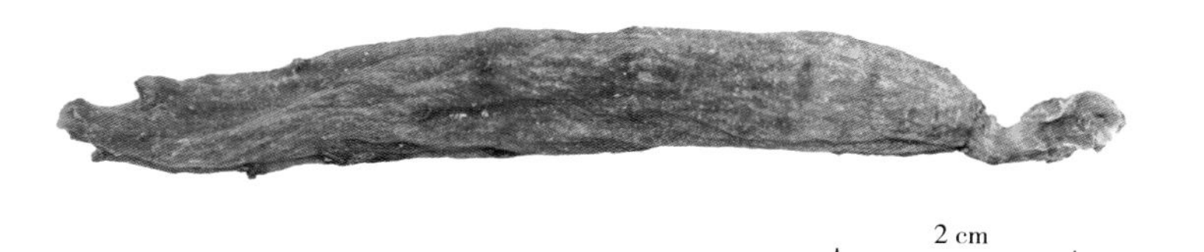

图 1–3　红参

【采收加工】

采收　人参栽种 4~6 年后，8 月末至 9 月中旬植株有半数叶片变黄时采收。栽培的俗称“园参”；播种在山林野生状态下自然生长的称“林下山参”，习称“籽海”。选晴天，挖出全根，摘去地上茎叶，将参根运回。

注：人参挖时要细心，防止因创伤而影响品质。

加工

1. 红参：选浆足不软、完整、无病斑的参根洗干净，蒸 2~3 小时，取出晒干或烘干。干燥过程中剪掉芦头和支根的下段。剪下的支根晒干捆成把，为红参须。捆成把的小毛须蒸后晒干也成红色，为弯须。带较长须根的称“边条红参”，主根为红参。

2. 生晒参：生晒参分下须生晒参和全须生晒参。下须生晒参，选体短有病疤；全须生晒参，选体大、形好、须全的参。下须生晒参除留主根及大的支根外，其余的全部去掉，全须生晒参只去掉小主须。去须后洗净泥土，病疤用竹刀刮净。

3. 白参：选移山参或较粗大的园参洗净，刮去表面粗皮，在糖水中浸润，晒干。

4. 糖参：选个体瘦缩、浆汁不足的鲜参，扎孔、浸糖后晒干或烘干。

5. 鲜人参：完整采挖的全参根，洗刷干净，不经烘晒，直接将人参同容器（透明塑料袋、玻璃瓶）一起消毒灭菌后真空保存。

6. 白干参和大力参

（1）白干参：鲜参剪去支根和须根，刮去外皮，晒干。

（2）大力参：鲜参剪去支根和须根，置沸水中浸煮片刻，晒干。

7. 参须

（1）皮尾参：鲜参的支根晒干。

（2）白直须：鲜参的支根，晒至七八成干，搓去外皮，晒干。

（3）白弯须：鲜参的须根晒干。

（4）红直须：鲜参的支根，蒸后晒干。

（5）红弯须：鲜参的须根，蒸后晒干。

药材水分均不得超过 12%。

表 1–1　4~6 年生人参根单体皂苷含量变化[①]（%）

参龄	采样时间	人参皂苷 Rb1	人参皂苷 Re	人参皂苷 Rg1
4 年生	4 月 15 日	0.58	0.32	0.26
	5 月 15 日	0.54	0.23	0.15
	6 月 15 日	0.56	0.26	0.23
	7 月 15 日	0.35	0.24	0.12
	8 月 15 日	0.28	0.13	0.14
5 年生	4 月 15 日	0.86	0.23	0.18
	5 月 15 日	0.64	0.19	0.18
	6 月 15 日	0.49	0.18	0.19
	7 月 15 日	0.32	0.15	0.12
	8 月 15 日	0.41	0.09	0.10
6 年生	4 月 15 日	0.52	0.17	0.16
	5 月 15 日	0.88	0.26	0.26
	6 月 15 日	0.46	0.15	0.19
	7 月 15 日	0.42	0.12	0.19
	8 月 15 日	0.60	0.17	0.19

4~5 年生人参在 4 月份人参皂苷 Rb1、人参皂苷 Re 和人参皂苷 Rg1 的总量最高，6 年生人参 5 月份人参皂苷 Rb1、人参皂苷 Re 和人参皂苷 Rg1 的总量最高。

①刘胜群 . 人参规范化生产操作技术研究（GAP）[D]. 吉林 : 吉林农业大学， 2003.

表 1-2 人参不同部位皂苷含量[1]（mg/g）

部位	人参皂苷 Rg1	人参皂苷 Re	人参皂苷 Rb1
主根	5.93	1.68	1.70
须根	3.71	6.40	5.35
芦头	5.65	4.83	4.35
参皮	8.46	2.11	4.35
参心	3.52	0.57	1.04
叶	23.02	28.99	2.22
茎	1.13	1.59	—

人参叶中人参皂苷 Re、人参皂苷 Rg1 含量高；芦头、须根中人参皂苷 Rb1 含量高；参皮有效成分含量比参心高。

表 1-3 生晒参、红参皂苷单体皂苷含量对比[2]（%）

人参皂苷 Rg1		人参皂苷 Re		人参皂苷 Rb1	
生晒参	红参	生晒参	红参	生晒参	红参
0.273	0.187	0.139	0.086	0.315	0.272

生晒参中人参皂苷 Rb1、人参皂苷 Re 和人参皂苷 Rg1 的总含量大于红参。

【贮　　藏】

人参常规贮存，易虫蛀、易受潮发霉、受热走油变色，香气易散失，有效成分流失快。无香气者药效低。

建议 20℃以下，单包装密封，大垛用黑色塑料布遮盖、密闭库藏。有条件的直接单包装密封冷藏。此条件下贮存，药材不易变质，药效不易下降。

注：鲜人参总皂苷含量高，可采用真空冷冻法贮藏。人参与细辛同贮，能有效的防虫蛀。

【主要成分】

主要化学成分为皂苷类：人参皂苷 Rg1、人参皂苷 Re、人参皂苷 Rb1 等；及多糖等。

药典标准：含人参皂苷 Rg1 和人参皂苷 Re 总量不得少于 0.27%，含人参皂苷 Rb1 不得少于 0.18%。

【性味归经】

甘、微苦，微温。归脾、肺、心、肾经。

【功能主治】

大补元气，复脉固脱，补脾益肺，生津养血，安神益智。用于体虚欲脱，肢冷脉微，脾虚食少，肺虚喘咳，津伤口渴，内热消渴，气血亏虚，久病虚羸，惊悸失眠，阳痿宫冷。

【用法用量】

3~9 g，另煎兑服；也可研粉吞服，一次 2 g，一日 2 次。

【编 者 按】

1. 不宜与藜芦、五灵脂同用。

①刘岩. 主产区人参采收加工技术及部分产品性状研究 [D]. 吉林：吉林农业大学，2008.

②吴雪松，叶正良，郭巧生，等. 东北不同产地人参及其加工品人参皂苷类成分的比较分析 [J]. 中药材，2013，44（24）:3551-3556.

2. 农药残留、二氧化硫残留不得超过限量。

3. 人参茎叶的皂苷成分基本上和根一致。参须、参芽、参叶、参花、参果等的总皂苷含量比根高，可进一步利用。

4. 人参具有镇静和兴奋神经系统双向调节作用、降低应激性、双向调节血压、强心、保护心肌、抗心律失常、降血糖、促进血红素生成、保肝、抗肿瘤、免疫调节、抗衰老等多种药理活性。

5. 人参 10 g，白术 10 g，茯苓 8 g，甘草 3 g，生姜 3 片，大枣 1 枚，水煎服，对重病、久病后体力恢复卓有成效。

附：人参叶

【来　　源】

人参叶是五加科植物人参 *Panax ginseng* C. A. Mey. 的干燥叶。主产于吉林、辽宁、黑龙江。

【性　　状】

人参叶常扎成小把，呈束状或扇状。为带有长柄的掌状复叶，暗绿色，3~6 枚轮生。小叶通常 5 枚，偶有 7 或 9 枚，呈卵形或倒卵形。基部的小叶长 2~8 cm，宽 1~4 cm；上部的小叶大小相近，长 4~16 cm，宽 2~7 cm。基部楔形，先端渐尖，边缘有细锯齿及刚毛，上表面叶脉生刚毛，下表面叶脉隆起。纸质，易碎。气清香，味微苦而甘。

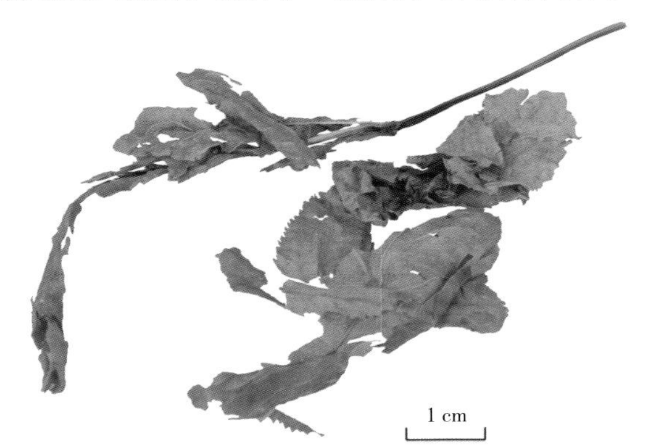

图 1-4　色青绿，质优

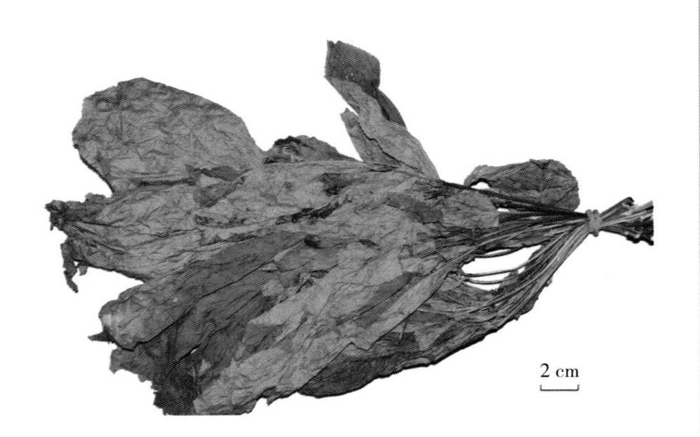

图 1-5　有黄叶，质较次

【采收加工】

夏、秋二季分两次采收。夏季果熟前期在不影响参根正常生长的情况下可采收部分人参叶，此时人参叶生长旺盛，有效成分含量高。秋季枯萎期进行二次采收。将采收的人参叶扎成小把，运回晾干或低温烘干。药材水分不得超过 12%。

表 1-4　5 年生人参叶不同物候期人参皂苷 Rg1、人参皂苷 Re 含量测定①（%）

物候期	起止时间	人参皂苷 Rg1	人参皂苷 Re	总计
出苗期	5 月 9 日至 5 月 24 日	0.34	0.72	1.06
展叶期	5 月 24 日至 6 月 13 日	0.72	2.74	3.46
开花期	6 月 13 日至 6 月 28 日	1.09	4.03	5.12

①陈雨 . 不同生长时期人参中主要活性成分的比较研究 [D]. 长春：长春中医药大学，2013.

续表

物候期	起止时间	人参皂苷 Rg1	人参皂苷 Re	总计
绿果期	6月28日至7月5日	1.44	3.52	4.96
果熟期	7月5日至8月9日	1.69	19.72	21.41
参根生长期	8月9日至9月13日	1.77	4.87	6.64
枯萎期	9月13日至9月20日	2.07	4.85	6.92

人参叶枯萎期人参皂苷 Rg1 含量高，果熟期人参皂苷 Re 含量高。在不影响参根产量的情况下，人参叶在果熟前期至枯萎期采收。

【贮　　藏】

人参叶常规贮存，易吸潮、发霉，易破碎，见光色易变淡，有效成分流失快。无绿色者含量低。

建议 20℃以下，单包装密封，大垛密闭库藏。有条件的直接冷藏。贮藏期药材水分控制在 9%~12%。此条件下贮存，药材不易变质，有效成分不易流失。

注：贮藏时不要堆积过高，注意防潮。

【主要成分】

主要化学成分为人参皂苷 Rg1、人参皂苷 Re、挥发油等。

药典标准：含人参皂苷 Rg1 和人参皂苷 Re 总量不得少于 2.25%。

【性味归经】

苦、甘，寒。归肺、胃经。

【功能主治】

补气，益肺，祛暑，生津。用于气虚咳嗽，暑热烦躁，津伤口渴，头目不清，四肢倦乏。

【用法用量】

3~9 g。

【编 者 按】

1. 不宜与藜芦、五灵脂同用。

2. 人参叶能清肺生津，可治温燥伤肺之干咳，单用力缓，常配知母、贝母、桑叶等药，共奏清燥润肺止咳之功。

三　七

【来　　源】

三七为五加科植物三七 *Panax notoginseng*（Burk.）F.H.Chen 的干燥根和根茎。根茎习称“剪口”，支根习称“筋条”。主产于云南文山县。

【性　　状】

三七主根呈类圆锥形或圆柱形。表面灰褐色或灰黄色，有断续的纵皱纹和支根痕。顶端有茎痕，周围有瘤状突起。体重，质坚实，断面灰绿色、黄绿色或灰白色，木部微呈放射状排列。气微，味苦回甜。

以个大坚实、体重皮细、断面棕黑色、无裂痕者为佳。

筋条呈圆柱形或圆锥形，剪口呈不规则的皱缩块状或条状，表面有数个明显的茎痕及环纹，断面中心灰绿色或白色，边缘深绿色或灰色。

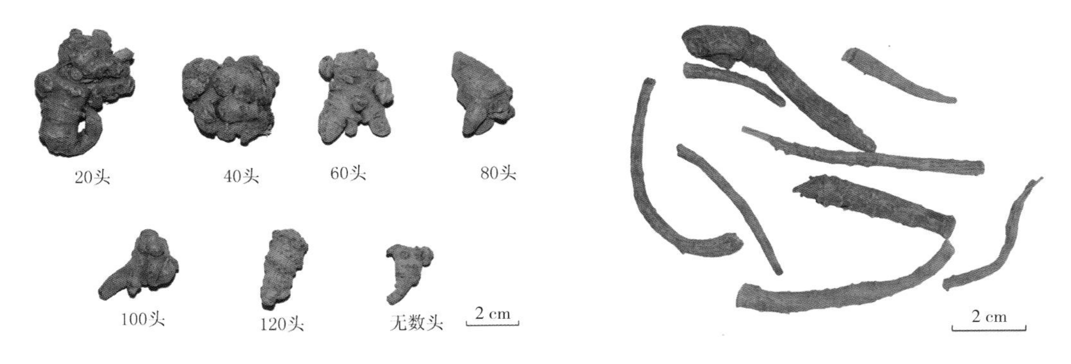

图 2-1　三七剪口

图 2-2　三七筋条

【采收加工】

种植 3 年或 3 年以上收获。采收分两期，在 7~8 月打花薹后采收的三七，称“春三七”，品质最好，产量亦高；在立冬后至翌年 1 月采收的三七，称“冬三七”，质量较差，产量亦低。挖取后摘去地上茎，洗净泥土，剪去芦头、支根和摘去须根后，称“头子”。将头子反复日晒、揉搓，使其紧实，直到全干，即为“毛货”。再将毛货置麻袋中加粗糠或稻谷往返冲撞，使外表呈棕黑色光亮，即为成品。药材水分不得超过 14%。

表 2-1　三七不同部位的三七皂苷的含量测定（%）

部位	三七皂苷
剪口	12
根条	7
支根	1.5~3
细根	2~3

三七剪口中三七皂苷含量最高。

表 2-2　不同头数三七皂苷的含量测定（%）

头数	皂苷含量
20 头	12
25 头	11~12
30 头	10~11
40 头	9~10
60 头	8~9
80 头	7~9
120 头	5~6
无数头	3~4

【贮　　藏】

三七常规贮存，易虫蛀，有效成分易流失，贮藏时间不宜超过 2 年。

建议在 20℃以下，单包装密封，大垛密闭库藏。此贮藏条件下，药材质量保存较好，药效不易降低。

【主要成分】

主含三七皂苷、人参皂苷、黄酮苷、氨基酸等。

药典标准：醇浸出物不得少于 16%；含人参皂苷 Rg1、人参皂苷 Rb1 及三七皂苷 R1 的总量不得少于 5.0%。

【性味归经】

甘、微苦，温。归肝、胃经。

【功能主治】

散瘀止血，消肿定痛。用于咯血，吐血，衄血，便血，崩漏，外伤出血，胸腹刺痛，跌扑肿痛。

【用法用量】

3~9 g；研粉吞服，一次 1~3 g。外用适量。

【编 者 按】

1. 三七花可制成饮料，对高血压、头晕目眩、耳鸣等有一定的保健作用。

2. 三七具有止血，活血化瘀，补血，保护心肌，抗心律失常，降血脂，镇痛，增强免疫力，抗炎，保肝，抗衰老，抗病毒，抗氧化等作用。

3. 三七粉 1 g，白及粉 6 g，水调服，治胃、十二指肠溃疡出血。

4. 三七粉、丹参粉各 5 g，水调服，治冠心病、心绞痛。

西洋参

【来　　源】

西洋参是五加科植物西洋参 *Panax quinquefolium* L. 的干燥根。国内主产于吉林白山市、山东文登市和北京怀柔，分布于吉林、黑龙江、山东和北京等地，国外主产于美国、加拿大。

【性　　状】

西洋参呈纺锤形、圆柱形或圆锥形。表面浅黄褐色或黄白色，可见横向环纹和线形皮孔状突起，并有细密浅纵皱纹和须根痕。主根中下部有一至数条侧根，多已折断。有的上端有根茎（芦头），环节明显，茎痕（芦碗）圆形或半圆形，具不定根（艼）或已折断。体重，质坚实，不易折断，断面平坦，浅黄白色，略显粉性，皮部可见黄棕色点状树脂道，形成层环纹棕黄色，木部略呈放射状纹理。气微而特异，味微苦、甘。

以条匀、质硬、体轻、表面横纹紧密、气清香、味浓者为佳。

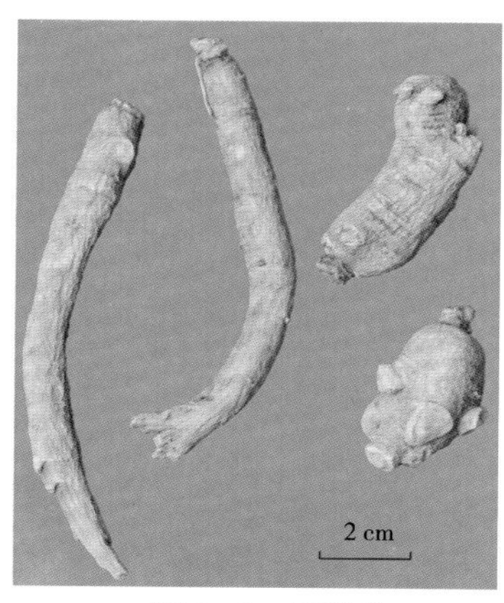

图 3-1　西洋参

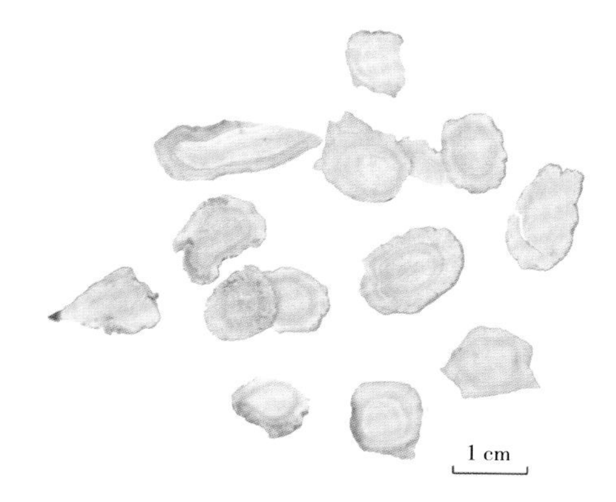

图 3-2　西洋参片

【采收加工】

栽种4年后，9月初果熟期（果实呈现红色，叶片绿色，少数叶缘呈黄色或红色）采收。选晴天，割去地上茎叶，挖出全根，洗净运回，及时晒干或低温烘干。

烘干的温度要求：温度为25~26℃，持续2~3天，然后逐渐升至35~36℃；参体变软后，温度升至38~40℃，2~3天后逐步降至30~32℃，直到烘干为止。烘干的湿度要求：初期控制相对湿度在60%左右；中期50%；后期40%以下。整个烘干时间为2周左右。药材水分不得超过12%。

西洋参在加工中常出现3个问题：①烘干温度低，排潮不合理，干燥室湿度大，易造成青支；②烘干时温度偏高，特别是后期温度高，易产生红支；③干燥温度过高或过低造成西洋参挥发油散失，失去了西洋参特有的香气。

表3-1　不同参龄西洋参有效成分含量测定①

参龄	人参皂苷Rg1（mg/g）	人参皂苷Re（mg/g）	人参皂苷Rb1（mg/g）	总皂苷（mg/g）	单株皂苷产量（mg）
1年生	1.39	8.31	5.81	32.80	4.97
2年生	0.86	7.68	7.30	37.11	56.39
3年生	1.36	8.15	7.31	39.49	127.95
4年生	1.21	9.40	9.38	42.93	199.92

4年生西洋参在总皂苷含量和产量上较3年生西洋参有大的提升，建议西洋参栽种4年后采挖。

表3-2　西洋参不同参发育期产量及有效成分含量测定①

发育期	样品采集时间	人参皂苷Rg1（mg/g）	人参皂苷Re（mg/g）	人参皂苷Rb1（mg/g）	干重（g）	单株总皂苷量（mg）
萌芽期	5月17日	0.82	12.84	11.43	5.80	318.97
抽茎展叶期	6月29日	1.57	11.90	11.30	5.78	361.68
开花期	7月21日	1.35	13.72	12.05	6.85	415.33
绿果期	8月14日	1.52	11.82	12.63	8.39	455.80
果熟期	9月4日	0.70	13.49	13.94	12.95	740.60
落果期	9月15日	0.81	13.16	13.81	11.99	704.79
黄叶期	9月27日	0.79	11.58	10.05	11.01	542.46
落叶期	10月11日	1.42	12.92	11.25	9.35	504.10
休眠期	10月24日	0.75	13.45	13.14	9.72	557.51

西洋参果熟期单株干重及总皂苷量皆达到最大值，为最佳采收期。

表3-3　4年生西洋参不同组织中总皂苷含量测定①（mg/g）

部位	主根	侧根	须根	茎	叶	果
总皂苷	51.3	95.3	112.7	10.4	81.1	19.3

西洋参须根中总皂苷含量高，其次为侧根。叶部含量较主根高，可作为提取人参皂苷的重要来源。

①刘艳艳．西洋参栽培、采收及皂苷动态分布的研究[D]．哈尔滨：黑龙江中医药大学，2005.

表 3-4　青支、红支与正品西洋参有效成分对比①（%）

样品	总皂苷	挥发油
青支	2.78	0.052
红支	4.07	0.043
正品	5.03	0.089

西洋参加工过程中如果出现红支和青支，有效成分大量流失，失去了药材特有的香气，不能销售。

【贮　　藏】

西洋参常规贮藏，易虫蛀，色易变暗，气味易散失，味道易变淡，有效成分流失快。

建议低密度聚乙烯（LDPE）膜单包装密封，冷藏（温度控制在 0~8℃）。此条件下贮藏，药材不易变质，药效不易下降。

【主要成分】

主要化学成分为人参皂苷 Rg1、人参皂苷 Re、人参皂苷 Rb1、人参皂苷 Rc、人参皂苷 Rb2、人参皂苷 Rb3 等。

药典标准：醇浸出物不得少于 30.0%；Rg1、人参皂苷 Re 和人参皂苷 Rb1 的总量不得少于 2.0%。

【性味归经】

甘、微苦，凉。归心、肺、肾经。

【功能主治】

补气养阴，清热生津。用于气虚阴亏，虚热烦倦，咳喘痰血，内热消渴，口燥咽干。

【用法用量】

3~6 g，另煎兑服。

【编 者 按】

1. 不宜与藜芦同用。

2. 西洋参具有抗疲劳、抗利尿、耐缺氧、抗惊厥、促凝血、降低血浆比黏度等药理作用；临床用于强化心肌及增强心脏的活动能力，治疗老年痴呆症，调血压，调整胰岛素分泌，调节肝脏毒素分泌，促进新陈代谢。

3. 西洋参还具有增强中枢神经系统功能，保护心血管系统，提高免疫力，促进血液活力，治疗糖尿病，补肺降火，养胃生津等保健作用。

4. 西洋参 15 g，五味子 9 g，麦冬 10 g，水煎服，治病后疲劳。

5. 春天和夏天气候偏干，适合服用西洋参，不宜服用人参或红参；而秋、冬季节更适宜服用人参。

党　参

【来　　源】

党参是桔梗科植物党参 *Codonopsis pilosula*（Franch.）Nannf.、素花党参 *Codonopsis pilosula* Nannf. var. *modesta*（Nannf.）L.T.Shen 或川党参 *Codonopsis tangshen* Oliv. 的干燥根。主产于甘肃、

①朱丹实，张憨 . 不同温湿度和包装条件对脱水西洋参贮藏的影响 [J]. 干燥技术与设备，2004（4）：28-31.

山西、四川等地，全国各地有大量栽培；以山西长治“潞党参”、山西五台山“台党参”、甘肃文县“纹党参”、四川“西党参”及“条党参”品质较优。

【性　　状】

党参：根头部有疣状突起的茎痕及芽痕，称“狮子盘头”；质稍硬略带韧性，断面有裂隙或放射状纹理。有特殊香气，味微甜。

素花党参：根头部有致密、明显的环状皱纹，称“蚯蚓头”；断面裂隙较多。

川党参：表面灰黄色至黄棕色，有明显不规则的纵沟。质较软而结实，断面裂隙较少，皮部黄白色。

以根条肥大、粗实、皮紧、横纹致密、味甜者为佳。

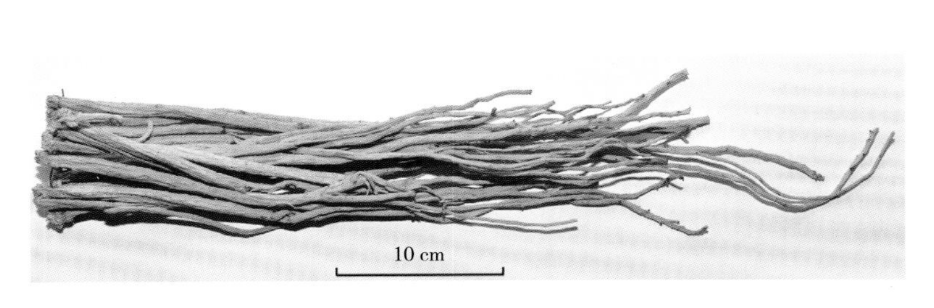

图 4-1　党参

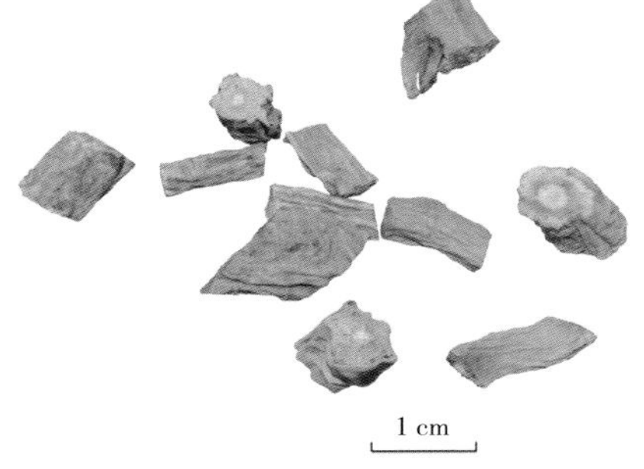

图 4-2　党参片

【采收加工】

栽培后第 3 年，9 月末至 10 月末地上部分枯萎时采收。选晴天，割去残茎叶，挖出参根，晒干或烘干。建议先 80℃烘至半干，趁鲜切厚片或段，干燥。药材水分不得超过 16%。

注：党参鲜参根脆嫩、易破、易断裂，采挖时要避免伤参根，否则参根中乳汁流出来，影响药材品质。

表 4-1　不同年限、不同栽种期党参总皂苷产量、含量测定①

采收时间	干重（g/ 株）		总皂苷含量（%）		总皂苷量（g/ 株）	
	2 年生	3 年生	2 年生	3 年生	2 年生	3 年生
6 月	0.73	1.29	0.90	1.07	0.006 7	0.015 4
7 月	0.79	1.59	0.81	0.72	0.006 4	0.011 5
8 月	1.56	3.35	0.86	0.88	0.013 4	0.029 5
9 月	1.64	3.50	0.77	0.78	0.012 6	0.027 4
10 月	1.68	3.57	0.95	0.90	0.010 5	0.032 2
11 月	0.89	1.74	1.11	0.82	0.009 9	0.014 4

3 年生党参产量、总皂苷含量较 2 年生党参有很大的提升，3 年生党参 10 月采收产量高、总皂苷量最大，为最佳采收时间①。

【贮　　藏】

党参常规贮存，极易吸潮、霉变、泛油、变色、虫蛀，有效成分易挥发，香气易散失。无香气者基本无药效。

①潘丽珠，王跃进，王有为，等 . 板桥党参最佳采收期的研究 [J]. 植物科学导报，2006，24（1）：67-70.

建议 20℃以下，单包装密封，大垛用黑色塑料布遮盖、密闭库藏；有条件的也可单包装密封冷藏。贮藏期药材水分控制在 10%~13%。此条件下贮存，药材不易变质，药效不易下降。

【主要成分】

主要化学成分有党参炔苷、丁香苷、苍术内酯Ⅲ等。

药典标准：醇浸出物不得少于 55%。

【性味归经】

甘，平。归脾、肺经。

【功能主治】

健脾益肺，养血生津。用于脾肺气虚，食少倦怠，咳嗽虚喘，气血不足，面色萎黄，心悸气短，津伤口渴，内热消渴。

【用法用量】

9~30 g。

【编 者 按】

1. 不宜与藜芦同用。
2. 二氧化硫残留不得超过限量。
3. 党参能使血糖升高，为糖尿病患者禁忌药物。
4. 党参 30 g，当归 9 g，鸡血藤 24 g，水煎服，治贫血。

北沙参

【来 源】

北沙参为伞形科植物珊瑚菜 *Glehnia littoralis* Fr. Schmidt ex Miq. 的干燥根。主产于内蒙古、河北、河南、山东等地。

【性 状】

北沙参呈细长圆柱形，偶有分枝。表面淡黄白色，略粗糙，偶有残存外皮，不去外皮的表面黄棕色。全体有细纵皱纹和纵沟，并有棕黄色点状细根痕；顶端常留有黄棕色根茎残基；上端稍细，中部略粗，下部渐细。质脆，易折断，断面皮部浅黄白色，木部黄色。气特异，味微甘。

以根条细长、均匀色白、质坚实者佳。

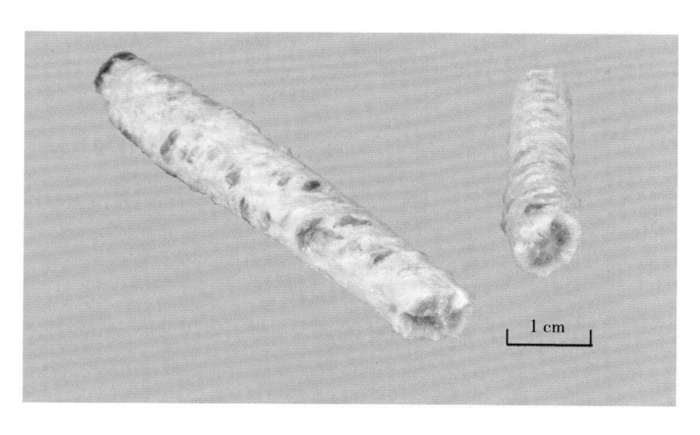

图 5–1 北沙参

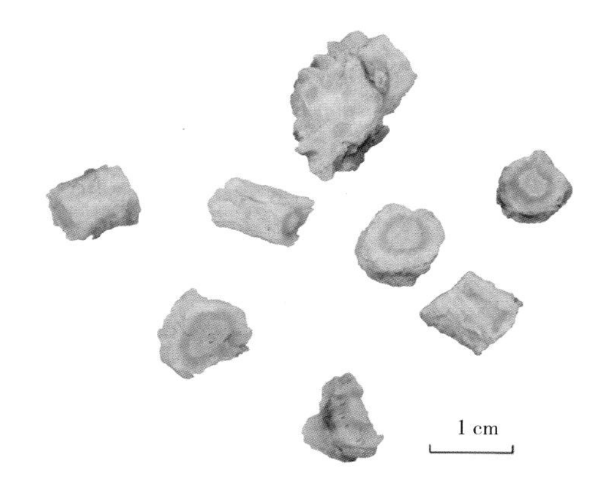

图 5–2 北沙参片

【采收加工】

秋分时节采挖，除去须根，洗净，稍晾，置沸水中烫后，除去外皮，干燥。或洗净直接干燥。建议洗净后不去皮趁鲜切片，晒干或60℃以下烘干。

表 5-1　不同采收期北沙参中欧前胡素含量测定[1]（mg/g）

采收时间	欧前胡素	采收时间	欧前胡素
7月6日	0.101	10月6日	0.202
8月4日	0.143	10月16日	0.190
8月15日	0.154	10月24日	0.186
8月26日	0.166	11月5日	0.180
9月5日	0.178	11月17日	0.175
9月14日	0.194	11月27日	0.167
9月25日	0.205		

9月下旬至10月初北沙参中欧前胡素含量最高[1]。以欧前胡素为检测指标，秋分时节为最佳采收时间，与民间北沙参的传统采收时间相符。

表 5-2　不同加工方式北沙参中欧前胡素含量测定[1]（mg/g）

加工方式	欧前胡素
未洗带皮切片	0.189
水洗带皮切片	0.181
水洗刮皮切片	0.018
沸水烫去皮切片	0.014

传统的北沙参加工方式要除去外皮，不仅费工费时，且有效成分欧前胡素大量流失。故建议北沙参不去皮入药。

【贮　　藏】

北沙参常规贮藏，易虫蛀，有效成分易流失，贮藏时间不宜超过2年。

建议在25℃以下，单包装密封，大垛用黑色塑料布遮盖、密闭库藏。此贮藏条件下，药材质量保存较好，药效不易降低。

【主要成分】

主要含有挥发油、糖苷、香豆素和香豆素苷及聚炔类成分，还含有淀粉、三萜酸、豆甾醇、磷脂、氨基酸等成分。

【性味归经】

甘、微苦，微寒。归肺、胃经。

【功能主治】

养阴清肺，益胃生津。用于肺热燥咳，劳嗽痰血，胃阴不足，热病津伤，咽干口渴。

【用法用量】

5~12 g。

①成文娜，邢树礼，狄宁宁，等．山东道地药材北沙参产地加工方法优选研究[J]. 滨州医学院学报，2014（6）：441-443.

【编 者 按】

1. 北沙参不宜与藜芦同用。

2. 北沙参具有免疫、镇咳、祛痰、解热、镇痛、抗氧化等药理作用。

3. 北沙参 12 g，玉竹、石斛、天花粉、党参各 9 g，每日 1 剂，水煎服，治慢性胃炎、慢性萎缩性胃炎。

4. 沙参麦冬汤：北沙参 10 g，玉竹 10 g，麦冬 10 g，天花粉 15 g，扁豆 10 g，桑叶 6 g，生甘草 3 g，治疗小儿迁延性肺炎、小儿口疮。

南沙参

【来 源】

南沙参为桔梗科植物轮叶沙参 *Adenophora tetraphylla*（Thunb.）Fisch. 或沙参 *Adenophora stricta* Miq. 的干燥根。主产于安徽、浙江、江苏、陕西、四川、云南等地。

【性 状】

南沙参呈圆锥形或圆柱形，略弯曲。表面黄白色或淡棕黄色，凹陷处常有残留粗皮，上部多有深陷横纹，呈断续的环状，下部有纵纹和纵沟。顶端具 1 或 2 个根茎。体轻，质松泡，易折断，断面不平坦，黄白色，多裂隙。气微，味微甘。

以根粗大、饱满，无外皮、色黄白者为佳。

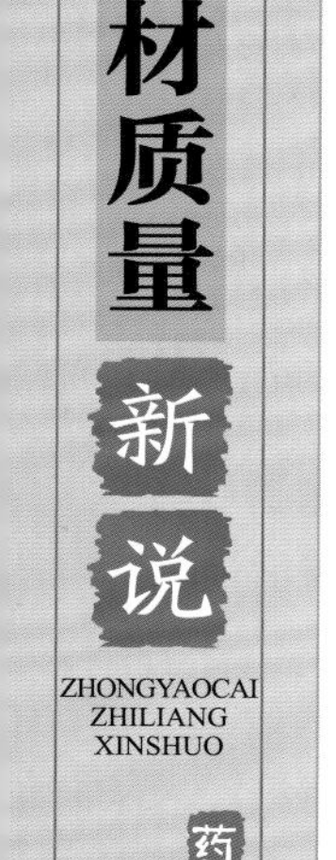

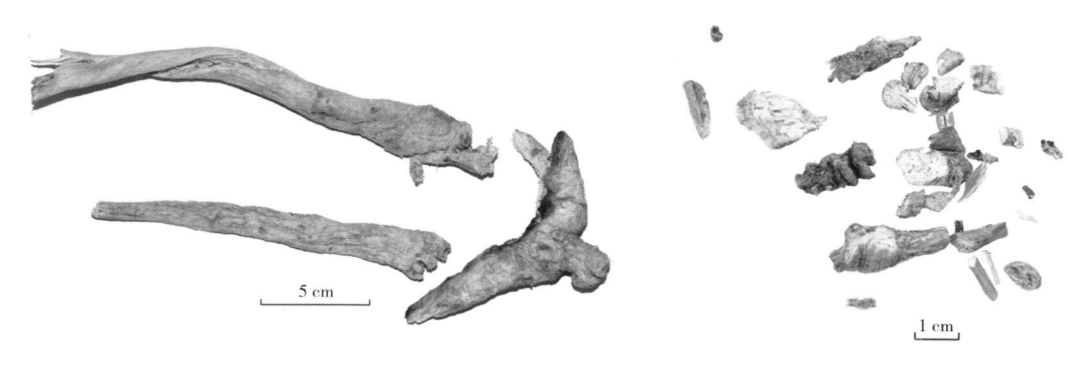

图 6-1 南沙参　　图 6-2 南沙参片

【采收加工】

播种 2~3 年后，秋季地上部分枯萎后采挖，除去须根，洗后趁鲜刮去粗皮，洗净，干燥。建议不去外皮，趁鲜切片，晒干或 60℃以下烘干。药材水分不得超过 15%。

表 6-1 去皮与不去皮南沙参中总氨基酸的含量测定①（%）

加工方式	带皮根	去皮根
氨基酸总含量	3.110	2.959

带皮的南沙参总氨基酸含量比去皮高。故建议南沙参带皮入药。

【贮 藏】

南沙参常规贮存，易虫蛀，有效成分易流失，贮藏时间不宜超过 2 年。

建议在 20℃以下，单包装密封，大垛用黑色塑料布遮盖、密闭库藏。此贮藏条件下，药材质

①江佩芬，高增平，赵中杰，等. 南沙参去皮问题的研究 [J]. 中国中药杂志，1991，16（1）：24-27.

量保存较好，药效不易降低。

【主要成分】

主含三萜类、甾醇类，以及生物碱、黄酮、多糖、鞣质等成分。

药典标准：醇浸出物不得少于 30.0%。

【性味归经】

甘，微寒。归肺、胃经。

【功能主治】

养阴清肺，益胃生津，化痰，益气。用于肺热燥咳，阴虚劳嗽，干咳痰黏，胃阴不足，食少呕吐，气阴不足，烦热口干。

【用法用量】

9~15 g。

【编 者 按】

1. 南沙参功能与北沙参相似，但药力较北沙参弱，南沙参祛痰、强心作用较明显，北沙参有加强呼吸、升高血压作用。

2. 南沙参 9 g，麦冬 10 g，杏仁 9 g，川贝母 9 g，枇杷叶 9 g，每日 1 剂，水煎服，治慢性支气管炎，干咳无痰或痰少而黏。

太子参

【来　　源】

太子参为石竹科植物孩儿参 *Pseudostellaria heterophylla* （Miq.）Pax ex Pax et Hoffm. 的干燥块根。主产于贵州施秉、福建柘荣、安徽等地。

【性　　状】

太子参呈细长纺锤形或细长条形，稍弯曲。表面黄白色至黄棕色，凹陷处有须根痕。顶端有茎痕。质硬而脆，断面较平坦，周边淡黄棕色，中心淡黄白色，角质样。气微，味微甘。

以肥润、黄白色者为佳。

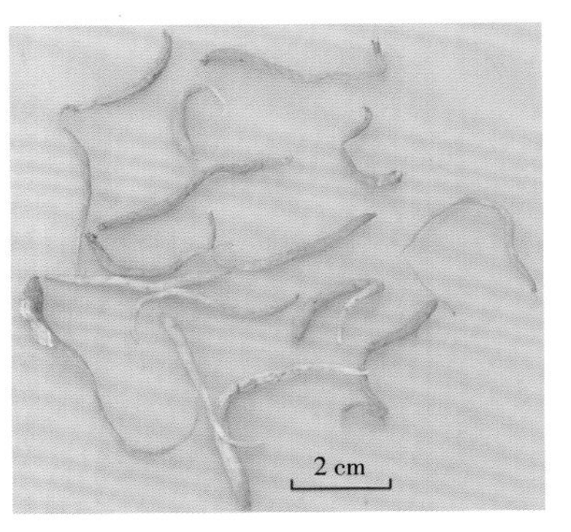

图 7–1　太子参

【采收加工】

夏季茎叶大部分枯萎时采挖。挖出太子参地下部分，除去地上部分及泥沙，保留须根，置沸水中略烫后晒干或直接晒干。药材水分不得超过 14.0%。

表 7–1　不同采收期太子参的有效成分含量①（%）

采收时间	5 月	6 月	7 月	8 月	9 月	10 月
太子参环肽 B	0.024 6	0.025 6	0.029 0	0.028 4	0.026 5	0.025 3
多糖	15.87	14.93	16.69	16.33	17.34	16.13
皂苷	0.40	0.56	0.14	0.56	0.78	0.74

① 闫亮，秦民坚，贺定翔，等．太子参多糖及皂苷的积累动态研究 [J]. 现代中药研究与实践，2005，19（6）：10–13.

贵州产太子参在 7 月太子参环肽 B 含量较高。9 月多糖、皂苷含量较高，结合药材的有效成分含量和产量，建议贵州产太子参 7 月左右采收。

表 7–2　太子参块根不同部位总皂苷的含量[1]（%）

不同部位	皮部	木质部	块根	根头	根中	根尾
总皂苷	0.46	0.11	0.34	0.58	0.22	0.54

太子参皮部（周皮和韧皮部）皂苷含量显著高于木质部。块根中部直径最大，木质部所占比例大，皂苷含量较低。块根根头部和根尾部总皂苷含量较高。故纺锤形太子参质量优于长纺锤形太子参。

表 7–3　太子参不同部位有效成分的含量[2]（%）

	太子参环肽 B	多糖	总皂苷
须根	0.049 7	18.79	0.25
块根	0.035 9	34.97	0.22

太子参须根中太子参环肽 B 含量显著高于块根，总皂苷含量也与块根相当，建议保留须根。

【贮　　藏】

太子参常规贮存，易受潮、易虫蛀，有效成分易流失。贮藏时间不宜超过 1 年。

建议 20℃以下，单包装密封，大垛用黑色胶布遮盖、密闭库藏。有条件的直接密封冷藏。贮藏期药材水分控制在 9%~14%。此贮藏条件下，不易变质，药效保持较好。

【主要成分】

含太子参环肽 B、多糖、皂苷等。

药典标准：水浸出物不得少于 25.0%。

【性味归经】

甘、微苦，平。归脾、肺经。

【功能主治】

益气健脾，生津润肺。用于脾虚体倦，食欲不振，病后虚弱，气阴不足，自汗口渴，肺燥干咳。

【用法用量】

9~30 g。

【编 者 按】

1. 太子参质地坚实，入煎剂成分难以充分溶出，建议入药前轧扁或切段。

2. 太子参具有抗应激、抗疲劳、增强免疫、抗氧化、延长寿命、抗菌、抗病毒等作用。

3. 太子参 15 g，当归、酸枣仁、远志、炙甘草各 9 g，水煎服，治神经衰弱（神经症），失眠。

①彭华胜，刘文哲，胡正海，等 . 栽培太子参块根汇总皂苷的组织化学定位及其含量变化 [J]. 分子细胞生物学报，2009，42（1）：1–5.

②丁春花，林培玲，曾建伟，等 . 太子参块根和参须中多糖及总皂苷含量的测定 [J]. 福建中医药大学学报，2012，22（3）：40–42.

红景天

【来　　源】

红景天是景天科植物大花红景天 *Rhodiola crenulata*（Hook. f. et Thoms.）H. Ohba 的干燥根和根茎。主产于西藏、四川、甘肃等地。

【性　　状】

红景天根茎呈圆柱形，粗短，略弯，少数有分枝。表面粗糙，有褶皱，棕色或褐色，剥开外表皮有一层膜质的黄色内表皮，有粉红色花纹。宿存部分老花茎，花茎底被三角形或卵形膜质鳞片。有节，节间不规则，断面粉红色至紫红色，有环纹，质轻，疏松。主根呈圆柱形，粗短。断面橙色或紫红色，有时有裂隙。气香，味微苦涩，后甜。

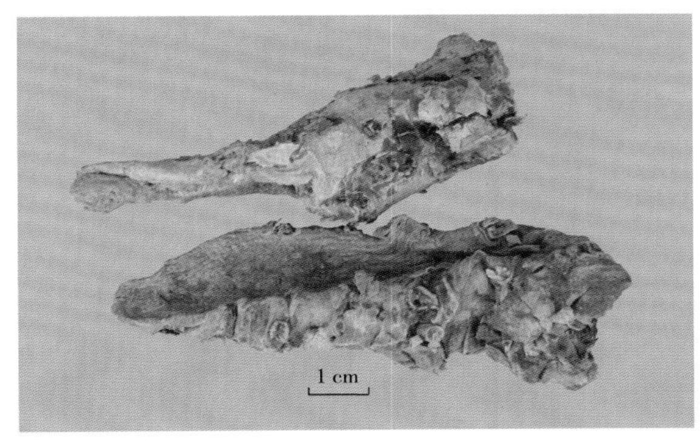

图 8-1　红景天

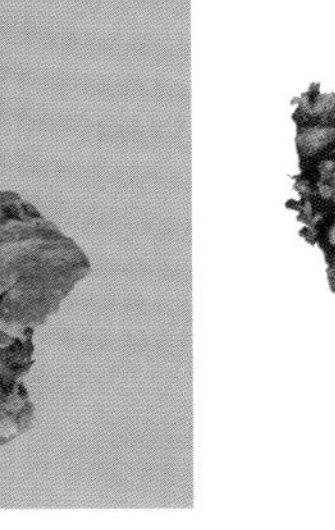
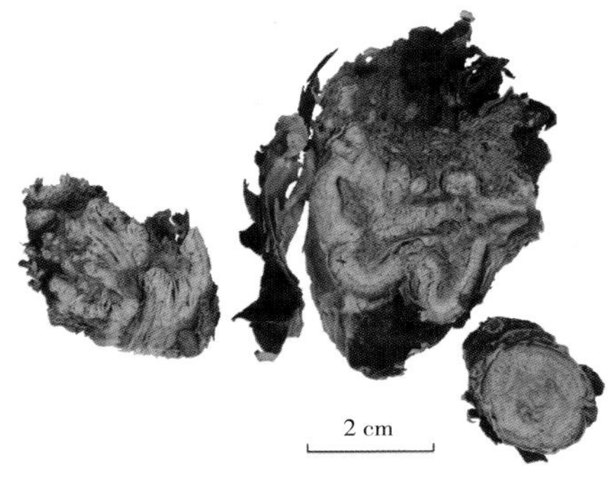

图 8-2　红景天片

【采收加工】

人工种植红景天栽种 2~3 年后，秋季花茎凋枯后采挖。选晴天，挖出根和根茎，晒干。建议趁鲜切片，干燥。药材水分不得超过 18%。

表 8-1　大花红景天不同器官中红景天苷含量测定①

部位	红景天苷（%）
根	1.281
根茎	1.529
茎	0.131
叶	—
花	3.500

红景天花中红景天苷含量高，人工种植红景天可采收花瓣提取红景天苷。红景天茎、叶有效成分含量低，采收时应除去茎叶。

① 次仁巴姆，赵晓玲，马兴斌，等 . 人工种植红景天不同药用部位中红景天苷的含量测定 [J]. 中国实验方剂学杂志，2014，（8）:79-82.

表 8-2　大花红景天根和根茎中红景天含量比较①

部位	红景天苷（%）
根尖部	1.643
根上部	0.919
主根茎	1.330
丛生状分枝根茎	1.828

红景天丛生状分枝根茎中有效成分红景天苷含量高，建议采收野生红景天时采收丛生状分枝根茎，保留根茎及根系，利于红景天再生长，保护野生资源。

【贮　　藏】

红景天常规粗贮，易受潮发霉、虫蛀，香气易散失，有效成分流失快。贮藏时间不宜超过 1 年。

建议在 20℃以下，单包装密封，大垛用黑色塑料布遮盖、密闭库藏。有条件的直接冷藏。此条件下贮存，药材不易变质，药效不易下降。

表 8-3　红景天不同贮藏方式、贮藏年限红景天苷含量测定②

贮藏方式	贮藏年限（年）	红景天苷（%）
当年采收统货	0	1.4
通风阴凉处贮藏	1	0.95
通风阴凉处贮藏	2	0.52
任意堆放	2	0.38

红景天任意堆放和阴凉通风处贮藏超过 2 年红景天苷损失大。建议密封冷藏，且在 2 年内使用。

【主要成分】

主要化学成分为红景天苷、多糖、黄酮、酪醇等。

药典标准：醇浸出物不得少于 22.0%；含红景天苷不得少于 0.50%。

【性味归经】

甘、苦，平。归肺、心经。

【功能主治】

益气活血，通脉平喘。用于气虚血瘀，胸痹心痛，中风偏瘫，倦怠气喘。

【用法用量】

3~6 g。

【编 者 按】

1. 红景天属其他植物也含有较高的红景天苷，可进一步开发利用。

2. 红景天具有增强运动耐力、抗氧化、抗糖尿病、抗肺炎、抗癌等药理活性，临床用于治疗冠心病、支气管扩张咯血、慢性肾炎、慢性疲劳综合征等。

3. 红景天能改善运动员的心肺机能，显著提高运动时的最大耗氧量和每分钟通气量，增加血红蛋白含量，提高比赛成绩，是国家运动员及航天员常用保健品。

4. 红景天可延缓细胞衰老，提高体内 SOD 的活性，抑制细胞内脂褐素和活性氧的形成，在化

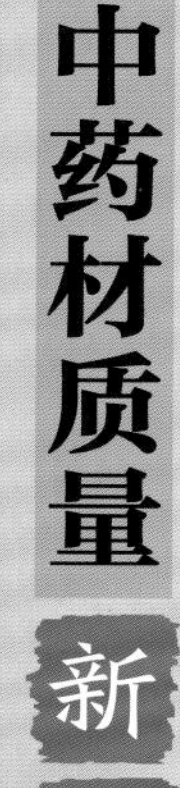

① 赵文吉，何正军，贾国夫，等 . 四川阿坝产野生大花红景天不同器官中红景天苷含量的比较 [J]. 植物资源与环境学报，2013，22（04）：111-112.

②刘显福，胡敏燕，杨杰 .HPLC 法测定不同药用部位及不同贮藏年限的大花红景天中红景天苷的含量 [J]. 亚太传统医药，2006（4）：65-67.

妆品行业也有广泛应用。

5. 抗疲劳：红景天 4~5 g，泡茶或泡酒服。

大 黄

【来　　源】

大黄是蓼科植物掌叶大黄 *Rheum palmatum* L.、唐古特大黄 *Rheum tanguticum* Maxim. ex Balf. 或药用大黄 *Rheum officinale* Baill. 的干燥根和根茎。产于甘肃、青海、西藏、四川等地。

【性　　状】

去外皮的大黄表面黄棕色至红棕色，较平滑，有类白色网状纹理，未去外皮的，表面棕褐色，有横皱纹和纵沟；质坚实，有的中心稍松软，不易折断，断面淡红棕色或黄棕色，呈颗粒性。根茎横切面有髓，星点排列成环或分散存在；根横切面无星点，具放射状纹理，形成明显层环。气清香，味苦、微涩，嚼之粘牙，有砂粒感，嚼之唾液染成黄色。

以外表黄棕色、锦纹及星点明显、体重、质坚实、有油性、气清香、味苦而不涩、嚼之发黏者为佳。

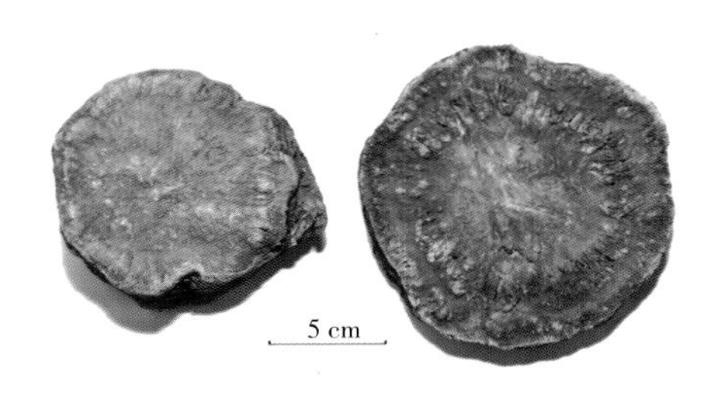

图 9-1　马蹄大黄

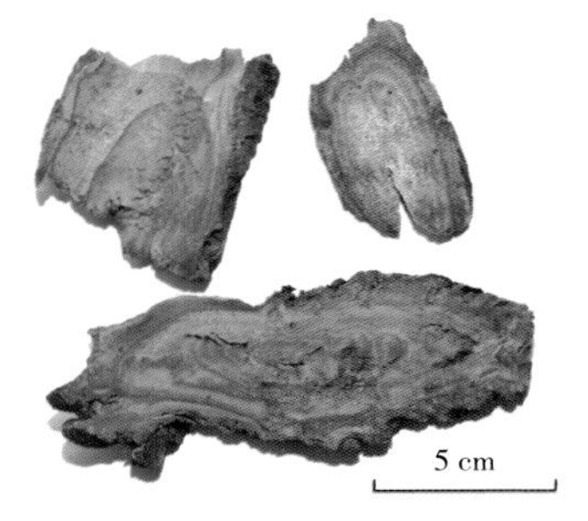

图 9-2　大黄片

【采收加工】

苗移栽第 2 年，直播第 3~4 年，夏季果实成熟前采收。选晴天，挖出鲜根，洗净，刮去外皮，干燥。建议不去外皮趁鲜切片，晒干或 45℃低温烘干。

注：大黄切片忌用铁器，建议用不锈钢刀。

表 9-1　不同栽培年限、不同采收期唐古特大黄中蒽醌类化合物含量①（%）

生长年限	采样时间	芦荟大黄素	大黄酸	大黄素	大黄酚	大黄素甲醚	总蒽醌
3 年	5 月	0.34	0.89	0.52	0.11	0.12	1.98
	6 月	0.54	0.94	0.79	0.12	0.14	2.53
	7 月	0.33	0.68	0.78	0.15	0.16	2.10
	8 月	0.23	0.58	0.30	0.06	0.08	1.25
	9 月	0.24	0.39	0.14	0.01	0.06	0.84
	10 月	0.16	0.55	0.23	—	0.02	0.96
4 年	5 月	0.35	0.72	0.36	0.11	0.08	1.62
	6 月	0.41	0.94	0.49	0.13	0.12	2.09
	7 月	0.40	0.75	0.53	0.13	0.16	1.97
	8 月	0.35	0.74	0.37	0.07	0.07	1.60
	9 月	0.24	0.70	0.30	0.03	0.06	1.33
	10 月	0.23	0.76	0.31	0.03	0.05	1.38

①车国冬，李玉林，王凌云，等. 栽培唐古特大黄蒽醌含量的季节动态变化 [J]. 西北植物学报 2006, 26(11):2378–2382.

大黄中总蒽醌含量种子成熟前逐渐增加，种子成熟后显著下降。不需留种的大黄在花后结果时收获，含量高、药效好。

【贮　　藏】

大黄常规贮存，易虫蛀、吸潮发霉。有效成分流失快，不密闭半年后有效成分就低于药典标准。

建议 25℃以下，单包装密封，大垛用黑色塑料布遮盖、密闭库藏。贮藏期药材水分控制在 15%~18%。此条件下贮存，药材不易变质，药效不易下降。

【主要成分】

主要化学成分为蒽醌类：芦荟大黄素、大黄酸、大黄素、大黄酚、大黄素甲醚等。

药典标准：水浸出物不得少于 25.0%；含总蒽醌不得少于 1.5%，含游离蒽醌不得少于 0.20%。

【性味归经】

苦，寒。归脾、胃、大肠、肝、心包经。

【功能主治】

泻下攻积，清热泻火，凉血解毒，逐瘀通经，利湿退黄。用于实热积滞便秘，血热吐衄，目赤咽肿，痈肿疔疮，肠痈腹痛，瘀血经闭，产后瘀阻，跌打损伤，湿热痢疾，黄疸尿赤，淋证，水肿；外治烧烫伤。

酒大黄善清上焦血分热毒，用于目赤咽肿、齿龈肿痛。

熟大黄泻下力缓，泻火解毒，用于火毒疮疡。

大黄炭凉血化瘀止血，用于血热有瘀出血症。

【用法用量】

3~15 g；用于泻下不宜久煎。外用适量，研末敷于患处。

【编 者 按】

1. 孕妇及月经期、哺乳期慎用。

2. 大黄干燥失重不得超过 15%，不得检出土大黄苷。

3. 大黄 9 g，附子 12 g，细辛 6 g，水煎服，具有温里散寒，通便止痛之功效，用于治疗急性阑尾炎、急性肠梗阻、胆绞痛、胆囊术后综合征、胰腺炎、肾结石、睾丸肿痛、坐骨神经痛等属胃肠寒积里实证者。

何首乌

【来　　源】

何首乌是蓼科植物何首乌 *Polygonum multiflorum* Thunb. 的干燥块根。主产于广东、四川、云南、贵州、重庆等地。

【性　　状】

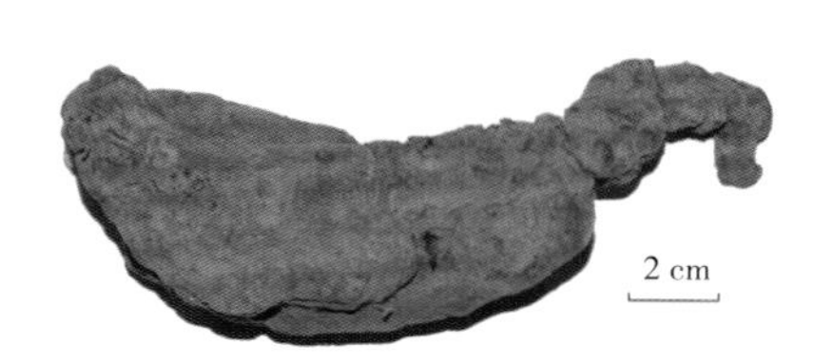

图 10-1　何首乌个

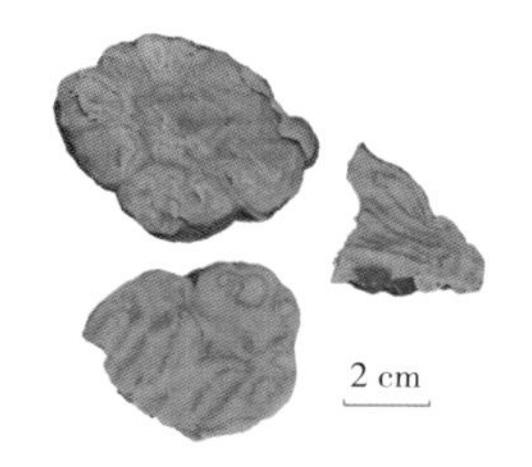

图 10-2　生何首乌片

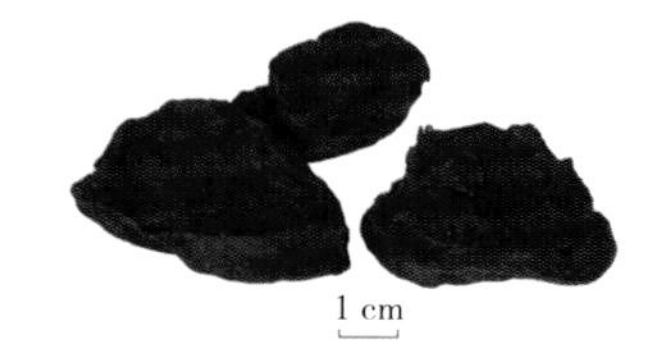

图 10-3　制何首乌片

何首乌呈团块状或不规则纺锤形。表面红棕色或红褐色，皱缩不平，有浅沟，并有横长皮孔样突起和细根痕。体重，质坚实，不易折断，断面浅黄棕色或浅红棕色，显粉性，皮部有类圆形维管束环列，形成云锦状花纹，中央木部较大，有的呈木心。气微，味微苦而甘涩。

以质坚体实，粉性足者为佳。

【采收加工】

栽种后第 2 年秋季霜降后，茎叶枯萎时采收。割去地上藤蔓，挖出块茎，洗净运回，晒干或烘干。建议趁鲜切厚片或块，干燥。药材水分不得超过 10%。

注：何首乌切片忌用铁器，铁器会降低药效。

表 10-1　1~3 年生何首乌不同采收期产量①（kg/ 亩②）

采收时间	1 年生		2 年生		3 年生	
	鲜重	干重	鲜重	干重	鲜重	干重
9 月 17 日	397.3	139.0	760.0	326.8	1 149.7	517.3
10 月 16 日	425.7	148.9	852.3	366.4	995.8	448.1
10 月 29 日	490.0	171.5	1 132.6	487.0	1 319.4	593.7
11 月 14 日	549.0	192.1	1 271.6	546.8	1 576.3	709.3
12 月 1 日	604.3	211.2	1 533.6	659.4	1 452.6	653.6
12 月 18 日	575.5	201.4	1 705.5	733.3	1 660.5	747.2
1 月 4 日	667.3	233.5	1 433.2	616.2	1 713.7	771.1
1 月 19 日	570.6	199.7	1 198.8	515.4	1 661.6	747.7

3 年生何首乌产量高，但较 2 年生何首乌无明显优势。

表 10-2　1~3 年生何首乌不同采收期结合蒽醌类的含量①（%）

采收时间	1 年生	2 年生	3 年生
9 月 17 日	0.07	0.17	0.24
10 月 16 日	0.16	0.30	0.33
10 月 29 日	0.07	0.20	0.15
11 月 14 日	0.06	0.21	0.17
12 月 1 日	0.10	0.20	0.15
12 月 18 日	0.16	0.36	0.26
1 月 4 日	0.14	0.27	0.19
1 月 19 日	0.13	0.23	0.16

2 年生 12 月中旬何首乌结合蒽醌类的含量高。

表 10-3　2 年生不同采收期何首乌药用成分含量①（%）

采收时间	二苯乙烯苷	结合蒽醌
9 月 17 日	3.68	0.16
10 月 16 日	3.78	0.30
10 月 29 日	3.76	0.20

① 罗春丽，陆翔恩，赵致，等 . 综合评分法优选何首乌的合理采收期 [J]. 贵州农业科学，2013，41（9）：66-70.

② 1 亩 =1/15 公顷。

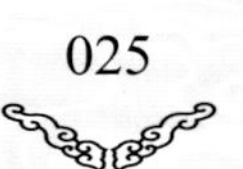

续表

采收时间	二苯乙烯苷	结合蒽醌
11 月 14 日	4.27	0.21
12 月 1 日	4.32	0.19
12 月 18 日	3.59	0.36
1 月 4 日	3.89	0.27
1 月 19 日	3.37	0.23

何首乌最优采收期为 2 年生 12 月中下旬，产量大，结合蒽醌含量高。

【贮　　藏】

何首乌常规贮存，易吸潮、霉变、虫蛀，有效成分流失快。贮藏时间不宜超过 2 年。

建议 25℃以下，单包装密封，大垛用黑色塑料布遮盖、密闭库藏。此条件下贮存，药材不易变质，药效不易下降。

【主要成分】

主要含有二苯乙烯苷、大黄素、大黄素甲醚等。

药典标准：含二苯乙烯苷不得少于 1.0%；含结合蒽醌以大黄素和大黄素甲醚的总量计，不得少于 0.10%。

【性味归经】

苦、甘、涩，微温。归肝、心、肾经。

【功能主治】

解毒，消痈，截疟，润肠通便。用于疮痈，瘰疬，风疹瘙痒，久疟体虚，肠燥便秘。

【用法用量】

3~6 g。

【编 者 按】

1. 何首乌游离蒽醌类成分具有肝毒性，可引起肝损伤和线粒体异常。入药时可采用高压清蒸法和高压黑豆汁蒸发降低毒性。

2. 何首乌具有促进造血功能、增强免疫功能、降血脂、抗动脉粥样硬化、保肝、延缓衰老、调节内分泌、润肠通便等药理作用，临床用于疟疾、百日咳、疖肿。

3. 制首乌 30 g，生地黄 30 g，旱莲草 15 g，水煎服，治青少年白发。

山　药

【来　　源】

山药是薯蓣科植物薯蓣 *Dioscorea opposita* Thunb. 的干燥根茎。主产于河南、河北、山西、广东、广西等地。

【性　　状】

毛山药呈圆柱形，弯曲而稍扁。表面黄白色或淡黄色，有纵沟、纵皱纹及须根痕，偶有浅棕色外皮残留。体重，质坚实，不易折断，断面白色，粉性。无臭，味淡、微酸，嚼之发黏。

山药片为不规则厚片，皱缩不平，切面白色或黄白色，质坚脆，粉性。气微，味淡、微酸。

光山药呈圆柱形，两端平齐。表面光滑，白色或黄白色。

均以条干均匀，质坚实，粉性足，色洁白者为佳。

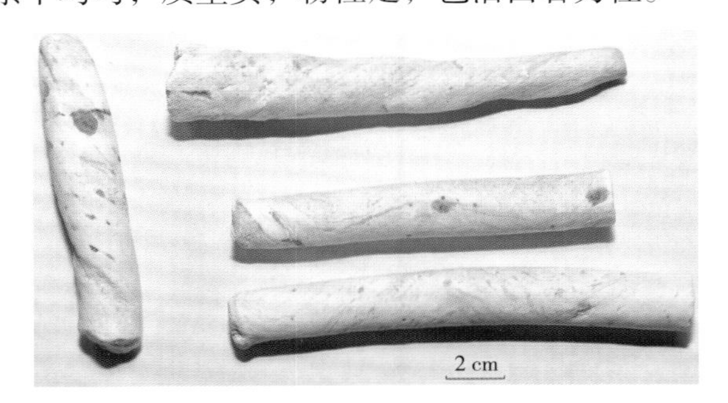

图 11-1　怀山药

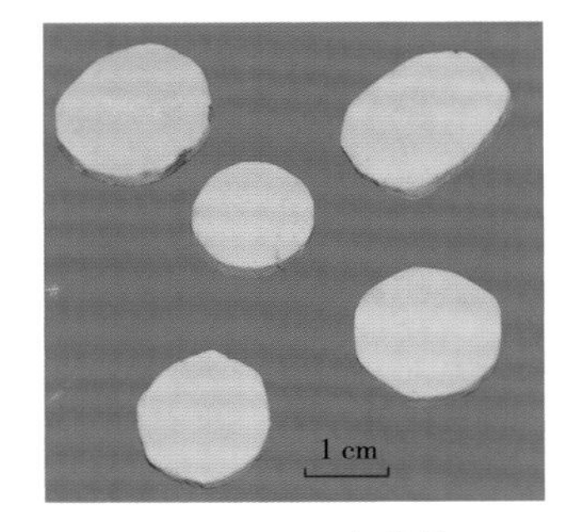

图 11-2　山药片

【采收加工】

10~11 月茎叶枯萎后采挖。切去根头，洗净，除去外皮和须根，干燥，习称“毛山药”。或除去外皮，趁鲜切厚片，干燥，称为“山药片”。也有选择肥大顺直的干燥山药，置清水中，浸至无干心，闷透，切齐两端，用木板搓成圆柱状，晒干，打光，习称“光山药”。毛山药和光山药水分不得超过 16.0%；山药片水分不得超过 12.0%。

表 11-1　不同采收期山药产量测定①

采收月份	鲜重（g / 株）	干重（g / 株）	折干率（%）
7	15.9	1.6	10.1
8	69.1	12.2	17.6
9	276.3	55.2	19.9
10	295.8	76.3	25.7
11	338.7	84.7	25.0
12	336.1	83.9	24.9

11 月份山药产量高。

表 11-2　不同采收期的多糖含量和多糖量测定①

采收月份	多糖含量（%）	多糖量（g/ 株）
7	1.2	1.0
8	11.3	6.1
9	27.3	15.9
10	38.3	30.0
11	37.6	29.5
12	37.3	25.5

山药 10 月份多糖含量高，10 月以后山药地上部分枯萎，为了维持根系生命代谢，消耗了部分多糖，含量不断降低。

【贮　　藏】

山药常规贮存，极易吸潮、发霉、变色，极易虫蛀，有效成分流失快。贮藏时间不宜超过 1 年。

建议 20℃以下，单包装密封，大垛用黑色塑料布遮盖、密闭库藏。有条件的直接单包装密封

① 袁菊丽 . 不同生长期山药中多糖含量的研究 [J]. 应用化工，2011，40（09）：1575-1576.

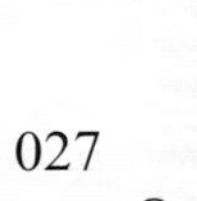

冷藏。此条件下贮存，药材不易变质，药效不易下降。

注：山药与牡丹皮同贮可防虫保色。

【主要成分】

主要含有山药多糖、皂苷、黏液蛋白、氨基酸等。

药典标准：毛山药和光山药水浸出物不得少于 7.0%，山药片水浸出物不得少于 10.0%。

【性味归经】

甘，平。归脾、肺、肾经。

【功能主治】

补脾养胃，生津益肺，补肾涩精。用于脾虚食少，久泻不止，肺虚喘咳，肾虚遗精，带下，尿频，虚热消渴。

【用法用量】

15~30 g。

【编 者 按】

1. 二氧化硫残留不得超过限量。

2. 铁棍山药对冻疮、糖尿病、肝炎、小儿泻泄、遗尿症、婴儿消化不良、溃疡性口腔炎、肺结核、妇女月经带下等患者有一定疗效，久用可耳聪目明，延年益寿。

3. 山药 30 g，枸杞子 24 g，白果 10 g，煮粥服，治肾虚遗精。

4. 山药 40 g，积雪草 20 g，旱莲草 15 g，女贞子 15 g，水煎服，治糖尿病。

牛 膝

【来　　源】

牛膝为苋科植物牛膝 *Achyranthes bidentata* Bl. 的干燥根。主产于河南武陟大虹桥、大封镇和温县赵堡镇，内蒙古赤峰牛营子镇，河北安国市周边。

【性　　状】

牛膝呈细长圆柱形，挺直或稍弯曲。表面灰黄色或淡棕色，有微扭曲的细纵皱纹、排列稀疏的侧根痕和横长皮孔样的突起。质硬脆，易折断，受潮后变软，断面平坦，淡棕色，略呈角质样而油润，中心维管束木质部较大，黄白色，其外周散有多数黄白色点状维管束，断续排列成 2~4 轮。气微，味微甜而稍苦涩。

以根粗长，皮细坚实，色淡黄者为佳。

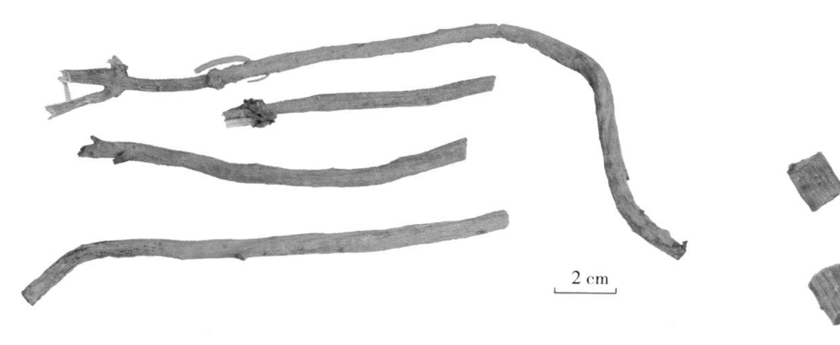

图 12-1　牛膝

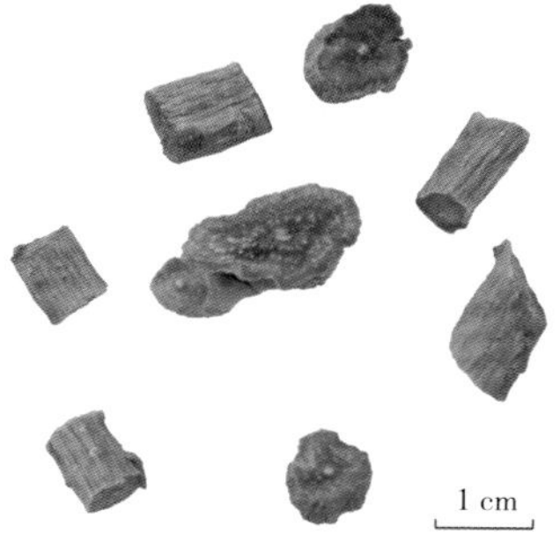

图 12-2　牛膝片

【采收加工】

立冬至小雪地上茎叶枯萎时采收。选晴天，割去地上茎秆，顺行深挖出全根（不要将根刨断），除去须根和泥沙，捆成小把，晒至干皱后，将顶端切齐，晒干。建议晒至干皱后即切片，晒干或者烘干。药材水分不得过 15.0%。

表 12–1　不同采收时间牛膝中蜕皮甾酮含量测定[①]（%）

采收时间	8 月	9 月	10 月	11 月	12 月
蜕皮甾酮	0.222	0.172	0.150	0.237	0.214

11 月牛膝植株地上部分临近枯萎，根经过了生长高峰期，产量和蜕皮甾酮含量均达到了最高值，为牛膝根的最佳采收期。

【贮　　藏】

牛膝常规贮存，易吸潮，发生“泛糖”、发霉等变质现象，色泽从淡黄色加深到黑色，质地变硬，并产生酸败气味，有效成分快速流失。常温贮藏时间不宜超过 1 年。

建议单包装密封、冷藏，贮藏时间不宜超过 2 年。此贮存条件下，药材不易变质。

牛膝不论是在常温还是冷藏条件下，随着贮藏时间增长，β–蜕皮甾酮含量均出现大幅度的下降，贮藏时间为 27 个月时，两种贮藏方式下的牛膝中 β–蜕皮甾酮含量均不符合药典标准。

常温贮藏的牛膝样品贮藏时间超过 15 个月，色泽加深为浅褐色，质地变硬，出现轻微酸败现象；牛膝样品冷藏 27 个月后，外观、质地无明显变化，无酸败气味[②]。因此，冷藏为牛膝更优的贮藏方式。

【主要成分】

主要化学成分为 β–蜕皮甾酮、蜕皮甾酮、牛膝甾酮、漏芦甾酮 B、齐墩果酸 3–O–β–D–吡喃葡萄糖醛酸苷、齐墩果酸、牛膝皂苷Ⅰ、牛膝皂苷Ⅱ、牛膝多糖等。

药典标准：醇浸出物不得少于 6.5%；含 β–蜕皮甾酮不得少于 0.030%。

【性味归经】

苦、甘、酸，平。归肝、肾经。

【功能主治】

逐瘀通经，补肝肾，强筋骨，利尿通淋，引血下行。用于经闭，痛经，腰膝酸痛，筋骨无力，淋证，水肿，头痛，眩晕，牙痛，口疮，吐血，衄血。

【用法用量】

5~12 g。

【编 者 按】

1. 孕妇慎用。

2. 牛膝具有免疫调节，子宫兴奋与抗生育，肿瘤抑制，抗炎、抗菌、镇痛，改善记忆障碍、提高耐力和抗衰老，抗动脉粥样硬化、抗实验性胃溃疡，抗骨质疏松等药理作用；临床用于人工流产、治疗膝关节炎、预防肿瘤化疗所致的白细胞减少等。

3. 牛膝 10 g，桃仁 10 g，红花 6 g，鸡血藤 24 g，王不留行 10 g，水煎服，治闭经。

①李金亭，滕红梅，胡正海．牛膝营养器官中蜕皮甾酮的积累动态研究 [J]. 中草药，2007，38（10）：1570–1573.

②吴翠，马玉翠，晋文慧，等．简易库和冷藏库贮藏中牛膝理化指标的月动态变化研究 [J]. 中国药学杂志，2017（24）：2151–2156.

川牛膝

【来　　源】

川牛膝为苋科植物川牛膝 *Cyathula officinalis* Kuan 的干燥根。主产于四川、云南、贵州等地。

【性　　状】

川牛膝呈近圆柱形，微扭曲，向下略细或有少数分枝。表面黄棕色或灰褐色，具纵皱纹、支根痕和多数横长的皮孔样突起。质韧，不易折断，断面浅黄色或棕黄色，维管束点状，排列成数轮同心环。气微，味甜。

以条粗壮、质柔韧、分枝少、断面浅黄色者为佳。

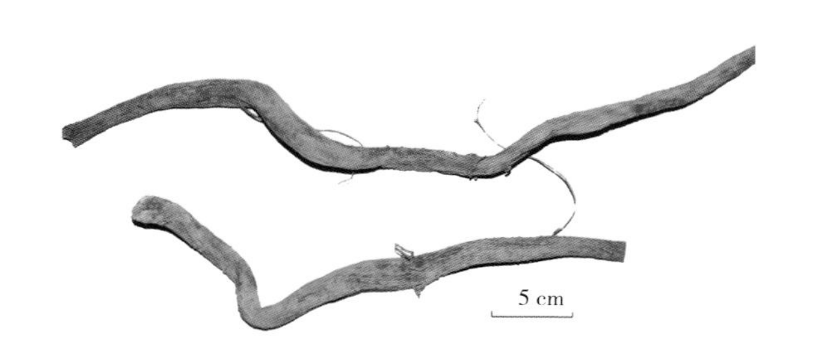

图 13–1　川牛膝

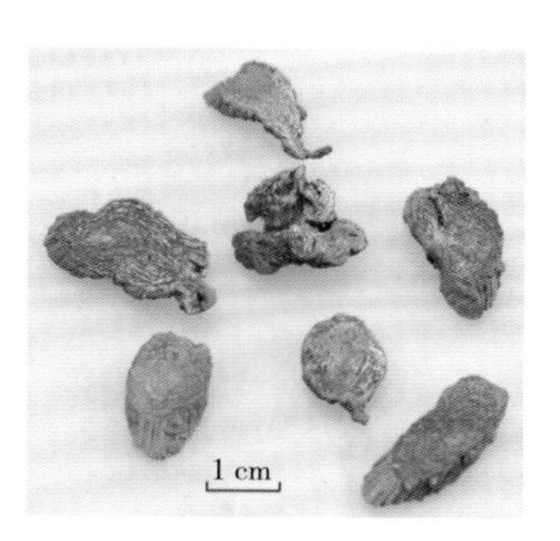

图 13–2　川牛膝片

【采收加工】

11 月植物地上部分枯萎后采挖，除去芦头、须根及泥沙，烘或晒至半干，堆放回润，再烘干或晒干。川牛膝肉质厚，不易一次晒干，堆放回润，反复几次，才可达到内外干燥。建议稍晒后即趁鲜切片，60℃以下烘干。药材水分不得超过 16%。

表 13–1　不同生长期川牛膝中川牛膝多糖的含量①（%）

采收时间	多糖含量
8 月	44.64
9 月	45.12
10 月	48.47
11 月	51.93
12 月	50.47

川牛膝在 11 月植株枯萎后，其有效成分含量最高。

表 13–2　不同年限川牛膝中杯苋甾酮的含量测定②（%）

生长年限	杯苋甾酮
1 年	0.454
2 年	0.717

①王书林，叶冰，唐庆华，等．川牛膝最佳采收期的实验研究 [J]. 中国现代中药，2006，8（3）:15–16.

②王奎鹏，余海滨．不同生长年限川牛膝中葛根素和杯苋甾酮含量比较与分析研究 [J]. 食品与药品，2017，19（2）：84–88.

续表

生长年限	杯苋甾酮
3 年	0.879

3 年生的川牛膝杯苋甾酮含量最高。

【贮　　藏】

川牛膝常规贮藏，易受潮变色，有效成分易流失，贮藏时间不宜超过 2 年。

建议在 20℃以下，单包装密封，大垛密闭库藏。此贮藏条件下，药材质量保存较好，药效不易降低。

【主要成分】

含 β－蜕皮甾酮类、皂苷类、异黄酮类、脂肪酸类以及多糖类化合物等。

药典标准：水浸出物不得少于 65%；含杯苋甾酮不得少于 0.030%。

【功能主治】

逐瘀通经，通利关节，利尿通淋。用于经闭癥瘕，胞衣不下，跌扑损伤，风湿痹痛，足痿筋挛，尿血血淋。

【性味归经】

甘、微苦，平。归肝、肾经。

【用法用量】

5~10 g。

【编 者 按】

1. 川牛膝主要用于治疗高血压。

2. 川牛膝偏于逐瘀血；怀牛膝偏于补肝；土牛膝偏于解毒。临床使用时，处方应注明川牛膝，若单写“牛膝”时，常付给怀牛膝。

3. 川牛膝 10 g，千年健 10 g，鸡血藤 24 g，木瓜 10 g，桑寄生 15 g，水煎服，治膝关节肿痛。

川　乌

【来　　源】

川乌是毛茛科植物乌头 *Aconitum carmichaelii* Debx. 的干燥母根。主产于四川江油、陕西巩固等地。

【性　　状】

川乌呈不规则的圆锥形，稍弯曲，顶端常有残茎，中部多向一侧膨大。表面棕褐色或灰棕色，皱缩，有小瘤状侧根和子根脱离后的痕迹。质坚实，断面类白色或浅灰黄色，形成多角形层环纹。气微，味辛辣、麻舌。

以个匀、肥满、坚实、无空心者为佳。

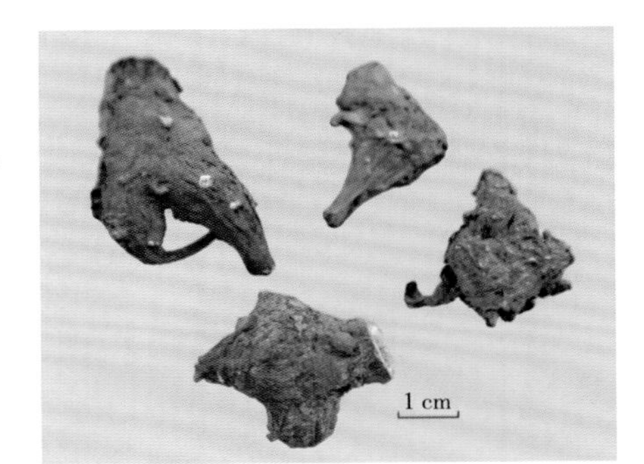

图 14-1　川乌

【采收加工】

川乌于 6 月下旬至 8 月初采收。选晴天，割去地上部分，挖出根部，除去子根、须根和泥沙，晒干或烘干。药材水分不

得超过 12%。

表 14-1 三种浸润方法所得制川乌有效成分含量测定[①]（%）

样品	新乌头碱	次乌头碱	乌头碱	双酯型生物碱总量	苯甲酰新乌头原碱	苯甲酰乌头原碱	苯甲酰次乌头原碱	单酯型生物碱总量
生川乌	0.036 0	0.012 7	0.004 2	0.059 2	0.033 0	0.002 0	0.001 5	0.036 5
浸透蒸制品	0.000 6	0.000 4	—	0.001 0	0.070 8	0.010 2	0.015 8	0.096 8
浸透切片蒸制品	0.000 4	0.000 4	—	0.000 8	0.049 1	0.007 7	0.011 6	0.068 4
浸湿蒸制品	0.000 6	0.000 3	—	0.000 9	0.058 3	0.008 5	0.016 4	0.083 2

浸透蒸制川乌单酯型生物碱总量最高，浸透切片蒸制川乌总量最低。蒸制后切片利于川乌有效成分的保留，降低药材炮制过程中药效流失。

表 14-2 不同热压蒸制时间所得制川乌有效成分含量测定[①]（%）

样品	新乌头碱	次乌头碱	乌头碱	双酯型生物碱总量	苯甲酰新乌头原碱	苯甲酰乌头原碱	苯甲酰次乌头原碱	单酯型生物碱总量
生川乌	0.036 0	0.012 7	0.004 2	0.052 9	0.033 0	0.002 0	0.001 5	0.036 5
热压 0.5 小时样品	0.002 4	0.001 2	—	0.003 6	0.067 7	0.007 7	0.009 6	0.085 0
热压 1 小时样品	0.000 7	—	—	0.002 2	0.078 3	0.008 8	0.014 9	0.102 0
热压 1.5 小时样品	0.002 3	0.001 1	—	0.003 4	0.071 5	0.007 9	0.013 3	0.092 8

生川乌经过热压蒸制，双酯型生物碱总量明显降低，单酯型生物碱总量显著增加，热压 1 小时制川乌样品单酯型生物碱总量最高。

综合所述，确定热压蒸川乌制法：净制，浸泡至内无干心后，加压 0.15 MPa（127℃），蒸制 1 小时，晾至六成干，切片，60℃干燥。此法加工，制川乌外形符合传统要求，药效好。

【贮　　藏】

川乌常规贮存，极易虫蛀，有效成分易流失，贮藏时间不宜超过 2 年。

建议 20℃以下单包装密封，大垛用黑色胶布遮盖、密闭库藏。

川乌有毒，需单独存放，专人双锁保管。

【主要成分】

主要化学成分为乌头碱、次乌头碱、新乌头碱、苯甲酰新乌头原碱、苯甲酰次乌头原碱、苯甲酰乌头原碱等。

药典标准：含乌头碱、次乌头碱和新乌头碱的总量应为 0.050%~0.17%。

【性味归经】

辛、苦，热；有大毒。归心、肝、肾、脾经。

【功能主治】

祛风除湿，温经止痛。用于风寒湿痹，关节疼痛，心腹冷痛，寒疝作痛及麻醉止痛。

【用法用量】

一般炮制后用。制川乌 1.5~3 g，先煎、久煎。

【编 者 按】

1. 生品内服宜慎；孕妇禁用；不宜与半夏、瓜蒌、瓜蒌子、瓜蒌皮、天花粉、川贝母、浙贝母、平贝母、伊贝母、湖北贝母、白蔹、白及同用。

①费淑琳 . 川乌热压蒸制工艺规范化研究 [D]. 北京：北京中医药大学，2015.

2. 川乌炮制不好，尝之麻味重，久服易中毒。

3. 制川乌 15 g，鸡血藤 15 g，威灵仙 15 g，盐肤木 30 g，同浸于白酒内 50 日，每次服酒 5 ml，每日 1~2 次，治风湿性关节炎、类风湿性关节炎。

4. 此类药材害大于利，尽量不用，或选其他药物替代。

附 子

【来　　源】

附子是毛茛科植物乌头 *Aconitum carmichaelii* Debx. 的子根的加工品。主产于四川江油。

【性　　状】

盐附子：呈圆锥形。表面灰黑色，被盐霜，顶端有凹陷的芽痕，周围有瘤状突起的支根或支根痕。体重，横切面灰褐色，可见充满盐霜的小空隙及多角形形成层环纹，环纹内侧导管束排列不整齐。气微，味咸而麻，刺舌。以个大、质坚实、灰黑色、表面光滑者为佳。

黑顺片：为纵切片，上宽下窄。外皮黑褐色，切面暗黄色，油润具光泽，半透明状，并有纵向导管束。质硬而脆，断面角质样。气微，味淡。以片大、均匀、棕黄色、有光泽者为佳。

白附片：为纵切片，无外皮，黄白色，半透明，厚约 0.3 cm。以片匀、黄白色、油润、半透明状者为佳。

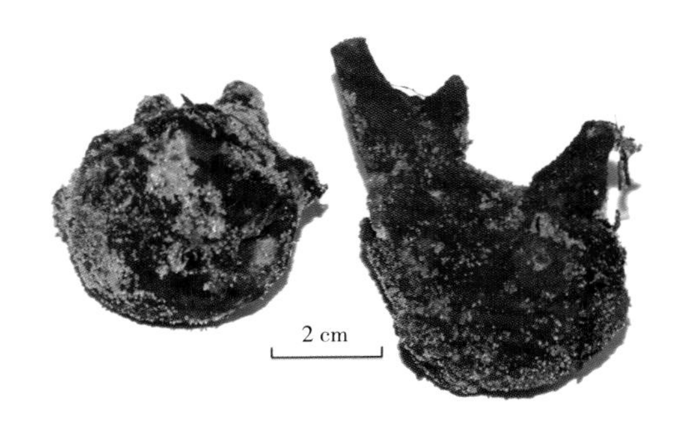

图 15-1　盐附子

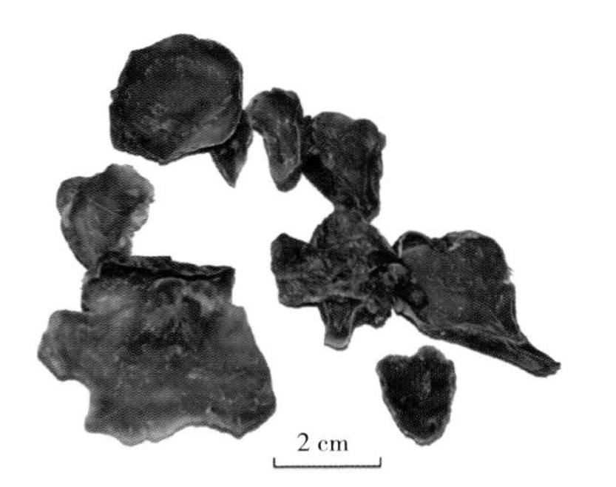

图 15-2　黑顺片

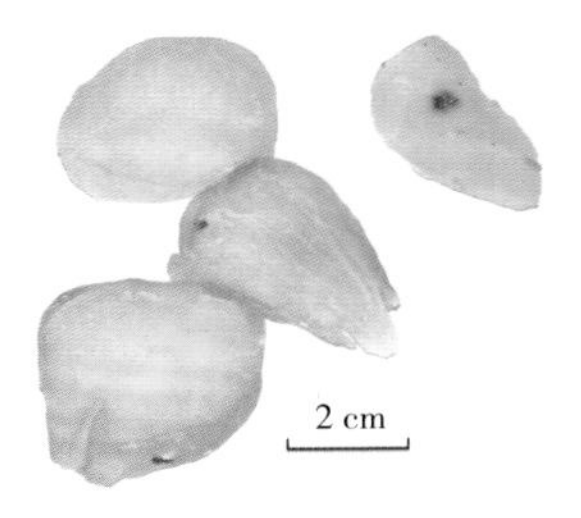

图 15-3　白附片

【采收加工】

6 月中旬到 7 月上旬采挖。选晴天，挖出附子，除去杂质，为泥附子。

运回加工：

1. 盐附子：将个大的子根放入胆巴水溶液中浸泡过夜，再加食盐，继续浸泡，每日取出晾晒，至表面出现大量盐霜，质地变硬为止。

2. 黑顺片：选中等大小的子根，浸入胆巴水溶液中数日后，与浸液共煮至透心，捞出，用水漂洗，纵切成约 5 mm 的厚片，用水浸漂，并加用红糖与菜油炒成的调色液，使附片染成茶褐色，取出蒸透，至出现油面光泽后，烘至半干，再晒干。

3. 白附片：加工方法与黑顺片略同，不加调色液，煮至透心后，剥去外皮，纵切成薄片，用水浸漂，蒸透，晒干。

注： 现市场上多为白附片。药材水分均不得超过 15%。

表 15-1　附子不同组织中有效成分含量测定[①]（mg/g）

组织	新乌头碱	乌头碱	次乌头碱	合计
子根	0.516	0.025	0.128	0.669
母根	0.505	0.024	0.125	0.653
须根	0.414	0.334	1.694	2.441

药典规定附子子根入药，经测定附子须根中生物碱含量较高，可进一步开发利用。

表 15-2　附子不同部位中有效成分含量测定[②]（mg/g）

部位	新乌头碱	乌头碱	次乌头碱	合计
外皮部	0.300	0.125	0.341	0.796
内皮部	0.530	0.081	0.614	1.225
木质部	0.389	0.113	0.445	0.897
髓部	0.332	0.171	0.340	0.843

附子内皮部新乌头碱、乌头碱、次乌头碱含量高。

表 15-3　蒸制对附子有效成分含量的影响[③]（mg/kg）

化合物	生附片	10 分钟	20 分钟	40 分钟	60 分钟	90 分钟	120 分钟
苯甲酰中乌头原碱	137.0	770.2	897.5	1 022.6	905.2	878.9	851.5
苯甲酰乌头原碱	15.6	85.8	109.9	167.3	151.0	145.2	139.0
苯甲酰次乌头原碱	22.7	163.7	293.2	491.7	543.6	632.1	626.0
新乌头碱	736.2	32.5	6.08	1.46	0.99	0.47	0.36
乌头碱	184.0	17.7	3.73	1.20	0.78	0.45	0.34
次乌头碱	829.5	395.3	156.0	15.3	8.64	3.84	3.05

表 15-4　烘制对附子有效成分含量的影响[③]（mg/g）

化合物	生附片	10 分钟	20 分钟	40 分钟	60 分钟	90 分钟	120 分钟
苯甲酰中乌头原碱	137.0	439.6	518.1	547.3	594.4	532.0	507.4
苯甲酰乌头原碱	15.6	64.4	67.8	88.5	92.6	84.2	80.5
苯甲酰次乌头原碱	22.7	243.3	247.7	331.3	335.9	364.9	295.5
新乌头碱	736.2	92.2	70.5	30.8	27.4	26.2	23.4
乌头碱	184.0	26.2	22.7	10.0	9.07	8.10	7.51
次乌头碱	829.5	150.4	111.4	49.3	48.2	45.4	41.7

蒸制 40 分钟附子中苯甲酰中乌头原碱、苯甲酰乌头原碱、苯甲酰次乌头原碱总量最大。

【贮　　藏】

附子常规贮存，易受潮，有效成分流失快。贮藏时间不宜超过 2 年。

建议 20℃以下，单包装密封，大垛密闭库藏。有条件的直接单包装密封冷藏。此贮存条件下，

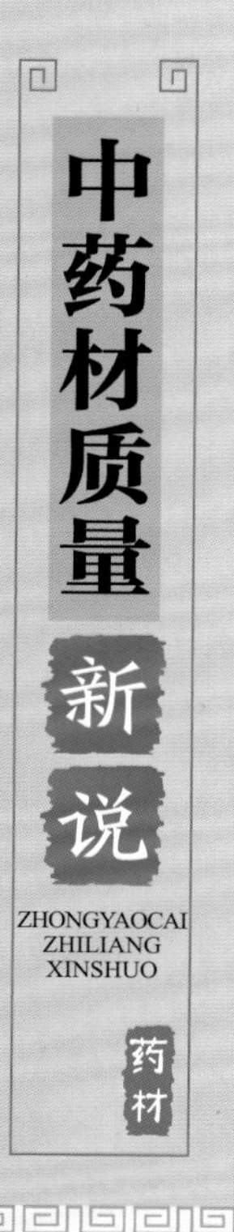

①侯大斌，赵祥升，王惠，等．附子不同组织中生物碱含量的测定 [J]. 西南科技大学学报，2009，24（1）：98-102.

②孙凯，李佳，张永清．附子生物碱分布规律研究 [J]. 吉林中医药，2013，33（3）：286-288.

③杨昌林，黄志芳，张意涵，等．蒸制和烘制对附子生物碱成分含量的影响研究 [J]. 中国中药杂志，2014，39（24）：4798-4802.

药材不易变质，有效成分不易流失。

附子有毒，需专人双锁保管。

【主要成分】

主要化学成分为生物碱类：新乌头碱、乌头碱、次乌头碱、苯甲酰中乌头原碱、苯甲酰乌头原碱、苯甲酰次乌头原碱等。

药典标准：含新乌头碱、乌头碱和次乌头碱总量不得多于 0.020%；含苯甲酰中乌头原碱、苯甲酰乌头原碱和苯甲酰次乌头原碱总量不得少于 0.010%。

【性味归经】

辛、甘，大热，有毒。归心、肾、脾经。

【功能主治】

回阳救逆，补火助阳，散寒止痛。用于亡阳虚脱，肢冷脉微，心阳不足，胸痹心痛，虚寒吐泻，脘腹冷痛，肾阳虚衰，阳痿宫冷，阴寒水肿，阳虚外感，寒湿痹痛。

【用法用量】

3~15 g，宜先煎、久煎。

【编 者 按】

1. 孕妇慎用。

2. 不宜与半夏、瓜蒌、瓜蒌子、瓜蒌皮、天花粉、川贝母、浙贝母、平贝母、伊贝母、湖北贝母、白蔹、白及同用。

3. 附子（去皮）3 g，甘草（炙）60 g，干姜 45 g，水煎温服，治四肢拘急，手足厥冷。

4. 此类药材毒性大，害大于利，尽量不用，或选其他药物替代。

草 乌

【来 源】

草乌为毛茛科植物北乌头 *Aconitum kusnezoffii* Reichb. 的干燥块根。主产于辽宁、内蒙古、黑龙江等地。

【性 状】

草乌呈不规则长圆锥形，略弯曲。表面灰褐色或黑棕褐色，皱缩，有纵皱纹、点状须根痕及数个瘤状侧根。质硬，断面灰白色或暗灰色，有裂隙，形成层环纹多角形或类圆形，髓部较大或中空。

以个匀、肥满、坚实、无空心者为佳。

【采收加工】

秋季茎叶枯萎时采挖，除去残茎、须根及泥沙，晒干。药材水分不得超过 12%。

【贮 藏】

草乌常规贮存，有效成分易流失，贮藏时间不宜超过 2 年。

建议在 25℃以下，单包装密封，大垛密闭库藏。此贮藏条件下，药材质量保存较好，药效不易降低。

草乌有毒，需专人双锁保管。

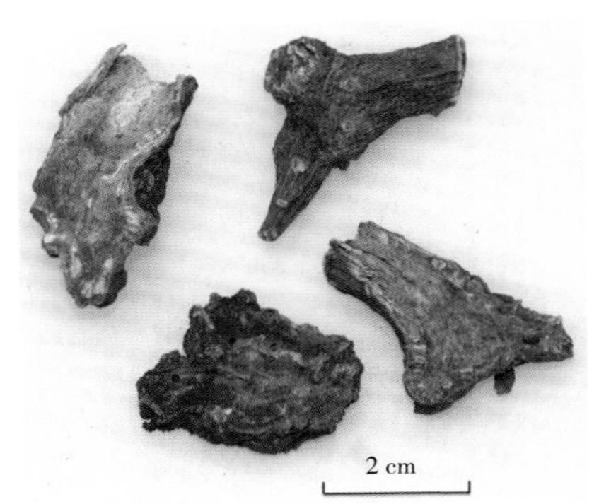

图 16-1 草乌

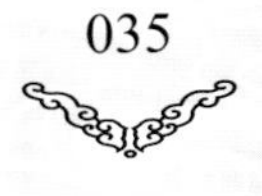

【主要成分】

主含双酯型生物碱，如乌头碱、中乌头碱、次乌头碱等。

药典标准：含乌头碱、次乌头碱和新乌头碱的总量应为 0.10%~0.50%。

【功能主治】

祛风除湿，温经止痛。用于风寒湿痹，关节疼痛，心腹冷痛，寒疝作痛及麻醉止痛。

【性味归经】

辛、苦，热；有大毒。归心、肝、肾、脾经。

【用法用量】

一般炮制后用。制草乌 1.5~3 g，宜先煎、久煎。

【编 者 按】

1. 生品内服宜慎；孕妇禁用。不宜与半夏、瓜蒌、瓜蒌子、瓜蒌皮、天花粉、川贝母、浙贝母、平贝母、伊贝母、湖北贝母、白蔹、白及同用。

2. 草乌具有镇痛、抗炎、强心、提高免疫力、抗肿瘤等作用。

3. 草乌 15 g，北细辛 10 g，鹅不食草 15 g，积雪草 15 g，共研细末，水调敷患处，治跌打损伤。

4. 此类药材毒性大，害大于利，尽量不用，或选其他药物替代。

川木香

【来 源】

川木香是菊科植物川木香 *Vladimiria souliei*（Franch.）Ling 或灰毛川木香 *Vladimiria souliei*（Franch.）Ling var. *cinerea* Ling 的干燥根。主产于四川。

【性 状】

川木香呈圆柱形或有纵槽的半圆柱形，稍弯曲。表面棕褐色或黄褐色，有纵皱纹，外皮脱落处可见丝瓜络状细筋脉；根头偶有黑色发黏的胶状物，习称“油头”。体较轻，质硬脆，易折断，断面黄白色或黄色，有深黄色稀疏油点和裂隙，木部宽广，有放射状纹理；有的中心呈枯朽状。气微香，味苦，嚼之粘牙。

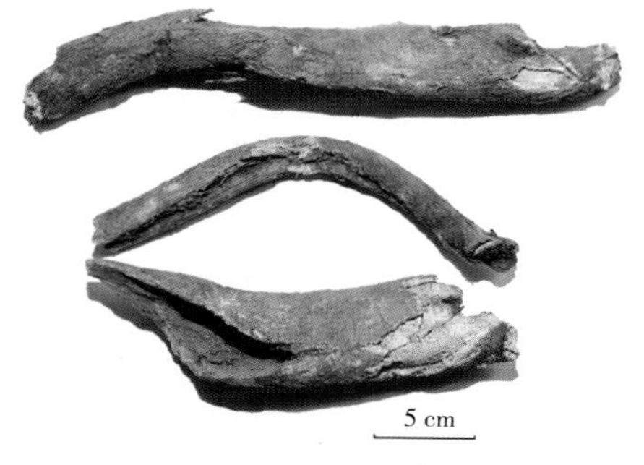

图 17-1 川木香

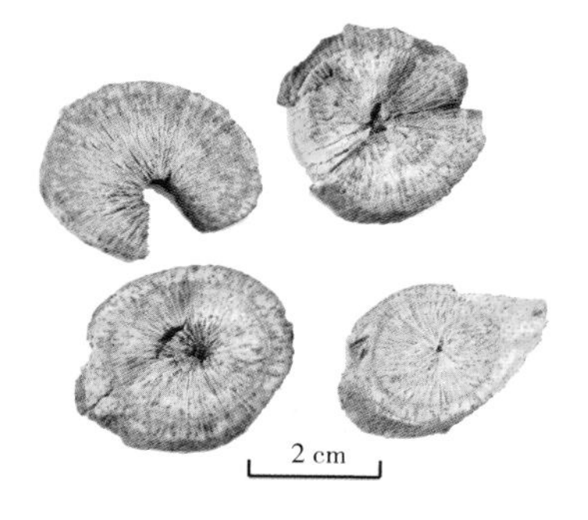

图 17-2 川木香片

【采收加工】

栽种 2~3 年后，9~10 月茎叶枯黄后采收。选晴天，割去茎秆，挖出全根，除去须根、泥沙及根头上的胶状物（忌水洗），干燥。建议趁鲜切片，低温烘干后立即密封包装。药材水分不得超过 12.0%。

【贮　　藏】

川木香质松软，常规贮存，香气易散失，易走油，有效成分流失快，贮存时间不宜超过一年半。建议 20℃以下，单包装密封，大垛密闭库藏。此条件下贮存，香气不易散失，药材药效好。

【主要成分】

主要化学成分为木香烃内酯、去氢木香内酯、挥发油、菊糖等。

药典标准：含木香烃内酯和去氢木香内酯的总量不得少于 3.2%。

【性味归经】

辛、苦，温。归脾、胃、大肠、胆经。

【功能主治】

行气止痛。用于胸胁、脘腹胀痛，肠鸣腹泻，里急后重。

【用法用量】

3~9 g。

【编 者 按】

1. 川木香生用理气止痛，煨用涩肠止泻。川木香有效成分随着煨制温度的升高含量降低。煨制温度太低（80~100℃），药材表面未变色，断面用手指掐可感受到油迹；温度过高（140℃），药材表皮焦煳，无香气，有效成分损失大。综合考虑，建议川木香煨制温度控制在 120℃左右[①]。

2. 川木香传统应用形式为粉碎，单味用酒冲服治疗胃肠道痉挛疼痛。或粉碎、配伍其他药物制成丸散、药酒用于治疗胃溃疡、糜烂性胃炎、呕吐嗳气、饮食积累、消化不良、胸满痞闷、胃脘刺痛、胆病及肝胆类疾病。

3. 川木香 6 g，川楝子 9 g，制香附 9 g，娑罗子 9 g，神曲 15 g，蒲公英 15 g，水煎服，治胃痛。

木　香

【来　　源】

木香为菊科植物木香 *Aucklandia lappa* Decne. 的干燥根。主产于云南、四川、重庆、湖北等地。

【性　　状】

木香呈圆柱形或半圆柱形，表面黄棕色至灰褐色，有明显的皱纹、纵沟及侧根痕。质坚，不易折断，断面灰褐色至暗褐色，周边灰黄色或浅棕黄色，形成层环棕色，有放射状纹理及散在的褐色点状油室。气香特异，味微苦。

以根匀大、色褐黄、质坚实、体嫩、香味浓厚者为佳。

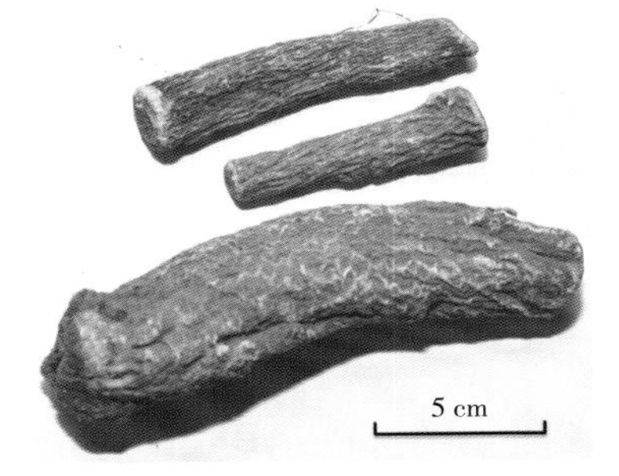

图 18-1　木香

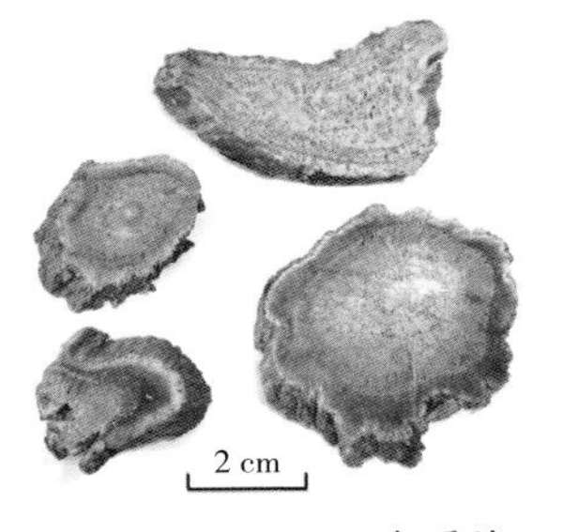

图 18-2　木香片

①贾东艳 . 川木香煨制工艺及质量标准的研究 [D]. 成都 : 成都中医药大学，2009.

【采收加工】

秋末采挖，除去泥沙及须根，切段或大的先趁鲜纵切成瓣再切成片，干燥后撞去粗皮。建议趁鲜切厚片，低温干燥，干燥后立即密封保存。药材水分不得超过 14%。

表 18-1　2 年生不同采收期云木香的成分[①]（%）

采收时间	木香烃内酯 + 去氢木香内酯	折干率
8 月 20 日	3.3	31.60
9 月 20 日	3.7	33.86
10 月 20 日	3.9	34.08
11 月 20 日	4.9	34.74

木香种植年限一般为 1~3 年，随着栽培年限的增加，产量和药效成分含量不断增加，但栽培超过 3 年，药材根部会出现乱根，主根开始空心，药材品质下降，所以 2 年生木香经济效益最高。2 年生云木香中木香烃内酯和去氢木香内酯的总含量随着时间明显增加，在 11 月下旬达到最高。

【贮　　藏】

木香常规粗贮，香气易散失，易吸潮，有效成分流失快，贮藏时间不宜超过 2 年。

建议 25℃以下，单包密封，大垛用黑色塑料布遮盖、密闭库藏。贮藏期药材水分控制在 10%~16%。在此贮藏条件下，药材质量保持较好。

【主要成分】

木香中主要含有挥发油、糖及苷类以及生物碱类成分。主要的成分为挥发油中木香烃内酯和去氢木香内酯。

药典标准：含木香烃内酯和去氢木香内酯的总量不得少于 1.8%。

【性味归经】

辛、苦，温。归脾、胃、大肠、三焦、胆经。

【功能主治】

行气止痛，健脾消食。用于胸脘胀痛，泻痢后重，食积不消，不思饮食。煨木香实肠止泻。用于泄泻腹痛。

【用法用量】

3~6 g。

【编 者 按】

1. 木香具有调节胃肠运动、抗消化性溃疡、抗腹泻、抗炎、促进胆囊收缩、扩张血管等药理活性，广泛用于治疗消化系统疾病和心血管系统疾病。

2. 木香丸：木香、蜀椒（炒制）、干姜（炮裂）各 50 g，治痃气胃冷，不入饮食。

射　干

【来　　源】

射干为鸢尾科植物射干 *Belamcanda chinensis*（L.）DC. 的干燥根茎。主产湖南、河南、湖北、

①康平德，吕丽芬. 云木香不同采收期产量性状及成分分析 [J]. 云南中医学院学报，2009，32（2）：39-41.

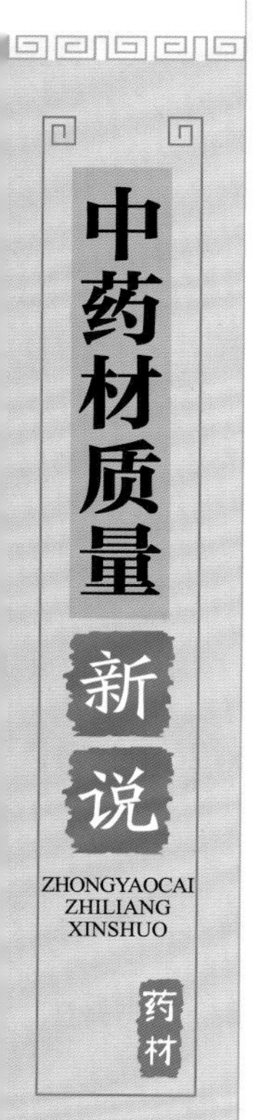

江苏、安徽等地。

【性　　状】

射干呈不规则结节状，表面黄褐色、棕褐色或黑褐色，皱缩，有较密的环纹。上面有数个圆盘状凹陷的茎痕，偶有茎基残存；下面有残留细根及根痕。质硬，断面黄色，颗粒性。气微，味苦、微辛。

以肥壮、肉色黄、无毛须者为佳。

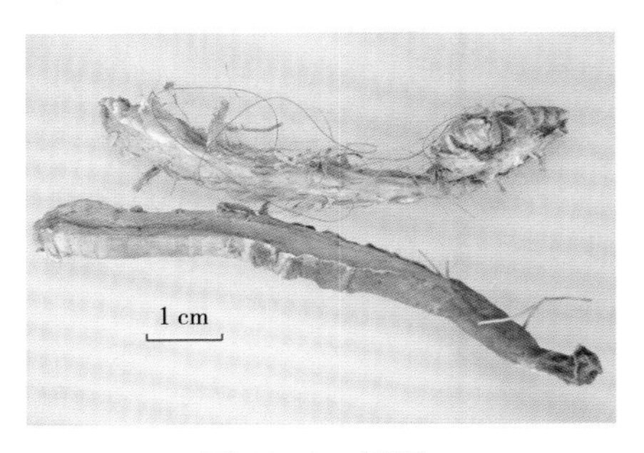

图 19-1　射干

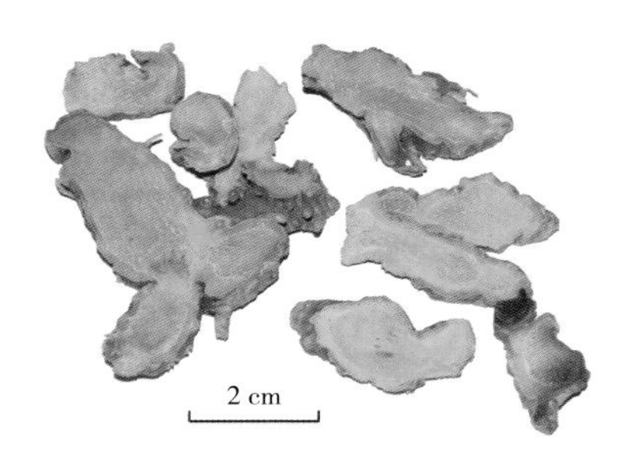

图 19-2　射干片

【采收加工】

秋末茎叶枯萎时采挖，除去须根和泥沙，干燥。建议趁鲜切片，晒干或60℃烘干。药材水分不得超过10%。

表 19-1　不同时期采收的射干中次野鸢尾黄素的含量测定①（%）

采收时期	次野鸢尾黄素含量
10 月	0.189
11 月	0.218
12 月	0.188
1 月	0.189
2 月	0.194
3 月	0.194
4 月	0.195

11 月射干中次野鸢尾黄素含量最高。

表 19-2　不同干燥温度射干中次野鸢尾黄素的含量测定①（%）

干燥温度（℃）	次野鸢尾黄素含量
90	0.23
80	0.24
70	0.25
60	0.26
50	0.23

60℃烘干时次野鸢尾黄素含量最高。

【贮　　藏】

射干常规贮存，有效成分易流失，贮藏时间不宜超过 2 年。

建议在 25℃以下，单包装密封，大垛密闭库藏。此贮藏条件下，药材质量保存较好，药效不

①解晓霞 . 团风产射干药材质量、干燥工艺及最佳采收期的研究 [D]. 湖北中医药大学，2014.

易降低。

【主要成分】

主含黄酮类成分，如次野鸢尾黄素、鸢尾苷、野鸢尾苷等，尚含二苯乙烯类化合物、二环三萜及其衍生物等。

药典标准：醇浸出物不得少于 18.0%；含次野鸢尾黄素不得少于 0.10%。

【性味归经】

苦，寒。归肺经。

【功能主治】

清热解毒，消痰，利咽。用于热毒痰火郁结，咽喉肿痛，痰涎壅盛，咳嗽气喘。

【用法用量】

3~10 g。

【编 者 按】

1. 射干具有抗菌、抗病毒，改善皮肤状态和促进伤口愈合等作用。

2. 射干 10 g，穿心莲 9 g，金银花 10 g，牛蒡子 9 g，马兰 15 g，水煎服，治急性咽喉炎。

川射干

【来　　源】

川射干是鸢尾科植物鸢尾 *Iris tectorum* Maxim. 的干燥根茎。主产于四川，分布于重庆、贵州、云南、广西、广东等地。

【性　　状】

川射干呈不规则条状或圆锥形，略扁，有分枝。表面灰黄褐色或棕色，有环纹和纵沟。常有残存的须根及凹陷或圆点状突起的须根痕。质松脆，易折断，断面黄白色或黄棕色。气微，味甘、苦。

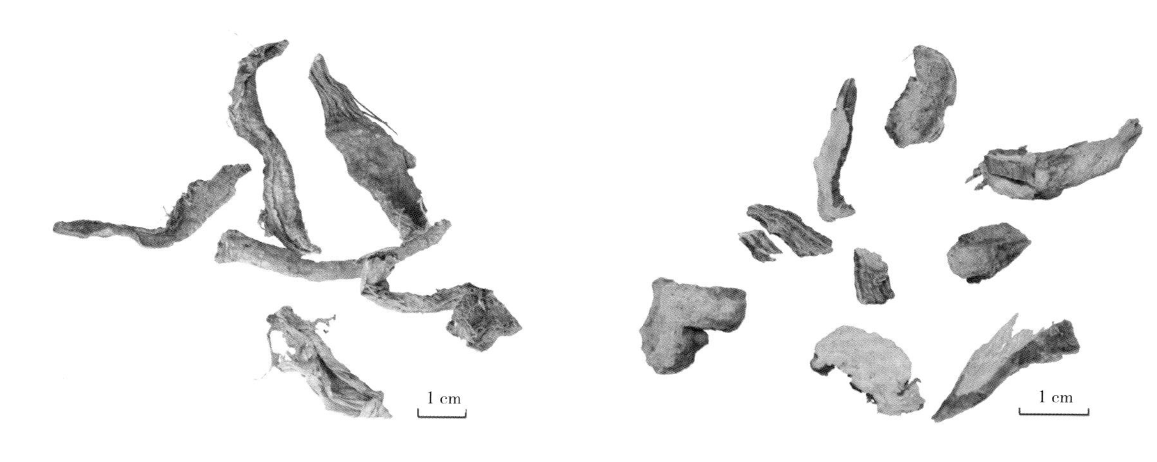

图 20-1　川射干　　图 20-2　川射干片

【采收加工】

栽种 3 年后，12 月上、中旬地上茎叶枯萎时采收。选晴天，挖出全根，除去须根和泥沙，晒干或烘干。建议趁鲜切片。药材水分不得过 15.0%。

表 20-1　川射干与射干中异黄酮类化学成分的含量比较[①]（%）

样品	射干苷	鸢尾苷元	鸢尾新苷 B	三羟基异黄酮
川射干	4.29	0.34	1.44	0.23
射干（河北）	0.62	0.11	0.03	0.02
射干（湖南）	2.17	0.17	0.23	0.03

【贮　　藏】

川射干常规贮存，有效成分易流失，药材贮藏时间不宜超过 2 年。

建议 20℃以下，单包装密封，大垛密闭库藏。此条件下贮存，药材不易变质，药效好。

【主要成分】

主要含有射干苷、野鸢尾苷、鸢尾甲苷、鸢尾甲黄素、鸢尾甘元等。

药典标准：醇浸出物不得少于 24.0%；含射干苷不得少于 3.6%。

【性味归经】

苦，寒。归肺经。

【功能主治】

清热解毒，祛痰，利咽。用于热毒痰火郁结，咽喉肿痛，痰涎壅盛，咳嗽气喘。

【用法用量】

6~10 g。

【编 者 按】

1. 脾虚便溏及孕妇禁服。

2. 川射干临床用于治疗咽喉肿痛，牙龈红肿疼痛，痈疮疖肿，关节炎，食积饱胀，气积、血积，胃热口臭，腹胀便秘，蛔虫腹痛，痞块，肝腹化腹水，肝炎黄疸，肾炎水肿，便秘，疟疾等病症。

3. 川射干中 4 种异黄酮类化学成分含量较射干高，具有和射干相似的功效，疗效更好。

赤　芍

【来　　源】

赤芍是毛茛科植物芍药 *Paeonia lactiflora* Pall. 或川赤芍 *Paeonia veitchii* Lynch 的干燥根。京赤芍产于内蒙古、河北、黑龙江、吉林、辽宁等地，主产于内蒙古海拉尔；川赤芍主产于四川。

【性　　状】

赤芍呈圆柱形，稍弯曲。表面棕褐色，粗糙，有纵沟和皱纹，并有须根痕和横长的皮孔样突起，有的外皮易脱落。质硬而脆，易折断，断面粉白色或粉红色，皮部窄，木部放射状纹理明显，有的有裂隙。

以根条粗长，外皮易脱落，皱纹粗而深，断面白色，粉性大者为佳。有黑心的质差。

① 张志国，吕泰省，邱庆浩，等 . 川射干与射干中异黄酮类化学成分的含量比较 [J]. 中国药师，2013，16（10）：1452–1454.

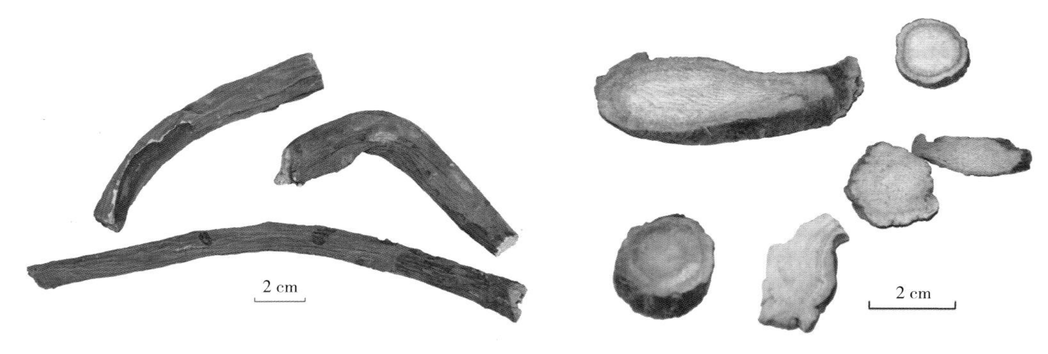

图 21-1　赤芍　　　　图 21-2　赤芍片

【采收加工】

赤芍播种 4~5 年后，8~9 月采收。选晴天，割去地上茎叶，挖出根部，将根茎部分带芽切下，再分成小块作为栽植用的种栽，将根洗净运回，晒干或烘干。建议趁鲜切片，干燥。

表 21-1　赤芍不同部位芍药苷含量①（%）

采收时间	部位	芍药苷含量
8 月	叶	0.92
8 月	茎	1.85
11 月	干茎	0.16
11 月	种子	0.16
9 月	根茎	3.59
9 月	根	6.88

芍药根部芍药苷含量最高。

表 21-2　赤芍不同栽培年限芍药苷含量②（%）

栽培年限	芍药苷含量
1 年	2.82
2 年	3.88
4 年	6.86
6 年	6.91

表 21-3　赤芍不同采收时间芍药苷含量①（%）

采收时间	芍药苷含量
3 月 20 日	6.64
5 月 15 日	5.52
6 月 14 日	6.26
8 月 20 日	6.88

赤芍栽培 1 年后芍药苷含量已超过药典标准，4~5 年根才能达到采收大小，秋季芍药苷含量

①胡世林，付桂兰，王文全. 不同产地和部位赤芍中芍药苷的含量测定 [J]. 中国中药杂志，2000，25（12）：416–714.

②简在友，俞敬波，王文全. 芍药不同部位和不同采收期 6 个化学活性成分含量的比较 [J]. 药学学报，2010，45（4）：489–493.

高，为药材的最优采收季节。

【贮　　藏】

赤芍常规贮存，有效成分流失快。贮藏时间不宜超过 2 年。

建议 20℃以下，单包装密封，大垛密闭库藏。此条件下贮存，药材质量不易下降。

注：赤芍整货在药材加工过程中不易干燥，含水量较高，整货较饮片易霉变，赤芍以饮片贮藏为佳。

【主要成分】

主要化学成分为芍药苷、白芍苷、没食子酸、儿茶酸等。

药典标准：含芍药苷不得少于 1.8%。

【性味归经】

苦，微寒。归肝经。

【功能主治】

清热凉血，散瘀止痛。用于热入营血，温毒发斑，吐血衄血，目赤肿痛，肝郁胁痛，经闭痛经，癥瘕腹痛，跌扑损伤，痈肿疮疡。

【用法用量】

6~12 g。

【编 者 按】

1. 不宜与藜芦同用。
2. 赤芍临床用于急性脑血栓、急性胰腺炎、急性肝衰竭、慢性肺心病、肺动脉高压等。
3. 赤芍、乌药、香附各 9 g，当归 12 g，延胡索 6 g，水煎服，治痛经。

白　芍

【来　　源】

白芍是毛茛科植物芍药 *Paeonia lactiflora* Pall. 的干燥根。产于安徽、四川、浙江等地，主产于安徽亳州。

【性　　状】

白芍呈圆柱形，平直或稍弯曲。表面棕红色、淡棕红色或类白色，光洁或有纵皱纹及细根痕。断面微带棕红色或类白色，形成明显层环，射线放射状。

以根粗长、匀直、质坚实、粉性足、表面洁净者为佳。

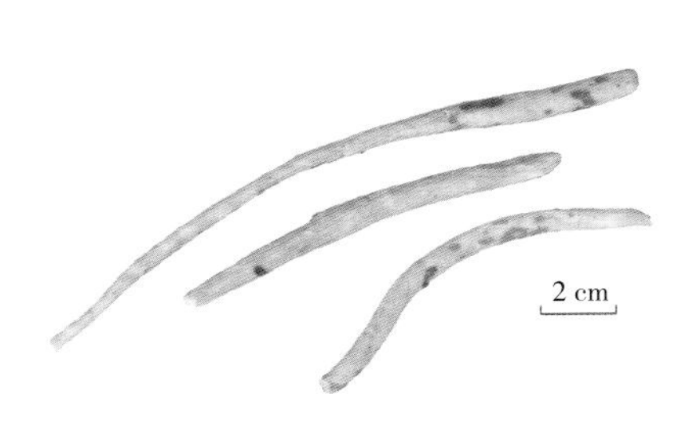

图 22-1　白芍

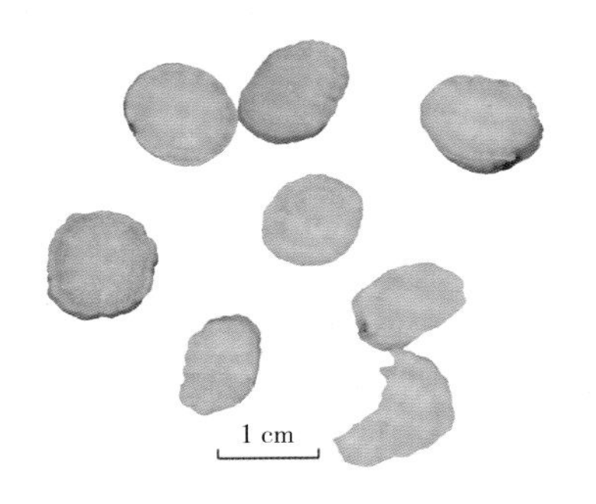

图 22-2　白芍片（煮后切片）

【采收加工】

栽种后第4年9~10月地上部分叶片枯萎时采收。选晴天，割去茎叶，挖出全根，除留芽头作种外，切下芍根，置沸水中煮后除去外皮或去皮后再煮，晒干或60℃烘干。建议不去皮，煮或蒸后切片干燥。药材水分不得超过14%。

表22-1 不同月份白芍质量分析①

采收时间	折干率（%）	亩产量（kg）	芍药苷含量（%）	芍药苷亩产总量（%）
1月19日	41.1	795.3	3.13	24.9
3月23日	41.8	801.7	4.04	32.4
4月18日	42.2	819.7	5.60	45.9
5月15日	42.4	832.5	5.55	46.2
6月1日	42.7	850.4	2.75	23.4
7月20日	43.5	921.1	1.87	17.2
8月19日	43.2	943.5	2.76	26.0
8月19日	45.0	1 124.6	2.03	22.8
9月27日	46.4	1 195.2	3.00	35.9
10月30日	44.8	959.6	3.59	34.4
12月5日	43.4	867.3	3.26	28.3

表22-2 不同生长年限白芍质量分析①

采收年限	白芍苷含量（%）	折干率（%）	亩产量（kg）	芍药苷亩产总量（%）
3年生	3.31	41.9	811	26.8
4年生	3.59	44.8	959.6	34.4
5年生	3.10	46.2	1 083.3	33.6

白芍4月中旬花期芍药苷含量最高，5月中旬芍药苷总量最高，9月下旬产量最高。一般选择4年生白芍在9~10月采收，此时白芍多种成分较为稳定。

【贮　　藏】

白芍常规贮存，易受潮霉变，易虫蛀，有效成分流失快。贮藏时间不宜超过2年。

建议20℃以下，单包装密封，大垛用黑色塑料布遮盖、密闭库藏。此条件下贮存，药材不易变质，药效不易下降。

注：白芍在药材加工过程中不易干燥，含水量较高，原药材较饮片易霉变。白芍以饮片贮藏为佳。

【主要成分】

主要化学成分为芍药苷、牡丹酚、芍药花苷、苯甲酸等。

药典标准：水浸出物不得少于22.0%；含芍药苷不得少于1.6%。

【性味归经】

苦、酸，微寒。归肝、脾经。

【功能主治】

养血调经，敛阴止汗，柔肝止痛，平抑肝阳。用于血虚萎黄，月经不调，自汗，盗汗，胁痛，

①金传山，蔡一杰，吴德玲，等.不同采收期亳白芍中芍药苷与白芍总苷的含量变化[J].中药材，2010，33（10）：1548-1550.

腹痛，四肢挛痛，头痛眩晕。

【用法用量】

6~15 g。

【编 者 按】

1. 不宜与藜芦同用。

2. 重金属及有害元素、二氧化硫残留不得超过限量。

3. 据检验，白芍皮有效成分含量高，古人以靓为佳，剥皮可能是以貌取药。市场上也多见未经煮制、且未除去外皮的白芍生切片。故建议白芍不去皮用，符合现代科学。

4. 白芍具有扩张冠状动脉、降血压、护肝、解痉、镇痛等药理作用。

5. 白芍、白术和白茯苓是传统的润泽皮肤、美白的药物，它们与甘草配伍可延缓衰老。

6. 白芍 30~40 g，陈皮、炒白术各 10 g，防风、生甘草各 6 g，主治肠道激惹综合征。

干姜（附：生姜）

【来　　源】

干姜是姜科植物姜 *Zingiber officinale* Rosc. 的干燥根茎。主产于四川犍为，贵州长顺、兴仁，云南等地。

【性　　状】

干姜外皮灰黄色或浅黄棕色，粗糙，具纵皱纹及明显的环节。干姜片呈不规则纵切片或斜切片，具指状分枝。切面灰黄色或灰白色，略显粉性，有较多的纵向纤维，有的呈毛状。质坚实，断面纤维性。气香、特异，味辛辣。

以质地坚实、断面色黄白、粉性足、气味浓者为佳。

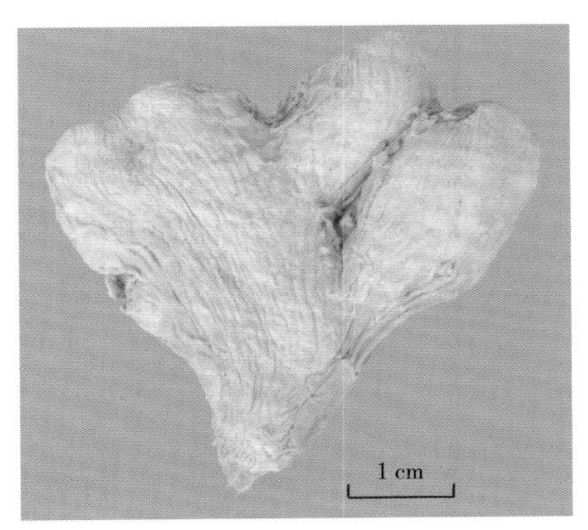

图 23-1　干姜

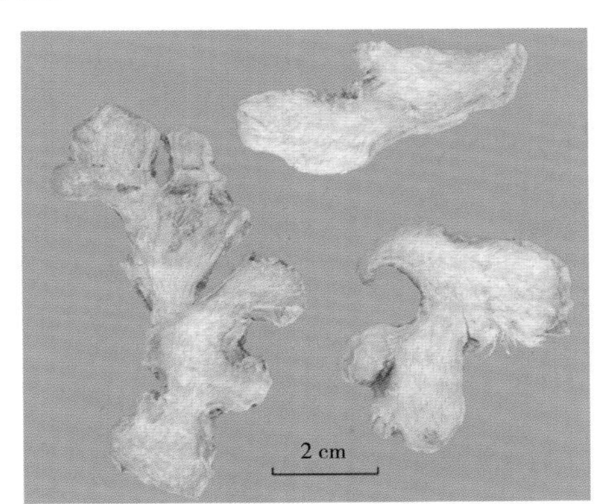

图 23-2　干姜片

【采收加工】

11 月末至 12 月下旬采挖。除去泥沙和须根，趁鲜切厚片或块，晒干或 55℃左右烘干。药材水分不得超过 19%。

注：干姜冬季采收，晒干时间长，晒干过程中鲜姜易霉变、腐烂，建议低温烘干；干姜去皮会造成有效成分损失，建议干姜加工不去皮。

药用干姜有“黄口”（芽尖齐呈樱桃嘴）、“铁白口”和“白口”之分，药用以黄口姜最好。黄口姜的优点：块大而结实，粉性大，味辣，水分较少，炕制干姜成品率高。它与一般食用鲜姜不同。食用鲜姜的老姜干燥后，体形瘪瘦，纤维多，无粉性，一般不做药用。

表 23-1　干姜采收期研究[①]

采收时间	亩产干姜（kg）		6-姜辣素（%）		挥发油（%）	
	黄口姜	白口姜	黄口姜	白口姜	黄口姜	白口姜
10月20日	270.4	300.5	0.88	1.43	1.73	1.45
10月30日	287.3	310.2	0.79	1.23	1.66	1.41
11月9日	315.5	354.2	0.64	1.06	1.42	1.12
11月20日	315.9	389.5	0.63	1.14	1.35	1.31
11月30日	365.0	428.2	0.55	1.31	1.42	1.20
12月9日	400.2	402.3	0.57	1.10	1.30	1.25
12月20日	443.2	386.4	0.65	0.97	1.22	1.12
12月30日	417.3	369.4	0.67	1.05	1.32	1.13

白口姜11月30日前后采收产量高、药效好，黄口姜12月20日左右采收产量高、药效好。黄口姜挥发油含量高，白口姜6-姜辣素含量高。

表 23-2　干燥温度对干姜质量的影响[①]（%）

干燥温度（℃）	黄口姜			白口姜		
	6-姜辣素	挥发油	浸出物	6-姜辣素	挥发油	浸出物
100	0.20	1.24	21.34	0.19	1.28	22.34
75	0.30	1.32	19.47	0.35	1.45	27.39
55	0.74	1.61	20.12	1.01	1.71	26.33
45	0.45	1.46	23.56	0.37	1.51	25.16

55℃烘干6-姜辣素、挥发油含量最高，浸出物含也较高。故建议55℃烘干。

【贮　　藏】

干姜常规贮存，易虫蛀，香气易散失，有效成分易挥发。无香气者基本无药效。

建议20℃以下，单包装密封，大垛用黑色塑料布遮盖、密闭库藏。此条件下贮存，药材不易变质，药效不易下降。

【主要成分】

主要化学成分为挥发油、姜辣素、二苯基庚烷等。

药典标准：水浸出物不得少于22%；含挥发油不得少于0.80%；含6-姜辣素不得少于0.60%。

【性味归经】

辛，热。归脾、胃、肾、心、肺经。

【功能主治】

温中散寒，回阳通脉，温肺化饮。用于脘腹冷痛，呕吐泄泻，肢冷脉微，寒饮喘咳。

【用法用量】

3~10 g。

【编 者 按】

1. 干姜多为发过两次芽、生长了3年的母姜，生姜多为1年生的仔姜。

2. 干姜大辛大热，善于温中而祛里寒。生姜性味辛温，长于发汗而散外寒。

①汪晓辉，周元雳，卫莹芳，等.犍为干姜适宜加工方法的研究[J].时珍国医国药，2007，18（10）：2416-2418.

3. 干姜在干燥和储存过程中，姜辣素会转化为姜烯酚。干姜每天 60℃低温烘烤 4 小时，可促进姜辣素转化为姜烯酚，60 小时后姜烯酚含量可达 0.6% 以上，且挥发油、6- 姜辣素含量依然高于药典标准。可满足一些药企姜烯酚含量高的要求。

4. 干姜 9 g，党参 15 g，白术 9 g，茯苓 9 g，炙甘草 6 g，豆蔻 6 g，水煎服，治虚寒腹泻。

附：生姜

【来　　源】

生姜是姜科植物姜 *Zingiber officinale* Rose. 的新鲜根茎。主产于山东、四川、浙江，我国中部、东南部、西南部各省均有栽培。

【性　　状】

生姜呈不规则块状，有指状分枝，略扁。表面黄褐色或灰棕色，有环节，分枝顶端有茎痕或芽。质脆，易折断，断面浅黄色，内皮层环纹明显，维管束散在。气香特异，味辛辣。

以块大、丰满、质嫩者为佳。

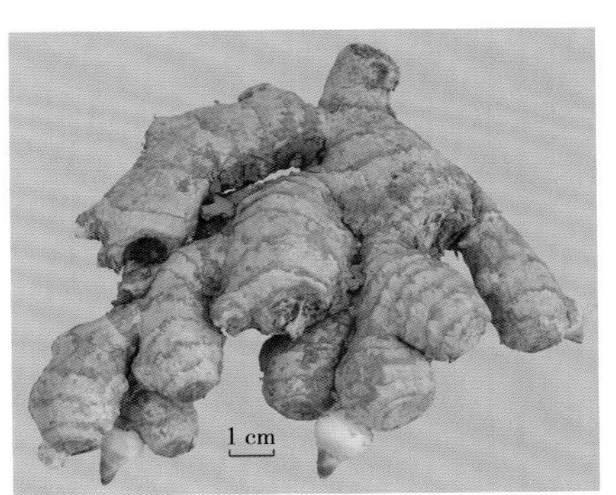

图 23-3　生姜

【采收加工】

11 月末至 12 月下旬采挖。姜的地上部植株开始枯黄，根茎充分膨大成熟时采收，这时姜的产量高、辣味重。选阴天，齐地割去地上部分，挖出生姜块茎，除去须根和泥沙。

【贮　　藏】

生姜置阴凉潮湿处，或埋入湿砂内贮存。温度过高易发芽、干瘪、腐烂；温度过低易冻伤、腐烂。

建议用保鲜袋单包装密封放架上库存，库温控制在 12~13 ℃；每袋容量不宜过大，一般在 10~15 kg。此贮藏条件下，贮藏 6 个月以上，鲜姜表皮颜色基本不变。鲜生姜不宜长期贮存，表皮易由黄色变为浅褐色，降低外观品质。

【主要成分】

主要化学成分为挥发油、姜辣素、二苯基庚烷等。挥发油成分较干姜高，姜辣素成分较干姜低。

药典标准：挥发油不得少于 0.12%，含 6- 姜辣素不得少于 0.050%，含 8- 姜酚与 10- 姜酚总量不得少于 0.040%。

【性味归经】

辛，微温。归肺、脾、胃经。

【功能主治】

解表散寒，温中止呕，化痰止咳，解鱼蟹毒。用于风寒感冒，胃寒呕吐，寒痰咳嗽，鱼蟹中毒。

【用法用量】

3~10 g。

【编 者 按】

1. 生姜皮为姜科植物姜 *Zingiber officinale* Rose. 的新鲜根茎的外皮，味辛，性凉，归脾、肺经，具有行水消肿的功效，常用于治疗水肿初起，小便不利。

2. 桂枝汤：桂枝 9 g，白芍 9 g，炙甘草 6 g，生姜 9 g，大枣 3 g，常用于治疗感冒、流行性感冒，还可用于治疗原因不明的低热、产后病后低热、出汗异常、过敏性鼻炎、多形红斑、冻疮、荨麻疹等多种疾病。

3. 生姜适量，切碎，加红糖煮汤服，治风寒感冒轻症。

4. 生姜可解半夏、天南星毒，用于制姜半夏、姜南星。

千年健

【来　　源】

千年健为天南星科多年生植物千年健 *Homalomena occulta*（Lour.）Schot 的干燥根茎。主产于广西、广东、云南等地。

【性　　状】

千年健呈圆柱形，稍弯曲，有的略扁。表面黄棕色至红棕色，粗糙，可见多数扭曲的纵沟纹、圆形根痕及黄色针状纤维束。质硬而脆，断面红褐色，黄色针状纤维束多而明显，相对另一断面呈多数针眼状小孔及有少数黄色针状纤维束，可见深褐色具光泽的油点。气香，味辛、微苦。

以棕红色、条粗、香浓者为佳。

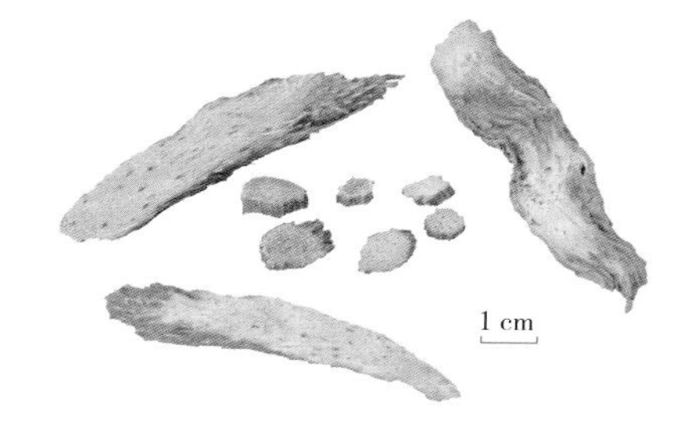

图 24-1　千年健

【采收加工】

种植 3~5 年后，11 月至次年 2 月，地上部分不再生长时采收。挖出鲜根后，除去茎叶、不定根、外皮及泥沙，切成长 15~40 cm 的段，低温干燥。建议趁鲜切片，快速低温干燥后立即密封保存。药材水分不超过 13%。

注：千年健切片或纵切细条忌晒干，否则其挥发油大多散失，药效降低①。

【贮　　藏】

常规贮藏条件下，千年健香气极易散失、易虫蛀、易发霉，有效成分流失快，贮藏时间不超过 1 年。

建议在 20 ℃以下，单包装密封，大垛用黑色塑料布遮盖、密闭库藏。药材水分控制在 10%~14%。在此贮藏条件下，有效成分不易流失。

【主要成分】

含挥发油类：α－蒎烯、β－蒎烯、芳樟醇等；及生物碱类、脂肪酸类等。

药典标准：醇浸出物不得少于 15.0%，含芳樟醇不得少于 0.20%。

【性味归经】

苦、辛，温。归肝、肾经。

【功能主治】

祛风湿，壮筋骨。用于风寒湿痹，腰膝冷痛，拘挛麻木，筋骨痿软。

①谢丽莎，蒙田秀，欧阳炜，等．GC 法测定广西产千年健芳樟醇含量 [J]. 中国药师，2012，15（05）：607-608.

【用法用量】

5~10 g。

【编 者 按】

1. 千年健具有抗炎、镇痛、抑菌、杀虫、抗肿瘤等药理活性，临床上用于风湿骨痛、风湿及类风湿性关节炎、跌打损伤等。

2. 千年健、追地风各 30 g，老鹳草 90 g，共研细粉，每服 3 g，治风寒筋骨疼痛、拘挛麻木。

3. 千年健 15 g，白茄根 15 g，穿山龙 24 g，忍冬藤 24 g，水煎服，治肩周炎。

仙　茅

【来　　源】

仙茅为石蒜科植物仙茅 *Curculigo orchioides* Gaertn. 的干燥根茎。主产于四川、云南、广西、贵州等地。

【性　　状】

仙茅呈圆柱形，略弯曲。表面棕色至褐色，粗糙，有细孔状的须根痕和横皱纹。质硬而脆，易折断，断面不平坦，灰白色至棕褐色，近中心处色较深。气微香，味微苦、辛。

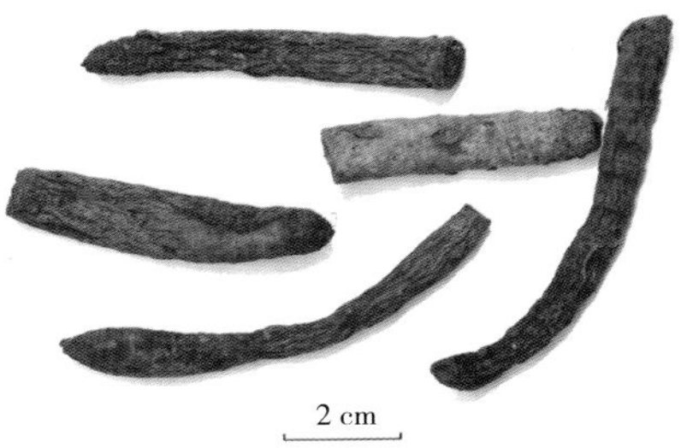

2 cm

图 25-1　仙茅

【采收加工】

10~11 月植物枯萎时采收，除去根头和须根，晒干或 60℃以下烘干。建议趁鲜切段。药材水分不得超过 13%。

【贮　　藏】

仙茅常规贮存，有效成分易流失，贮藏时间不宜超过 2 年。

建议在 20℃以下，单包装密封，大垛密闭库藏。此贮藏条件下，药材质量保存较好，药效不易降低。

【主要成分】

主含仙茅苷、仙茅皂苷、仙茅素、生物碱、甾醇等。

药典标准：醇浸出物不得少于 7.0%；含仙茅苷不得少于 0.10%。

【性味归经】

辛，热；有毒。归肾、肝、脾经。

【功能主治】

补肾阳，强筋骨，祛寒湿。用于阳痿精冷，筋骨痿软，腰膝冷痛，阳虚冷泻。

【用法用量】

3~10 g。

【编 者 按】

1. 仙茅生品有毒，经过酒制可降低毒性。

2. 仙茅具有抗骨质疏松、增强免疫功能、抗衰老、抗炎、延缓生殖系统老化等药理作用。

3. 仙茅、淫羊藿各 15 g，巴戟天、当归、黄柏、知母各 9 g，水煎服，治妇女更年期综合征。

4. 仙茅 15 g，薏苡仁 30 g，桂枝 9 g，细辛 3 g，木瓜 9 g，菝瓜菀 60 g，水煎，冲鸡蛋 2 个服用，治肾虚腰痛。

香 附

【来　　源】

香附是莎草科植物莎草 *Cyperus rotundus* L. 的干燥根茎。全国大部分地区均产，主产于广东湛江、广西、海南、安徽、河南、山西等地。

【性　　状】

香附多呈纺锤形，有的略弯曲。表面棕褐色或黑褐色，有纵皱纹，质硬。生晒者断面色白而显粉性，经炕干或者蒸煮者断面黄棕色或红棕色，角质样；内皮层环纹明显，中柱色较深。气香，味微苦。

以个大、质坚实、色棕褐、香气浓者为佳。

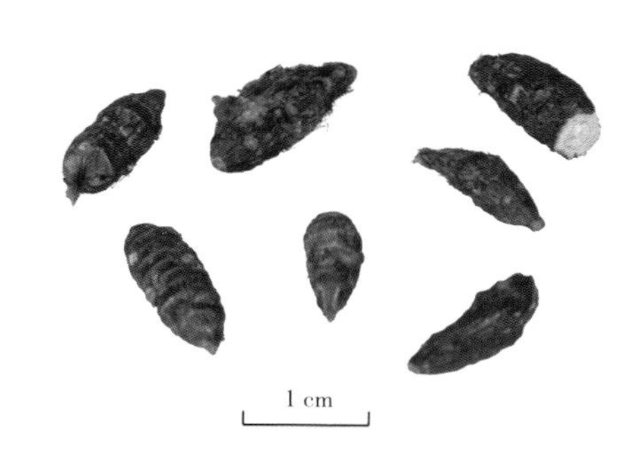

图 26-1　香附

【采收加工】

香附 11 月至第二年 1 月左右采收。选晴天，除去地上茎叶，挖出香附，燎去毛须，置沸水中略煮或蒸透，晒干。药材水分不得超过 13%。

表 26-1　香附不同加工方法含水量、浸出物、挥发油测定[1]

加工方法	含水量（%）	浸出物（%）	挥发油（%）
35℃烘干	7.97	18.93	1.08
45℃烘干	7.59	19.00	1.01
煮 15 分钟	10.53	15.50	0.77
煮 30 分钟	10.61	14.74	0.56
蒸 15 分钟	9.85	17.35	0.78
蒸 30 分钟	10.35	16.62	0.74
加压蒸 10 分钟	8.50	19.37	0.92
自然晒干	8.40	19.11	1.11

不同干燥方式有效成分含量差距较小，自然晒干挥发油含量最高，加压蒸 10 分钟干燥浸出物含量最高。

【贮　　藏】

香附子常规贮存，易虫蛀，香味易散失，有效成分流失快。无香气者药效低。

建议 20℃以下，单包装密封，大垛用黑色塑料布遮盖、密闭库藏。贮藏期药材水分控制在 11%~14%。此条件下贮存，药材不易变质，有效成分不易流失。

【主要成分】

主要化学成分为挥发油、葡萄糖、果糖、三萜类、黄酮类、生物碱等。

药典标准：醇浸出物不得少于 15%；含挥发油不得少于 1.0%。

①余会玲．山东道地药材香附加工方法与质量相关性研究 [D]. 山东：山东中医药大学，2012.

【性味归经】

辛、微苦、微甘，平。归肝、脾、三焦经。

【功能主治】

疏肝解郁，理气宽中，调经止痛。用于肝郁气滞，胸胁胀痛，疝气疼痛，乳房胀痛，脾胃气滞，脘腹痞闷，胀满疼痛，月经不调，经闭痛经。

【用法用量】

6~10 g。

【编 者 按】

1. 切片或捣碎入药。
2. 香附醋制后香附子烯、总皂苷、γ－香附酮含量升高，醋香附解痉、镇痛作用优于生品。
3. 制香附 10 g，川木香 5 g，延胡索 9 g，山鸡椒果实 3 g，金银花 15 g，水煎服，治胃痛。
4. 炒香附 20 g，姜黄 30 g，共研细末，治跌打损伤。

两头尖

【来　　源】

两头尖是毛茛科植物多被银莲花 *Anemone raddeana* Regel 的干燥根茎。产于吉林、黑龙江、山东等地，主产于吉林。

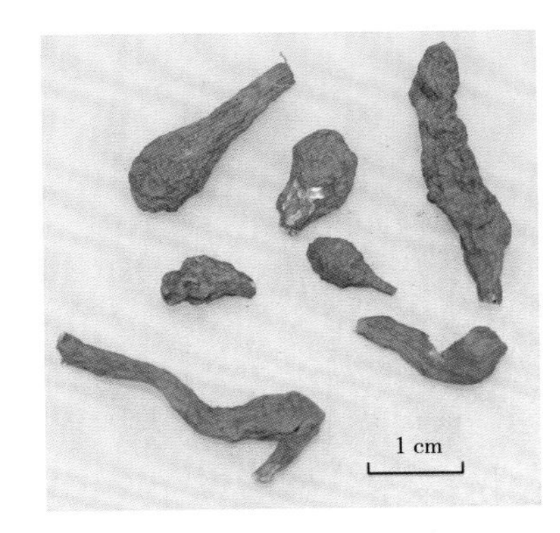

图 27–1　两头尖

【性　　状】

两头尖呈类长纺锤形，两端尖细，微弯曲，一端较膨大。表面棕褐色至棕黑色，有微细纵皱纹，膨大部位常有 1~3 个呈鱼鳍状突起支痕，有时可见 3~5 个不明显环节。质硬而脆，易折断，断面略平坦，类白色或灰褐色，略角质样。气微，味先淡后微苦而麻辣。

【采收加工】

5 月底至 8 月初采收。选晴天，挖出全根，除去须根，洗净，晒干或烘干。药材水分不得超过 12%。

表 27–1　两头尖不同部位竹节香附素 A 含量测定[①]（%）

部位	竹节香附素 A
茎	0.185
叶	0.274
果实	0.127
根茎	0.324

两头尖根茎部竹节香附素 A 含量高，叶、茎和果实竹节香附素 A 含量较根茎部低，但含量也接近或超过药典标准，可进一步开发利用。

① 刘大有，李勇，赵博，等．两头尖地上部分化学成分及其含量测定分析 [J]. 长春中医药大学学报，2005，21（1）: 43–44.

【贮　　藏】

两头尖常规贮存，有效成分流失快，贮藏时间不宜超过 2 年。

建议 20℃以下，单包装密封，大垛密闭库存。大货密封冷藏。此条件下贮存，药材不易变质，药效不易下降。

【主要成分】

主要化学成分为竹节香附素 A、齐墩果酸等。

药典标准：醇浸出物不得少于 12.0%；含竹节香附素 A 不得少于 0.20%。

【性味归经】

辛，热；有毒。归脾经。

【功能主治】

祛风湿，消痈肿。用于风寒湿痹，四肢拘挛，骨节疼痛，痈肿溃烂。

【用法用量】

1~3 g。外用适量。

【编 者 按】

1. 孕妇禁用。

2. 两头尖 3 g，防风 9 g，牛膝 12 g，威灵仙 12 g，松节 6 g，鸡血藤 15 g，水煎服，治慢性关节疼痛。

丹　参

【来　　源】

丹参是唇形科植物丹参 *Salvia miltiorrhiza* Bge. 的干燥根和根茎。产于四川、山东、河南、河北、陕西、甘肃等地；四川中江产丹参条大，丹酚酸 B 含量高。

【性　　状】

扦插丹参根茎短粗，顶端有时有残留茎基。根与根茎连接，圆棱形，略弯曲，有的有分枝及须根。表面棕红色至紫红色，粗糙，有纵皱纹。老根外皮疏松，易片状剥落，多显紫棕色。质硬脆，易折断，断面有裂隙，皮部棕红色，木部灰黄色或紫褐色，可见明显的放射状纹理。气微，味微苦涩。

以表面紫红色为佳；丹参表皮颜色越红有效成分含量越高，色变就差。

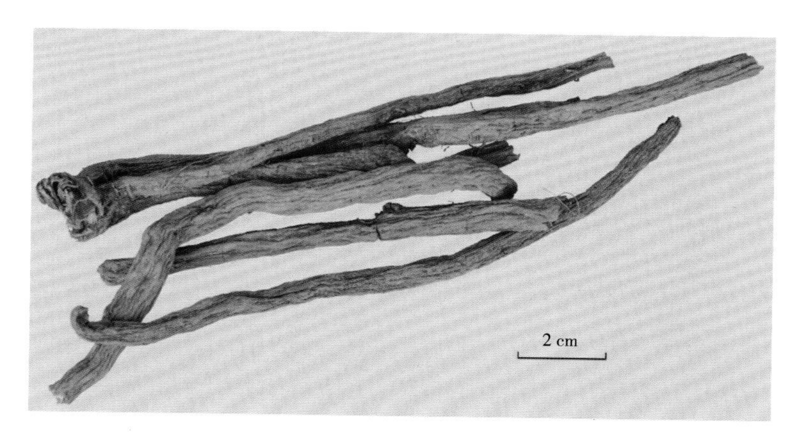

图 28-1　丹参

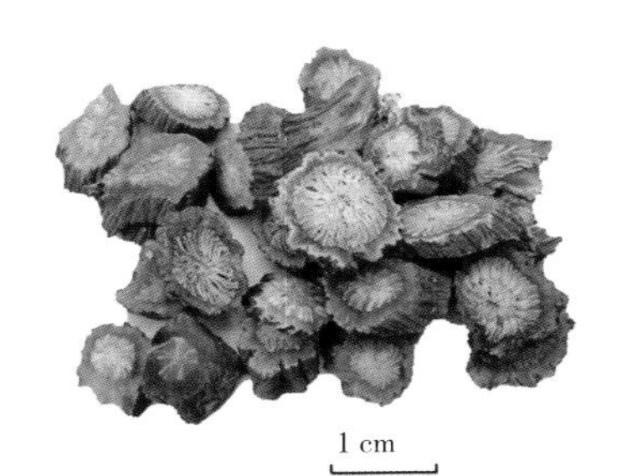

图 28-2　丹参片

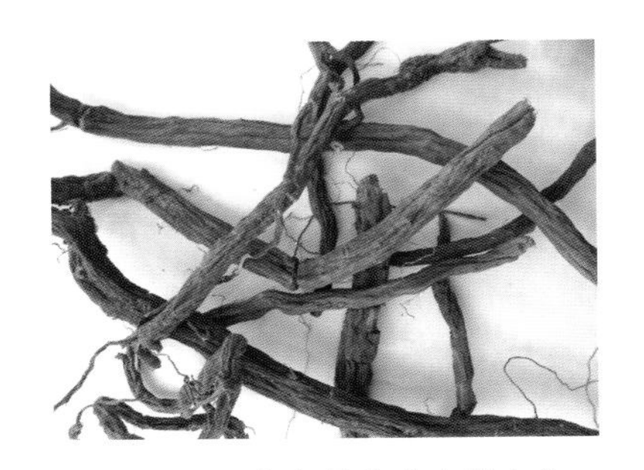

图 28-3　山东丹参（宜带土）

【采收加工】

10~11 月底地上茎叶枯萎时采挖，南方可以在 11 月至次年 2 月底前采挖。选晴天，地较干燥时采挖，挖出全根，抖去泥土，运回晒干或烘干。建议晒或烘至二三成干时，切片或段，后晒干或低温烘干。药材水分不得超过 15.0%。

注：丹参水洗后含量显著降低，忌用水洗。

表 28-1　不同采收时间丹参重量及丹参酮Ⅱ A、丹酚酸 B 含量对比①

采收时间	干重（g）	丹参酮Ⅱ A（%）	丹酚酸 B（%）
8 月 13 日	21.57	0.569	4.427
9 月 15 日	43.91	0.600	7.464
10 月 11 日	64.29	0.627	7.426
11 月 12 日	73.32	0.598	7.196
12 月 18 日	71.58	0.586	7.063
次年 1 月 13 日	70.15	0.529	6.200
次年 2 月 13 日	70.37	0.528	6.071

10~11 月采收产量高，有效成分含量高。

表 28-2　丹参根部丹参酮和丹酚酸 B 含量分布②

部位	丹酚酸 B（%）	隐丹参酮（%）	丹参酮Ⅰ（%）	丹参酮Ⅱ A（%）
外皮	3.319	0.993	0.125	0.799
皮层	2.773	0.025	0.004	0.023
维管束	2.116	0.020	0.003	0.017

外皮部丹酚酸 B、丹参酮含量高。

表 28-3　水洗对丹参中丹参酮和丹酚酸 B 含量影响③

处理方式	丹酚酸 B（%）	隐丹参酮（%）	丹参酮Ⅰ（%）	丹参酮Ⅱ A（%）
不洗	4.583	0.119	0.021	0.209
冲洗	4.088	0.110	0.023	0.176
浸洗	4.091	0.112	0.017	0.153
搓洗	3.315	0.087	0.014	0.126

①邓乔华，潘永存，彭云，等．丹参生长期产量与质量的动态变化及最佳采收期研究 [J]. 现代中药研究与实践，2009（4）：3-5.

②尉广飞，刘谦，李佳，等．丹参根部活性成分分布规律研究 [J]. 山东科学，2015, 28(5):7-13.

③尉广飞，李翠，刘谦，等．干燥前水洗对丹参活性成分的影响 [J]. 中草药，2015, 46(16):2467-2470.

丹参水洗后有效成分含量降低。

表 28-4 不同含水量鲜切及传统切制丹参片中丹酚酸 B、丹参酮的含量对比[①]

加工方式	含水量（%）	丹酚酸 B（%）	隐丹参酮（%）	丹参酮Ⅱ A（%）
鲜切	69.16	5.402	0.343	0.256
鲜切	44.13	5.025	0.315	0.282
鲜切	35.66	4.703	0.379	0.337
鲜切	23.23	6.149	0.358	0.321
传统方法	26.99	4.089	0.371	0.270

丹参采收后，晒至二三成干后切制方便，有效成分含量高。传统切制先干燥再润湿费工费时，有效成分含量低。

【贮　　藏】

丹参常规贮存，易受潮变色，有效成分流失快。贮藏时间不宜超过 2 年。

建议 25℃以下，单包装避光密封，大垛密闭库藏。药材水分控制在 11%~14%。此条件下贮存，药材不易变质，药效不易下降。

【主要成分】

主要化学成分为隐丹参酮、丹参酮Ⅰ、丹参酮Ⅱ A、丹酚酸 B 等。

药典标准：水浸出物不得少于 15.0%；含隐丹参酮、丹参酮和丹参酮Ⅱ A 总量不得少于 0.25%，含丹酚酸 B 不得少于 3.0%。

【性味归经】

苦，微寒。归心、肝经。

【功能主治】

活血祛瘀，通经止痛，清心除烦，凉血消痈。用于胸痹心痛，脘腹胁痛，癥瘕积聚，热痹疼痛，心烦不眠，月经不调，痛经经闭，疮疡肿痛。

【用法用量】

10~15 g。

【编 者 按】

1. 不宜与藜芦同用。

2. 重金属及有害元素不得超过限量。

3. 丹参临床用于冠心病、心绞痛、急性心肌梗死、中风急症和后遗症、肾病综合征、急性肾炎肾水肿、小儿重症肺炎。

4. 丹参 30 g，檀香 5 g，砂仁 5 g，水煎服，具有活血祛瘀、行气止痛之功效，用于治疗慢性胃炎、胃及十二指肠溃疡、胃神经官能症、肝炎、胆囊炎以及冠心病、心绞痛等。

玄　参

【来　　源】

玄参为玄参科植物玄参 *Scrophularia ningpoensis* Hemsl. 的干燥根。主产于浙江、湖北、河南

①赵志刚，郜舒蕊，闫滨滨，等 . 丹参药材产地趁鲜切制可行性初探 [J]. 中华中医药杂志，2017（2）：797-800.

等地。

【性　　状】

玄参呈类圆柱形，表面灰黄色或灰褐色，有不规则纵沟、横长皮孔样突起和稀疏的横裂纹和须根痕。质坚实，不易折断，断面黑色，微有光泽。气特异似焦糖，味甘、微苦。

以条粗壮、质坚实、断面色乌黑者为佳。

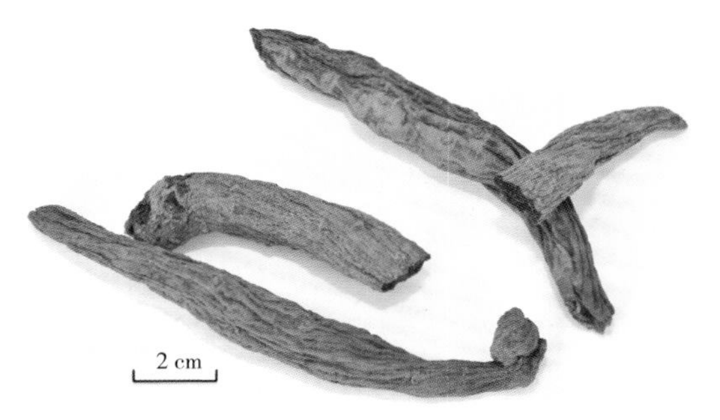

图 29-1　玄参

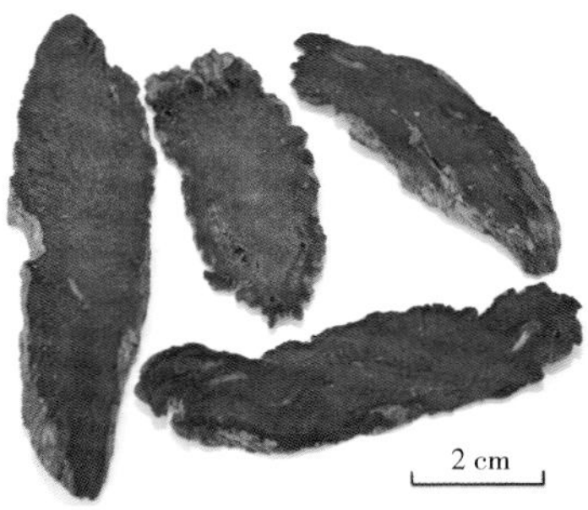

图 29-2　玄参片

【采收加工】

通常 11 月中下旬，地上部分开始枯萎时采收。挖出块根，去除残留茎叶及泥沙，可以保留根茎、子芽和须根，晒或烘至半干，堆放 3~6 天，反复数次至干燥。建议不经发汗趁鲜切片，60℃左右烘干。药材水分不得超过 16.0%。

表 29-1　不同加工方法对有效成分含量的影响[①]

加工方法	哈巴俄苷（%）
药典方法加工	0.17
新鲜切片晒干	0.44
新鲜切片烘干（60℃）	0.54
新鲜蒸 48 小时后晒干	0.14

哈巴苷、哈巴俄苷等环烯醚萜苷类易发生氧化和水解，传统发汗过程使之发生降解。趁鲜切片后烘干能缩短干燥时间，减少环烯醚萜苷类的损失。

表 29-2　玄参不同部位有效成分含量[②]

	主根	须根	根茎	子芽	地上部分
哈巴俄苷（%）	0.44	0.42	0.35	0.71	—

玄参子芽中哈巴俄苷含量最高，根茎、须根和主根一样含有较多的哈巴俄苷，所以玄参的子芽、根茎和须根可以考虑作为玄参的药用部位。

【贮　　藏】

玄参常规贮存，易发霉、易虫蛀，有效成分流失快。贮藏时间不宜超过 2 年。

建议 25℃以下，单包装密封，大垛用黑色胶布遮盖、密闭库藏。此贮藏条件下，不易变质，

①毛建华，谢丽华．玄参不同加工品中哈巴俄苷与肉桂酸的 HPLC 含量测定 [J]. 中国药学杂志，2000，35（6）：375-378.

②刘洪宇，钮正睿，蔡铁全．浙江产玄参不同采收季节哈巴俄苷和肉桂酸含量变化分析 [J]. 中国药师，2012，15（5）：613-616.

药效保持较好。

【主要成分】

哈巴苷、哈巴俄苷、肉桂酸等。

药典标准：水浸出物不得少于 60.0%；含哈巴苷和哈巴俄苷总量不得少于 0.45%。

【性味归经】

甘、苦、咸，微寒。归肺、胃、肾经。

【功能主治】

清热凉血，滋阴降火，解毒散结。用于热入营血，温毒发斑，热病伤阴，舌绛烦渴，津伤便秘，骨蒸劳嗽，目赤，咽痛，白喉，瘰疬，痈肿疮毒。

【用法用量】

9~15 g。

【编者按】

1. 不宜与藜芦同用。
2. 玄参皮层、韧皮部中哈巴俄苷含量高，个头越小的玄参含量越高。
3. 玄参具有抗炎、增强免疫、抗疲劳、降血糖、保肝、降血压、扩张冠状动脉等药理作用。
4. 鲜玄参根适量，捣烂敷患处，治疗疮疖肿。
5. 玄参 10 g，桔梗 9 g，牛蒡子 9 g，积雪草 15 g，甘草 3 g，水煎服，治口腔溃疡。

白 术

【来　　源】

白术为菊科植物白术 *Atractylodes macrocephala* Koidz. 的干燥根茎。主产于浙江、河北、山西等地。

【性　　状】

白术为不规则的肥厚团块，表面灰黄色或灰棕色，有瘤状突起及断续的纵皱和沟纹，并有须根痕，顶端有残留茎基和芽痕。质坚硬不易折断，断面不平坦，黄白色至淡棕色，有棕黄色的点状油室散在；烘干者断面角质样，色较深或有裂隙。气清香，味甘、微辛，嚼之略带黏性。

以个大、质坚实、断面黄白色、香气浓者为佳。

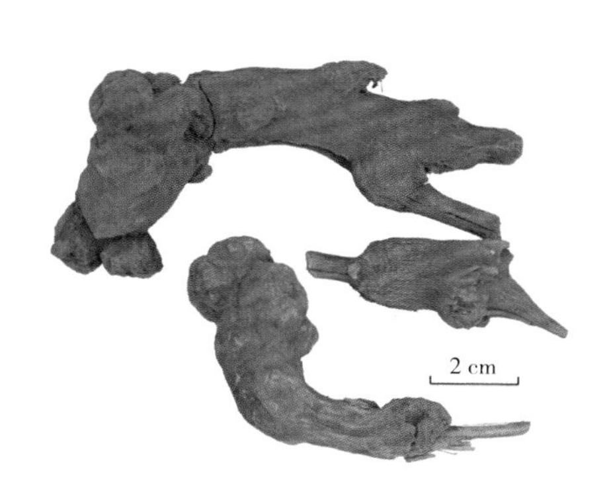

图 30-1　白术

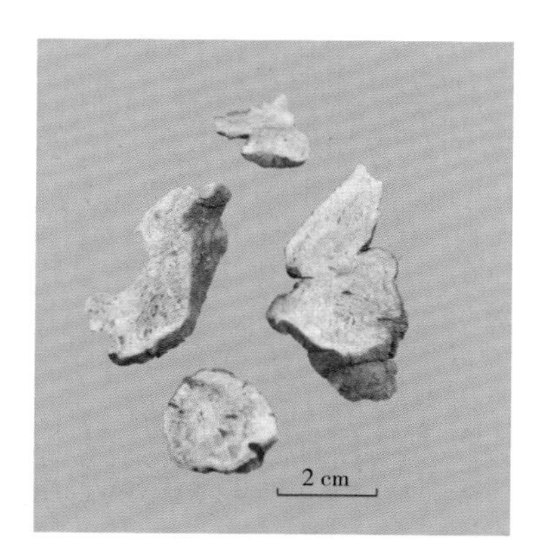

图 30-2　白术片

【采收加工】

定植白术当年 10 月下旬至 11 月上旬，茎秆由绿色转黄褐色，下部叶片枯黄、上部叶片变脆时采收，晒干或低温烘干。建议趁鲜切片，快速干燥后立即密封保存。药材水分不得超过 15%。

表 30-1 不同时期白术中白术内酯和苍术酮的测定[1]（mg/g）

采收时期	白术内酯Ⅰ含量	白术内酯Ⅱ含量	苍术酮Ⅲ含量
10 月中旬	0.19	0.25	1.89
10 月下旬	0.36	0.43	2.38
11 月上旬	0.98	0.67	3.46
11 月中旬	0.24	0.20	2.09

白术在 10 月下旬至 11 月上旬采收苍术酮成分含量较高。

【贮　　藏】

白术常规贮存，易虫蛀、易走油，有效成分易流失，贮藏时间不宜超过 2 年。

建议在 20℃以下，单包装密封，大垛用黑色塑料布遮盖、密闭库藏。此贮藏条件下，药材质量保存较好，药效不易降低。

【主要成分】

主要成分为苍术醇、苍术酮、挥发油等，并含有维生素 A。

药典标准：醇浸出物不得少于 35.0%。

【功能主治】

健脾益气，燥湿利水，止汗，安胎。用于脾虚食少，腹胀泄泻，痰饮眩悸，水肿，自汗，胎动不安。

【性味归经】

苦、甘，温。归脾、胃经。

【用法用量】

6~12 g。

【编 者 按】

1. 白术具有抗衰老、抗肿瘤、免疫调节、降糖等药理作用。

2. 白术 10 g，党参 10 g，茯苓 10 g，山鸡椒果实 6 g，水煎服，治脾虚腹泻。

苍　术

【来　　源】

苍术为菊科植物北苍术 *Atractylodes chinensis*（DC.）Koidz. 或茅苍术 *Atractylodes lancea*（Thunb.）DC. 的干燥根茎。北苍术主产于河北、内蒙古、山西、河南、辽宁等地，茅苍术主要分布于江苏、安徽、四川、湖北等地。

【性　　状】

北苍术：呈疙瘩块状或结节状圆柱形。表面黑棕色，除去外皮者黄棕色。质较疏松，断面散有

①林家寿 . 不同采收时期白术的质量测定 [J]. 中国当代医药，2011，18（2）：42-42.

黄棕色油室。香气较淡，味辛、苦。

茅苍术：呈不规则连珠状或结节状圆柱形，略弯曲，偶有分枝。表面灰棕色，有皱纹、横曲纹及残留须根，顶端具茎痕或残留茎基。质坚实，断面黄白色或灰白色，散有多数橙黄色或棕红色油室，暴露稍久，可析出白色细针状结晶。气香特异，味微甘、辛、苦。

以个大、坚实、无毛须、内有朱砂点，切开后断面起白霜者为佳。

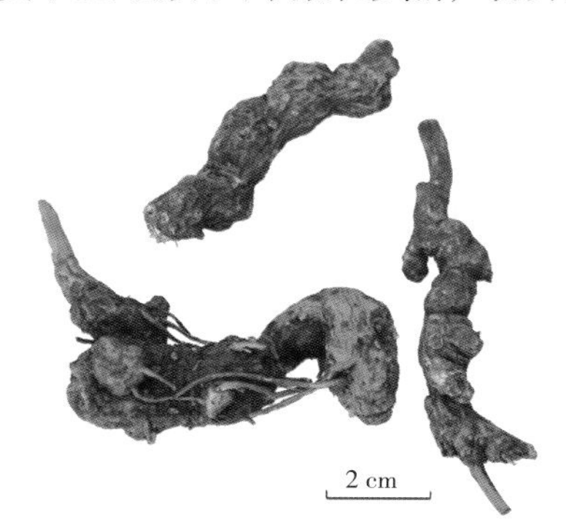

图 31-1　苍术

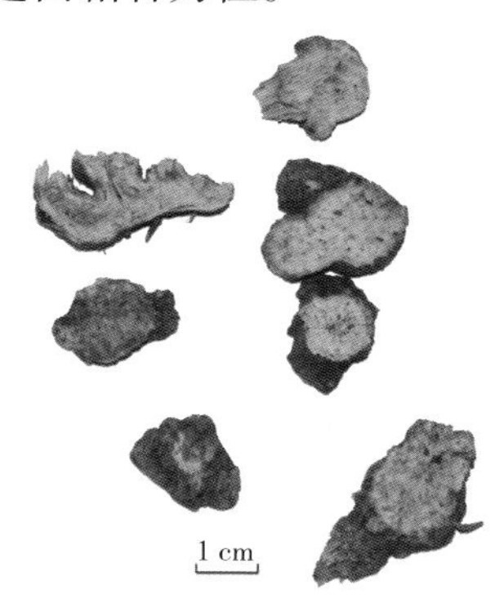

图 31-2　苍术片（生片）

【采收加工】

家种的苍术需生长 2 年后起收。10~11 月采挖，除去泥沙、残茎，晒干，撞去须根。建议趁鲜切片，快速低温烘干后立即密封包装。药材水分不得超过 13%。

表 31-1　不同月份茅苍术有效成分的含量测定①（%）

采收时期	苍术素含量	β－桉叶醇
4 月	0.81	3.31
5 月	1.02	3.27
6 月	0.91	2.86
7 月	0.80	4.05
8 月	0.53	4.38
9 月	0.82	4.16
10 月	1.35	4.55
11 月	1.32	5.36
12 月	0.72	3.75

茅苍术在 10~11 月时有效成分含量最高。

【贮　　藏】

苍术常规贮存，易走油、易起霜，香气易散失，有效成分流失快，贮藏时间不宜超过半年。

建议 20℃以下，单包装密封，大垛密闭库藏。贮藏期药材水分控制在 12%~14%。此贮存条件下，药材不易变质，有效成分含量不易下降。

【主要成分】

苍术主含挥发油，其中主要成分为苍术醇、苍术酮等。

药典标准：含苍术素不得少于 0.30%。

【功能主治】

燥湿健脾，祛风散寒，明目。用于湿阻中焦，脘腹胀满，泄泻，水肿，脚气痿躄，风湿痹痛，风寒感冒，夜盲，眼目昏涩。

①陈佳，刘欣，刘合刚．湖北英山茅苍术药材最佳采收期的研究 [J]．湖北中医药大学学报，2012，14（4）：32-33.

【性味归经】

辛、苦，温。归脾、胃、肝经。

【用法用量】

3~9 g。

【编 者 按】

1. 苍术具有保肝、抗缺氧、降血糖、抗炎抗肿瘤、抗心律失常等作用。

2. 苍术 10 g，生薏苡仁 30 g，紫苏叶 9 g，泽泻 10 g，川牛膝 10 g，木瓜 9 g，水煎服，治脚气。

3. 炒苍术 10 g，桂枝 6 g，骨碎补 10 g，狗脊 10 g，川牛膝 9 g，水煎服，治四肢关节酸痛。

川 芎

【来 源】

川芎是伞形科植物川芎 *Ligusticum chuanxiong* Hort. 的干燥根茎。主产于四川彭州及周边县，都江堰、崇州等道地产区川芎品质较优。

【性 状】

川芎为不规则结节状拳形团块。表面灰褐色或褐色，粗糙皱缩，有多数平行隆起的轮节，顶端有凹陷的类圆形茎痕，下侧及轮节上有多数小瘤状根痕。质坚实，不易折断，断面黄白色或灰黄色，散有黄棕色的油室，形成层环呈波状。气浓香，味苦、辛，稍有麻舌感，微回甜。

以个大饱满、质坚实、断面色黄白、油性大、香气浓者为佳。

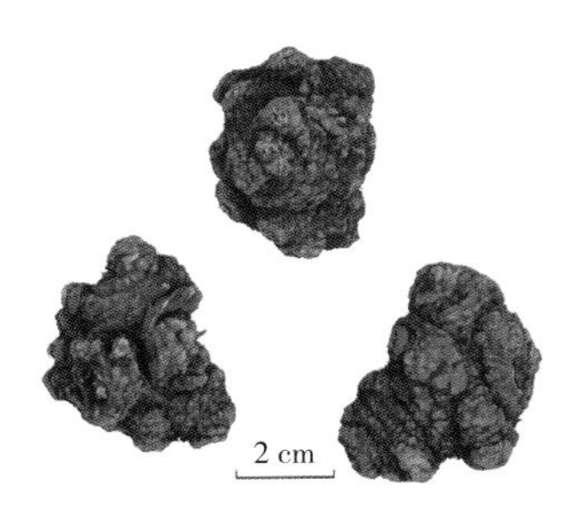

图 32-1 川芎

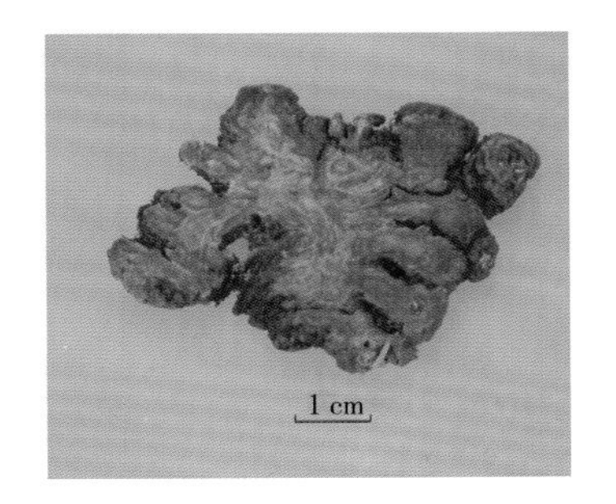

图 32-2 川芎片

【采收加工】

栽后第 2 年小满前后，茎上节盘显著突出，并略带紫色时采挖。选晴天，挖出根茎，抖掉泥土，除去茎叶，低温干燥或自然干燥 2 天再低温干燥。建议川芎趁鲜切片，低温烘干后立即密封保管。这样药材片质优，有效成分损失小；目前都是晒干后加工成片，四川盆地太阳光差，晒干时间长，挥发油损失很大。药材水分不得超过 12%。

注：川芎不宜日光曝晒。

表 32-1 川芎不同部位中蒿本内酯、阿魏酸含量测定[①]（%）

川芎部位		蒿本内酯含量	阿魏酸含量
地下部分	根茎	1.61	0.16
	须根	1.07	0.163

①易进海，刘云华，陈燕，等 . RP-HPLC 测定川芎不同部位藁本内酯和阿魏酸含量 [J]. 中成药，2009，31（5）：811-813.

续表

川芎部位		藁本内酯含量	阿魏酸含量
地上部分	茎	0.58	0.025
	叶	0.24	0.014

川芎根茎和须根中阿魏酸含量几乎相同。建议使用时不去须根。

【贮　　藏】

川芎常规贮存，极易受潮霉变、受热走油，极易虫蛀，香气易散失，有效成分极易挥发。常规贮存常出现以上无药效的情况，不宜久贮。

建议单包装密封，冷藏。贮藏期药材水分控制在9%~12%。此条件下贮存，不易挥发，香气不易散失，药效不易下降。

【主要成分】

主要有效成分为藁本内酯、香桧烯、阿魏酸、川芎内酯、川芎嗪等。

药典标准：醇浸出物不得少于12.0%；含阿魏酸不得少于0.10%。

【性味归经】

辛，温。归肝、胆、心包经。

【功能主治】

活血行气，祛风止痛。用于胸痹心痛，胸胁刺痛，跌扑肿痛，月经不调，经闭痛经，癥瘕腹痛，头痛，风湿痹痛。

【用法用量】

3~10 g。

【编 者 按】

1. 恶山茱萸、狼毒，畏硝石、滑石、黄连，反藜芦。
2. 川芎10 g，丹参10 g，三七6 g，薤白10 g，瓜蒌15 g，郁金9 g，水煎服，治冠心病心绞痛。

藁　本

【来　　源】

藁本为伞形科植物藁本 *Ligusticum sinense* Oliv. 或辽藁本 *Ligusticum jeholense* Nakai et Kitag. 的干燥根茎和根。主产于辽宁、新疆、四川等地。

【性　　状】

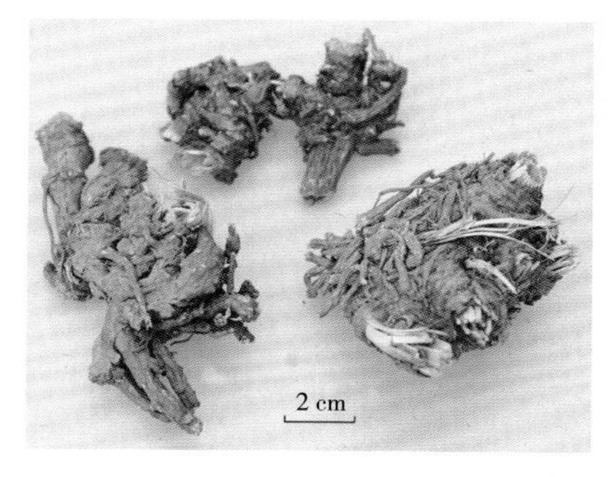

图33-1　藁本

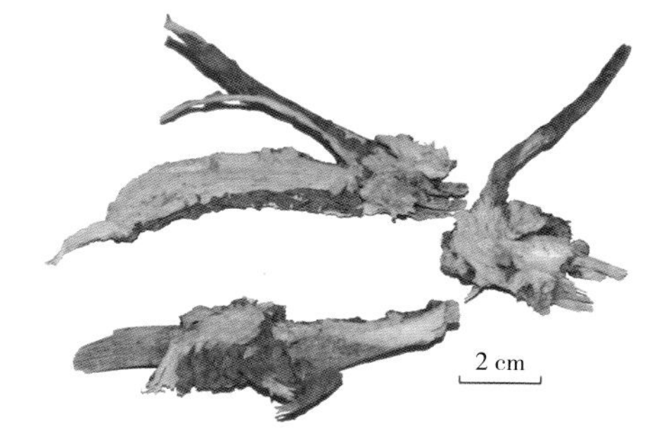

图33-2　藁本片

藁本：根茎呈不规则结节状圆柱形，稍扭曲，有分枝。表面棕褐色至暗棕色，粗糙，有纵皱纹，上侧残留数个凹陷的圆形茎基，下侧有多数点状突起的根痕和残根。体轻，质较硬，易折断，断面黄白色，纤维状。气浓香，味辛、苦、微麻。

辽藁本：较小，根茎呈不规则的柱状形或团块状，有多数细长弯曲的根。

均以个大体粗、质坚，香气浓郁者为佳。

【采收加工】

3 年生藁本，果实成熟后采收，产量和阿魏酸、藁本内酯含量均较高。采挖后，除去地上茎叶和泥沙，晒干或低温烘干。建议趁鲜切片，低温快速干燥后立即密封保存。药材水分不得超过 10.0%。

表 33-1　不同生长年限藁本的产量和有效成分的含量①

生长年限	干物质（g/株）	阿魏酸含量（%）	藁本内酯含量（%）
2 年生	14.41	0.089	0.432
3 年生	65.81	0.231	0.760

3 年生藁本根部重量、阿魏酸和藁本内酯含量显著高于 2 年生植株。

表 33-2　不同采收时间藁本有效成分的含量①（%）

采收时间	营养生长期	孕穗期	盛花期	盛果期	枯萎期
阿魏酸	0.142	0.135	0.166	0.231	0.175
藁本内酯	0.401	0.356	0.530	0.760	0.614

藁本盛果期采收阿魏酸、藁本内酯含量高。建议藁本在盛果期采挖。

【贮　　藏】

藁本常规贮存，香气极易散失、易虫蛀、易受潮，有效成分易流失。贮藏时间不宜超过 1 年。

建议 20℃以下，单包装密封，大垛用黑色胶布遮盖、密闭库藏。有条件的直接单包装密封冷藏。此贮藏条件下，不易变质，药效保持较好。

【主要成分】

主含阿魏酸、藁本内酯、洋川芎内酯 A 等。

药典标准：醇浸出物不得少于 13.0%，含阿魏酸不得少于 0.050%。

【性味归经】

辛，温。归膀胱经。

【功能主治】

祛风，散寒，除湿，止痛。用于风寒感冒，巅顶疼痛，风湿痹痛。

【用法用量】

3~10 g。

【编 者 按】

1. 新疆藁本为伞形科植物鞘山芎 *Conioselinum tataricum* Hoffm.[*C.uaginatum*（Spreng.）Thell; *Ligusticum uaginatum* Spreng] 的干燥根茎，在新疆有大面积种植。新疆藁本与藁本不同属，化学成分不同，不宜充作藁本药用。新疆藁本治冠心病有一定疗效。

①李雪，秦祎婷，李耿．采收时间和生长年限对辽藁本产量和品质的影响 [J]. 中草药，2015，（11）：152-154.

2. 在江苏、安徽等部分地区，有以伞形科植物泽芹 *Sium suave* Walt. 和骨缘当归 *Angelica cartilaginomarginata*（Mak）Nakai var. *foliosa* Yuan et Shan 的干燥根茎作为藁本药用，习称山藁本、土藁本、草藁本。泽芹、骨缘当归与藁本不同属，化学成分不同，不宜充作藁本药用。泽芹有降血压的功效，骨缘当归可治疗风寒头痛、寒湿骨痛。

3. 藁本具有抗炎、镇痛、解热、抗血小板凝聚和抗血栓形成等作用。

4. 藁本 9 g，白芷 6 g，防风 9 g，蔓荆子 9 g，水煎服，治风寒头疼。

升　麻

【来　　源】

升麻为毛茛科植物大三叶升麻 *Cimicifuga heracleifolia* Kom.、兴安升麻 *Cimicifuga dahurica*（Turcz.）Maxim. 或升麻 *Cimicifuga foetida* L. 的干燥根茎。主产于甘肃、黑龙江、吉林、辽宁、四川等地。

【性　　状】

升麻为不规则的长形块状，多分枝，呈结节状，表面黑褐色或棕褐色，粗糙不平，有坚硬的细须根残留，上面有数个圆形空洞的茎基痕，洞内壁显网状沟纹；下面凹凸不平，具须根痕。体轻，质坚硬，不易折断，断面不平坦，有裂隙，纤维性，黄绿色或淡黄白色。气微，味微苦而涩。

以个大、外皮黑色、断面白色或淡绿色者为佳。

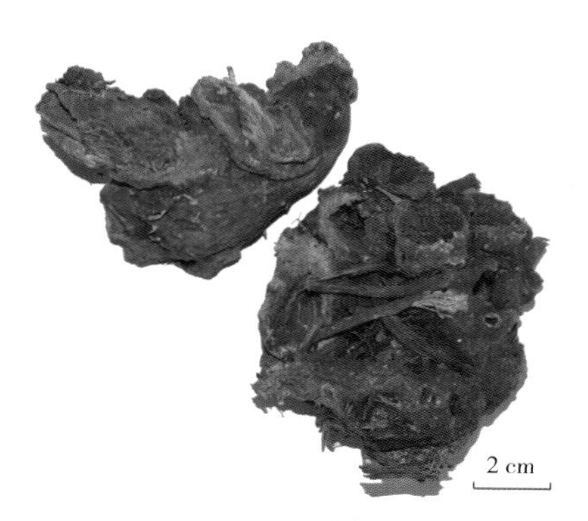

图 34-1　升麻

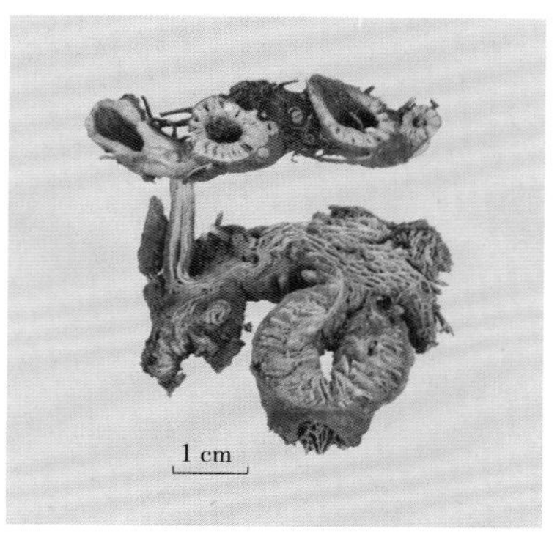

图 34-2　升麻片

【采收加工】

采挖后除去泥沙，晒至须根干时，燎去或除去须根，晒干。建议趁鲜切片，低温烘干，干燥后立即密封保存。药材水分不得超过 13%。

表 34-1　不同采收期兴安升麻中咖啡酸、阿魏酸和异阿魏酸的含量①（%）

时间	咖啡酸		阿魏酸		异阿魏酸	
	须根	根茎	须根	根茎	须根	根茎
6 月 25 日	0.015	0.029	0.036	0.019	0.741	0.187
7 月 20 日	—	0.024	0.024	0.015	0.558	0.206
8 月 10 日	0.026	0.034	0.141	0.066	0.268	0.079

①邓一平，李乔，秦汝兰，等 . 不同采收期兴安升麻中 3 种酚酸类成分和总酚酸的含量测定 [J]. 沈阳药科大学学报，2016（1）：87-92.

续表

时间	咖啡酸		阿魏酸		异阿魏酸	
	须根	根茎	须根	根茎	须根	根茎
8 月 30 日	—	0.036	0.056	0.039	0.785	0.151
9 月 15 日	0.035	0.054	0.123	0.048	0.167	0.069
10 月 1 日	0.012	0.036	0.015	0.018	0.242	0.156
10 月 20 日	0.013	0.018	0.013	0.014	0.245	0.124

以异阿魏酸含量为标准，兴安升麻最适宜的采收期为 7 月 20 日左右。须根中异阿魏酸含量均高于根茎中的含量，建议须根入药，提高升麻资源的有效利用。

【贮　　藏】

升麻常规贮藏，有效成分流失快，药效流失快，贮藏时间不宜超过 2 年。

建议在 25℃以下，单包密封，大垛密闭库藏。在此贮藏条件下，药材质量保持较好。

【主要成分】

主要成分为异阿魏酸、阿魏酸、咖啡酸等。

药典标准：醇浸出物不得少于 17.0%，含异阿魏酸不得少于 0.10%。

【性味归经】

辛、微甘，微寒。归肺、脾、胃、大肠经。

【功能主治】

发表透疹，清热解毒，升举阳气。用于风热头痛，齿痛，口疮，咽喉肿痛，麻疹不透，阳毒发斑；脱肛，子宫脱垂。

【用法用量】

3~6 g。

【编 者 按】

1. 升麻具有抑制核酸转运、抗病毒、抗肿瘤、调节神经分泌功能、抗骨质疏松、消炎等多种生理活性。

2. 升麻 10 g，葛根 15 g，赤芍 10 g，炙甘草 10 g，水煎服，具有解肌透疹之功效。主治麻疹初起。

防　风

【来　　源】

防风为伞形科植物防风 *Saposhnikovia divaricata*（Turcz.） Schischk. 的干燥根。主产于河北、陕西、内蒙古等地。

【性　　状】

防风呈长圆锥形或长圆柱形，下部渐细，有的略弯曲。表面灰棕色或棕褐色，粗糙，有纵皱纹、多数横长皮孔样突起及点状的细根痕。根头部有明显密集的环纹，有的环纹上残存棕褐色毛状叶基。体轻，质松，易折断，断面不平坦，皮部棕黄色至棕色，有裂隙，木部黄色。气特异，味微甘。

以条粗壮、皮细而紧、无毛头、断面有棕色环、中心色淡黄者为佳。

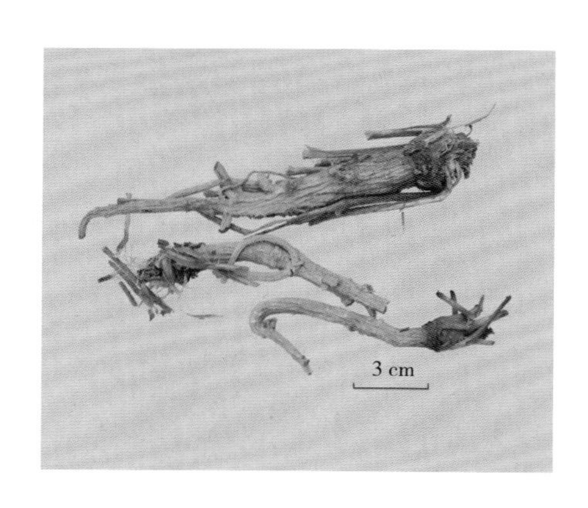

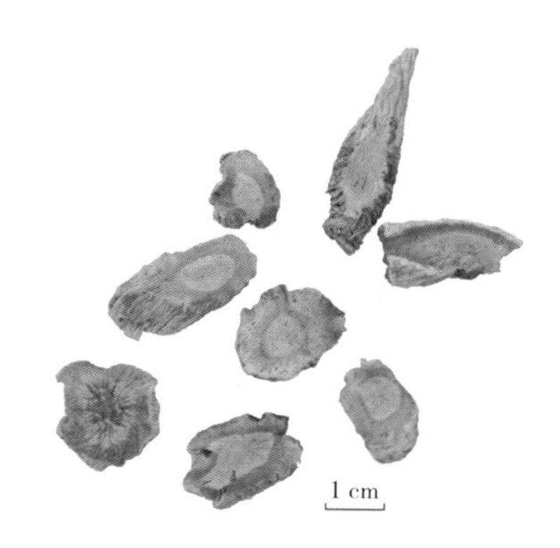

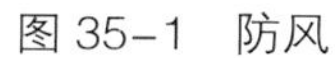

图 35-1　防风

图 35-2　防风片

【采收加工】

防风一般在栽种后的第 2 年秋天或第 3 年春季采收。采挖未抽花茎植株的根，除去须根及泥沙，摊薄晒干，尽量减少与空气接触时间。药材水分不得超过 10%。

表 35-1　3 年生防风不同采收期成分含量①（%）

采收日期	升麻素苷	5-O- 甲基维斯阿米醇苷	折干率
9 月 6 日	0.160	0.132	18.7
9 月 11 日	0.170	0.133	30.4
9 月 16 日	0.227	0.140	27.5
9 月 21 日	0.202	0.170	18.5
9 月 26 日	0.211	0.169	30.5
10 月 1 日	0.211	0.153	33.2
10 月 6 日	0.255	0.177	33.5
10 月 11 日	0.264	0.222	33.4
10 月 16 日	0.339	0.294	33.5
10 月 21 日	0.396	0.397	58.3

防风 10 月前含量增加缓慢，进入 10 月后其含量明显增加，折干率 10 月 16 日后大幅度上升。综合有效成分含量及折干率等因素，防风最适宜采收期为 10 月下旬。

【贮　　藏】

防风常规贮存，易生虫变质，有效成分流失快，贮藏时间不宜超过 2 年。

建议在 20℃以下，单包装密封，大垛用黑色塑料布遮盖、密闭库藏。贮藏期药材水分控制在 9%~12%。在此贮藏条件下，质量保持较好。

【主要成分】

主要含有升麻素苷、5-O- 甲基维斯阿米醇苷、升麻素、印枳树皮苷、防风灵以及亥茅酚苷等。

药典标准：醇浸出物不得少于 13.0%；含升麻素苷和 5-O- 甲基维斯阿米醇苷的总量不得少于 0.24%。

【性味归经】

辛、甘，温。归膀胱、肝、脾经。

①刘双利，张春红，张连学，等．三年生栽培关防风最佳采收期的研究 [J]. 特产研究，2007, 29(1): 36-38.

【功能主治】

祛风解表，胜湿止痛，止痉。用于感冒头痛，风湿痹痛，风疹瘙痒，破伤风。

【用法用量】

5~10 g。

【编 者 按】

1. 防风具有解热、镇痛、抗炎、抗肿瘤、抗过敏、抗菌、抗病毒、止血等药理活性，临床上主要用于感冒头痛、脑震荡、慢性肠炎、面神经炎、皮肤瘙痒等。

2. 玉屏风散：防风 6 g，黄芪 12 g，白术 12 g，水煎服，具有益气固表止汗之功效，现代用于治疗或预防小儿及成年人反复上呼吸道感染、过敏性鼻炎、慢性荨麻疹、支气管哮喘等。

3. 防风、黄柏各 3 g，柴胡 6 g，苍术 9 g，水煎服，清化湿热，祛风止痛，主湿热下注，腰腿疼痛。

白 芷

【来　　源】

白芷为伞形科植物白芷 *Angelica dahurica*（Fisch. ex Hoffm.）Benth. et Hook. f. 或杭白芷 *Angelica dahurica*（Fisch. ex Hoffm.）Benth. et Hook. f. var. *formosana*（Boiss.）Shan et Yuan 的干燥根。主产于四川遂宁（川白芷）、安徽亳州（亳白芷）等地。禹白芷、祁白芷和杭白芷产量低。

【性　　状】

白芷呈长圆锥形。表面灰棕色或黄棕色，根头部钝四棱形或近圆形，具纵皱纹、支根痕及皮孔样的横向突起，有的排列成四纵行。顶端有凹陷的茎痕。质坚实，断面白色或灰白色，粉性，形成层环棕色，近方形或近圆形，皮部散有多数棕色油点。气芳香，味辛、微苦。

以独支、皮细，外表土黄色、坚硬、光滑、香气浓者为佳。

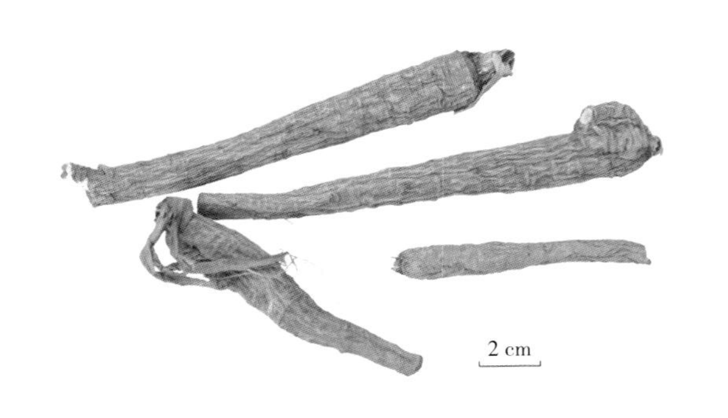

图 36-1　白芷（川白芷）

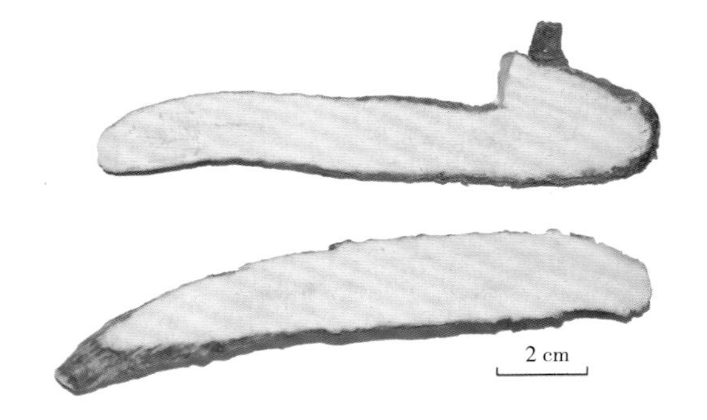

图 36-2　白芷片（斜片）

【采收加工】

川白芷在次年小暑至大暑之间采收，亳白芷在三伏天采收。挖出，略晒去土，不要水洗，建议低温烘干至断面切片渗出汁少为度，切成 0.35~0.45 cm 厚片，摊薄快速晒干或低温烘干。药材水分不得超过 14%。

表 36-1　白芷不同部位中有效成分含量[1]（%）

	韧皮部	木质部	根头	根体	根尾	侧根
欧前胡素	0.643	0.031	0.360	0.289	0.385	0.537
异欧前胡素	0.078	0.007 1	0.067	0.055	0.077	0.122

白芷韧皮部中欧前胡素、异欧前胡素含量远高于木质部。侧根韧皮部所占比例大，欧前胡素含量：侧根＞主根，尾根＞根头。故建议不去须根入药。

【贮　　藏】

白芷常规贮存，易虫蛀、易走味，有效成分易流失。贮藏时间不宜超过 2 年。

建议单包装密封，冷藏。此贮藏条件下，不易变质，有效成分不易流失。

【主要成分】

主要成分为欧前胡素、异欧前胡素、佛手柑内酯、氧化前胡素等。

药典标准：醇浸出物不得少于 15.0%，含欧前胡素不得少于 0.08%。

【性味归经】

辛，温。归胃、大肠、肺经。

【功能主治】

解表散寒，祛风止痛，宣通鼻窍，燥湿止带，消肿排脓。用于感冒头痛，眉棱骨痛，鼻塞流涕，鼻鼽，鼻渊，牙痛，带下，疮疡肿痛。

【用法用量】

3~10 g。

【编 者 按】

1. 烘干温度升高，欧前胡素含量显著下降。

2. 白芷具有抗高血压、中枢兴奋、保肝、抗炎、镇痛、美白等作用，临床用于治疗头痛、灰指甲、皮肤病、妇科疾病及炎症等。

3. 白芷 2 两[2]，冰片 2 分，共研成末，鼻吸入；或白芷 60 g，防风 26 g，细辛 5 g，制成注射液，肌肉注射。治头痛、牙痛、三叉神经痛。

当　归

【来　　源】

当归是伞形科植物当归 *Angelica sinensis*（Oliv.）Diels 的干燥根。产于甘肃、云南、四川、陕西等地，主产于甘肃岷县、宕昌。

【性　　状】

当归略呈圆柱形，下部有支根。表面浅棕色至棕褐色，具纵皱纹和横长皮孔样突起。根头（归头）具环纹，上端圆钝，有的有明显突起的根茎痕，或有紫色或黄绿色的茎和叶鞘的残基；主根（归身）表面凹凸不平；支根（归尾）上粗下细，多扭曲，有少数须根痕。质柔韧，皮部厚，有裂隙，木部色较淡，形成层环黄棕色。有浓郁的香气，味甘、辛、微苦。

柴性大、干枯无油或断面呈绿褐色者不可供药用。

①兰志琼. 白芷香豆素类成分与分泌组织的相关性研究 [D]. 成都：成都中医药大学，2012.

②本书中引用古方中的剂量因其年代不详，故剂量单位不作换算，仅供读者参考。

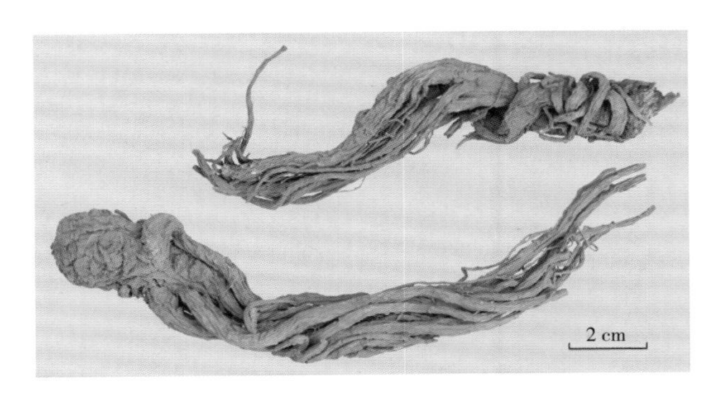

图 37-1　当归

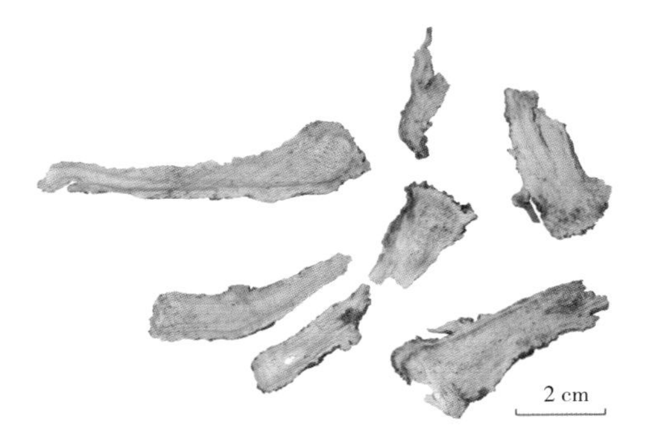

图 37-2　当归片

【采收加工】

10 月下旬植株枯黄时采挖。选晴天，割去地上部分，地面晾晒 3~5 天后挖出全根，除去泥沙，待水分稍微蒸发后，慢慢阴干。建议洗净后直接 40℃低温烘干。药材水分不得超过 15%。

表 37-1　不同干燥方法当归中挥发油含量①（%）

干燥方法	干燥时间	挥发油含量
阴干	60 天	1.17
晒干	45 天	0.89
40℃烘干	61 小时	1.07
60℃烘干	36 小时	0.54

阴干和 40℃烘干挥发油含量高。

表 37-2　不同切制方法当归饮片的有效成分含量比较②（%）

产地	样品	蒿本内酯	阿魏酸
珉县	药材	4.77	0.21
	趁鲜切制	1.71	0.08
	传统切制	3.12	0.10
漳县	药材	5.03	0.20
	趁鲜切制	1.77	0.12
	传统切制	3.93	0.10
宕昌县	药材	6.51	0.25
	趁鲜切制	2.01	0.12
	传统切制	5.10	0.16

阿魏酸和蒿本内酯具有对光热不稳定的性质，当归趁鲜切制后，在干燥和贮藏过程中，暴露面积大，有效成分大量流失，故当归不宜鲜切。建议鲜切后避光低温烘干，立即密封保存。

【贮　　藏】

当归常规贮存，易虫蛀、受潮霉变，见光、受热有效成分易挥发。贮藏时间不宜超过 1 年。

建议 20℃以下，单包装密封，大垛用黑色塑料布遮盖、密闭库藏。有条件也可单包装密封冷藏。

①唐文文，李国琴，晋小军，等．不同干燥方法对当归挥发油成分的影响 [J]. 中国实验方剂学杂志，2014，20（3）：9-12.

②唐力英，王祝举，宋秉生，等．当归饮片趁鲜切制的可行性探讨 [J]. 中国中药杂志，2010，35（23）：3147-3150.

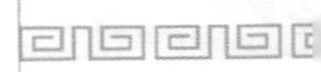

贮藏期药材水分控制在13%~15%。此条件下贮存，药材不易变质，药效不易下降。

【主要成分】

主要化学成分为挥发油、阿魏酸、多量蔗糖、维生素 B_{12}、维生素A等。

药典标准：醇浸出物不得少于45.0%，含挥发油不得少于0.40%，含阿魏酸不得少于0.050%。

【性味归经】

甘、辛，温。归肝、心、脾经。

【功能主治】

补血活血，调经止痛，润肠通便。用于血虚萎黄，眩晕心悸，月经不调，经闭痛经，虚寒腹痛，风湿痹痛，跌扑损伤，痈疽疮疡，肠燥便秘。

【用法用量】

6~12 g。

【编 者 按】

1. 当归头、身、尾主要成分和含量有所差异，当归身、当归尾的主要成分差异相对较小，当归头的组成成分差异较大。当归头以补血破血为主，当归身也是补血但是药效相比当归头要平和些，当归尾以活血为主。传统中医理论中当归分不同药用部位用药也符合现代药理学研究。因此，在当归的加工炮制和临床应用上，应将当归头、身、尾分开销售和入药。

2. 当归10 g，川芎8 g，白芍10 g，熟地12 g，水煎服，具有补血调血之功效，现代用于治疗月经不调、胎产疾病、荨麻疹、骨伤科疾病、过敏性紫癜、神经性头痛等属营血虚滞者。

3. 当归6 g，黄芪30 g，三棱10 g，水煎服，治白细胞减少症。

羌 活

【来 源】

羌活为伞形科植物羌活 *Notopterygium incisum* Ting ex H. T.Chang 或宽叶羌活 *Notopterygium franchetii* H. de Boiss. 的干燥根茎和根。主产于四川、青海、甘肃等地。四川阿坝藏族羌族自治州（以下简称阿坝州）境内产为川羌，质优；甘肃、青海产为西羌。

【性 状】

羌活：圆柱状略弯曲的根茎。表面棕褐色至黑褐色。节间缩短，呈紧密隆起的环状，形似蚕，习称“蚕羌”；节间延长，形如竹节状，习称“竹节羌”。节上有多数点状或瘤状突起的根痕及棕色破碎鳞片。体轻，质脆，易折断，断面不平整，皮部黄棕色至暗棕色，油润没有棕色油点，木部黄白色，射线明显，髓部黄色至黄棕色。气香，味微苦而辛。

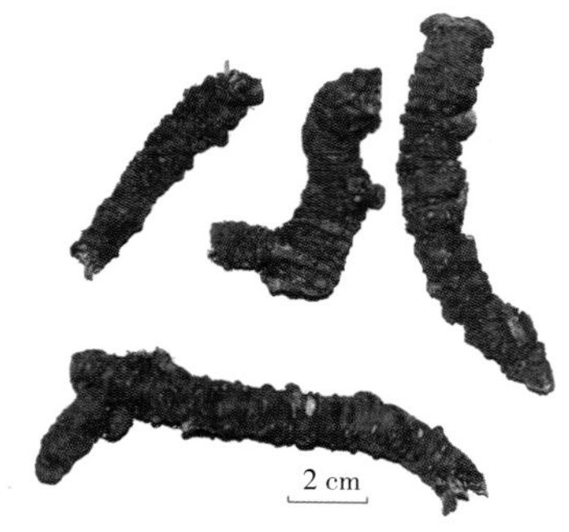

图 38-1 蚕羌

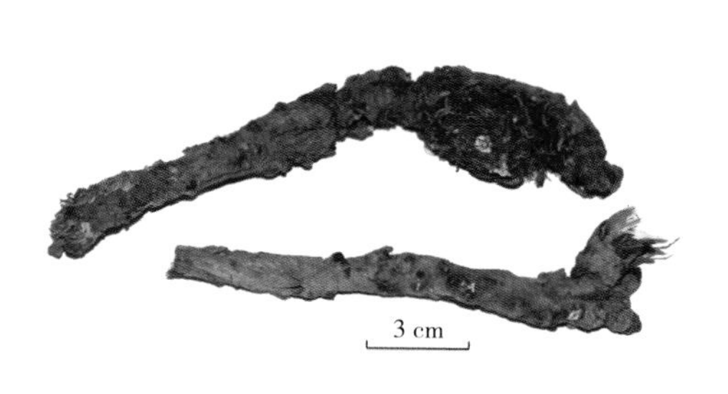

图 38-2 竹节羌

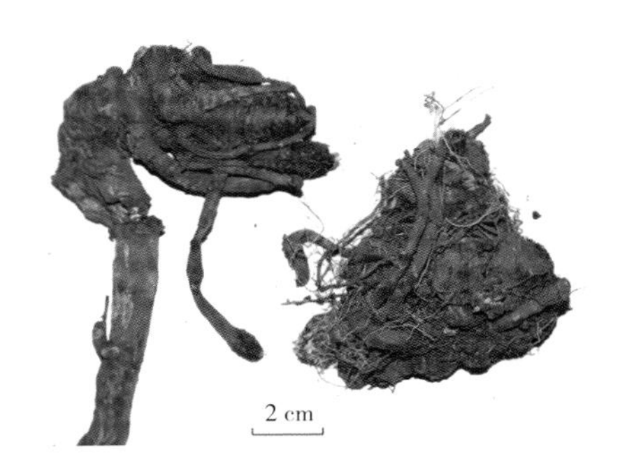

图 38-3　大头羌

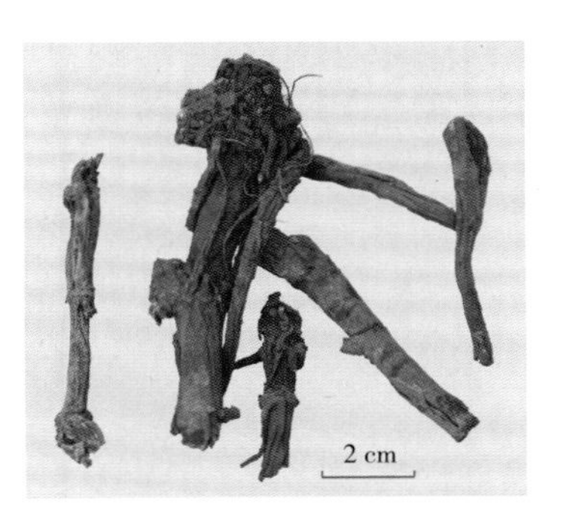

图 38-4　条羌

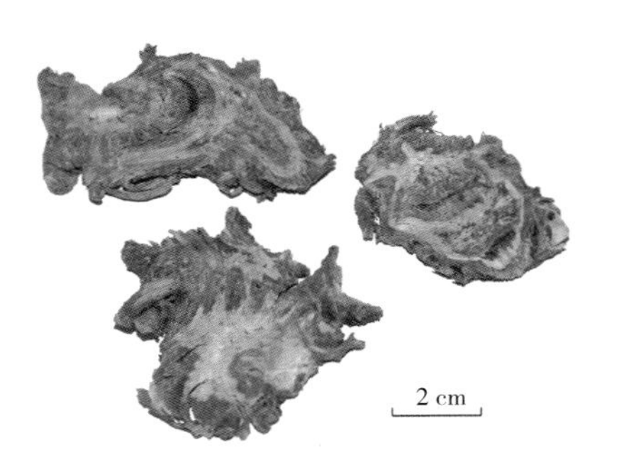

图 38-5　羌活片

宽叶羌活：为根茎和根。根茎类圆柱形，顶端具茎和叶鞘残基，根类圆锥形，有纵皱纹和皮孔，表面棕褐色，近根茎处有较密的环纹，习称“条羌”。有的根茎粗大，不规则结节状，顶部具数个茎基，根较细，习称“大头羌”。质松脆、易折断，断面略平坦，皮部浅棕色，木部黄白色。气味较淡。

均以条粗壮、有隆起曲折环纹、断面质紧密、朱砂点多、香气浓郁者为佳。一般认为蚕羌的品质最优，竹节羌次之，大头羌最次。

【采收加工】

羌活种植 3~5 年后即可收获。春、秋二季采收，秋季采收有效成分含量高。采挖羌活，除去泥土及残留茎叶，在遮光、干燥、通风地上，晒干。建议趁鲜切片，低温干燥后立即密封保存。

表 38-1　不同等级羌活的有效成分含量[①]（%）

部位	蚕羌	竹节羌	大头羌	条羌	尾羌（须根）
挥发油	8.7	8.1	7.5	7.1	8.6
羌活醇和异欧前胡素	1.41	0.85	0.91	0.65	0.82

羌活须根中挥发油、羌活醇和异欧前胡素含量均显著高于条羌，应予以充分利用。

【贮　　藏】

羌活常规贮存，易虫蛀，香气极易散失，有效成分易流失。贮藏时间不宜超过 2 年。

建议单包装密封，冷藏。此贮藏条件下，香气不易散失，有效成分不易流失。

【主要成分】

含羌活醇、异欧前胡素、紫花前胡苷、佛手柑内酯等。

药典标准：醇浸出物不得少于 15.0%；含挥发油不得少于 1.4%，含羌活醇和异欧前胡素总量不得少于 0.40%。

【性味归经】

辛、苦，温。归膀胱、肾经。

【功能主治】

解表散寒，祛风除湿，止痛。用于风寒感冒，头痛项强，风湿痹痛，肩背酸痛。

【用法用量】

3~10 g。

① 陈虹宇，尹显梅，陈玲，等．不同商品等级羌活中羌活醇和异欧前胡素的含量测定 [J]. 成都中医药大学学报，2016，39（1）：18-21.

【编 者 按】

1. 羌活具有抗缺血、抗炎、镇痛、抗心律失常、促进脑循环、抗血栓形成等药理作用，临床用于治疗上呼吸道感染、类风湿性关节炎、皮肤病等。

2. 羌活3钱，木通3钱，水煎服，治伤寒热结膀胱，恶寒身痛发热，小便不利。

3. 羌活4~5钱，板蓝根、蒲公英各一两，水煎服，治感冒发热，扁桃体炎。

独 活

【来　　源】

独活是伞形科植物重齿毛当归 *Angelica pubescens* Maxim. f. *biserrata* Shan et Yuan 的干燥根。主产于湖北、重庆、四川、甘肃等地。

【性　　状】

独活根略呈圆柱形，下部有分枝。根头部膨大，多横皱纹，顶端有茎、叶的残基或凹陷。表面灰褐色或棕褐色，有纵皱纹，突起的细根痕。质较硬，断面皮部灰白色，有棕色油室，木部灰黄色至黄棕色，形成棕色层环。有特异香气，味苦、辛、微麻舌。

以条粗壮、油润、香气浓者为佳。

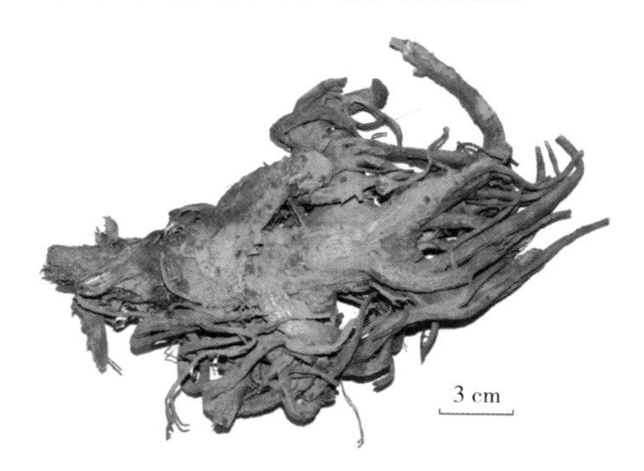

图 39-1　独活

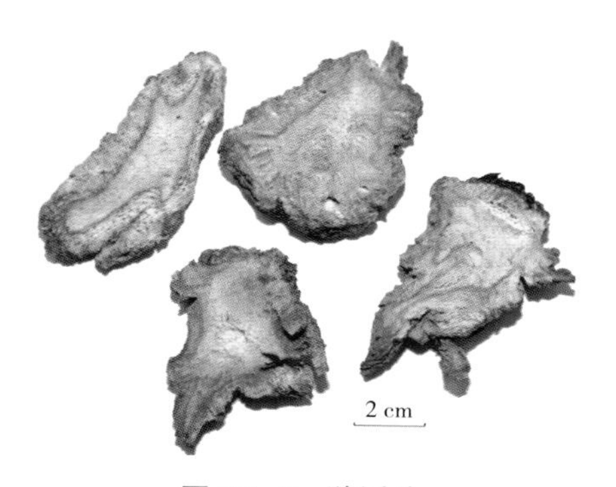

图 39-2　独活片

【采收加工】

独活10~11月茎叶枯萎或春初苗刚发芽时采收。选晴天，割去地上茎叶，挖出根部，抖掉泥土，洗净运回，烘至半干，堆置2~3天，发软后再烘至全干。建议烘至半干后切片，快速低温烘干后立即密封保存。药材水分不得超过10%。

表 39-1　3年不同采收时间独活样品含量测定① (mg/g)

生长年限	采收时间	蛇床子素	二氢欧山芹醇当归酸酯
1年生	9月16日	2.58	1.28
	10月18日	5.79	1.17
	11月15日	6.48	2.04
2年生	9月15日	4.17	1.24
	10月18日	4.69	1.63
	11月16日	6.31	1.63

①王瑞，石燕红，赵森森，等. RP-HPLC法同时测定独活中蛇床子素和二氢欧山芹醇当归酸酯的含量[C]. 全国中药和天然药物学术研讨会，2009.

续表

生长年限	采收时间	蛇床子素	二氢欧山芹醇当归酸酯
3 年生	9 月 16 日	4.83	1.22
	10 月 18 日	5.46	1.62
	11 月 16 日	5.59	1.98

11 月中旬独活中有效成分含量更高，为独活的最佳采收时间。

【贮　　藏】

独活常规贮存，易受潮发霉、受热走油，易虫蛀，香气易散失，有效成分流失快。无香气者药效低。

建议 20℃以下，单包装密封，大垛用黑色塑料布遮盖、密闭库藏；有条件的直接冷藏。贮藏期药材水分控制在 10%~15%。此条件下贮存，药材不易变质，药效不易下降。

【主要成分】

主要化学成分为蛇床子素、二氢山芹醇、二氢欧山芹醇当归酸酯、当归醇、佛术烯、百里香酚等。

药典标准：含蛇床子素不得少于 0.50%，含二氢欧山芹醇当归酸酯不得少于 0.080%。

【性味归经】

辛、苦，微温。归肾、膀胱经。

【功能主治】

祛风除湿，通痹止痛。用于风寒湿痹，腰膝疼痛，少阴伏风头痛，风寒挟湿头痛。

【用法用量】

3~10 g。

【编 者 按】

1. 市场上的独活地方习用品众多。牛尾独活是伞形科植物牛尾独活 *Heracleum vicinum* Boiss. 的根，功效与独活相似。

2. 独活 10 g，紫苏叶 10 g，骨碎补 10 g，威灵仙 9 g，水煎服，治风寒感冒浑身酸痛。

前　胡

【来　　源】

前胡是伞形科植物白花前胡 *Peucedanum praeruptorum* Dunn 的干燥根。产于浙江、安徽、贵州等地。

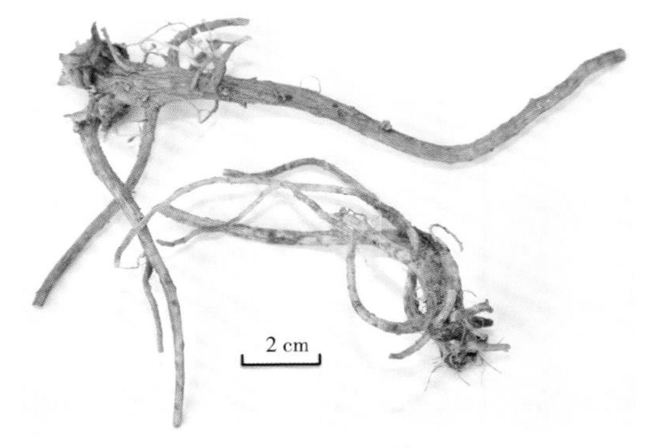

图 40-1　前胡

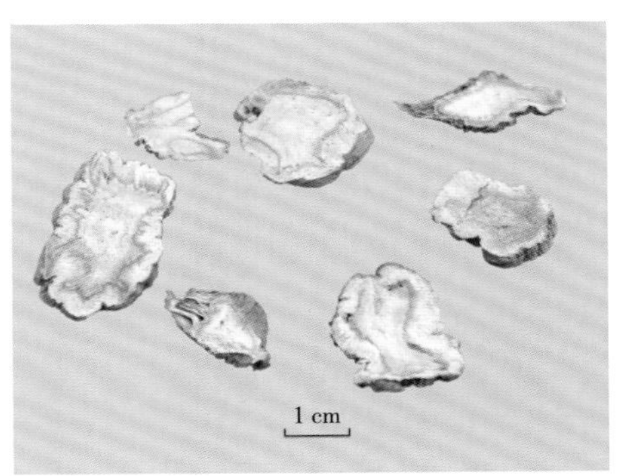

图 40-2　前胡片

【性　　状】

前胡根头及主根粗短，圆柱形、倒圆锥形或纺锤形，下部有横向分枝。表面灰黄至黑褐色，根头部有密集的细环纹，下部有沟纹，并有横向皮孔隆起。质较柔软，断面不整齐，淡黄白色，皮部有多数棕黄色油点，形成层环纹棕色。气芳香，味微苦，辛。

以条整齐、身长、断面黄白色、香气浓者为佳。

【采收加工】

10 月茎叶枯萎后至第 2 年 1 月出土前采收。选晴天，割去地上茎叶，挖出前胡，留须根在土中做种，抖净泥土（忌水洗）运回，晒干或低温烘干。建议趁鲜切片，低温干燥后立即密封保存。药材水分不得超过 12%。

表 40-1　不同采集时间前胡重量、白花前胡甲素含量测定①

采集时间	单株均重（g）	白花前胡甲素（%）
5 月 16 日	0.22	1.212
6 月 16 日	0.64	1.304
7 月 20 日	1.87	1.268
8 月 25 日	5.43	1.330
9 月 11 日	8.51	1.195
10 月 16 日	11.92	0.960
11 月 20 日	15.66	0.944
12 月 6 日	16.79	1.015
第二年 1 月 10 日	16.75	0.922
第二年 3 月 17 日	16.83	0.823

12 月采收产量大，白花前胡甲素含量较高，结合产量及有效成分含量，12 月上旬为前胡的最佳采收时间。

表 40-2　不同烘干温度前胡中白花前胡甲素、白花前胡乙素含量②

温度（℃）	白花前胡甲素（%）	白花前胡乙素（%）
30	1.64	1.30
40	1.65	1.10
50	1.25	1.15
60	1.51	0.95
70	1.40	1.06
80	1.53	1.09

30℃烘干白花前胡甲素、白花前胡乙素含量均较高。

【贮　　藏】

前胡常规贮存，易受热泛油、受潮发霉、易虫蛀，有效成分流失快。贮藏时间不宜超过 2 年。建议 20℃以下，单包装密封，大垛用黑色塑料布遮盖、密闭库藏。贮藏期药材水分控制在

①俞年军，吴文玲，刘守金，等. 前胡根的干物质积累与香豆素类成分含量动态研究 [J]. 中国中药杂志，2013，38（10）：1489-1492.

②郑晓霞，张玲，岳倩怡，等. 宁前胡中 3 种香豆素含量影响因素的考察 [J]. 中药材，2016，39（4）：713-716.

11%~13%。此条件下贮存，药材不易变质，有效成分不易流失。

【主要成分】

主要化学成分为白花前胡甲素、白花前胡乙素、挥发油等。

药典标准：醇浸出物不得少于 20.0%；含白花前胡甲素不得少于 0.90%，含白花前胡乙素不得少于 0.24%。

【性味归经】

苦、辛，微寒。归肺经。

【功能主治】

降气化痰，散风清热。用于痰热喘满，咯痰黄稠，风热咳嗽痰多。

【用法用量】

3~9 g，或入丸、散。

【编 者 按】

1. 前胡临床用于治疗慢性呼吸衰竭、急性支气管炎、白内障术后睫状体炎。

2. 药典中紫花前胡和前胡主治功能、性味归经一样，有效成分不同。紫花前胡俗称硬前胡，价格约为前胡的一半，总香豆素含量高于前胡。

3. 前胡 10 g，桔梗 9 g，连钱草 15 g，杏仁 9 g，浙贝母 10 g，水煎服，治感冒咳嗽。

柴 胡

【来　　源】

柴胡为伞形科植物柴胡 *Bupleurum chinense* DC. 或狭叶柴胡 *Bupleurum scorzonerifolium* Willd. 的干燥根。前者习称“北柴胡”，后者习称“南柴胡”。主产于甘肃、山西运城、陕西渭南、四川等地。栽培品优于野生，北柴胡优于南柴胡。

【性　　状】

北柴胡：呈圆柱形或长圆锥形。根头膨大，顶端残留茎基或短纤维状叶基，下部分枝。表面黑褐色或浅棕色，具纵皱纹、支根痕及皮孔。质硬而韧，不易折断。断面显纤维性，皮部浅棕色，木部黄白色。气微香，味微苦。

南柴胡：根较细，圆锥形，顶端有多数细毛状枯叶纤维，下部多不分枝或稍分枝。表面红棕色或黑棕色，靠近根头处多具细密环纹。质稍软，易折断，断面略平坦，不显纤维性，具败油气。

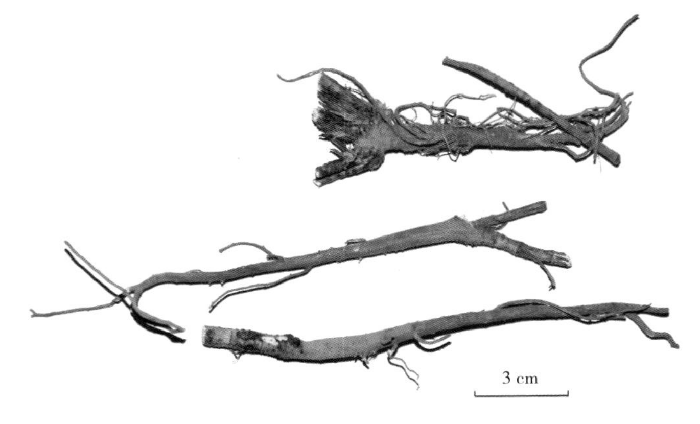

图 41–1　北柴胡

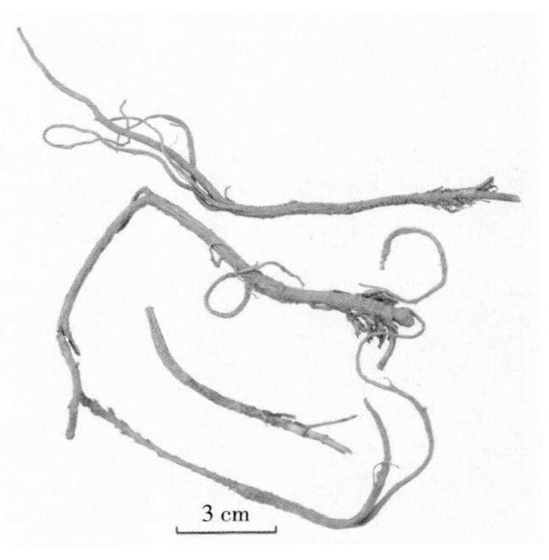

图 41–2　南柴胡

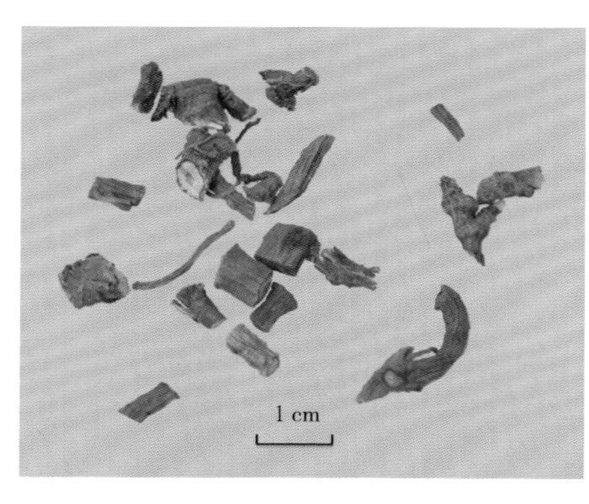

图 41-3　柴胡饮片

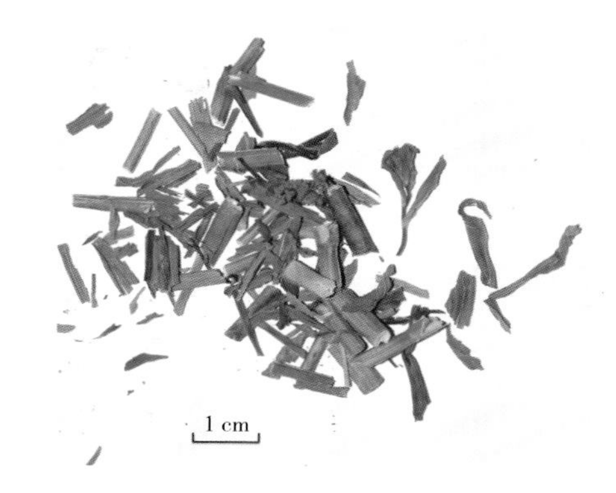

图 41-4　竹叶柴胡（地上）

【采收加工】

种植柴胡第 2 年果期时采收，其有效成分含量和产量均较高。

采挖柴胡根，去除茎叶、芦头和泥沙，保留须根，摊薄，尽量短时间内干燥。建议趁鲜切短段或厚片，100℃烘干。药材水分不得超过 10.0%。

表 41-1　柴胡不同部位柴胡皂苷的含量①（%）

不同部位	柴胡皂苷 a	柴胡皂苷 d	总量
主根	0.28	0.43	0.71
侧根	0.38	1.08	1.46
茎	0.12	0.01	0.13

柴胡侧根中有效成分含量最高，茎中含量最少。故采挖柴胡时，应保留须根，去除茎叶。

表 41-2　不同干燥方法对柴胡有效成分含量的影响②（%）

干燥方法	醇溶性浸出物	柴胡皂苷 a	柴胡皂苷 d
晒干	25.8	0.27	0.32
阴干	27.5	0.24	0.24
50℃烘干	24.8	0.26	0.28
100℃烘干	27.6	0.32	0.40

柴胡 100℃烘干较晒干、低温烘干能较好保持其有效成分。

【贮　　藏】

柴胡常规贮存，易虫蛀，有效成分易流失。贮藏时间不宜超过 2 年。

建议 20℃以下，单包装密封，大垛用黑色塑料布遮盖、密闭库藏；或冷藏。此贮藏条件下，不易变质，药效保持好。

【主要成分】

含柴胡皂苷（a、b、c、d）、挥发油、黄酮等。

药典标准：醇浸出物不得少于 11.0%；含柴胡皂苷 a 和柴胡皂苷 d 总量不得少于 0.30%。

【性味归经】

辛、苦，微寒。归肝、胆、肺经。

①曾珍，王晶，贾凌云，等．不同干燥和炮制方法对北柴胡皂苷类化合物的影响 [J]. 沈阳药科大学学报，2012，29（8）：650-655.

②罗世江．高效液相色谱法测定北柴胡不同部位柴胡皂苷 a, c, d 的含量 [J]. 中国保健营养旬刊, 2013, 23（1）：389.

【功能主治】

疏散退热，疏肝解郁，升举阳气。用于感冒发热，寒热往来，胸胁胀痛，月经不调，子宫脱垂，脱肛。

【用法用量】

3~10 g。

【编 者 按】

1. 大叶柴胡 *Bupleurum longiradiatum* Turcz. 的干燥根茎，表面密生环节，有毒，不可当柴胡用。

2. 柴胡具有抗炎、保肝、解热、镇痛等功效，主要用于生产小柴胡片、正柴胡饮颗粒、柴胡口服液等。

3. 柴胡 9 g，鱼腥草 15 g，一点红 15 g，积雪草 15 g，水煎服，治复发性口腔溃疡。

银柴胡

【来　　源】

银柴胡是石竹科植物银柴胡 *Stellaria dichotoma* L. var. *lanceolata* Bge. 的干燥根。产于宁夏、甘肃等地，主产于宁夏彭阳、隆德地区。

【性　　状】

银柴胡呈类圆柱形，偶有分枝。表面浅棕色至浅棕黄色，有支根痕和扭曲的纵皱纹，大多有盘状或孔穴状凹陷，习称“砂眼”，从砂眼处折断，棕色裂隙中有细砂散出。根头部略膨大，有密集疣状突起的芽苞、茎或根茎的残基，习称“珍珠盘”。质硬而脆，易折断，断面较疏松，不平坦，有裂隙，皮部很薄，木部有黄、白色相间的放射状纹理。气微，味甘。

以根条细长，表面黄白色而显光泽，顶端有“珍珠盘”，质细润者为佳。

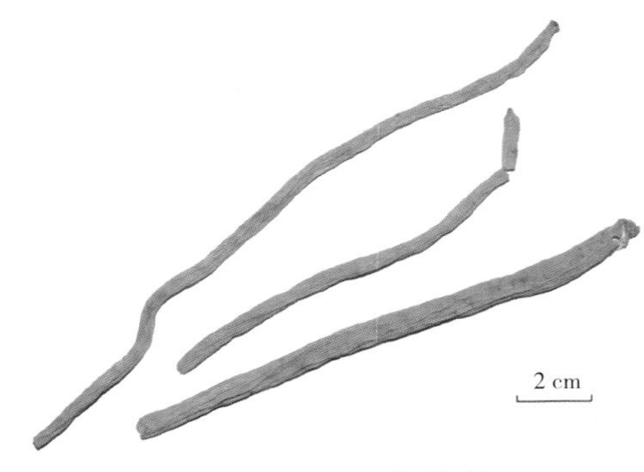

图 42-1　银柴胡

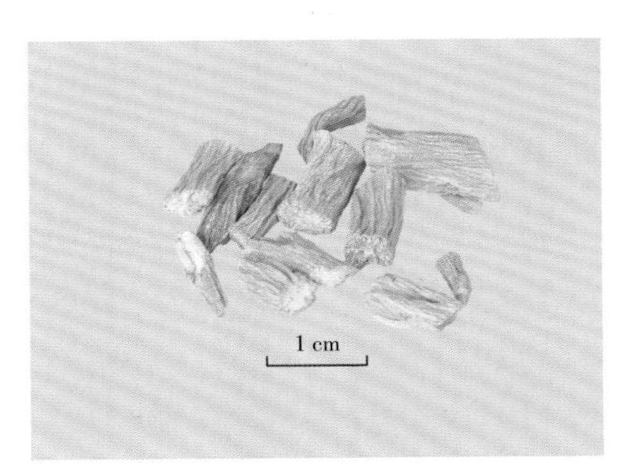

图 42-2　银柴胡片

【采收加工】

栽种 2~3 年后，10 月左右采挖。选晴天，挖出全根，除去杂质，洗净，晒干。建议趁鲜切片后晒干。

【贮　　藏】

银柴胡常规贮存，极易虫蛀，有效成分易流失，无甜味者基本无药效。

建议 20℃以下，单包装密封，大垛用黑色塑料布遮盖、密闭库藏，有条件的直接冷藏。药材水分控制在 11%~15%。此条件下贮存，药材不易变质，药效不易下降。

注：银柴胡极易虫蛀，夏季高温季节来临前充氮气或二氧化碳进行养护。

【主要成分】

主要化学成分为银柴胡碱 C、豆甾 -7- 烯醇等。

药典标准：醇浸出物不得少于 20.0%。

【性味归经】

甘，微寒。归肝、胃经。

【功能主治】

清虚热，除疳热。用于阴虚发热，骨蒸劳热，小儿疳热。

【用法用量】

3~10 g。

【编 者 按】

清骨散：银柴胡 5 g，胡黄连 3 g，秦艽 3 g，鳖甲 3 g，地骨皮 3 g，青蒿 3 g，知母 3 g，甘草 2 g，具有清虚热，退骨蒸之功效，现代常用于治疗结核病，以及其他慢性消耗性疾病的发热骨蒸属阴虚内热者。

黄 芩

【来　　源】

黄芩是唇形科植物黄芩 *Scutellaria baicalensis* Georgi 的干燥根。产于甘肃、陕西、河南、山西、河北、山东、内蒙古等地。

【性　　状】

黄芩呈圆锥形，扭曲。表面棕黄色或深黄色，有稀疏的疣状细根痕，上部较粗糙，有扭曲的纵皱纹或不规则的网纹，下部有顺纹和细皱纹。质硬而脆，易折断，断面黄色，中心红棕色；老根中心呈枯朽状或中空，暗棕色或棕黑色。气微，味苦。

栽培品较细长，多有分枝。表面浅黄棕色，外皮紧贴，纵皱纹较细腻。断面黄色或浅黄色，略呈角质样。味微苦。

注：市场上黄芩有野生的（一般 5 年采收，中空，带皮，粗糙），家种的（2~3 年采收，不带皮，光滑）。断面发绿者药效差。

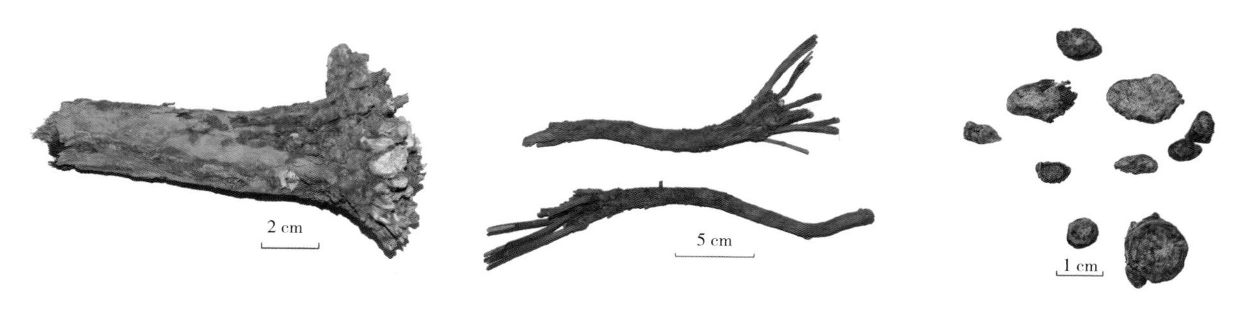

图 43-1　野生黄芩（枯芩）　　图 43-2　家种黄芩　　图 43-3　黄芩片

【采收加工】

一般在栽种 3 年后采收，于秋末茎叶枯萎后或春萌芽前采挖。黄芩根系深，根条易断，挖时需要深挖，勿刨断根。去掉残茎，晒至半干，撞去粗皮，风干或低温烘干。建议晒至半干后切片，低温避光烘干。药材水分不得超过 12%。

注： 黄芩忌水洗，黄芩苷易流失；不可趁鲜切片，黄芩苷易被氧化成绿色。

表 43-1　不同生长年限黄芩药材的产量考察[1]（kg/亩）

年限	鲜根重	干根重	成品药重	折干率（%）
2 年生	200~300	70~120	30~50	35.7
3 年生	350~550	150~190	130~160	36.6

3 年生黄芩较 2 年生产量上有很大的提升，黄芩在栽种后 3 年采收，经济效益高。

表 43-2　不同生长时期黄芩苷的含量[1]（%）

年限	5 月 16 日	6 月 16 日	7 月 16 日	8 月 15 日	9 月 15 日	10 月 16 日
1 年生	8.5	9.3	8.1	8.3	9.8	8.3
2 年生	5.9	17.4	14.5	15.2	17.8	16.3
3 年生	16.4	17.7	13.8	13.8	16.4	15.1

9 月中旬采收的 2 年生黄芩黄芩苷含量最高，其次为 9 月中旬采收的 3 年生黄芩。结合黄芩的产量和有效成分含量，建议黄芩栽种 3 年后 9 月中旬采挖，产量高、质量好。

【贮　　藏】

黄芩常规贮存，易受潮发霉，断面被氧化易变绿，有效成分流失极快。贮藏时间不宜超过 1 年。

建议 20℃以下，单包装密封，大垛密闭库藏。有条件的可单包装密封冷藏。此条件下贮存，药材不易变质，药效不易下降。

【主要成分】

主要有效成分为黄芩苷、黄芩素、黄芩新素等。

药典标准：醇浸出物不得少于 40%；含黄芩苷不得少于 9.0%。

【性味归经】

苦，寒。归肺、胆、脾、大肠、小肠经。

【功能主治】

清热燥湿，泻火解毒，止血，安胎。用于湿温、暑湿，胸闷呕恶，湿热痞满，泻痢，黄疸，肺热咳嗽，高热烦渴，血热吐衄，痈肿疮毒，胎动不安。

【用法用量】

3~10 g。

【编 者 按】

1. 黄芩临床用于小儿急性呼吸道感染、慢性支气管炎、急性痢疾、钩端螺旋体病、传染性肝炎、肾炎、肾盂肾炎、高血压等病症。

2. 黄芩 6 g，芍药 6 g，甘草 6 g，大枣 12 枚，水煎服，清热止利，和中止痛，治伤寒，太阳与少阳合病，身热口苦，腹痛下利。

① 王秀敏，赵春杰，邓英杰，等．黄芩最佳采收期的研究 [J]. 中国当代新医药论丛，2004.

黄 连

【来 源】

黄连为毛茛科植物黄连 *Coptis chinensis* Franch.、三角叶黄连 *Coptis deltoidea* C.Y.Cheng et Hsiao 或云连 *Coptis teeta* Wall. 的干燥根茎。以上三种分别习称“味连”“雅连”“云连”。味连主产于重庆石柱、湖北利川；雅连主产于四川峨眉、洪雅；云连主产于云南德钦、维西、腾冲、碧江等地。

栽培黄连以味连为主。云连、雅连多为野生，市场上已不常见。

【性 状】

味连：多集聚成簇，常弯曲，形如鸡爪。表面灰黄色或黄褐色，粗糙，有不规则结节状隆起、须根及须根残基，有的节间表面平滑如茎秆，习称“过桥”。上部多残留褐色鳞叶，顶端常留有残余的茎或叶柄。质硬，断面不整齐，皮部橙红色或暗棕色，木部鲜黄色或橙黄色，呈放射状排列，髓部有的中空。气微，味极苦。

雅连：多为单枝，略呈圆柱形，微弯曲。“过桥”较长。顶端有少许残茎。

云连：弯曲呈钩状，多为单枝，较细小。

皆以条肥壮、质坚实、断面红黄色、无残茎及须根者为佳。

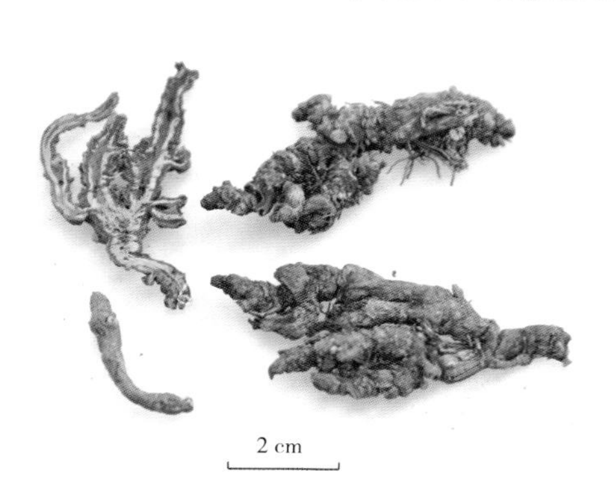

图 44-1 黄连（味连）

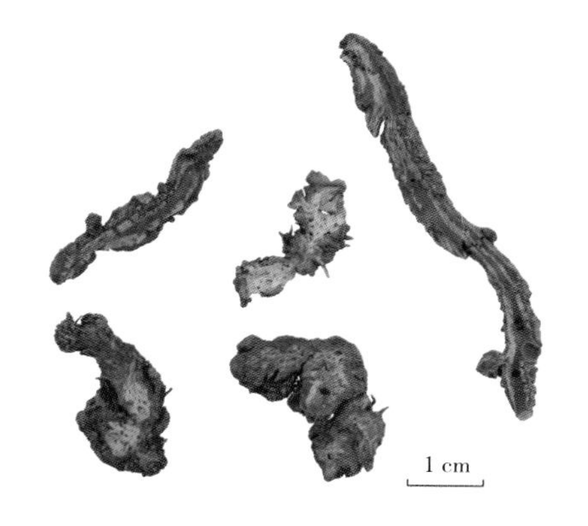

图 44-2 黄连片

【采收加工】

栽培 4~6 年后秋季至冬季采挖。除去须根和泥沙，烘干。药材水分不得超过 14%。

表 44-1 云南黄连不同采收期不同部位 2 种生物碱含量测定[①]（%）

生物碱	部位	采收时间							
		3 月	5 月	7 月	9 月	10 月	11 月	12 月	1 月
小檗碱	根茎	9.00	8.39	7.98	9.17	10.48	10.74	9.14	8.60
	须根	1.44	1.99	2.38	2.16	2.34	2.72	2.10	2.23
	叶	1.46	1.34	1.11	1.43	1.59	1.75	1.59	1.68
巴马汀	根茎	0.45	0.35	0.42	0.42	0.40	0.40	0.45	0.32
	须根	0.05	0.07	0.10	0.09	0.10	0.07	0.09	0.06
	叶	0.09	0.08	0.05	0.08	0.11	0.07	0.09	0.10

① 李智敏，张庭，石瑶，等 . 不同采收期云南黄连中有效生物碱含量测定 [J]. 西南农业学报，2011，24（04）: 1294-1297.

11 月黄连中小檗碱含量达到最高，12 月巴马汀含量达到最高。小檗碱、巴马汀主要存在于黄连根茎部。

【贮　　藏】

黄连常规贮存，颜色变淡，苦味降低，有效成分易流失，贮藏时间不宜超过 2 年。

建议在 25℃以下，单包装密封，大垛密闭库藏。此贮藏条件下，药材质量保存较好，药效不易降低。

【主要成分】

主要是生物碱，包括小檗碱（黄连素）、黄连碱、掌叶防己碱（巴马汀）、药根碱、表小檗碱、甲基黄连碱、非洲防己碱、木兰花碱等，小檗碱含量最高，占其生物碱的 40%~50%，味连生物碱含量普遍高于雅连。

药典标准：醇浸出物不得少于 15.0%。味连含小檗碱不得少于 5.5%，表小檗碱不得少于 0.80%，黄连碱不得少于 1.6%，巴马汀不得少于 1.5%。雅连含小檗碱不得少于 4.5%。云连含小檗碱不得少于 7.0%。

【功能主治】

清热燥湿，泻火解毒。用于湿热痞满，呕吐吞酸，泻痢，黄疸，高热神昏，心火亢盛，心烦不寐，心悸不宁，血热吐衄，目赤，牙痛，消渴，痈肿疔疮；外治湿疹，湿疮，耳道流脓。

酒黄连善清上焦火热。用于目赤，口疮。

姜黄连清胃和胃止呕。用于寒热互结，湿热中阻，痞满呕吐。

萸黄连舒肝和胃止呕。用于肝胃不和，呕吐吞酸。

【性味归经】

苦，寒。归心、脾、胃、肝、胆、大肠经。

【用法用量】

2~5 g。外用适量。

【编 者 按】

1. 质次的黄连断面淡黄色，不够苦。质好的断面黄金色，味苦。

2. 黄连具有抗菌、抗病毒、抗心律失常、降血压、降血糖、调血脂、抗癌等作用。

3. 黄连 9 g，葛根 9 g，神曲 15 g，谷、麦芽各 15 g，凤尾草 15 g，水煎服，治急性肠炎腹泻。

4. 左金丸：黄连 12 g，吴茱萸 2 g，具有清泻肝火，降逆止呕的功效，现代常用于治疗食管炎、胃炎、胃十二指肠溃疡等属肝火犯胃者。

胡黄连

【来　　源】

胡黄连是玄参科植物胡黄连 *Picrorhiza scrophulariiflora* Pennell 的干燥根茎。产于西藏、云南等地。

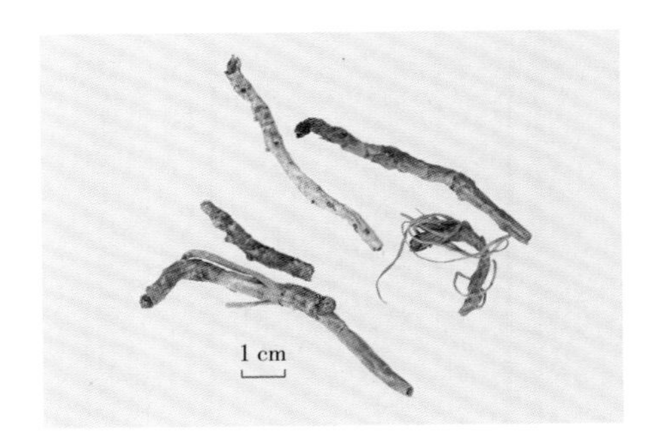

图 45-1　胡黄连

【性　　状】

胡黄连呈圆柱形，略弯曲，有时有分枝。表面粗糙，灰棕色至暗棕色，有较密的环状节和稍隆起的芽痕或根痕，上端密被暗棕色鳞片状的叶柄残基。体轻，质硬而脆，易折

断，断面淡棕色至暗棕色，略平，木部有4~10个类白色点状维管束排列成环。气微，味极苦。

【采收加工】

栽种3年后，10~11月中旬采收。选晴天，挖出全根，除去地上部分和杂质，洗净运回，晒干或烘干。药材水分不得超过13%。

表45-1　胡黄连根和须根中香草酸、肉桂酸含量测定①（%）

部位	香草酸	肉桂酸	香草酸+肉桂酸
根	1.82	0.41	2.23
须根	2.00	0.71	2.71

胡黄连的主要活性成分为胡黄连苷Ⅰ、胡黄连苷Ⅱ，结构中分别含有香草酸基、阿魏酸基和桂皮酰基，其水解产物分别为香草酸、阿魏酸和肉桂酸。因此测定胡黄连水解后的香草酸、肉桂酸的含量，可以作为评价胡黄连的质量的指标。胡黄连须根中香草酸、肉桂酸的含量略高于根，建议胡黄连采收过程中不去须根，使胡黄连资源能得到更有效的利用。

表45-2　胡黄连不同栽培时间单株根鲜重测定②（g）

1年生	2年生	3年生
8.9	33.5	42.6

表45-3　野生胡黄连及不同栽培年限胡黄连有效成分含量测定③（%）

种植方式	胡黄连苷Ⅰ	胡黄连苷Ⅱ	胡黄连苷Ⅰ+胡黄连苷Ⅱ
野生	0.23	11.51	11.74
野生	0.05	16.11	16.16
栽培2年	0.41	10.88	11.29
栽培3年	0.00	16.49	16.49

2年生胡黄连有效成分的含量已超过药典标准，3年生胡黄连产量及有效成分含量较2年生胡黄连都有很大的提升，建议胡黄连栽种3年后采收，质量好，产量高。

【贮　　藏】

胡黄连常规贮存，有效成分流失快。贮藏时间不宜超过2年。

建议20℃以下，单包装密封，大垛密闭库藏。有条件的也可冷藏。药材水分控制在10%~13%。此存放条件下，药材不易变质，有效成分不易流失。

【主要成分】

主要化学成分为胡黄连苷Ⅰ、胡黄连苷Ⅱ、香草酸、肉桂酸等。

药典标准：醇浸出物不得少于30.0%；含胡黄连苷Ⅰ和胡黄连苷Ⅱ总量不得少于9.0%。

【性味归经】

苦，寒。归肝、胃、大肠经。

①严海泓，李宝笙，张雅茜．HPLC法测定胡黄连主根与须根中香草酸与肉桂酸含量[J]. 天津中医药，2008，25（6）：512-514.

②陈翠，郭承刚，康平德，等．野生濒危药材胡黄连的驯化栽培技术研究[J]. 中国农学通报，2012，28（4）：206-210.

③杨少华，徐中志．云南栽培胡黄连与野生胡黄连有效成份分析[J]. 云南中医学院学报，2009，32（4）：37-39.

【功能主治】

退虚热，除疳热，清湿热。用于骨蒸潮热，小儿疳热，湿热泻痢，黄疸尿赤，痔疮肿痛。

【用法用量】

3~10 g。

【编 者 按】

1. 胡黄连临床治疗慢性胃炎、乙型肝炎及各类肝损伤，取得了显著的疗效。

2. 胡黄连 60 g，柴胡（去苗）60 g，鳖甲（生用）60 g，上药捣细散，每服用生姜酒调 3 g，每日早晨、日午、临卧各一服，治骨蒸劳气烦热，四肢无力，夜卧虚汗，唇口干焦，面无血色，日渐羸瘦。

白茅根

【来　　源】

白茅根为禾本科植物白茅 *Imperata cylindrica* Beauv. var. *major*（Nees）C. E. Hubb. 的干燥根茎。主产于山东、湖南、河南、河北、湖北等地。

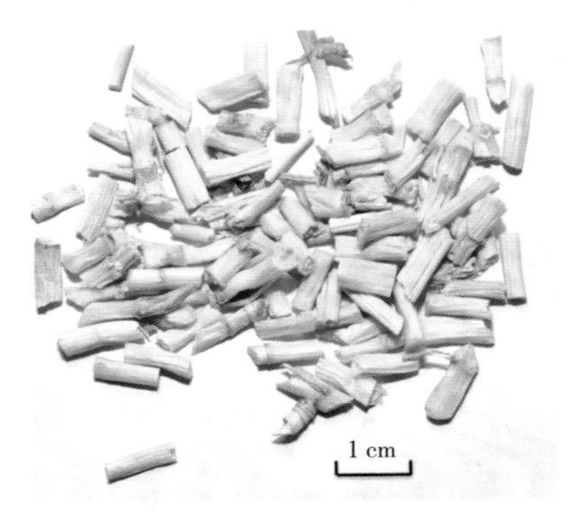

图 46-1　白茅根

【性　　状】

白茅根呈长圆柱形，表面黄白色或淡黄色，微有光泽，具纵皱纹，节明显，稍突起，节间长短不等。体轻，质略脆，断面皮部白色，多有裂隙，放射状排列，中柱淡黄色，易与皮部剥离。无臭，味微甜。

【采收加工】

10 月末至 11 月初采收。选晴天，挖出全根，洗净，除去须根及膜质叶鞘，鲜用或晒干。建议趁鲜切短段。药材水分不得超过 12%。

表 46-1　不同采收月份白茅根多糖含量①（mg/g）

产地　月份	3 月份	4 月份	5 月份	6 月份	7 月份	8 月份	9 月份	10 月份	11 月份
四川安岳	358.39	396.00	399.61	427.81	441.92	419.98	424.68	459.15	490.50
安徽砀山	374.53	401.17	415.28	412.14	443.48	399.61	435.65	561.01	534.37

两地产白茅根多糖含量变化规律一致。3~7 月份多糖含量逐渐增加，在 7 月份达到峰值，随后有所下降，在 10 月、11 月再次达到峰值，因此，白茅根最适宜的采收期为 10 月末至 11 月初。

【贮　　藏】

白茅根常规贮藏条件下，色易变灰，甜味易变淡，有效成分流失快。无甜味者已基本无药效。建议 20℃以下，单包密封，大垛密闭库藏。此贮藏条件下，药材不易变质，有效成分不易流失。

【主要成分】

根茎含芦竹素、印白茅素、豆甾醇、多量蔗糖、葡萄糖、枸橼酸等有效成分。

药典标准：水浸出物不得少于 24.0%。

①刘荣华，熊科元，马志林，等 . 不同生长期白茅根多糖含量的变化 [J]. 中国医药指南，2012，10（5）：66–68.

【功能主治】

凉血止血，清热利尿。用于血热吐血，衄血，尿血，热病烦渴，黄疸，水肿，热淋涩痛；急性肾炎水肿。

【性味归经】

甘，寒。归肺、胃、膀胱经。

【用法用量】

9~30 g。

【编 者 按】

1. 临床用于急性肾炎、急性传染性肝炎、小儿急性肾炎等病症。

2. 鲜白茅根 90 g，仙鹤草 15 g，水煎服，治肺热咯血。

3. 鲜血茅根 60 g，小蓟 30 g，车前草 30 g，水煎服，治血尿。

4. 白茅根、生荷叶各 30 g，侧柏叶、藕节各 9 g，黑豆少许，水煎服，治疗胃出血。

芦 根

【来　　源】

芦根为禾本科植物芦苇 *Phragmites communis* Trin. 的新鲜或干燥根茎。主产于江苏、浙江、安徽、湖北、湖南等地。

【性　　状】

鲜芦根：呈长圆柱形，有的略扁，长短不一。表面黄白色，有光泽，外皮疏松可剥离，节呈环状，有残根和芽痕。体轻，质韧，不易折断。切断面黄白色，中空，壁厚 1~2 mm，有小孔排列成环。气微，味甘。

芦根：呈扁圆柱形。节处较硬，节间有纵皱纹。

均以条粗壮、黄白色、有光泽、无须根、质嫩者为佳。

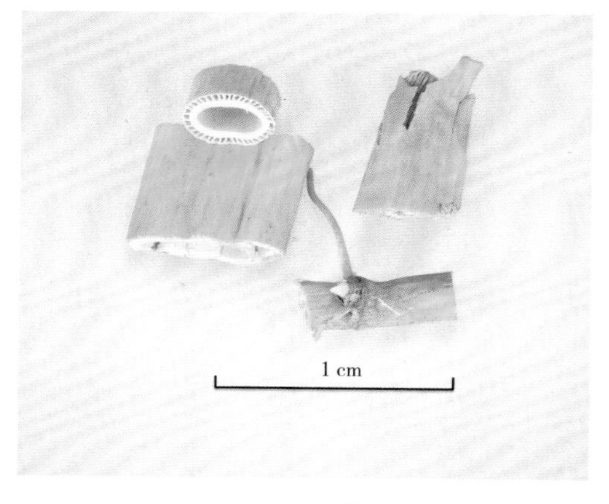

图 47–1　芦根

【采收加工】

全年均可采挖，除去芽、须根、膜状叶和其他杂质，洗净，切段。鲜用或晒干。干芦根药材水分不得超过 12%。

【贮　　藏】

芦根常规贮存，有效成分易流失，贮藏时间不宜超过 2 年。

建议在 25℃以下，单包装密封，大垛密闭库藏。此贮藏条件下，药材质量保存较好，药效不易降低。

【主要成分】

主含酚酸类、维生素类、蛋白质、脂肪、多糖等。

药典标准：水浸出物不得少于 12%。

【性味归经】

甘，寒。归肺、胃经。

【功能主治】

清热泻火，生津止渴，除烦，止呕，利尿。用于热病烦渴，肺热咳嗽，肺痈吐脓，胃热呕哕，热淋涩痛。

【用法用量】

入汤剂 10~30 g；鲜品用量可加倍，可捣汁服。

【编 者 按】

1. 现代药理研究表明芦根具有抗氧化、保肝等作用。

2. 芦根 30 g，麻黄 3 g，甘草 6 g，杏仁 9 g，石膏 15 g，水煎服，治大叶性肺炎，高热烦渴，喘咳。

3. 芦根 30 g，薏米、冬瓜子各 15 g，桃仁、桔梗各 9 g，水煎服，治肺痈咳嗽，吐腥臭脓痰。

甘 遂

【来　　源】

甘遂是大戟科植物甘遂 *Euphorbia kansui* T.N.Liou ex T.P.Wang 的干燥块根。主产于山西。

【性　　状】

甘遂呈椭圆形、长圆柱形或连珠形。表面类白色或黄白色，凹陷处残留棕色的外皮。质脆，易折断，断面粉性或略带纤维性，白色，木部微显放射状纹理。气微，味微甘、辛。

以肥大饱满，表面白色或黄白色，细腻，断面粉性足，无纤维者为佳。

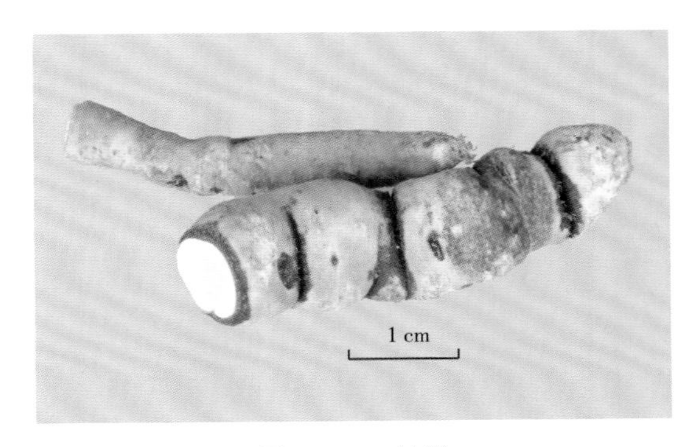

图 48–1　甘遂

【采收加工】

6~7 月采收。选晴天，挖出甘遂，除去杂质，撞去外皮，洗净运回，晒干或烘干。建议趁鲜切片。药材水分不得超过 12%。

【贮　　藏】

甘遂常规贮存，易虫蛀，有效成分流失快。贮藏时间不宜超过 2 年。

建议 20℃以下，单包装密封，大垛用黑色塑料布遮盖、密闭库藏，有条件的直接密封冷藏。此条件下贮存，药材不易变质，药效不易下降。

注：甘遂有毒，需单独存放，专人保管。

【主要成分】

主要化学成分为大戟二烯醇、大戟酮、α－大戟醇、表大戟二烯醇等。

药典标准：浸醇出物不得少于 15.0%；含大戟二烯醇不得少于 0.12%。

【性味归经】

苦，寒，有毒。归肺、肾、大肠经。

【功能主治】

泻水逐饮，消肿散结。用于水肿胀满，胸腹积水，痰饮积聚，气逆喘咳，二便不利，风痰癫痫，痈肿疮毒。

【用法用量】

0.5~1.5 g，炮制后多入丸散用。外用适量，生用。

【编 者 按】

1. 孕妇禁用。不宜与甘草同用。

2. 甘遂炮制后毒性减弱，利尿作用有所缓和，祛痰作用增强。

3. 甘遂适量，水煎，取水煎液浸纱布敷患处，治睑腺炎。

4. 此类药材毒性大，害大于利，尽量不用，或选其他药物替代。

商 陆

【来 源】

商陆为商陆科植物商陆 *Phytolacca acinosa* Roxb. 或垂序商陆 *Phytolacca americana* L. 的干燥根。主产于河南、湖北、山东、浙江、江西等地。

【性 状】

商陆为横切或纵切的不规则块片，厚薄不等。外皮灰黄色或灰棕色。横切片弯曲不平，边缘皱缩，直径 2~8 cm；切面浅黄棕色或黄白色，木部隆起，形成数个突起的同心性环轮。纵切片弯曲或卷曲，长 5~8 cm，宽 1~2 cm，木部呈平行条状突起。质硬。气微，味稍甜，久嚼麻舌。

以片大色白、有粉性、两面环纹明显者为佳。

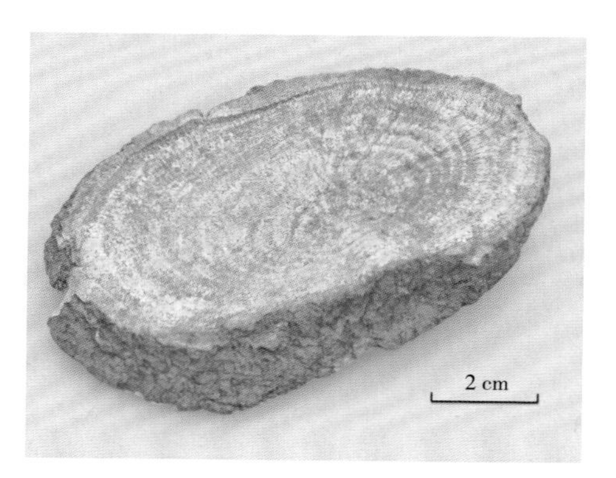

图 49-1　商陆

【采收加工】

秋季至次春采挖，除去须根及泥沙，趁鲜切成块或片，晒干。药材水分不得超过 13%。

表 49-1　2 年生垂序商陆根、茎、叶中皂苷和多糖含量[①]（%）

时间	根		茎		叶	
	皂苷	多糖	皂苷	多糖	皂苷	多糖
3 月 15 日	0.38	14.47	—	—	—	—
4 月 15 日	0.53	6.03	—	—	—	—
5 月 15 日	0.34	21.30	1.58	2.65	3.76	3.05
6 月 15 日	0.64	3.81	0.62	1.16	2.40	2.99
7 月 15 日	0.19	2.65	0.85	1.84	3.83	1.91
8 月 15 日	0.30	7.04	0.97	1.30	6.24	2.92
9 月 16 日	0.40	8.80	—	—	—	—
10 月 5 日	0.47	6.64	0.36	2.65	5.17	2.18
11 月 20 日	0.28	2.31	0.30	1.57	1.71	3.12

不同采收期垂序商陆根中皂苷含量在 6 月份达到最高，因此，垂序商陆最适宜的采收期为 6

①李润平，郑汉臣，宓鹤鸣，等. 不同采收期垂序商陆有效成分含量测定 [J]. 第二军医大学学报，1997（5）：418-420.

月。垂序商陆茎中皂苷的含量最高达 1.58%，叶中皂苷含量最高达 6.24%，均高于根中皂苷最高含量。因此，除药典规定的根入药外，茎和叶也具有一定的综合利用价值。

【贮　　藏】

商陆常规粗贮，易发霉、易虫蛀，有效成分流失快，贮藏时间不宜超过 3 年。

建议在 25 ℃以下，单包密封，大垛用黑色塑料布遮盖、密闭库藏。药材水分控制在 12%~15%。在此贮藏条件下，药材质量保持较好。

【主要成分】

商陆中含有三萜皂苷类、黄酮类、酚酸类、甾醇类以及多糖类，其中以商陆皂苷甲为主要成分。

药典标准：水浸出物不得少于 10.0%，含商陆皂苷甲不得少于 0.15%。

【性味归经】

苦，寒；有毒。归肺、脾、肾、大肠经。

【功能主治】

逐水消肿，通利二便；外用解毒散结。用于水肿胀满，二便不通；外治痈肿疮毒。

【用法用量】

3~9 g。外用适量，煎汤熏洗。

【编 者 按】

1. 商陆有毒，在使用过程中应加以注意，多以炮制品入药。孕妇禁用。

2. 商陆具有抗菌、抗病毒、增强免疫、抗肿瘤、抗炎等药理活性，临床上用于治疗血小板减少性紫癜、急慢性肾炎、肾性水肿、银屑病、慢性支气管炎等。

3. 商陆 9 g，车前草 15 g，泽泻 10 g，水煎服，治水肿。

4. 此类药材害大于利，尽量不用，或选其他药物替代。

甘　草

【来　　源】

甘草是豆科植物甘草 *Glycyrrhiza uralensis* Fisch.、胀果甘草 *Glycyrrhiza inflata* Bat. 或光果甘草 *Glycyrrhiza glabra* L. 的干燥根和根茎。主产于内蒙古、新疆、甘肃、宁夏等地。

【性　　状】

甘草：根呈圆柱形，外皮松紧不一。表面红棕色或灰棕色，具显著的纵皱纹、沟纹、皮孔及稀疏的细根痕。质坚实，断面略显纤维性，黄白色，粉性，形成层环明显，射线放射状，有的有裂隙。根茎呈圆柱形，表面有芽痕，断面中部有髓。气微，味甜而特殊。

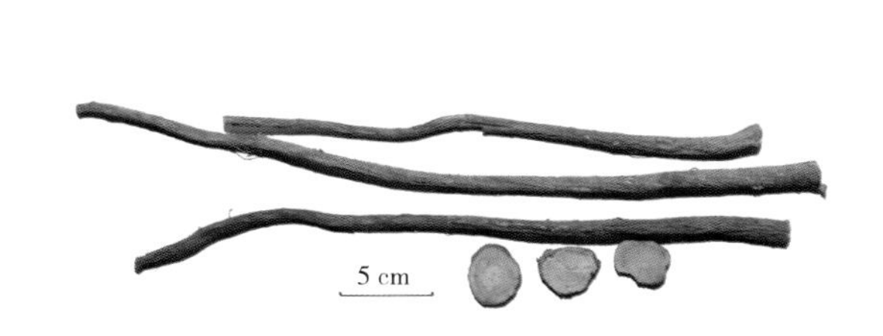

图 50–1　甘草

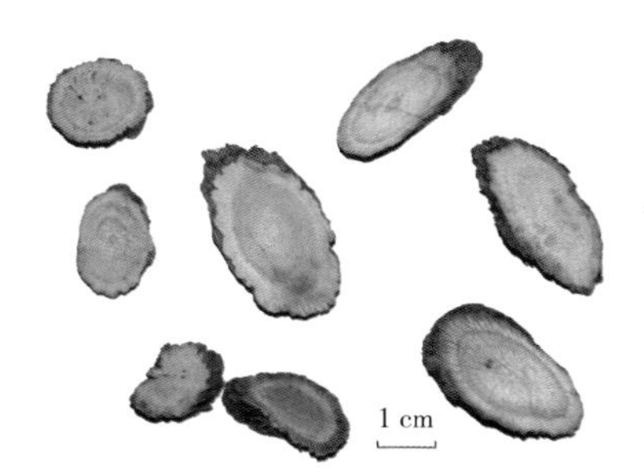

图 50–2　甘草片

胀果甘草：根和根茎木质粗壮，有的分枝，外皮粗糙，多灰棕色或灰褐色。质坚硬，木质纤维多，粉性小。根茎不定芽多而粗大。

光果甘草：根和根茎质地较坚实，有的分枝，外皮不粗糙，多灰棕色，皮孔细而不明显。

甘草以外皮细紧、红棕色、质坚实、粉性足、断面黄白色为佳；黑芯的质量不好。

【采收加工】

栽种后第 3~4 年，8~10 月采收。甘草根深，需深挖，不可刨断或伤根皮。将挖取的甘草去掉泥土，运回，阴干或 40℃低温烘干。建议稍晾或烘至半干后趁鲜切片，干燥。药材水分不得超过 12%。

注：甘草禁用水洗。

表 50-1　不同年限、采收期甘草中甘草酸、甘草苷含量测定[1]（%）

采收日期	1 年生		2 年生		3 年生		4 年生	
	甘草酸	甘草苷	甘草酸	甘草苷	甘草酸	甘草苷	甘草酸	甘草苷
5 月 5 日	—	—	0.7	0.3	1.15	0.55	2.5	1.13
6 月 8 日	—	—	0.95	0.55	1.45	0.8	2.75	1.4
7 月 6 日	—	—	1.08	0.64	1.7	0.95	3.15	1.95
8 月 6 日	—	—	1.35	0.7	2.2	1.15	3.38	2.19
9 月 6 日	0.55	0.24	1.15	0.65	2.15	0.9	3.4	1.75
10 月 25 日	0.54	0.28	0.95	0.6	2.24	1.12	3.11	2.15

随着甘草生长年限的增加，甘草中甘草酸、甘草苷含量均增加。甘草种植第 3 年 8 月甘草酸、甘草苷含量可达到较高水平，即可采收。

【贮　　藏】

甘草常规贮存，易受潮发霉、生虫，有效成分流失快，半年后有效成分含量已不符合标准。

建议 25℃以下，单包装密封，大垛用黑色塑料布遮盖、密闭库藏。此条件下贮存，药材不易变质，药效不易下降。

【主要成分】

主要有效成分为甘草甜素、甘草苷、甘草酸、乌拉尔甘草皂苷、甘草多糖等。

药典标准：含甘草苷不得少于 0.50%，含甘草酸不得少于 2.0%。

【性味归经】

甘、平。归心、肺、脾、胃经。

【功能主治】

补脾益气，清热解毒，祛痰止咳，缓急止痛，调和诸药。用于脾胃虚弱，倦怠乏力，心悸气短，咳嗽痰多，脘腹、四肢挛急疼痛，痈肿疮毒，缓解药物毒性、烈性。

【用法用量】

2~10 g。

【编 者 按】

1. 不宜与海藻、京大戟、红大戟、甘遂、芫花同用。

2. 甘草里含有甘草素，是一种类似激素的化合物，它有助于平衡女性体内的激素含量，常用于缓解更年期症状。

①范铭 . 不同年限甘草生长动态与产量品质研究 [D]. 甘肃农业大学，2016.

3. 甘草不可过量久服。甘草中所含甘草次酸有明显的抗利尿作用，过量的甘草会引起水肿、高血压、低血钾等症。

4. 光果甘草中含有的光甘草定，是目前疗效好、功能全面的美白成分，被誉为“美白黄金”，广泛用于化妆品中。

5. 常与芍药同用，用于胃痛、腹痛及腓肠肌挛急疼痛。

6. 甘草 15 g，积雪草 15 g，马兰 15 g，水煎服，治口腔溃疡。

黄芪

【来　　源】

黄芪是豆科植物膜荚黄芪 *Astragalus membranaceus*（Fisch.）Bge. 或蒙古黄芪 *Astragalus membranaceus*（Fisch.）Bge. var. *mongholicus*（Bge.）Hsiao 的干燥根。产于内蒙古、甘肃、新疆、青海、山西、宁夏、河北、黑龙江等地。

【性　　状】

黄芪呈圆柱形，有的有分枝，上端较粗。表面淡棕黄色或淡棕褐色，有不整齐的纵皱纹或纵沟。质硬而韧，不易折断，断面纤维性强，并显粉性，皮部黄白色，木部淡黄色，有放射状纹理和裂隙，老根中心偶呈枯朽状，黑褐色或呈空洞。气微，味微甜，嚼之微有豆腥味。

以条粗长、切面色黄白（金井玉栏）、味甜、有豆腥味、有粉性的为佳。

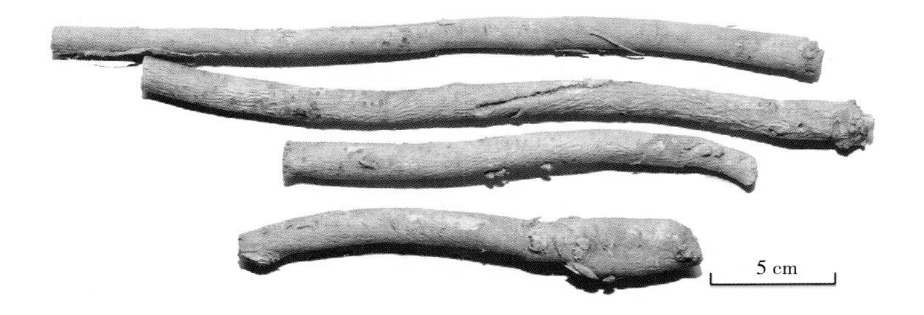

图 51–1　黄芪

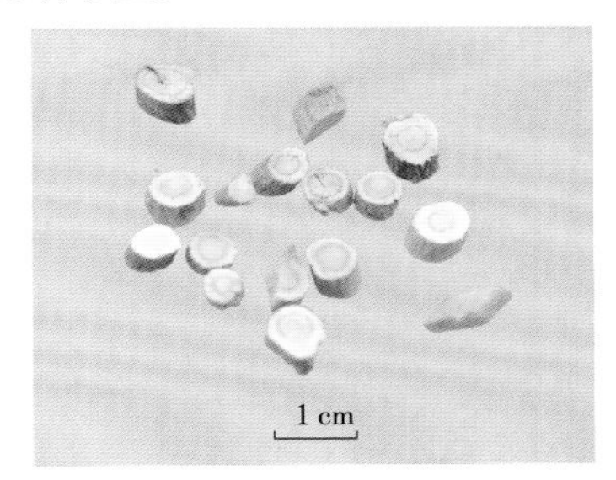

图 51–2　黄芪片

【采收加工】

一般在栽种后 3~4 年即可收获。收获分两季，10~11 月地面部分枯萎至次年 4~5 月初未萌发前都可采收。采收时要深挖，不要伤根，防止挖断主根，除去须根和根头，晒干。建议晒至未干透心，趁鲜切片后再晒至全干。药材水分不得超过 10%。

表 51–1　不同生长年限黄芪毛蕊异黄酮葡萄糖苷含量①

生长年限	毛蕊异黄酮葡萄糖苷（mg/g）
3 年生	0.97
4 年生	0.99
5 年生	1.03
6 年生	1.22
7 年生	0.99

①姚雪莲，裴彩云，王宗权，等. 不同产地、不同采收期黄芪药材及饮片中毛蕊异黄酮葡萄糖苷及芒柄花素含量测定 [J]. 药物分析杂志，2012（05）：797–801.

表 51-2　不同生长年限黄芪甲苷含量[①]

生长年限	黄芪甲苷（mg/g）
1 年生	0.06
2 年生	0.10
3 年生	0.16
4 年生	0.15
5 年生	0.14

随着年限的增长，黄芪中毛蕊异黄酮葡萄糖苷和黄芪甲苷基本呈上升趋势。但生长 3 年后，含量增长不大，从药材质量和经济效益考虑，建议种植黄芪在 3 年时采收。

【贮　　藏】

黄芪常规贮存，极易受潮发霉、变色、极易虫蛀，气味易散失，有效成分流失快。无豆腥气、变色者基本无药效。

建议 20℃以下，单包装密封，大垛黑色塑料布遮盖、密闭库藏。药材水分控制在 10%~13%。此条件下贮存，药材基本无含量流失。

注：黄芪极易受潮变色和虫蛀，夏季高温季节来临前可充氮气或二氧化碳进行养护。

【主要成分】

主要有效成分为黄酮类：毛蕊异黄酮葡萄糖苷、黄芪苷、黄芪甲苷，及黄芪多糖等。

药典标准：水浸出物不得少于 17%；含黄芪甲苷不得少于 0.040%，含毛蕊异黄酮葡萄糖苷不得少于 0.020%。

【性味归经】

甘，微温。归肺、脾经。

【功能主治】

补气升阳，固表止汗，利水消肿，生津养血，行滞通痹，托毒排脓，敛疮生肌。用于气虚乏力，食少便溏，中气下陷，久泻脱肛，便血崩漏，表虚自汗，气虚水肿，内热消渴，血虚萎黄，半身不遂，痹痛麻木，痈疽难溃，久溃不敛。

【用法用量】

9~30 g。

【编 者 按】

1. 黄芪茎叶中黄芪甲苷的含量是根部的 2~3 倍，毛蕊异黄酮葡萄糖苷也能达到药典中黄芪的用药要求，可加以利用。

2. 重金属及有害元素、有机氯农药残留量均不得超过限量。

3. 黄芪 50 g，水煎分 3 次服，治缺血性心脏病、心绞痛。

4. 黄芪 30 g，麦冬 15 g，五味子、乌梅各 6 g，煎水取汁，以蜂蜜调味，用于气虚阴伤，自汗口渴，咳嗽久不止。

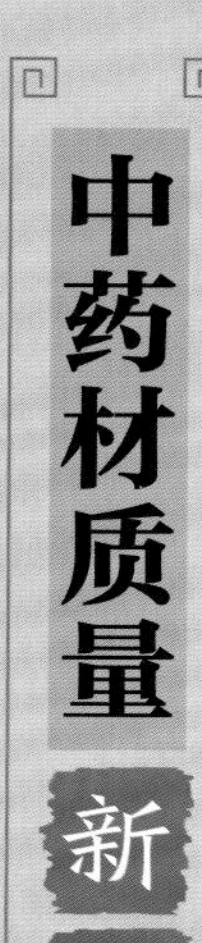

①姚雪莲，裴彩云，王宗权，等. 不同产地、不同采收期黄芪药材及饮片中毛蕊异黄酮葡萄糖苷及芒柄花素含量测定 [J]. 药物分析杂志，2012（05）：797-801.

苦　参

【来　　源】

苦参为豆科植物苦参 *Sophora flavescens* Ait. 的干燥根。在全国广泛分布，主产于山西、内蒙古、河南、陕西、辽宁、河北等地。

【性　　状】

苦参呈长圆柱形，下部常有分枝。表面灰棕色或棕黄色，具纵皱纹和横长皮孔样突起，外皮薄，易剥落，剥落处显黄色，光滑。质硬，不易折断，断面纤维性；切面黄白色，具放射状纹理和裂隙，有的具异型维管束呈同心性环列或不规则散在。气微，味极苦。

以断面整齐、色黄白、味苦者为佳。

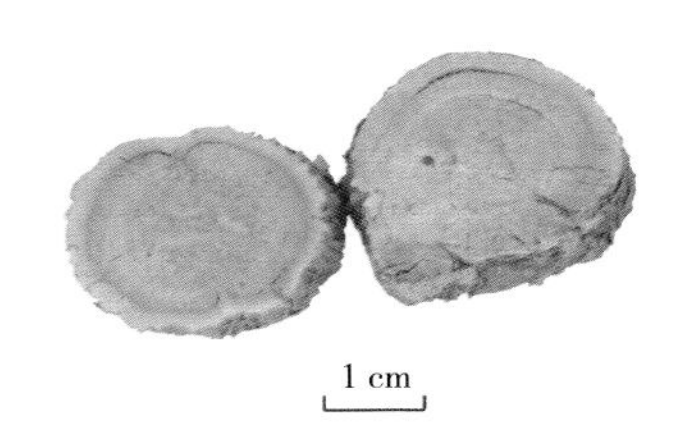

图 52-1　苦参

【采收加工】

种植 3 年后，10~11 月下旬叶片脱落初期、大地封冻前采挖，其有效成分含量和产量均较高。

采挖苦参地下部分，除去芦头及泥沙，保留侧根，晾晒至五六成干时，切厚片，55℃风干或晒干。药材水分不得超过 11.0%。

注：苦参不宜水洗。

表 52-1　不同生长年限苦参生物碱含量[①]（mg/g）

	1 年生	2 年生	3 年生	4 年生
苦参碱	0.222 4	0.246 5	0.521 0	0.555 3
氧化苦参碱	8.252	14.62	19.65	22.16

栽培前 3 年生物碱含量增幅较大，第 4 年增幅较小。

表 52-2　苦参不同部位生物碱含量[①]（mg/g）

	茎	叶	芦头	主根	侧根
苦参碱	0.896 2	0.901 1	0.872 2	0.521 0	0.665 3
氧化苦参碱	8.873	1.902	16.19	19.65	27.34

苦参叶、茎、芦头中苦参碱含量较根中高，氧化苦参碱含量较根中低。叶、茎、芦头可以作为提取原料。

表 52-3　苦参根不同部位生物碱含量[②]（mg/g）

	苦参碱	氧化苦参碱	总生物碱
韧皮部	0.816 8	22.80	35.14
木质部	0.512 5	17.30	33.12
髓部	0.315 9	11.01	21.36

①陈静，王淑美，孟江，等. 不同生长年限苦参不同部位的生物碱含量 [J]. 中国实验方剂学杂志，2013，19（7）：80-84.

②陈静 . 苦参饮片规格及其质量评价标准研究 [D]. 广州：广东药学院，2013.

苦参中总生物碱、苦参碱和氧化苦参碱含量为韧皮部＞木质部＞髓部。侧根中韧皮部所占比例大，生物碱含量高，主根中心直径大者生物碱含量低。

表 52-4　不同加工方法的苦参生物碱的含量[①]（mg/g）

	苦参碱	氧化苦参碱	总量
趁鲜切片	0.052 4	3.309 1	3.361 5
五六成干切片	0.057 3	3.760 9	3.818 2

苦参趁鲜切片苦参碱和氧化苦参碱的含量低，不宜鲜切。

【贮　　藏】

苦参常规贮存，有效成分流失快。贮藏时间不宜超过 2 年。

建议 25℃以下，单包装密封，大垛密闭库藏。此贮藏条件下，药效保持较好。

【主要成分】

含苦参碱、氧化苦参碱、氧化槐果碱等。

药典标准：水浸出物不得少于 20.0%；含苦参碱和氧化苦参碱总量不得少于 1.2%。

【性味归经】

苦，寒。归心、肝、胃、大肠、膀胱经。

【功能主治】

清热燥湿，杀虫，利尿。用于热痢，便血，黄疸尿闭，赤白带下，阴肿阴痒，湿疹，湿疮，皮肤瘙痒，疥癣麻风；外治滴虫性阴道炎。

【用法用量】

4.5~9 g。外用适量，煎汤洗患处。

【编 者 按】

1. 不宜与藜芦同用。

2. 现代研究表明，苦参具有抗病毒、抗炎、抗过敏、保护肝脏、利尿作用，对心血管系统、免疫系统和神经系统的作用，用于生产复方苦参肠炎胶囊等。

3. 苦参 9 g，黄芩 6 g，生地黄 24 g，水煎服，治热病，五六日以上热不除者。

山豆根

【来　　源】

山豆根为豆科植物越南槐 *Sophora tonkinensis* Gagnep. 的干燥根和根茎。主产于广西、贵州、云南等地。

【性　　状】

山豆根根茎呈不规则的结节状，顶端常残存茎基，其下着生根数条。根呈长圆柱形，常有分枝，长短不等。表面棕色至棕褐色，有不规则的纵皱纹及横长皮孔样突起。质坚硬，难折断，断面皮部浅棕色，木部淡黄色。有豆腥气，味极苦。

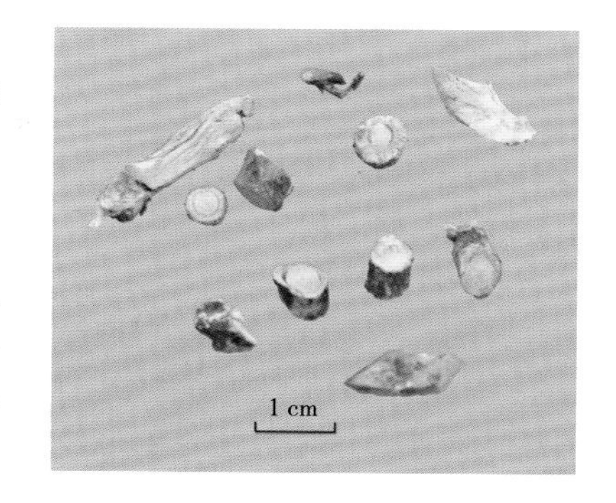

图 53-1　山豆根

① 麻印莲，李丽，张村，等. 苦参饮片产地加工方法初探 [J]. 中国实验方剂学杂志，2011，17（16）：57-59.

【采收加工】

秋季采挖，除去杂质，洗净，晒干或烘干。建议趁鲜切片。药材水分不得超过10%。

表53-1　不同生长年限山豆根药材苦参碱和氧化苦参碱的含量[①]

生长年限	苦参碱（mg/g）	氧化苦参碱（mg/g）
1年生	0.15	1.9
2年生	0.26	3.9
3年生	0.45	9.2
4年生	0.48	9.8
5年生	0.51	9.6
6年生	0.36	7.5

3~5年生山豆根药材中苦参碱和氧化苦参碱含量变化不大，6年生药材含量开始出现下降。因此，山豆根药材最适宜采收的生长年限为3~5年。

【贮　　藏】

山豆根常规贮存，易虫蛀，有效成分流失快。贮藏时间不宜超过2年。

建议单包密封，大货冷藏。此条件下贮存，药材不易变质，药效不易降低。

【主要成分】

山豆根含生物碱和黄酮类成分，还含苯丙素类、三萜及甾醇等。最主要的成分是苦参碱和氧化苦参碱。

药典规定：醇浸出物不得少于15.0%，含苦参碱和氧化苦参碱的总量不得少于0.70%。

【性味归经】

苦，寒；有毒。归肺、胃经。

【功能主治】

清热解毒，消肿利咽。用于火毒蕴结，乳蛾喉痹，咽喉肿痛，齿龈肿痛，口舌生疮。

【用法用量】

3~6 g。

【编者按】

1. 虚火喉痹及脾胃虚寒泄泻者禁服。

2. 山豆根主要用于治疗急慢性咽炎、扁桃体炎及慢性肝炎，个别用于肿瘤术后、脱发等。

3. 紫草、连翘、鼠粘子各3 g，荆芥2.1 g，甘草、山豆根各1.5 g，水煎服，清热解毒，宣肺利咽，治痘疹，血热咽痛者。

葛　根

【来　　源】

葛根为豆科植物野葛 *Pueraria lobata*（Willd.）Ohwi 的干燥根。主产于湖南、河南、广东、浙江、四川等地。

① 彭红华，蒋娥月，林昊，等．不同生长年限山豆根中苦参碱和氧化苦参碱的含量比较[J]. 中国实验方剂学杂志，2014，20（8）：72-75.

【性　　状】

葛根呈纵切的长方形厚片或小方块，外皮淡棕色至棕色，有纵皱纹，粗糙。切面黄白色至淡黄棕色，有的纹理明显。质韧，纤维性强。气微，味微甜。

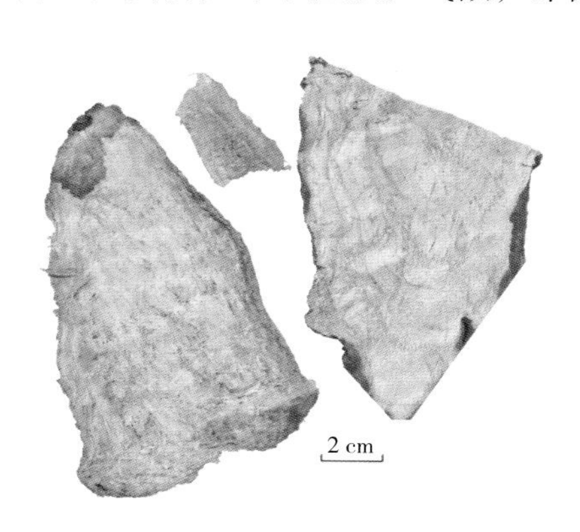

图 54-1　葛根药材

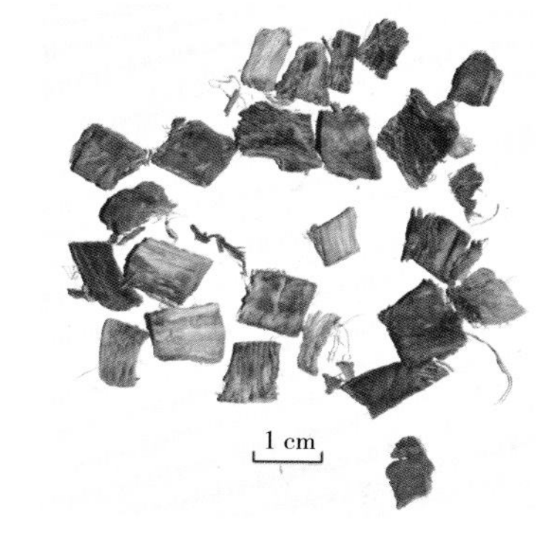

图 54-2　葛根丁

【采收加工】

秋、冬二季采收，除去杂质，趁鲜切厚片或长 13~17 cm，宽 5 cm 以下的长条，晒干或烘干。药材水分不得超过 13%。

表 54-1　不同月份葛根中多糖含量测定①（%）

生长期	多糖含量	生长期	多糖含量
1 月	5.40	7 月	3.55
2 月	6.38	8 月	10.28
3 月	7.73	9 月	11.35
4 月	4.28	10 月	3.15
5 月	0.91	11 月	5.91
6 月	2.10	12 月	4.42

表 54-2　不同生长年限葛根中多糖含量测定①

生长期	多糖含量
1 年生	5.91
2 年生	6.97
3 年生	10.15
多年生	14.28

8~9 月葛根中多糖含量高。生长年限越长，葛根中多糖含量较高。

表 54-3　葛根不同部位葛根素的含量测定②（%）

部位	葛根素含量
葛叶	—
葛根	3.13
葛藤	4.75

①纪宝玉，裴莉昕，陈随清，等．葛根不同生长期多糖含量的动态积累研究 [J]. 中国实验方剂学杂志，2013，19（16）：63-65.

②徐立，赵媛，杨永寿，等．葛根不同部位葛根素含量研究 [J]. 大理学院学报，2009，8（10）：3-6.

续表

部位	葛根素含量
葛花	—
葛果	0.13

葛藤中葛根素含量较高，可进一步开发利用。

【贮　　藏】

葛根常规贮存，易发霉变色，有效成分易流失，半年后就已不符合药典标准。

建议 25℃以下，单包装密封，大垛用黑色塑料布遮盖、密闭库藏。此贮藏条件下，药材质量保存较好，药效不易降低。

【主要成分】

主要含黄豆苷元、黄豆苷、葛根素，另含鹰嘴豆芽素、葛根素 -4- β -O- 葡萄糖苷、4- 甲氧基葛根素、葛根苷 A，葛根苷 B、胡萝卜苷、β - 谷甾醇等。

药典标准：含葛根素不得少于 2.4%。

【性味归经】

甘、辛，凉。归脾、胃、肺经。

【功能主治】

解肌退热，生津止渴，透疹，升阳止泻，通经活络，解酒毒。用于外感发热头痛，项背强痛，口渴，消渴，麻疹不透，热痢，泄泻，眩晕头痛，中风偏瘫，胸痹心痛，酒毒伤中。

【用法用量】

10~15 g。

【编 者 按】

1. 葛根具有抗心律失常、扩张脑血管、降血脂等作用。

2. 葛根 12 g，麻黄 9 g，桂枝 6 g，生姜 9 g，甘草（炙）6 g，芍药 6 g，大枣 12 枚，水煎服；主治外感风寒表实，项背强，无汗恶风，或自下利，或血衄；痉病，气上冲胸，口噤不语，无汗，小便少，或卒倒僵仆。

3. 葛根 18 g，鸡血藤 18 g，丹参、赤芍各 10 g，桑寄生 15 g，水煎服，治颈椎病。

粉　葛

【来　　源】

粉葛为豆科植物甘葛藤 *Pueraria thomsonii* Benth. 的干燥根。主产于广西、四川、重庆等地。

【性　　状】

粉葛呈圆柱形、类纺锤形或半圆柱形。外皮灰棕色，去皮表面黄白色或淡棕色。体重，质硬，富粉性，横切面可见由纤维形成的浅棕色同心性环纹，纵切面可见由纤维形成的数条纵纹。气微，味微甜。

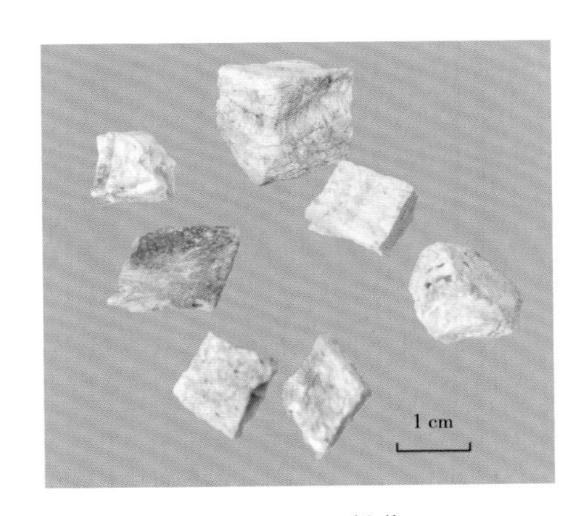

图 55-1　粉葛

【采收加工】

种植后第2年10月份，叶片茂盛时采收。选晴天，采挖粉葛，除去泥沙及杂质，保留根皮，稍干，鲜切成厚片，或再切成块丁，70℃热风烘干。药材水分不得超过14.0%。

表55-1 不同采收时间的粉葛有效成分的含量[1]（%）

采收时间	5月	7月	9月	10月	11月	翌年1月
总黄酮	1.62	2.34	2.28	3.32	2.12	1.49
葛根素	0.41	0.70	1.10	1.70	0.96	0.30
大豆苷	0.073	0.069	0.145	0.233	0.091	0.045
大豆苷元	0.022 6	0.031 1	0.026 4	0.024 6	0.028 9	0.015 6

粉葛种植第2年9~10月时有效成分含量积累达到高峰，11月以后含量略有下降。粉葛作为药用应在种植第2年10月份采挖。

表55-2 粉葛不同部位有效成分的含量[2]（%）

	根	茎	叶	根皮
葛根素	0.31	0.25	0.15	0.73
大豆苷	0.140	0.018	0.030	0.400
大豆苷元	0.060	0.041	0.021	0.064

粉葛根皮中黄酮类含量均高于去皮的根中的含量，建议粉葛加工时不宜去皮。

【贮　　藏】

粉葛常规贮存，易虫蛀，有效成分易流失。贮藏时间不宜超过2年。

建议25℃以下，单包装密封，大垛用黑色塑料布遮盖、密闭库藏。此贮藏条件下，不易虫蛀，不易变质，有效成分不易流失。

【主要成分】

含葛根素、大豆苷、大豆苷元等。

药典标准：醇浸出物不得少于10.0%；含葛根素不得少于0.30%。

【性味归经】

甘、辛，凉。归脾、胃经。

【功能主治】

解肌退热，生津止渴，透疹，升阳止泻，通经活络，解酒毒。用于外感发热头痛，项背强痛，口渴，消渴，麻疹不透，热痢，泄泻，眩晕头痛，中风偏瘫，胸痹心痛，酒毒伤中。

【用法用量】

10~15 g。

【编者按】

1. 二氧化硫残留不得超过限量。

2. 粉葛功能主治同葛根，但粉葛里的淀粉含量高，野葛根里的葛根素含量高。

---

①舒抒．重庆产粉葛的质量评价研究[D].成都：成都中医药大学，2007.

②周英红．野葛与甘葛藤化学成分及淀粉理化特性和光合特性的研究[D].泰安：山东农业大学，2008.

绵萆薢

【来　　源】

绵萆薢为薯蓣科多年生植物绵萆薢 *Dioscorea spongiosa* J.Q.Xi.M.Mizuno et W.L.Zhao 或福州薯蓣 *Dioscorea futschauensis* Uline ex R.Kunth 的干燥根茎。主产于福建、浙江等地。

【性　　状】

绵萆薢为不规则的斜切片，边缘不整齐，大小不一。外皮黄棕色至黄褐色，有稀疏的须根残基，呈圆锥状突起。质疏松，略呈海绵状，切面灰白色至浅灰棕色，黄棕色点状维管束散在。气微，味微苦。

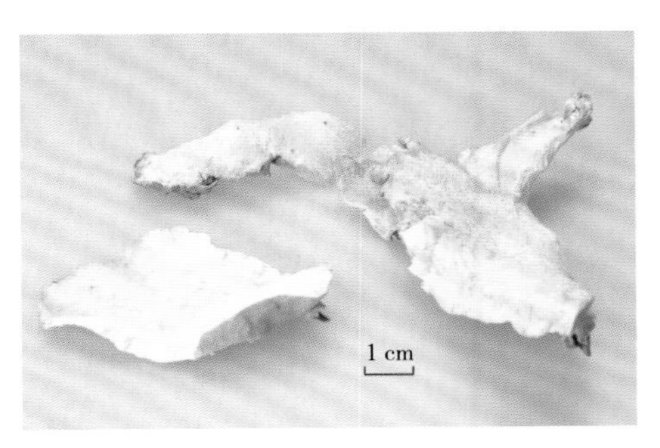

图 56-1　黄白色，松软饱满，质优

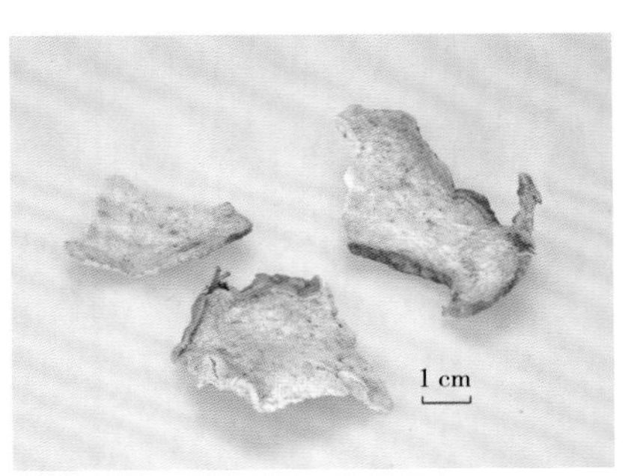

图 56-2　黄棕色，干瘪，质次

【采收加工】

目前绵萆薢药材来源于野生，秋季采挖，除去须根，洗净，趁鲜切片，晒干。药材水分不得超过 11%。

表 56-1　绵萆薢与福州薯蓣中薯蓣皂苷含量比较① (%)

药材	薯蓣皂苷含量
绵萆薢	0.26
福州薯蓣	0.10

从薯蓣皂苷的含量来看，绵萆薢质量优于福州薯蓣。

【贮　　藏】

绵萆薢鲜时含水量高，在常规储存条件下，易受潮，颜色易变深，贮藏时间不超过 2 年。

建议 25℃以下，单包装密封，大垛密闭库藏。贮藏期药材水分控制在 10%~14%。在此贮藏条件下，不易变色，药材质量保持较好。

【主要成分】

主含甾体类，及黄酮类、二芳基庚烷类、木脂素类、有机酸及脂类等。

药典标准：醇浸出物不得少于 15.0%。

【性味归经】

苦，平。归肾、胃经。

①张园园，陈晓辉，毕开顺 . HPLC 法测定薯蓣属 3 种植物中薯蓣皂苷的含量 [J]. 药物分析杂志，2005, 25 (01) : 44-46.

【功能主治】

利湿去浊，祛风除痹。用于膏淋，白浊，白带过多，风湿痹痛，关节不利，腰膝疼痛。

【用法用量】

9~15 g。

【编 者 按】

1. 绵萆薢具有抗肿瘤、抗骨质疏松、抗真菌、抗心肌缺血、降尿酸、调血脂、预防动脉粥样硬化等药理活性，临床上用于慢性前列腺炎、乳糜尿、风湿及类风湿性关节炎、骨关节炎及骨质疏松等。

2. 萆薢 6 g，黄柏（炒褐色）、石菖蒲各 1.5 g，茯苓、白术各 3 g，莲子心 2.1 g，丹参、车前子各 4.5 g，水煎服，治湿热下注膀胱，小便浑浊短。

粉萆薢

【来　　源】

粉萆薢为薯蓣科植物粉背薯蓣 *Dioscorea hypoglauca* Palibin 的干燥根茎。主产于广西、浙江、湖南、安徽等地。

【性　　状】

粉萆薢为不规则的薄片，边缘不整齐，大小不一。有的有棕黑色或灰棕色的外皮。切面黄白色或淡灰棕色，维管束呈小点状散在。质松，略有弹性，易折断，新断面近外皮处显淡黄色。气微，味辛、微苦。

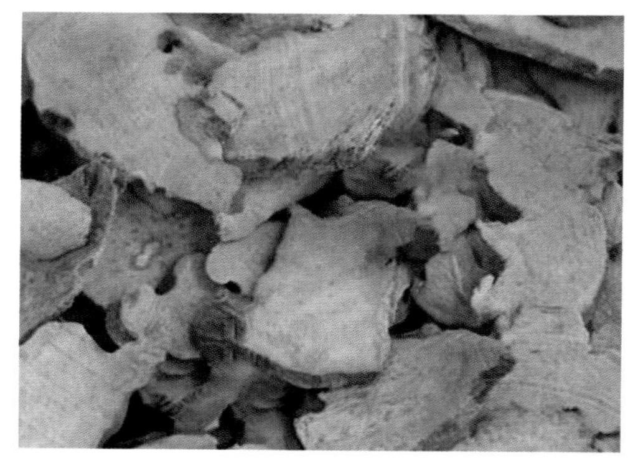

图 57-1　粉萆薢

【采收加工】

目前粉萆薢药材均来源于野生。秋、冬二季地上部分微黄时采挖，除去须根，洗净，趁鲜切片，晒干。药材水分不得超过 11%。

【贮　　藏】

粉萆薢鲜时含水量高，在常规储存条件下，易受潮，有效成分流失快。贮藏时间不超过 2 年。

建议在 20℃以下，单包装密封，大垛密闭库藏。在此贮藏条件下，有效成分不易流失，药材质量保持较好。

【主要成分】

主含甾体类、木脂素类、二芳基庚烷类、有机酸及脂类等。

药典标准：醇浸出物不得少于 20.0%。

【性味归经】

苦，平。归肾、胃经。

【功能主治】

利湿去浊，祛风除痹。用于膏淋，白浊，白带过多，风湿痹痛，关节不利，腰膝疼痛。

【用法用量】

9~15 g。

【编 者 按】

1. 粉萆薢具有降压、降尿酸、抗炎镇痛、抗菌、提高免疫、抗肿瘤等药理活性，临床上用于淋病白浊、白带过多、湿热疮毒、腰膝疼痛及风湿顽痹和小便不利等。

2. 粉萆薢 15 g，猫须草 15 g，车前草 15 g，泽泻 15 g，鲜茶叶 10 g，水煎服，治肾性水肿。

巴戟天

【来 源】

巴戟天为茜草科植物巴戟天 *Morinda officinalis* How 的干燥根。主产于广东、广西、福建，以广东德庆、郁南县所产品质最优。

【性 状】

巴戟天为扁圆柱形，略弯曲，长短不等。表面灰黄色或暗灰色，具纵纹和横裂纹，有的皮部横向断离露出木部；质韧，断面皮部厚，紫色或淡紫色，易与木部剥离；木部坚硬，黄棕色或黄白色。气微，味甘而微涩。

以条大、肥壮、连珠状、肉厚、色紫者为佳。

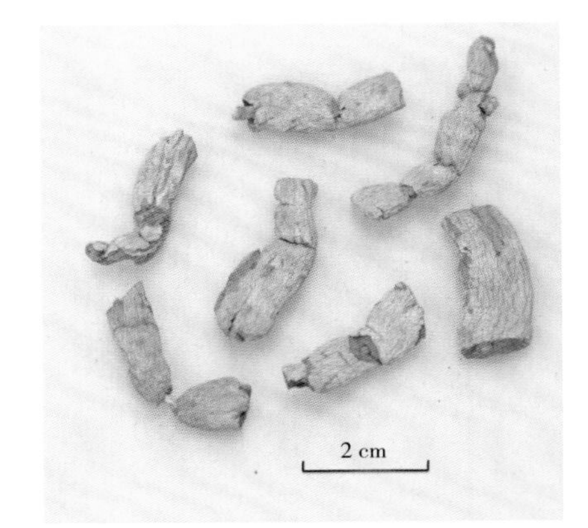

图 58–1 巴戟天

【采收加工】

定植 5 年后才能采收，过早收获，根不够老熟，水分多，肉色黄白，产量低。秋、冬二季采收为宜，挖出根部，除去须根，晒至六七成干时，切段或除去木心后切段，干燥。药材水分不得超过 15%。

表 58–1 不同生长年限巴戟天肉质根糖含量[①]（%）

生长年限	醇溶性糖含量	多糖含量
3 年生	37.19	14.95
4 年生	36.33	13.46
5 年生	42.81	13.87
7 年生	30.61	24.37

5 年生巴戟天醇溶性糖含量较高；7 年生多糖含量较高，醇溶性糖含量低。建议巴戟天 5 年生时采收。

【贮 藏】

巴戟天常规贮存，易虫蛀、发霉，有效成分易流失，贮藏时间不宜超过 1 年。

建议在 20℃以下，单包装密封，大垛用黑色塑料布遮盖、密闭库藏。此贮藏条件下，药材质量保存较好，药效不易降低。

注：−18℃冻藏会导致巴戟天肉质根变色软化，多糖含量和总抗氧化能力显著下降，冻藏方式并不适用于生鲜巴戟天的保存。

①林励，徐鸿华，王素英，等. 不同年龄巴戟天微量元素、氨基酸及糖含量测定 [J]. 广州中医药大学学报，1992（3）：160–163.

【主要成分】

主含蒽醌、环烯醚萜苷、低聚糖、维生素 C 等成分。

药典标准：水浸出物不得少于 50%；含耐斯糖不得少于 2.0%。

【性味归经】

甘、辛，微温。归肾、肝经。

【功能主治】

补肾阳，强筋骨，祛风湿。用于阳痿遗精，宫冷不孕，月经不调，少腹冷痛，风湿痹痛，筋骨痿软。

【用法用量】

3~10 g。

【编 者 按】

1. 甘草制巴戟天有利于多糖的溶出。

2. 巴戟天叶中所含水晶兰苷的含量比根含量高，水晶兰苷具有明显的抗炎镇痛作用。建议用巴戟天叶提取水晶兰苷。

3. 现代药理研究表明巴戟天具有调节免疫功能、调节甲状腺功能、抗衰老、抗疲劳等作用。

4. 巴戟天 15 g，枸杞子 15 g，补骨脂 9 g，桑葚 15 g，水煎服，治阳痿早泄。

天 麻

【来 源】

天麻是兰科植物天麻 *Gastrodia elata* Bl. 的干燥块茎。全国各地都有种植，主产于云南、贵州、陕西、安徽等地。

【性 状】

天麻外表呈椭圆形，稍扁；表面灰黄色或浅棕色，有纵向皱纹，习称“姜皮样”；有棕黑色小点状组成的环节，习称“芝麻点”；一端略尖，有时带棕红色的干枯残芽，习称“鹦哥嘴”；另端有圆脐状疤痕，习称“肚脐眼”。质坚硬，不易折断，断面平坦，半透明革质，白色或淡棕色。味特异，甘、微辛。以色黄白、半透明、肥大坚实者为佳。

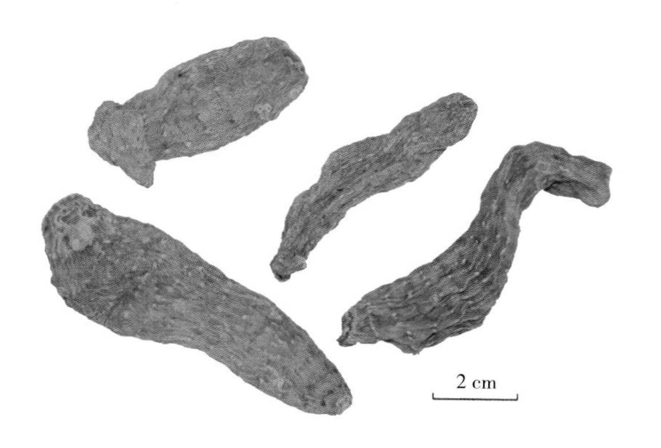

图 59-1 天麻

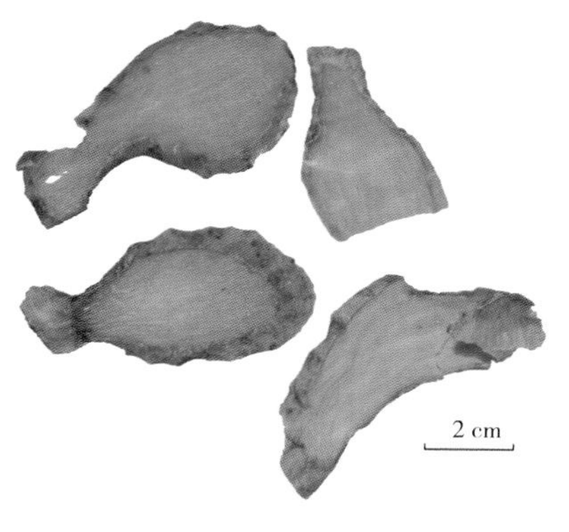

图 59-2 天麻片

【采收加工】

立冬后至次年清明前采挖，不同产地天麻采收时间不同，分为“冬麻”和“春麻”。采收时，挖起菌棒，取出成熟天麻，轻拿、轻放、轻装运，避免人为机械损伤，防止采后烂麻。

鲜天麻：采收当天洗净后真空密封冷藏。

天麻：常温蒸 25 分钟，晒干或 60℃烘干。需要切片的建议趁鲜切薄片，蒸至透心后低温干燥。药材水分不得超过 15%。

表 59-1 昭通乌天麻不同采收期天麻重量、折干率①

采收时间	鲜重（g）	干重（g）	折干率（%）
8 月	75.0	10.7	14.2
9 月	135.0	32.5	24.1
10 月	154.8	39.7	25.6
11 月	149.2	45.3	30.3
12 月	139.6	39.5	28.2
1 月	151.8	41.7	27.5
2 月	153.9	40.5	26.3
3 月	148.6	30.3	20.4

昭通乌天麻在 11 月左右完全成熟，重量和含量达到最高。低海拔产区采收时间适当提前。

【贮　　藏】

天麻常规贮存，易受潮霉变，易虫蛀，有效成分流失快。贮藏时间不宜超过 1 年。

建议单包装密封，冷藏。贮藏期药材水分控制在 11%~14%。此条件下贮存，药材不易变质，药效不易下降。

【主要成分】

主要化学成分为酚类化合物及其苷类：天麻素、对羟基苯甲醇等，及糖类、甾醇类等。

药典标准：醇浸出物不得少于 15%；含天麻素和对羟基苯甲醇的总量不得少于 0.25%。

【性味归经】

甘，平。归肝经。

【功能主治】

息风止痉，平抑肝阳，祛风通络。用于小儿惊风，癫痫抽搐，破伤风，头痛眩晕，手足不遂，肢体麻木，风湿痹痛。

【用法用量】

3~10 g。

【编 者 按】

1. 二氧化硫残留不得超过限量。

2. 天麻对大脑神经系统具有明显的保护和调节作用，能增强视神经的分辨能力，已用作高空飞行人员的脑保健食品或脑保健药物。日本用天麻注射液治疗老年痴呆症，有效率达 81%。

3. 天麻地上部分天麻素含量较高，具有良好的药用前景。

4. 天麻 3 g，防风 9 g，川芎 6 g，白芷 6 g，薄荷 3 g，桑叶 6 g，甘菊 4.5 g，用水熬透，洗之，主治偏正头痛，头目昏重等。

① 刘金美，田治蛟，张昌飞，等 . 昭通乌天麻最佳采收期研究 [J]. 中国现代中药，2016，18（2）：189-192.

白 及

【来　　源】

白及为兰科植物白及 *Bletilla striata*（Thunb.）Reichb.f. 的干燥块茎。主产于贵州、四川、河南等地。

【性　　状】

白及呈不规则扁圆形，多有 2~3 个爪状分枝。表面灰白色或黄白色，有数圈同心环节和棕色点状须根痕，上面有突起的茎痕，下面有连接另一块茎的痕迹。质坚硬，不易折断，断面类白色，角质样。气微，味苦，嚼之有黏性。

以根茎肥厚，色白明亮，个大坚实，无须根者为佳。内有白心者质差。

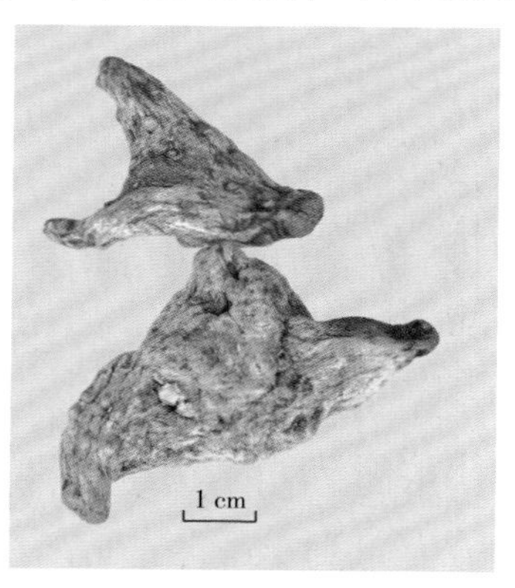

图 60-1　白及

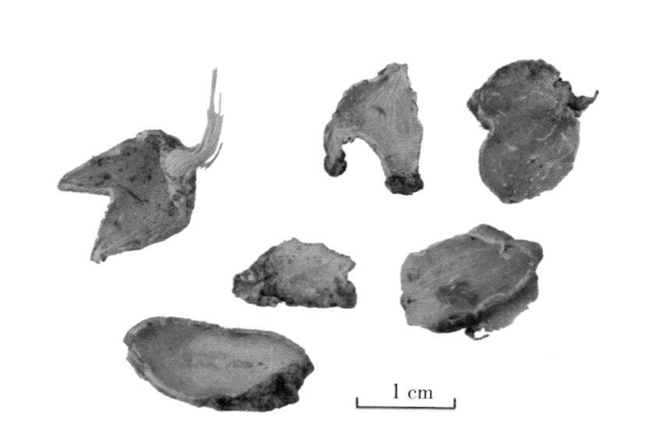

图 60-2　白及片

【采收加工】

立秋前后采收。除去须根，洗净，置沸水中煮或蒸至无白心，晒至半干，除去外皮，再低温烘干。建议蒸后立即切片干燥，药材水分不得超过 15%。

表 60-1　不同加工方法白及饮片中 militarine 和浸出物的含量测定[①]（%）

切片方式	militarine 含量	浸出物含量
润透切片	1.18	19.07
煮透切片	1.64	19.30
蒸透切片	3.35	19.37

蒸透切片的加工方法 militarine 和浸出物的含量最高。建议采用蒸透切片法加工。

【贮　　藏】

白及常规贮藏，易吸潮发霉，有效成分易流失，贮藏时间不宜超过 2 年。

建议单包装密封，冷藏。此贮藏条件下，药材质量保存较好，药效不易降低。

【主要成分】

主要含有淀粉约 30%，葡萄糖 1.5%，挥发油以及黏液质等。

① 廖修静，张羽斌，文运，等．不同炮制方法对白及中 militarine 及浸出物含量的影响 [J]. 中国实验方剂学杂志，2014，20（07）：67-69.

【性味归经】

苦、甘、涩，微寒。归肺、肝、胃经。

【功能主治】

收敛止血，消肿生肌。用于咯血，吐血，外伤出血，疮疡肿毒，皮肤皲裂。

【用法用量】

6~15 g；研末吞服 3~6 g。外用适量。

【编 者 按】

1. 不宜与川乌、制川乌、草乌、制草乌、附子同用。

2. 二氧化硫残留不得超过限量。

3. 白及胶质具有较好的黏性，工业上常作为精密仪器的黏合剂。

4. 白及具有抗菌、止血、抗肿瘤、抗溃疡、抗纤维化、抗氧化、促进伤口愈合等药理作用，是云南白药的主要成分之一。

5. 白及、地榆等量，炒焦，研末，每服 3 g，温开水送服，每日 2~3 次，治疗肠胃出血。

龙 胆

【来　　源】

龙胆为龙胆科植物条叶龙胆 *Gentiana manshurica* Kitag.、龙胆 *Gentianascabra* Bge.、三花龙胆 *Gentiana triflora* Pall. 或坚龙胆 *Gentiana rigescens* Franch. 的干燥根和根茎。前三种习称“龙胆”，后一种习称“坚龙胆”。主产于辽宁、云南等地。

【性　　状】

龙胆：根茎呈不规则的块状，表面暗灰棕色或深棕色，上端有茎痕或残留茎基，周围和下端着生多数细长的根。根圆柱形，略扭曲，表面淡黄色或黄棕色，上部多有显著的横皱纹，下部较细，有纵皱纹及支根痕。质脆，易折断，断面略平坦，皮部黄白色或淡黄棕色，木部色较浅，呈点状环列。气微，味甚苦。

坚龙胆：表面无横皱纹，外皮膜质，易脱落，木部黄白色，易与皮部分离。

皆以根条粗长、黄色或黄棕色、无碎断者为佳。

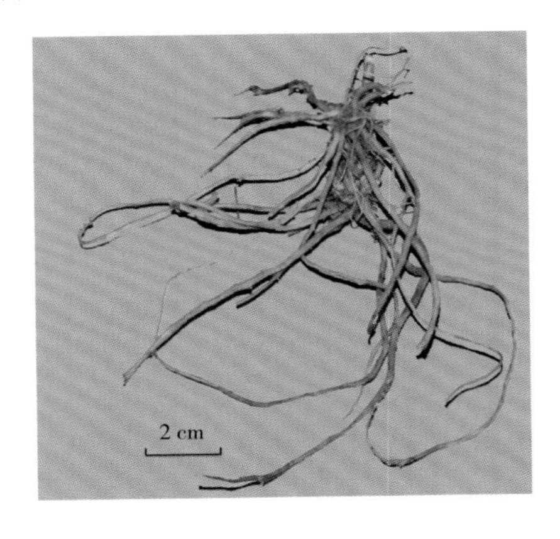

图 61-1　龙胆

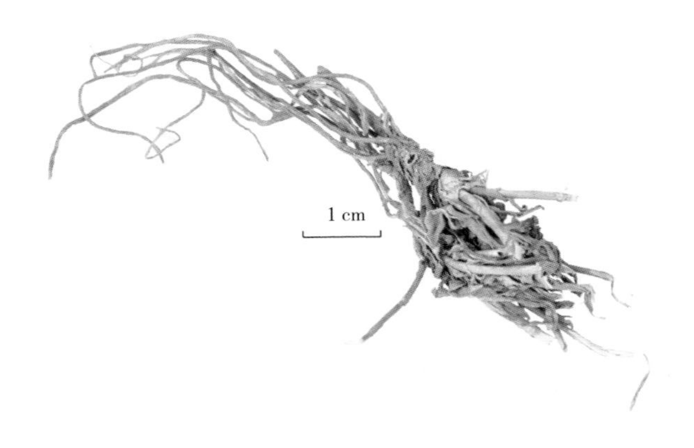

图 61-2　坚龙胆

【采收加工】

春秋二季采挖。洗净，晒干或烘干，根以上残留部分不超过 2 cm。建议趁鲜切段。药材水分不得超过 9%。

表 61–1　不同产地不同采收期坚龙胆中龙胆苦苷的含量[①]（%）

产地	时间	根中龙胆苦苷含量	茎叶中龙胆苦苷含量	产地	时间	根中龙胆苦苷含量	茎叶中龙胆苦苷含量
龙里	9 月	6.87	2.34	乌当	9 月	6.68	2.19
	10 月	6.45	3.68		10 月	6.83	2.95
	11 月	6.11	2.19		11 月	5.30	1.34
	12 月	6.82	1.70		12 月	6.48	1.48

龙里坚龙胆含量在 9~11 月缓慢下降，乌当坚龙胆含量上升后又下降，两地 11 月含量均最低，12 月又有所回升，因此坚龙胆的最适宜采收期应为 9~10 月和 12 月。

【贮　　藏】

龙胆常规粗贮，易发霉，有效成分流失快，贮藏时间不宜超过 2 年。

建议在 20℃以下，单包装密封，大垛密闭库藏。在此贮藏条件下，不易发霉，药材质量保持较好。

【主要成分】

含三萜类、黄酮类、环烯醚萜类、生物碱类等。

药典标准：水浸出物不得少于 36.0%；龙胆含龙胆苦苷不得少于 3.0%，坚龙胆含龙胆苦苷不得少于 1.5%。

【性味归经】

苦，寒。归肝、胆经。

【功能主治】

清热燥湿，泻肝胆火。用于湿热黄疸，阴肿阴痒，带下，湿疹瘙痒，肝火目赤，耳鸣耳聋，胁痛口苦，强中，惊风抽搐。

【用法用量】

3~6 g。

【编 者 按】

1. 龙胆具有保肝、健胃、抗炎、抗甲亢、升血糖等药理作用，临床上用于肝胆疾病、高血压、急性肾盂肾炎、病毒性角膜炎、皮肤病、急性咽炎、慢性支气管炎、结膜炎等。

2. 龙胆草 9 g，夏枯草 15 g，水煎服，治高血压。

3. 龙胆、茵陈各 12 g，郁金、黄柏各 6 g，水煎服，治急性黄疸型传染性肝炎。

秦　艽

【来　　源】

秦艽是龙胆科植物秦艽 *Gentiana macrophylla* Pall.、麻花艽 *Gentiana straminea* Maxim.、粗茎秦艽 *Gentiana crassicaulis* Duthie ex Burk. 或小秦艽 *Gentiana dahurica* Fisch. 的根。前三种按性状不同

①蒋品，高言明，杨玉琴，等. 龙胆不同采收期龙胆苦苷和多糖含量变化研究 [J]. 江西中医药，2011，42（2）：55–57.

分别习称“秦艽”和“麻花艽”，后一种习称“小秦艽”。产于云南、四川、甘肃、西藏等地，主产于云南迪庆、丽江、大理。

【性　　状】

秦艽呈类圆柱形，上粗下细，扭曲不直。表面黄棕色或灰黄色，有纵向或曲的纵皱纹，顶端有残存茎基及纤维状叶鞘。质硬而脆，易折断，面略显油性，皮部黄色或棕黄色，木部黄色。气特异，味苦、微涩。

麻花艽呈类圆锥形，多由数个小根纠聚而膨大。表面棕褐色，粗糙，有裂隙呈网状孔纹。质松脆，易折断，断面多呈枯朽状。

小秦艽呈类圆锥形或类圆柱形，表面棕黄色。主根通常 1 个，残存的茎基有纤维状叶鞘，下部多分枝。断面黄白色。

以粗大、肉厚、色棕黄、气味浓厚者为佳。

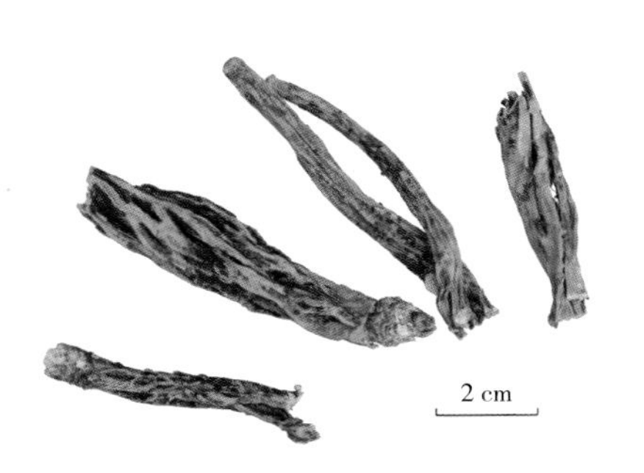

图 62-1　秦艽（四川，野生）

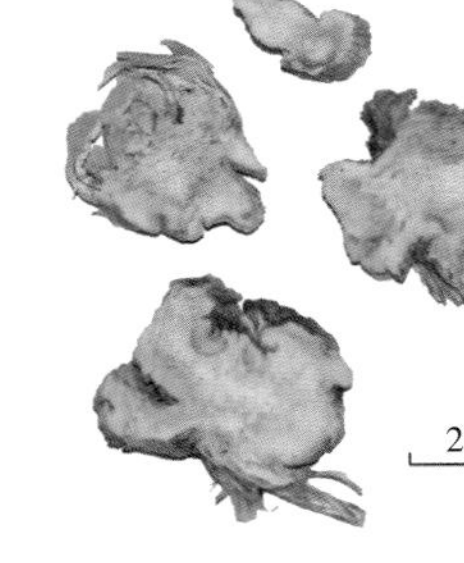

图 62-2　秦艽片

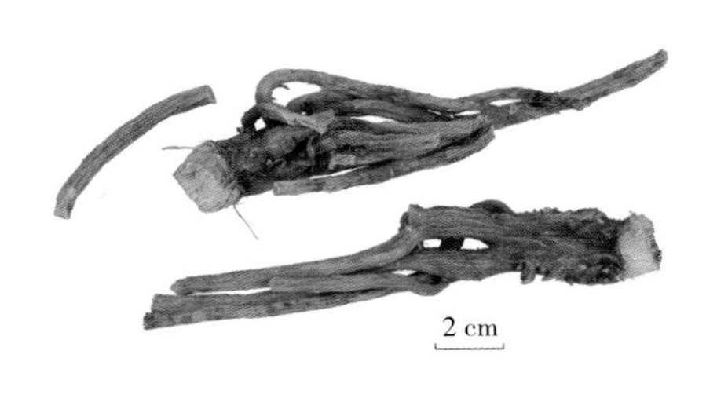

图 62-3　秦艽（云南，家种）

【采收加工】

10 月下旬到 11 月末采挖。秦艽和麻花艽晒软，堆置“发汗”至表面呈红黄色或灰黄色时，摊开晒干；或不经“发汗”直接晒干；小秦艽趁鲜时搓去黑皮，晒干。建议趁鲜切片，干燥。药材水分不得超过 9%。

表 62-1　秦艽不同采收期重量、含量测定①

采收期	鲜重（g）	干重（g）	折干率（%）	龙胆苦苷（%）	马钱苷酸（%）
10 月 20 日	29.79	9.34	31	4.27	0.9
10 月 30 日	29.79	10.17	31	4.34	0.92
11 月 9 日	44.64	14.48	32	4.34	1.17
11 月 19 日	46.79	14.98	32	5.12	1.14
11 月 29 日	47.85	14.80	31	5.16	1.14

11 月中下旬采收产量、有效成分含量高。

【贮　　藏】

秦艽常规贮存，易受潮发霉，有效成分流失快。贮藏时间不宜超过 2 年。

建议 20℃以下，单包装密封，大垛密闭库藏。此条件下贮存，药材不易变质，药效不易下降。

【主要成分】

主要化学成分为龙胆苦苷、马钱苷酸、獐牙菜苷、獐牙菜苦苷等。

药典标准：醇浸出物不得少于 24.0%；含龙胆苦苷和马钱苷酸总量不得少于 2.5%。

① 曾羽，陈兴福，邹元锋，等．鲁甸粗茎秦艽最适采收期初探 [J]. 中国中药杂志，2014，39（14）：2635-2639.

【性味归经】

辛、苦，平。归胃、肝、胆经。

【功能主治】

祛风湿，清湿热，止痹痛，退虚热。用于风湿痹痛，中风半身不遂，筋脉拘挛，骨节酸痛，湿热黄疸，骨蒸潮热，小儿疳积发热。

【用法用量】

3~10 g。

【编 者 按】

1. 小秦艽地上部分（茎、叶、花）獐牙菜苷含量高于根部，可进一步开发利用。

2. 其他非药典品种如粗壮秦艽、西藏秦艽、长梗秦艽、全萼秦艽中龙胆苦苷和马钱苷酸总含量达到药典标准，在四川、西藏等地野生资源丰富。

3. 秦艽用于脑出血后遗症、结肠炎、内痔、外痔等病症的治疗。

4. 秦艽 10 g，无花果根 30 g，忍冬藤 30 g，徐长卿 10 g，水煎服，治风湿关节痛。

白 蔹

【来　　源】

白蔹为葡萄科植物白蔹 *Ampelopsis japonica*（Thunb.）Makino 的干燥块根。主产于河南、湖北、江西、安徽等地。

【性　　状】

白蔹纵瓣呈长圆形或近纺锤形，长 4~10 cm，直径 1~2 cm。切面周边常向内卷曲，中部有一突起的棱线。外皮红棕色或红褐色，有纵皱纹、细横纹及横长皮孔，易层层脱落，脱落处呈淡红棕色。斜片呈卵圆形，长 2.5~5 cm，宽 2~3 cm。切面类白色或浅红棕色，可见放射状纹理，周边较厚，微翘起或略弯曲。体轻，质硬脆，易折断，折断时，有粉尘飞出。气微，味甘。

以肥大、断面粉红色，粉性足者为佳。

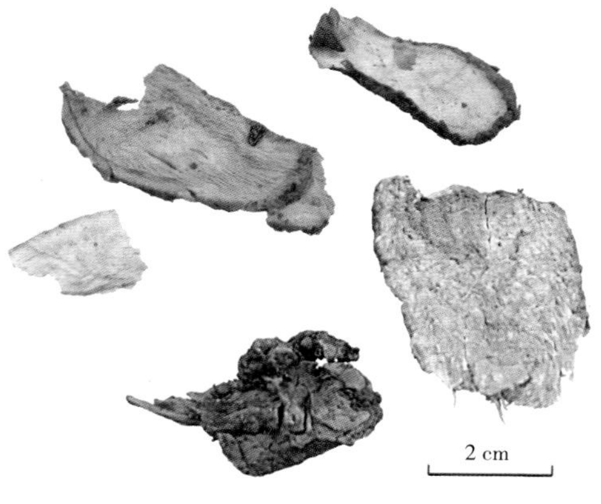

2 cm

图 63-1　白蔹

【采收加工】

春、秋二季采挖，除去泥沙和须根，趁鲜切斜片，晒干或 60℃以下烘干。药材水分不得超过 15%。

【贮　　藏】

白蔹常规贮存，易虫蛀、易发霉，有效成分易流失，贮藏时间不宜超过 1 年。

建议在 20℃以下，单包装密封，大垛用黑色塑料布遮盖、密闭库藏。此贮藏条件下，药材质量保存较好，药效不易降低。

【主要成分】

主含延胡索酸、没食子酸、淀粉、鞣质、黄酮苷、葡萄糖等。

药典标准：醇浸出物不得少于 18.0%。

【性味归经】

苦，微寒。归心、胃经。

【功能主治】

清热解毒，消痈散结，敛疮生肌。用于痈疽发背，疔疮，瘰疬，烧烫伤。

【用法用量】

5~10 g。外用适量，煎汤洗或研成极细粉敷患处。

【编 者 按】

1. 白蔹具有抗菌、强心、抗惊厥、抑制黑色素生成等药理作用。

2. 白蔹经炒制后其体外抗菌作用比生白蔹强，且炒焦效果最佳。

3. 白蔹适量研末，调蜜敷患处。治痔疮。

白头翁

【来 源】

白头翁为毛茛科植物白头翁 *Pulsatilla chinensis*（Bge.）Regei 的干燥根。主产于辽宁、河北、河南、湖北等地。

【性 状】

白头翁呈圆柱形或圆锥形，稍扭曲。表面黄棕色或棕褐色，具不规则纵皱纹或纵沟，皮部易脱落，露出黄色的木部。根头部稍膨大，具白色绒毛、鞘状叶柄残基。质硬而脆，断面皮部黄白色或淡黄棕色，木部淡黄色。气微，味微苦涩。

以条粗长、整齐、外表灰黄色、根头部有白色毛茸者为佳。

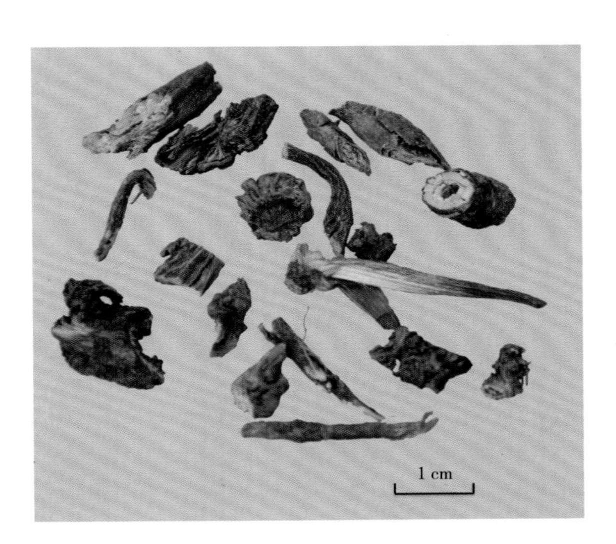

图 64-1 白头翁

【采收加工】

白头翁通常在春、秋二季采挖，除去泥沙和残留茎叶，干燥。建议趁鲜切片，置于 105℃烘箱中杀青数分钟，取出，50℃烘干。药材水分不得超过 13.0%。

表 64-1 白头翁不同部位总皂苷的含量①（%）

不同部位	根	茎叶
总皂苷	8.39	3.52

白头翁根中皂苷含量高于地上茎叶，茎叶中皂苷含量较高，可进一步开发。

① 周素娣，王旭敏．不同采收期对白头翁中总皂苷含量的影响 [J]. 中药新药与临床药理，1998，9（1）：45-46.

表 64-2　不同采收时间白头翁有效成分的含量[1]（%）

采收时间	4 月	5 月	7 月	10 月
白头翁皂苷 B_4	5.218	4.267	4.821	5.066
醇浸出物	26.9	17.9	17.2	18.5

白头翁花期和枯苗期白头翁皂苷 B_4 含量较高。枯苗期皂苷绝对产量最高。

表 64-3　不同干燥方式白头翁有效成分的含量[2]（%）

干燥方式	晒干	50℃烘干	105℃杀青烘干	沸水杀青烘干	放置 2 天烘干
白头翁皂苷 B_4	5.153	7.405	8.097	5.951	1.773

105℃杀青后烘干有效成分含量高，为白头翁的最优加工方式。

【贮　　藏】

白头翁常规贮存，易受潮发霉，有效成分易流失。贮藏时间不宜超过 1 年。

建议 20℃以下，单包装密封，大垛密闭库藏。或直接冷藏。此贮藏条件下，不易变质，有效成分不易流失。

【主要成分】

白头翁皂苷 B_4、白头翁皂苷 A、白头翁皂苷 B_3 等。

药典标准：醇浸出物不得少于 17.0%；含白头翁皂苷 B_4 不得少于 4.6%。

【性味归经】

苦，寒。归胃、大肠经。

【功能主治】

清热解毒，凉血止痢。用于热毒血痢，阴痒带下。

【用法用量】

9~15 g。

【编 者 按】

1. 白头翁临床常用于治疗溃疡性结肠炎、慢性结肠炎、慢性腹泻、前列腺增生、急性胃肠炎、急性痢疾等。

2. 黄柏白头翁汤：白头翁 15 g，黄连 6 g，黄柏 12 g，秦皮 12 g，具有清热解毒，凉血止痢之功效，现常用于治疗细菌性痢疾、阿米巴痢疾等属热毒血痢者。

威灵仙

【来　　源】

威灵仙为毛茛科植物威灵仙 *Clematis chinensis* Osbeck、棉团铁线莲 *Clematis hexapetala* Pall. 或东北铁线莲 *Clematis manshurica* Rupr. 的干燥根和根茎。主产于吉林、甘肃、辽宁、广东等地。

① 代震，陈随清．河南白头翁生物学特性的初步研究 [J]. 中医学报，2012，27（1）：70-72.

②时维静，周其应，王海侠，等．产地加工对白头翁皂苷 B_4 含量的影响 [J]. 中药材，2008，31（8）：1124-1125.

【性　　状】

威灵仙：根茎呈柱状，表面淡棕黄色；顶端残留茎基；质较坚韧，断面纤维性；下侧着生多数细根。根呈细长圆柱形，稍弯曲，表面黑褐色，有细纵纹，有的皮部脱落，露出黄白色木部；质硬脆，易折断，断面皮部较广，木部淡黄色，略呈方形，皮部和木部间常有裂隙。气微，味淡。

棉团铁线莲：根茎呈短柱状，表面棕褐色至棕黑色；断面木部圆形。味咸。

东北铁线莲：根茎呈柱状，表面棕黑色；断面木部近圆形。味辛辣。

均以条均匀、质坚硬、断面色灰白者为佳。

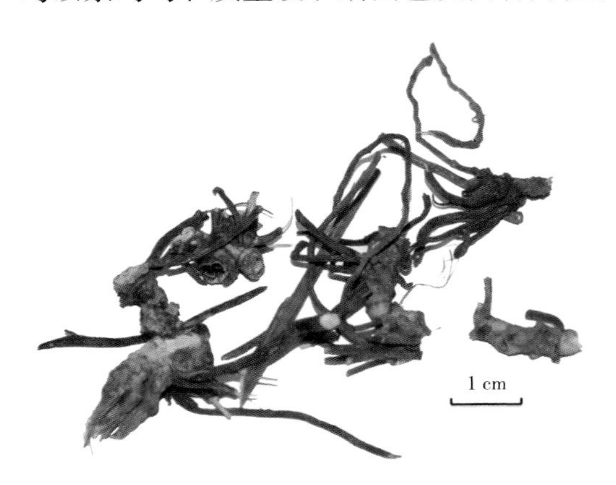

图 65-1　威灵仙（东北产）

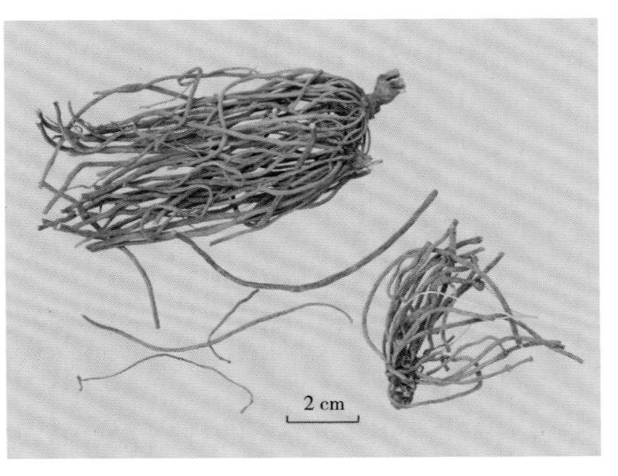

图 65-2　川威灵仙（习用品）

【采收加工】

通常于秋季采收，种子成熟期前后采收的威灵仙齐墩果酸含量较高。采挖根及根茎，除去泥沙，晒干或烘干。药材水分不得超过 15%。

表 65-1　威灵仙根及根茎中指标成分的含量[①]

药用部位	常春藤皂苷元（%）	齐墩果酸（%）
根	0.39	0.48
根茎	0.03	0.09

威灵仙药材根中齐墩果酸含量显著高于根茎。

【贮　　藏】

威灵仙常规贮存，有效成分易流失。贮藏时间不宜超过 2 年。

建议 20℃以下，单包装密封，大垛密闭库藏。此贮藏条件下，有效成分不易流失。

【主要成分】

三萜皂苷类、黄酮类、生物碱类等。

药典标准：醇浸出物不得少于 15.0%；含齐墩果酸不得少于 0.30%。

【性味归经】

辛、咸，温。归膀胱经。

【功能主治】

祛风湿，通经络。用于风湿痹痛，肢体麻木，筋脉拘挛，屈伸不利。

【用法用量】

6~10 g。

① 李倩倩 . 不同品种威灵仙药材的质量控制研究 [D]. 北京：北京中医药大学，2013.

【编者按】

1. 同属其他植物也作威灵仙使用，为各地习用药材，但多数含量不达标。
2. 现代研究表明，威灵仙具有抗炎镇痛、解痉、治疗关节炎等作用。
3. 威灵仙 20 g，当归尾 10 g，牛膝 15 g，牛蒡子 10 g，水煎服，治急性腰扭伤。
4. 威灵仙 10 g，骨碎补 10 g，鸡血藤 15 g，千年健 15 g，无花果根 30 g，水煎服，治风湿关节肿痛。

徐长卿

【来　　源】

徐长卿为萝藦科植物徐长卿 *Cynanchum paniculatum*（Bge.） Kitag. 的干燥根及根茎。主产于山东。

【性　　状】

徐长卿根茎呈不规则柱状，有盘节，长 0.5~3.5 cm，直径 2~4 mm。有的顶端带有残茎，细圆柱形，长约 2 cm，直径 1~2 mm，断面中空；根茎节处周围着生多数根。根呈细长圆柱形，弯曲，长 10~16 cm，直径 1~1.5 mm。表面淡黄白色至淡棕黄色或棕色；具微细的纵皱纹，并有纤细的须根。质脆，易折断，断面粉性，皮部类白色或黄白色，形成层环淡棕色，木部细小。气香，味微辛凉。

以香气浓者为佳。

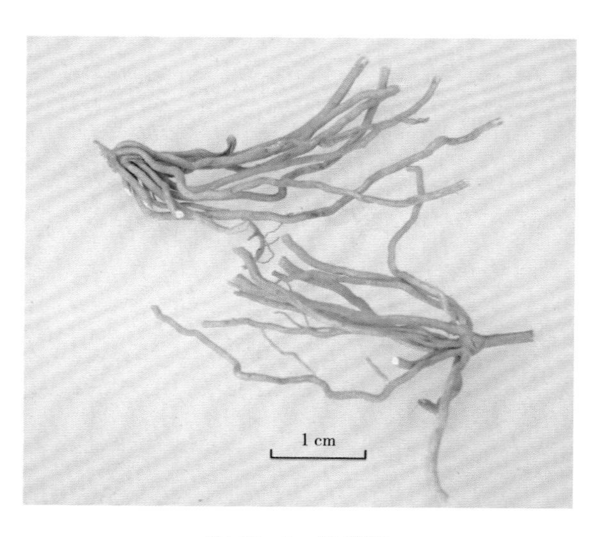

图 66-1　徐长卿

【采收加工】

秋季采挖，除去杂质，低温烘干。建议趁鲜切段，干燥后立即密封保存。药材水分不得超过 15%。

表 66-1　不同生长年限不同时间徐长卿中丹皮酚的含量[①]

生长年限	丹皮酚（%）	产量（kg/m^2）
1 年	0.92	0.556
2 年	1.55	1.361
3 年	1.69	1.719

随着生长年限的增加，徐长卿药材的丹皮酚含量与产量均呈现出不断提高的趋势。10 月下旬采收的徐长卿中丹皮酚含量明显高于 8 月下旬。

【贮　　藏】

徐长卿常规贮存，香气易散失，有效成分流失快，贮藏时间不宜超过 2 年。

建议在 20℃以下，单包密封，大垛密闭库藏。贮藏期药材水分控制在 9%~14%。在此贮藏条

① 张永清，李萍，王建成．不同生长年限徐长卿药材产量与质量的比较 [J]. 中国中药杂志，2006，31（16）：1367-1369.

件下，气味不易散失，药材质量保持较好。

【主要成分】

含有挥发油、苯乙酮类、多糖类、甾体类以及生物碱等成分。

药典标准：醇浸出物不得少于 10.0%，含丹皮酚不得少于 1.3%。

【性味归经】

辛，温。归肝、胃经。

【功能主治】

祛风化湿，止痛止痒。用于风湿痹痛，胃痛胀满，牙痛，腰痛，跌扑损伤，风疹、湿疹。

【用法用量】

3~12 g，后下。

【编 者 按】

1. 徐长卿具有调节免疫、镇静、镇痛、改善心肌缺血、抗病毒、抗炎、抗过敏、抗肿瘤等药理作用。

2. 徐长卿 10 g，枳壳 9 g，木香 6 g，鸡矢藤 15 g，水煎服，治胃痛。

细 辛

【来 源】

细辛是马兜铃科植物北细辛 *Asarum heterotropoides* Fr. Schmidt var. *mandshuricum*（Maxim.）Kitag.、汉城细辛 *Asarum sieboldii* Miq. var. *seoulense* Nakai 或华细辛 *Asarum sieboldii* Miq. 的干燥根和根茎。北细辛和汉城细辛习称“辽细辛”。产于辽宁、吉林、陕西等地。

【性 状】

细辛根状茎横生呈不规则的圆柱形，具短分枝。表面粗糙，灰棕色，有环形节，分枝顶端有碗状茎痕。根密生于节上细长，表面灰黄色，平滑或具纵皱纹。质脆，易折断，断面平坦，黄白色或白色。气辛香，味辛辣，麻舌。

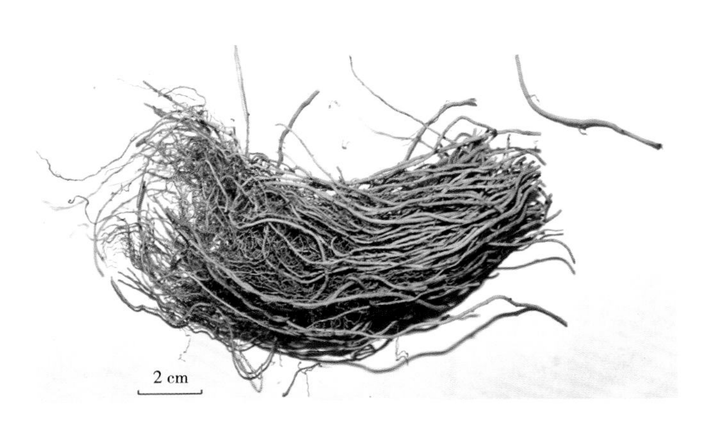

图 67-1 细辛（根）

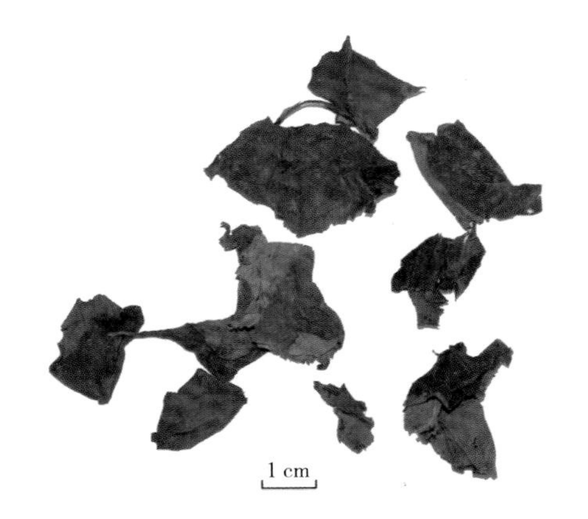

图 67-2 细辛（地上部分）

【采收加工】

细辛 7~9 月采收。选晴天，深挖出全根，除去地上部分及杂质，阴干。建议趁鲜切段。药材水分不得超过 10%。

表 67-1　细辛不同采收时间挥发油含量测定①

采收时间	挥发油（%）
5 月	4.9
6 月	2.8
7 月	2.4
8 月	3.6
9 月	4.0
10 月	3.8

细辛 9 月采收挥发油含量高。

表 67-2　细辛不同加工方法折干率及挥发油含量测定②

加工方法	折干率（%）	挥发油（%）
不洗阴干	36.17	2.50
不洗冻干	37.24	2.02
水洗阴干	29.93	2.66

细辛水洗阴干能更好的除去根、茎上的泥土，折干率低，挥发油含量高。

【贮　　藏】

细辛常规贮藏，有效成分流失快，香气易散失，无香气者基本无药效。

建议 20℃以下，单包装密封，大垛密闭库存。此条件下贮存，香气不易散失，药材不易变质，药效好。

【主要成分】

主要化学成分为挥发油、细辛脂素、马兜铃酸Ⅰ、黄樟醚等。

药典标准：醇浸出物不得少于 9.0%；含挥发油不得少于 2.0%，含细辛脂素不得少于 0.050%，含马兜铃酸Ⅰ不得多于 0.001%。

【性味归经】

辛，温。归心、肺、肾经。

【功能主治】

解表散寒，祛风止痛，通窍，温肺化饮。用于风寒感冒，头痛，牙痛，鼻塞流涕，鼻鼽，鼻渊，风湿痹痛，痰饮喘咳。

【用法用量】

1~3 g。散剂每次服 0.5~1 g。外用适量。

【编 者 按】

1. 不宜与藜芦同用。

2. 细辛本是全草入药。因其地上部分马兜铃酸含量较高，故 2005 年以后《中国药典》将细辛改为根及根茎入药。市场上仍有将细辛地上部分入药。

3. 临床用于治疗头疼、痹证、心律失常、鼻炎等病症。

4. 细辛研末，加面粉及白酒调成糊状，敷太阳穴，治风寒头疼。

①吴艳蓉，贾凌云，高福坤，等. 不同产地和采收期辽细辛挥发油的含量测定 [J]. 沈阳医科大学学报，2008，32（10）：285-288.

②黄鲛，易进海，李志宝，等. 东北细辛适宜加工方法的研究 [J]. 特产研究，2003，3：28-30.

远 志

【来　　源】

远志是远志科植物远志 *Polygala tenuifolia* Willd. 和卵叶远志 *Polygala sibirica* L. 的干燥根。主产于陕西、山西、甘肃等地。

【性　　状】

远志呈圆柱形，略弯曲。面灰黄色至灰棕色，有较密并深陷的横皱纹、纵皱纹及裂纹，老根的横皱纹较密更深陷，略呈结节状。质硬而脆，易折断，断面皮部棕黄色，木部黄白色，皮部易与木部剥离。气微，味苦、微辛，嚼之有刺喉感。

以筒粗、肉厚、去净木心者为佳。

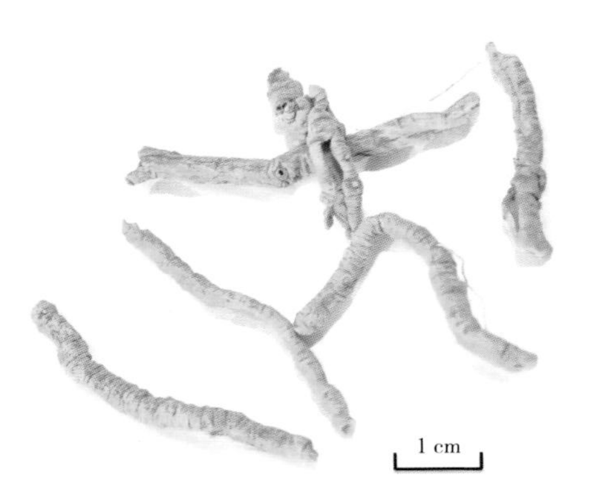

图 68-1　远志

【采收加工】

栽种后第 3 年春季萌芽前或秋季回苗后采收。去掉地上部分，深挖出根部运回，用木棒捶松软，抽出木心，晒干；细根直接晒干，切段。建议直接趁鲜切短段，晒干。药材水分不得超过 12%。

表 68-1　不同采收期远志中细叶远志皂苷含量①

采收期	细叶远志皂苷含量（%）	采收期	细叶远志皂苷含量（%）
1 月	3.29	7 月	3.14
2 月	3.08	8 月	3.27
3 月	3.92	9 月	3.46
4 月	3.91	10 月	3.57
5 月	3.78	11 月	3.64
6 月	3.62	12 月	3.37

表 68-2　不同生长年限远志中细叶远志皂苷含量①

采收期	细叶远志皂苷含量（%）
1 年生	2.71
2 年生	3.45
3 年生	3.56

表 68-3　细叶远志根的生长动态②

	开花前期（g）	花果期（g）	果后期（g）	枯萎期（g）	年均增重率（%）
1 年生	0.77	1.21	1.87	2.86	—
2 年生	0.77	1.82	2.92	2.86	85.3

①李军，董晓兵，姜勇，等 . HPLC 法测定远志中总皂苷的含量 [J]. 药物分析杂志，2007（09）：1329-1332.

②滕红梅 . 药用远志的结构发育与主要药用成分积累关系的研究 [D]. 西安：西北大学，2009.

续表

	开花前期（g）	花果期（g）	果后期（g）	枯萎期（g）	年均增重率（%）
3 年生	0.77	7.61	9.09	11.41	208.5
4 年生	9.89	9.89	11.57	11.41	29.0

3~4 月萌芽前远志中细叶远志皂苷含量高，11 月枯萎期总产量高。根的积累及细叶远志皂苷含量也在第 3 年最大。故远志宜在栽种后第 3 年春季萌芽前或秋季回苗后采收。

【贮　　藏】

远志常规贮存，易受潮发霉，有效成分流失快。贮藏时间不宜超过 2 年。

建议 25℃以下，单包装密封，大垛密闭库藏。药材水分控制在 9%~13%。此条件下贮存，药材不易变质，药效不易下降。

【主要成分】

主要化学成分为细叶远志皂苷，远志山酮Ⅲ，3，6－二芥子酰基蔗糖等。

药典标准：醇浸出物不得少于 30.0%；含细叶远志皂苷不得少于 2.0%，含远志山酮Ⅲ不得少于 0.15%，含 3，6－二芥子酰基蔗糖不得少于 0.50%。

【性味归经】

苦、辛，温。归心、肾、肺经。

【功能主治】

安神益智，交通心肾，祛痰，消肿。用于心肾不交引起的失眠多梦、健忘惊悸、神志恍惚，咳痰不爽，疮疡肿毒，乳房肿痛。

【用法用量】

3~10 g。

【编 者 按】

1. 黄曲霉素不得超过限量。

2. 远志具有抗惊厥、收缩子宫、祛痰、抗菌等药理作用。常配杏仁、紫菀、前胡、甘草等，治疗支气管炎。

3. 远志 9 g，茯神 10 g，柏子仁 10 g，蜜枣仁 10 g，水煎服，治失眠。

茜　草

【来　　源】

茜草为茜草科植物茜草 *Rubia cordifolia* L. 的干燥根和根茎。主产于河北、河南、山东、云南等地。

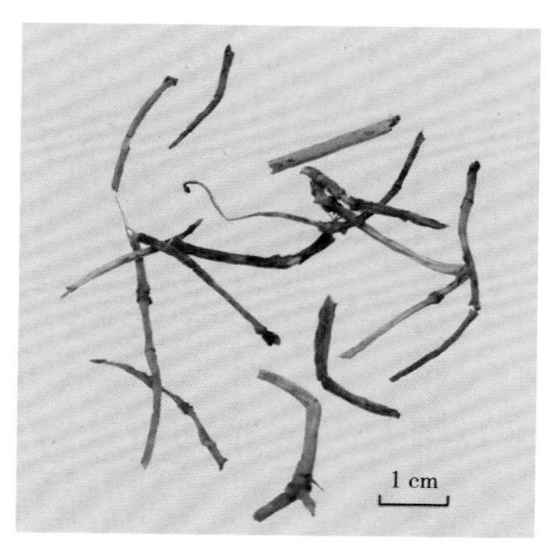

图 69-1　茜草

【性　　状】

茜草根茎呈结节状，丛生粗细不等的根。根呈圆柱形，表面红棕色或暗棕色，皮部脱落处呈黄红色。质脆，易折断，断面皮部紫红色，木部浅黄红色。气微，味微苦。

以条粗长、表面红棕色、内深红色，分枝少、无茎苗及细须根少者为佳。

【采收加工】

2~3 年生茜草，地上部分枯萎时采收。采挖茜草根及根茎，除去泥沙，晒或低温烘至七八成干，切段，70℃烘干。药材水分不得超过 12.0%。

表 69-1　不同采收时间茜草中产量和有效成分的含量①

采收时间	4 月	6 月	7 月	8 月	9 月	10 月	11 月
大叶茜草素（%）	0.540	0.461	0.978	1.309	0.986	0.786	0.340
干重（g/m^2）	10.89	14.59	23.25	27.38	28.65	23.66	11.75

陕西产茜草于 7 月中旬至 9 月中旬采收，其产量和有效成分含量均较高。

表 69-2　不同切制方法的茜草中有效成分的含量②（%）

	大叶茜草素	茜草素
趁鲜切制饮片	0.691 5	0.086 2
传统切制饮片	0.431 1	0.066 1

新鲜茜草直接趁鲜切制时皮部易脱落，晾晒或低温烘干至含水量在 25% 左右时，切片容易且皮部不脱落。趁鲜切制的茜草中大叶茜草素含量高于传统切制的饮片。

表 69-3　茜草不同部位总蒽醌的含量③（mg/g）

	细根	根茎	主根
总蒽醌	8.84	8.81	6.87

蒽醌类是茜草主要活性成分之一，茜草细根、根茎总蒽醌含量显著高于主根。

【贮　　藏】

茜草常规贮存，颜色易变淡，有效成分流失快。贮藏时间不宜超过 1 年。

建议 25℃以下，单包装密封，大垛密闭库藏。此贮藏条件下，颜色不易变淡，含量不易流失。

【主要成分】

含大叶茜草素、羟基茜草素、茜草素，蒽醌类等。

药典标准：醇浸出物不得少于 9.0%；含大叶茜草素不得少于 0.40%；含羟基茜草素不得少于 0.10%。

【性味归经】

苦，寒。归肝经。

【功能主治】

凉血，祛瘀，止血，通经。用于吐血，衄血，崩漏，外伤出血，瘀阻经闭，关节痹痛，跌扑肿痛。

【用法用量】

6~10 g。

【编 者 按】

1. 茜草具有抗肿瘤活性、升高白细胞、免疫调节、护肝等药理作用。茜草成方制剂肝达康片用

①杨冰月．陕西产茜草最佳采收期及有效成分大叶茜草素提取工艺研究 [D]. 咸阳：陕西中医药学院，2010.

②张娟，张振凌．茜草饮片趁鲜切制工艺与传统切制比较 [J]. 中国现代中药，2017，19（4）：548-552.

③张振凌，石延榜．茜草不同部位饮片炒炭前后总蒽醌含量比较 [J]. 时珍国医国药，2005，16（8）：700-701.

于治疗慢性活动性及慢性迁延性肝炎。

2. 茜草 20 g，茵陈 20 g，山药 20 g，甘草 15 g，清热除湿，活血解毒，主治湿热毒邪瘀滞。

拳　参

【来　　源】

拳参是蓼科植物拳参 *Polygonum bistorta* L. 的干燥根茎。产于甘肃、四川、贵州、云南、山东、吉林等地。

【性　　状】

拳参根茎呈扁圆柱形，弯曲成虾状，两端略尖，或一端渐细。表面紫褐色或紫黑色，稍粗糙，有较密环节及残留须根或根痕，一面隆起，另一面较平坦或略具凹槽。质硬，断面近肾形，浅棕红色或棕红色，黄白色维管束细点排成断续环状。气微，味苦、涩。

以粗大、坚硬、断面紫红色、无须根者为佳。

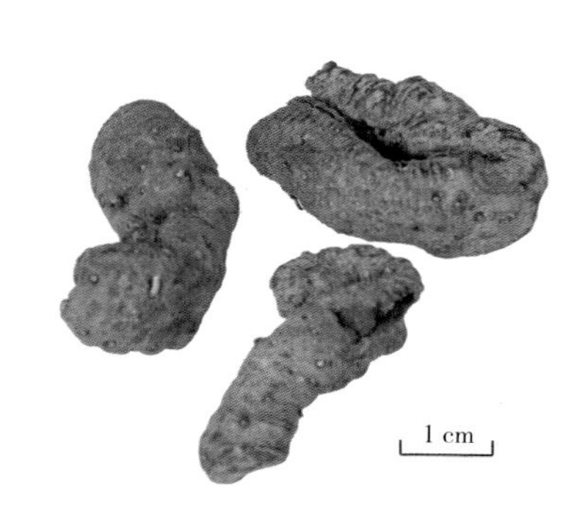

图 70-1　拳参

【采收加工】

6 月末至 9 月初地上茎叶即将枯萎时采挖。选晴天，挖出根茎，除去泥沙，晒干。建议拳参采挖后趁鲜切片，阴干或低温烘干。药材水分不得过 15.0%。

表 70-1　不同产地紫红色和棕红色拳参饮片没食子酸含量对比①

产地	颜色	没食子酸（%）
湖北	紫红色饮片	0.83
	棕红色饮片	0.19
山东	紫红色饮片	1.09
	棕红色饮片	0.72
河北	紫红色饮片	0.39
	棕红色饮片	0.21

紫红色拳参饮片有效成分含量较棕红色拳参饮片高。

表 70-2　软化方法对拳参饮片有效成分的影响②

软化方法	没食子酸（%）
泡 1 小时润 36 小时	0.10
泡 20 分钟润 40 小时	0.14
泡 10 分钟润 48 小时	0.17

拳参浸泡时间越长有效成分含量越低，产地趁鲜切片，可降低拳参饮片加工过程中药效流失。

①张萍，朱尘琪，晁冲，等 .HPLC 法测定 2 种不同颜色拳参饮片中绿原酸及没食子酸含量 [J]. 药物分析杂志，2014（07）：1305-1309.

②付杰超，王延年，马跃，等 . 拳参饮片炮制工艺研究 [J]. 中国现代中药，2009，11（10）：37-40.

【贮　　藏】

拳参常规贮存，有效成分流失快，贮存时间不宜超过 2 年。

建议 20℃以下，单包装密封，大垛密闭库藏。此条件下贮存，药材不易变质，药效好。

【主要成分】

主要化学成分为没食子酸、绿原酸等。

药典标准：醇浸出物不得少于 15.0%；含没食子酸不得少于 0.12%。

【性味归经】

苦、涩，微寒。归肺、肝、大肠经。

【功能主治】

清热解毒，消肿，止血。用于赤痢热泻，肺热咳嗽，痈肿瘰疬，口舌生疮，血热吐衄，痔疮出血，蛇虫咬伤。

【用法用量】

5~10 g。外用适量。

【编 者 按】

1. 拳参有抗溃疡性结肠炎的药理作用。

2. 拳参 10 g，地锦草 15 g，凤尾草 15 g，马齿苋 15 g，水煎服，治急性细菌性痢疾。

桔　梗

【来　　源】

桔梗为桔梗科植物桔梗 *Platycodon grandiflorum*（Jacq.）A.DC. 干燥根。主产于内蒙古、安徽、陕西、山西、河南、山东、四川等地，全国大部分地区均有种植。

【性　　状】

桔梗呈圆柱形或略呈纺锤形，下部渐细，有的有分枝，略扭曲。表面淡黄白色至黄色，不去外皮者表面黄棕色至灰棕色，具纵扭皱沟，并有横长的皮孔样斑痕及支根痕，上部有横纹。有的顶端有较短的根茎或不明显，其上有数个半月形茎痕。质脆，断面不平坦，形成层环棕色，皮部黄白色，有裂隙，木部淡黄色。气微，味微甜后苦。

注： 1 年生桔梗，色淡，质量差；多年生桔梗，长粗黑皮，质量好。好的桔梗根条大，颜色深，药含量高。

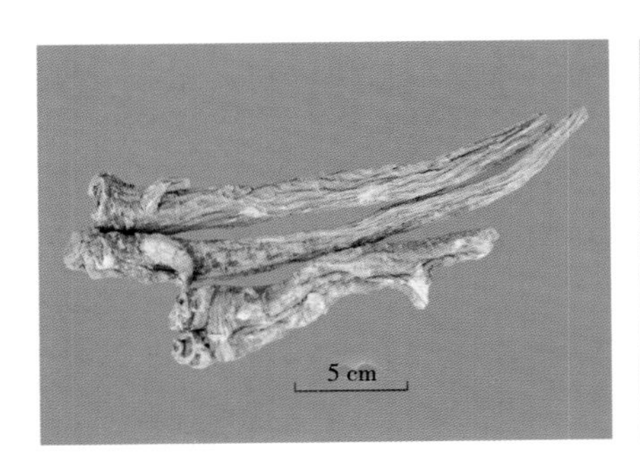

图 71-1　桔梗（粗皮）

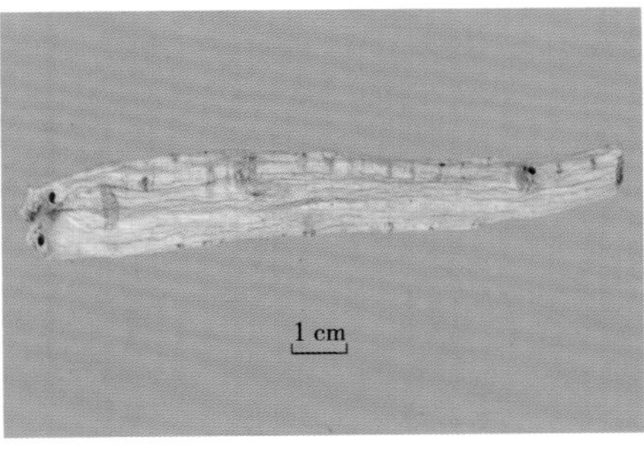

图 71-2　桔梗（刮皮）

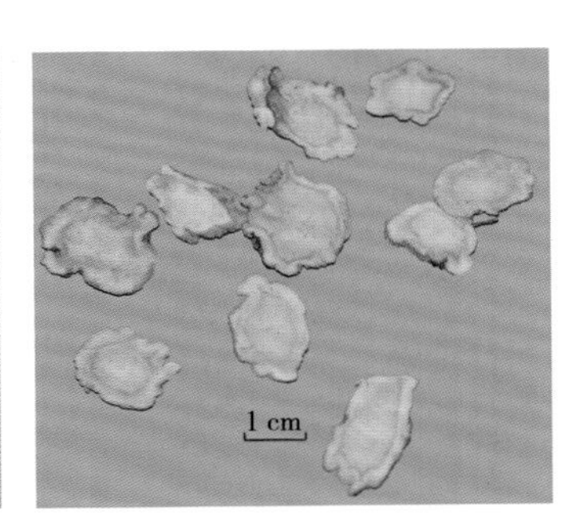

图 71-3　桔梗片

【采收加工】

种子繁殖的桔梗2~3年刨收，育苗移栽田1~2年采收。9月中旬到10月初叶片黄萎时采挖，割去茎叶，挖出全根，洗净泥土，趁鲜剥去外皮或不去外皮，晒干或烘干。建议趁鲜切片。药材水分不得超过15%。

注：桔梗一般机器采收，多用晒干。

表71-1 桔梗不同部位桔梗皂苷D含量比较①

编号	桔梗部位	桔梗皂苷D含量（%）
1	桔梗木质部	0.26
2	桔梗内皮	0.44
3	桔梗外皮	0.03
4	桔梗芦头	0.26
5	桔梗根上段	0.41
6	桔梗根中段	0.36
7	桔梗根下段	0.36

桔梗芦头和根部桔梗皂苷D含量基本相同，外皮部含量低。

表71-2 不同干燥方法处理的桔梗样品含量测定②（%）

干燥方式	含水量	桔梗皂苷D含量
晒干	9.72	0.12
60℃烘干	8.74	0.18
80℃烘干	8.86	0.38

80℃烘干桔梗颜色呈褐色，颜色较差，但桔梗皂苷D含量最高。

【贮　　藏】

桔梗常规贮存，易受潮、霉变，极易虫蛀，有效成分流失快。贮藏时间不宜超过2年。

建议20℃以下，单包装密封，大垛用黑色塑料布遮盖、密闭贮藏。此条件下贮存，药材不易变质，药效不易下降。

注：桔梗极易受潮和虫蛀，夏季高温季节来临前可充氮气或二氧化碳进行养护。

【主要成分】

主要化学成分为桔梗皂苷A、C、D、D_2、D_3，远志皂苷D、D_2等。

药典标准：醇浸出物不得少于17%；含桔梗皂苷D不得少于0.10%。

【性味归经】

苦、辛，平。归肺经。

【功能主治】

宣肺，利咽，祛痰，排脓。用于咳嗽痰多，胸闷不畅，咽痛，音哑，肺痈吐脓，疮疡脓成。

【用法用量】

3~10 g。

①唐坤，李标，巩丽丽，等. HPLC法测定桔梗不同部位、不同产地药材中桔梗皂苷D含量[J]. 山东中医药大学学报，2007，31（6）：501-503.

②黄力，金传山，吴德玲. 不同干燥方法对桔梗中桔梗皂苷D含量的影响[J]. 安徽中医药大学学报，2010，29（3）：69-71.

【编 者 按】

1. 桔梗 9 g，鲜龙葵 30 g，甘草 3 g，每日 1 剂，水煎分两次服，用于老年慢性支气管炎。

2. 桔梗 15 g，研细末，用黄酒冲服，服后卧床休息，使局部微出汗，治急性腰扭伤。

3. 桔梗为药食两用品种，也可做菜食。

板蓝根

【来　　源】

板蓝根是十字花科植物菘蓝 *Isatis indigotica* Fort. 的干燥根。产于甘肃、黑龙江、河南、河北、陕西、安徽、贵州等地，主产于甘肃、黑龙江。

【性　　状】

板蓝根呈圆柱形，稍扭曲。表面淡灰黄色或淡棕黄色，有纵皱纹、横长皮孔样突起和支根痕。根头略膨大，有暗绿色或暗棕色轮状排列的叶柄残基和密集的疣状突起。体实，质略软，断面皮部黄白色，木部黄色。气微，味微甜后苦涩。

以根平直粗壮、坚实、粉性大者为佳。

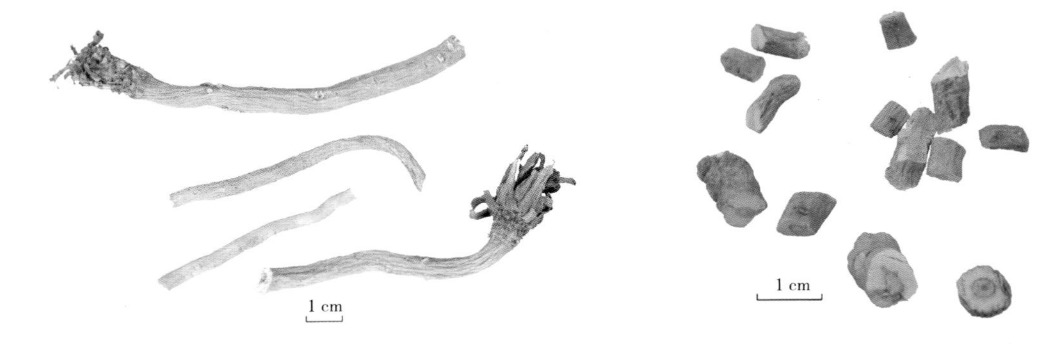

图 72–1　板蓝根　　　　图 72–2　板蓝根片

【采收加工】

10~11 月采收。采收前一周割去地上茎叶，加工成大青叶；后选晴天，挖出全根，晒干或 55℃低温烘干。建议趁鲜切厚片，干燥。药材水分不得超过 15%。

甘肃、新疆、内蒙古自然条件下干得快，多采用晒干。

表 72–1　板蓝根不同采收期的产量和有效成分含量①

采收时间	大青叶产量（干重，kg/m^2）	板蓝根产量（干重，kg/m^2）	（R，S）–告依春（%）
5 月 20 日	0.067	0.105	0.095
6 月 20 日	0.124	0.225	0.178
7 月 20 日	0.252	0.395	0.312
8 月 20 日	0.299	0.451	0.342
9 月 20 日	0.303	0.482	0.378
10 月 20 日	0.318	0.493	0.402
11 月 15 日	0.290	0.498	0.365

①刘香南 . 板蓝根种植技术初探 [D]. 吉林：吉林农业大学，2015.

10月20日板蓝根中（R，S）—告依春含量最高，为最佳收获时间。不同产地由于气候等原因采收时间稍微靠前或延后。

表72-2　板蓝根不同干燥方式、温度对有效成分含量影响①

干燥方式	温度（℃）	（R，S）—告依春（mg/g）
烘干	40	3.847
烘干	45	3.922
烘干	50	4.771
烘干	55	5.204
烘干	60	5.071
烘干	70	4.423
烘干	80	3.984
阴干	—	3.937
晾晒	—	4.141

55℃烘干所得板蓝根中（R，S）—告依春含量高。

【贮　　藏】

板蓝根常规贮存，极易虫蛀、易受潮发霉、受热泛油，有效成分流失快。贮藏时间不宜超过2年。

建议25℃以下单包装密封，大垛用黑色塑料布遮盖、密闭库藏。贮藏期药材水分控制在11%~13%。此条件下贮存，药材不易变质，药效不易下降。

注：干燥地区宜存放，不生虫泛油。

【主要成分】

主要化学成分为靛蓝、靛玉红、板蓝根多糖、（R，S）—告依春等。

药典标准：醇浸出物不得少于25.0%；含（R，S）—告依春不得少于0.020%。

【性味归经】

苦，寒。归心、胃经。

【功能主治】

清热解毒，凉血利咽。用于温疫时毒，发热咽痛，温毒发斑，痄腮，烂喉丹痧，大头瘟疫，丹毒，痈肿。

【用法用量】

9~15 g。

【编 者 按】

板蓝根、大青叶各30 g，甘草9 g，水煎服，治疗儿童病毒性腮腺炎和干燥综合征。

南板蓝根

【来　　源】

南板蓝根是爵床科植物马蓝 *Baphicacanthus cusia*（Nees） Bremek. 的干燥根茎和根。产于云

①谭铭铭，黄勇，徐小飞，等. 干燥方法对板蓝根药材中（R，S）-告依春和尿苷含量的影响[J]. 中药材，2014，37（4）：578-580.

南、贵州等地。

【性　　状】

南板蓝根根茎呈类圆形，多弯曲，有分枝。表面灰棕色，具细纵纹；节膨大，节上长有细根或茎残基；外皮易剥落，呈蓝灰色。质硬而脆，易折断，断面不平坦，皮部蓝灰色，木部灰蓝色至淡黄褐色，中央有髓。根粗细不一，弯曲有分枝，细根细长而柔韧。气微，味淡。

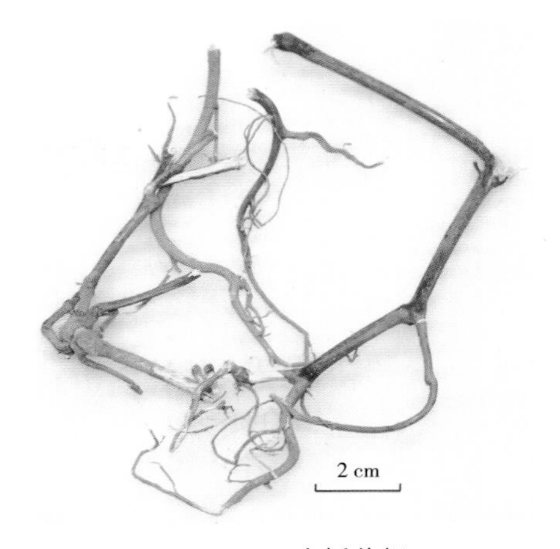

图 73–1　南板蓝根

【采收加工】

10 月上旬至 12 月初采收。选晴天，先采收地上青叶，后挖出全根，将采收的南板蓝根洗净运回，晒干或烘干。建议趁鲜切片。药材水分不得超过 12%。

表 73–1　不同采收时间南板蓝根根、茎、叶有效成分含量[①]

采收时间	靛蓝（mg/g）			靛玉红（mg/g）		
	根	茎	叶	根	茎	叶
9 月 10 日	0.075	0.142	0.409	0.583	1.311	3.702
9 月 26 日	0.048	0.126	0.119	0.199	1.026	0.945
10 月 14 日	0.046	0.112	0.158	0.098	0.994	1.420
10 月 29 日	0.068	0.167	0.134	0.069	1.153	1.657
11 月 14 日	0.062	0.154	0.207	0.057	1.019	2.259
11 月 29 日	0.084	0.102	0.299	0.227	0.898	3.200

9 月中旬叶部靛蓝、靛玉红含量高；10 月末茎部靛蓝、靛玉红含量高；11 月末根部靛蓝含量高。

【贮　　藏】

南板蓝根常规贮存，易虫蛀、易受潮发霉，有效成分流失快。贮藏时间不宜超过 2 年。

建议 25 ℃以下，单包装密封，大垛用黑色塑料布遮盖、密闭库藏。药材水分控制在 11%~13%。此条件下贮藏，药材不易变质，有效成分不易流失。

【主要成分】

主要化学成分为黄酮类：靛玉红、靛苷、靛蓝等。

药典标准：醇浸出物不得少于 13.0%。

【性味归经】

苦，寒。归心、胃经。

【功能主治】

清热解毒，凉血消斑。用于温疫时毒，发热咽痛，温毒发斑，丹毒。

【用法用量】

9~15 g。

【编 者 按】

1. 马蓝茎叶靛蓝、靛玉红含量也较高，为青黛原料之一。

2. 南板蓝根用作病毒性肝炎的预防和治疗，疗效较板蓝根好。

3. 南板蓝根 30 g，忍冬藤 30 g，蒲公英 30 g，土茯苓 15 g，炖肉服，治热毒疮。

①孙翠萍 . 南板蓝根品质评价研究 [D]. 成都：成都中医药大学，2012.

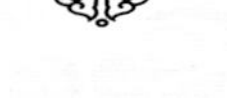

地　黄

【来　　源】

地黄是玄参科植物地黄 *Rehmannia glutinosa* Libosch 的块根。主产于河南、山西，分布于辽宁、河北、河南、山东、山西、陕西、甘肃、内蒙古、江苏、湖北等地。

【性　　状】

鲜地黄：呈纺锤形或条状。外皮薄，表面浅红黄色，具弯曲的纵皱纹、芽痕、横长皮孔样突起及不规则疤痕。肉质，易断，断面皮部淡黄白色，可见橘红色油点，木部黄白色，导管呈放射状排列。气微，味微甜、微苦。以条粗长直者为佳。

生地黄：多呈不规则的团块状或长圆形，中间膨大，两端稍细，有的细小，长条状，稍扁而扭曲。表面棕黑色或棕灰色，极皱缩，具不规则的横曲纹。体重，质较软而韧，不易折断，断面棕黑色或乌黑色，有光泽，具黏性。气微，味微甜。以块大，体重，断面乌黑色者为佳。

熟地黄：为不规则的块片、碎块，大小、厚薄不一。表面乌黑色，有光泽，黏性大。质柔软而带韧性，不易折断，断面乌黑色，有光泽。气微，味甜。以个大，体重，质柔软油润，断面乌黑，味甜者为佳。

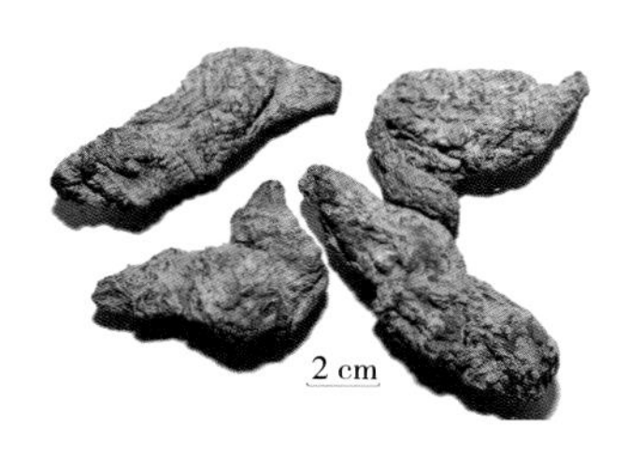

图 74-1　生地黄

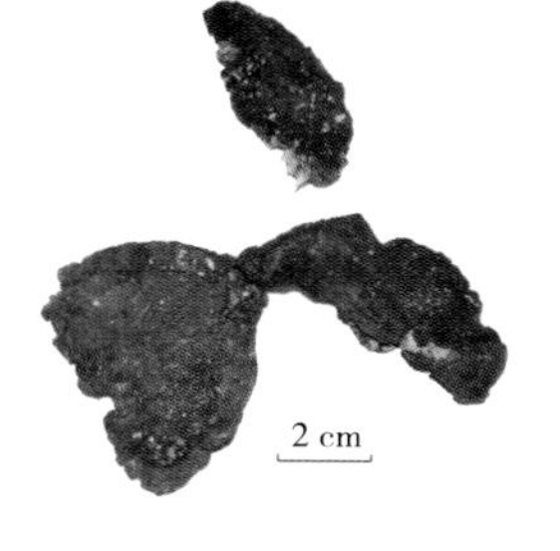

图 74-2　生地黄片

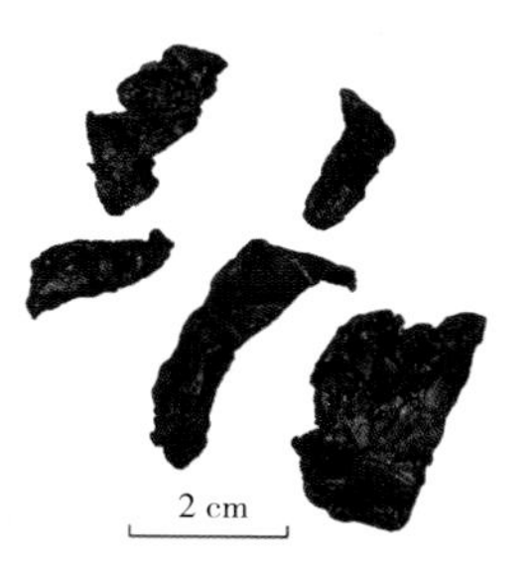

图 74-3　熟地黄

【采收加工】

地黄每年 10 ~11 月间采挖，除去茎叶、须根、泥土，即为鲜地黄。鲜地黄容易霉烂，将采收后的鲜地黄干燥至八成，即为生地黄。用黄酒炖或蒸制者，称为熟地黄。

建议地黄烘至 3~5 成干时切片低温强风风干，含量高。生地黄药材水分不得超过 15%。

注：①挖鲜地黄时要注意防止破皮；②梓醇受 pH 值影响较大，所以在生地黄的加工和鲜地黄的保存过程中应维持 pH 值中性。

表 74-1　鲜地黄和生地黄中梓醇含量分析[①]（mg/g）

样品	部位	梓醇含量	
		鲜重计算	干重计算
鲜地黄	中间部分	1.61	9.20
	皮层	1.24	4.50
生地黄（大个）	皮层	3.24	3.76
	黑色部分	3.36	4.07
	白色部分	3.75	4.54

①张科，郭建华，田成旺，等 . 不同处理方法及影响因素对地黄中梓醇量的影响 [J]. 中草药，2013，44（7）：896-899.

续表

样品	部位	梓醇含量	
		鲜重计算	干重计算
生地黄（小个）	皮层	3.54	4.11
	黑色部分	3.54	4.28
	白色部分	3.44	4.16

鲜地黄中间部分梓醇含量比皮层高，生地黄白色部位（菊花芯中）梓醇含量高。

表 74-2　地黄鲜品、加工品中梓醇的含量①（%）

鲜地黄	生地黄	熟地黄（清蒸）	熟地黄（酒蒸）
3.78	0.61	0.22	0.18

梓醇是一种不稳定的化合物，在加工过程中有效成分大量流失。

表 74-3　生地黄、熟地黄中毛蕊花糖苷含量测定②（mg/g）

生地黄	熟地黄
0.41	0.26

地黄在加工过程中毛蕊花糖苷含量降低。有的甚至低于药典标准。

【贮　　藏】

地黄常规贮存，易受潮发霉、受热走油、易虫蛀，有效成分流失快。贮藏时间不宜超过 1 年。

建议 20℃以下，单包装密封，大垛用黑色塑料布遮盖、密闭库藏。此条件下贮存，药材不易变质，药效不易下降。

鲜地黄中梓醇和毛蕊花糖苷的含量明显高于其他炮制品，治病疗效好。在条件允许下可采用抽真空冷冻法对鲜地黄进行保鲜，能最大限度的保留药效。

【主要成分】

主要成分为梓醇、益母草苷、毛蕊花糖苷、水苏糖、葡萄糖胺、D- 甘露醇等。

药典标准：水浸出物不得少于 65.0%；生地黄含梓醇不得少于 0.20%，含毛蕊花糖苷不得少于 0.020%；熟地黄含毛蕊花糖苷不得少于 0.020%。

【性味归经】

鲜地黄甘、苦，寒；归心、肝、肾经。生地黄甘、寒；归心、肝、肾经。熟地黄甘，微温；归肝、肾经。

【功能主治】

鲜地黄：清热生津，凉血，止血。用于热风伤阴，舌绛烦渴，温毒发斑，吐血，衄血，咽喉肿痛。

生地黄：清热凉血，养阴生津。用于热入营血，温毒发斑，吐血衄血，热病伤阴，舌绛烦渴，津伤便秘，阴虚发热，骨蒸热劳，内热消渴。

熟地黄：补血滋阴，益精填髓。用于血虚萎黄，心悸怔忡，月经不调，崩漏下血，肝肾阴虚，腰膝酸软，骨蒸潮热，盗汗遗精，内热消渴，眩晕，耳鸣，须发早白。

①潘丽珠，王跃进，杨俊山．地黄不同品种及不同块根部位中梓醇含量分析 [J]. 中国药学杂志，2002，37（11）：850-823

②潘丽珠，王跃进，张建军．地黄炮制过程中毛蕊花糖苷变化的研究 [J]. 新中医，2014（5）：209-211.

【用法用量】

鲜地黄 12~30 g；生地黄 10~15 g；熟地黄 9~15 g。

【编 者 按】

1. 地黄茎、叶中梓醇和毛蕊花糖苷含量高于地黄块根，可作为梓醇和毛蕊花糖苷的重要来源。

2. 传统本草记载熟地黄需由生地黄经“九蒸九制”而制成。但实践中发现，生地第一次经水浸泡加热蒸后，疏松柔软，可能含水量有八九成，一次性蒸煮透晒干，内灰黄而外油黑，符合古人的眼观和现在的药典标准。而古人的“九蒸九制”个人觉得有点不合情理。因为第一次蒸煮不管多长时间，生地外面都已有油，隔离了再次蒸煮进入药材内部的任何物质。现在各大市场上都是一次性蒸煮，药材美观、实用、质量好。

3. 生地黄 30 g，桑白皮 30 g，白茅根 30 g，党参 10 g，水煎服，清热凉血，滋阴降火，主胃火炽盛，血分蕴热，灼伤血络。

金果榄

【来　　源】

金果榄为防己科多年生植物青牛胆 *Tinospora sagittata*（Oliv.）Gagnep. 或金果榄 *Tinospora capillipes* Gagnep. 的干燥块根。主产于四川、重庆、陕西、湖南、广西等地。

【性　　状】

金果榄呈不规则圆形、长圆形，表面棕黄色或淡褐色，粗糙不平，有深而密的纵横皱纹。质坚硬，不易击碎，破开。横切面淡黄白色，少数可见导管束呈放射状，色深。气微，味苦。

以表面微黄绿色、断面淡黄色、个大、坚实者佳。

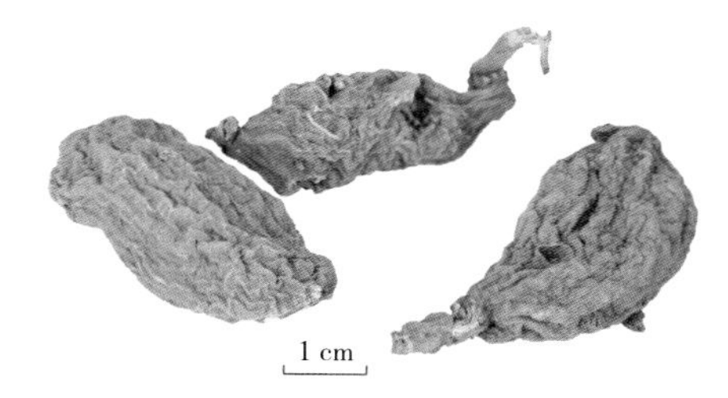

图 75-1　金果榄

【采收加工】

秋、冬二季采挖，除去须根，洗净，晒干。建议趁鲜切片，干燥。药材水分不得超过 13%。

表 75-1　不同采收时期金果榄浸出物及巴马汀含量比较[①]

采收时间	浸出物含量（%）	巴马汀含量（%）	采收时间	浸出物含量（%）	巴马汀含量（%）
1 月	9.40	0.146	7 月	10.01	0.165
3 月	9.83	0.155	9 月	10.69	0.175
5 月	9.99	0.162	11 月	11.87	0.181

表 75-2　不同采收时期金果榄生物碱含量比较[②]

采收时间	生物碱含量（%）	采收时间	生物碱含量（%）
2 月	0.036	8 月	0.048
4 月	0.038	10 月	0.045
6 月	0.041		

① 冯世鑫，马小军，闫志刚，等．采收与初加工对金果榄品质的影响 [J]. 湖北农业科学，2011，50（17）：3597-3599.

②黄明星，王克勤，黄蕾蕾，等．金果榄不同采收期商品质量比较研究 [J]. 时珍国医国药，1999，（12）：894.

金果榄 8~11 月有效成分含量相对较高。

【贮　　藏】

常规贮藏条件下，金果榄易虫蛀，贮藏时间不宜超过 2 年。

建议单包装密封，冷藏。药材水分控制在 12%~15%。此贮藏条件下，不易变质，药材质量保持较好。

【主要成分】

含青牛胆苦素、巴马汀，生物碱类：防己碱、药根碱、非洲防己碱等；甾醇类及萜类等。

药典标准：醇浸出物不得少于 7.0%；含古伦宾不得少于 1.0%。

【性味归经】

苦，寒。归肺、大肠经。

【功能主治】

清热解毒，利咽，止痛。用于咽喉肿痛，痈疽疔毒，泄泻，痢疾，脘腹热痛。

【用法用量】

3~9 g。外用适量，研末吹喉或醋磨涂敷患处。

【编 者 按】

1. 用时捣碎或粉碎提取。

2. 金果榄具有抗炎、镇痛、抑菌、抗肿瘤、抗溃疡、降血糖等药理活性，临床上用于治疗急慢性咽喉炎、扁桃体炎、外感发热、药物性静脉炎等疾病。

3. 金果榄 10 g，玄参 10 g，桔梗 9 g，金银花 15 g，水煎服，治急性咽喉炎。

地　榆

【来　　源】

地榆为蔷薇科植物地榆 *Sanguisorba officinalis* L. 或长叶地榆 *Sanguisorba officinalis* L. var. *longifolia*（Bert.）Yü et Li 的干燥根。后者习称“绵地榆”。主产于甘肃、山东、云南等地。

【性　　状】

地榆：呈不规则纺锤形或圆柱形，稍弯曲。表面灰褐色至暗棕色，粗糙，有纵纹。质硬，断面较平坦，粉红色或淡黄色，木部略呈放射状排列。气微，味微苦涩。

绵地榆：呈长圆柱形，稍弯曲，着生于短粗的根茎上。表面红棕色或棕紫色，有细纵纹。质坚韧，断面黄棕色或红棕色，皮部有多数黄白色或黄棕色绵状纤维。气微，味微苦涩。

均以条粗、质坚、断面粉红色者为佳。

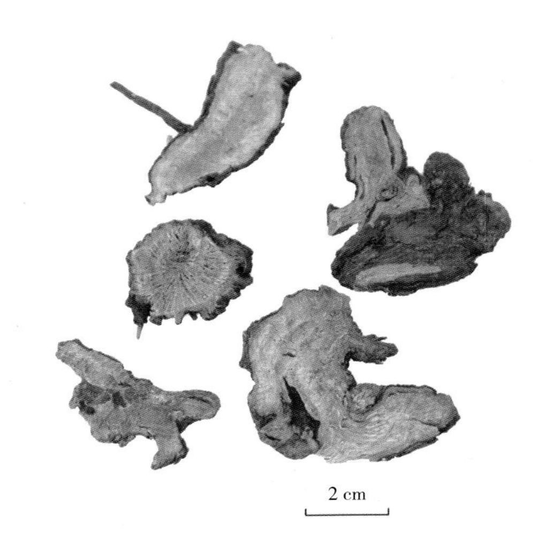

图 76–1　地榆

【采收加工】

秋季地上部分枯萎时采挖，除去地上残茎及须根，洗净，快速干燥。或趁鲜切厚片，70℃烘干。药材水分不得超过 14.0%。

表 76-1 地榆不同部位没食子酸的含量[1]（%）

	根	茎	叶	花
没食子酸	4.64	3.19	0.78	0.15

地榆根中没食子酸含量最高，其次是茎，花和叶中没食子酸含量较低。建议将地榆茎作为没食子酸的提取原料，增强利用。

表 76-2 不同干燥温度的地榆中有效成分的含量[2]（%）

	50℃	60℃	70℃	80℃	100℃
鞣质	16.5	16.7	17.2	14.7	11.9
没食子酸	3.2	3.0	3.2	2.8	2.4

地榆烘干温度低于 70℃，鞣质含量基本不变，随着温度升高，鞣质含量减少。故建议地榆产地趁鲜切厚片，70℃以下烘干。

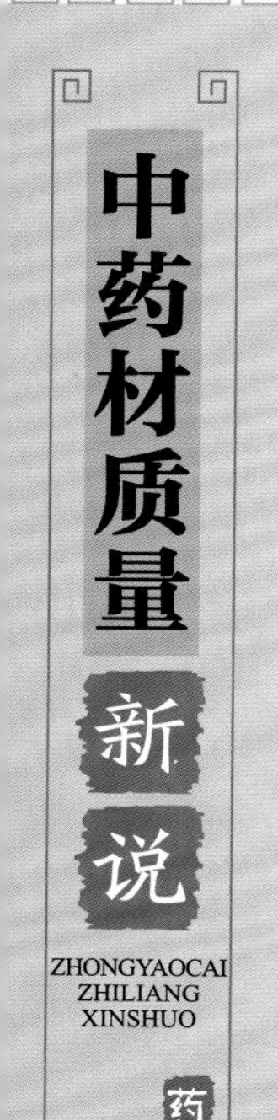

【贮　　藏】

地榆常规贮存，易虫蛀，有效成分易流失。贮藏时间不宜超过 2 年。

建议 25℃以下，单包装密封，大垛用黑色胶布遮盖、密闭库藏。此贮藏条件下，不易变质，药效保持较好。

【主要成分】

含没食子酸、鞣质、三萜皂苷、黄酮等。

药典标准：醇浸出物不得少于 23.0%；含鞣质不得少于 8.0%；含没食子酸不得少于 1.0%。

【性味归经】

苦、酸、涩，微寒。归肝、大肠经。

【功能主治】

凉血止血，解毒敛疮。用于便血，痔血，血痢，崩漏，水火烫伤，痈肿疮毒。

【用法用量】

9~15 g。外用适量，研末涂敷患处。

【编 者 按】

1. 地榆临床上用于治疗炎症、痤疮、压疮、白细胞减少症、子宫肌瘤等，用于生产地榆升白片、地榆槐角丸等。

2. 苍术 60 g，地榆 30 g，上药研末，水煎服，每服 30 g，健脾燥湿，凉血止血，主脾经受湿，痢疾下血。

金荞麦

【来　　源】

金荞麦是蓼科植物金荞麦 *Fagopyrum dibotrys*（D.Don）Hara 的干燥根茎。产于陕西、江苏、浙

①史伟国，王丽敏，刘翠娟，等.地榆不同部位没食子酸的含量测定 [J].黑龙江医药科学，2011，34（1）：14–15.

②王玉，刘怀伟，张帅杰.基于过程控制的地榆产地加工与炮制一体化关键技术研究 [J]. 亚太传统医药，2017，13（10）：14–17.

江、湖北、湖南等地。

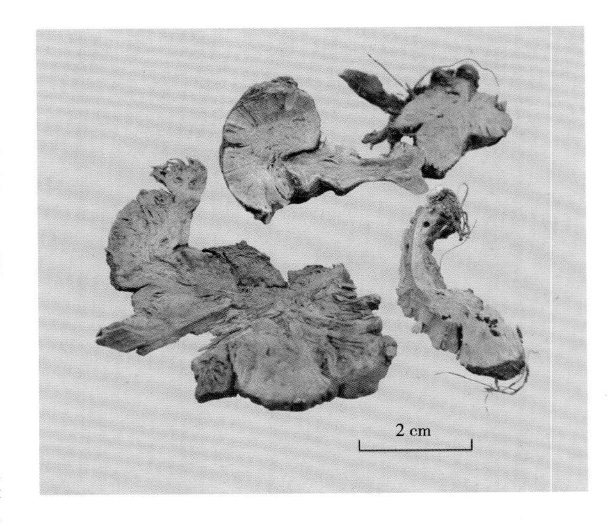

图 77–1　金荞麦

【性　　状】

金荞麦根茎呈不规则团块状，具瘤状分枝，大小不一，直径 1~4 cm。表面棕褐色，有紧密的环节、不规则的纵皱纹、须根或须根痕，顶端有茎的残基。质坚硬，不易折断，切断面淡黄白色或淡棕红色，有放射状纹理，中央有髓，色较深。气微，味微涩。

以个大、质坚硬者为佳。

【采收加工】

冬季地上茎叶枯萎时采挖。选晴天，割去茎叶，将根刨出，去除杂质及须根，晒干或低温烘干。建议趁鲜切厚片。药材水分不得超过 15%。

表 77–1　不同采收时间金荞麦根茎小区产量及有效成分含量测定①

采收时间	小区产量（kg）	表儿茶素（%）	醇溶性浸出物（%）
7 月 15 日	3.40	0.024	12.26
9 月 15 日	7.17	0.029	14.68
11 月 15 日	8.37	0.038	17.78

金荞麦 11 月中旬采收产量高，有效成分含量亦较高。

【贮　　藏】

金荞麦常规贮存，易发霉、虫蛀，有效成分流失快，贮藏时间不超过 2 年。

建议 25℃以下单包装密封，大垛用黑色塑料布遮盖、密闭库藏。此条件下贮存，药材不易变质，药效不易下降。

【主要成分】

主要化学成分为表儿茶素、儿茶素、原矢车菊素等。

药典标准：醇浸出物不得少于 14.0%；含表儿茶素不得少于 0.030%。

【性味归经】

微辛、涩，凉。归肺经。

【功能主治】

清热解毒，排脓祛瘀。用于肺痈吐脓，肺热喘咳，乳蛾肿痛。

【用法用量】

5~45 g，用水或黄酒隔水密闭炖服。

【编 者 按】

1. 金荞麦具有显著的癌化学预防及抗肿瘤活性，同时具有抗氧化、增强免疫功能、抗菌、消炎等作用；临床用于急慢性支气管炎、肺脓肿、肺部痰患、外热感染等。

2. 金荞麦 40 g，鱼腥草 30 g，半枝莲 30 g，地菍 30 g，水煎服，治肺痈。

①陈维洁，阮培均，梅艳，等．不同采收期对金荞麦根茎产量及品质的影响 [J]. 现代农业科技，2017（10）：78–79.

虎 杖

【来　　源】

虎杖为蓼科植物虎杖 *Polygonum cuspidatum* Sieb. et Zucc. 的干燥根和根茎。主产于江西、湖南、湖北、四川、陕西等地。

【性　　状】

虎杖多为圆柱形短段或不规则厚片。外皮棕褐色，有纵皱纹和须根痕，切面皮部较薄，木部宽广，棕黄色，射线放射状，皮部与木部较易分离。根茎髓中有隔或呈空洞状。质坚硬。气微，味微苦、涩。

以粗壮、坚实、断面色黄、内心不枯朽者为佳。

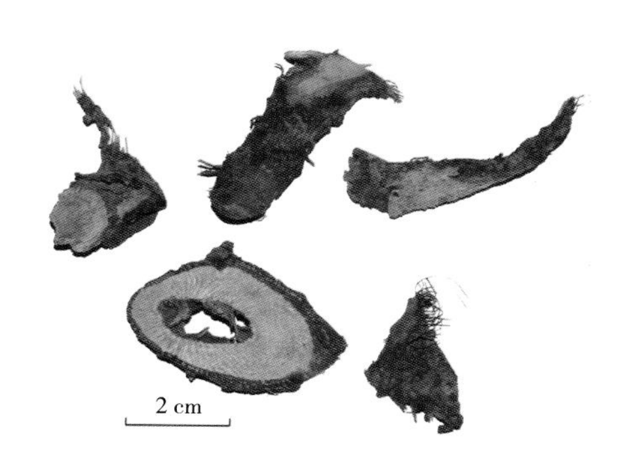

图 78-1　虎杖

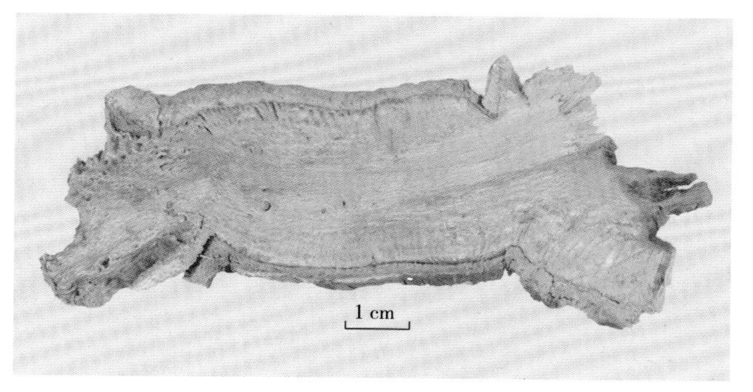

图 78-2　虎杖（纵切片）

【采收加工】

春、秋二季采挖，除去须根，洗净，趁鲜切短段或厚片，晒干。药材水分不得超过 12%。

表 78-1　不同生长年限虎杖中白藜芦醇苷及白藜芦醇含量①（%）

生长年限	白藜芦醇苷	白藜芦醇
1 年生	2.28	0.24
2 年生	2.51	0.29
3 年生	3.62	0.33

虎杖中白藜芦醇苷、白藜芦醇的含量随着生长时间的延长而升高。

表 78-2　不同采收时间虎杖中大黄素的含量②（%）

时间	3 月	4 月	5 月	6 月	7 月	8 月	9 月
大黄素	0.37	0.54	0.62	0.80	1.01	1.35	1.07

8 月虎杖中大黄素含量最高。

① 曹亮，周建军，张琳 . 不同生长年限虎杖中白藜芦醇苷及苷元含量比较 [J]. 中成药，2009，31（6）：897-900.

②胡冠宇，夏醒醒，尹政，等 . 不同季节虎杖根茎与茎叶中大黄素含量变化研究 [J]. 中国中医药信息杂志，2009，16（2）：45-46.

【贮　　藏】

虎杖常规粗贮，易发霉、易虫蛀，有效成分流失快，贮藏时间不宜超过 2 年。

建议在 25℃以下，单包密封，大垛用黑色塑料布遮盖、密闭库藏。在此贮藏条件下，药材质量保持较好。

【主要成分】

虎杖中含有较多的羟基蒽醌类成分及二苯乙烯类成分，其中主要有大黄素、白藜芦醇、白藜芦醇苷等。

药典标准：醇浸出物不得少于 9.0%；含虎杖苷不得少于 0.15%。

【性味归经】

微苦，微寒。归肝、胆、肺经。

【功能主治】

利湿退黄，清热解毒，散瘀止痛，止咳化痰。用于湿热黄疸，淋浊，带下，风湿痹痛，痈肿疮毒，水火烫伤，经闭，癥瘕，跌打损伤，肺热咳嗽。

【用法用量】

9~15 g。外用适量，制成煎液油膏涂抹。

【编 者 按】

1. 孕妇慎用。

2. 虎杖具有强心、扩血管、抗血栓、降血脂、抗休克、镇咳平喘、抗菌、抗病毒、抗氧化、止血、抗炎等、降压、改善微循环等多种药理活性，临床上用于慢性盆腔炎、高脂血症、上呼吸道感染、新生儿黄疸、烧伤、骨折等。

3. 虎杖 30 g，茵陈 30 g，板蓝根 30 g，蒲公英 30 g，陈皮 10 g，水煎服，清热解毒，利湿退黄，主湿热内蕴，熏蒸肝胆。

4. 虎杖 30 g，郁金 15 g，金铃子 10 g，水煎服，每日一剂，清肝利胆，主急性胆囊炎。

常　山

【来　　源】

常山是虎耳草科植物常山 *Dichroa febrifuga* Lour. 的干燥根。分布于四川、贵州、云南、陕西、甘肃、湖南、湖北、广东、广西等地。

【性　　状】

常山呈圆柱形，常弯曲扭转，或有分枝。表面棕黄色，有细纵纹，外皮易剥落，剥落处露出淡黄色木部。质坚硬，不易折断，折断时有粉尘飞扬；横切面黄白色，呈放射状，射线类白色。气微，味苦。

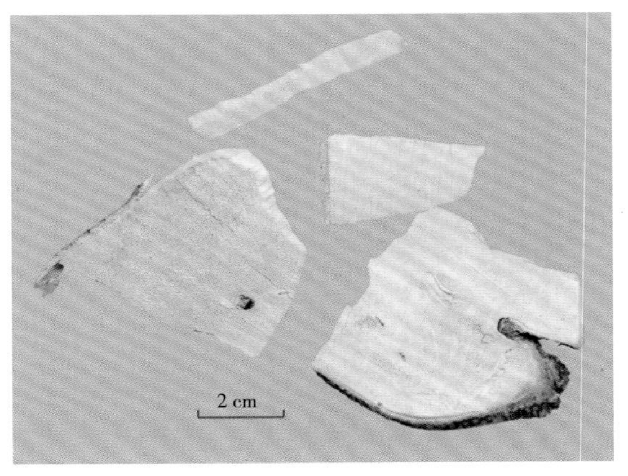

图 79–1　常山

【采收加工】

冬至节前采挖。选晴天，挖取全根，除去须根，洗净，晒干。建议趁鲜切薄片，摊薄晒干。药材水分不得过 10.0%。

表 79-1　不同产地常山药材、饮片有效成分含量测定[①]（mg/g）

产地	类型	常山碱	异常山碱
广西	药材	0.261	0.184
	药材	0.676	0.294
云南	药材	0.259	0.218
	常山茎	1.398	0.323
四川	药材	0.327	0.264
	饮片	0.267	0.173
湖北	药材	0.197	0.152
	饮片	0.119	0.117

常山茎中常山碱和异常山碱含量较常山根高，可进一步开发利用。

【贮　　藏】

建议常山 25℃以下，单包装密封，大垛密闭库藏。此贮藏条件下，药效不易下降。

表 79-2　贮藏时间对常山中常山碱含量的影响[②]

贮藏时间	原药材	饮片
0 年	0.106%	0.043%
4 年	0.097%	0.030%
下降率	8.5%	30.2%

常山以原药材贮藏，有效成分保存较好。

【主要成分】

主要成分为常山碱、异常山碱等生物碱。

【性味归经】

苦、辛，寒；有毒。归肺、肝、心经。

【功能主治】

涌吐痰涎，截疟。用于痰饮停聚，胸膈痞塞，疟疾。

【用法用量】

5~9 g。

【编 者 按】

1. 有催吐副作用，用量不宜过大；孕妇慎用。
2. 常山 9 g，甘草 6 g，加适量蜜，水煎服，治胸中多痰，头痛不欲食。
3. 此类药材害大于利，尽量不用，或选其他药物替代。

①张继远，刘梓晗，刘晓谦，等. 常山中常山碱和异常山碱的同步测定研究 [J]. 中国中药杂志，2017，42（9）：1711-1716.

②叶定江，赵蕴馥. 常山饮片中常山碱含量差异初步研究 [J]. 中成药，1985（7）：22-28.

延胡索

【来　　源】

延胡索为罂粟科植物延胡索 *Corydalis yanhusuo* W. T. Wang 的干燥块茎。主产于浙江金华、陕西汉中、安徽宣州等地，浙江是延胡索的道地产区。

【性　　状】

延胡索呈不规则扁球形。表面黄色或黄褐色，有不规则网状皱纹，顶端有略凹陷的茎痕，底部常有疙瘩状突起。质硬而脆，断面黄色，角质样，有蜡样光泽。气微，味苦。

以个大、饱满、质坚、色黄、内色黄亮者为佳。

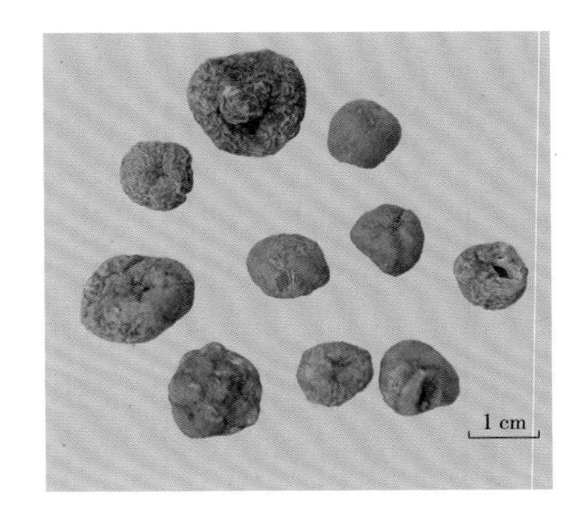

图 80–1　延胡索

【采收加工】

4 月下旬至 5 月上旬，地上部分植株枯萎后 10 天左右采收。去除泥沙，注意不损伤表皮，大小分档，分开蒸制 4~8 分钟，至横切面四周呈黄色，中心米粒大小白心即可，晒干。建议趁鲜切厚片，70℃左右热风干燥，药材水分不得超过 15.0%。

表 80–1　延胡索不同部位延胡索乙素含量①（mg/g）

	去皮	表皮	大个	小个
延胡索乙素	1.76	5.96	0.80	2.30

延胡索表皮中生物碱含量远高于去皮部位，小延胡索的表皮比重大于大延胡索，故小延胡索生物碱含量高于大延胡索。

表 80–2　不同加工方法的延胡索有效成分的含量②

	延胡索乙素（mg/g）	折干率（%）	稀醇浸提物（%）
蒸制	0.842	32.32	14.96
煮制	0.785	32.00	11.58

蒸制法、水煮法的延胡索乙素及稀醇浸提物含量相差较大，蒸制法稀醇浸提物含量比煮法高出 29%。

【贮　　藏】

延胡索常规贮存，易虫蛀。贮藏时间不宜超过 2 年。

建议 20℃以下，单包装密封，大垛用黑色胶布遮盖、密闭库藏。或直接冷藏。此贮藏条件下，不易变质，药效保持较好。

【主要成分】

延胡索乙素、去氢紫堇碱、紫堇碱等。

药典标准：醇浸出物不得少于 13.0%，含延胡索乙素不得少于 0.05%。

①余平，岳显可，顾超，等．延胡索不同部位化学成分及指纹图谱比较分析 [J]. 中华中医药学刊，2017（6）：1435–1438.

②孙乙铭，俞旭平，徐建中，等．延胡索产地加工的工艺研究 [J]. 中国现代应用药学，2011，28（10）：923–926.

【性味归经】

辛、苦，温。归肝、脾经。

【功能主治】

活血，行气，止痛。用于胸胁、脘腹疼痛，胸痹心痛，经闭痛经，产后瘀阻，跌扑肿痛。

【用法用量】

3~10 g；研末吞服，一次 1.5~3 g。

【编 者 按】

1. 延胡索质坚，入药前捣碎，提取前轧扁、粉碎，利于有效成分溶出。

2. 延胡索具有镇痛、镇静、催眠、抗冠心病、抗溃疡等作用，临床用于治疗冠心病、心绞痛、心律失常、头痛、月经痛、胃肠道及肝胆疼痛等。常作为生产元胡止痛片的原料。

3. 延胡索 10 g，川楝子 9 g，娑罗子 9 g，乌药 9 g，水煎服，治腹痛。

百 合

【来　　源】

百合是百合科植物卷丹 *Lilium lancifolium* Thunb.、百合 *Lilium brownii* F.E.Brown var. *iridulum* Baker 或细叶百合 *Lilium pumilum* DC. 的干燥肉质鳞叶。主产于湖南龙山、甘肃兰州等地。

【性　　状】

百合片表面黄白色至淡棕黄色，有的微带紫色。顶端稍尖，基部较宽，边缘薄，微波状，略向内弯曲。质硬而脆，断面较平坦，角质样。气微，味微苦。

以瓣匀肉厚、色黄白、质坚、筋少者为佳。

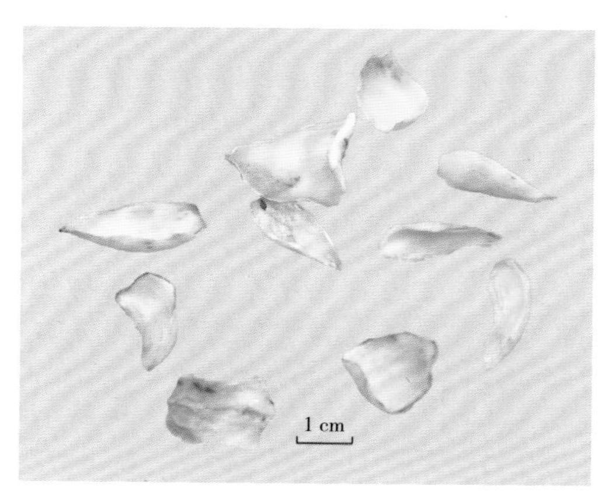

图 81–1　百合

【采收加工】

9 月初至 10 月上旬地上部分枯萎时采收。选晴天，挖出鳞茎，除去茎秆及须根，剥取鳞叶，洗净，置沸水中略烫，干燥。建议鳞叶直接冷冻干燥或蒸 5~8 分钟后烘干。高温蒸和冷冻都起到抑制百合中活性酶的作用，降低百合干燥过程中药效损失。

表 81–1　百合不同采收时间总皂苷元、产量测定①

采收时间	总皂苷元（mg/10 g）	小区产量（kg）
7 月 21 日	2.35	14.8
8 月 11 日	2.82	15.5
8 月 21 日	2.32	15.3
9 月 1 日	2.85	15.6
9 月 11 日	2.30	16.0
9 月 21 日	2.98	16.4
10 月 1 日	3.33	16.0

①高彦宁 . 百合 GAP 几项关键技术及有效成分含量的研究 [D]. 长沙：湖南中医药大学，2007.

9 月下旬产量高，10 月初总皂苷元含量高。

【贮　　藏】

百合常规贮存，易发霉、变色、虫蛀，有效成分流失快。贮藏时间不宜超过 1 年。

建议 20℃以下单包装密封，大垛用黑色塑料布遮盖、密闭库藏。贮藏期药材水分控制在 10%~12%。此条件下贮存，药材不易变质，有效成分不易流失。

鲜百合单包装密封，置 0~5℃冷库中贮藏，贮藏时间不宜超过半年。

【主要成分】

主要化学成分为百合皂苷、多糖、总黄酮、氨基酸等。

药典标准：水浸出物不得少于 18.0%。

【性味归经】

甘，寒。归心、肺经。

【功能主治】

养阴润肺，清心安神。用于阴虚燥咳，劳嗽咳血，虚烦惊悸，失眠多梦，精神恍惚。

【用法用量】

6~12 g。

【编 者 按】

1. 百合临床用于更年期综合征、抑郁症等疾病的治疗。

2. 百合 12 g，生地 15 g，甘草 6 g，淮小麦 15 g，大枣 5 枚，每日一剂，水煎早晚服，治神志恍惚为主要表现的情志病。

薤　白

【来　　源】

薤白为百合科植物小根蒜 *Allium macrostemon* Bge. 或薤 *Allium chinense* G. Don 的干燥鳞茎。主产于陕西、江苏、山东等地。

【性　　状】

小根蒜：呈不规则卵圆形，表面黄白色或淡黄棕色，皱缩，半透明，有类白色膜质鳞片包被，底部有突起的鳞茎盘。质硬，角质样。有蒜臭，味微辣。

薤：呈略扁的长卵形，表面淡黄棕色或棕褐色，具浅纵皱纹。质较软，断面可见鳞叶 2~3 层。嚼之粘牙。

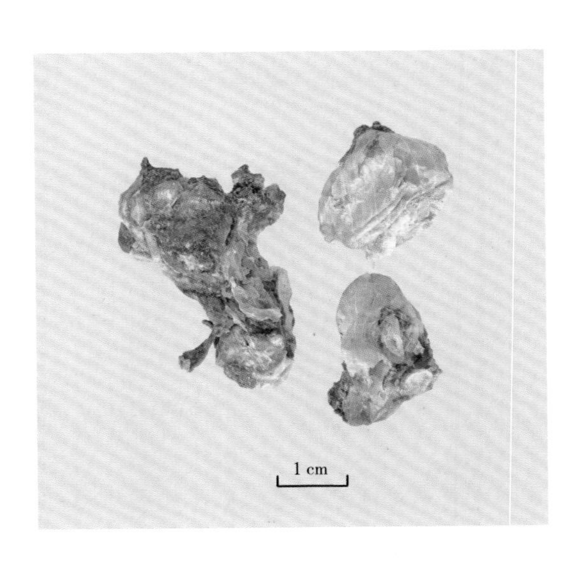

图 82-1　薤白

【采收加工】

通常于春、秋二季采收。采挖鳞茎，除去杂质及残留茎叶，及时隔水蒸透，晒干。药材水分不得超过 10.0%。

注：薤白传统干燥方式在晒前需经蒸或煮。腺苷水溶性较好，煮法加工腺苷易流失，蒸法加工的薤白腺苷含量高于煮法。

表 82-1 不同采收期的薤白中腺苷的含量[①]（mg/g）

采收期	5 月	6 月	7 月	8 月	9 月	10 月
腺苷	0.12	0.11	0.18	0.23	0.28	0.27

9 月份薤白鳞茎中腺苷含量达到最高。建议 9 月份采收薤白。

表 82-2 薤白不同部位中腺苷的含量[①]（mg/g）

	花（春）	鳞茎（春）	带须根鳞茎（秋）	放置 30 天
腺苷	0.298	0.119	0.128	0.075

薤白须根中腺苷含量和鳞茎相差不大。采收的鳞茎随着放置时间延长，腺苷含量显著降低，采收后应及时干燥。

【贮　　藏】

薤白常规贮存，易虫蛀，有效成分流失快。贮藏时间不宜超过 2 年。

建议 20℃以下，单包装密封，大垛用黑色胶布遮盖、密闭库藏。或冷藏。此贮藏条件下，不易变质，药效保持较好。

【主要成分】

腺苷、甾体皂苷、挥发油等。

药典标准：醇浸出物不得少于 30.0%。

【性味归经】

辛、苦，温。归心、肺、胃、大肠经。

【功能主治】

通阳散结，行气导滞。用于胸痹心痛，脘腹痞满胀痛，泻痢后重。

【用法用量】

5~10 g。

【编 者 按】

1. 薤白中含有大量的腺苷，是治疗胸痹等证的主要活性成分。

2. 薤白具有抗血小板聚集、降脂和防治动脉粥样硬化、抑菌、解痉、平喘等作用，用于治疗冠心病、心绞痛、原发性高脂血症、胸痹胀痛、肺部疾病、痢疾。

3. 瓜蒌薤白半夏汤：瓜蒌实（捣）1 枚，薤白 90 g，半夏半升，白酒一斗。水煎服。治胸痹不得卧，心痛彻背者。

川贝母

【来　　源】

川贝母是百合科植物川贝母 *Fritillaria cirrhosa* D. Don、暗紫贝母 *Fritillaria unibracteata* Hsiao et K. C. Hsia、甘肃贝母 *Fritillaria przewalskii* Maxim.、梭砂贝母 *Fritillaria delavayi* Franch.、太白贝母

①刘岱琳，刘爱玲，曲戈霞，等. 不同产地、不同采收期的薤白中腺苷含量测定 [J]. 沈阳药科大学学报，2000，17（3）：184-187.

Fritillaria taipaiensis P. Y. Li 或瓦布贝母 *Fritillaria unibracteata* Hsiao et K. C. Hsia var. *wabuensis*（S. Y. Tang et S. C. Yue）Z. D. Liu, S. Wang et S. C. chen 的干燥鳞茎，按性状不同分别习称“松贝”“青贝”“炉贝”。主产于四川，重庆、云南、青海、甘肃、西藏等地亦产。

【性　　状】

松贝：呈类圆锥形或近球形，直径 0.2~0.9 cm。表面类白色。外层鳞叶 2 瓣，大瓣紧抱小瓣，未抱部分呈新月形，习称“怀中抱月”。顶部闭合，内有类圆柱形、顶端稍尖的心芽和小鳞叶 1~2 枚；顶部钝圆或稍尖，底部平，微凹入，中心有灰褐色的鳞茎盘，偶有残存须根。质硬而脆，断面白色，富粉性。气微，味微苦。以质坚实，颗粒均匀整齐、顶端不开裂、色洁白、粉性足者为佳。

青贝：呈类扁球形，直径 0.2~1.5 cm。外层鳞叶 2 瓣，大小相近，相对抱合，顶部开裂，内有心芽和小鳞叶 2~3 枚及细圆柱形的残茎。以粒小均匀、色洁白、粉性足者为佳。

炉贝：多呈棱形或长圆锥形，颗粒大，形似马牙状，俗称“马牙嘴”。表面类白色或浅棕黄色，有的具棕色斑点。外层鳞叶 2 瓣，大小相近，顶部开裂略尖，基部稍尖或较钝。质脆、粉性。气微、味微苦。以质坚实、色白者为佳。

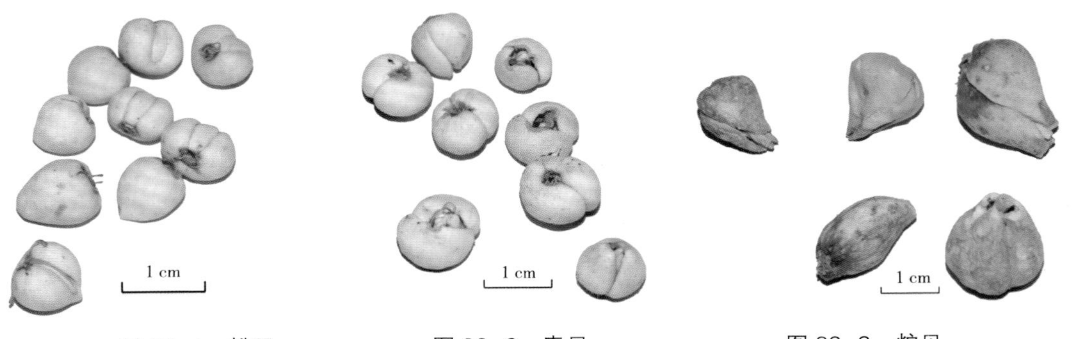

图 83-1　松贝　　图 83-2　青贝　　图 83-3　炉贝

【采收加工】

野生川贝母采收季节因地而异：西北地区雪融化后采挖；青海 7 月左右采收；四川、云南、甘肃 5 月间采收；种植川贝母栽种后 3~5 年，地上部分枯萎时采收。选晴天，挖起鳞茎，清除残茎、泥土，晒干或低温烘干。药材水分不得超过 15%。

注：①忌用水洗；②勿在石坝、三合土、铁器上晾晒；③贝母堆沤易泛油变黄，天气不好时，及时烘干；④干燥过程中，贝母外皮未呈粉白色时，不宜翻动，以防变黄；⑤翻动时用竹、木器而不用手，以免变成“油子”或“黄子”。

表 83-1　不同生长年限川贝母产量及总生物碱含量测定①

生长年限	产量（kg/ 亩）	总生物碱（%）
3 年	30.68	0.166
4 年	50.03	0.216
5 年	112.56	0.339

5 年生川贝母产量大，总生物碱含量高。

表 83-2　川贝母不同生育期产量及总生物碱含量②

生育期	产量（g/ 株）	总生物碱（%）
萌芽期	3.83	0.088

①张大永，王曙 . 栽培川贝母采收年限的研究 [J]. 华西药学杂志，2008，25（6）：725-726.

②蓝日盛，辛宁，樊泽华 . 不同采收期及加工方法的川贝母有效成分含量测定 [J]. 广东中医学院学报，2000，17（3）：93-94.

续表

生育期	产量（g/株）	总生物碱（%）
初花期	3.10	0.201
花末期	3.30	0.217
幼果期	3.67	0.124
果熟期	3.95	0.135
枯萎期	5.29	0.140

花末期采收总生物碱含量高；枯萎期产量大，西贝母碱含量高。建议川贝母枯萎期采收。

表 83-3　不同性状川贝母中总生物碱含量①

性状	总生物碱（%）
原色贝（鳞茎闭合）	0.215
开花贝（鳞茎张开）	0.148

鳞茎闭合的川贝母西贝母碱及总生物碱含量高，鳞茎张开时，有效成分含量降低。川贝母在鳞茎闭合时采挖。

【贮　　藏】

川贝母常规贮存，易受潮、发霉、变色，极易虫蛀，有效成分流失快。贮藏时间不宜超过2年。

建议单包装密封，冷藏。贮藏期药材水分控制在8%~13%。此条件下贮存，药材不易变质，药效不易下降。

【主要成分】

主要化学成分为西贝母碱、贝母素甲、贝母素乙、贝母辛、川贝酮等。

药典标准：醇浸出物不得少于9.0%；含总生物碱以西贝母碱计不得少于0.050%。

【性味归经】

苦、甘，微寒。归肺、心经。

【功能主治】

清热润肺，化痰止咳，散结消痈。用于肺热燥咳，干咳少痰，阴虚劳嗽，痰中带血，瘰疬，乳痈，肺痈。

【用法用量】

3~10 g；研粉冲服，一次1~2 g。

【编 者 按】

1. 不宜与川乌、制川乌、草乌、制草乌、附子同用。
2. 入煎剂前捣碎，提取前轧扁、粉碎，增加提取率。
3. 川贝母10 g，梨1个，冰糖适量，炖服，治久咳肺燥。
4. 川贝母10 g，山茶花10 g，藕节10 g，生地黄15 g，水煎服，治肺燥咯血。

①马靖. 栽培川贝母品质调控技术的初步研究[D]. 成都：成都中医药大学，2012.

浙贝母

【来　　源】

浙贝母是百合科植物浙贝母 *Fritillaria thunbergii* Miq. 的干燥鳞茎。主产于浙江磐安、东阳、永康、开化、缙云、青山等地。

【性　　状】

珠贝：呈扁圆形，高 1~1.5 cm，直径 1~2.5 cm。表面类白色，外层鳞叶 2 瓣，肥厚，微呈肾形，互相抱合，内有小鳞叶 2~3 枚和干燥的残茎。

大贝：呈新月形，高 1~2 cm，直径 2~3.5 cm。外表面类白色至淡黄色，内表面白色或淡棕色，被有白色粉末。质硬而糙，易折断，断面白色至黄白色，富粉性。气微，味微苦。

浙贝片：鳞茎外层的单瓣鳞叶切成的片。椭圆形或类圆形，直径 1~2 cm，边缘表面淡黄色，切面平，粉白色。质脆，易折断，断面粉白色，富粉性。

均以鳞叶肥厚、表面及断面白色、粉性足者为佳。元宝贝较珠贝为优。

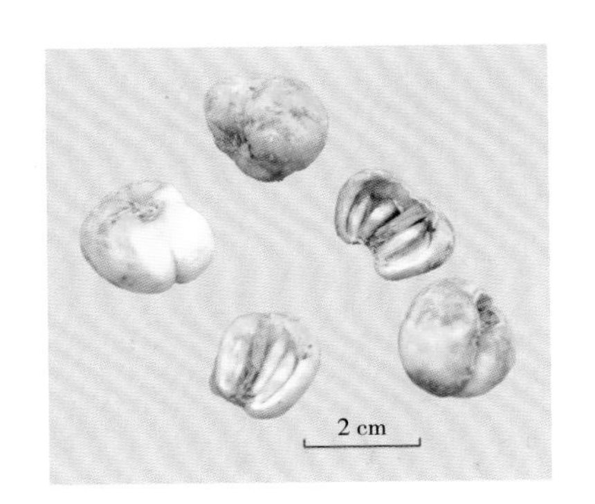

图 84-1　珠贝

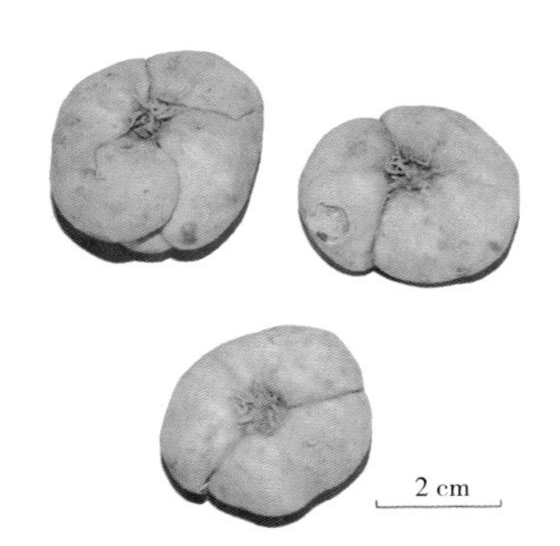

图 84-2　大贝

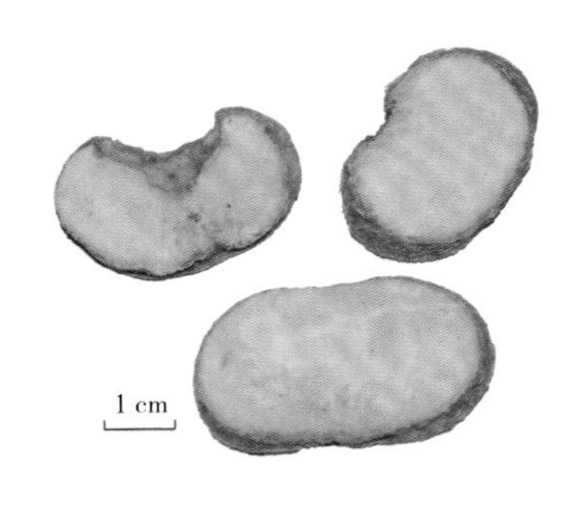

图 84-3　浙贝片

【采收加工】

栽种后第 2 年 4 月下旬到 6 月初，地上部分枯萎时采收。大小分开，大者除去芯芽，习称“大贝”；小者不去芯芽，习称“珠贝”。分别撞擦，除去外皮，拌以煅过的贝壳粉，吸去擦出的浆汁，干燥；或取鳞茎，大小分开，洗净，除去芯芽，趁鲜切成厚片，洗净，干燥，习称“浙贝片”。药材水分不得超过 18%。

表 84-1　浙贝母不同采收时间干重及贝母素甲、贝母素乙含量测定[①]

采收时间	干重（g）	贝母素甲（%）	贝母素乙（%）
3 月 30 日	1.94	0.210	0.167
4 月 9 日	2.32	0.188	0.102
4 月 21 日	4.21	0.084	0.065
5 月 1 日	4.79	0.095	0.051
5 月 10 日	4.52	0.085	0.060
5 月 21 日	4.58	0.104	0.050

①王艳红，吴晓民 . 主成分分析下磐安浙贝母鳞茎最佳采收期的研究 [J]. 浙江中医药大学学报，2017，41（4）：329–335.

浙贝母3月末（花果期）贝母素甲、贝母素乙含量高，5月初（枯萎初期）产量高。

表84-2　浙贝母不同部位贝母素甲、贝母素乙含量测定①

部位	贝母素甲（%）	贝母素乙（%）
鳞叶	0.066 5	0.016 5
芯芽	0.112 8	0.064 0

芯芽有效成分含量高，建议浙贝均不除去芯芽。

表84-3　浙贝母不同加工方法贝母素甲、贝母素乙含量测定②

加工方法	外观	贝母素甲（%）	贝母素乙（%）	总量（%）
贝壳吸粉	灰黄	0.063	0.025	0.088
生切烘干	浅黄	0.068	0.029	0.097
冷冻干燥	黄白—浅白	0.074	0.030	0.104

冷冻烘干有效成分含量高、色好，为浙贝母最佳干燥方式。浙贝母烘干过程中，当温度超过70℃，极易导致浙贝中的贝母甲素和贝母乙素总量不达标，温度越高含量越低。

【贮　　藏】

浙贝母常规贮存，易虫蛀，受潮后易发霉、变色，有效成分流失快。贮藏时间不宜超过2年。

建议单包装密封，冷藏。此条件下贮存，药材不易变质，药效不易下降。

【主要成分】

主要化学成分为贝母素甲、贝母素乙、浙贝宁、浙贝丙素、浙贝酮等。

药典标准：醇浸出物不得少于8.0%；含贝母素甲和贝母素乙总量不得少于0.080%。

【性味归经】

苦，寒。归肺、心经。

【功能主治】

清热化痰止咳，解毒散结消痈。用于风热咳嗽，痰火咳嗽，肺痈，乳痈，瘰疬，疮毒。

【用法用量】

5~10 g。

【编 者 按】

1. 不宜与川乌、制川乌、草乌、制草乌、附子同用。

2. 碾碎入药，利于药效煎出。压裂提取，保证有效成分渗出。

3. 浙贝母花中有效成分贝母素甲、贝母素乙含量和鳞茎类似，有相似的生物活性，可进一步开发利用。

4. 浙贝母10 g，桔梗10 g，鱼腥草15 g，旋覆花10 g，水煎服，治咳嗽痰多。

①闵会，吴健，等.HPLC测定浙贝母花中的贝母素甲和贝母素乙[J].华西药学杂志，2016，31（3）：307-309.

②楼柯浪，陶倩.浙贝母无硫化产地加工工艺的比较[J].中国实验方剂学杂志，2014，20（22）：12-15.

平贝母

【来　　源】

平贝母是百合科植物平贝母 *Fritillaria ussuriensis* Maxim. 的鳞茎。主产于黑龙江、吉林、辽宁。

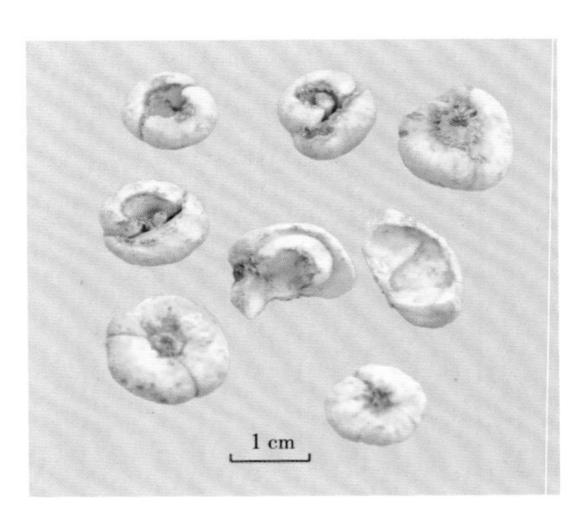

图 85-1　平贝母

【性　　状】

平贝母呈扁球形，表面黄白色至浅棕色，外层鳞叶 2 瓣，肥厚，大小相近或一片稍大抱合，顶端略平或微凹入，常稍开裂；中央鳞片小质坚实而脆，断面粉性。气微，味苦。

【采收加工】

栽种 2~3 年后，5~7 月地上部分枯萎时采挖。选晴天，挖起鳞茎，晒干或 50℃以下低温烘干。药材水分不得超过 15%。

表 85-1　不同产地、生长年限平贝母中贝母素乙含量[①]

产地	生长年限	贝母素乙（%）
吉林	1	0.021 8
	2	0.023 2
	3	0.031 8
辽宁	1	0.014 5
	2	0.019 1
	3	0.028 2

贝母素乙含量随着生长年限增加而增加，3 年生平贝母药材质量较优。

表 85-2　平贝母不同生长发育期贝母素乙、总生物碱含量[②]

生长发育期	萌芽期	展叶期	开花期	枯萎期	更新期
采收时间	3 月 20 日	4 月 10 日	5 月 10 日	6 月 4 日	10 月 7 日
贝母素乙（%）	0.053 8	0.046 2	0.048 0	0.022 2	0.029 4
总生物碱（%）	0.119 8	0.126 2	0.148 7	0.128 4	0.141

平贝母一般枯萎期采挖，产量大，但开花期贝母素乙、总生物碱含量最高，可根据市场需求进行采挖。

表 85-3　不同加工方法对平贝母总共生物碱含量的影响[③]

加工方法	总生物碱（%）
45℃烘干	0.265 7

①李慧婷，王冰，韩荣春 . 不同生长年限平贝母中贝母素甲和贝母素乙的含量测定 [J]. 辽宁中医杂志，2010，37（9）：1785-1786.

②王艳红，吴晓民，郑友兰 . 不同产地和采收期的平贝母总生物碱含量 [J]. 中药材，2006，29（1）：8-10.

③魏云洁，胥学峰，王晓杰，等 . 平贝母适宜加工方法研究 [J]. 特产研究，2006，28（3）：27-31.

续表

加工方法	总生物碱（%）
50℃烘干	0.295 4
55℃烘干	0.255 6
水洗晒干	0.236 7
不洗晒干	0.245 4

50℃烘干总生物碱含量高。

【贮　　藏】

平贝母常规贮存，易虫蛀，受潮后易发霉、变色。有效成分流失快。贮藏时间不宜超过 2 年。

建议单包装密封，冷藏。贮藏期药材水分控制在 8%~13%。此条件下贮存，药材不易变质，药效不易下降。

【主要成分】

主要化学成分为贝母素乙、贝母素甲、贝母辛等。

药典标准：醇浸出物不得少于 8.0%；含总生物碱以贝母素乙计，不得少于 0.050%。

【性味归经】

苦、甘，微寒。归肺、心经。

【功能主治】

清热润肺，化痰止咳。用于肺热燥咳，干咳少痰，阴虚劳嗽，痰中带血。

【用法用量】

3~9 g；研粉冲服，一次 1~2 g。

【编 者 按】

1. 不宜与川乌、制川乌、草乌、制草乌、附子同用。
2. 平贝母碾碎入药，利于药效煎出。压裂提取，保证有效成分渗出。

伊贝母

【来　　源】

伊贝母是百合科植物新疆贝母 *Fritillaria walujewii* Regel 或伊犁贝母 *Fritillaria paLlidiflora* Schrenk 的干燥鳞茎。主产于新疆伊犁地区。

【性　　状】

新疆贝母：呈扁球形。表面类白色，光滑。外层鳞叶 2 瓣，月牙形，肥厚，大小相近而紧靠。顶端平展而开裂，基部圆钝，内有较大的鳞片及残茎、心芽各 1 枚。质硬而脆，断面白色，富粉性。气微，味微苦。

伊犁贝母：呈圆锥形，较大。表面稍粗糙，淡黄白色。外层鳞叶心脏形，肥大，一片较大或近等大，抱合。顶端稍尖，少有开裂，基部微凹陷。

【采收加工】

6 月地上部分枯萎时采挖。选晴天，挖出鳞茎，除去泥沙、须根和外皮，晒干或烘干。

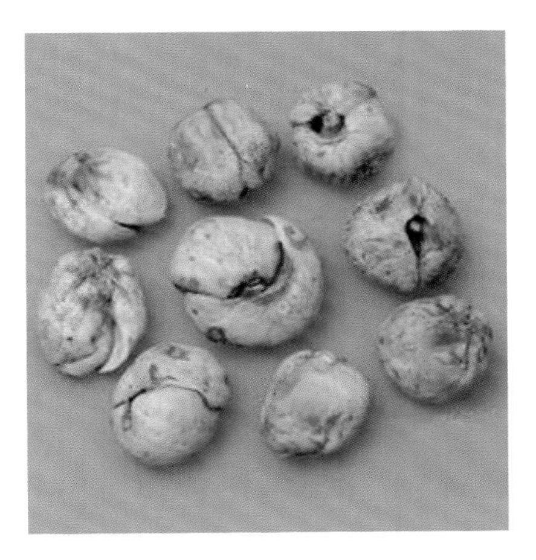

图 86-1　伊犁贝母

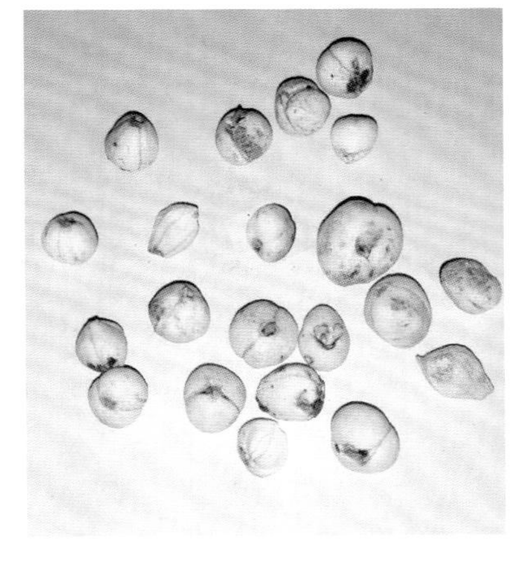

图 86-2　新疆贝母

表 86-1　伊贝母不同生长年限干重及总生物碱含量测定[1]

栽培年限	鳞茎干重（g）	总生物碱（%）
3 年	1.70	0.22
4 年	3.38	0.12
5 年	5.22	0.12
6 年	3.61	0.10

伊贝母产量在第 5 年达到最高值，总生物碱含量随着栽培年限的增加不断降低。

表 86-2　成龄伊贝母不同物候期鲜重、干重及总生物碱含量测定[2]

物候期	鲜重（g/ 株）	干重（g/ 株）	总生物碱（%）
展叶期	6.13	0.74	0.048
开花期	5.50	1.29	0.125
结果中期	12.8	3.13	0.299
枯萎期	16.8	3.93	0.291

枯萎期产量高，结果中期总生物碱高。

【贮　　藏】

伊贝母常规贮存，易虫蛀，受潮后易发霉、变色，有效成分流失快。贮藏时间不宜超过 2 年。

建议单包装密封，冷藏。贮藏期药材水分控制在 8%~13%。此条件下贮存，药材不易变质，药效不易下降。

【主要成分】

主要化学成分西贝母碱苷、西贝母碱等。

药典标准：醇浸出物不得少于 9.0%；含西贝母碱苷和西贝母碱总量不得少于 0.070%。

【性味归经】

苦、甘，微寒。归肺、心经。

①何心亮．伊贝母生物碱含量与种植年限的关系 [J]. 中药材，1988，11（4）：14–15.

② 魏云洁，刘兴权，孔祥义，等．成龄伊贝母不同物候期总生物碱含量及折干率测定 [J]. 中国林副特产，1998，1（44）：12–12.

【功能主治】

清热润肺，化痰止咳。用于肺热燥咳，干咳少痰，阴虚劳嗽，咳痰带血。

【用法用量】

3~9 g。

【编 者 按】

1. 不宜与川乌、制川乌、草乌、制草乌、附子同用。

2. 伊贝母碾碎入药，利于药效煎出。压裂提取，保证有效成分渗出。

3. 伊贝母 9 g，北沙参 15 g，百合 10 g，太子参 15 g，罗汉果 15 g，水煎服，治肺虚咳嗽。

半 夏

【来 源】

半夏是天南星科植物半夏 *Pinellia ternate*（Thunb.）Breit. 的块茎。主产于甘肃、四川、山西等地，甘肃西河县、清水县产量大。

【性 状】

半夏：呈类球形，有的稍偏斜，表面白色或浅黄色，顶端有凹陷的茎痕，周围密布麻点状根痕。下面钝圆，较光滑。质坚实，断面洁白，富粉性。气微，味辛辣，麻舌而刺喉。以个大、皮净、色白、质坚实、粉性足者为佳。

法半夏：呈类球形或破碎成不规则颗粒状。表面淡黄白色、黄色或棕黄色。质较松脆或硬脆，断面黄色或淡黄色，颗粒者质稍硬脆。气微，味淡略甘、微有麻舌感。

姜半夏：呈片状、不规则颗粒状或类球形。表面棕色至棕褐色。质硬脆，断面淡黄棕色，常具角质样光泽。气微香，味淡、微有麻舌感，嚼之略粘牙。

清半夏：呈椭圆形、类圆形或不规则的片。切面淡灰色至灰白色，可见灰白色点状或短线状维管束迹，有的残留栓皮处下方显淡紫红色斑纹。质脆，易折断，断面略呈角质样。气微，味微涩、微有麻舌感。

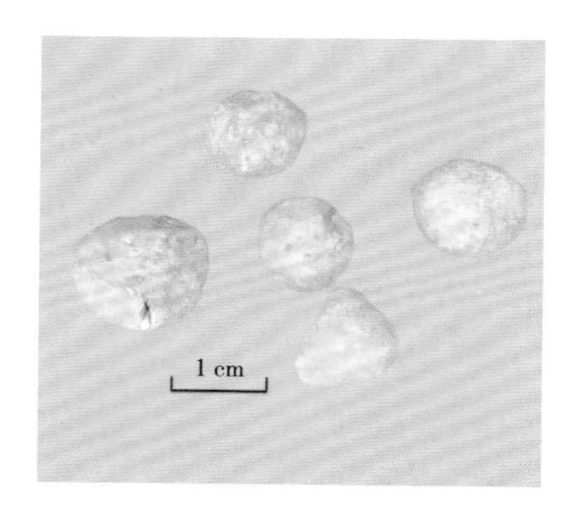

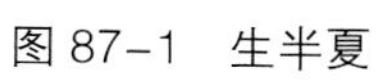
图 87-1 生半夏

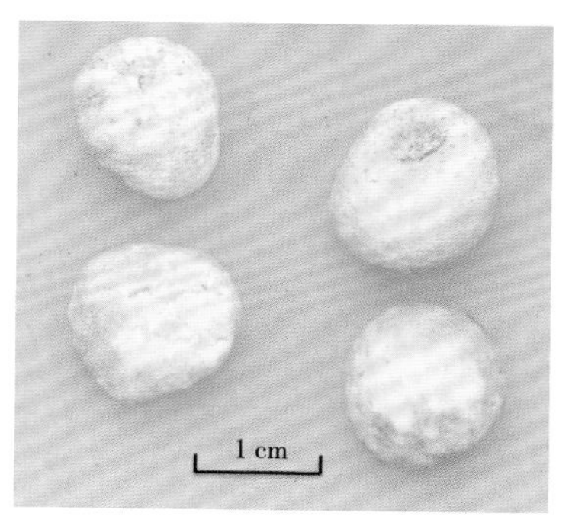

图 87-2 法半夏

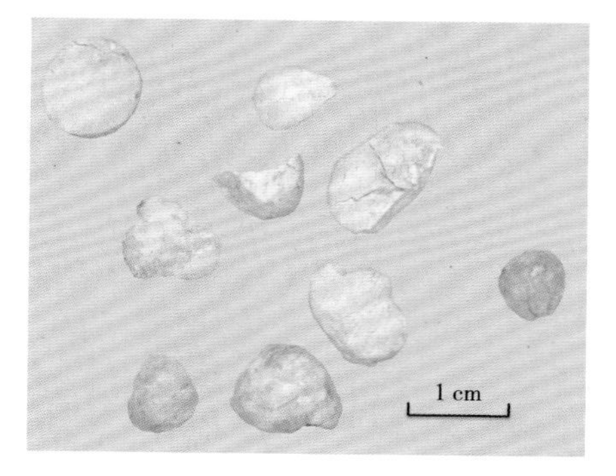

图 87-3 姜半夏

【采收加工】

8 月下旬至 9 月初地上部分开始枯萎时采收。选择晴天采挖，个大的作药或留种，个小的留于土中，继续培植，次年再收。洗去外皮和须根，晒干。药材水分不得超过 14%。

表 87-1　半夏不同采收期产量、总酸含量[1]

采收时间	产量（kg/m^2）	总酸含量（%）	麻黄碱含量（%）
7 月 14 日	0.26	0.18	0.008
7 月 21 日	0.29	0.23	0.010
7 月 28 日	0.36	0.24	0.012
8 月 4 日	0.41	0.27	0.015
8 月 11 日	0.42	0.30	0.017
8 月 18 日	0.53	0.34	0.020
8 月 25 日	0.62	0.41	0.021
9 月 1 日	0.57	0.43	0.022
9 月 8 日	0.49	0.35	0.025
9 月 15 日	0.45	0.32	0.026

8 月下旬半夏产量最大，9 月初半夏总酸含量高。

【贮　　藏】

半夏常规贮存，易虫蛀，有效成分流失快。贮藏时间不宜超过 2 年。

建议 20 ℃以下，单包装密封，大垛用黑色塑料布遮盖、密闭贮藏。药材水分控制在 12%~14%。此条件下贮存，药材不易变质，药效不易下降。

注：半夏有毒，需双人保管，定期检查，忌与乌头混放。

【主要成分】

主要化学成分为总酸、生物碱、半夏蛋白等。

药典标准：水浸出物不得少于 9.0%；含总酸以琥珀酸计不得少于 0.25%。

【性味归经】

辛、温；有毒。归脾、胃、肺经。

【功能主治】

半夏：燥湿化痰，降逆止呕，消痞散结。用于湿痰寒痰，咳喘痰多，痰饮眩悸，风痰眩晕，痰厥头痛，呕吐反胃，胸脘痞闷，梅核气；外治痈肿痰核。

法半夏：燥湿化痰。用于痰多咳喘，痰饮眩悸，风痰眩晕，痰厥头痛。

姜半夏：温中化痰，降逆止呕。用于痰饮呕吐，胃脘痞满。

清半夏：燥湿化痰。用于湿痰咳嗽，胃脘痞满，痰涎凝聚，咯吐不出。

【用法用量】

内服一般炮制后使用，3~9 g。外用适量，磨汁涂或研末以酒调敷患处。

【编 者 按】

1. 不宜与川乌、制川乌、草乌、制草乌、附子同用；生品内服宜慎。

2. 半夏入药时须捣碎，利于药效煎出。压裂提取，利于有效成分溶出。

3. 温胆汤：半夏 6 g，竹茹 6 g，枳实 6 g，陈皮 10 g，炙甘草 3 g，茯苓 5 g，具有理气化痰，清胆和胃之功效，主治胆胃不和，痰热内扰之证，为治疗湿痰而有化热之象的常用方剂。

① 贾君君 . 半夏规范化生产部分关键技术研究 [D]. 成都：成都中医药大学，2009.

天南星

【来　　源】

天南星是天南星科植物天南星 *Arisaema erubescens*（Wall.）Schott、异叶天南星 *Arisaema heterophyllum* Bl. 或东北天南星 *Arisaema amurense* Maxlm. 的干燥块茎。主产于河北、云南、江西等地。

【性　　状】

天南星呈扁球形，表面类白色或淡棕色，较光滑，顶端有凹陷的茎痕，周围有麻点状根痕，有的块茎周边有小扁球状侧芽。质坚硬，不易破碎，断面不平坦，白色，粉性。气微辛，味麻辣。

以个大、色白、粉性足者为佳。

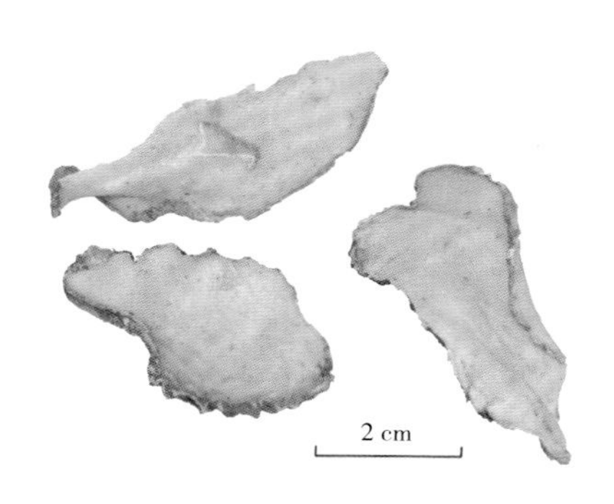

图 88–1　天南星（较好）

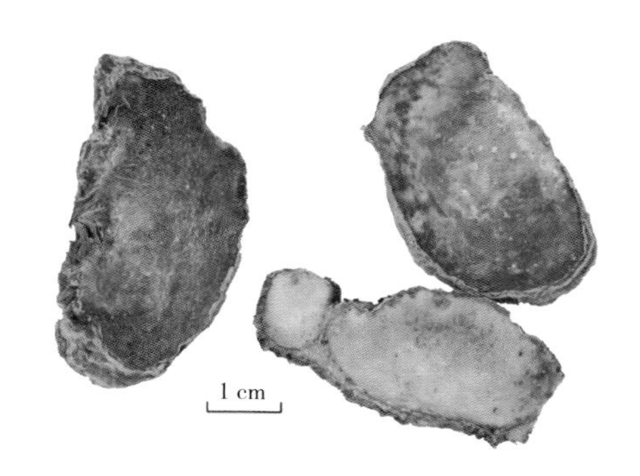

图 88–2　天南星（已霉变）

【采收加工】

秋季地上茎叶将枯萎时采收。选晴天，挖出块茎，除去泥土、残茎和须根，洗净运回，晒干或烘干。建议趁鲜切片。药材水分不得超过 15%。

表 88–1　天南星不同采收时间重量及总黄酮含量测定[①]

采收时间	重量（g/ 个）	总黄酮（%）
4 月 22 日	0.59	0.12
5 月 26 日	1.78	0.13
6 月 30 日	2.81	0.14
7 月 21 日	4.75	0.08
8 月 29 日	6.66	0.05
9 月 28 日	6.35	0.04
10 月 30 日	6.18	0.03

6 月末天南星中总黄酮含量高，8 月末（抽穗见红）产量最大，9 月后含量、产量均下降。建议天南星 7~8 月采收。

【贮　　藏】

天南星常规贮存，易受潮发霉、易虫蛀，有效成分流失快。贮藏时间不宜超过 1 年。

①居羚，张瑜，池玉梅，等 . 异叶天南星黄酮成分与生长期的相关性 [J]. 时珍国医国药，2012，23（6）：1410–1411.

建议20℃以下，单包密封，大垛用黑色塑料布遮盖、密闭库藏。此条件下贮存，药材不易变质，药效不易下降。

注：天南星有毒，需单独存放，专人保管。

【主要成分】

主要化学成分为黄酮、生物碱等。

药典标准：醇浸出物不得少于9.0%；含总黄酮以芹菜素计，不得少于0.050%。

【性味归经】

苦、辛，温；有毒。归肺、肝、脾经。

【功能主治】

天南星：散结消肿。外用治痈肿，蛇虫咬伤。

制天南星：燥湿化痰，祛风止痉，散结消肿。用于顽痰咳嗽，风痰眩晕，中风痰壅，口眼㖞斜，半身不遂，癫痫，惊风，破伤风；外用治痈肿，蛇虫咬伤。

【用法用量】

外用生品适量，研末以醋或酒调敷患处。制天南星内服，3~9 g。

【编 者 按】

1. 孕妇慎用。
2. 天南星临床用于宫颈癌、食管癌、胃癌、肺癌、冠心病、癫痫及内耳眩晕等病症的治疗。
3. 制天南星10 g，浙贝母10 g，桔梗10 g，鱼腥草15 g，水煎服，治咳嗽痰多。

天花粉

【来　　源】

天花粉为葫芦科植物栝楼 *Trichosanthes kirilowii* Maxim. 或双边栝楼 *Trichosanthes rosthornii* Harms 的干燥根。主产于河北、安徽、四川、江苏等地。

【性　　状】

天花粉呈不规则圆柱形、纺锤形或瓣块状。表面黄白色或淡棕黄色，有纵皱纹及凹陷的横长皮孔。有的残存黄棕色外皮。质坚实，断面白色或淡黄色，富粉性，横切面可见黄色木质部，略呈放射状排列，纵切面可见黄色条纹状木质部。气微，味微苦。

以色洁白、粉性足、质细嫩、体肥满者为佳。

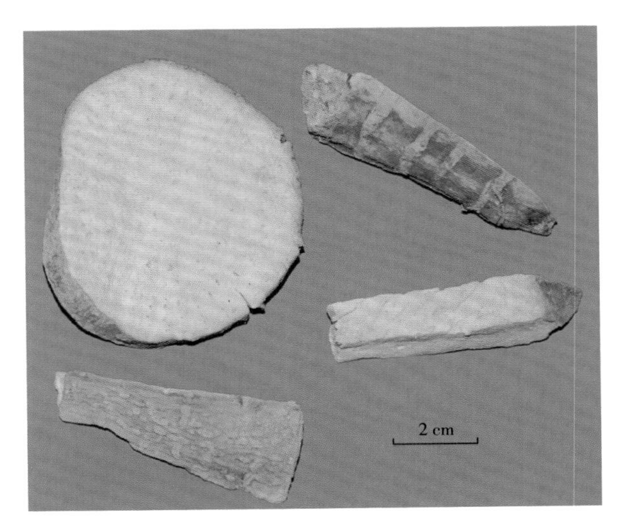

图89-1　天花粉

【采收加工】

通常在秋、冬二季采挖，10月采收的天花粉中多糖和蛋白质含量较高。挖出地下根，除去泥沙，刮去栓皮，根据直径粗细，横截为3~5 cm的小段或厚片，或顺条纵切为厚度为1~2 cm的块片或瓣片，晒干。药材水分不得超过15.0%。

表 89-1　不同采收时间天花粉中多糖和蛋白质的含量①（%）

采收时间	8 月 13 日	9 月 3 日	9 月 23 日	10 月 13 日	11 月 3 日
多糖	0.12	2.20	2.72	4.58	2.40
蛋白质	0.019	0.031	0.076	0.081	0.059

天花粉的主要活性成分是多糖和蛋白质，其含量在传统采收季节秋、冬季呈增高趋势，10 月中旬含量较高，11 月份茎叶枯黄，生长停滞，多糖和蛋白质含量下降。

表 89-2　雌雄株天花粉有效成分的含量①（%）

	浸出物	多糖	蛋白质
雄株	4.94	3.24	0.28
雌株	6.21	2.62	0.19

栝楼雄株浸出物含量低于雌株，而多糖和蛋白质含量较雌株高，符合市场偏好雄株的传统。

【贮　　藏】

天花粉常规贮存，易受潮、易虫蛀，有效成分流失快。贮藏时间不宜超过 2 年。

建议 20℃以下，单包装密封，大垛用黑色胶布遮盖、密闭库藏。有条件的直接单包装密封冷藏。此贮藏条件下，不易变质，有效成分不易流失。

【主要成分】

多糖、蛋白质、皂苷等。

药典标准：水浸出物不得少于 12.0%。

【性味归经】

甘、微苦，微寒。归肺、胃经。

【功能主治】

清热泻火，生津止渴，消肿排脓。用于热病烦渴，肺热燥咳，内热消渴，疮疡肿毒。

【用法用量】

10~15 g。

【编 者 按】

1. 孕妇慎用。不宜与川乌、制川乌、草乌、制草乌、附子同用。
2. 二氧化硫残留不得超过限量。
3. 天花粉具有抗早孕、免疫调节、抗炎、抗病毒、降血压等功效。
4. 天花粉蛋白注射液是一种常用引产药，用于终止早期及中期妊娠。
5. 天花粉 30 g，杏仁、桑皮、贝母各 9 g，桔梗、甘草各 3 g，水煎服，治内热痰多咳嗽。

防　己

【来　　源】

防己为防己科植物粉防己 *Stephania tetrandra* S.Moore 的干燥根。主产于浙江、安徽、江西、湖

①张波 . 栝楼根部形态发育及其药用品质形成研究 [D]. 济南：山东中医药大学，2013.

北等地。

【性　　状】

防己呈不规则圆柱形、半圆柱形或块状，多弯曲。表面淡灰黄色，在弯曲处常有深陷横沟而成结节状的瘤块样。体重，质坚实，断面平坦，灰白色，富粉性，有排列较稀疏的放射状纹理。气微，味苦。

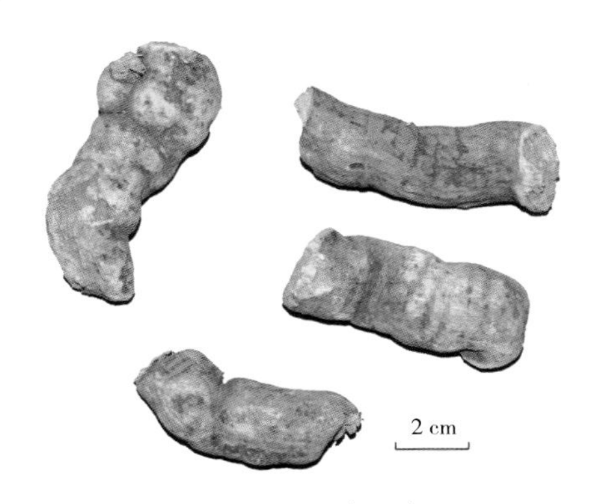

图 90-1　防己个

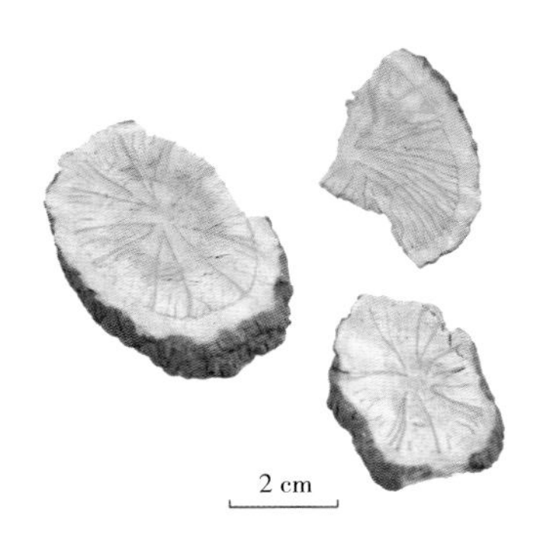

图 90-2　防己片

【采收加工】

11~12 月采挖，洗净，刮去或不刮去外层粗皮，切段，粗根则纵切两半，晒干。建议直接趁鲜切片，干燥。药材水分不得超过 12%。

表 90-1　防己不同采收时期有效成分的含量[①]（%）

采收日期	粉防己碱	粉防己诺林碱
9 月 18 日	0.63	1.22
10 月 18 日	0.71	1.20
11 月 18 日	0.67	1.25
12 月 18 日	0.72	1.29
次年 1 月 18 日	0.70	1.21
次年 2 月 18 日	0.68	1.29

江西粉防己在 11~12 月有效成分含量最高。

【贮　　藏】

防己常规贮存，易虫蛀、易发霉，有效成分易流失，贮藏时间不宜超过 2 年。

建议在 25℃以下，单包装密封，大垛用黑色塑料布遮盖、密闭库藏。此贮藏条件下，药材质量保存较好，药效不易降低。

【主要成分】

含多种生物碱，主要有粉防己碱（汉防己甲素）、防己诺林碱（汉防己乙素）、小檗胺碱和轮环藤酚碱，尚含黄酮苷、酚类、有机酸、挥发油等。

药典标准：醇浸出物不得少于 5%；含粉防己碱和防己诺林碱的总量不得少于 1.6%。

【功能主治】

祛风止痛，利水消肿。用于风湿痹痛，水肿脚气，小便不利，湿疹疮毒。

【性味归经】

苦，寒。归膀胱、肺经。

① 数据来源于百度文库，江西祥云药业有限公司防己 GAP 基地数据 .

【用法用量】

5~10 g。

【编 者 按】

1. 传统上防己分为粉防己和广防己。广防己为马兜铃科植物，因其中马兜铃酸含量较高，2004年国家已注销了广防己药用标准，凡国家药品标准中含有广防己的中成药全部替换成粉防己。

2. 市场上防己来源另有防己科植物木防己、川防己、汉中防己、冕宁防己、湘防己等，均为地方用药，多自产自销。

3. 防己具有抗炎、抗病原微生物、抗肿瘤、抗高血压、抗心律失常、抗心肌缺血、抗纤维化、抗矽肺、抑制瘢痕等药理作用。

4. 防己 12 g，黄芪 15 g，甘草（炒）6 g，白术 9 g。临床用于治疗慢性肾小球肾炎、心源性水肿、风湿性关节炎等属风水、风湿而兼表虚证者。

麦 冬

【来　　源】

麦冬是百合科植物麦冬 *Ophiopogon japonicus*（L.f）Ker-Gawl. 的干燥块根。主产于四川绵阳三台。

【性　　状】

麦冬呈纺锤形，两端略尖，表面淡黄色或灰黄色，有细纵纹。质柔韧，断面黄白色，半透明，中柱细小。气微香，味甘、微苦。

以表面色淡黄白、半透明、体肥大、质柔、气香、味甜、嚼之发黏者为佳。

市场上麦冬分有硫的、无硫的，主要从颜色上分辨，有硫的色浅、色白。

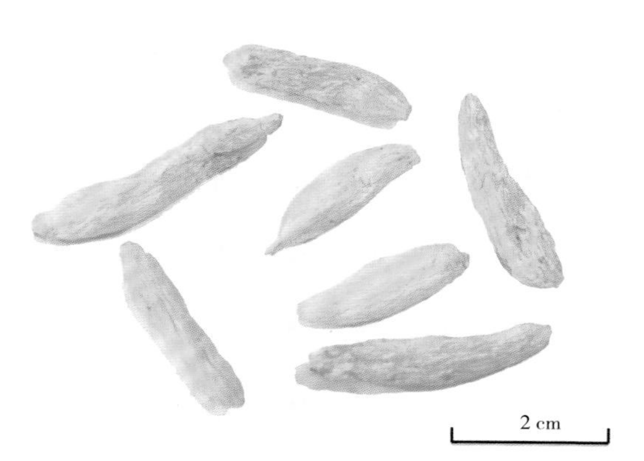

图 91–1　麦冬

【采收加工】

栽种后第 2 年清明节前收获。挖出麦冬，抖落根部泥土，切下块根和须根，洗净运回。晒干或烘干。药材水分不得超过 18%。

表 91–1　麦冬不同月份总皂苷含量[①]（%）

采集时间	总皂苷
12 月	0.93
1 月	0.56
2 月	0.84
3 月	1.21
4 月	1.47
5 月	0.49

①蒋畅，王远，秦民坚，等 . 不同采收期及加工条件对川麦冬总黄酮和总皂苷含量的影响 [J]. 中国中药杂志，2010，35（07）：821–824.

续表

采集时间	总皂苷
6 月	0.45
7 月	0.50
8 月	0.88
9 月	0.65
10 月	1.07
11 月	0.79

表 91–2　麦冬采收季节总皂苷含量①（%）

采集时间	总皂苷
3 月 23 日	1.17
3 月 28 日	1.25
4 月 2 日	1.27
4 月 8 日	1.24
4 月 13 日	1.28
4 月 19 日	1.25
4 月 24 日	1.27

3~4 月总皂苷含量高，为麦冬的最佳采收季节。

【贮　　藏】

麦冬常规贮存，极易受热泛油、受潮发霉，味道易变淡，有效成分流失快。贮藏时间不宜超过 1 年。

建议单包装密封，冷藏。贮藏期药材水分控制在 12%~16%。此条件下贮存，药材不易变质，药效不易下降。大量麦冬在重压下易结成坨，贮藏时不要堆积过高，需定时翻垛。

【主要成分】

主要化学成分为麦冬多糖、甾体皂苷、高异黄酮类、氨基酸等。

药典标准：水浸出物不得少于 60%；含麦冬总皂苷不得少于 0.12%。

【性味归经】

甘，微苦，微寒。归心、肺、胃经。

【功能主治】

养阴生津，润肺清心。用于肺燥干咳，阴虚痨咳，喉痹咽痛，津伤口渴，内热消渴，心烦失眠，肠燥便秘。

【用法用量】

6~12 g。

【编 者 按】

1. 麦冬入药时需压扁或捣碎，保证有效成分煎出。

2. 现麦冬无硫烘干技术已成熟，估计 2~3 年后市场上含硫麦冬会减少直至消失。

3. 麦冬、天冬、知母、川贝母、百部各 9 g，沙参 12 g，水煎服，每日 1 剂，用于急、慢性支

①蒋畅，王远，秦民坚，等．不同采收期及加工条件对川麦冬总黄酮和总皂苷含量的影响 [J]. 中国中药杂志，2010，35（07）：821–824.

气管炎表现为阴虚燥咳者。

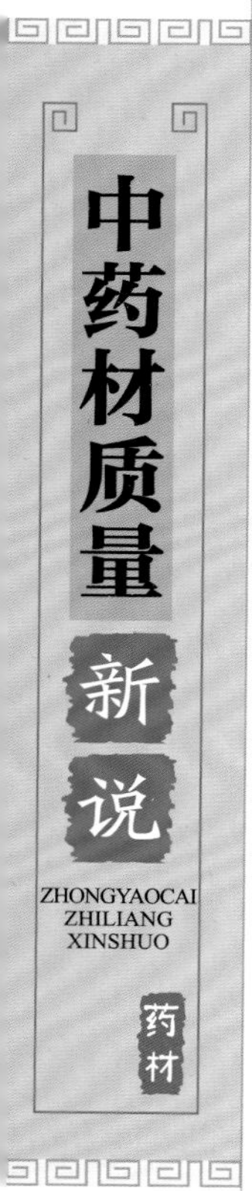

天 冬

【来　　源】

天冬是百合科植物天冬 *Asparagus cochinchinensis*（Lour.）Merr. 的干燥块根。产于广西、贵州、云南、四川等地，家种天冬集中产于广西玉林樟木村周边，产量占全国一半以上。

【性　　状】

天冬呈长纺锤形，略弯曲，表面黄白色至淡黄棕色，半透明，光滑或具深浅不等的纵皱纹，偶有残存的灰棕色外皮。质硬或柔润，有黏性，断面角质样，中柱黄白色。气微，味甜、微苦。

以肥满、条大、致密、色黄白有光泽、半透明为佳。

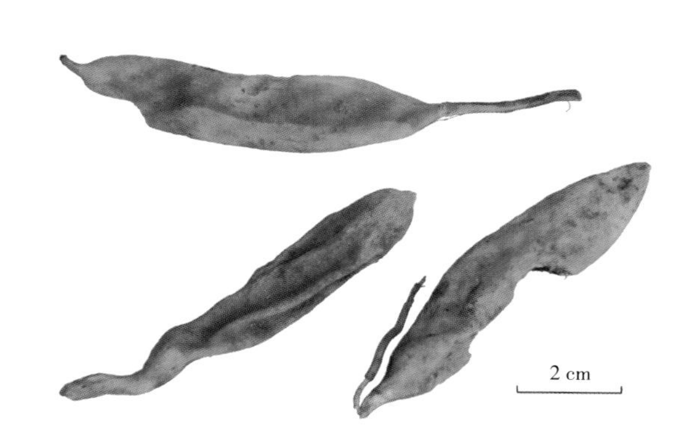

图 92-1　天冬

【采收加工】

天冬每年 9~10 月果实由绿色变成红色，到第 2 年 2 月块茎休眠期均可采收。选晴天，割去藤蔓，挖出全株，抖掉泥土，将中部茎粗 0.8 cm 以上的块根运回加工，根头和小块根留作繁殖材料用。

鲜天冬运回洗净，除去茎基和须根，置沸水中煮或蒸至透心，趁热除去外皮，洗净，干燥。建议鲜天冬煮或蒸至透心后，不去皮趁鲜切片或段，后晒干或低温烘干。药材水分不得超过 16%。

表 92-1　内江产天冬不同生长期、不同药用部位总皂苷含量测定①

生长期	药用部位	总皂苷含量（%）
1. 年生	去皮药材	1.28
1.5 年生	带皮药材	2.05
1.5 年生	天冬皮	1.98
2.5 年生	去皮药材	3.71
3 年生	去皮药材	3.83

天冬中总皂苷含量随生长期的增长而增加，天冬皮中总皂苷含量也较高，建议天冬加工中不去皮。

【贮　　藏】

天冬常规贮存，极易虫蛀，极易受热走油、吸潮糖化发黏霉烂变质，有效成分流失快。贮藏时间不宜超过 1 年。

建议单包装密封，冷藏。贮藏期药材水分控制在 10%~17%。此条件下贮存，药材不易变质，药效不易下降。

【主要成分】

主要化学成分为天冬多糖、天冬总皂苷等。

①费曜 . 天冬规范化种植（GAP）研究 ——部分 SOP 的研究 [D]. 成都：成都中医药大学，2003.

药典标准：醇浸出物不得少于 80.0%。

【性味归经】

甘、苦，寒。归肺、肾经。

【功能主治】

养阴润燥，清肺生津。用于肺燥干咳，顿咳痰黏，腰膝酸痛，骨蒸潮热，内热消渴，热病津伤，咽干口渴，肠燥便秘。

【用法用量】

6~12 g。

【编 者 按】

1. 二氧化硫残留不得超过限量。

2. 天冬有升高外周白细胞、增强网状内皮系统吞噬功能与体液免疫、广谱抗菌、止血和抗白血病等作用；天冬酰胺有镇咳和祛痰作用。

3. 天冬 10 g，麦冬 10 g，藕片 15 g，水煎服，治肺热咳嗽。

黄　精

【来　　源】

黄精为百合科植物滇黄精 *Polygonatum kingianum* Coll et Hemsl.、黄精 *Polygonatum sibirifum* Red. 或多花黄精 *Polygonatum cyrtonema* Hua 的干燥根茎。按形状不同，习称“大黄精”“鸡头黄精”“姜形黄精”。滇黄精主产于贵州、四川、云南等地，黄精主产于东北地区、西北地区、河北、内蒙古等地，多花黄精主产于四川、贵州、湖南、浙江等地。

【性　　状】

大黄精：呈肥厚肉质的结节块状。表面淡黄色至黄棕色，具环节，有皱纹及须根痕，结节上侧茎痕呈圆盘状，圆周凹入，中部突出。质硬而韧，不易折断，断面角质，淡黄色至黄棕色。气微，味甜，嚼之有黏性。

鸡头黄精：呈结节状弯柱形。结节略呈圆锥形，常有分枝。表面黄白色或灰黄色，半透明，有纵皱纹，茎痕圆形。

姜形黄精：呈长条结节块状，长短不等，常数个块状结节相连。表面灰黄色或黄褐色，粗糙，结节上侧有突出的圆盘状茎痕。

味苦者不可药用。

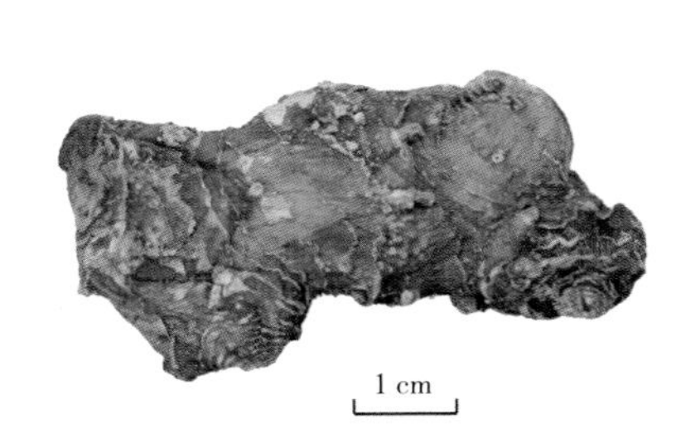

图 93-1　黄精（生晒个）

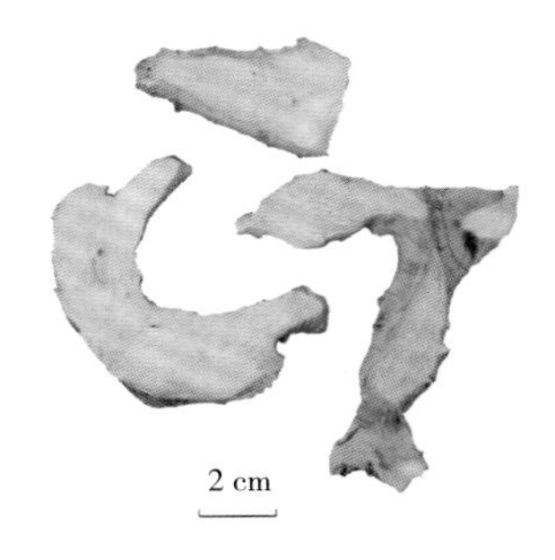

图 93-2　黄精片（生晒）

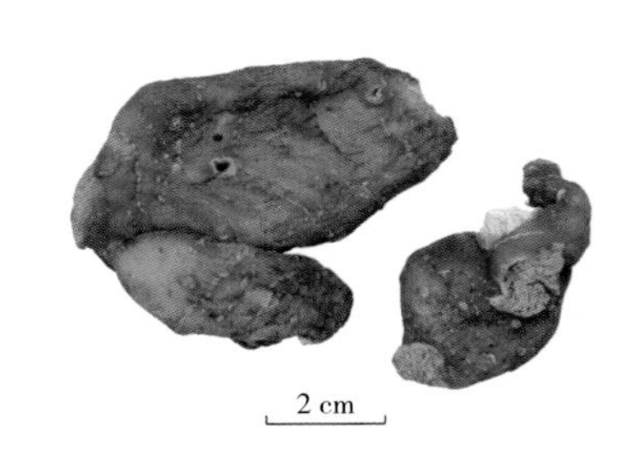

图 93-3　黄精（蒸透心个）

【采收加工】

12月份至次年1月份采挖，除去须根，洗净，置沸水中略烫或蒸至透心后，晒干或烘干。建议趁鲜或蒸至透心后切厚片，干燥。药材水分不得超过15%。

表93-1 不同采收年限黄精多糖含量①（%）

	2年生	3年生	4年生	5年生	6年生
多糖含量	25.12	29.00	39.54	39.40	39.43

4年生黄精多糖含量最高，5~6年生黄精多糖含量基本不再增加。故黄精以4年采收最为适宜。

表93-2 采收时间黄精多糖含量①（%）

	9月份	10月份	11月份	12月份	1月份
多糖含量	11.90	13.93	21.02	25.80	29.36
折干率	20.02	21.85	27.50	36.64	35.35

黄精多糖含量在1月达到最高。折干率在9~12月呈现逐渐增加趋势，在1月有所下降。黄精最适宜的采收期为12月至次年1月。

【贮 藏】

黄精常规粗贮，易发霉、易虫蛀，有效成分流失快，贮藏时间不宜超过2年。

建议在20℃以下，单包密封，大垛用黑色塑料布遮盖、密闭库藏；大货冷藏。药材水分控制在11%~15%。在此贮藏条件下，药材质量保持较好。

【主要成分】

黄精中含多糖类、甾体皂苷类、黄酮类、生物碱类等成分。

药典标准：醇浸出物不得少于45.0%；含黄精多糖以无水葡萄糖计，不得少于7.0%。

【性味归经】

甘，平。归脾、肺、肾经。

【功能主治】

补气养阴，健脾，润肺，益肾。用于脾胃气虚，体倦乏力，胃阴不足，口干食少，肺虚燥咳，劳嗽咳血，精血不足，腰膝酸软，须发早白，内热消渴。

【用法用量】

9~15 g。

【编 者 按】

1. 黄精须根中多糖含量约为根茎含量的三分之一，游离氨基酸与水解氨基酸含量分别为根茎的3.5倍和1.4倍。黄精须根具有较大的开发价值。

2. 黄精具有抗衰老、降血糖、降血脂、提高和改善记忆、抗肿瘤、调节免疫、抗病毒、抗炎等作用，用于冠心病、高脂血症、糖尿病、低血压、药物中毒性耳聋、白细胞减少症、慢性肾小球肾炎、慢性支气管炎、缺血性中风等。

3. 黄精15 g，山药15 g，知母、玉竹、麦冬各12 g，水煎服，治糖尿病。

4. 制黄精24 g，五味子10 g，熟地黄30 g，白果10 g，水煎服，治肾虚遗精。

①邵红燕，赵致，庞玉新，等．贵州产黄精适宜采收期研究[J]．安徽农业科学，2009，37（28）：13591-13592.

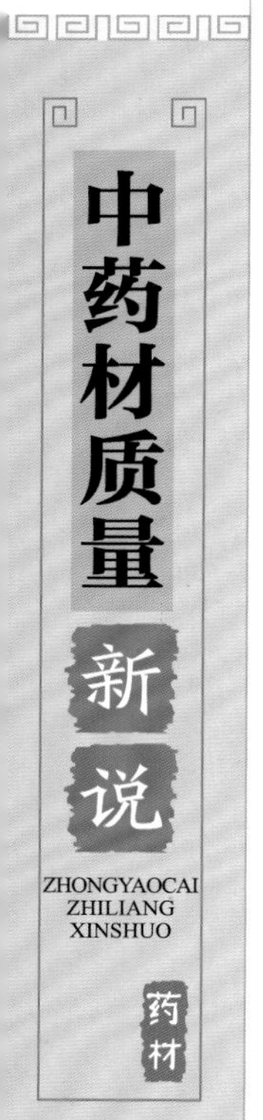

玉 竹

【来　　源】

玉竹为百合科植物玉竹 *Polygonatum ordoratum*（Mill.）Druce 的干燥根茎。主产于湖南、浙江、广东、河南、江苏等地。

【性　　状】

玉竹呈长圆柱形，略扁，少有分枝，长 4~18 cm，直径 0.3~1.6 cm。表面黄白色或淡黄棕色，半透明，具纵皱纹和微隆起的环节，有白色圆点状的须根痕和圆盘状茎痕。质硬而脆或稍软，易折断，断面角质样或显颗粒性。气微，味甘，嚼之发黏。

以条长、肉肥、黄白色，光泽柔润者为佳。

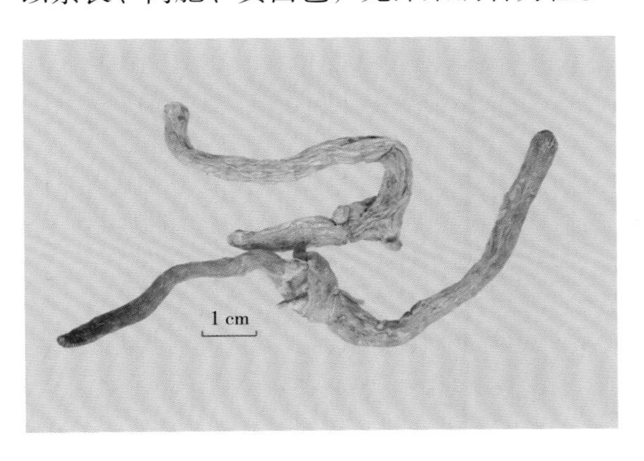

图 94-1　玉竹

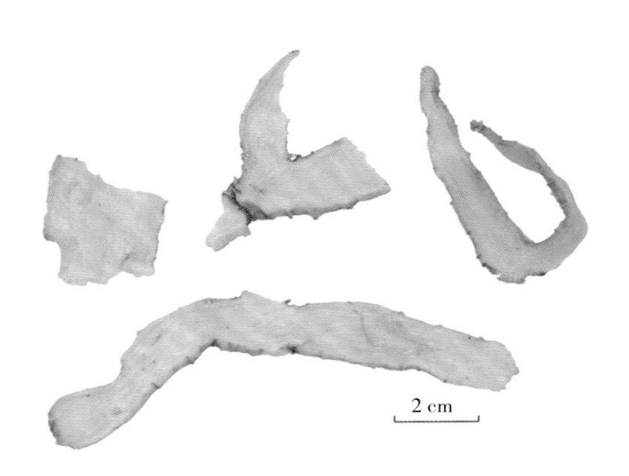

图 94-2　玉竹片

【采收加工】

在栽种后的第 2~3 年收获，秋季地上部分枯萎后，选晴天，土壤较干燥时采收。除去杂质，晒至柔软后，反复揉搓至无硬心，色泽金黄，呈半透明，或蒸透后，揉至半透明，晒干或 60℃以下烘干。建议趁鲜或蒸透心后切片，干燥。药材水分不得超过 16%。

注：加工时要防止揉搓过度，否则颜色深红，甚至变黑，影响药材质量。

表 94-1　8 月 30 日采收不同生长年限玉竹折干率、水浸物和多糖含量测定①（%）

生长年限	折干率	水浸出物	多糖含量
1 年	31.23	51.15	2.56
2 年	43.34	61.72	5.39
3 年	46.74	62.45	6.73

表 94-2　东北地区 2 年生玉竹不同采收时间折干率、水浸物和多糖含量测定①（%）

采收时期	折干率	水浸出物	多糖含量
5 月 30 日	32.31	54.18	5.21
6 月 10 日	36.78	53.70	4.79
7 月 10 日	38.41	52.78	4.81

①王春兰，杨丽娟 . 不同采收时期对玉竹产量和质量影响的研究 [J]. 安徽农业科学，2009，37（5）：2032.

续表

采收时期	折干率	水浸出物	多糖含量
8 月 20 日	42.32	56.76	5.47
8 月 30 日	43.93	55.28	5.68
9 月 10 日	42.12	61.73	6.07
9 月 20 日	40.87	60.86	6.21

东北地区玉竹种植 2~3 年即可采收，且适宜采收期为 9 月以后，在这期间采收的玉竹质量好，折干率和多糖含量均较高。

【贮　　藏】

玉竹常规贮存，极易虫蛀、发霉，有效成分易流失，贮藏时间不宜超过 2 年。

建议 20℃以下，单包装密封，大垛用黑色塑料布遮盖、密闭库藏。有条件的直接冷藏。此贮藏条件下，药材质量保存较好，药效不易降低。

【主要成分】

主要含玉竹黏多糖、玉竹果聚糖、白屈菜酸、吖丁啶 -2- 羧酸、山柰酚阿拉伯糖苷、鞣质及微量皂苷等。

药典标准：醇浸出物不得少于 50.0%；含玉竹多糖以葡萄糖计，不得少于 6.0%。

【性味归经】

甘，微寒。归肺、胃经。

【功能主治】

养阴润燥，生津止渴。用于肺胃阴伤，燥热咳嗽，咽干口渴，内热消渴。

【用法用量】

6~12 g。

【编 者 按】

1. 现代药理研究表明，玉竹具有扩张冠脉、降血脂、降血糖和增强免疫力等作用。
2. 玉竹 10 g，玄参 10 g，胖大海 3 g，水煎服，治慢性咽炎。
3. 近年来，玉竹的用途不断扩大，不仅药用，还用于营养滋补品、保健食品和饮料。

石菖蒲

【来　　源】

石菖蒲为天南星科多年生植物石菖蒲 *Acorus tatarinowii* Schott 的干燥根茎。主产于湖南、湖北、江西、江苏、浙江、四川等地。

【性　　状】

石菖蒲呈扁圆柱形，多弯曲，常有分枝。表面棕褐色或灰棕色，粗糙，有疏密不匀的环节，节间长 0.2~0.8 cm，具细纵纹，一面残留须根或圆点状根痕；叶痕呈三角形，左右交互排列，有的其上有毛鳞状的叶基残余。质硬，断面纤维性，类白色或微红色，内皮层环明显，可见多数维管束小点及棕色油细胞。气芳香，味苦、微辛。

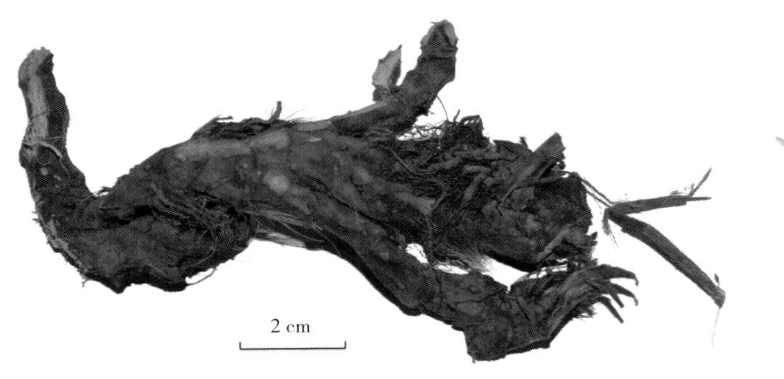

图 95-1 石菖蒲

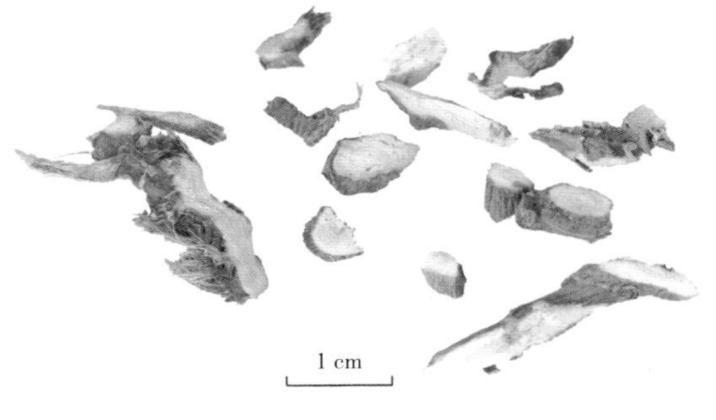

图 95-2 石菖蒲片

【采收加工】

种植 3~4 年后采收，全年均可采收。冬季挥发油含量高于夏季，建议冬季地上部分微变黄时采挖，除去须根和泥沙，趁鲜切片，低温烘干，干燥后立即密封保存。药材水分不得超过 13%。

表 95-1 江西石菖蒲鲜、干药材不同部位挥发油及有效成分含量比较[①]（ml/g）

样品		挥发油	α－细辛醚	β－细辛醚
鲜品	根茎	2.36	0.03	2.81
	叶	1.42	0.05	0.90
干品	根茎	1.40	0.02	1.70
	叶	1.00	0.04	0.75

石菖蒲经干燥处理后，挥发油及 α－细辛醚、β－细辛醚含量均有降低。考虑到石菖蒲叶中有效成分含量能够达到药典标准，建议石菖蒲全草均可入药。

【贮　　藏】

石菖蒲在常规储存条件下，易发霉，香气易散失，挥发油类成分易挥发，有效成分流失快，贮藏时间不超过 1 年。

建议在 20℃以下，单包装密封，大垛密闭库藏。贮藏期药材水分控制在 11%~14%。在此贮藏条件下，香气不易散失，有效成分不易流失。

【主要成分】

主含挥发油类成分：细辛醚系列（α、β、γ）、石竹烯、欧细辛醚、石菖醚、细辛醛等，及糖类、有机酸类等。

药典标准：醇浸出物不得少于 12.0%；含挥发油不得少于 1.0%（ml/g）。

【性味归经】

辛、苦，温。归心、胃经。

【功能主治】

开窍豁痰，醒神益智，化湿开胃。用于神昏癫痫，健忘失眠，耳聋耳鸣，脘痞不饥，噤口下痢。

【用法用量】

3~10 g。

① 唐怡，李健康，刘校妃，等．石菖蒲鲜、干药材及其不同部位中挥发油，α－细辛醚和 β－细辛醚的含量比较 [J]. 中国实验方剂学杂志，2016，22（05）：36-39.

【编者按】

1. 水菖蒲为天南星科植物水菖蒲 *Acorus calamus* L. 的干燥根茎；九节菖蒲为毛茛科植物阿尔泰银莲花 *Anemone altaica* Fisch 的干燥根茎。二者均未被《中国药典》收录，功效亦与石菖蒲不同，不可替代石菖蒲入药。

2. 石菖蒲具有镇静、抗惊厥癫痫、保护脑神经元、抗抑郁、抗血栓、抗动脉硬化、抗菌、抗肿瘤等药理活性，临床上用于癫痫、痰厥、热病神昏、健忘、中风失语、耳鸣、老年性痴呆等。

3. 黄连 6 g，石菖蒲 6 g，厚朴 9 g，栀子 9 g，制半夏 9 g，淡豆豉 9 g，芦根 30 g，具有清热化湿，调和胃肠之功效，常用于治疗急性胃肠炎、霍乱、伤寒、细菌性痢疾等湿热并重者。

百　部

【来　　源】

百部为百部科植物直立百部 *Stemona sessilifolia*（Miq.）Miq.、蔓生百部 *Stemona japonica*（Bl.）Miq. 或对叶百部 *Stemona tuberosa* Lour. 的干燥块根。主产于广西、四川、重庆、湖北等地。

【性　　状】

直立百部：呈纺锤形，上端较细长，皱缩弯曲。表面黄白色或淡棕黄色，有不规则深纵沟，间或有横皱纹。质脆，易折断，断面平坦，角质样，淡黄棕色或黄白色，皮部较宽，中柱扁缩。气微，味甘、苦。

蔓生百部：两端稍狭细，表面多不规则皱褶和横皱纹。

对叶百部：呈长纺锤形或长条形，表面浅黄棕色至灰棕色，具浅纵皱纹或不规则纵槽。质坚实，断面黄白色至暗棕色，中柱较大，髓部类白色。

以粗壮、肥润、坚实、色白者为佳。

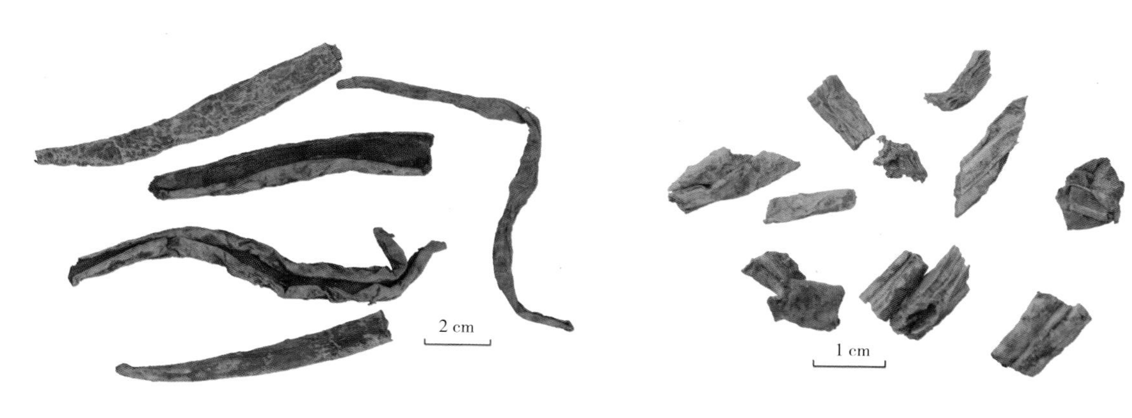

图 96-1　百部　　　　图 96-2　百部片

【采收加工】

分株繁殖的百部定植 2~3 年后，秋季地上部分枯萎时采收。选晴天，挖出块茎，除去须根，洗净，置沸水中略烫或蒸至无白心，晒干或烘干。建议蒸后趁鲜切段，干燥。

【贮　　藏】

百部常规贮存，易受潮发霉，易虫蛀，有效成分易流失，贮存时间不宜超过 1 年。

建议 20 ℃以下，单包装密封，大垛用黑色塑料布遮盖、密闭库藏。药材水分控制在 12%~16%。此贮存条件下，药材不易变质，有效成分不易下降。

【主要成分】

主要化学成分为百部碱、原百部碱、次百部碱、氧化百部碱、百部定碱、异百部定碱、对叶百部碱、斯替宁碱等。

药典标准：水浸出物不得少于 50.0%。

【性味归经】

甘、苦，微温。归肺经。

【功能主治】

润肺下气止咳，杀虫灭虱。用于新久咳嗽，肺痨咳嗽，顿咳；外用于头虱，体虱，蛲虫病，阴痒。

【用法用量】

3~9 g。外用适量，水煎或酒浸。

【编 者 按】

1. 肾水不足、心火旺盛者忌服。
2. 三种百部的总生物碱均有较强的镇咳作用，其中对叶百部的效果 > 直立百部 > 蔓生百部。
3. 三种百部的水煎剂止咳效果：对叶百部 > 直立百部 > 蔓生百部。
4. 百部 10 g，连钱草 15 g，积雪草 15 g，枇杷叶 15 g，甘草 5 g，水煎服，治咳嗽。

续 断

【来　　源】

续断是川续断科植物川续断 *Dipsacus asper* Wall.ex Henry 的干燥根。主产于云南、四川、贵州。

【性　　状】

续断根呈圆柱形，略扁，有的微弯曲。表面灰褐色或黄褐色，有稍扭曲或明显扭曲的纵皱及沟纹，可见横列的皮孔样斑痕和少数须根痕。质软，久置后变硬，易折断，断面不平坦，皮部墨绿色或棕色，外缘褐色或淡褐色，木部黄褐色，导管束呈放射状排列。气微香，味苦、微甜而后涩。

断面为豆青色的续断药材药效好。

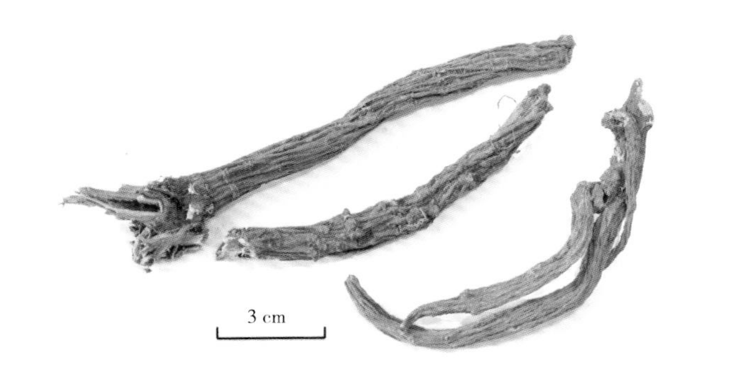

图 97-1　续断

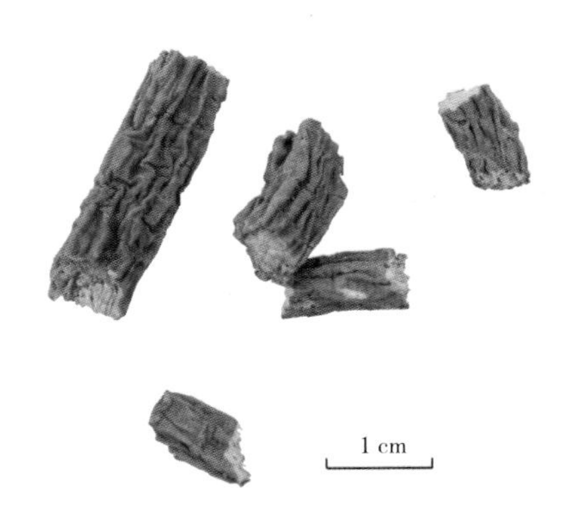

图 97-2　续断片

【采收加工】

栽种两年后 11 月至次年 2 月采收。选晴天，去除地上茎叶，挖出全根，洗净运回，晒或烘至半干，堆置“发汗”至内部变绿色时，后干燥。建议发汗后立即切厚片或段，干燥。药材水分不得超过 10%。

表 97-1　不同产地续断发汗前后川续断皂Ⅵ含量对比①

产地	川续断皂Ⅵ（%）	
	发汗	不发汗
四川	1.64	1.25
湖北	2.50	2.27
贵州	2.14	2.13

经过发汗处理续断川续断皂Ⅵ含量高。

【贮　　藏】

续断常规贮存，易虫蛀，有效成分流失快。贮藏时间不宜超过 2 年。

建议 25 ℃以下，单包装密封，大垛用黑色塑料布遮盖、密闭库藏。药材水分控制在 11%~15%。此条件下贮存，药材不易变质，药效不易下降。

【主要成分】

主要化学成分为环烯醚萜糖苷、皂苷类等。

药典标准：水浸出物不得少于 45.0%；含川续断皂苷Ⅵ不得少于 2.0%。

【性味归经】

苦、辛，微温。归肝、肾经。

【功能主治】

补肝肾，强筋骨，续折伤，止崩漏。用于肝肾不足，腰膝酸软，风湿痹痛，跌扑损伤，筋伤骨折，崩漏，胎漏。酒续断用于风湿痹痛，跌扑损伤，筋伤骨折。盐续断多用于腰膝酸软。

【用法用量】

9~15 g。

【编 者 按】

续断 15 g，淫羊藿 15 g，猪脚 1 只，同炖服，治风湿腰痛。

泽　泻

【来　　源】

泽泻是泽泻科植物泽泻 *Alisma orientale*（Sam.） Juzep. 的干燥块茎。产于四川、福建、广西等地，主产于四川彭山、五通桥、夹江。

【性　　状】

泽泻呈类球形、椭圆形或卵圆形。表面淡黄色或淡黄棕色，有不规则的横向环状浅沟及多数细小突起的须根痕，底部有的有瘤状芽痕。质坚实，断面黄白色，粉性，有多数细孔。气微，味微苦。

以个大、质坚、色黄白、粉性足者为佳。

① 金奇，来平凡，杜伟锋，等．“发汗”对续断质量的影响[J]. 中华中医药学刊，2011，29（12）：2636–2638.

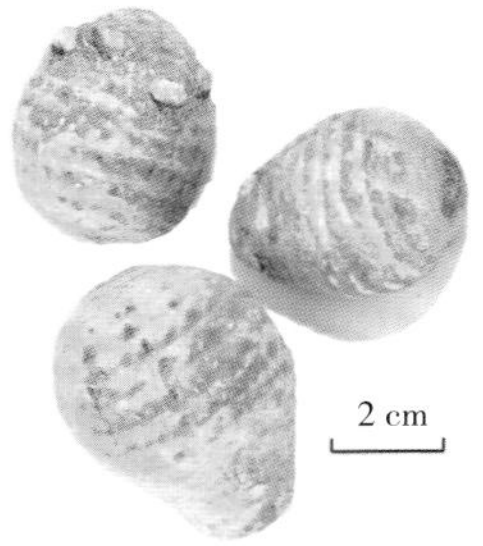

图 98-1　泽泻

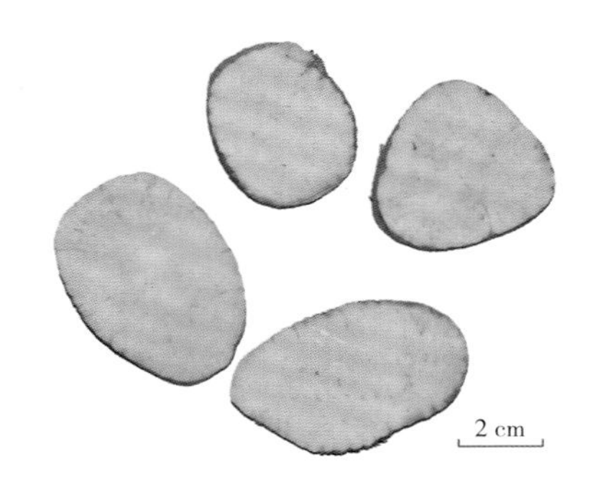

图 98-2　生泽泻片

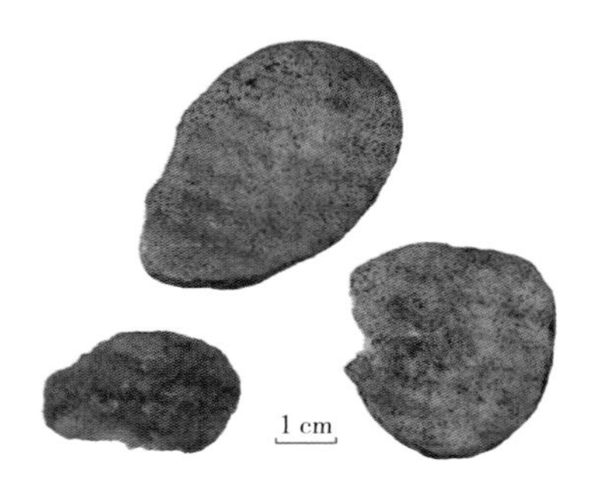

图 98-3　盐泽泻片

【采收加工】

11 月末至第二年 1 月采收。收获泽泻时，用刀在泽泻的球茎周围划一圈，使部分须根划断，再将植株拔起，除去球茎周围的泥土及残根，留中心叶，其余叶子除去，洗净泥土后运回晒干或者烘干，用撞皮机撞去粗皮。药材水分不得超过 13%。

注：泽泻采收时如把中心小叶去掉，加工干燥时，会从中心叶伤口流出黑色汁液，干燥后发生凹陷，影响产量和品质。

表 98-1　泽泻不同采收期 23- 乙酰泽泻醇 B 含量①（%）

采收时间	23- 乙酰泽泻醇 B
11 月 15 日	0.073
11 月 22 日	0.086
12 月 1 日	0.103
12 月 8 日	0.131
12 月 15 日	0.146
12 月 22 日	0.149
12 月 29 日	0.183
1 月 5 日	0.166

12 月下旬泽泻中 23- 乙酰泽泻醇 B 含量高，为药材最优采收时间。

表 98-2　泽泻不同部位 23- 乙酰泽泻醇 B 含量②（%）

部位	23- 乙酰泽泻醇 B
叶	0.29
须根	0.09
块茎	0.33
果实	0.06

泽泻叶中 23- 乙酰泽泻醇 B 含量较高，可开发利用。

【贮　　藏】

泽泻常规贮存，易生虫、受潮发霉，有效成分流失快。贮藏时间不宜超过 2 年。

①刘红昌，杨文钰，陈兴福 . 不同育苗期、移栽期和采收期川泽泻质量变化研究 [J]. 中草药，2007，38（5）：754-758.

②王立新，吴启南，彭国平 . 泽泻中 23- 乙酰泽泻醇 B 的含量测定研究 [J]. 南京中医药大学学报，2002，18（2）：105-107.

建议 20℃以下，单包装密封，大垛用黑色塑料布遮盖、密闭库藏。此条件下贮存，药材不易变质，药效不易下降。

注：泽泻与牡丹皮对抗同贮，药材不易生虫、霉变。

【主要成分】

主要化学成分为 23- 乙酰泽泻醇 B、泽泻醇 A、泽泻醇 F 等。

药典标准：醇浸出物不得少于 10.0%；含 23- 乙酰泽泻醇 B 不得少于 0.050%。

【性味归经】

甘、淡，寒。归肾、膀胱经。

【功能主治】

利水渗湿，泄热，化浊降脂。用于小便不利，水肿胀满，泄泻尿少，痰饮眩晕，热淋涩痛，高脂血症。

【用法用量】

6~10 g。

【编 者 按】

1. 泽泻中泽泻醇 C、16,23- 环氧泽泻醇 B 和泽泻醇 O 可能会有肾毒性，应对其含量进行限量。

2. 茯苓 25 g，泽泻 12 g，桂枝 6 g，白术 9 g，生姜 12 g，水煎服，治胃反，吐而渴欲饮水者。

山柰

【来　　源】

山柰为姜科植物山柰 *Kaempferia galanga* L. 的干燥根茎。主产于广东、广西、海南等地。

【性　　状】

山柰多为圆形或近圆形的横切片，外皮浅褐色或黄褐色，皱缩，有的有根痕或残存须根；切面类白色，粉性，常鼓凸。质脆，易折断。气香特异，味辛辣。

以色白、粉性足、饱满、气浓厚而辣味强者为佳。

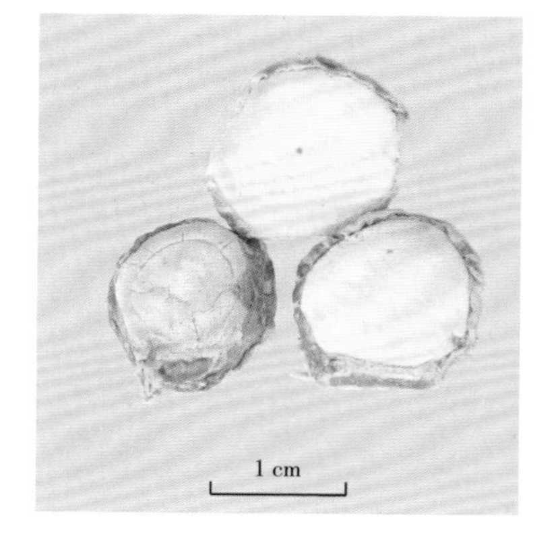

图 99–1　山柰

【采收加工】

当年 12 月至翌年 3 月，地上叶片枯萎时挖起根茎，除去叶片及须根，趁鲜切片，晒干。药材水分不得超过 15%。

【贮　　藏】

山柰常规贮存，香气易散失，有效成分易流失，贮藏时间不宜超过 1 年。

建议在 20℃以下，单包装密封，大垛密闭库藏。此贮藏条件下，药材质量保存较好，药效不易降低。

【主要成分】

主含挥发油，油中含有龙脑、桂皮酸乙酯、对甲氧基桂皮酸乙酯、莰烯、对甲氧基苏合香烯等。尚含黄酮类等成分。

药典标准：含挥发油不得少于 4.5%。

【性味归经】

辛，温。归胃经。

【功能主治】

行气温中，消食，止痛。用于胸膈胀满，脘腹冷痛，饮食不消。

【用法用量】

6~9 g。

【编 者 按】

1. 山柰具有抗菌、抗炎、镇痛、抗肿瘤、抗氧化等药理作用。

2. 山柰 3 钱，肉桂 3 钱，野艾蒿 1 钱半，杜松实 1 钱半，大黄 1 钱，水煎服，主治虚证水肿。

乌 药

【来 源】

乌药为樟科植物乌药 *Lindera aggregata*（Sims）Kos-term. 的干燥块根。主产于浙江、湖南、安徽、湖北、江苏、福建、广东、广西等地。

【性 状】

乌药多呈纺锤状，略弯曲，有的中部收缩成连珠状。表面黄棕色或黄褐色，有纵皱纹及稀疏的细根痕。质坚硬。切片厚 0.2~2 mm，切面黄白色或淡黄棕色，射线放射状，可见年轮环纹，中心颜色较深。气香，味微苦、辛，有清凉感。

以连珠状、质嫩、粉性大、横断面浅棕色者为佳。质老、不呈纺锤状的直根，不可供药用。

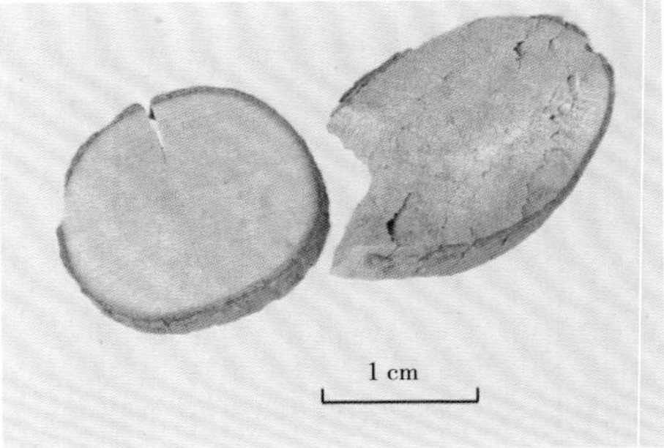

1 cm

图 100-1 乌药

【采收加工】

秋、冬两季，植物地上部分枯萎时采挖，除去细根，洗净，趁鲜切片，晒干或 60℃以下烘干。药材水分不得超过 11%。

表 100-1 不同采收时期乌药中去甲异波尔定和乌药醚内酯的含量测定[①]（%）

采收时期	去甲异波尔定含量	乌药醚内酯含量
7 月 6 日	1.09	0.05
8 月 10 日	1.45	0.20
9 月 10 日	1.51	0.09
10 月 13 日	1.32	0.17
11 月 12 日	1.29	0.11

①余志华，文晓柯，吴雅莉 . 不同产地和采收时间乌药药材中有效成分的含量测定 [J]. 中南药学，2013（7）：541-544.

在9月时乌药中去甲异波尔定含量最高，8月时乌药醚内酯含量最高。

【贮　　藏】

乌药常规贮存，易虫蛀，香气易散失，有效成分易流失，贮藏时间不宜超过2年。

建议在25℃以下，单包装密封，大垛密闭库藏。此贮藏条件下，药材质量保存较好，药效不易降低。

【主要成分】

主含挥发油，内有多种倍半萜成分：钓樟内酯、钓樟根内酯、钓樟烯醇、钓樟烯、钓樟根烯等。还含新木姜子碱、钓樟醇（即龙脑）、乌药酸、谷甾醇。

药典标准：含去甲异波尔定不得少于0.40%，含乌药醚内酯不得少于0.030%。

【性味归经】

辛，温。归肺、脾、肾、膀胱经。

【功能主治】

行气止痛，温肾散寒。用于寒凝气滞，胸腹胀痛，气逆喘急，膀胱虚冷，遗尿尿频，疝气疼痛，经寒腹痛。

【用法用量】

6~10 g。

【编 者 按】

1. 现代药理研究表明，乌药具有抗菌、抗病毒、抗炎、兴奋心肌、促进血凝等作用。

2. 乌药9 g，制香附9 g，川木香3 g，水煎服，治气滞胃痛。

三　棱

【来　　源】

三棱是黑三棱科植物黑三棱 *Sparganium stoloniferum* Buch.Ham. 的干燥块茎。产于河南、浙江、江西、湖南、安徽等地。

【性　　状】

三棱呈圆锥形，略扁，表面黄白色或灰黄色，有刀削痕，须根痕小点状，略呈横向环状排列。体重，质坚实。气微，味淡，嚼之微有麻辣感。

以个匀、体重、质坚实、去净外皮、表面黄白色者为佳。

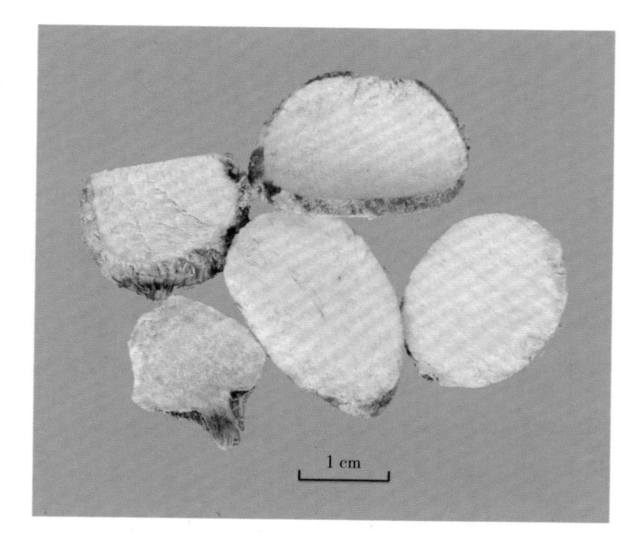

图 101-1　三棱

【采收加工】

10月至次年1月初采收。选晴天，割去地上茎叶，挖出块茎，削去外皮或不去外皮，晒干或低温烘干。建议趁鲜切片，干燥。药材水分不得超过15%。

表 101-1　不同烘干温度对三棱挥发油、总黄酮含量影响[1]（%）

干燥温度（℃）	挥发油含量	总黄酮含量
40	0.13	0.71
50	0.13	0.73
60	0.12	0.68

60℃以内烘干对挥发油含量影响不大。50℃烘干总黄酮含量高，为三棱的最佳烘干温度。

不去皮三棱总黄酮含量比去皮三棱含量高，建议三棱加工不去外皮[2]。

【贮　　藏】

三棱常规贮存，易虫蛀，有效成分流失快。贮藏时间不宜超过 2 年。

建议 25℃以下，单包装密封，大垛用黑色塑料布遮盖、密闭库藏。药材水分控制在 11%~13%。此条件下贮存，药材不易变质，药效不易下降。

【主要成分】

主要化学成分为黄酮类、三棱皂苷、挥发油等。

药典标准：醇浸出物不得少于 7.5%。

【性味归经】

辛、苦，平。归肝、脾经。

【功能主治】

破血行气，消积止痛。用于癥瘕痞块，痛经，瘀血经闭，胸痹心痛，食积胀痛。

【用法用量】

煎服，5~10 g。醋制后可加强祛瘀止痛作用。

【编 者 按】

1. 孕妇禁用。不宜与芒硝、玄明粉同用。

2. 三棱、莪术两药擅破血行气，消积止痛。临床上二药常相须为用，对治疗气滞血瘀型疑难杂症，如声带小结、慢性附睾炎、子宫内膜异位症等，常获良效。

3. 荆三棱是莎草科植物荆三棱 *Scirpus fluviatilis*（Torr.） A.Gray. 的干燥块茎。功能主治、性味与三棱相似。浙江磐安、东阳两县市是荆三棱的最大产区，占全国总产量八成左右，年产荆三棱约 1 500 吨。

4. 三棱 9 g，当归 9 g，红花 4.5 g，生地 12 g，水煎服，治血瘀经闭，小腹痛。

莪　术

【来　　源】

莪术为姜科植物蓬莪术 *Curcuma phaeocaulis* Val.、广西莪术 *Curcuma kwangsuensis* S.G.Lee et C.F.Liang 或温郁金 *Curcuma wenyujin* Y.H.Chen et C.Ling 的干燥根茎。后者习称“温莪术”。蓬莪术主产于四川、福建、广东等地，广西莪术主产于广西、云南，温莪术主产于浙江、四川、江西等地。

①邓世容 . 三棱饮片炮制工艺及质量标准研究 [D]. 成都：成都中医药大学，2005.

②张媛，崔蓉，杨奕，等 . 金华产三棱中总黄酮的含量测定 [J]. 中医药导报，2011，17（1）：89-90.

【性　　状】

蓬莪术：呈卵圆形、长卵形、圆锥形或长纺锤形，顶端多钝尖，基部钝圆。表面灰黄色至灰棕色，上部环节突起，有圆形微凹的须根痕或残留的须根，有的两侧各有1列下陷的芽痕和类圆形的侧生根茎痕。体重，质坚实，断面灰褐色至蓝褐色，蜡样，常附有灰棕色粉末，皮层与中柱易分离，内皮层环纹棕褐色。气微香，味微苦而辛。

广西莪术：环节稍突起，断面黄棕色至棕色，常附有淡黄色粉末，内皮层环纹黄白色。

温莪术：断面黄棕色至棕褐色，常附有淡黄色至黄棕色粉末。气香或微香。

以个均匀、质坚实、断面灰褐色者为佳。

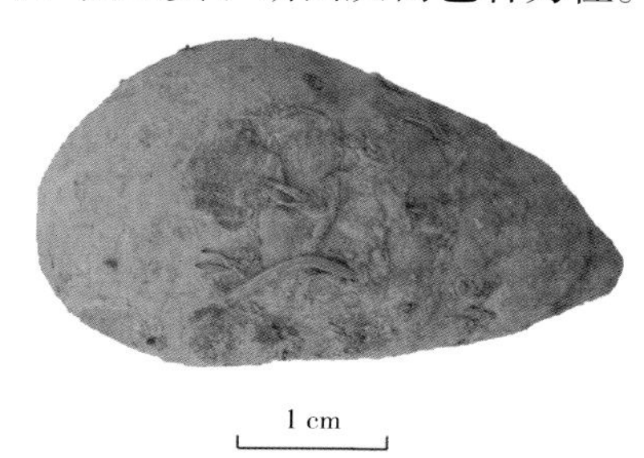

图 102-1　莪术

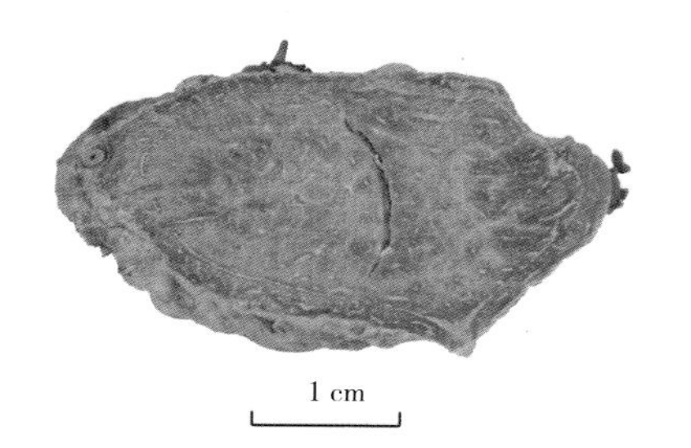

图 102-2　莪术片

【采收加工】

12月底至2月初采挖，洗净，蒸或煮至透心后，晒干或低温干燥后除去须根和杂质。建议趁鲜或蒸或煮后切片，晒干或低温干燥。药材水分不得超过14%。

表 102-1　不同采收期广西莪术挥发油和莪术醇含量[①]（%）

采收期	挥发油含量	莪术醇含量
10月	1.225	0.035
11月	1.290	0.033
12月	1.984	0.044
1月	2.546	0.048
2月	2.426	0.047

1月、2月莪术挥发油、莪术醇含量较高，故广西莪术的最宜采收期为1~2月。

【贮　　藏】

莪术常规粗贮，易挥发，有效成分流失快，贮藏时间不宜超过2年。

建议莪术在25℃以下，单包装密封，大垛用黑色塑料布遮盖、密闭库藏。在此贮藏条件下，不易挥发，含量不易流失。

【主要成分】

主要含挥发油类成分：樟脑、α-蒎烯、β-蒎烯、龙脑、莪术醇、莪术酮、芳姜酮等。

药典标准：醇浸出物不得少于7.0%，挥发油含量不得少于1.5%（ml/g）。

【性味归经】

辛、苦，温。归肝、脾经。

【功能主治】

行气破血，消积止痛。用于癥瘕痞块，瘀血经闭，胸痹心痛，食积胀痛。

①陈旭，曾建红．广西道地产区莪术挥发油及主要成分含量影响因素的考察[J]. 华夏医学，2008，21（4）：603-605.

【用法用量】

6~9 g。

【编 者 按】

1. 孕妇禁用。

2. 莪术具有抗肿瘤、抗血栓、抗炎、抗病毒、抗早孕、抗菌、保肝、抗银屑病、抗纤维组织增生等多种药理活性，临床上用于早期宫颈癌、原发性肝癌、白血病、缺血性脑病、霉菌性阴道炎、宫颈糜烂、皮肤溃烂、神经性皮炎、小儿急性呼吸道感染、慢性支气管炎等。

3. 莪术 10 g，王不留行 10 g，桃仁 10 g，丹参 9 g，川芎 9 g，水煎服，治闭经。

郁　金

【来　　源】

郁金为姜科植物温郁金 *Curcuma wenyujin* Y.H. Chen et C.Ling、姜黄 *Curcuma longa* L.、广西莪术 *Curcuma kwangsiensis* S.G.Lee et C.F.Liang 或蓬莪术 *Curcuma phaeocaulis* Val. 的干燥块根。前两者分别习称“温郁金”和“黄丝郁金”，其余按性状不同习称“桂郁金”或“绿丝郁金”。主产于浙江、四川、广东、广西、云南、福建等地。

【性　　状】

温郁金：呈长圆形或卵圆形，稍扁，有的微弯曲，两端渐尖。表面灰褐色或灰棕色，具不规则的纵皱纹，纵纹隆起处色较浅。质坚实，断面灰棕色，角质样；内皮层环明显。气微香，味微苦。

黄丝郁金：呈纺锤形，有的一端细长。表面棕灰色或灰黄色，具细皱纹。断面橙黄色，外周棕黄色至棕红色。气芳香，味辛辣。以个大、肥满、外皮皱纹细、断面橙黄色者为佳。

桂郁金：呈长圆锥形或长圆形，表面具疏浅纵纹或较粗糙网状皱纹。气微，味微辛苦。

绿丝郁金：呈长椭圆形，较粗壮。气微，味淡。

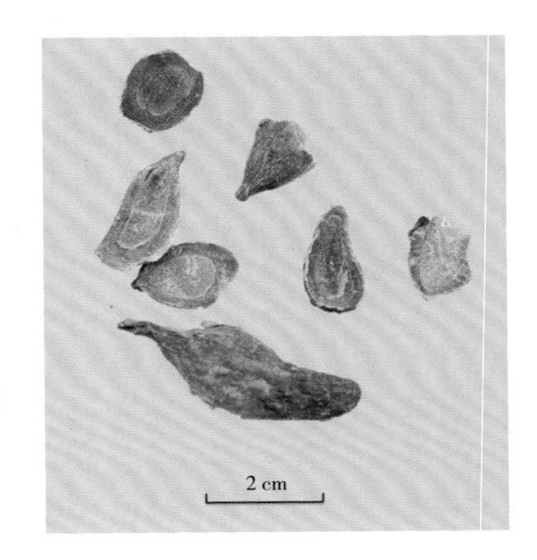

图 103–1　郁金

【采收加工】

冬季茎叶枯萎后采挖，除去泥沙和细根，蒸或煮至透心，干燥。建议直接趁鲜切片，阴干。药材水分不得超过 15%。

表 103–1　不同采收期对郁金的姜黄素和挥发油的含量测定[①]（%）

采收时期	姜黄素含量	挥发油含量
10 月 30 日	0.172	1.640
11 月 30 日	0.194	1.893
12 月 30 日	0.224	2.153
1 月 30 日	0.224	2.160
2 月 29 日	0.225	2.177

①张美，李青苗，舒光明，等 . 黄丝郁金不同采收期的产量和质量研究 [J]. 资源开发与市场，2007，23（11）：966–967.

12月至翌年2月姜黄素和挥发油含量都较高。

表103-2 不同加工方式对郁金加工后总姜黄素含量的测定[2]（%）

加工方式	总姜黄素含量
切片阴干	0.579
蒸煮晒干	0.216
60℃烘干	0.344
80℃烘干	0.198

郁金趁鲜切片阴干法加工总姜黄素含量最高。

【贮　　藏】

郁金常规贮存，易虫蛀，有效成分易流失，贮藏时间不宜超过2年。

建议在20℃以下，单包装密封，大垛密闭库藏。此贮藏条件下，药材质量保存较好，药效不易降低。

【主要成分】

主含挥发油：内有姜黄烯、水芹烯、樟脑、莰烯等，还有姜黄素、去甲氧基姜黄素、姜黄酮、芳基姜黄酮、对甲苯基－甲基羟甲基姜黄素等。

【性味归经】

辛、苦，寒。归肝、心、肺经。

【功能主治】

活血止痛，行气解郁，清心凉血，利胆退黄。用于胸胁刺痛，胸痹心痛，经闭痛经，乳房胀痛，热病神昏，癫痫发狂，血热吐衄，黄疸尿赤。

【用法用量】

3~10 g。

【编 者 按】

1. 郁金质较硬，入药前压裂或粉碎，提取效率高。

2. 郁金具有保护肝细胞及促进肝细胞再生、抗癌、抗菌、抗氧化等药理作用。

3. 郁金10 g，丝瓜络10 g，枳壳9 g，紫苏梗9 g，水煎服，治胸闷。

姜　黄

【来　　源】

姜黄为姜科植物姜黄 *Curcuma Longa* L. 的干燥根茎。主产于四川犍为、沐川、宜宾，云南、重庆等地亦产。国外印度、越南、缅甸产量也大。

【性　　状】

姜黄呈不规则卵圆形、圆柱形或纺锤形，常弯曲，有的具短叉状分枝，表面深黄色，粗糙，有皱缩纹理和明显环节，并有圆形分枝痕及须根痕。质坚实，不易折断，断面棕黄色至金黄色，角质

①曹柳，赵军宁，王晓宇，等．不同加工方法对不同产地姜黄、郁金药材中姜黄素类成分含量的影响[J].中国实验方剂学杂志，2016（4）：50-56.

样，有蜡样光泽，内皮层环纹明显，维管束呈点状散在。气香特异，味苦、辛。

以质坚实、断面金黄、香气浓厚者为佳。

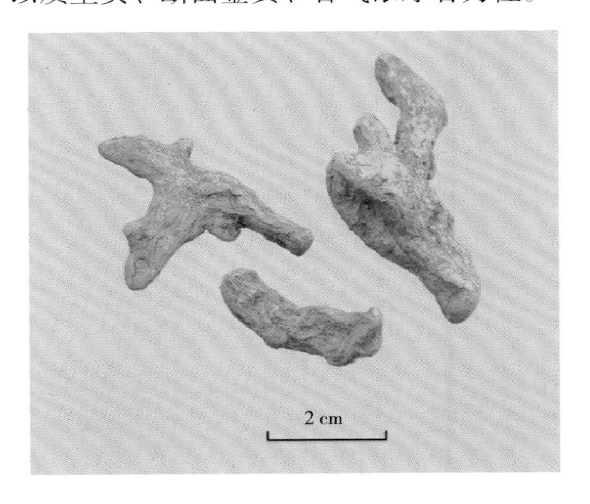

图 104-1　姜黄

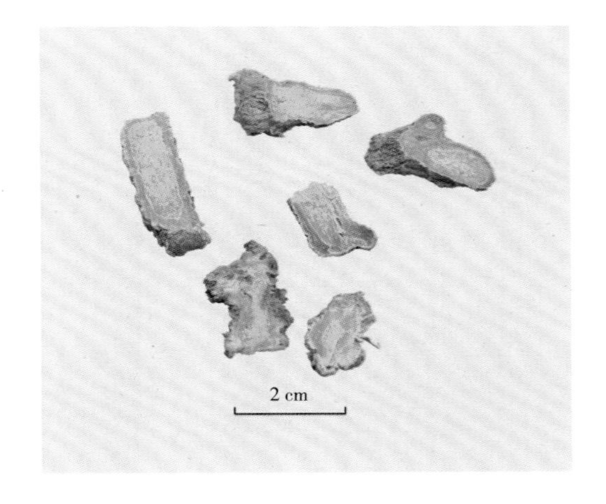

图 104-2　姜黄片

【采收加工】

冬季茎叶枯萎时采挖，除去须根，煮或蒸至透心，晒干。建议直接趁鲜切片，阴干或低温烘干。药材水分不得超过 16%。

注：高温条件下，姜黄素易降解，所以姜黄不宜暴晒或高温干燥。

表 104-1　不同加工方法姜黄中姜黄素的测定[①]（%）

加工方法	总姜黄素含量
切片阴干	4.175
蒸煮晒干	2.451
60℃烘干	3.475
80℃烘干	2.795

切片阴干姜黄中姜黄素含量最高。姜黄素在避光条件下较为稳定，建议在室内切片阴干。

【贮　　藏】

姜黄常规贮存，香气易散失，有效成分易流失，贮藏时间不宜超过 1 年。

建议在 20℃以下，单包装避光密封，大垛密闭库藏。有条件的也可直接单包装密封冷藏。此贮藏条件下，药材质量保存较好，药效不易降低。

【主要成分】

主含挥发油，油中主成分为姜黄酮、去氢姜黄酮、姜烯，还含水芹烯、桉叶素、龙脑及姜黄素类等。

药典标准：醇浸出物不得超过 12%；含挥发油不得少于 7.0%，含姜黄素不得少于 1.0%。

【性味归经】

辛、苦，温。归脾、肝经。

【功能主治】

破血行气，通经止痛。用于胸胁刺痛，胸痹心痛，痛经经闭，癥瘕，风湿肩臂疼痛，跌扑肿痛。

① 曹柳，赵军宁，王晓．不同加工方法对不同产地姜黄、郁金药材中姜黄素类成分含量的影响 [J]. 中国实验方剂学杂志，2016（4）：50-56.

【用法用量】

3~10 g。外用适量。

【编 者 按】

1. 现代药理研究表明姜黄具有降血脂、抗凝、抗氧化、利胆、抗癌等作用。

2. 姜黄素是一种良好的可食用天然黄色素，广泛用于食品行业中。国产姜黄除药用，亦大量用于提取姜黄素。国外姜黄一般不作药用，以提取和作食用色素（如制作咖喱等）为主。

3. 姜黄 9 g，制香附 9 g，乌药 9 g，延胡索 9 g，水煎服，治痛经。

4. 姜黄 9 g，莪术 9 g，川芎 9 g，桃仁 10 g，鸡血藤 20 g，水煎服，治闭经。

高良姜

【来　　源】

高良姜为姜科植物高良姜 *Alpinia officinarum* Hance 的干燥根茎。主产于广东、广西等地。

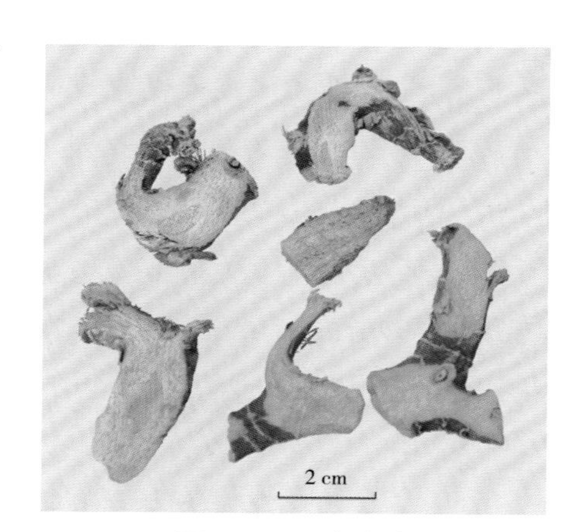

图 105-1　高良姜

【性　　状】

高良姜呈圆柱形，多弯曲，有分枝。表面棕红色至暗褐色，有细密的纵皱纹和灰棕色的波状环节，节间长 0.2~1 cm，一面有圆形的根痕。质坚韧，不易折断，断面灰棕色或红棕色，纤维性，中柱约占 1/3。气香，味辛辣。

以粗壮、坚实、红棕色、味香辣者为佳。

【采收加工】

种植 4 年后，10 月份采挖，除去须根和残留的鳞片，洗净，趁鲜切厚片，晒干或低温烘干。药材水分不得超过 14%。

表 105-1　不同生长年限高良姜中高良姜素的含量[①]（%）

	2 年生	3 年生	4 年生	5 年生
高良姜素	0.89	1.09	1.27	1.10

4 年生高良姜中高良姜素含量最高。

表 105-2　不同采收月份高良姜中高良姜素的含量[②]（%）

	8 月份	9 月份	10 月份	11 月份
高良姜素	1.061	1.298	1.390	1.130

高良姜中高良姜素 8~10 月份呈现出增加趋势，在 11 月份下降。高良姜最适宜的采收期为 10 月份。

①林萍，王海霞，周文婷，等．生长年限及环境因素对高良姜中高良姜素动态积累的影响 [J]. 中国实验方剂学杂志，2014，20（14）：88-90.

②邓亦峰，冯丽娜，罗辉．反相高效液相色谱法测定不同月份高良姜中高良姜素的含量 [J]. 中国药学杂志，2010，45（20）：1593-1596.

【贮　　藏】

高良姜常规粗贮，香气易散失，药效流失快，贮藏时间不宜超过 2 年。

建议在 20℃以下，单包装密封，大垛密闭库藏。贮藏期药材水分控制在 10%~14%。在此贮藏条件下，香气不易散失，有效成分不易流失。

【主要成分】

含多种挥发油类、黄酮类、二芳基庚烷类、苯丙素类、糖苷类化合物。

药典标准：含高良姜素不得少于 0.70%。

【性味归经】

辛，热。归脾、胃经。

【功能主治】

温胃止呕，散寒止痛。用于脘腹冷痛，胃寒呕吐，嗳气吞酸。

【用法用量】

3~6 g。

【编 者 按】

1. 高良姜具有抗菌、抗病毒、抗肿瘤、抗氧化、抗胃肠道出血、抗溃疡和胃黏膜保护作用，尤其是其中的二芳基庚烷类化合物和黄酮类化合物具有较好的抗肿瘤和抗多重耐药菌株的应用。

2. 高良姜 15 g，厚朴 6 g，当归、桂心各 9 g，水煎服，温里散寒，下气行滞；治心腹突然绞痛如刺，两胁支满烦闷不可忍。

知　母

【来　　源】

知母为百合科植物知母 *Anemarrhena asphodeloides* Bge. 的干燥根茎。主产于河北、安徽亳州等地。河北为道地产区，河北易县所产称为“西陵知母”。

【性　　状】

知母呈长条状，微弯曲，略扁，一端有浅黄色的茎叶残痕。表面黄棕色至棕色，上面有一凹沟，具紧密排列的环状节，节上密生黄棕色的残存叶基，有两侧向根茎上方生长；下面隆起而略皱缩，并有凹陷或突起的点状根痕。质硬，易折断，断面黄白色。气微，味微甜、略苦，嚼之带黏性。

以肥大、滋润、质硬、色黄白、嚼之发黏者为佳。

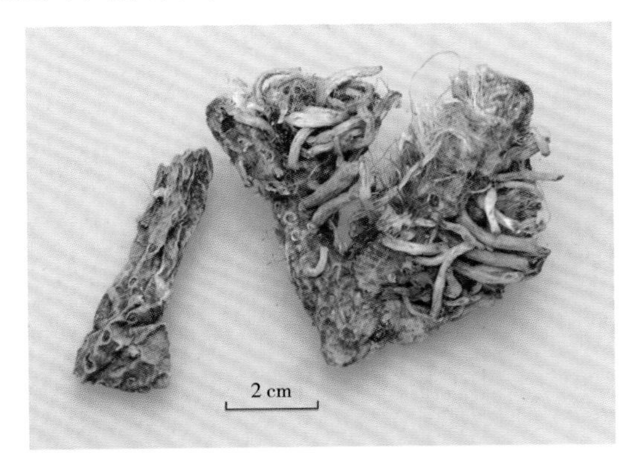

图 106-1　毛知母

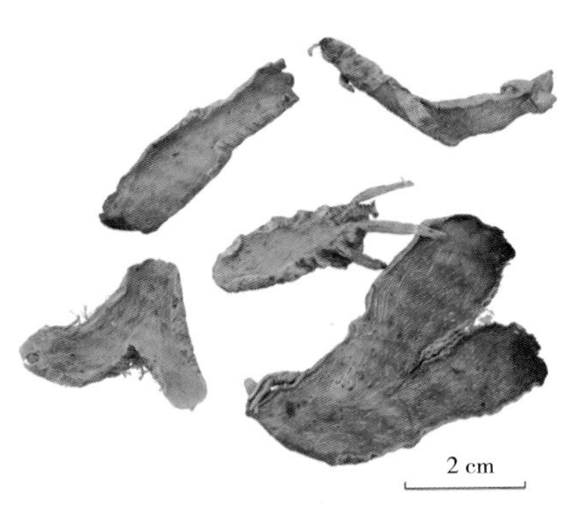

图 106-2　知母片（烫去毛）

【采收加工】

河北知母一般 3~4 年生，春、秋季采挖，春季优于秋季。亳州知母一般 2 年生，秋末采挖。采挖根茎，除去地上部分及泥土，保留须根，不去皮，60℃烘干或晒干。建议趁鲜切厚片。药材水分不得超过 12.0%。

表 106-1　知母不同部位有效成分含量①（%）

	芒果苷	知母皂苷 B- Ⅱ
须根	3.23	1.77
主根	1.59	3.29

知母须根中芒果苷含量显著高于根茎，总皂苷含量和根茎无明显差异。知母须根具有利用价值。

表 106-2　知母不同部位有效成分含量②（%）

	总皂苷	芒果苷
知母皮	7.50	0.67
知母肉	6.79	0.54
毛知母	6.90	0.61

知母皮中含有一定量芒果苷和皂苷，去皮加工使芒果苷和皂苷含量降低。建议知母不去皮加工。

【贮　　藏】

知母常规贮存，易受潮，有效成分流失快。贮藏时间不宜超过 3 年。

建议 20℃以下，单包装密封，大垛密闭库藏。此贮藏条件下，不易变质，药效保持较好。

【主要成分】

知母皂苷 B Ⅱ、芒果苷、新芒果苷等。

药典标准：含芒果苷不得少于 0.70%，含知母皂苷 B Ⅱ不得少于 3.0%。

【性味归经】

苦、甘，寒。归肺、胃、肾经。

【功能主治】

清热泻火，滋阴润燥。用于外感热病，高热烦渴，肺热燥咳，骨蒸潮热，内热消渴，肠燥便秘。

【用法用量】

6~12 g。

【编者按】

1. 知母入药时需去毛屑。

2. 知母具有降血脂及抗动脉粥样硬化、保护血管内皮、抑制血小板血栓的形成、抗衰老作用及防治老年痴呆、抗抑郁、降血糖等作用。

3. 知母 10 g，黄芩 10 g，甘草 5 g，水煎服，治伤寒胃中有热，心觉懊恼，六脉洪数，或大便下血。

①滕辉，郭顺星，余世春，等．知母须根与根茎化学成分的对比分析 [J]. 中国中药杂志，1990，15（9）：14-16.

②李曾欣．知母去皮加工的合理性探讨 [J]. 中成药，1989（6）：20-21.

骨碎补

【来　　源】

骨碎补为水龙骨科植物槲蕨 *Drynaria fortunei*（Kunze）J. Sm. 的干燥根茎。多分布于长江流域以南地区，主产于广西、贵州、云南、湖北、四川等地。

【性　　状】

骨碎补呈扁平长条状，多弯曲，有分枝。表面密被深棕色至暗棕色的小鳞片，柔软如毛，经火燎者呈棕褐色或暗褐色，两侧及上表面均具突起或凹下的圆形叶痕，少数有叶柄残基和须根残留。体轻，质脆，易折断，断面红棕色，维管束呈黄色点状，排列成环。气微，味淡、微涩。

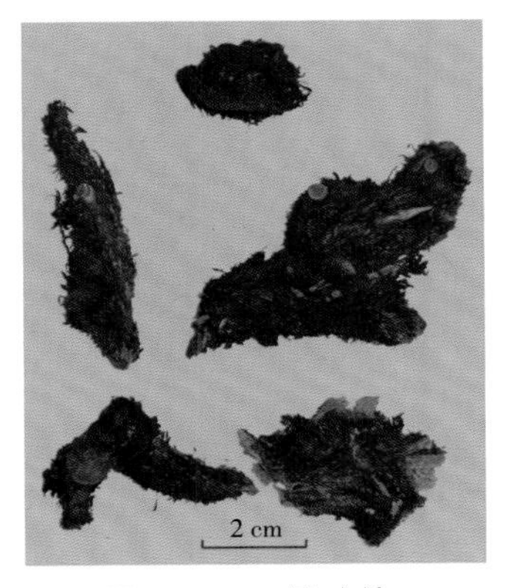

图 107-1　骨碎补

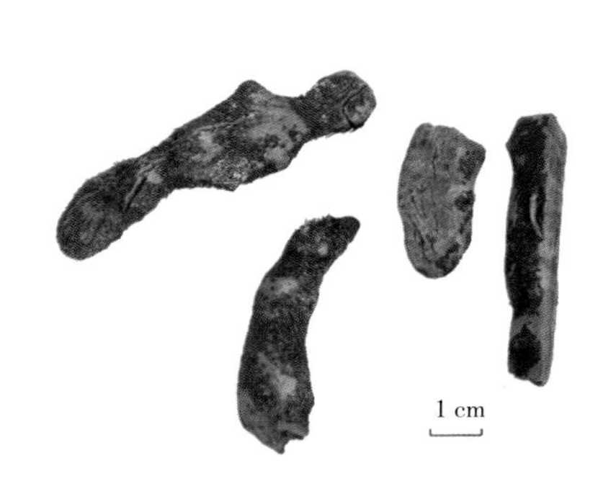

图 107-2　烫骨碎补片

【采收加工】

全年均可采挖，除去泥沙，干燥或再燎去茸毛。建议燎去茸毛后趁鲜切片，干燥。药材水分不得超过 15.0%。

表 107-1　去毛前后骨碎补中柚皮苷和总黄酮的含量①

样品	生骨碎补（未去毛）	生骨碎补（去毛）
柚皮苷（%）	0.8	1.1
总黄酮（%）	4.1	5.0

骨碎补净制去毛能提高柚皮苷及总黄酮含量。

【贮　　藏】

骨碎补常规贮存，柚皮苷易被氧化，有效成分易降低，贮藏时间不宜超过 1 年半。

建议 25℃以下，单包装密封，大垛用黑色塑料布遮盖、密闭库藏。此贮藏条件下，含量不易流失。

表 107-2　不同储藏期骨碎补中柚皮苷的含量②

时间（月）	0	1	3	6	12	18
柚皮苷（%）	0.77	0.75	0.72	0.67	0.60	0.54

①杨中林，韦英杰，何执静，等．骨碎补不同炮制品中总黄酮及柚皮苷含量测定 [J]. 中国中药杂志，2001，26（10）：682-684.

②李顺祥，张志光，龙勉，等．不同产地骨碎补的柚皮苷含量考察 [J]. 中南药学，2003，1（2）：103-104.

常温通风条件下贮藏 1 年半，柚皮苷含量下降 30%。

【主要成分】

柚皮苷、黄酮类、苯丙素类、三萜类等。

药典标准：醇浸出物不得少于 16.0%；含柚皮苷不得少于 0.50%。

【性味归经】

苦，温。归肝、肾经。

【功能主治】

疗伤止痛，补肾强骨；外用消风祛斑。用于跌扑闪挫，筋骨折伤，肾虚腰痛，筋骨痿软，耳鸣耳聋，牙齿松动；外治斑秃，白癜风。

【用法用量】

3~9 g。

【编 者 按】

1. 骨碎补经砂烫、酒制、盐制，不影响柚皮苷和总黄酮含量，且利于成分溶出。
2. 骨碎补总黄酮用于生产强骨胶囊，具有补肾、强骨、止痛的功效。
3. 骨碎补 30 g，忍冬藤 30 g，穿山龙 24 g，薜荔 30 g，水煎服，治风湿性关节炎。

绵马贯众

【来　　源】

绵马贯众为鳞毛蕨科植物粗茎鳞毛蕨 *Dryopteris crassirhizoma* Nakai 的干燥根茎和叶柄残基。主产于东北、甘肃、内蒙古、湖北、四川等地。

【性　　状】

绵马贯众呈长倒卵形，略弯曲，上端钝圆或截形，下端较尖。表面黄棕色至黑褐色，密被排列整齐的叶柄残基及鳞片，并有弯曲的须根。叶柄残基呈扁圆形；表面有纵棱线，质硬而脆，断面棕色，有黄白色维管束 5~13 个，环列；每个叶柄残基的外侧常有 3 条须根，鳞片条状披针形，全缘，常脱落。质坚硬，断面略平坦，深绿色至棕色，有黄白色维管束 5~13 个，环列，其外散有较多的叶迹维管束。气特异，味初淡而微涩，后渐苦、辛。

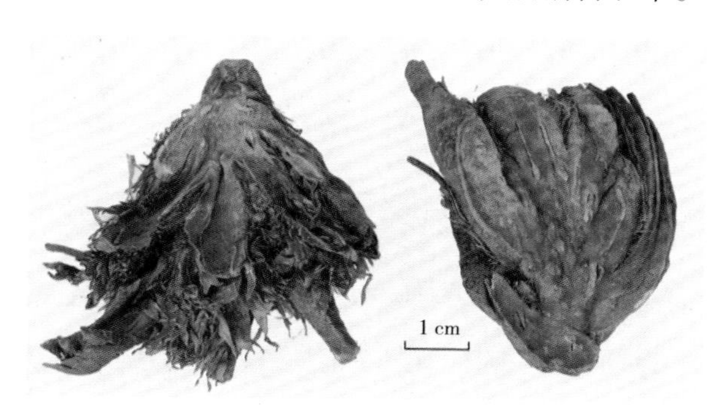

图 108-1　绵马贯众

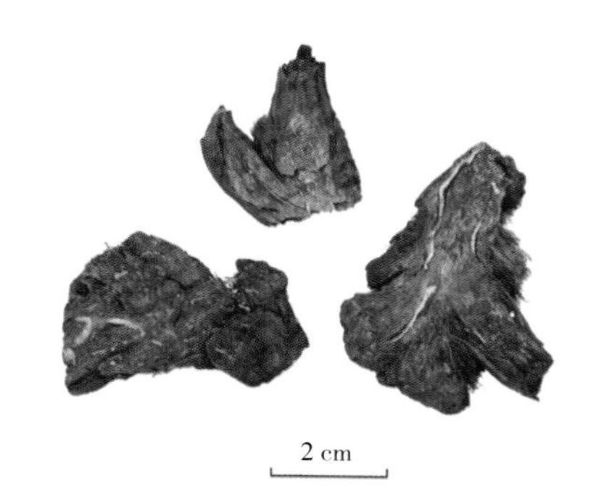

图 108-2　绵马贯众片

【采收加工】

秋季采挖根茎，削去叶柄及须根，除去泥沙，晒干。建议产地趁鲜切厚片，晒干。药材水分不得超过 12.0%。

【贮　　藏】

绵马贯众常规贮存，有效成分易流失，贮藏时间不宜超过 2 年。

建议 20℃以下，单包深色塑料密封包装，大垛用黑色塑料布遮盖、密闭库藏。此贮藏条件下，含量不易流失，药效保存好。

表 108-1　不同贮藏期的绵马贯众主要成分的含量[①]

日期（月）	东北贯众素（%）	总间苯三酚（%）
产新	4.221	8.482
6	3.688	8.469
12	3.288	8.301
18	3.221	8.314
24	3.071	7.808

绵马贯众中间苯三酚类化合物性质不稳定。常温，不避光贮藏 2 年，东北贯众素含量降低 22%。

【主要成分】

含间苯三酚类、黄酮类、萜类等。

药典标准：醇浸出物不得少于 25.0%。

【性味归经】

苦，微寒；有小毒。归肝、胃经。

【功能主治】

清热解毒，驱虫。用于虫积腹痛，疮疡。

【用法用量】

4.5~9 g。

【编 者 按】

1. 绵马贯众主要有效成分是间苯三酚类，具有抗菌、抗病毒以及抗疟疾等多种药理活性。

2. 绵马贯众 15 g，大青叶 15 g，连翘 10 g，桑叶 10 g，水煎服，治风热感冒。

狗　脊

【来　　源】

狗脊是蚌壳蕨科植物金毛狗脊 *Cibotium barometz* （L.） J.Sm. 的干燥根茎。产于广东、广西、福建、四川等地。

【性　　状】

狗脊呈不规则块状，表面深棕色，外被金黄色长柔毛。根茎顶端有棕红色叶柄残基，根茎中部及末端丛生多数棕黑色细根。质坚硬，难折断。无臭，味淡、微涩。

生狗脊片呈不规则长条形或圆形切面浅棕色，较平滑，近边缘处有 1 条棕黄色隆起的木质部环纹或条纹，边缘不整齐，偶有金黄色绒毛残留；质脆，易折断，有粉性。熟狗脊片黑棕色或棕黄色。

①张思巨，艾铁民 . 绵马贯众贮存时间与药材质量相关性研究 [J]. 中国中药杂志，1996，21（4）：207-206.

狗脊药材以体肥大、色黄、质坚实、无空心者质量好。狗脊片以厚薄均匀、坚实无毛、无空心者质量佳。

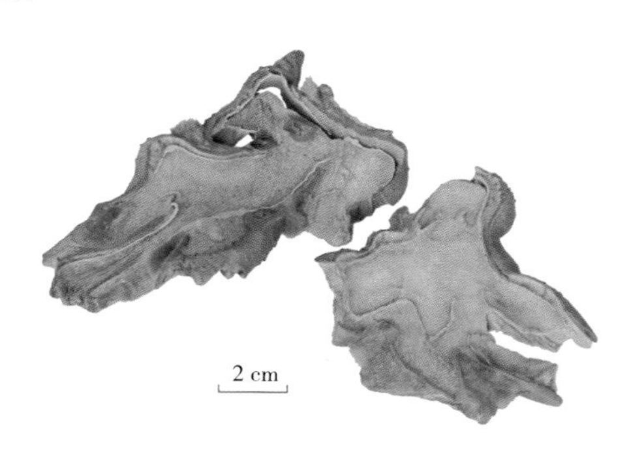

图 109-1　生狗脊片

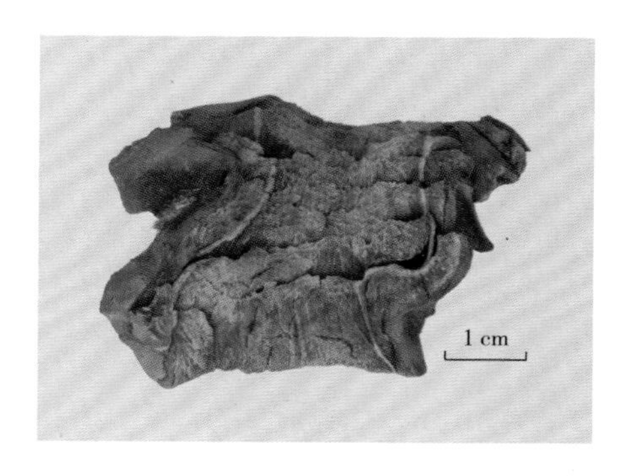

图 109-2　熟狗脊片

【采收加工】

秋、冬两季采挖。选晴天，挖出根茎，除去泥沙，运回直接晒干，为“狗脊”。或去除硬根、叶柄和金黄色绒毛，切厚片干燥，为“生狗脊片”；或蒸后，晒至六七成干，切厚片干燥，为“熟狗脊片”。药材水分不得超过 13%。

【贮　　藏】

狗脊常规贮存，易受潮发霉，有效成分流失快。贮存时间不宜超过 2 年。

建议 25℃以下，单包装密封，大垛密闭库藏。贮藏期药材水分控制在 11%~14%。此条件下贮存，药材不宜变质，含量不易流失。

【主要成分】

主要化学成分为原儿茶酸、咖啡酸、金毛狗脊皂苷等。

药典标准：醇浸出物不得少于 20.0%；烫狗脊片含原儿茶酸不得少于 0.020%。

【性味归经】

苦、甘，温。归肝、肾经。

【功能主治】

祛风湿，补肝肾，强腰膝。用于风湿痹痛，腰膝酸软，下肢无力。

【用法用量】

6~12 g。

【编 者 按】

1. 狗脊有防治骨质疏松、抑制血小板聚集、止血与镇痛、抑菌、抗炎、抗风湿、保肝、抗氧化、抗癌等药理作用，用于治疗慢性盆腔炎、慢性腰腿痛、腰椎间盘突出等病症。

2. 狗脊 15 g，骨碎补 15 g，炒杜仲 10 g，肖梵天花 30 g，水煎服，治腰痛。

3. 狗脊 15 g，骨碎补 15 g，穿山龙 24 g，威灵仙 9 g，川牛膝 10 g，肖梵天花 30 g，水煎服，治风湿性关节炎。

重　楼

【来　　源】

重楼为百合科植物云南重楼 *Paris polyphylla* Smith var. *yunnanensis*（Franch.）Hand.-Mazz. 或

七叶一枝花 *Paris polyphylla* Smith var. *chinensis* （Franch.） Hara 的干燥根茎。主产于云南、四川、广西、陕西、江西等地。

【性　　状】

重楼呈结节状扁圆柱形，略弯曲。表面黄棕色或灰棕色，外皮脱落处呈白色；密具层状突起的粗环纹，一面结节明显，结节上具椭圆形凹陷茎痕，另一面有疏生的须根或疣状须根痕。顶端具鳞叶和茎的残基。质坚实，断面平坦，白色至浅棕色，粉性或角质。气微，味微苦、麻。

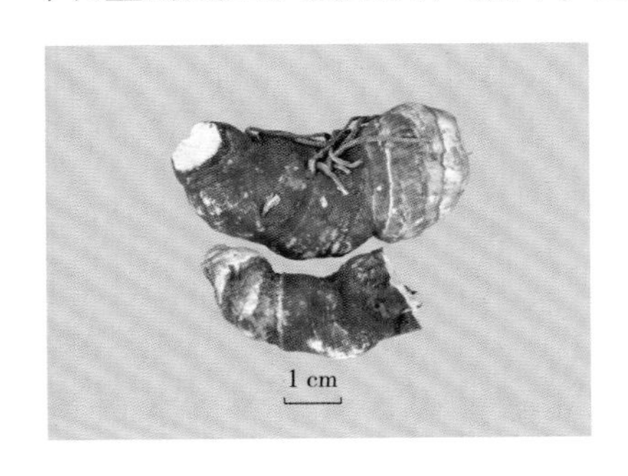

图 110-1　重楼

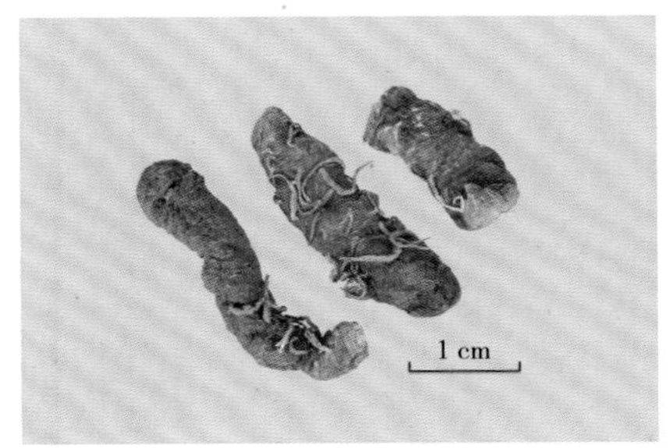

图 110-2　尼泊尔重楼（质量差）

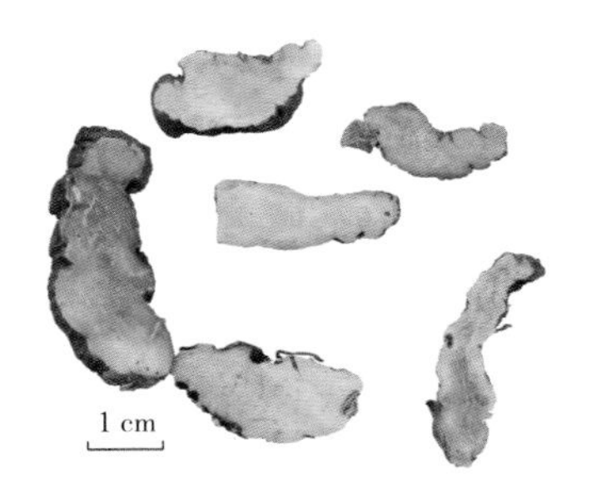

图 110-3　重楼片

【采收加工】

全年均可采挖，以秋季采挖为好，除去须根，洗净，晒干。建议趁鲜切片，晒干或 35℃烘干。药材水分不得超过 12%。

表 110-1　不同采收时期重楼总皂苷含量的测定[①]（%）

采收时期	重楼总皂苷
6 月	0.4
7 月	1.8
8 月	1.2
9 月	1.6
10 月	1.4
11 月	1.0
12 月	1.2
1 月	1.0
2 月	1.1
3 月	1.2
4 月	1.1
5 月	1.0

7 月滇重楼总皂苷含量最高，10 月产量高。结合总皂苷含量及产量，滇重楼最佳采收时期为 10 月。

表 110-2　不同苗龄滇重楼中皂苷总量[①]（%）

苗龄（年）	0	1	2	3	4	5	6	7	8
皂苷含量	0.033	0.130	0.389	0.398	0.640	0.785	0.675	1.076	0.680

① 赵庭周，王卜琼，马青，等 . 滇重楼采收期研究 [J]. 中国野生植物资源，2014，33（05）：61-63.

滇重楼商品苗种植 4 年后皂苷含量达到药典标准，7 年达到最高。结合产量和皂苷含量，滇重楼在种植 5~7 年后采收为宜。

表 110-3 不同干燥方法滇重楼中总皂苷的含量[①]（mg/g）

干燥方法	总皂苷含量	干燥时间
自然晒干	5.390	116 小时
自然阴干	13.740	151 小时
35℃烘干	17.557	45 小时
70℃烘干	2.054	24 小时
150℃烘干	2.274	19 小时

重楼 35℃烘干总皂苷最高。

【贮　　藏】

重楼常规贮存，易虫蛀，有效成分易流失，贮藏时间不宜超过 2 年。

建议单包装密封，冷藏。此贮藏条件下，药材质量保存较好，药效不易降低。

【主要成分】

主含甾体皂苷类及甾酮、脱皮激素、黄酮类成分。

药典标准：含重楼皂苷Ⅰ、重楼皂苷Ⅱ、重楼皂苷Ⅵ和重楼皂苷Ⅶ的总量不得少于 0.60%。

【性味归经】

苦，微寒；有小毒。归肝经。

【功能主治】

清热解毒，消肿止痛，凉肝定惊。用于疔疮痈肿，咽喉肿痛，蛇虫咬伤，跌扑伤痛，惊风抽搐。

【用法用量】

3~9 g。外用适量，研末调敷。

【编 者 按】

1. 建议粉碎入药，提取效率高。

2. 重楼属其他多种植物都在作为重楼入药。市场上按质地分为“粉性重楼”和“胶质重楼”。粉性重楼含量高，质量较好；胶质重楼含量低，质量差。

3. 重楼具有止血、抗肿瘤、抗炎、抗哮喘等作用。

4. 鲜重楼、鲜半枝莲全草各适量，同捣烂，敷患处，治疔疮疖肿。

甘　松

【来　　源】

甘松是败酱科植物甘松 *Nardostachys jatamansi* DC. 的干燥根茎及根。主产于四川甘孜藏

①张静，丁博，张华，等. 不同干燥方法对滇重楼总皂苷含量和抗氧化活性的影响 [J]. 中国中医药信息杂志，2016，23（07）：95-97.

族自治州（简称甘孜州）、阿坝藏族羌族自治州。

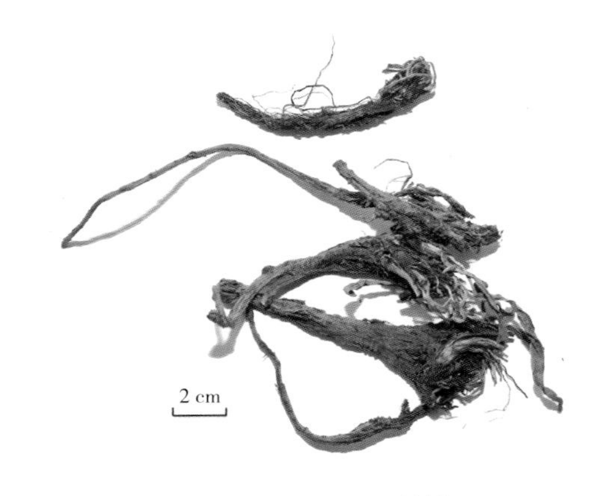

图 111-1 甘松

【性　　状】

甘松略呈圆锥形，多弯曲。根茎短，上端有茎基残留。外层黑棕色，内层棕色或黄色。根单一或数条交结，分枝或并列。表面棕褐色，皱缩，有细根和须根。质松脆，易折断。断面粗糙，皮部深棕色，分层，常裂成片状，木部黄白色。气特异，味苦而辛，有清凉感。

以主根肥壮、条长、芳香味浓、无碎片泥沙者为佳。

【采收加工】

栽种 3 年后，5 月下旬至 9 月末采收。选晴天，挖出全株，除去泥沙，运回晒干或低温烘干。建议趁鲜切长段。药材水分不得超过 12%。

表 111-1　3 年生甘松不同采集时间产量及有效成分含量测定①

采集时间	单株鲜重（g）	挥发油（%）	甘松新酮（%）
5 月 17 日	2.80	1.99	1.67
6 月 15 日	3.40	3.30	1.61
7 月 17 日	6.70	4.98	1.49
8 月 15 日	7.38	2.98	1.52
9 月 13 日	11.57	3.64	1.93

3 年生甘松 7 月中旬挥发油含量高；9 月中旬甘松新酮含量高、产量高。结合甘松产量和有效成分总量，甘松栽种 3 年后，9 月中旬采收最优。

【贮　　藏】

甘松常规贮存，易受潮、虫蛀，见光色易变淡，有效成流失快。

建议 20℃以下，单包装密封，大垛用黑色塑料布遮盖、密闭库藏；大货密封冷藏。药材水分控制在 10%~13%。此条件下贮存，药材颜色好、药效佳。

【主要成分】

主要化学成分为挥发油、甘松新酮、绿原酸、蒙花苷等。

药典标准：含挥发油不得少于 2.0%；含甘松新酮不得少于 0.10%。

【性味归经】

辛、甘，温。归脾、胃经。

【功能主治】

理气止痛，开郁醒脾；外用祛湿消肿。用于脘腹胀满，食欲不振，呕吐；外用治牙痛，脚气肿毒。

①冯海生，张宇霞，王文义，等 . 不同来源和不同生长发育时期甘松成分的动态变化 [J]. 中药材，2015， 33（11）：2266-2268.

【用法用量】

3~6 g。外用适量，泡汤漱口或煎汤洗脚或研末敷患处。

【编 者 按】

1. 药典规定甘松根及根茎入药，市面上流通的甘松多为全草。甘松地上部分与地下部分挥发油主要成分基本相同，但种类和含量略有差异。甘松全草是否能代替根及根茎入药需进一步研究。

2. 甘松 30 g，鬼针草 30 g，艾叶 30 g，一枝黄花 30 g，水煎液浸患处，治足癣。

紫 草

【来 源】

紫草为紫草科植物新疆紫草 *Arnebia euchroma*（Royle） Johnst 或内蒙紫草 *Arnebia guttata* Bunge 的干燥根。新疆紫草主要分布于新疆巴州和静县、伊犁地区和塔城地区；内蒙紫草主产于内蒙古东部、河北等地。

【性 状】

新疆紫草呈不规则的长圆柱形，多扭曲。表面暗紫红色或紫褐色，皮部疏松，呈条形片状，常10余层重叠，常破碎，易剥落。体轻，质松软，易折断，断面不整齐，木部较小，黄白色或黄色。气特异，味微苦、涩。

内蒙紫草呈圆锥形或圆柱形，扭曲。根头部略粗大，顶端有残茎，被短硬毛。表面紫红色或暗紫色，皮部略薄，常数层相叠，易剥离。质硬而脆，易折断，断面较整齐，皮部紫红色，木部较小，黄白色。气特异，味涩。

均以条粗长、肥大、色紫、皮厚、木心小者为佳。

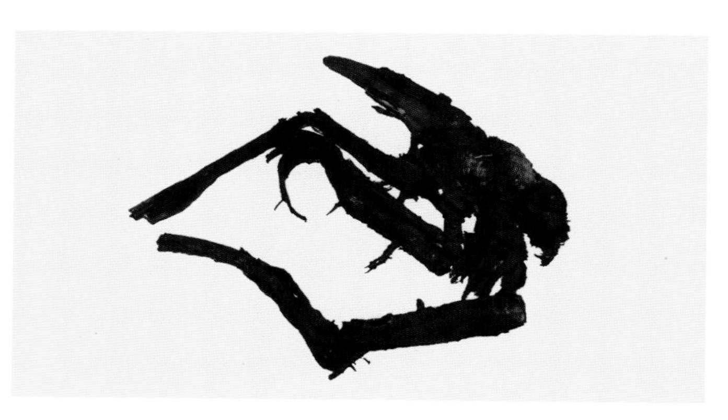

图 112-1 新疆紫草（质量较好）

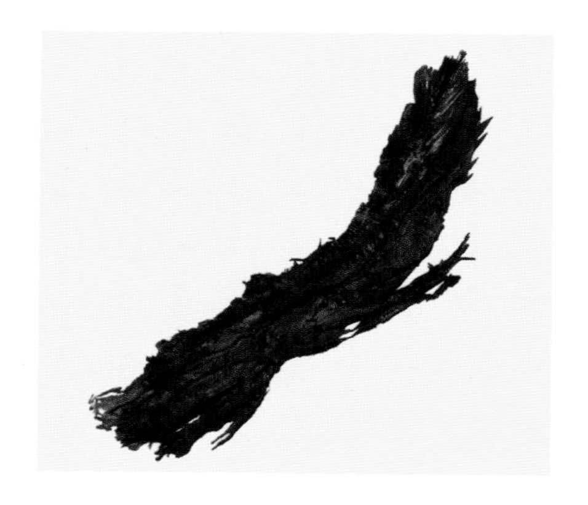

图 112-2 内蒙紫草（质量较次）

【采收加工】

新疆紫草目前均为野生，秋季采挖，一般生长 3 年以上采收。内蒙紫草于种子播种后的第 2 年秋季，地上部分枯萎时采收。除去泥沙，勿用水洗，以防褪色，建议趁鲜切厚片或段，晒干或烘干。药材水分不得超过 15%。

新鲜的新疆紫草中紫草素含量较高，质量较好。50~70℃的温度烘干或提取时对紫草素的影响很小，当温度超过 80℃后，紫草素含量快速降低。

表 112-1 两种紫草总色素含量测定[①]（%）

品种	新疆紫草	内蒙紫草
总色素含量	6.30	2.70

新疆紫草为紫草药材中最好的品种，其总色素含量是内蒙紫草的 2~3 倍。

【贮　　藏】

在常规储存条件下，紫草易受潮，有效成分易流失。

建议 25℃以下，黑色塑料袋单包装密封，大垛密闭库藏。有条件的可冷藏。在此贮藏条件下，紫草贮藏时间长，可贮藏 3 年以上。

【主要成分】

主含萘醌色素类化合物：紫草素、乙酰紫草素、去氧紫草素等，及多糖类、脂肪酸、生物碱类等。

药典标准：含羟基萘醌总色素以左旋紫草素计，不得少于 0.80%；含 β,β'-二甲基丙烯酰阿卡宁不得少于 0.30%。

【性味归经】

甘、咸，寒。归心、肝经。

【功能主治】

解毒透疹，凉血，活血。用于血热毒盛，斑疹紫黑，麻疹不透，疮疡，湿疹。水火烫伤熬膏或用植物油浸泡涂擦。

【用法用量】

5~10 g。外用适量，熬膏或用植物油浸泡涂擦。

【编 者 按】

1. 目前新疆紫草药材全部来源于野生，人工种植尚未成功。

2. 紫草中萘醌色素类化合物被誉为“天然红色素之王”，主要用于化妆品、化工染料等，现多通过细胞组织培养获取。

3. 传统本草所记载的紫草药材来源为紫草科紫草属植物紫草 *Lithospermum erythrorhizon* Sieb. et Zucc. 的干燥根，习称硬紫草。硬紫草价格便宜，蒽醌类色素含量较低。现已不被《中国药典》收录。

4. 紫草具有抑菌、抗炎、抗病毒、保肝、抗氧化、抗肿瘤和免疫调节作用，临床用于治疗急慢性肝炎、肺结核合并血小板减少性紫癜、婴儿皮炎、外阴湿疹、阴道炎、子宫颈炎、青年扁平疣及银屑病等。新疆紫草水提取物具有抗 HIV 活性。

5. 紫草 9 g，一点红 15 g，玄参 10 g，淡竹叶 10 g，水煎服，治口腔溃疡。

紫　菀

【来　　源】

紫菀为菊科植物紫菀 *Aster tataricus* L. f. 的干燥根和根茎。主产于河北、安徽、四川等地。

①李忠良，梁国英 . 三种紫草的质量比较 [J]. 中药通报，1982（02）：9-10.

【性　　状】

紫菀根茎呈不规则块状，大小不一，顶端有茎、叶的残基；质稍硬。常具节，淡黄棕色。根茎周围簇生多数细根，表面紫红色或灰红色，有纵皱纹，质较柔韧，断面灰白色或灰棕色。气微香，味甜、微苦；嚼后微有麻辣感。

以根长、色紫、质柔韧、去净茎苗者为佳。

【采收加工】

春、冬二季均可采挖。除去地上茎叶及泥土，保留母根和细根，晒干或低温烘干。药材水分不得超过 15.0%。

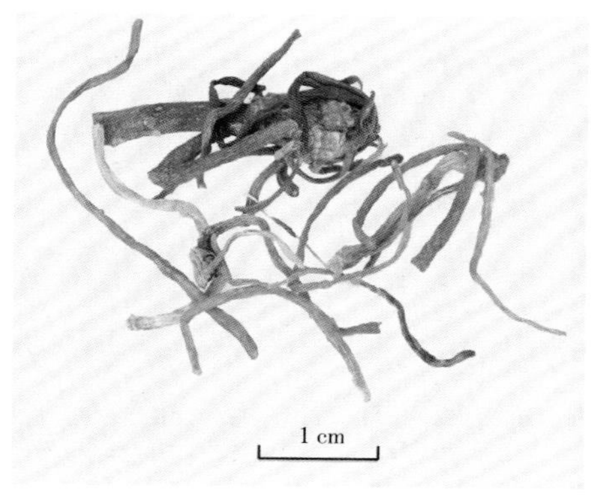

图 113-1　紫菀

表 113-1　不同部位紫菀有效成分的含量[①]（%）

部位	紫菀酮	槲皮素	山柰酚
母根	0.155	0.072	0.104
根茎	0.093	0.037	0.059
根	0.287	0.130	0.210

紫菀中紫菀酮和黄酮类含量分布为：根＞母根＞根茎。母根中的紫菀酮、槲皮素和山柰酚含量均显著高于根茎，且母根占到地下部分生物量比重的 34%。建议母根与根、根茎一同入药。

表 113-2　紫菀根不同部位有效成分的含量[②]（%）

部位	紫菀酮	槲皮素	山柰酚
上部	0.275	0.187	0.285
下部	0.308	0.053	0.090

紫菀根下部的紫菀酮含量高于上部，紫菀药材加工过程中建议保留下部细根。

【贮　　藏】

紫菀常规贮存，易受潮，有效成分流失快。贮藏时间不宜超过 2 年。

建议 20℃以下，单包装密封，大垛密闭库藏。此贮藏条件下，不易变质，药效保持较好。

【主要成分】

紫菀酮、槲皮素、山柰酚等。

药典标准：水浸出物不得少于 45.0%，含紫菀酮不得少于 0.15%。

【性味归经】

辛、苦，温。归肺经。

【功能主治】

润肺下气，消痰止咳。用于痰多喘咳，新久咳嗽，劳嗽咳血。

【用法用量】

5~10 g。

①郭伟娜，程磊，方成武．紫菀母根结构、主要药用成分积累部位及含量研究 [J]. 时珍国医国药，2016，27（11）：2614-2616.

② 郭伟娜，王蓉，黄力，等．紫菀根的结构与主要药用成分积累研究 [J]. 热带亚热带植物学报，2017，25（1）：98-104.

【编 者 按】

1. 紫菀具有镇咳、祛痰、平喘、抑菌、抗病毒、利尿通便、抗炎、镇痛等药理作用。

2. 紫菀 10 g，枇杷叶 15 g，连钱草 15 g，水煎服，治咳嗽。

3. 紫菀 6 g，百部 5 g，桔梗 6 g，鱼腥草 6 g，穿心莲 6 g，水煎服，治百日咳。

藜 芦

【来 源】

藜芦为百合科植物藜芦 *Veratrum nigrum* L. 的干燥根及根茎。主产于山西、河北、山东、辽宁等地。

【性 状】

藜芦根茎圆柱形或圆锥形，表面棕黄色或土黄色，顶端残留叶基及黑色纤维，形如蓑衣，有的可见斜方形的网眼，下部着生 10~30 条细根。根细长略弯曲，黄白色或黄褐色，具细密的横皱纹；体轻，质坚脆，断面类白色，中心有淡黄色细木心，与皮部分离。气微，味苦、辛，有刺喉感；粉末有强烈的催嚏性。

以根粗坚实，断面粉性者为佳。

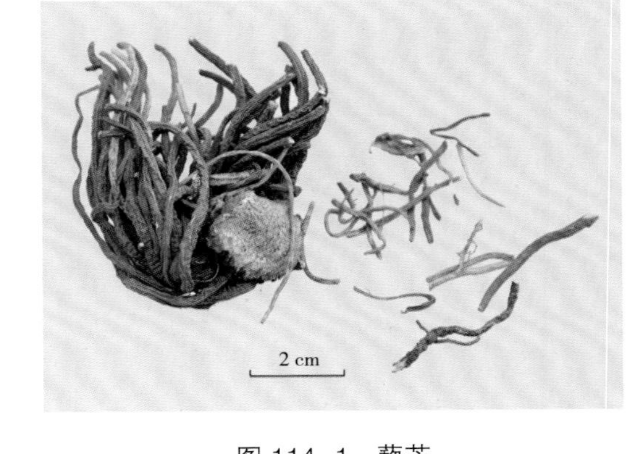

图 114-1 藜芦

【采收加工】

5~6 月未抽花葶前或秋季茎叶枯萎时采收，除去杂质，晒干或 60℃以下烘干。建议趁鲜切短段。药材水分不得超过 17%。

表 114-1 藜芦不同部位藜芦碱的含量测定[①]（%）

部位	主根	须根	地上部分
藜芦碱含量	2.07	1.12	0.53

藜芦中藜芦碱的含量：主根 > 须根 > 地上部分。

【贮 藏】

藜芦常规贮存，易发霉变质，有效成分易流失，贮藏时间不宜超过 2 年。

建议在 25℃以下，单包装密封，大垛密闭库藏。此贮藏条件下，药材质量保存较好，药效不易降低。

【主要成分】

主含去乙酰基原藜芦碱 A、原藜芦碱 A、藜芦马林碱、吉米定碱、藜芦碱等。

四川省药材标准：醇浸出物不得少于 15%。

【性味归经】

①王隶书，赵大庆，陶华明，等. HPLC-ELSD 法测定黑藜芦主根、须根及地上茎叶残基中藜芦碱的含量 [J]. 中国药师，2008，11（1）：14-15.

辛、苦，寒；有毒。归肺、胃、肝经。

【功能主治】

催吐，祛痰，杀虫。用于中风，癫狂痰涎涌盛，跌打瘀肿，疥癣。

【用法用量】

内服：入丸、散，1~3 g。外用：适量，研末，油或水调涂。

【编 者 按】

1. 身体虚弱者及孕妇、儿童禁用。不宜久服、多服。

2. 反人参、党参、南沙参、北沙参、玄参、拳参、苦参、太子参、明党参、丹参、细辛、赤芍、白芍等。

3. 藜芦中藜芦碱既是降血压、抗肿瘤的有效成分也是有毒成分，使用时应注意。

4. 此类药材害大于利，尽量不用，或选其他药物替代。

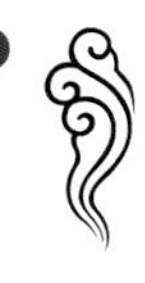

第二部分

茎木类

药材

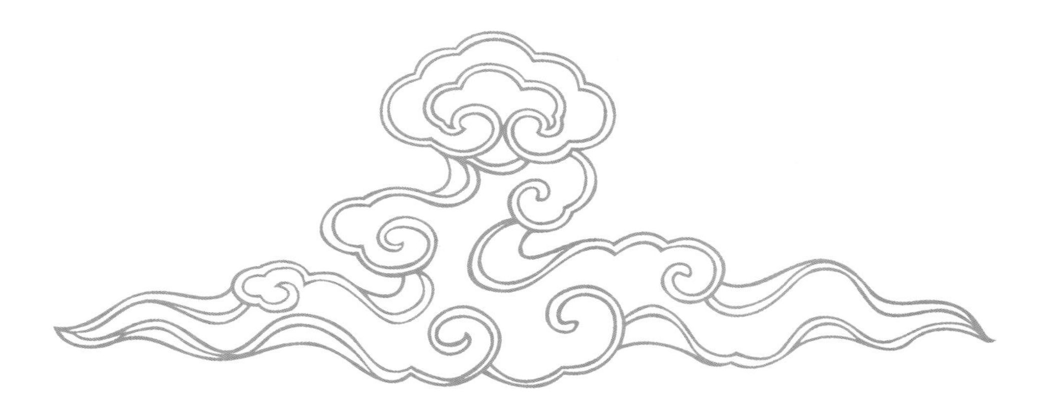

大血藤

【来　　源】

大血藤是木通科植物大血藤 *Sargentodoxa cuneata*（Oliv.）Rehd. et Wils. 的干燥藤茎。产于湖北、贵州、云南、重庆、江西、四川等地。

【性　　状】

大血藤呈圆柱形，略弯曲。表面灰棕色，粗糙，外皮呈鳞片状剥落，剥落处显暗红棕色，有的可见膨大的节和稍凹陷的枝痕或叶痕。质硬，断面皮部红棕色，有数处内嵌入木部，木部黄白色，有细孔状导管，射线呈放射状排列。气微，味微涩。

以条粗、色红者佳。

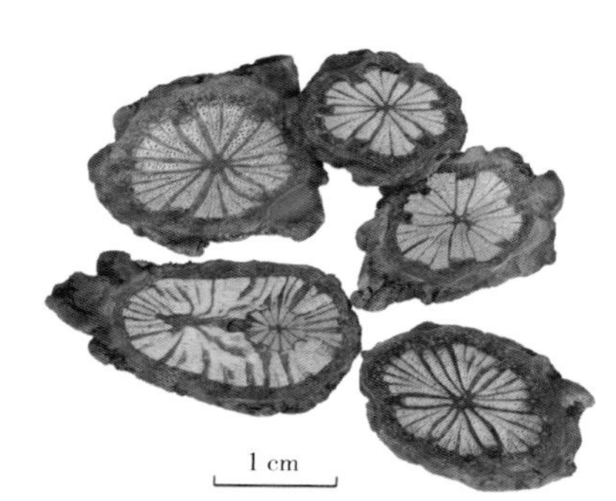

图 115-1　大血藤

【采收加工】

秋、冬二季采收。选晴天，砍下茎藤，除去侧枝，截段。建议直接趁鲜切片，晒干或烘干。药材水分不得超过 12%。

表 115-1　大血藤不同采收时间、不同部位总黄酮含量测定[①]（%）

部位	采收时间				
	5 月 8 日	6 月 9 日	8 月 8 日	9 月 9 日	11 月 6 日
叶片	2.711	4.608	2.603	3.429	2.543
叶柄	0.431	4.608	0.550	0.572	0.399
嫩茎	0.323	0.918	0.817	0.364	0.282
老茎	0.295	0.619	0.554	0.258	0.248

大血藤夏季采收总黄酮含量高，叶片总黄酮含量较茎部高。

【贮　　藏】

大血藤常规粗贮，色变黯淡，有效成分流失快，贮藏时间不宜超过 2 年。

建议 25℃以下，单包装密封，大垛密闭库藏。在此贮藏条件下，有效成分不易流失，药材质量保持较好。

【主要成分】

主要化学成分为红景天苷、绿原酸、黄酮等。

药典标准：醇浸出物不得少于 8.0%。

【性味归经】

苦、平。归大肠、肝经。

【功能主治】

清热解毒，活血，祛风止痛。用于肠痈腹痛，热毒疮疡，经闭，痛经，风湿痹痛，跌扑肿痛。

【用法用量】

9~15 g。

①刘宇文，殷红妹，邹耀华 .HPLC 同时测定大血藤中红景天苷和绿原酸的含量 [J]. 中国现代应用药学，2012，29（10）：947-949.

【编 者 按】

1. 大血藤含有丰富的红景天苷和绿原酸，市场价格便宜，可作为提取红景天苷和绿原酸的来源。

2. 大血藤叶总黄酮含量较高，可根据需要进行研究和开发。

3. 大血藤临床用于治疗急性阑尾炎、胆道蛔虫病、瘤型麻风结节反应、风湿性关节炎、灼伤等。

4. 大血藤、透骨香、香樟根各 1 两，水煎，两次分服，每日 1 剂，治疗风湿性关节炎。

鸡血藤

【来　　源】

鸡血藤为豆科植物密花豆 *Spatholobus suberectus* Dunn 的干燥藤茎。主产于广东、广西、云南、福建等地。

【性　　状】

鸡血藤为椭圆形、长矩圆形或不规则的斜切片，厚 0.3~1 cm。栓皮灰棕色，有的可见灰白色斑，栓皮脱落处显红棕色。质坚硬。切面木部红棕色或棕色，导管孔多数；韧皮部有树脂状分泌物呈红棕色至黑棕色，与木部相间排列呈数个同心性椭圆形环或偏心性半圆形环；髓部偏向一侧。气微，味涩。

以棕红色、切面有赤褐色层环，并有渗出物者为佳。

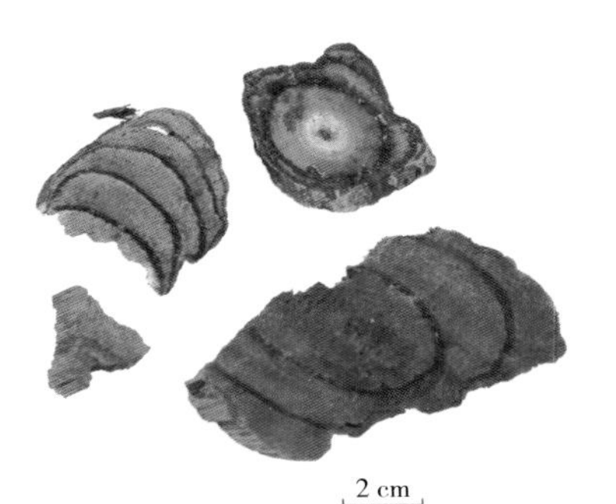

图 116-1　鸡血藤

【采收加工】

秋、冬两季采收，除去枝叶，趁鲜切片，晒干或 60℃以下烘干。药材水分不得超过 13%。

表 116-1　鸡血藤木质部、韧皮部 4 种黄酮类成分含量的比较[①]（mg/g）

部位	原儿茶素含量	表儿茶素含量	大豆苷含量	芒柄花苷含量
木质部	45.04	26.61	2.18	11.05
韧皮部	33.22	19.01	0.43	1.57

鸡血藤有效成分主要集中在木质部。应考虑木质部切片时所占比重，或除去韧皮，以获取优质的鸡血藤药材。

【贮　　藏】

鸡血藤常规贮藏，易虫蛀、发霉，有效成分易流失，贮藏时间不宜超过 2 年。

建议在 25℃以下，单包装密封，大垛用黑色塑料布遮盖、密闭库藏。此贮藏条件下，药材质量保存较好，药效不易降低。

【主要成分】

含多种黄酮类化合物，如原儿茶素、表儿茶素、大豆素等。

药典标准：醇浸出物不得少于 8.0%。

【功能主治】

活血补血，调经止痛，舒筋活络。用于月经不调，痛经，经闭，风湿痹痛，麻木瘫痪，血虚萎黄。

①李小莹，林裕英，陈丰连．鸡血藤木质部、韧皮部黄酮类成分比较及药效成分分布规律研究 [D]. 广州中医药大学，2016.

【性味归经】

苦、甘，温。归肝、肾经。

【用法用量】

9~15 g。

【编 者 按】

1. 鸡血藤具有促进造血功能、抗肿瘤、抗病毒、免疫调节、抗炎、抗氧化、镇静催眠等药理作用。
2. 鸡血藤 20 g，杜仲 15 g，五加皮 10 g，生地 15 g，水煎服，治老人血管硬化，腰背神经痛。
3. 鸡血藤、穿破石各 30 g，水煎服，治闭经。

钩　藤

【来　　源】

钩藤为茜草科植物钩藤 *Uncaria rhynchophylla*（Miq.）Miq. ex Havil.、大叶钩藤 *Uncaria macrophylla* Wall.、毛钩藤 *Uncaria hirsuta* Havil.、华钩藤 *Uncaria sinensis*（Oliv.）Havil. 或无柄果钩藤 *Uncaria sessilifructus* Roxb. 的干燥带钩茎枝。主产于贵州、四川、江西、湖南等地。

【性　　状】

钩藤茎枝呈圆柱形或类方柱形，表面红棕色至紫红色者具细纵纹，光滑无毛；黄绿色至灰褐色者有的可见白色点状皮孔，被黄褐色柔毛。多数枝节上对生两个向下弯曲的钩；钩基部上可见叶柄脱落后的窝点状痕迹和环状的托叶痕。质坚韧，断面黄棕色，皮部纤维性，髓部黄白色或中空。气微，味淡。

以双钩形如锚状、茎细、钩结实、光滑、色红褐或紫褐者为佳。

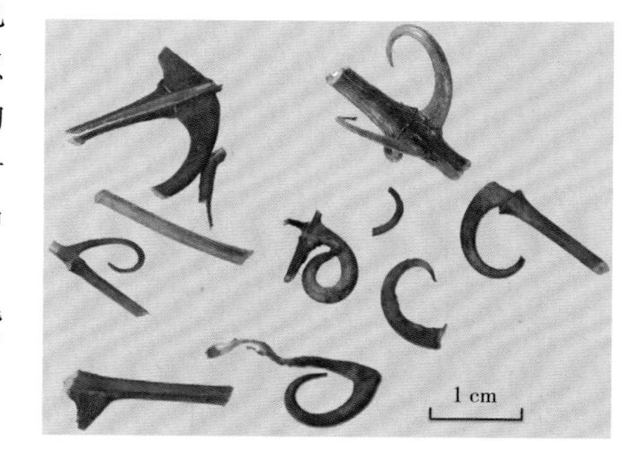

图 117–1　钩藤

【采收加工】

秋、冬二季采收。采收钩藤带钩茎枝，摘除叶片，切短段，阴干。药材水分不得超过 10.0%。

注：钩藤不宜暴晒和高温烘干。温度过高致有效成分钩藤碱和异钩藤碱分解，含量下降。

表 117–1　钩藤不同部位有效成分含量[①]（%）

	带钩茎枝	无茎枝钩	无钩茎枝	主秆	叶
钩藤碱	0.141	0.139	0.138	0.179	0.023
异钩藤碱	0.786	0.432	0.561	0.900	0.247

钩藤带钩茎枝、无茎枝钩、无钩茎枝中有效成分含量相近。主秆和叶中也含有钩藤碱和异钩藤碱，具有利用价值。

【贮　　藏】

钩藤常规贮存，有效成分含量易流失。贮藏时间不宜超过 1 年。

①王盟，赵亚鑫．中药钩藤不同药用部位异钩藤碱含量分析 [J]. 国际中医中药杂志，2015（3）：258–260.

建议 25℃以下，单包装密封，大垛密闭库藏。此贮藏条件下，药效保持较好。

【主要成分】

主要有效成分是总生物碱，主要包括钩藤碱和异钩藤碱等。

药典标准：醇浸出物不得少于 6.0%。

【性味归经】

甘，凉。归肝、心包经。

【功能主治】

息风定惊，清热平肝。用于肝风内动，惊痫抽搐，高热惊厥，感冒夹惊，小儿惊啼，妊娠子痫，头痛眩晕。

【用法用量】

3~12 g，后下。

【编 者 按】

1. 钩藤中生物碱热稳定性差，久煎易被破坏而失去药理活性。钩藤为茎木类药材，质地较坚硬，入药前可将药材碾成绒状，利于有效成分溶出。

2. 钩藤临床常用于治疗头痛、高血压、眩晕、脑梗死等。

3. 钩藤汤：钩藤、茯神、人参、当归（微炙）各 30 g，桔梗（炒）60 g，桑寄生 30 g，治妊娠八九月，因劳动用力，胎动不安，心腹痛，猝然下血，面目青，冷汗出，气息欲绝；孕妇心肝血虚，肝风内动，发为子痫，手足抽掣者。

川木通

【来　　源】

川木通为毛茛科植物小木通 *Clematis armandii* Franch. 或绣球藤 *Clematis montana* Buch.-Ham. 的干燥藤茎。主产于四川、贵州、湖南等地。

【性　　状】

川木通呈长圆柱形，略扭曲，表面黄棕色或黄褐色，有纵向凹沟及棱线；节处多膨大，有叶痕及侧枝痕。残存皮部易撕裂。质坚硬，不易折断。切片边缘不整齐，残存皮部黄棕色，木部浅黄棕色或浅黄色，有黄白色放射状纹理及裂隙，其间布满导管孔。髓部较小，类白色或黄棕色，偶有空腔。气微，味淡。

以条粗，断面色黄白者为佳。

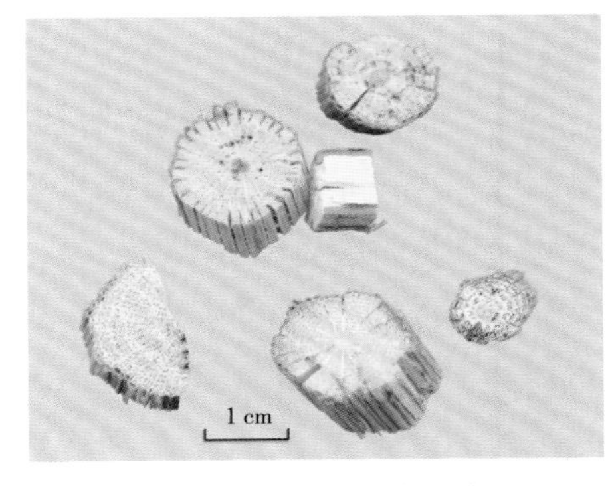

图 118-1　川木通片

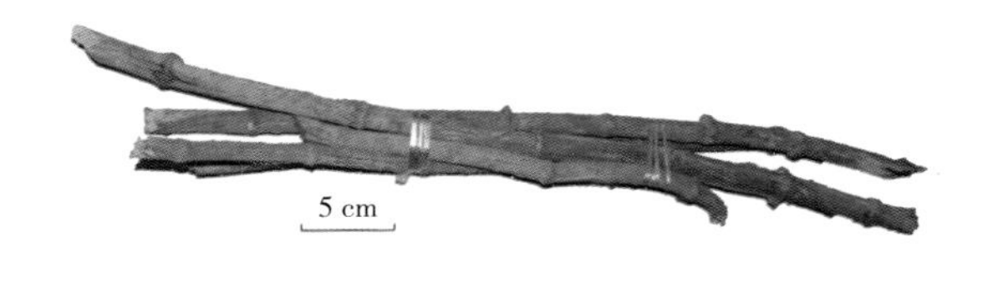

图 118-2　川木通藤茎

【采收加工】

秋季落叶之后至初春出叶之前采收，除去粗皮，晒干。或趁鲜切片，晒干。药材水分不得超过 12%。

【贮　　藏】

川木通常规贮存，易受潮，有效成分流失快，贮藏时间不宜超过 2 年。

建议在 25℃以下，单包装密封，大垛密闭库藏。此贮藏条件下，药材质量保存较好，药效不易降低。

【主要成分】

主含麦角甾醇、豆甾醇、β－谷甾醇等。

药典标准：醇浸出物不得少于 4%。

【性味归经】

苦，寒。归心、小肠、膀胱经。

【功能主治】

利尿通淋，清心除烦，通经下乳。用于淋证，水肿，心烦尿赤，口舌生疮，经闭乳少，湿热痹痛。

【用法用量】

3~6 g。

【编 者 按】

1. 川木通具有利尿、抗菌等药理作用。

2. 川木通 9 g，薏苡根 30 g，车前草 15 g，泽泻 15 g，赤小豆 30 g，水煎服，治肾炎水肿。

3. 川木通 9 g，王不留行 10 g，路路通 10 g，同猪脚炖服，治乳汁缺少。

木　通

【来　　源】

木通为木通科植物木通 *Akebia quinata*（Thunb.）Decne. 三叶木通 *Akebia trifoliata*（Thunb.）Koidz. 或白木通 *Akebia trifoliata*（Thunb.）Koidz. var. *australis*（Diels）Rehd. 的干燥藤茎。主产于四川、湖北、湖南、广西等地。

【性　　状】

木通呈圆柱形，常稍扭曲，表面灰棕色至灰褐色，外皮粗糙而有许多不规则的裂纹或纵沟纹，具突起的皮孔。节部膨大或不明显，具侧枝断痕。体轻，质坚实，不易折断，断面不整齐，皮部较厚，黄棕色，可见淡黄色颗粒状小点，木部黄白色，射线呈放射状排列，髓小或有时中空，黄白色或黄棕色。气微，味微苦而涩。

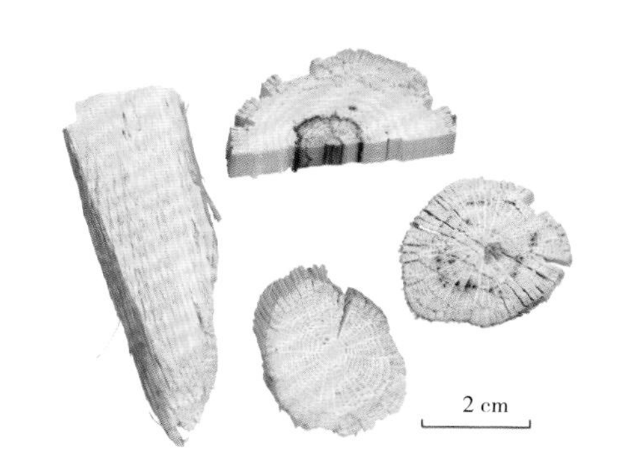

图 119-1　木通

【采收加工】

秋冬两季割取基部，去掉头尾和幼枝，刮去粗皮，趁鲜切片，50℃烘干。药材水分不得超过 10%。

表 119-1　不同采收期白木通中齐墩果酸含量测定[1]（%）

采收时期	齐墩果酸含量
11 月 20 日	1.03
1 月 20 日	1.02
3 月 20 日	0.54

白木通在 11 月至翌年 1 月间齐墩果酸含量较高。

表 119-2　不同干燥方法对白木通中齐墩果酸的含量测定[1]

干燥方法	耗时（小时）	齐墩果酸含量（%）
阴干	276.0	1.02
晒干	122.0	0.95
50℃烘干	10.2	1.22
70℃烘干	4.5	0.82
100℃烘干	1.5	0.16

从干燥时间和有效成分来考虑，最佳干燥方法是 50℃烘干。

【贮　　藏】

木通常规贮存，含量易流失，贮藏时间不宜超过 1 年。

建议在 25℃以下，单包装密封，大垛密闭库藏。此贮藏条件下，药材质量保存较好，药效不易降低。

【主要成分】

主要含豆甾醇、β－谷甾醇和 β－谷甾醇葡萄糖苷。木通茎还含多种木通皂苷（苷元为常春藤皂苷元和齐墩果酸）及白桦脂醇、内消旋肌醇等。

药典标准：含木通苯乙醇苷 B 不得少于 0.15%。

【功能主治】

利尿通淋，清心除烦，通经下乳。用于淋证，水肿，心烦尿赤，口舌生疮，经闭乳少，湿热痹痛。

【性味归经】

苦，寒。归心、小肠、膀胱经。

【用法用量】

3~6 g。

【编 者 按】

1. 木通具有抗癌、抗肿瘤、抗炎、利尿、止痛、抗风湿等作用。

2. 导赤散：生地黄、木通、生甘草梢、竹叶各 6 g，具有清脏腑热，清心养阴，利水通淋之功效，临床常用于治疗口腔炎、鹅口疮、小儿夜啼等心经有热者。

络石藤

【来　　源】

络石藤为夹竹桃科植物络石 *Trachelospermum jasminoides*（Lindl.）Lem. 的干燥带叶藤茎。主产

①杨志品，刘梅影，戴星照．白木通规范化采收与加工技术研究 [J]. 现代农业科技，2016（19）：70–72.

江苏、安徽、湖南、湖北、山东等地。

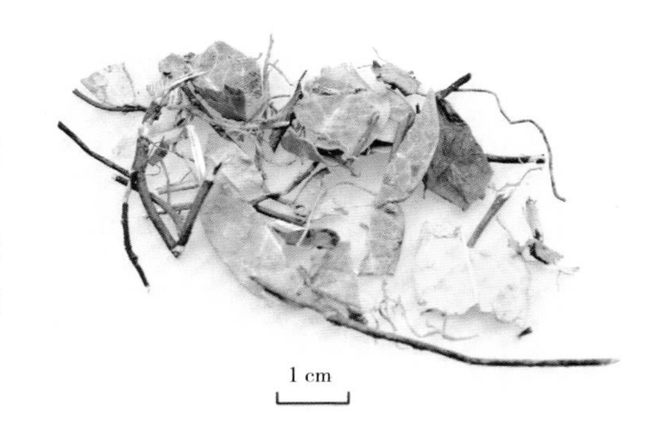

图 120-1　络石藤

【性　　状】

络石藤茎呈圆柱形，弯曲，多分枝，长短不一；表面红褐色，有点状皮孔和不定根；质硬，断面淡黄白色，常中空。叶对生，有短柄；展平后叶片呈椭圆形或卵状披针形，全缘，略反卷，上表面暗绿色或棕绿色，下表面色较淡；革质。气微，味微苦。

【采收加工】

夏季生长旺盛时采割，除去杂质，趁鲜切段，晒干。药材水分不超过 8%。

【贮　　藏】

络石藤常规贮存，颜色易变淡变黄，有效成分易流失，一年后基本无有效成分。

建议在 20℃以下，单包装密封，大垛密闭库藏。此贮藏条件下，不易变色，有效成分不易流失。

【主要成分】

主含牛蒡苷、络石苷、三萜及紫罗兰酮衍生物等。

药典标准：含络石苷不得少于 0.45%。

【性味归经】

苦，微寒。归心、肝、肾经。

【功能主治】

祛风通络，凉血消肿。用于风湿热痹，筋脉拘挛，腰膝酸痛，喉痹，痈肿，跌扑损伤。

【用法用量】

6~12 g。亦可浸酒或入丸、散服。外用适量，研粉调敷，或鲜品捣敷。

【编 者 按】

1. 络石藤煎液浸泡对治疗小儿腹泻效果良好。

2. 络石藤、五加根皮各 50 g，牛膝根 25 g，水煎服，白酒为引，治关节炎。

皂角刺

【来　　源】

皂角刺为豆科植物皂荚 *Gleditsia sinensis* Lam. 的干燥棘刺。主产于河南、陕西、山东，湖北、安徽、四川、重庆、山西、辽宁等地亦产。

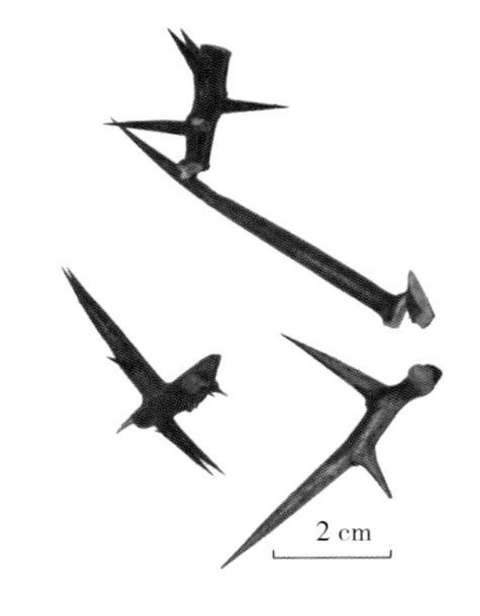

图 121-1　皂角刺

【性　　状】

皂角刺为主刺和 1~2 次分枝的棘刺。主刺长圆锥形，长 3~15 cm 或更长，直径 0.3~1 cm；分枝刺长 1~6 cm，刺端锐尖。表面紫棕色或棕褐色。体轻，质坚硬，不易折断。切片厚 0.1~0.3 cm，常带有尖细的刺端；木部黄白色，髓部疏松，淡红棕色；质脆，易折断。气微，味淡。

以片薄、纯净、无核梗、色棕紫、切片中间棕红色、糠心者为佳。

【采收加工】

全年可采，一般集中在每年 10 月左右收获。选晴天，剪下皂角刺，

或趁鲜纵切成片，晒干或烘干。

【贮　　藏】

建议皂角刺 20℃以下，单包装密封，大垛用黑色塑料布遮盖、密闭库藏。此贮存条件下，有效成分不易流失，药效不易下降。

【主要成分】

主要成分为黄酮、皂荚皂苷、棕榈酸、硬脂酸、油酸、氨基酸、亚甾醇、谷甾醇、二十九碳烷、酚类等。

【性味归经】

辛，温。归肝、胃经。

【功能主治】

消肿托毒，排脓，杀虫。用于痈疽初起或脓成不溃；外治疥癣麻风。

【用法用量】

3~10 g。外用适量，醋蒸取汁涂患处。

【编 者 按】

1. 捣碎入药，利于药效煎出；制药时压裂提取，增加提取率。

2. 市场上多用野蔷薇的茎切段（上面有短刺，黄亮色）冒充皂角刺，不可替代皂角刺入药，购买时应注意鉴别。

3. 皂角刺有抗菌、抗炎、免疫调节、抗过敏、抗凝血、抗肿瘤、抗肝纤维化等药理作用，临床用于痤疮、活血止痛、慢性盆腔炎、腰椎间盘突出、面部神经麻痹、臀痈、糖尿病合并肛周脓肿等病症。

4. 皂角刺 10 g，紫花地丁 30 g，炮山甲 10 g，水煎服，治痈肿初起。

桂　枝

【来　　源】

桂枝是樟科植物肉桂 *Cinnamomum cassia* Presl 的干燥嫩枝。主产于广东、广西。

【性　　状】

桂枝呈长圆柱形，多分枝。表面红棕色至棕色，有纵棱线、细皱纹及小疙瘩状的叶痕、枝痕、芽痕，皮孔点状。质硬而脆，易折断。切片断面皮部红棕色，木部黄白色至浅黄棕色。有特异香气，味甜、微辛，皮部味较浓。

以幼嫩、棕红色、气香者为佳。

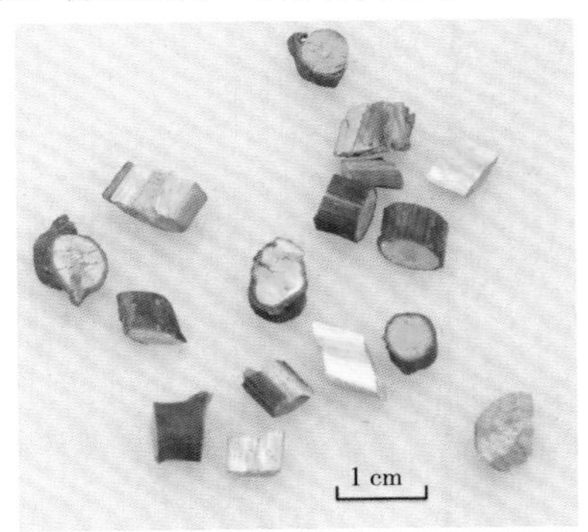

图 122-1　色深、味浓，质优

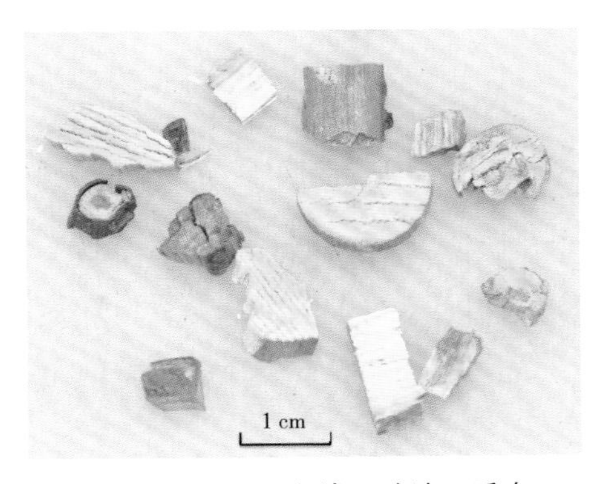

图 122-2　色浅、味淡，质次

【采收加工】

3~7 月采收。选晴天，剪取嫩枝，去叶，直接晾干或趁鲜切片后晾干。药材水分不得超过 12%。

表 122-1　不同采收季节桂枝中桂皮醛含量测定①

采收季节	桂皮醛（%）
春	1.370
夏	1.028
秋	1.008
冬	0.639

春季采收桂枝中桂皮醛含量高。

表 122-2　不同干燥方法的桂枝有效成分含量测定①

干燥方式	挥发油（%）	桂皮醛（%）
40℃烘干	3.56	2.84
晒干	3.43	2.59
晾干	5.01	3.56

晾干的桂枝色泽好，香味浓，挥发油、桂皮醛含量高。

【贮　　藏】

桂枝常规贮存，易虫蛀，色易变淡，香气极易散失，有效成分流失快。色淡、无香气者基本无药效。

建议 20℃以下，深色包装袋单包装密封，大垛用黑色塑料布遮盖、密闭库藏。此条件下贮存，药材不易变质，药效不易下降。

【主要成分】

挥发油中主要化学成分为桂皮醛、香豆素、桂皮醇、桂皮酸等。

药典标准：醇浸出物不得少于 6.0%；含桂皮醛不得少于 1.0%。

【性味归经】

辛、甘，温。归心、肺、膀胱经。

【功能主治】

发汗解肌，温通经脉，助阳化气，平冲降气。用于风寒感冒，脘腹冷痛，血寒经闭，关节痹痛，痰饮，水肿，心悸，奔豚。

【用法用量】

3~10 g。

【编 者 按】

1. 桂枝临床用于调节睡眠，治疗失眠。桂枝汤合八珍汤用于治疗浅表性胃炎。

2. 桂枝成方制剂桂枝茯苓丸、桂枝茯苓片、桂枝茯苓胶囊，用于妇人宿有癥块，或血瘀经闭，行经腹痛，产后恶露不尽。

3. 桂枝汤：桂枝 9 g，白芍 9 g，炙甘草 6 g，生姜 9 g，大枣 3 g，常用于治疗感冒、流行性感冒，还可用于治疗原因不明的低热、产后病后低热、出汗异常、过敏性鼻炎、多形红斑、冻疮、荨

①杨松，贾英，毕开顺 . RP-HPLC 法测定桂枝中 4 种活性成分的含量 [J]. 药物分析杂志，2004，24（2）：143-146.

麻疹等多种疾病。

桑　枝

【来　　源】

桑枝为桑科植物桑 *Morus alba* L. 的干燥嫩枝。主产于江苏、浙江、安徽、湖南、湖北、四川等地。

【性　　状】

桑枝呈长圆柱形，少有分枝，长短不一。表面灰黄色或黄褐色，有多数黄褐色点状皮孔及细纵纹，并有灰白色略呈半圆形的叶痕和黄棕色的腋芽。质坚韧，不易折断，断面纤维性。切片皮部较薄，木部黄白色，射线放射状，髓部白色或黄白色。气微，味淡。

以质嫩、断面黄白色者为佳。

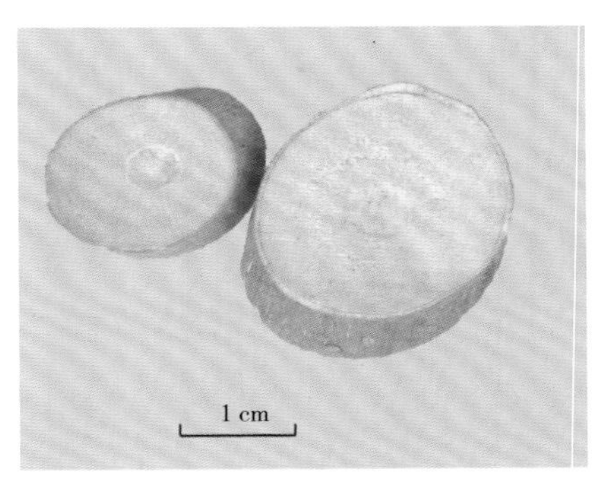

图 123-1　桑枝

【采收加工】

春末夏初采收，去叶，趁鲜切片，晒干或低温烘干。药材水分不得超过 11%。

表 123-1　不同季节桑枝中的黄酮质量分数的测定[1]（%）

季节	黄酮含量
春季	0.616
秋季	0.458

春季采收的桑枝黄酮含量较高。

表 123-2　老嫩幼三种桑枝中总黄酮的含量测定[2]（%）

样品	样品质量（g）	黄酮含量
老枝	2.510	0.410
嫩枝	2.544	0.415
幼枝	2.481	0.359

经测定，刚长出的幼枝中黄酮含量较低，常不采用。2 年生老枝中黄酮成分含量与嫩枝相近，但由于茎粗，木质较硬，饮片加工困难，有效成分难溶出，所以传统选用 1 年生的刚木质化的嫩枝入药。

【贮　　藏】

桑枝常规贮存，有效成分易流失，贮藏时间不宜超过 1 年。

①吴志平，姜乃珍，谭建中，等 . 用分光光度法测定不同品种桑枝总黄酮含量 [J]. 蚕业科学，2006，32（01）：138-141.

②赵桂华，刘和善，贾元印 . 对桑枝的老嫩程度与黄酮含量关系的实验研究 [J]. 现代中药研究与实践，2001，15（2）：22-23.

建议在25℃以下，单包装密封，大垛密闭库藏。此贮藏条件下，药材质量保存较好，药效不易降低。

【主要成分】

主含黄酮类成分，如桑酮、桑素、桑色素、槲皮素等；尚含生物碱、多糖及香豆素等。

药典标准：醇浸出物不得少于3.0%。

【性味归经】

微苦，平。归肝经。

【功能主治】

祛风湿，利关节。用于风湿痹病，肩臂、关节酸痛麻木。

【用法用量】

9~15 g。

【编 者 按】

1. 桑树的桑皮、桑枝、桑叶都有降血糖的作用，其中桑枝的降血糖作用最好。

2. 桑枝、桑叶、茺蔚子各15 g，水煎，洗脚，治高血压。

3. 桑枝30 g，虎杖根15 g，金雀根30 g，臭梧桐根30 g，枣10枚，水煎服，治风湿痹痛，劳损疼痛。

桑寄生

【来　　源】

桑寄生是桑寄生科植物桑寄生 *Taxillus chinensis*（DC.）Danser的干燥带叶茎枝。产于广东、广西、云南、贵州、四川等地。

【性　　状】

桑寄生茎枝呈圆柱形，表面红褐色或灰色，具细纵纹，并有众多细小皮孔，小枝有棕褐色茸毛。茎坚硬，断面不整齐，皮部红棕色，木部色较浅。桑寄生叶多卷缩，完整者呈卵圆形或椭圆形，全缘，棕色，革质，幼叶被棕红色细毛。气微，味涩。

以外皮棕褐色、条匀、叶多者为佳。

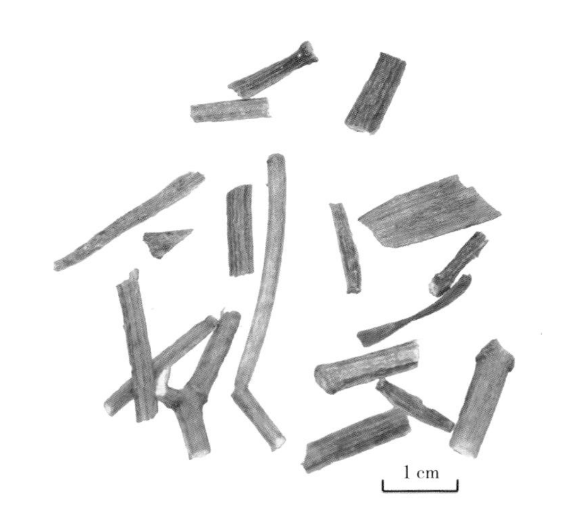

图124-1　桑寄生

【采收加工】

生长2~3年后，11月至次年2月采收。选晴天，割下桑寄生茎枝，除去粗大枝梗。运回趁鲜切短段，晒干或烘干。

注：桑寄生叶和茎枝干燥时间不同，应分开干燥。

表 124-1 桑寄生不同采收时间、不同部位槲皮苷含量[1]（mg/g）

采收月份	采收部位	
	叶	枝
12 月	3.741	0.382
11 月	4.374	0.309
10 月	1.192	0.116
9 月	1.747	0.176
8 月	2.070	0.232
7 月	3.599	0.124
6 月	1.762	0.284
5 月	2.917	0.349
4 月	3.344	0.247
3 月	2.883	0.301
2 月	4.689	0.301
1 月	3.554	0.293

11 月至次年 2 月采收槲皮苷含量高，叶中槲皮苷的含量较枝高。

【贮　　藏】

桑寄生常规贮存，易虫蛀、易受潮发霉，叶见光色易变淡，易破碎，有效成分流失快。贮藏时间不宜超过 2 年。

建议 25℃以下，单包装密封，大垛黑色塑料布遮盖、密闭库藏。此条件下贮存，药材不易变质，含量不易流失。

【主要成分】

主要化学成分为槲皮苷、总黄酮等。

【性味归经】

苦、甘、平。归肝、肾经。

【功能主治】

祛风湿，补肝肾，强筋骨，安胎元。用于风湿痹痛，腰膝酸软，筋骨无力，崩漏经多，妊娠漏血，胎动不安，头晕目眩。

【用法用量】

9~15 g。

【编 者 按】

1. 桑寄生有增强心脏功能、抗心律失常、防治急性心肌梗死、抑制血小板聚集等作用，用于治疗冠心病、心绞痛、冻伤等。

2. 桑寄生 60 g，决明子 50 g，水煎服，治疗高血压。

3. 桑寄生 18 g，制首乌 20 g，制黄精 20 g，水煎服，滋补肝肾，益气养血。主肝肾不足，气血虚弱。

①苏本伟，张协君，朱开昕，等. 寄主树种和采收期对广西桑寄生槲皮苷含有量的影响 [J]. 中成药，2014，36（9）：1925-1929.

首乌藤

【来　　源】

首乌藤是蓼科植物何首乌 *Polygonum multiflorum* Thunb. 的干燥藤茎。主产于湖北、四川、云南、贵州、重庆等地。

【性　　状】

首乌藤呈长圆柱形，稍扭曲，具分枝，长短不一。表面紫红色至紫褐色，粗糙，具扭曲的纵皱纹。节部略膨大，有侧枝痕。外皮菲薄，可剥离。质脆，易折断，断面皮部紫红色，木部黄白色或淡棕色，导管孔明显，髓部疏松，类白色。气微，味微苦涩。

以枝条粗壮、均匀、外皮棕红色者为佳。

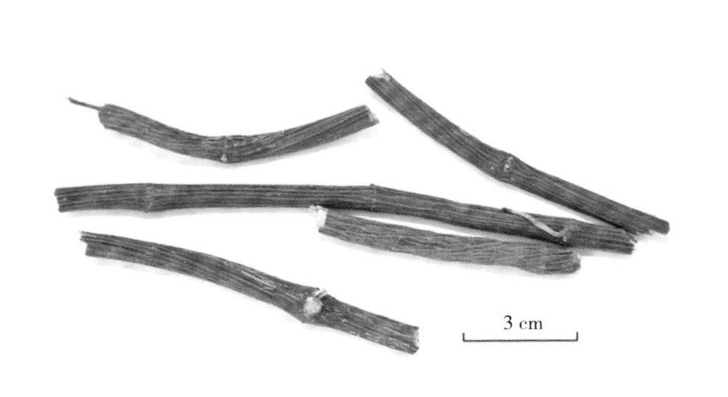

图 125-1　首乌藤

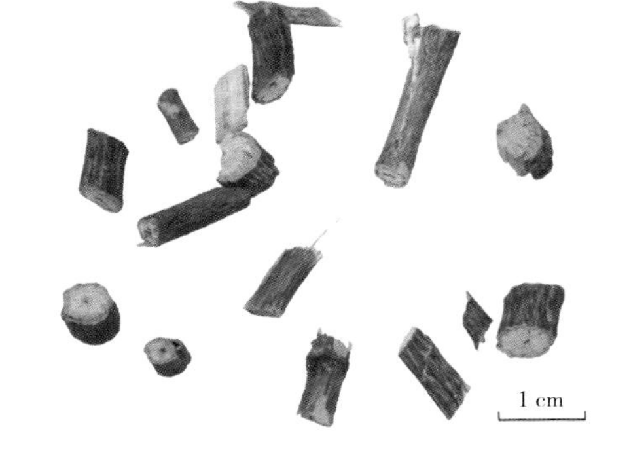

图 125-2　首乌藤（饮片）

【采收加工】

栽后第 2 年秋季落叶时采收。选晴天，割下茎藤，除去残叶和嫩枝，运回捆成把，晒干或烘干。或趁鲜切短段，干燥。药材水分不得超过 12%。

表 125-1　不同采收时间首乌藤四羟基二苯乙烯葡萄糖苷含量[1]

采收时间	四羟基二苯乙烯葡萄糖苷（%）
6 月	0.53
7 月	1.09
8 月	1.65
9 月	1.34
10 月	0.83
11 月	0.98
12 月	1.12

8 月首乌藤有效成分含量高，8~10 月含量下降，10~12 月趋于稳定。

①王芳，张久磊，武玉祥，等 . 何首乌不同采收期及不同部位的药用成分 [J]. 贵州农业科学，2015，43（12）：170-172.

表 125-2　首乌藤不同部位四羟基二苯乙烯葡萄糖苷含量①

部位	四羟基二苯乙烯葡萄糖苷（%）
叶	—
首乌藤嫩枝	0.016
首乌藤中枝	0.147
首乌藤老枝	0.516
嫩、中、老混合	0.254

首乌藤老枝有效成分含量高，嫩枝含量远低于药典规定限量，叶未检出含量。采收时应去除叶和嫩枝。

【贮　　藏】

首乌藤常规贮存，易受潮、发霉，易虫蛀，有效成分流失快。贮存时间不宜超过 2 年。

建议 25℃以下，单包装密封，大垛用黑色塑料布遮盖、密闭库藏。此条件下贮存，药材不易变质，药效不易下降。

【主要成分】

主要化学成分为四羟基二苯乙烯葡萄糖苷、大黄素、大黄素甲醚等。

药典标准：醇浸出物不得少于 12.0%；含四羟基二苯乙烯葡萄糖苷不得少于 0.20%。

【性味归经】

甘，平。归心、肝经。

【功能主治】

养血安神，祛风通络。用于失眠多梦，血虚身痛，风湿痹痛，皮肤瘙痒。

【用法用量】

9~15 g。外用适量，煎水洗患处。

【编 者 按】

1. 首乌藤有镇静催眠作用，用于神经衰弱性失眠、疥疮等病症的治疗。

2. 首乌藤 30 g，远志 10 g，石菖蒲 15 g，葛根 20 g，水煎服，有健脑安神、降压催眠功效，用于脑血管硬化、血压升高、失眠多梦、记忆减退者。

忍冬藤

【来　　源】

忍冬藤为忍冬科植物忍冬 *Lonicera japonica* Thunb. 的干燥茎枝。主产于河南、山东、四川等地。

【性　　状】

忍冬藤呈长圆锥形，多分枝，常缠绕成束。表面棕红色至暗棕色，有的灰绿色；外皮易剥落。枝上多节，有残叶和叶痕。质脆，易折断，断面黄白色，中空。气微，老枝味微苦，嫩枝味淡。

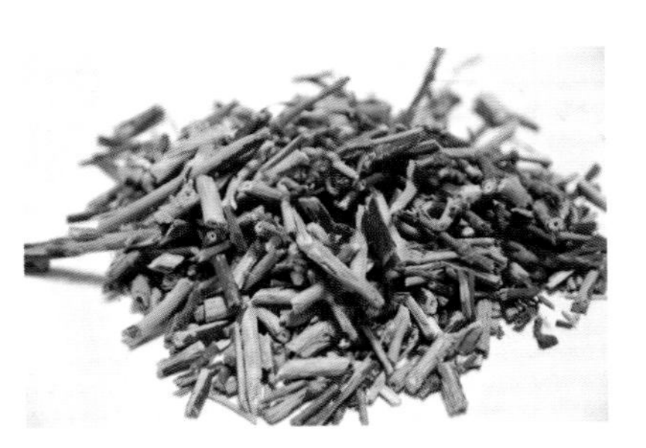

图 126-1　忍冬藤

① 廖力, 黄倩, 陈胜利, 等. 首乌藤不同部位有效成分含量考察 [J]. 山地农业生物学报, 2016, 36(5): 81-86.

以表面色棕红、质嫩者为佳。

【采收加工】

秋、冬二季，植株完全枯萎前采收茎枝，其马钱苷含量较高。采割忍冬藤，除去叶及杂质，切段，晒干。药材水分不得超过 12.0%。

表 126-1　不同采收期忍冬藤中有效成分的含量①②（mg/g）

采收期	7 月	8 月	9 月	10 月	11 月	12 月
马钱苷	0.86	0.92	1.53	2.02	2.36	2.57
绿原酸	1.50	1.75	1.93	1.92	1.79	1.53

忍冬藤在 11 月中旬至 12 月中旬，植株完全枯萎前，马钱苷含量达到最高。而忍冬藤中绿原酸含量在 9~10 月份较高。以马钱苷作为指标成分，建议在忍冬植株完全枯萎前采收茎藤。

表 126-2　忍冬不同部位有效成分的含量③（%）

部位	马钱苷	绿原酸	总黄酮
叶	0.04	10.31	7.16
花	0.02	7.33	2.58
藤	0.15	1.14	1.03

忍冬叶中绿原酸和总黄酮含量最高，其次是花，忍冬藤中含量最低；忍冬各部位马钱苷含量差异很大，忍冬藤中马钱苷含量最高，花和叶中含量甚微。且嫩茎中马钱苷含量显著高于老茎，老茎木质化严重，含量甚微。

【贮　　藏】

忍冬藤常规贮存，有效成分流失快。贮藏时间不宜超过 2 年。

建议 25℃以下，单包装密封，大垛密闭库藏。此贮藏条件下，药效保持较好。

【主要成分】

马钱苷、绿原酸、黄酮等。

药典标准：醇浸出物不得少于 14.0%，含绿原酸不得少于 0.10%，含马钱苷不得少于 0.10%。

【性味归经】

甘，寒。归肺、胃经。

【功能主治】

清热解毒，疏风通络。用于温病发热，热毒血痢，痈肿疮疡，风湿热痹，关节红肿热痛。

【用法用量】

9~30 g。

【编 者 按】

1. 忍冬藤与金银花的差异功效“疏风通络”，与其马钱苷抗炎、扩张外周血管作用有关。

2. 忍冬藤具有抗菌、抗病毒、抗炎、抗氧化、保肝利胆等作用。

3. 黄芪（盐水炙）50 g，忍冬藤 50 g，忍冬叶 50 g，当归 12 g，甘草节 8 g，浸泡 30 分钟再煎煮，每日 1 剂，日服 3 次，益气活血，清热解毒，主气虚凝滞，热毒炽盛。

①韩宁宁，郑芬 . 不同采收期忍冬藤中马钱苷含量分析 [J]. 儿科药学杂志，2013，19（3）：47-49.

②赵桂华，刘和善，贾元印 . 对桑枝的老嫩程度与黄酮含量关系的实验研究 [J]. 现代中药研究与实践，2001，15（2）：22-23.

③武雪芬，魏炜 . 金银花越冬老叶有效成分测定 [J]. 中药材，1997，20（1）：6-7.

通　草

【来　　源】

通草是五加科植物通脱木 *Tetrapanax papyrifer*（Hook.）K. Koch 的干燥茎髓。分布于四川、贵州、广西、云南、湖南等地。

【性　　状】

通草呈圆柱形，表面有浅纵沟纹，白色或淡黄色。体轻，质松软，稍有弹性，易折断，断面平坦，显银白色光泽，中部有空心或半透明的薄膜，纵剖面呈梯状排列，实心者少见。气微，味淡。

以条粗壮，色洁白，中央有薄膜者为佳。

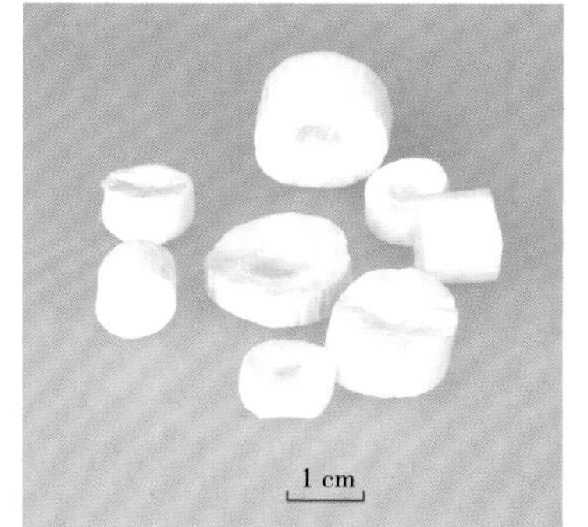

图 127-1　通草

【采收加工】

秋季采收。选晴天，割取茎枝，截成段，趁鲜取出髓部，理直，晒干。建议趁鲜切厚片。药材水分不得超过 16.0%。

【贮　　藏】

通草常规贮藏，色易变黄，有效成分流失快，贮藏时间不宜超过 2 年。

建议 20℃以下单包装密封，库藏；大货冷藏。

【主要成分】

主要化学成分为肌醇、多聚戊糖、多聚甲基戊糖、半乳糖醛酸、通脱木苷等。

【性味归经】

甘、淡，微寒。归肺、胃经。

【功能主治】

清热利尿，通气下乳。用于湿热淋证，水肿尿少，乳汁不下。

【用法用量】

3~5 g。

【编 者 按】

1. 孕妇慎用。

2. 通草能增强乳腺细胞泌乳量和乳汁中蛋白质含量，减少乳汁中乳糖含量，能有效治疗产后缺乳。这里不能用小通草代替通草使用，通草的通气作用较小通草明显。

3. 通草 24 g，路路通 10 g，当归 9 g，丝瓜络 10 g，水煎服，乳汁缺少。

小通草

【来　　源】

小通草是旌节花科植物喜马山旌节花 *Stachyurus himalaicus* Hook. f. et Thoms.、中国旌节花 *Stachyurus chinensis* Franch. 或山茱萸科植物青荚叶 *Helwingia japonica*（Thunb.）Dietr. 的干燥茎髓。主产于四川凉山州、湖北利川，分布于四川、湖南、湖北、陕西等地。

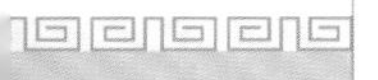

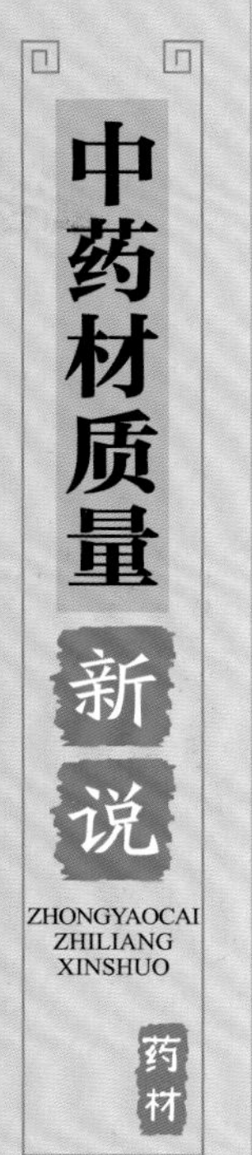

【性　　状】

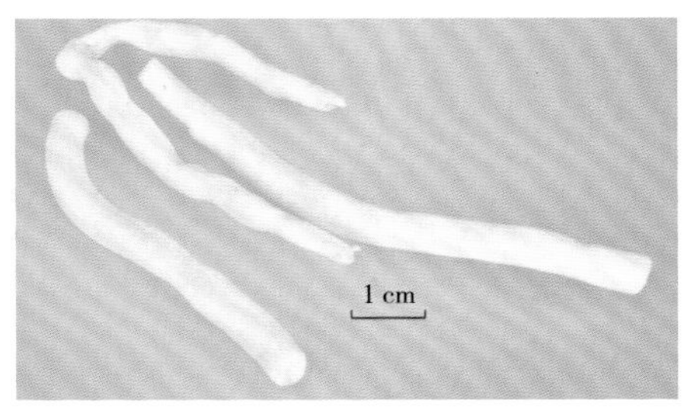

图 128-1　小通草

旌节花：呈圆柱形，表面无纹理，白色或淡黄色。体轻，质松软，捏之能变形，有弹性，易折断，断面显银白色光泽，平坦，无空心。水浸后有黏滑感。气微，味淡。

青荚叶：表面有浅纵条纹。质较硬，捏之不易变形。水浸后无黏滑感。

均以条匀、色洁白者为佳。

表 128-1　不同基源小通草性状特征比较①

基源	表面形状	质地
中国旌节花	无纵纹	体轻，质软，易变形，水浸后有黏滑感
喜马山旌节花	无纵纹	体轻，质软，易变形，水浸后有黏滑感
青荚叶	有浅纵条纹	体轻，质硬，不易变形，水浸后无黏滑感

【采收加工】

秋季采收。选晴天，将嫩枝砍下，剪去过细或过粗的枝，截成段，趁鲜取出髓部，理直或趁鲜切片，晒干。

表 128-2　不同基源小通草多糖含量测定②（%）

基源	总糖含量	单糖含量	多糖含量
中国旌节花	5.87	1.54	4.33
喜马山旌节花	5.53	2.09	3.44
青荚叶	3.50	2.52	0.98

青荚叶中多糖含量相对另两种药材较少，多糖组成也与另两种药材明显不同，只含有半乳糖。中国旌节花和喜马山旌节花茎髓中多糖含量相近，多糖组成相同。

【贮　　藏】

小通草常规贮藏，色易变黄，有效成分流失快，贮藏时间不宜超过 2 年。

建议单包装密封，大货冷藏。此条件下贮藏，药材基本无含量流失。

【主要成分】

主要化学成分为多 α-半乳糖、木糖、戊聚糖、糖醛酸、粗纤维等。

【性味归经】

甘、淡，寒。归肺、胃经。

【功能主治】

清热，利尿，下乳。用于小便不利，淋证，乳汁不下。

【用法用量】

3~6 g。

【编 者 按】

1. 小通草 6 g，地肤子、车前子（布包）各 15 g，煎服，治急性尿道炎。

2. 小通草 6 g，王不留行 9 g，黄蜀葵根 12 g，煎水当茶饮，治产后乳汁不通。

① 张纯，薛磊冰，金佩芬，等．市售小通草质量现状调查及评价 [J]. 中国现代应用药学，2017，34（6）：854–857.

②江海霞，张丽萍，赵海．不同品种小通草多糖的含量及单糖组成研究 [J]. 中药材，2010，33（3）：347–348.

三颗针

【来　　源】

三颗针是小檗科植物拟豪猪刺 *Berberis soulieana* Schneid.、小黄连刺 *Berberis wihsonae* Hemsl.、细叶小檗 *Berberis poiretii* Schneid. 或匙叶小檗 *Berberis vernae* Schneid. 等同属数种植物的干燥根。产于甘肃、四川等地。

【性　　状】

三颗针呈类圆柱形，稍扭曲，有少数分枝。根头粗大，向下渐细。外皮灰棕色，有细皱纹，易剥落。切面不平坦，鲜黄色，切片圆形或长圆形，显放射状纹理，髓部棕黄色。质坚硬，不易折断，气微，味苦。

以色黄、苦味浓者为佳。

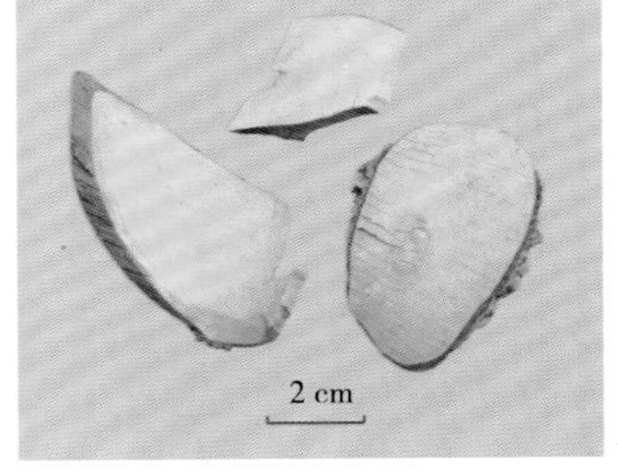

图 129-1　三颗针

【采收加工】

7~10 月采挖。选晴天，挖出全根，洗净运回，趁鲜切厚片，晒干或烘干。药材水分不得超过 12%。

表 129-1　三颗针小檗碱含量测定[1]（%）

品种	采收时间	部位			
		茎木	根木	茎皮	根皮
直穗小檗	6 月	0.036	0.265	0.635	1.466
	7 月	0.542	1.696	5.265	7.935
	8 月	0.098	0.526	0.963	3.239
	9 月	0.069	0.322	0.878	3.036
	10 月	0.187	0.763	2.179	3.498
甘肃小檗	6 月	0.261	0.610	0.211	1.005
	7 月	0.214	0.179	2.295	2.412
	8 月	0.209	1.538	3.376	5.002
	9 月	0.141	0.046	3.376	3.376
	10 月	0.183	0.378	1.726	4.119
小檗	6 月	0.114	0.755	2.477	0.863
	7 月	0.079	0.472	0.880	5.662
	8 月	0.114	0.788	0.314	3.128
	9 月	0.029	0.122	1.324	1.408
	10 月	0.049	0.411	1.790	4.211

直穗小檗 7 月份有效成分含量高；甘肃小檗根 8 月份采收有效成分含量高，茎 9 月份含量高；小檗根 7 月份有效成分含量高，茎 6 月含量高。三颗针来源广泛，7~10 月有效成分含量高，建议三颗针 7~10 月采收。另三颗针茎皮小檗碱超过药典标准，均可开发利用。

【贮　　藏】

三颗针常规贮存，色易变暗，有效成分流失快。贮藏时间不宜超过 2 年。

①马志刚, 张建民, 王芳, 等. 优良资源植物—三颗针的质量考查研究之一 [J]. 中国医学生物技术应用杂志, 2002, 3(6): 61-78.

建议25℃以下，单包装密封，大垛密闭库藏。此条件下贮存，药材不易变质，有效成分不易流失。

【主要成分】

主要化学成分为盐酸小檗碱、药根碱、巴马汀、小檗胺等。

药典标准：醇浸出物不得少于9.0%；含盐酸小檗碱不得少于0.60%。

【性味归经】

苦，寒；有毒。归肝、胃、大肠经。

【功能主治】

清热燥湿，泻火解毒。用于湿热泻痢，黄疸，湿疹，咽痛目赤，聤耳流脓，痈肿疮毒。

【用法用量】

9~15 g。

【编 者 按】

三颗针30 g，车前子、光明草、菊花各9 g，龙胆草12 g，水煎服，治暴发火眼肿痛。

苏　木

【来　　源】

苏木是豆科植物苏木 *Caesalpinia sappan* L. 的干燥心材。主产于广西百色，云南昆明、开远、大理，以及广东、海南等地。

【性　　状】

苏木呈长圆柱形或对剖半圆柱形，表面黄红色至棕红色，有刀削痕，常见纵向裂缝。质坚硬。断面年轮明显，略具光泽，有的可见暗棕色、质松、带亮星的髓部。气微，味微涩。

以粗大、坚实、色红黄者为佳。

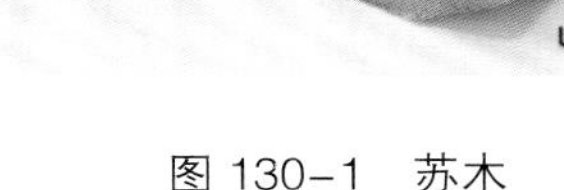

图130–1　苏木

【采收加工】

种植5年后可采入药。选晴天，从茎基部高15~20 cm处砍下树干，除去外皮和白色边材，截成60~100 cm长的段，粗者对半剖开，阴干。建议趁鲜劈成小块，阴干，干燥后立即密封保存。药材水分不得超过12%。

苏木越近基部心材质量越佳，上部的心材和枝干的心材质量较差，也可作药用。采收时不要连根挖取，留下伐桩，以便苏木重新萌芽。

【贮　　藏】

苏木常规贮存，易受潮，见光色变暗，有效成分流失快。贮藏时间不宜超过1年。

建议25℃以下，单包装密封，大垛黑色塑料布遮盖、密闭库藏。此贮藏条件下，药材不易变质，药效不易下降。

【主要成分】

主要化学成分为巴西苏木素、原苏木素、查尔酮、异黄酮等。

药典标准：醇浸出物不得少于7.0%。

【性味归经】

甘、咸，平，归心、肝、脾经。

【功能主治】

活血祛瘀，消肿止痛。用于跌打损伤，骨折筋伤，瘀滞肿痛，经闭痛经，产后瘀阻，胸腹刺痛，痈疽肿痛。

【用法用量】

3~9 g。

【编 者 按】

1. 孕妇慎用。

2. 苏木具有明显的免疫抑制作用，包括细胞免疫、体液免疫、非特异性免疫等，在防治免疫功能紊乱性疾病的临床应用方面有广阔的前景。

3. 苏木 6 g，黑豆 125 g，加红糖适量，炖服，治痛经。

苦 木

【来　　源】

苦木为苦木科植物苦木 *Picrasma quassioides*（D. Don） Benn. 的干燥枝和叶。主产于广西、广东、湖北、河北、云南等地。

【性　　状】

苦木枝呈圆柱形，表面灰绿色或棕绿色，有细密的纵纹和多数点状皮孔，质脆，易折断，断面不平整，淡黄色，嫩枝色较浅且髓部较大。叶为单数羽状复叶，小叶卵状长椭圆形或卵状披针形，近无柄，先端锐尖，基部偏斜或稍圆，边缘具钝齿；两面通常绿色，有的下表面淡紫红色，沿中脉有柔毛。气微，味极苦。

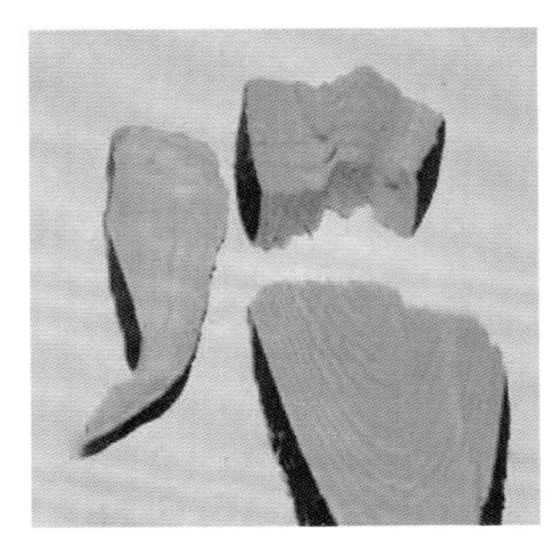

图 131–1　苦木

【采收加工】

夏、秋二季采收，其粗枝的生物碱含量较高。采收苦木枝及叶，晒干。建议苦木枝趁鲜切片，晒干，及时密封保存。

表 131–1　苦木不同部位生物碱的含量[①]（mg/g）

部位	老枝（心材黄色）	老枝（心材白色）	嫩枝	叶
苦木碱 L	0.266	0.180	—	—
苦木碱 B	0.351	0.193	0.038	—
苦木碱 F	3.390	1.711	0.182	0.016
苦木碱 D	0.183	0.089	—	—

苦木老枝中生物碱含量最高，其次是嫩枝，叶中生物碱含量甚微。直径大、心材黄色的老枝生物碱含量高于直径小、心材白色的老枝。粗枝含量高于细枝。

【贮　　藏】

苦木常规贮存，不密闭条件下，有效成分极易流失。贮藏时间不宜超过 1 年。

建议 25℃以下，单包装密封，大垛密闭库藏。此贮藏条件下，有效成分不易流失，药效不易降低。

【主要成分】

生物碱、苦味素、黄酮类等。

①邓贵华 . 苦木化学成分及质量分析研究 [D]. 广州：广州中医药大学，2011.

【性味归经】

苦，寒；有小毒。归肺、大肠经。

【功能主治】

清热解毒，祛湿。用于风热感冒，咽喉肿痛，湿热泻痢，湿疹，疮疖，蛇虫咬伤。

【用法用量】

枝 3~4.5 g；叶 1~3 g。外用适量。

【编 者 按】

1. 苦木具有抗菌、消炎、抗肿瘤的功效，用于生产苦木注射液、复方苦木消炎胶囊等。

2. 苦木树茎适量，水煎外洗，治疮疖，体癣，湿疹。

降　香

【来　　源】

降香是豆科植物降香檀 *Dalbergia odorifera* T. Chen 树干和根的干燥心材。产于中国、越南，中国降香主产于海南。

【性　　状】

降香呈类圆柱形或不规则细块状。表面紫红色或红褐色，切面有致密的纹理。质硬，有油性。气微香，味微苦。火烧冒黑烟，有油渗出，残留白色灰烬。

【采收加工】

降香一年四季均可采收。砍伐降香树干后，剥去树皮和边材（白色部分），取心材劈成小块，晾干。或取作木材用剩余的碎料，阴干。

注：降香檀木材又名黄花梨，市场价格高，现降香主要是木材碎料入药。

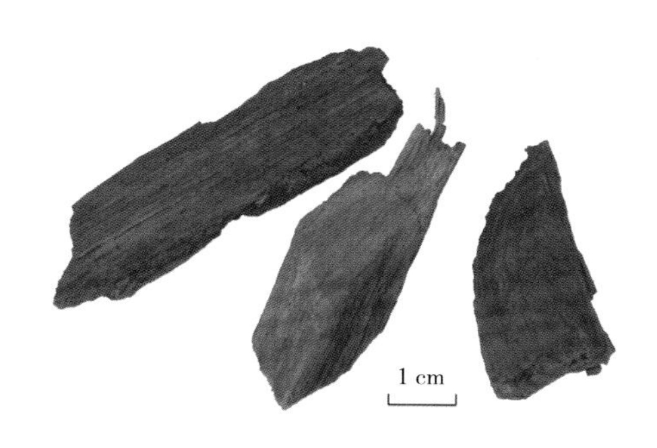

图 132-1　降香

【贮　　藏】

降香常规贮存，香气极易散失，有效成分流失快。贮藏时间不超过 1 年。

建议 20℃以下，单包装密封，大垛密闭库藏。有条件的直接单包装密封冷藏。此条件下贮存，香气不易散失，药效不易下降。

【主要成分】

主要化学成分为挥发油、黄酮类、皂苷等。

药典标准：醇浸出物不得少于 8.0%；含挥发油不得少于 1.0%。

【性味归经】

辛，温。归肝、脾经。

【功能主治】

化瘀止血，理气止痛。用于吐血，衄血，外伤出血，肝郁胁痛，胸痹刺痛，跌扑伤痛，呕吐腹痛。

【用法用量】

9~15 g，后下。外用适量，研细末敷患处。

【编 者 按】

降香细粉易糊化，产生泡沫过多影响提取，提取挥发油宜采用粗粉。

檀 香

【来　　源】

檀香为檀香科植物檀香 *Santalum album* L. 树干的干燥心材。主产于印度、澳大利亚，我国海南、广东、云南、台湾有引种。

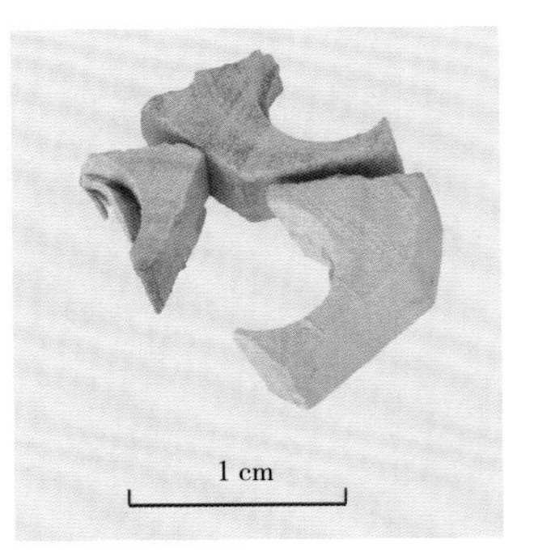

图 133-1　檀香

【性　　状】

檀香为长短不一的圆柱形木段，有的略弯曲。外表面灰黄色或黄褐色，光滑细腻，有的具疤节或纵裂，横截面呈棕黄色，显油迹；棕色年轮明显或不明显，纵向劈开纹理顺直。质坚实，不易折断。气清香，燃烧时香气更浓；味淡，嚼之微有辛辣感。

【采收加工】

除去杂质，镑片、锯成小段或劈成小碎块。药材水分不得超过 12%。

表 133-1　檀香不同部位总黄酮含量①（%）

部位	样品 1	样品 2	样品 3	平均含量
叶	5.09	5.55	5.63	5.42
嫩枝	1.37	3.36	2.42	2.38
树干	0.84	1.20	0.12	0.72

檀香叶及其嫩枝黄酮含量高，值得深入开发，加以利用。

【贮　　藏】

檀香常规贮存，香气极易散失，有效成分易流失，贮藏时间不宜超过 2 年。

建议单包装密封，冷藏。此贮藏条件下，药材质量保存较好，药效不易降低。

【主要成分】

主含挥发油，其主成分为 α 及 β-檀香烯、檀萜、α-檀萜醇、檀香酮、檀香酸、檀油酸，另含檀香色素、去氧檀香色素等。

药典标准：含挥发油不得少于 3.0%。

【性味归经】

辛，温。归脾、胃、心、肺经。

【功能主治】

行气温中，开胃止痛。用于寒凝气滞，胸膈不舒，胸痹心痛，脘腹疼痛，呕吐食少。

【用法用量】

2~5 g。

【编 者 按】

1. 檀香边材不可药用，市场上将檀香边材掺入檀香饮片中出售，购买时注意鉴别。

①余文新，邓瑞云，林励，等. 檀香不同部位总黄酮含量比较 [J]. 齐齐哈尔医学院学报，2012，33（1）：3-4.

2. 现代药理研究表明檀香具有镇静、抗炎等作用。

3. 白檀香、藿香梗、木香、肉桂各 4.5 g，为极细末，每用 3 g，炮姜 15 g，汤调下，治阴寒霍乱。

4. 檀香、炙甘草各 1.5 g，姜半夏、茯苓各 9 g，砂仁 2.4 g，炒陈皮 6 g，水煎服，若痛甚加白蔻末 0.6 g，瓦楞子末 3 g；呕甚加控涎丹 2.4 g，包煎，治胃有停饮，或伤冷食胸痞脘痛，呕吐黄水。

5. 白檀香 9 g（为极细末），干姜 15 g，泡汤调下，治心腹冷痛。

竹 茹

【来　　源】

竹茹是禾本科植物青秆竹 *Bambusa tuldoides* Munro、大头典竹 *Sinocalamus beecheyanus*（Munro）McClure var. *pubescens* P.F.Li 或淡竹 *Phyllostachys nigra*（Lodd.） Munro var. *henonis*（Mitf.）Stapf ex Rendle 的茎秆的干燥中间层。产于四川、安徽、广西等地。

【性　　状】

竹茹为不规则的丝条，卷曲成团或长条形薄片。宽窄厚薄不等，浅绿色、黄绿色或黄白色。体轻，质柔韧，有弹性。气微，味淡。

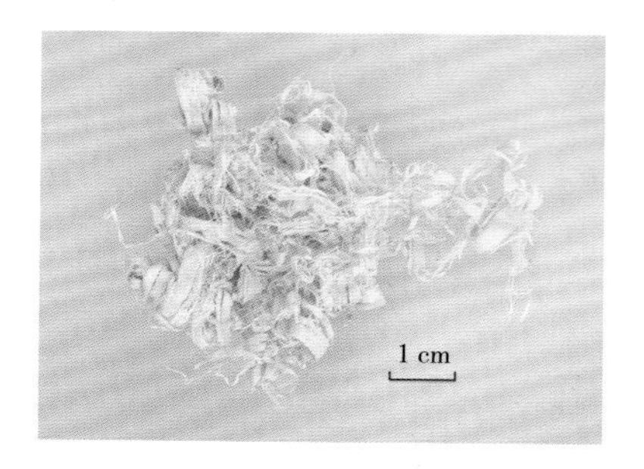

图 134–1　竹茹

【采收加工】

全年可采收。选鲜竹秆，刮去外层青皮，将稍带绿色的中间层刮成丝条；或削成薄片，盘曲成团或扎成小把。前者称“散竹茹”，后者称“齐竹茹”。阴干或低温烘干。药材水分不得超过 7%。

【贮　　藏】

竹茹常规贮存，易受潮发霉，易虫蛀，有效成分流失快。贮藏时间不宜超过 1 年。

建议 20℃以下，单包装密封，大垛用黑色塑料布遮盖、密闭库藏。此条件下贮存，药材不易变质，有效成分不易流失。

【主要成分】

主要化学成分为竹茹多糖、黄酮等。

药典标准：水浸出物不得少于 4.0%。

【性味归经】

甘，微寒。归肺、胃、心、胆经。

【功能主治】

清热化痰，除烦，止呕。用于痰热咳嗽，胆火夹痰，惊悸不宁，心烦失眠，中风痰迷，舌强不语，胃热呕吐，妊娠恶阻，胎动不安。

【用法用量】

5~10 g。

【编 者 按】

1. 寒痰咳嗽、胃寒呕逆及脾虚泄泻者禁服。

2. 为便于炮制、煎煮。建议竹茹切段使用。

3. 处方中写竹茹指生竹茹，为原药材去杂质晒干入药，长于清肺化痰；鲜竹茹为竹茹鲜品入药者，长于清热化痰；姜竹茹为竹茹用姜汁拌匀后再炒至黄色者，长于化痰止呕。

4. 竹茹 30 g，川贝母 10 g，藕节 30 g，桔梗 10 g，鱼腥草 30 g，水煎服，治肺热咳嗽。

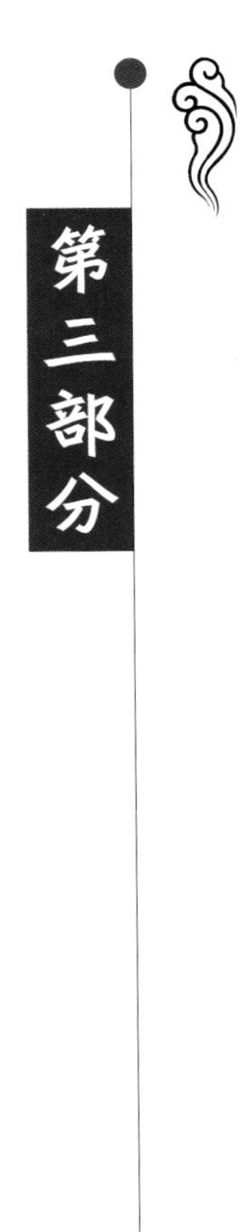

皮类

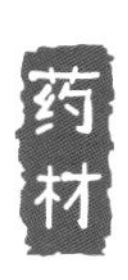

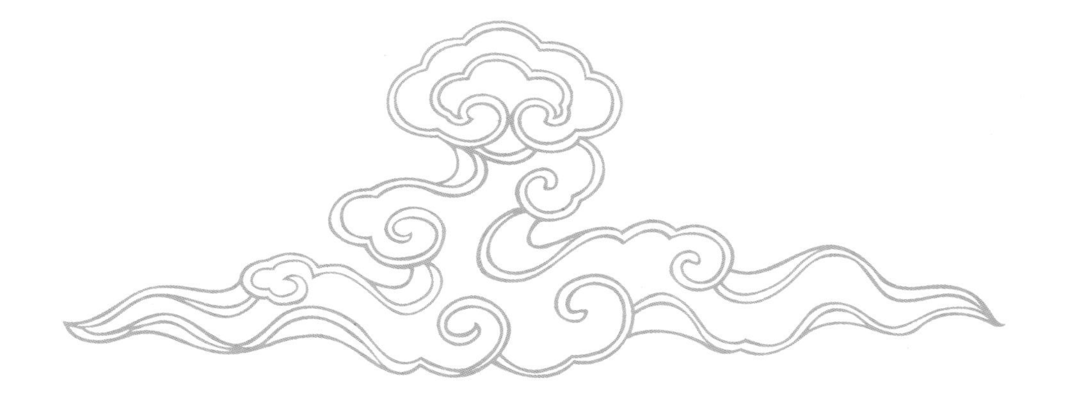

牡丹皮

【来　　源】

牡丹皮是毛茛科植物牡丹 *Paeonia suffruticosa* Andr. 的干燥根皮。产于安徽、山西、重庆、湖北等地，主产于安徽亳州。

【性　　状】

牡丹皮根皮呈筒状或半筒状，有纵剖开得裂缝，略向内卷曲。外表面灰褐色或黄褐色，粗皮脱落处显粉红色。内表面浅棕色或淡灰黄色，有细纵纹，常见发亮的结晶。有丹皮特有香气，味微苦涩。

以条粗长、皮厚、无木心、断面粉白色、粉性足、香气浓者为佳。

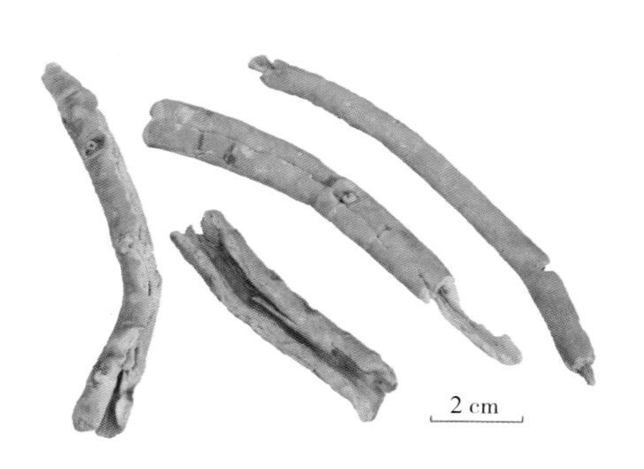

图 135-1　牡丹皮

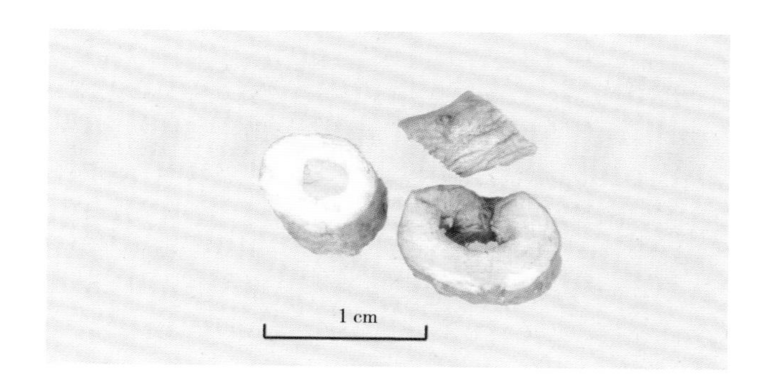

图 135-2　牡丹皮片

【采收加工】

栽种后第 3 年或第 4 年，9 月初到 10 月上旬叶枯萎时采收。选晴天，将距茎茬 10 cm 以上的枝叶砍去，挖出全根，剥取根皮，或刮去粗皮，除去木心，晒干或低温烘干。未刮粗皮者称"连丹皮"，刮去粗皮者称"刮丹皮"。建议趁鲜切片。药材水分不得超过 13%。

表 135-1　不同采收期牡丹皮中丹皮酚含量①（%）

采收时间	3 年生	4 年生	5 年生
7 月	2.26	1.96	2.42
8 月	1.98	1.79	1.83
9 月	2.50	2.17	2.37
10 月	2.66	2.13	1.68
11 月	2.05	1.96	2.29
12 月	2.33	1.89	1.75

3 年生 10 月采收的牡丹皮丹皮酚含量最高。

①杨晨，方成武，韩燕全，等 . HPLC 测定不同产地不同采收期牡丹皮中丹皮酚的含量 [J]. 专家论坛，2010，17（5）：5-7.

表 135-2　牡丹皮不同部位丹皮酚含量[①]（%）

部位	丹皮酚含量
栓皮部	4.63
韧皮部	2.33
木心部（细）	1.15
木心部（中）	1.11
木心部（粗）	1.02

牡丹皮的栓皮部丹皮酚含量最高，木心部也有含量。故建议牡丹皮带粗皮使用。

表 135-3　不同洗涤牡丹皮中丹皮酚含量[①]（%）

洗涤方法	丹皮酚含量
水淘洗	1.837
水冲淋	2.312
未洗涤	2.526

抖去泥土直接加工的牡丹皮中丹皮酚含量高。

【贮　　藏】

牡丹皮常规贮存，易虫蛀、变色，香气易散失。无香味者基本无药效。

建议在 20℃以下，单包装密封，大垛用黑色塑料布遮盖、密闭库藏。在此贮存条件下，药材不被虫蛀、不变色，基本无药效损失。

注：牡丹皮与泽泻、山药对抗同贮，防虫保色。

【主要成分】

主要化学成分为丹皮酚、芍药苷、没食子酸等。

药典标准：醇浸出物不得少于 15.0%；含丹皮酚不得少于 1.2%。

【性味归经】

苦、辛，微寒。归心、肝、肾经。

【功能主治】

清热凉血，活血化瘀。用于热入营血，温毒发斑，吐血衄血，夜热早凉，无汗骨蒸，经闭痛经，跌扑伤痛，痈肿疮毒。

【用法用量】

6~12 g。

【编 者 按】

1. 孕妇慎用。

2. 牡丹皮用于紫癜、高血压、过敏性鼻炎、急性湿疹等病症。

3. 牡丹皮 10 g，侧柏叶 10 g，旱莲草 15 g，仙鹤草 15 g，水煎服，治鼻出血。

①周立艳，王淑美，梁生旺，等．牡丹皮产地加工方法的研究 [J]. 时珍国医国药，2008，19（4）：842-843.

五加皮

【来　　源】

五加皮为五加科植物细柱五加 *Acanthoppanax gracilistylus* W. W. Smith. 的干燥根皮。主产于湖北、湖南、浙江、四川等地。

【性　　状】

五加皮呈不规则卷筒状，外表面灰褐色，有稍扭曲的纵皱纹和横长皮孔样斑痕；内表面淡黄色或灰黄色，有细纵纹。体轻，质脆，易折断，断面不整齐，灰白色。气微香，味微辣而苦。

以粗长、皮厚、气香、无木心者为佳。

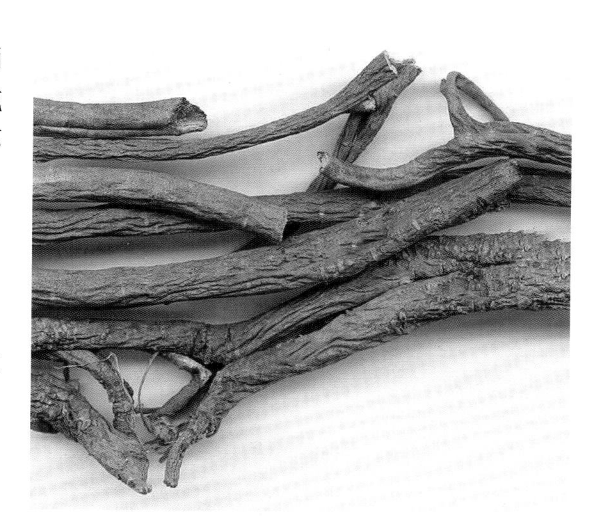

图 136-1　五加皮

【采收加工】

夏、秋二季采挖根部，洗净，剥取根皮，晒干。建议趁鲜切片或段，晒干或 60℃以下烘干，药材水分不得超过 12%。

【贮　　藏】

五加皮常规贮存，易虫蛀、发霉，香气易散失，有效成分易流失，贮藏时间不宜超过 2 年。

建议 25℃以下，单包装密封，大垛密闭库藏。此贮藏条件下，药材质量保存较好，药效不易降低。

【主要成分】

主含紫丁香苷、刺五加苷 B、多糖、脂肪酸及挥发油等。

药典标准：醇浸出物不得少于 10.5%。

【性味归经】

辛、苦，温。归肝、肾经。

【功能主治】

祛风除湿，补益肝肾，强筋壮骨，利水消肿。用于风湿痹病，筋骨痿软，小儿行迟，体虚乏力，水肿，脚气。

【用法用量】

5~10 g。

【编 者 按】

1. 现市场、药店多把五加皮、香加皮混用，虽两者相似，但科属不同，功效也有不同，药理作用也不相同，购买或使用时需注意。凡用五加皮配置药酒，只可使用五加皮（南五加皮），不可使用香加皮（北五加皮）。

2. 五加皮具有抗肿瘤、抗炎、镇痛、抗衰老等药理作用。

3. 五加皮 15 g，威灵仙 9 g，络石藤 15 g，忍冬藤 24 g，水煎服，治风湿性关节炎。

香加皮

【来　　源】

香加皮为萝摩科植物杠柳 *Periploca sepium* Bge. 的干燥根皮。主产于山西、河南、河北、山东等地。

【性　　状】

香加皮呈卷筒状或槽状，少数呈不规则的块片状，外表面灰棕色或黄棕色，栓皮松软常呈鳞片状，易剥落。内表面淡黄色或淡黄棕色，较平滑，有细纵纹。体轻，质脆，易折断，断面不整齐，黄白色。有特异香气，味苦。

【采收加工】

夏季 7 月采收最佳，剥取根皮，切片晒干或 60℃烘干。药材水分不得超过 13%。

表 137–1　不同采收时期香加皮中 4– 甲氧基水杨醛的含量测定[①]（%）

采收时期	4– 甲氧基水杨醛
4 月	0.493 6
7 月	0.947 7
10 月	0.548 8

杠柳在盛夏生长旺盛，4– 甲氧基水杨醛合成处于高峰期，并贮藏于根部，7 月时香加皮 4– 甲氧基水杨醛含量达到最高。

【贮　　藏】

香加皮常规贮存，香气易散失，有效成分易流失，贮藏时间不宜超过 2 年。

建议 25℃以下，单包装密封，大垛密闭库藏。此贮藏条件下，药材质量保存较好，药效不易降低。

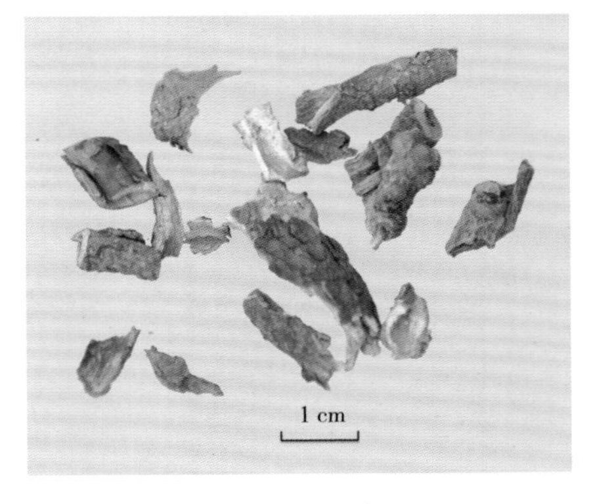

图 137–1　香加皮

【主要成分】

主含多种甾类糖苷，如杠柳毒苷、北五加皮苷、杠柳苷等。

药典标准：醇浸出物不得少于 20%；含 4– 甲氧基水杨醛不得少于 0.20%。

【性味归经】

辛、苦，温；有毒。归肝、肾、心经。

【功能主治】

利水消肿，祛风湿，强筋骨。用于下肢浮肿，心悸气短，风寒湿痹，腰膝酸软。

【用法用量】

3~6 g。

①李天祥，张丽娟，刘虹，等 . 不同采收期、不同产地香加皮中 4– 甲氧基水杨醛的测定 [J]. 中草药，2007，38（8）：1256–1258.

【编者按】

1. 香加皮具有强心、抗肿瘤、免疫调节、抗炎等药理作用。

2. 香加皮和五加皮容易混淆，两者功能主治相似，但香加皮具有强心、镇静和利尿作用。

3. 香加皮 30 g，虎杖根 30 g，海桐皮 30 g，海风藤 30 g，土牛膝 30 g，水煎熏洗患处，治风湿性关节炎。

刺五加

【来　　源】

刺五加是五加科植物刺五加 *Acanthopanax senticosus*（Rupr. et Maxim.）Harms 的干燥根和根茎或茎。产于黑龙江、辽宁、吉林、四川等地。

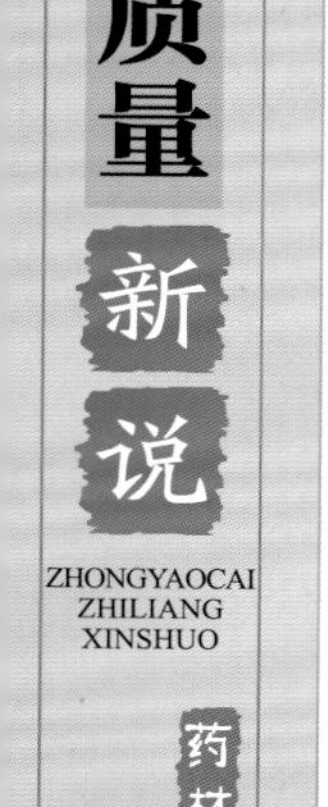

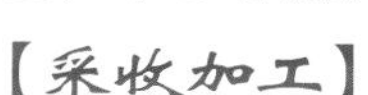

【性　　状】

刺五加根茎呈结节状不规则圆柱形，根圆柱形，多扭曲。表面灰褐色或黑褐色，皱纹明显，皮较薄，剥落处呈灰黄色。质硬，断面黄白色，纤维性。有特异香气，味微辛，稍苦、涩。

茎呈长圆柱形，多分枝，长短不一。表面浅灰色，老枝灰褐色，具纵裂沟，无刺。幼枝黄褐色，密生细刺。质坚硬，不易折断，断面皮部薄，黄白色，木部宽广，淡黄色，中心有髓。气微，味微辛。

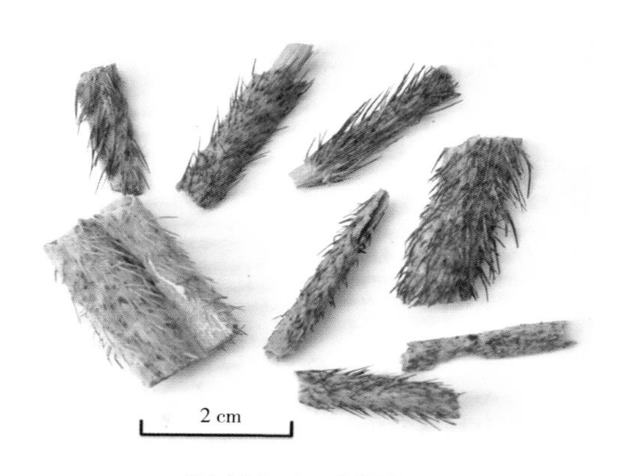

图 138-1　刺五加

【采收加工】

栽种 5~6 年后，8~10 月初采收。选晴天，挖出根、根茎或截取茎，截成 30~40 cm 长的段，去心或不去心，晒干，捆成小捆。建议趁鲜切成小段，晒干。药材水分不得超过 10%。

表 138-1　不同采收时期刺五加根重量、刺五加苷含量①

采收时间	重量（kg）			刺五加苷含量（mg/g）		
	4 年生	5 年生	6 年生	4 年生	5 年生	6 年生
4 月 20 日	0.31	0.40	0.44	3.13	4.96	5.47
5 月 20 日	0.34	0.41	0.45	3.34	5.03	5.70
8 月 20 日	0.35	0.45	0.49	4.44	6.57	7.66
8 月 30 日	0.37	0.45	0.50	4.61	7.10	8.04
9 月 10 日	0.38	0.46	0.53	5.13	7.38	8.27
9 月 20 日	0.40	0.46	0.54	4.96	7.25	7.84
9 月 30 日	0.39	0.46	0.53	4.87	7.27	7.57
10 月 15 日	0.38	0.45	0.55	4.55	6.91	7.41

随着生长年限的增加，刺五加产量、刺五加苷含量均不断提升，结合药材的产量和含量，刺五加栽种 5~6 年后即可采收。9 月初药材有效成分含量达到最大值，为最佳采收时间。

①冉宪飞．刺五加关键栽培技术研究及质量评价 [D]. 吉林：吉林农业大学，2015.

表 138-2　刺五加不同部位紫丁香苷含量[1]

部位	紫丁香苷含量（mg/g）
根	3.125
茎秆	3.472
枝	1.175
花	0.350
叶	0.002
果	1.986

根和茎秆中紫丁香苷含量高，枝、果含量也超过药典标准。

【贮　　藏】

刺五加常规贮存，易受潮，色易变淡，有效成分流失快。贮藏时间不宜超过 2 年。

建议 20℃以下，单包装密封，大垛密闭库藏。此条件下贮存，药材不易变质，药效不易下降。

【主要成分】

主要化学成分为紫丁香苷、总黄酮、异嗪皮啶。

药典标准：醇浸出物不得少于 3.0%；含紫丁香苷不得少于 0.050%。

【性味归经】

辛、微苦，温。归脾、肾、心经。

【功能主治】

益气健脾，补肾安神。用于脾肺气虚，体虚乏力，食欲不振，肺肾两虚，久咳虚喘，肾虚腰膝酸痛，心脾不足，失眠多梦。

【用法用量】

9~27 g。

【编 者 按】

1. 市场上流通的刺五加多为五加科植物红毛刺五加 *Lonicera japonica* Thunb 的茎及去心茎皮，正品刺五加及五加皮已比较难寻。

2. 刺五加注射液临床用于急性脑梗死、慢性阻塞性肺疾病、神经衰弱、心脏神经症等病症的治疗。

3. 刺五加 19 g，蜜枣仁 15 g，柏子仁 15 g，琥珀 9 g，水煎服，治失眠。

4. 刺五加 15 g，葛根 15 g，川芎 9 g，丹参 10 g，赤芍 10 g，桃仁 10 g，水煎服，治颈椎病。

桑白皮

【来　　源】

桑白皮为桑科植物桑 *Morus alba* L. 的干燥根皮。主产于安徽、河南、浙江、四川、湖南、湖北等地。

①张晶，刘芳芳，薛起，等. HPLC 法测定刺五加不同部位刺五加苷 B、E 含量 [J]. 药物分析杂志，2008，28（12）：2018-2020.

【性　　状】

桑白皮呈扭曲的卷筒状、槽状或板片状，长短宽窄不一。外表面白色或淡黄白色，较平坦，有的残留橙黄色或棕黄色鳞片状粗皮；内表面黄白色或灰黄色，有细纵纹。体轻，质韧，纤维性强，难折断，易纵向撕裂，撕裂时有粉尘飞扬。气微，味微甘。

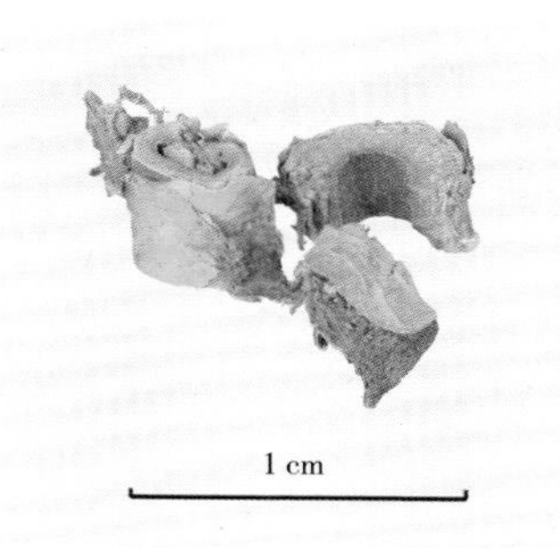

图 139-1　桑白皮

【采收加工】

秋末叶落后至次春发芽前采挖根部，纵向剖开，剥取根皮，晒干。建议趁鲜切丝。

表 139-1　桑白皮不同采收时期东莨菪内酯的含量测定[①]（%）

采收时期	东莨菪内酯	采收时期	东莨菪内酯
1 月	6.70	7 月	8.77
2 月	6.41	8 月	8.43
3 月	4.12	9 月	5.50
4 月	8.50	10 月	5.82
5 月	5.98	11 月	5.45
6 月	6.10	12 月	4.78

4、7、8 月桑白皮有效含量最高，但 7、8 月正是桑叶生长季节，不宜采收，故在 4 月采收为宜。

表 139-2　不同加工方法桑白皮东莨菪内酯的含量测定[①]（%）

加工方法	东莨菪内酯
去除粗皮	4.07
不去除粗皮	4.41

不去粗皮的桑白皮中东莨菪内酯比去皮含量高，建议加工时不去除粗皮。

【贮　　藏】

桑白皮常规贮存，有效成分易流失，贮藏时间不宜超过 2 年。

建议 25℃以下，单包装密封，大垛密闭库藏。此贮藏条件下，药材质量保存较好，药效不易降低。

【主要成分】

含多种桑白皮素，桑根皮素，桑素，环桑素，桑色烯，环桑色烯，桑黄酮 A、B、C，白桦脂酸等。

【性味归经】

甘，寒。归肺经。

【功能主治】

泻肺平喘，利水消肿。用于肺热喘咳，水肿胀满尿少，面目肌肤浮肿。

【用法用量】

6~12 g。

【编 者 按】

1. 桑白皮具有镇咳、平喘、祛痰、利尿、降血糖、降血脂和降血压、镇痛、抗炎等药理作用。

① 寿旦，孙静芸．桑白皮不同加工方法及采收时期的东莨菪内酯含量比较 [J]. 中国中医药信息杂志，2008，15（6）：45-45.

2. 桑白皮 15 g，地骨皮 10 g，花蕊石 15 g，三七粉 3 g，血余炭 10 g，甘草 5 g，水煎服，清热泻肺，祛瘀止血；主肝火犯肺，热伤血络，肺失清润。

肉　桂

【来　　源】

肉桂为樟科植物肉桂 *Cinnamomum cassia* Presl 的干燥树皮。主产于我国广西、广东及越南等地。

【性　　状】

肉桂呈槽状或卷筒状，外表面灰棕色，有不规则的细皱纹和横向突起的皮孔，有的可见灰白色的斑纹；内表面红棕色，有细纵纹，划之显油痕。质硬而脆，易折断，断面不平坦，外层棕色较粗糙，内层红棕色而油润，两层间有 1 条黄棕色的线纹。气香浓烈，味甜、辣。

以皮细肉厚，断面紫红色，油性大，香气浓，味甜微辛，嚼之无渣者为佳。

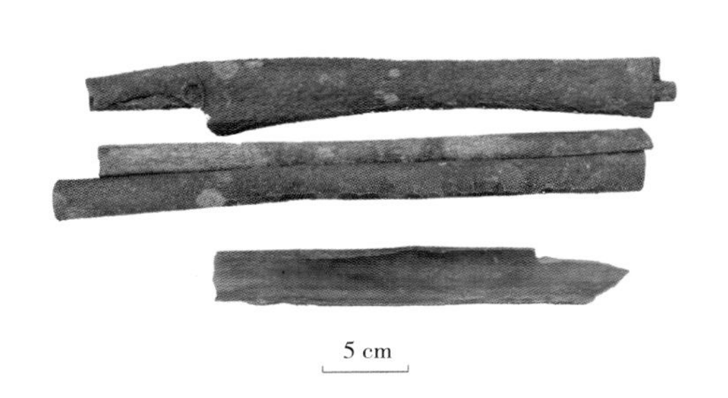

图 140-1　肉桂

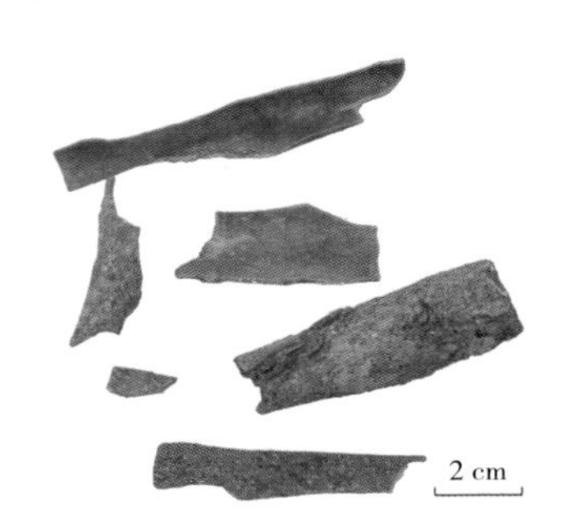

图 140-2　肉桂（碎片）

【采收加工】

通常于春季 4~5 月，秋季 9~10 月采收。秋季采收的肉桂药材产量大、香气浓、品质佳。剥取肉桂树皮，置于阴凉通风处晾干。药材水分不得超过 15.0%。

表 140-1　5 种商品规格肉桂桂皮醛的含量①（%）

规格	企边桂	板桂	桂通	桂心	桂碎
桂皮醛	4.211	4.068	3.036	4.106	2.797

企边桂中桂皮醛含量最高，桂心、板桂次之，桂碎中桂皮醛含量最低。

表 140-2　不同干燥方法肉桂的有效成分的含量②（%）

方法	40℃烘干	晒干	晾干
挥发油	3.56	3.43	5.01
桂皮醛	2.835	2.588	3.556

晒干肉桂的内表面为红棕色，色泽较好，但其香气淡，肉桂油和桂皮醛含量也较低。晾干肉桂的香气最浓，肉桂油和桂皮醛含量最高。

①徐洋洋，王添敏，初正云，等 . HPLC-DAD 测定 5 种商品规格肉桂及两种伪品中桂皮醛的含量 [J]. 中国实验方剂学杂志，2014，20（1）：90-93.

②李嘉，陈锋，张颖，等 . 广西道地药材肉桂的加工炮制 [J]. 广西林业科学，2016，45（1）：93-96.

【贮　　藏】

肉桂常规贮存，极易走味，挥发油极易流失。贮藏时间不宜超过 1 年。

建议 20℃以下，单包装密封，密闭库藏。此贮藏条件下，不易变质，药效保持较好。

表 140–3　不同贮藏年限肉桂的有效成分的含量①（%）

年份	当年	1 年	2 年
桂皮醛	5.098	3.585	2.395
香豆素	1.552	0.096	—

桂皮醛和香豆素均易氧化，且桂皮醛易挥发，肉桂药材贮存时间越长，桂皮醛和香豆素含量下降越明显。建议肉桂药材密封、隔绝空气贮藏。

【主要成分】

含挥发油、桂皮醛、肉桂酸、香豆素等。

药典标准：含挥发油不得少于 1.2%；含桂皮醛不得少于 1.5%。

【性味归经】

辛、甘，大热。归肾、脾、心、肝经。

【功能主治】

补火助阳，引火归元，散寒止痛，温通经脉。用于阳痿宫冷，腰膝冷痛，肾虚作喘，虚阳上浮，眩晕目赤，心腹冷痛，虚寒吐泻，寒疝腹痛，痛经经闭。

【用法用量】

1~5 g。

【编 者 按】

1. 有出血倾向者及孕妇慎用；不宜与赤石脂同用。
2. 肉桂入药前捣碎，提取前粉碎，利于有效成分溶出。
3. 生长年份越长，肉桂中桂皮醛含量越高。
4. 肉桂具有抗菌、扩张血管、升压、抗凝、降血糖等作用。
5. 肉桂 2 g，山鸡椒果实 6 g，水煎服，治胃寒疼痛。

秦　皮

【来　　源】

秦皮是木樨科植物苦枥白蜡树 *Fraxinus rhynchophylla* Hance、白蜡树 *Fraxinus chinensis* Roxb.、尖叶白蜡树 *Fraxinus szaboana* Lingelsh. 或宿柱白蜡树 *Fraxinus stylosa* Lingelsh. 的干燥枝皮或干皮。

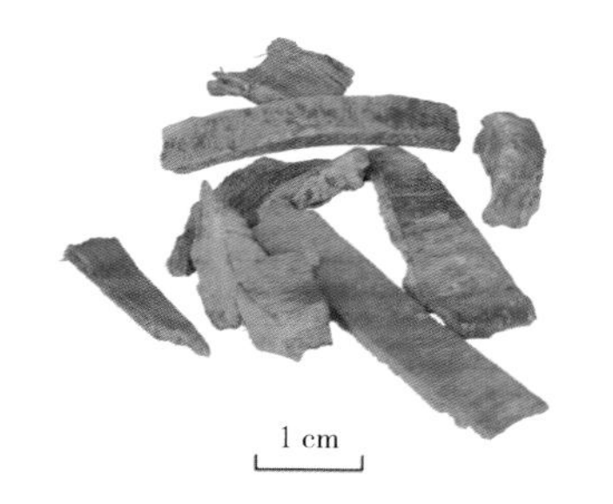

图 141–1　秦皮

【性　　状】

秦皮呈卷筒状或槽状。外表面灰白色、灰棕色至黑棕色，或相间呈斑状，平坦或稍粗糙，并有灰白色圆点状皮孔及细斜皱纹，有的具分枝痕。内表面黄白色或棕色，平滑。质硬而脆，断面纤维性，

①尹亮亮，刘子琛，李慧，等 . 不同产地肉桂及桂枝中有效成分量的分析 [J]. 中草药，2007，38（7）：1094–1096.

黄白色。气微，味苦。

干皮为长条状块片，外表面灰棕色，有红棕色圆形或横长的皮孔及龟裂状沟纹。质坚硬，断面纤维性强。

以整齐、长条呈筒状者为佳。

【采收加工】

春季剥取枝皮或干皮，建议趁鲜切丝，晒干。药材水分不得超过 7%。

表 141–1　不同树龄秦皮中秦皮甲素、秦皮乙素含量测定①

树龄	秦皮甲素（%）	秦皮乙素（%）
3 年	2.028	1.900
4 年	3.272	3.592
5 年	6.471	4.182
6 年	9.976	6.891

秦皮甲素、秦皮乙素含量随树龄的增加呈上升趋势。

【贮　　藏】

秦皮常规贮存，有效成分流失快。贮藏时间不宜超过 2 年。

建议 25℃以下，单包装密封，大垛密闭库藏。此条件下贮存，药材不易变质，药效不易降低。

【主要成分】

主要化学成分为秦皮甲素、秦皮乙素、秦皮素、秦皮苷等。

药典标准：醇浸出物不得少于 8.0%；含秦皮甲素和秦皮乙素总量不得少于 1.0%。

【性味归经】

苦、涩，寒。归肝、胆、大肠经。

【功能主治】

清热燥湿，收涩止痢，止带，明目。用于湿热泻痢，赤白带下，目赤肿痛，目生翳膜。

【用法用量】

6~12 g。外用适量，煎洗患处。

【编 者 按】

1. 秦皮临床用于治疗细菌性痢疾、慢性气管炎、陈旧性骨折、慢性结膜炎，有明显的疗效。

2. 秦皮 9 g，茵陈、蒲公英各 30 g，黄柏 9 g，大黄 9 g，水煎服，治急性肝炎。

黄　柏

【来　　源】

黄柏为芸香科植物黄皮树 *Phellodendron chinense* Schneid. 的干燥树皮。习称“川黄柏”。主产于四川广元、雅安，贵州遵义，湖北宜昌，重庆等地。

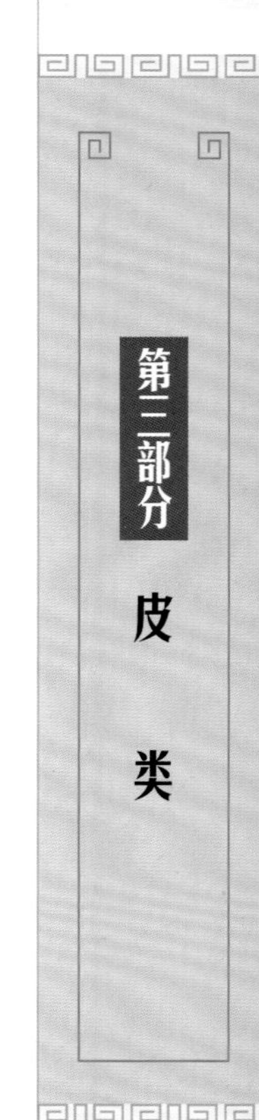

①黎丹，姜巧芳，白吉庆，等 . 树龄对秦岭白蜡树树皮中秦皮甲素、秦皮乙素与秦皮素含量的影响 [J]. 药物分析与检验，2016，14（1）：60–62.

【性　　状】

黄柏呈板片状或浅槽状。外表面黄褐色或黄棕色，平坦或具纵沟纹，有的可见皮孔痕及残存的灰褐色粗皮；内表面暗黄色或淡棕色，具细密的纵棱纹。体轻，质硬，断面纤维性，呈裂片状分层，深黄色。气微，味极苦，嚼之有黏性。

以片张厚大、鲜黄色、无栓皮者为佳。

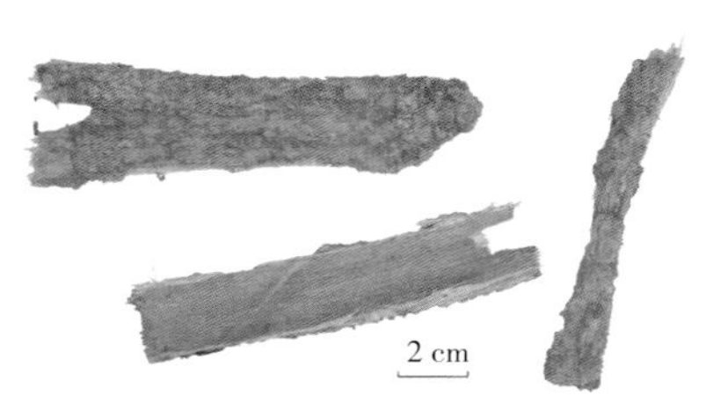

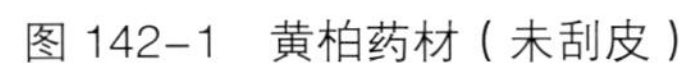

图 142-1　黄柏药材（未刮皮）

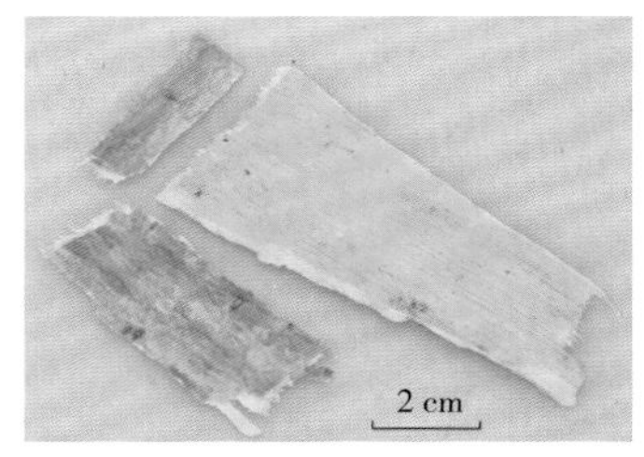

图 142-2　黄柏药材（刮皮）

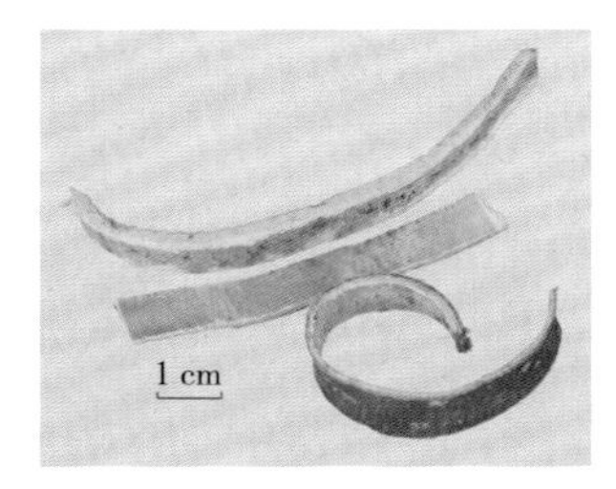

图 142-3　黄柏丝

【采收加工】

8~10 年生黄皮树，春天剥取干皮，其有效成分含量较高。将剥下的树皮刮去粗皮至显黄色，阴干或低温烘干。建议趁鲜横切成丝，低温烘干。药材水分不得超过 12.0%。

注：黄柏在开花末期和果初期，小檗碱和黄柏碱含量骤降，冬季生物碱含量总体偏低，春季为最佳采收期。

表 142-1　黄柏不同部位中小檗碱含量①（%）

	根皮	干皮	枝皮
小檗碱	6.31	3.55	2.57

黄柏根皮中小檗碱含量比干皮高 50% 以上，枝皮含量最低，三者不可混用。枝皮产量大，采收不会损害药源，可作为提取小檗碱的资源。

表 142-2　不同干燥方法对小檗碱含量的影响②（%）

	小檗碱	外观颜色
晒干	5.1	黄棕色
阴干	7.0	鲜黄绿色
烘干（60℃）	6.9	鲜黄绿色

黄柏暴晒后颜色改变，小檗碱含量显著降低。低温烘干和阴干对外观和内在质量影响不大。

【贮　　藏】

黄柏常规贮存，易受潮，见光颜色易变深，有效成分易流失。贮藏时间不宜超过 2 年。

建议 20℃以下，深色包装袋单包装密封，大垛密闭库藏。此贮藏条件下，不易变质，含量不易流失。

【主要成分】

含小檗碱、黄柏碱、药根碱、木兰花碱等。

药典标准：醇浸出物不得少于 14.0%；含小檗碱以盐酸小檗碱计不得少于 3.0%，含黄柏碱以盐酸黄柏碱计不得少于 0.34%。

【性味归经】

苦，寒。归肾、膀胱经。

①宋兵双，谢昭明．HPLC 法对黄柏不同期采收药材不同部位的小檗碱含量比较研究 [J]. 中医药导报，2000（1）：38.

②吕海云，陈国锋．谈不同干燥方法对黄柏质量的影响 [J]. 中国医疗前沿，2007，2（14）：122.

【功能主治】

清热燥湿，泻火除蒸，解毒疗疮。用于湿热泻痢，黄疸尿赤，带下阴痒，热淋涩痛，脚气痿躄，骨蒸劳热，盗汗，遗精，疮疡肿毒，湿疹湿疮。

盐黄柏滋阴降火。用于阴虚火旺，盗汗骨蒸。

【用法用量】

3~12 g。外用适量。

【编 者 按】

1. 黄柏用于生产复方黄柏液涂剂，用于治疗疮疡溃后，伤口感染属阳证者。

2. 黄柏 30 g，远志 20 g，水煎服，治阑尾炎。

3. 黄柏 20 g，苦参 30 g，地肤子 20 g，白鲜皮 20 g，枯矾 15 g，水煎，浸泡患处，治足癣。

关黄柏

【来　　源】

关黄柏为芸香科植物黄檗 *Phellodendron amurense* Rupr. 的干燥树皮。主产于东北、河北等地。

【性　　状】

关黄柏呈板片状或浅槽状，长宽不一。外表面黄绿色或淡棕黄色，较平坦，有不规则的纵裂纹，皮孔痕小而少见，偶有灰白色的粗皮残留；内表面黄色或黄棕色。体轻，质较硬，断面纤维性，有的呈裂片状分层，鲜黄色或黄绿色。气微，味极苦，嚼之有黏性。

以片张厚大、鲜黄色、无栓皮者为佳。

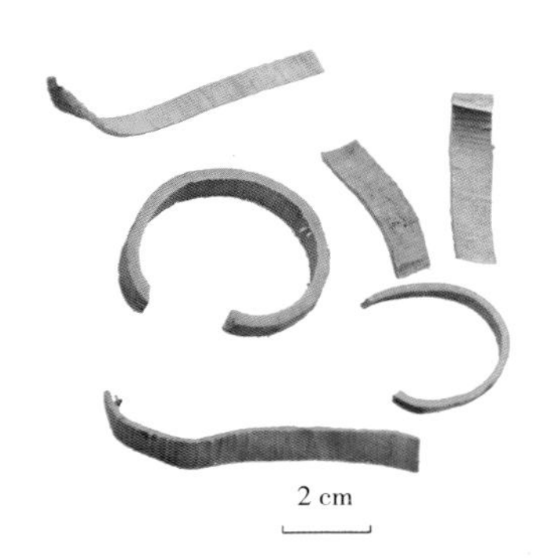

图 143-1　关黄柏

【采收加工】

黄檗于夏、秋季采收干皮及多年生枝皮。晴天纵向剥取树皮，严禁环绕树干横切，晒干或低温烘干，刮去粗皮至显黄色。建议趁鲜切丝后干燥，药材水分不得超过 11.0%。

表 143-1　黄檗不同部位中小檗碱和巴马汀的含量①

不同部位	根皮	干皮	多年生枝皮	一年生枝皮	叶
小檗碱（mg/g）	21.24	6.14	3.35	1.68	0.63
巴马汀（mg/g）	7.66	8.86	3.73	2.14	0.56

根皮和干皮中小檗碱和巴马汀含量较高，远高于新生枝、叶。

表 143-2　黄檗粗皮中盐酸小檗碱的含量②

	粗皮	去粗皮	未去粗皮
盐酸小檗碱（%）	0.50	1.06	0.99

①张玉红，徐丽娇，邱静珺，等 . 不同植被地区天然黄檗生物碱含量对季节的响应 [J]. 植物研究，2014，34（3）：409-416.

②赵翀 . 粗皮对黄柏、关黄柏质量的影响 [J]. 首都食品与医药，2015，22（12）：78-79.

粗皮中盐酸小檗碱含量低，黄檗加工时应去粗皮。

【贮　　藏】

关黄柏常规贮存，易受潮，见光颜色易变深，有效成分易流失。贮藏时间不宜超过2年。

建议20℃以下，深色包装袋单包装密封，大垛密闭库藏。此贮藏条件下，不易变质，含量不易流失。

【主要成分】

主要含小檗碱、巴马汀、药根碱、黄柏碱等生物碱。

药典标准：醇浸出物不得少于17.0%；含盐酸小檗碱不得少于0.60%，含盐酸巴马汀不得少于0.30%。

【性味归经】

苦，寒。归肾、膀胱经。

【功能主治】

清热燥湿，泻火除蒸，解毒疗疮。用于湿热泻痢，黄疸尿赤，带下阴痒，热淋涩痛，脚气痿躄，骨蒸劳热，盗汗，遗精，疮疡肿毒，湿疹湿疮。盐关黄柏滋阴降火。用于阴虚火旺，盗汗骨蒸。

【用法用量】

3~12 g。外用适量。

【编 者 按】

关黄柏与黄柏性状相似，所含活性成分种类及含量不同。黄柏中小檗碱的含量远高于关黄柏。关黄柏中的巴马汀的含量远高于黄柏。

厚　朴

【来　　源】

厚朴为木兰科植物厚朴 *Magnolia officinalis* Rehd.et Wils. 或凹叶厚朴 *Magnolia officinalis* Rehd.et Wils. var. *biloba* Rehd.et Wils. 的干燥干皮、根皮及枝皮。主产于四川都江堰、北川、平武，浙江、湖北、陕西、江西、广西等地亦产。

【性　　状】

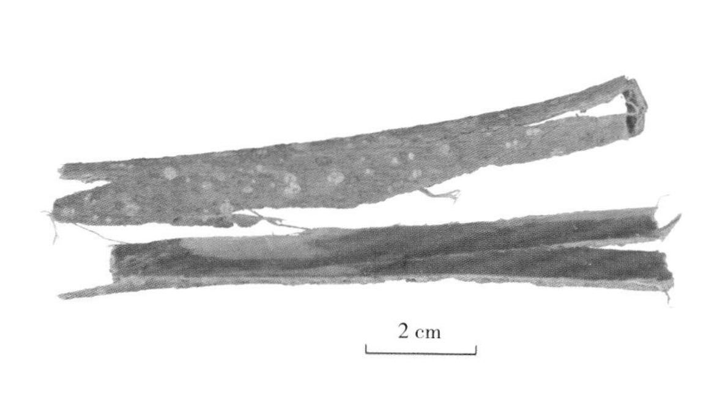

图 144-1　厚朴

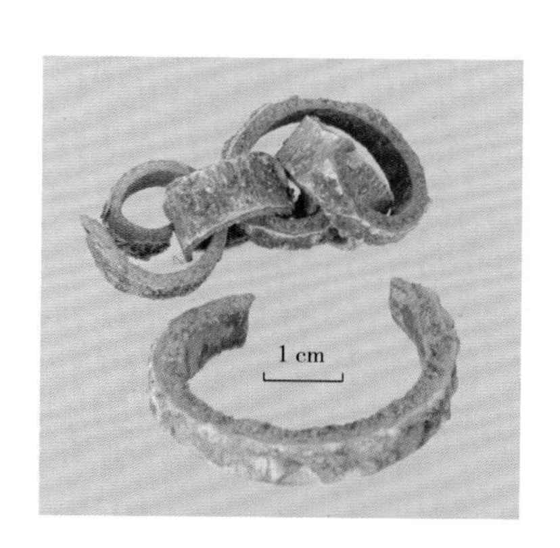

图 144-2　厚朴丝

厚朴干皮呈卷筒状或双卷筒状，习称“筒朴”；近根部的干皮一端展开如喇叭口，习称“靴筒朴”。外表面灰棕色或灰褐色，粗糙，有的呈鳞片状，较易剥落；有明显椭圆形皮孔和纵皱纹，刮去粗皮呈黄棕色。内表面紫棕色或深紫褐色，较平滑，具细密纵纹，划之显油痕。质坚硬，不易折断，断面呈颗粒性，外层灰棕色，内层紫褐色或棕色，有油性，有的可见多数小亮星。气香，味辛辣，微苦。

厚朴根皮（根朴）呈单筒状或不规则片状，有的弯曲。质硬，较易折断，断面呈纤维性。

厚朴枝皮（枝朴）呈单筒状，质脆，易折断，断面呈纤维性。

【采收加工】

4 月下旬至 7 月采收。采用立木环剥法剥取，剥皮 2 年后再生皮可达到原生皮厚度，即可再次采收。

注：采剥选择强壮的厚朴树；采剥过程中不要伤到木质部和形成层；剥皮后立即用牛皮纸加以保护。

筒朴：将剥下的鲜厚朴皮堆放在阴凉干燥处，使其“发汗”变软，进行卷筒，后风干或烘干。

根朴：建议趁鲜切丝后阴干或烘干。

枝朴：建议趁鲜切片或段后阴干或烘干。

药材水分不得超过 15%。

表 144-1　厚朴不同加工方法厚朴酚与和厚朴酚含量①（%）

加工方法	厚朴酚含量	和厚朴酚含量
直接阴干	5.65	4.02
鲜品切丝后阴干	4.68	3.67
煮后发汗	6.78	4.41
蒸后发汗	6.64	4.60
直接堆置发汗	4.44	3.58
包装袋发汗	5.41	3.78

煮或蒸后发汗，厚朴药材中厚朴酚与和厚朴酚含量高。

【贮　　藏】

建议 25℃以下，单包装密封，大垛用黑色塑料布遮盖、密闭库藏，贮藏期药材水分控制在 11%~15%。

表 144-2　不同贮藏年限厚朴中厚朴酚类物质含量变化②

和厚朴酚（%）			厚朴酚（%）			总厚朴酚（%）		
0 年	3 年	10 年	0 年	3 年	10 年	0 年	3 年	10 年
1.15	1.53	1.61	2.62	3.21	2.64	3.77	4.74	4.24

厚朴中的酚类成分含量在贮藏过程中先增后减，贮藏 3 年达到最大值，贮藏 10 年含量依然高于采收当年。

【主要成分】

主要化学成分为厚朴酚、异厚朴酚、和厚朴酚、四氢厚朴酚等。

药典标准：含厚朴酚和和厚朴酚总含量不得少于 2.0%。

【性味归经】

苦、辛，温。归脾、胃、肺、大肠经。

【功能主治】

燥湿消痰，下气除满。用于湿滞伤中，脘痞吐泻，食积气滞，腹胀便秘，痰饮喘咳。

①胡慧玲，卫莹芳，马雪玮，等. 不同加工方法对厚朴主要化学成分的影响研究 [J]. 中成药，2011，33（5）：834-837.

②冯佩杰. 都江堰厚朴 HPLC 色谱条件优化及其酚含量动态分布的研究 [D]. 成都：西南交通大学，2005.

【用法用量】

3~10 g。

【编 者 按】

1. 厚朴中有效成分含量为根皮 > 干皮 > 枝皮。30 年树龄厚朴根皮、干皮、枝皮含量均达到最高，后随着年龄的增长，厚朴皮会不断增厚，含量降低。传统认为厚朴皮越厚质量越好不准确。

2. 厚朴 9 g，陈皮 9 g，甘草（炙）5 g，茯苓 5 g，草豆蔻仁 5 g，木香 5 g，干姜 2 g，水煎服，具有行气温中、燥湿除满之功效，主治寒湿气滞证。

合欢皮

【来　　源】

合欢皮为豆科植物合欢 *Albizia julibrissin* Durazz. 的干燥树皮。主产于江苏、浙江、安徽、湖北等地。

【性　　状】

合欢皮呈卷曲筒状或半筒状，外表面灰棕色至灰褐色，稍有纵皱纹，有的成浅裂纹，密生明显的椭圆形横向皮孔，棕色或棕红色，偶有突起的横棱或较大的圆形枝痕，常附有地衣斑；内表面淡黄棕色或黄白色，平滑，有细密纵纹。质硬而脆，易折断，断面呈纤维性片状，淡黄棕色或黄白色。气微香，味淡、微涩、稍刺舌，而后喉头有不适感。

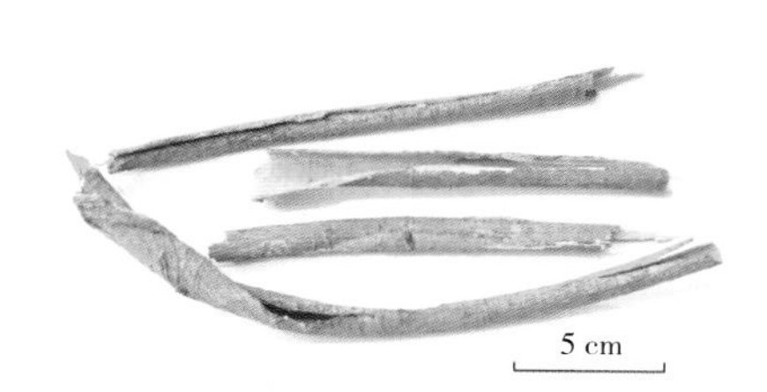

图 145-1　合欢皮

【采收加工】

夏、秋二季剥取，除去杂质，建议趁鲜切丝或块，晒干。药材水分不得超过 10%。

表 145-1　不同采收期合欢皮中木脂素苷 I 的含量测定①（%）

采收时期	物候期	木脂素苷 I 含量
4 月 7 日	出芽期	0.056
5 月 9 日	开花始期	0.078
6 月 5 日	开花盛期	0.098
7 月 5 日	开花末期	0.111
8 月 4 日	幼果期	0.087
9 月 4 日	果期	0.113
10 月 8 日	果期	0.088
11 月 5 日	成熟期	0.132
12 月 5 日	落叶期	0.119
1 月 5 日	休眠期	0.151
2 月 3 日	休眠期	0.109
3 月 4 日	休眠期	0.083

合欢皮在 11 月至翌年 1 月初时木脂素苷 I 含量高，建议合欢皮在在 11 月至翌年 1 月采收。

①吴婉琴，俞雨，梁睿，等. 不同采收期合欢皮中木脂素苷 I 含量的动态变化 [J]. 中国药师，2017，20（4）：736-738.

表 145-2　不同生长年限合欢皮中总皂苷的含量测定[1]（%）

年限	总皂苷含量
1 年生	0.715
2 年生	1.391
3 年生	1.529

合欢皮中总皂苷含量随生长年限的增加而不断升高。

【贮　　藏】

合欢皮常规贮存，香气易散失，有效成分易流失。贮藏时间不宜超过 2 年。

建议 25℃以下，单包装密封，大垛密闭库藏。此贮藏条件下，药材质量保存较好，药效不易降低。

【主要成分】

主含金合欢酸内酯、剑叶莎酸甲酯、合欢皂苷、秃毛冬青甲素及其多种糖苷、木脂体糖苷。

药典标准：含（–）– 丁香树脂酚 –4–O– β –D– 呋喃芹糖基 –（1 → 2）– β –D 吡喃葡萄糖苷不得少于 0.030%。

【性味归经】

甘，平。归心、肝、肺经。

【功能主治】

解郁安神，活血消肿。用于心神不安，忧郁失眠，肺痈，疮肿，跌扑伤痛。

【用法用量】

6~12 g。外用适量，研末调敷。

【编 者 按】

1. 合欢皮具有抗生育、抗过敏、抗肿瘤等作用。

2. 合欢皮 12 g，柏子仁、白芍、龙齿各 9 g，水煎服，治心神不安，失眠。

杜仲（附：杜仲叶）

【来　　源】

杜仲为杜仲科植物杜仲 *Eucommia u1moides* Oliv. 的干燥树皮。主产于贵州、湖南、湖北、四川、陕西等地。

【性　　状】

杜仲呈板片状或两边稍向内卷，大小不一。外表面淡棕色或灰褐色，有明显的皱纹或纵裂槽纹，有的树皮较薄，未去粗皮，可见明显的皮孔。内表面暗紫色，光滑。质脆，易折断，断面有细密、银白色、富弹性的橡胶丝相连。气微，味稍苦。

以皮厚而大，糙皮刮净，外面黄棕色，内面黑褐色而光，折断时白丝多者为佳。

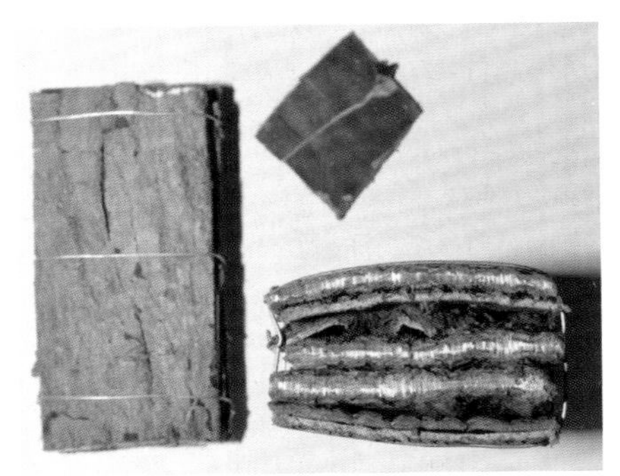

图 146–1　杜仲

①李洁 . 不同采收期合欢皮与山合欢皮中总皂苷含量比较 [J]. 中国中医药信息杂志，2008，15（6）：45–45.

【采收加工】

杜仲定植后至少 5 年才能剥皮，一般在 10 年以上。4~6 月进行剥皮，剥皮应选多云或阴天，不宜在雨天及炎热的晴天进行。采用半环剥法或环剥法剥取树皮，每次剥取树干的一半或三分之一，来年割取其他部位，注意割取时不伤形成层。经 2~3 年后树皮可重新长成。

运回刮去粗皮，堆置“发汗”至内皮呈紫褐色，晒干。建议“发汗”结束后立即切块或丝，晒干或 80℃以下烘干。药材水分不得超过 13%。

表 146-1　不同采收月份杜仲皮中绿原酸与松脂醇二葡萄糖苷的含量测定①（%）

采收时期	绿原酸	松脂醇二葡萄糖苷
4 月	0.140	0.221
5 月	0.284	0.250
6 月	0.320	0.213
7 月	0.219	0.207
8 月	0.191	0.133
9 月	0.254	0.206

5~6 月份为杜仲最佳采收时期，绿原酸和松脂醇二葡萄糖苷含量都较高。

【贮　　藏】

杜仲常规贮存，有效成分流失快，贮藏时间不宜超过 2 年。

建议在 25℃以下，单包装密封，大垛密闭库藏。此贮藏条件下，药材质量保存较好，药效不易降低。

【主要成分】

含杜仲胶、杜仲苷、木脂素类、苯丙素类、环烯醚萜类、黄酮类等。

药典标准：醇浸出物不得少于 11.0%；含松脂醇二葡萄糖苷不得少于 0.10%。

【功能主治】

补肝肾，强筋骨，安胎。用于肝肾不足，腰膝酸痛，筋骨无力，头晕目眩，妊娠漏血，胎动不安。

【性味归经】

甘，温。归肝、肾经。

【用法用量】

6~10 g。

【编 者 按】

1. 杜仲有降血压、降血脂、抗氧化、调节骨密度等药理作用。

2. 杜仲胶作为一种优良的可再生天然橡胶，可开发成橡胶高弹性材料、低温可塑性材料及热弹性材料，广泛应用于橡胶工业、航空航天、国防、船舶、化工、医疗、体育等国民经济各领域。

3. 杜仲 15 g，盐肤木 30 g，骨碎补 15 g，水煎服，治腰痛。

附：杜仲叶

【来　　源】

杜仲叶为杜仲科植物杜仲 *Eucommia ulmoides* Oliv. 的干燥叶。主产于陕西、甘肃、河北、四川等地。

①王丽楠，李伟，谭洁萍，等．不同采收期杜仲不同部位主要有效成分的动态研究 [J]. 中国药业，2009，18（18）：29-31.

【性　　状】

杜仲叶多破碎，完整叶片展平后呈椭圆形或卵形。表面黄绿色或黄褐色，微有光泽，先端渐尖，基部圆形或广楔形，边缘有锯齿，具短叶柄。质脆，搓之易碎，折断面有少量银白色橡胶丝相连。气微，味微苦。

以完整、色黄绿、无杂质者为佳。

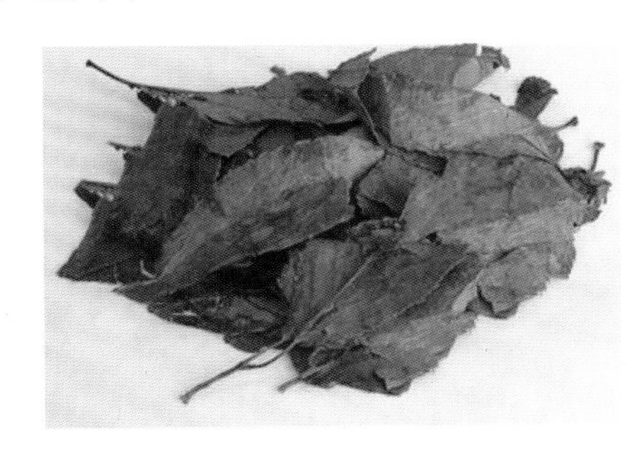

图 146-2　色绿，质优

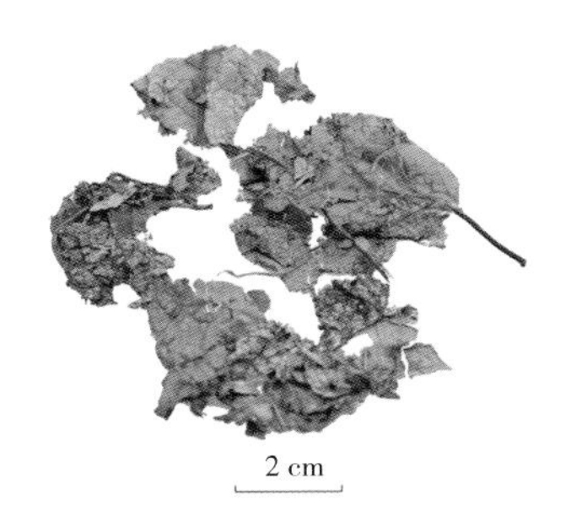

图 146-3　枯黄，质次

【采收加工】

夏、秋二季枝叶茂盛时采收，以 7~8 月为最佳采收时期。除去杂质，晒干或 60℃以下烘干。药材水分不得超过 15%。

表 146-2　不同采收时期杜仲叶中绿原酸的含量[①]（%）

采收时期	绿原酸含量
4 月	2.0
5 月	1.627
6 月	2.171
7 月	3.178
8 月	2.867
9 月	2.137
10 月	1.719

杜仲叶中绿原酸的含量随着叶子的生长而增高，到 7 月时含量最高；然后又随着生长的延续而逐渐下降。

【贮　　藏】

杜仲叶常规贮藏，易变色，有效成分易流失，贮藏时间不宜超过 1 年。

建议在 25℃以下，单包装密封，大垛密闭库藏。此贮藏条件下，药材质量保存较好，药效不易降低。

【主要成分】

主要含有绿原酸、杜仲醇、儿茶酚、桷子苷酸等。

药典标准：醇浸出物不得少于 16.0%；含绿原酸不得少于 0.080%。

【功能主治】

补肝肾，强筋骨。用于肝肾不足，头晕目眩，腰膝酸痛，筋骨痿软。

【性味归经】

微辛，温。归肝、肾经。

① 茹建永，乔孝伟 . HPLC 法测定不同采收时期杜仲叶中绿原酸的含量 [J]. 中国药房，2008，19（27）：2112–2114.

【用法用量】

10~15 g。

【编 者 按】

杜仲叶具有镇静、镇痛、降压、增强免疫力、抗炎、延缓衰老、改善糖代谢、影响子宫功能等作用。

地骨皮

【来　　源】

地骨皮为茄科植物枸杞 *Lycium chinense* Mill. 或宁夏枸杞 *Lycium barbarum* L. 的干燥根皮。主产于宁夏、新疆、青海、河北等地。

【性　　状】

地骨皮呈筒状或槽状，外表面灰黄色至棕黄色，粗糙，有不规则纵裂纹，易成鳞片状剥落。内表面黄白色至灰黄色，较平坦，有细纵纹。体轻，质脆，易折断，断面不平坦，外层黄棕色，内层灰白色。气微，味微甘而后苦。

以筒粗，肉厚，整齐，无木心及碎片者为佳。

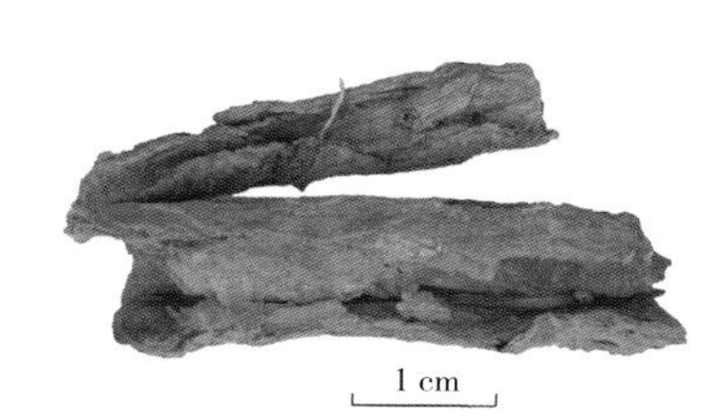

图 147-1　地骨皮

【采收加工】

春初或秋后采挖根部，除去泥土，剥取根皮，快速晒干。建议趁鲜切成小段，晒干或 60℃以下低温烘干。药材水分不得超过 11%。

表 147-1　不同采收时期地骨皮中地骨皮乙素的含量测定（mg/g）

采收时期	地骨皮乙素含量
3 月	15.012
4 月	10.298
5 月	10.183
6 月	10.287
7 月	10.887
8 月	15.347

3 月和 8 月采收的地骨皮中地骨皮乙素含量最高。

【贮　　藏】

建议 25℃以下，单包装密封，大垛密闭库藏，药材水分控制在 10%~15%。此贮存条件下，药材质量保存良好，且有效成分不易流失。

【主要成分】

主含生物碱类、有机酸类、蒽醌类等，生物碱有甜菜碱、地骨皮甲素、地骨皮乙素、苦可胺 A、莨菪亭等。

【性味归经】

甘，寒。归肺、肝、肾经。

①张晓玲，张鑫瑶，何春年，等. 不同来源地骨皮药材中地骨皮甲素和乙素及阿魏酸的含量测定分析[J]. 中国药业，2014（12）：58-61.

【功能主治】

凉血除蒸，清肺降火。用于阴虚潮热，骨蒸盗汗，肺热咳嗽，咯血，衄血，内热消渴。

【用法用量】

9~15 g。

【编 者 按】

1. 地骨皮有很明显的降血糖作用。

2. 泻白散：地骨皮 15 g，桑白皮 15 g，甘草 3 g，粳米 6 g，具有清泻肺热，止咳平喘之功效，现代常用于治疗小儿麻疹初期、肺炎、支气管炎等属肺有伏火郁热者。

白鲜皮

【来　　源】

白鲜皮为芸香科植物白鲜 *Dictamnus dasycarpus* Turcz. 的干燥根皮。主产于东北三省、内蒙古等地。

【性　　状】

白鲜皮呈卷筒状，外表面灰白色或淡灰黄色，具细纵皱纹和细根痕，常有突起的颗粒状小点，内表面类白色，有细纵纹。质脆，断面略呈层片状。有羊膻气，味微苦。

以无木心、皮厚、块大者佳。

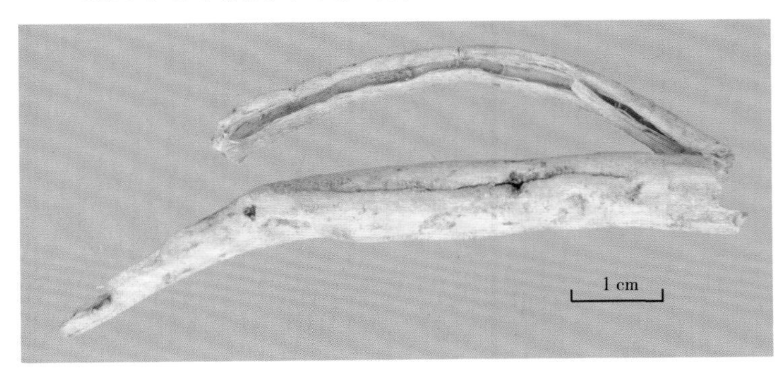

图 148-1　白鲜皮

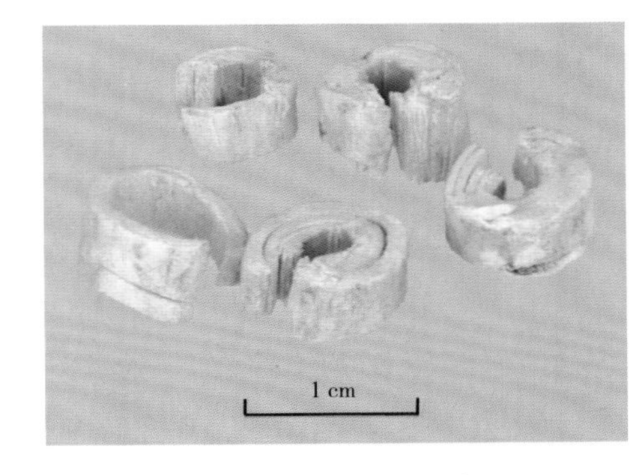

图 148-2　白鲜皮饮片

【采收加工】

多在夏、秋二季采收。果实成熟前（6 月下旬）采收白鲜皮，其黄柏酮和梣酮含量均较高。

采挖新鲜白鲜根，除去地上茎叶和泥沙，趁鲜纵向剖开，抽去木心，晒干或烘干。建议趁鲜切厚片。药材水分不得超过 14.0%。

表 148-1　白鲜皮不同部位有效成分的含量①（%）

不同部位	根皮	木质部	叶	茎
黄柏酮	0.87	0.26	0.69	0.39
梣酮	0.30		< 0.05	

白鲜以根皮入药，非药用部位根木质部、茎和叶中梣酮含量均低于药典标准，且根木质部指纹

①周亚福，毛少利，石新卫，等 . 白鲜营养器官黄柏酮和梣酮的组化定位及含量的动态变化 [J]. 西北林学院学报，2017，32（1）：239-243.

图谱和根皮部不同，故不可同根混合入药。根木质部、茎和叶中具有一定量黄柏酮，可以作为黄柏酮的来源。

表 148-2　白鲜皮不同生长阶段有效成分的含量①（%）

生长期	营养生长期	盛花期	成熟前期	成熟期Ⅰ	成熟期Ⅱ
黄柏酮	0.36	0.67	0.87	0.77	0.61
梣酮	0.21	0.15	0.30	0.13	0.19

白鲜皮在果实成熟前期指标成分含量较高。

【贮　　藏】

白鲜皮常规贮存，易发霉，有效成分易流失。贮藏时间不宜超过 1 年。

建议 20℃以下，单包装密封，大垛密闭库藏；或冷藏。此贮藏条件下，不易变质，有效成分不易流失。

【主要成分】

黄柏酮、梣酮、白鲜碱等。

药典标准：水浸出物不得少于 20%；含黄柏酮不得少于 0.15%，梣酮不得少于 0.05%。

【性味归经】

苦，寒。归脾、胃、膀胱经。

【功能主治】

清热燥湿，祛风解毒。用于湿热疮毒，黄水淋漓，湿疹，风疹，疥癣疮癞，风湿热痹，黄疸尿赤。

【用法用量】

5~10 g。外用适量，煎汤洗或研粉敷。

【编 者 按】

1. 白鲜皮具有抗菌、抗肿瘤、抗炎与抗变态反应、抗溃疡、抗冠状动脉粥样硬化、保护肝脏和神经等药理作用。

2. 白鲜皮、防风、人参、知母（焙）、沙参各 50 g，黄芩 1.5 g，水煎服，治肺脏风热，毒气攻皮肤瘙痒，胸膈不利，时发烦躁。

3. 白鲜皮 9 g，茵陈 15 g，栀子 9 g，大黄 9 g，水煎服，治急性肝炎。

土荆皮

【来　　源】

土荆皮是松科植物金钱松 *Pseudolarix amabilis*（Nelson）Rehd. 的干燥根皮或近根树皮。产于江苏、安徽、浙江、江西、福建、湖北、湖南等地。

【性　　状】

根皮：呈不规则的长条状，扭曲而稍卷，大小不一，厚 2~5 mm。外表面灰黄色，粗糙，有皱

①周亚福，毛少利，石新卫，等．白鲜营养器官黄柏酮和梣酮的组化定位及含量的动态变化 [J]. 西北林学院学报，2017，32（1）：239-243.

纹和灰白色横向皮孔样突起，粗皮常呈鳞片状剥落，剥落处红棕色；内表面黄棕色至红棕色，平坦，有细致的纵向纹理。质韧，折断面呈裂片状，可层层剥离。气微，味苦而涩。

树皮：呈板片状，厚约至 8 mm，粗皮较厚。外表面龟裂状，内表面较粗糙。

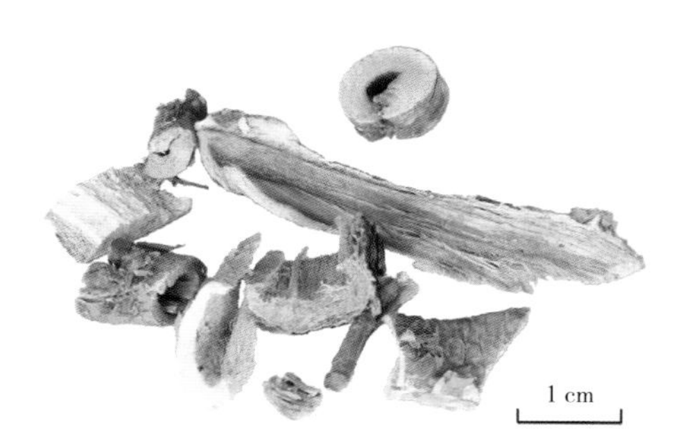

图 149-1 土荆皮

【采收加工】

5 月或 8~9 月采收，剥取根皮及树皮，除去外粗皮，建议趁鲜切片，晒干。药材水分不得超过 15%。

【贮　　藏】

土荆皮常规贮存，有效成分流失快，贮存时间不宜超过 2 年。

建议 20℃以下，单包装密封，大垛密闭库藏。此条件下贮存，药材不易变质，药效不易下降。

【主要成分】

主要化学成分为土荆皮乙酸、土荆皮甲酸、土荆皮丙酸、土荆皮丙二酸、白桦脂酸、谷甾醇等。

药典标准：醇浸出物不得少于 15.0%；含土荆皮乙酸不得少于 0.25%。

【性味归经】

辛，温；有毒。归肺、脾经。

【功能主治】

杀虫，疗癣，止痒。用于疥癣瘙痒。

【用法用量】

外用适量，醋或酒浸涂擦，或研末调涂患处。

【编 者 按】

1. 土荆皮的有机酸对中国常见的 10 种致病真菌均有一定的抗菌作用，对许兰黄癣菌、絮状表皮癣菌、铁锈色小芽孢癣菌、石膏样小孢子菌和白色念珠菌有杀菌作用。

2. 土荆皮酸具有明显的杀伤肿瘤细胞的药理作用，临床用于妇科肿瘤。

3. 蛇床子、土荆皮、黄柏组成的外用酊剂复方蛇床酊，主治湿热带下及各种妇科炎症，皮肤瘙痒及湿疹等病症。

4. 洗癣酊：土荆皮 3 g，百部 3 g，槟榔 3 g，川椒 3 g，斑蝥 4 个，醋 200 ml，主治灰指甲。

苦楝皮

【来　　源】

苦楝皮为楝科植物川楝 *Melia toosendan* Sieb. et Zucc. 或楝 *Melia azedarach* L. 的干燥树皮和根皮。主产于四川、湖北、安徽、江苏、河南、贵州等地。

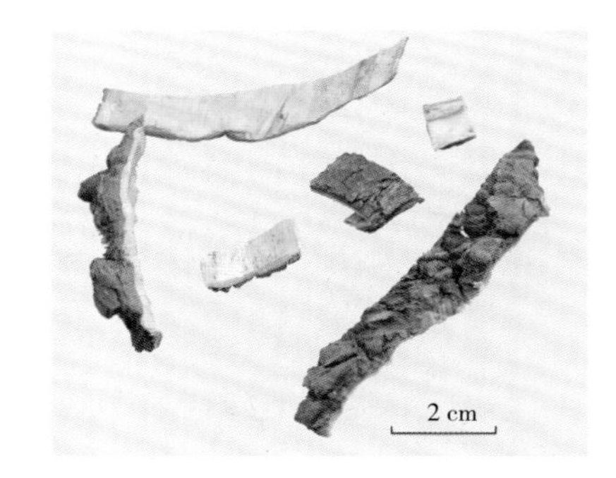

图 150-1 苦楝皮

【性　　状】

苦楝皮呈不规则板片状、槽状或半卷筒状，长宽不一，厚 2~6 mm。外表面灰棕色或灰褐色，粗糙，有交织的纵皱纹和点状

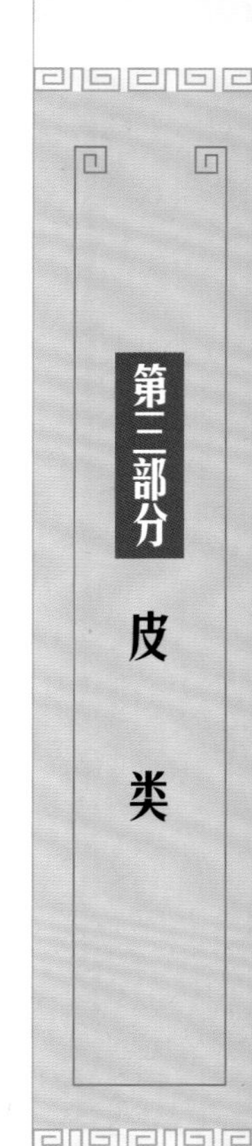

灰棕色皮孔，除去粗皮者淡黄色；内表面类白色或淡黄色。质韧，不易折断，断面纤维性，呈层片状，易剥离。气微，味苦。

以干燥、皮厚、条大、无糟朽、去栓皮者为佳。

【采收加工】

春、秋二季剥取，或除去粗皮和杂质，晒干。建议趁鲜切丝，摊薄晒干。药材水分不得超过12%。

表 150-1 苦楝皮、果、叶不同部位川楝素的含量测定[①]（%）

部位	川楝素
树叶	0.22
树皮	0.39
果实	0.27

苦楝果、叶中也含有较高的川楝素，树皮所含川楝素最高。

【贮 藏】

苦楝皮常规贮存，易受潮，有效成分易流失，贮藏时间不宜超过 2 年。

建议在 25℃以下，单包装密封，大垛密闭库藏。此贮藏条件下，药材质量保存较好，药效不易降低。

【主要成分】

主含川楝素、苦楝酮、苦楝萜酮内酯、苦楝萜醇内酯、苦楝萜酸甲酯等。

药典标准：含川楝素应为 0.010%~0.20%。

【性味归经】

苦，寒；有毒。归肝、脾、胃经。

【功能主治】

杀虫，疗癣。用于蛔虫病，蛲虫病，虫积腹痛；外治疥癣瘙痒。

【用法用量】

3~6 g。外用适量，研末，用猪脂调敷患处。

【编 者 按】

1. 孕妇及肝肾功能不全者慎用。

2. 苦楝皮具有抗肉毒、驱虫、抗肿瘤等药理作用，苦楝皮制剂治疗蛔虫病疗效好。

3. 蛲虫外用方：苦楝皮 30 g，雄黄 30 g，槐皮 15 g，为极细末，用麻油调涂肛周，每晚一次，杀虫止痒，治蛲虫病，肛门瘙痒，入夜尤甚。

4. 此类药材害大于利，尽量不用，或选其他药物替代。

①陈涵，刘月蓉，牟大庆，等. 苦楝皮、果、叶提取物苦楝素含量分析 [J]. 林产化学与工业，2009，29（b10）：174-178.

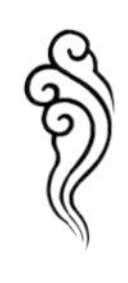

第四部分

果实及种子类

药材

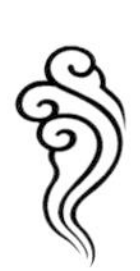

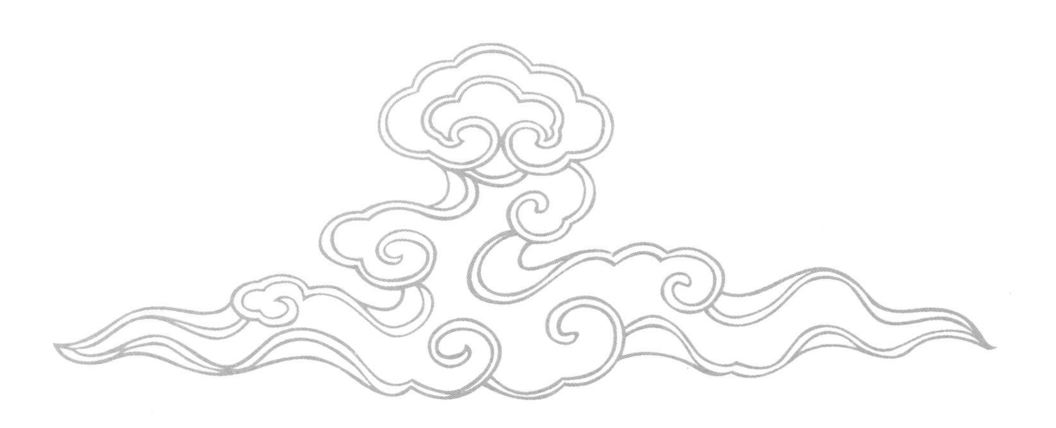

大　枣

【来　　源】

大枣是鼠李科植物枣 *Ziziphus jujube* Mill. 的干燥成熟果实。主产于新疆和田、阿克苏、哈密等地，甘肃、青海、陕西、河南、河北、山西、山东等地产量也大，以新疆大枣质量最好。

【性　　状】

大枣呈类圆柱形或球形。表面暗红色，略带光泽，有不规则皱纹。基部凹陷，有短果梗。外果皮薄，中果皮棕黄色或淡褐色，肉质，柔软，富糖性而油润。果核纺锤形，两端锐尖，质坚硬。气微香，味甜。

以色红、肉厚、饱满、核小、味甜者为佳。

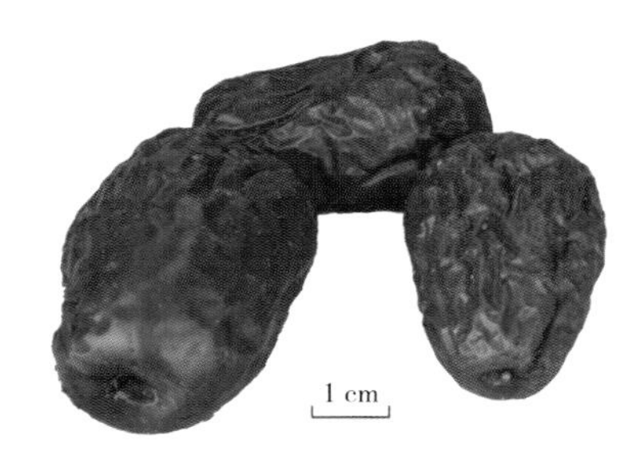

图 151–1　个大、核小、肉多，质好

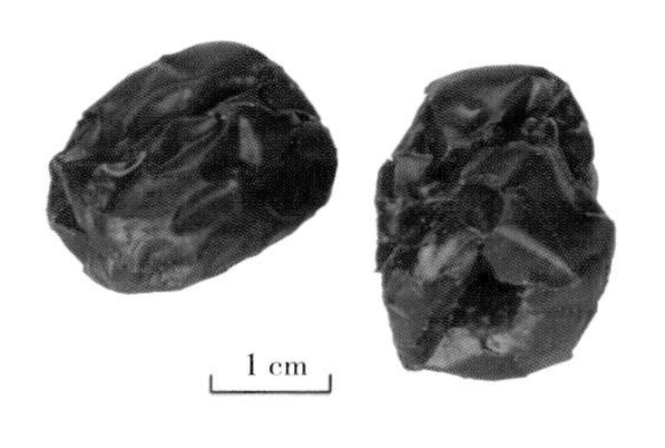

图 151–2　皮厚、核大、肉少、变质，质次

【采收加工】

秋季果实成熟时采收。选晴天，打下果实，除去杂质，晒干或烘干。

【贮　　藏】

大枣常规贮存，易受潮、发霉、虫蛀，颜色变暗、口感变差，有效成分流失快。

建议 20℃以下，单包装密封，大垛用黑色塑料布遮盖、密闭库藏。有条件的可单包装密封冷藏。鲜大枣半红期带柄采收，作防腐处理后，密封冷藏或气调贮藏。

【主要成分】

主要化学成分为大枣多糖、有机酸、三萜苷、黄酮、维生素 A、维生素 C 等。

药典标准：醇浸出物不得少于 8.0%。

【性味归经】

甘，温。归脾、胃、心经。

【功能主治】

补中益气，养血安神。用于脾虚食少，乏力便溏，妇人脏躁。

【用法用量】

6~15 g。

【编 者 按】

1. 大枣用时破开，或去核。

2. 黄曲霉素不得超过限量。

3. 大枣对慢性肝炎、肝硬化、贫血、过敏性紫癜等病症有较好疗效；大枣含有的环磷酸腺苷是人体细胞能量代谢的必需成分，能够增强肌力、消除疲劳、扩张血管、增加心肌收缩力、改善心肌营养，对防治心血管系统疾病有良好的作用；大枣含有三萜类化合物，有较强的抗癌、抗过敏作用。

4. 新疆大枣主要有以下三种：

和田枣个大肉厚，味甜，维生素含量高。

若羌枣个小瓷实，味道清甜、纯正；不裂果、耐储存、不生虫，干枣含糖量高。

哈密枣微有药香，滋补最强，属药补枣，个大，久煮不破皮。

枸杞子

【来　　源】

枸杞子是茄科植物宁夏枸杞 *Lycium barbarum* L. 的干燥成熟果实。产于宁夏、内蒙古、青海、新疆、甘肃等地，主产于宁夏中宁。

【性　　状】

枸杞子呈类椭圆形或类长椭圆形。表面红色或暗红色，顶端有小突起状的花柱痕，基部有白色的果梗痕。果皮柔韧，皱缩；果肉肉质，柔润。种子 20~50 粒，类肾形，扁而翘，表面浅黄色或棕黄色。气微，味甜。

以粒大、肉厚、种子少、色红、质柔软者为佳。

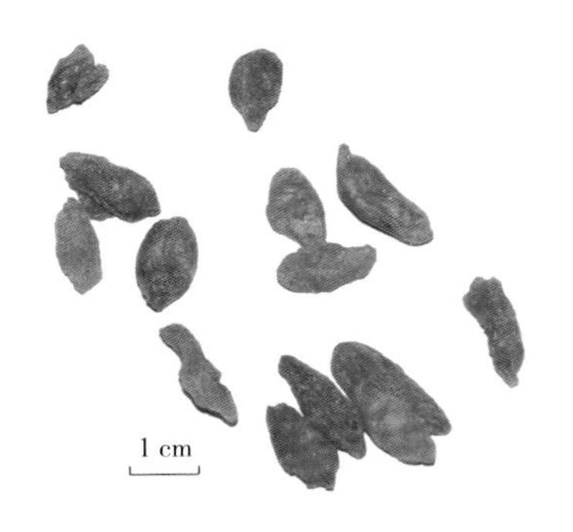

图 152-1　皮薄肉厚、粒大籽少、颗粒均匀，质好

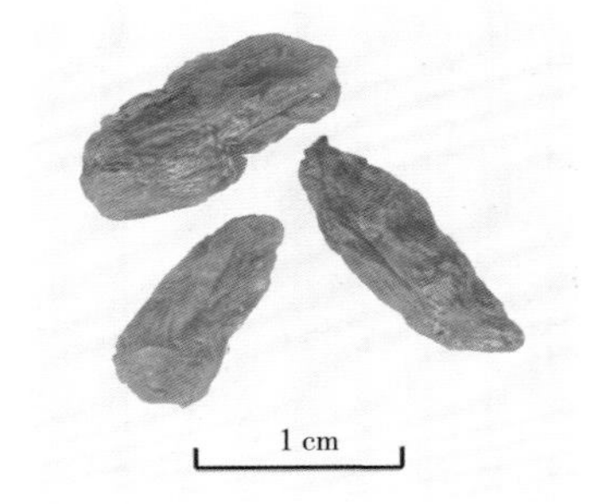

图 152-2　走油、发软，变质，质差

【采收加工】

6 月下旬至 11 月中旬，果实膨大后果皮红色、发亮，果蒂松时陆续采收。选晴天，摘下果实。运回晒干或低温烘干。药材水分不得超过 13%。

注：采果时必须轻摘、轻放，果篮里不能盛果太多，要防止压烂、压伤。

表 152-1　枸杞子不同采收时间枸杞多糖、甜菜碱含量测定①（%）

采收时间	枸杞多糖	甜菜碱
7 月下旬	2.50	1.02
8 月中旬	2.39	0.84
8 月下旬	2.19	0.81
10 月上旬	2.06	0.76

①明鹤，杨太新，杜艳华．不同采收时间枸杞子中枸杞多糖和甜菜碱含量的分析 [J]. 时珍国医国药，2014，25（4）：945-946.

枸杞子夏、秋二季分批陆续采收。7 月下旬采收的枸杞子枸杞多糖、甜菜碱含量高，后采收的枸杞子含量不断下降，枸杞子夏果含量较秋果有效成分含量高、质量好。

【贮　　藏】

枸杞子常规贮存，极易虫蛀、极易受潮发霉、受热走油变色，重压下易闷热泛油、结坨，有效成分流失快。贮藏时间不宜超过半年。

建议 20℃以下，深色包装袋单包装密封库藏；大货密封冷藏。药材水分控制在 13%~18%。此条件下贮藏，药材不易变质，有效成分不易流失。

【主要成分】

主要化学成分为枸杞多糖、甜菜碱、黄酮等。

药典标准：水浸出物不得少于 55.0%；含枸杞多糖以葡萄糖计，不得少于 1.8%；含甜菜碱不得少于 0.30%。

【性味归经】

甘，平。归肝、肾经。

【功能主治】

滋补肝肾，益精明目。用于虚劳精亏，腰膝酸痛，眩晕耳鸣，阳痿遗精，内热消渴，血虚萎黄，目昏不明。

【用法用量】

6~12 g。

【编 者 按】

1. 枸杞子具有增强非特异性免疫、延缓衰老、补肾、保肝、抗脂肪酸、降血糖、降血压、抗疲劳、抗肿瘤等药理作用，用于治疗血脂异常症、妊娠呕吐、萎缩性胃炎、阳痿等。

2. 五子衍宗丸：枸杞子、菟丝子、覆盆子、金樱子各 12 g，五味子 9 g，水煎服，治腰膝酸软、头晕、遗精、遗尿。

女贞子

【来　　源】

女贞子为木樨科植物女贞 *Ligustrum lucidum* Ait. 的干燥成熟果实。主产于山东、江苏、湖南、河南、四川等地。

【性　　状】

女贞子呈卵形、椭圆形或肾形。表面黑紫色或灰黑色，皱缩不平，基部有果梗痕或具短梗。外果皮薄，中果皮较松软，内果皮木质，黄棕色，具纵棱，种子肾形，常 1 粒，紫黑色，油性。气微，味甘、微苦涩。

以粒大、饱满、色黑紫，质坚实者为佳。

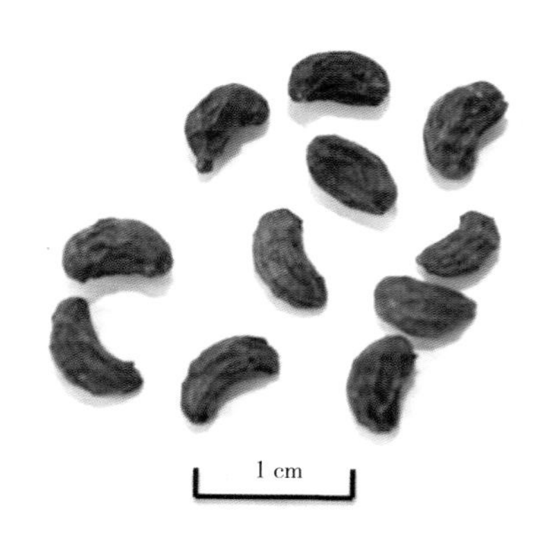

图 153-1　女贞子

【采收加工】

果实将成熟，稍带黄时采收。采收时间因各地自然条件不同而有所差异，陕西、河北 8 月中旬至 9 月中旬，浙江、安徽 10 月，山东 11 月采收较适宜。

采摘女贞子，稍蒸或置沸水中略烫，阴干或低温烘干。药材水分不得超过 8.0%。

注：特女贞苷及红景天苷含量随着果实生长至成熟先上升后逐渐下降，在果实呈绿色，稍带黄色时采收，有效成分含量高①。特女贞苷性质不稳定，干燥温度和贮藏温度偏高极易分解。

【贮　　藏】

女贞子常规贮存，有效成分易流失。贮藏时间不宜超过 1.5 年。

建议 20℃以下，单包装密封，大垛密闭库藏。此贮藏条件下，有效成分不易流失。

【主要成分】

含特女贞苷、红景天苷、酪醇等。

药典标准：醇浸出物不得少于 25.0%，含特女贞苷不得少于 0.70%。

【性味归经】

甘、苦，凉。归肝、肾经。

【功能主治】

滋补肝肾，明目乌发。用于肝肾阴虚，眩晕耳鸣，腰膝酸软，须发早白，目暗不明，内热消渴，骨蒸潮热。

【用法用量】

6~12 g。

【编 者 按】

1. 女贞子入药前捣碎，提取前粉碎，利于有效成分溶出。

2. 女贞子、金樱子、芡实各 15 g，旱莲草 12 g，水煎服，治肾阴亏损、腰痛遗精。

3. 女贞子、枸杞、大枣各 15 g，水煎服，治化疗引起的白细胞减少。

补骨脂

【来　　源】

补骨脂为豆科植物补骨脂 *Psoralea corylifolia* L. 的干燥成熟果实。主产于缅甸以及我国云南等地。

【性　　状】

补骨脂呈肾形，略扁。表面黑色、黑褐色或灰褐色，具细微网状皱纹。顶端圆钝，有一小突起，凹侧有果梗痕。质硬。果皮薄，与种子不易分离。气香，味辛、微苦。

以粒大、色黑。饱满、坚实、无杂质者为佳。

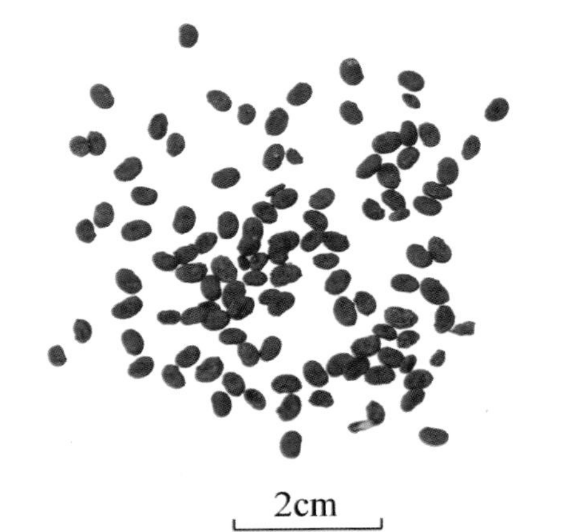

图 154-1　补骨脂

【采收加工】

秋季果实完全成熟，呈黑褐色时采收，其有效成分含量较高。

采收补骨脂果实，除去杂质，晒干。药材水分不得超过 9%。

①韩月芝，马振嗣，史冬霞，等．女贞子最佳采收期研究 [J]. 中国药业，2010，19（20）：24-25.

表 154-1　不同采收期的补骨脂中有效成分的含量[①]（%）

	果期Ⅰ	果期Ⅱ	果期Ⅲ	果期Ⅳ
性状	幼嫩	幼嫩	绿色	黑褐色
补骨脂素	0.15	0.21	0.58	0.64
异补骨脂素	0.37	0.42	0.61	0.66

随着补骨脂成熟度的增加，其有效成分逐渐增高。完全成熟的补骨脂果实中有效成分的含量最高。故补骨脂应在果实完全成熟后采收。

表 154-2　补骨脂不同部位的有效成分的含量[①]（%）

	花	果实	种子	根	叶	茎
补骨脂素	0.24	0.66	0.42	0.07	0.05	0.12
异补骨脂素	0.61	0.69	0.60	0.08	0.11	0.15

补骨脂素和异补骨脂素果实中含量最高，其次是种子和花。

表 154-3　不同深加工补骨脂中有效成分的含量[②]（%）

	浸出物	补骨脂素	异补骨脂素
未轧样品	10.64	0.17	0.14
轧扁样品	26.88	0.38	0.32

补骨脂经轧扁后，浸出物及补骨脂素、异补骨脂素含量显著提高。

【贮　　藏】

补骨脂常规贮存，有效成分易流失。贮藏时间不宜超过 2 年。

建议 25℃以下，单包装密封，大垛密闭库藏。此贮藏条件下，药效保持较好。

【主要成分】

补骨脂素、异补骨脂素、黄酮类等。

药典标准：含补骨脂素和异补骨脂素总量不得少于 0.70%。

【性味归经】

辛、苦，温。归肾、脾经。

【功能主治】

温肾助阳，纳气平喘，温脾止泻；外用消风祛斑。用于肾阳不足，阳痿遗精，遗尿尿频，腰膝冷痛，肾虚作喘，五更泄泻；外用治白癜风，斑秃。

【用法用量】

6~10 g。外用 20%~30% 酊剂涂患处。

【编 者 按】

1. 补骨脂质坚，入煎剂前捣碎，提取前轧扁、粉碎，利于有效成分的煎出。

2. 补骨脂具有强心和扩张冠状动脉、增加冠脉血流量、免疫调节、抑菌、平喘、抗炎等作用。

3. 补骨脂、杜仲各 15 g，附子 9 g，牛膝 10 g，川芎、当归各 12 g，水煎服，治肾虚腰痛。

①秦玲．补骨脂分泌结构及其与呋喃香豆素积累的相关性研究 [D]. 西安：西北大学，2007.

②朱广平，邵家德，吴旭彤，等．深加工对补骨脂浸出物及其补骨脂素、异补骨脂素含量的影响 [J]. 中药材，2008，32（10）：479-481.

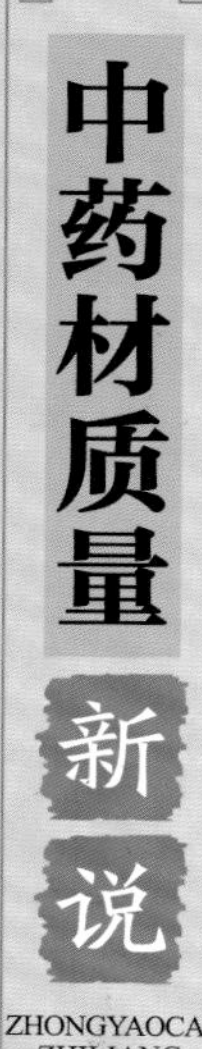

沙苑子

【来　　源】

沙苑子为豆科植物扁茎黄芪 *Astragalus complanatus* R. Br. 的干燥成熟种子。主产于陕西、河北、四川、甘肃等地，以陕西潼关产者最为著名。

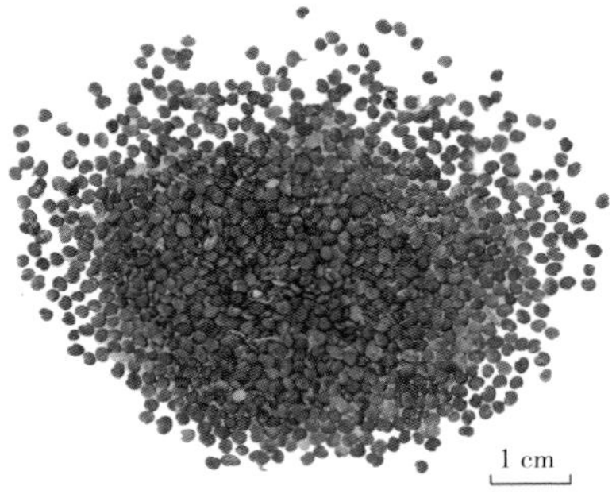

【性　　状】

沙苑子略呈肾形而稍扁。表面光滑，褐绿色或灰褐色，边缘一侧微凹处具圆形种脐。质坚硬，不易破碎。子叶 2，淡黄色，胚根弯曲，长约 1 mm。气微，味淡，嚼之有豆腥味。

以饱满、均匀者为佳。

图 155-1　沙苑子

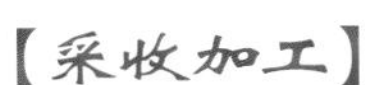

秋季荚果外皮由绿变黄，果实成熟尚未开裂时割取植株，晒干脱粒，除去杂质，晒干或放通风干燥处阴干，不宜太阳暴晒。第 2 年产量最高。药材水分不得超过 13%。

表 155-1　不同产地沙苑子黄酮、沙苑子苷 A 的含量测定[①]（%）

产地	总黄酮含量	沙苑子苷 A 含量
河北沧州	0.27	0.09
宁夏青铜峡	0.35	0.12
甘肃定西	0.42	0.14
四川眉山	0.35	0.12
陕西渭南	0.57	0.18

陕西渭南地区的沙苑子中所含黄酮、沙苑子苷 A 含量均较高。

【贮　　藏】

沙苑子常规贮存，易受潮，有效成分易流失，贮藏时间不宜超过 1 年。

建议在 20℃以下，单包装密封，大垛密闭库藏。此贮藏条件下，药材质量保存较好，药效不易降低。

【主要成分】

主含沙苑子苷、沙苑子新苷、沙苑子杨梅苷、紫云英苷、山柰酚、多糖、蛋白质等。

药典标准：含沙苑子苷不得少于 0.060%。

【性味归经】

甘，温。归肝、肾经。

【功能主治】

补肾助阳，固精缩尿，养肝明目。用于肾虚腰痛，遗精早泄，遗尿尿频，白浊带下，眩晕，目暗昏花。

---

①李芳，马梅芳，吕程程，等. 不同产地沙苑子中总黄酮和沙苑子苷 A 的含量比较 [J]. 中医药信息，2015，32（5）：21-24.

【用法用量】

9~15 g。

【编 者 按】

1. 入药前需捣碎。

2. 沙苑子有解热、镇痛、耐寒、抗疲劳、抗炎和降脂保肝等药理作用。

3. 沙苑子 9 g，杜仲 15 g，水煎服，治肾虚腰痛、腿软虚损者。

4. 金锁固精丸：沙苑子 60 g，芡实 60 g，莲须 60 g，煅龙骨 30 g，煅牡蛎 30 g，具有补肾涩精之功效，现代常用于治疗性神经衰弱、慢性前列腺炎、精囊炎等所致之遗精、早泄属肾虚不固者。

五味子

【来　　源】

五味子为木兰科植物五味子 *Schisandra chinensis*（Turcz.）Baill. 的干燥成熟果实。习称“北五味子”。主产于辽宁、吉林、黑龙江。

【性　　状】

五味子呈不规则的球形或扁球形，表面红色、紫红色或暗红色，皱缩，显油润，果肉柔软，有的表面呈黑红色或出现“白霜”。种子 1~2 粒，肾形，表面棕黄色，有光泽，种皮薄而脆。果肉气微，味酸；种子破碎后，有香气，味辛、微苦。

以色红、粒大、肉厚、有油性及光泽者为佳。

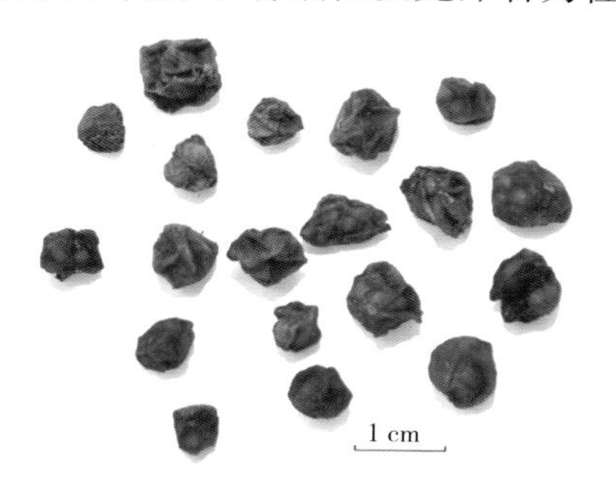

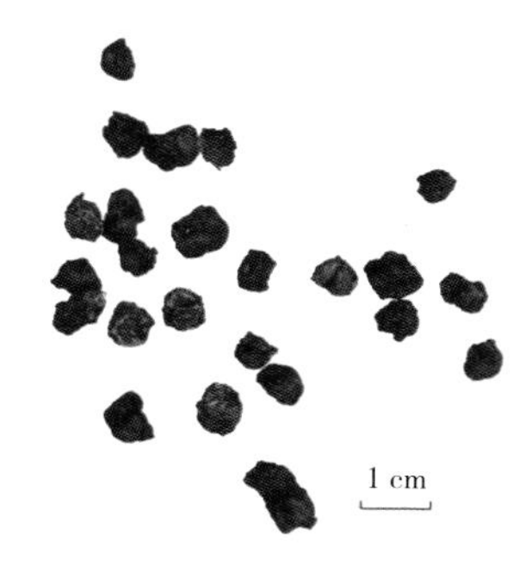

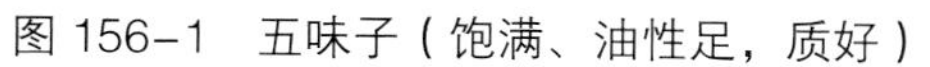

图 156-1　五味子（饱满、油性足，质好）

图 156-2　五味子（干瘪、无油性，质较次）

【采收加工】

秋季果实成熟时采摘，晒干或蒸后晒干，除去果梗及杂质。药材水分不得超过 16%。

表 156-1　不同采收期五味子种子和果肉中木脂素的含量[①]（%）

采收日期		8 月 26 日	9 月 6 日	9 月 16 日	9 月 26 日
种子	五味子醇甲	1.14	1.19	1.18	1.13
	五味子酯甲	0.60	0.66	0.72	0.65
	五味子甲素	0.30	0.33	0.25	0.25
	五味子乙素	0.69	0.77	0.67	0.67

①潘丕克，王品，孔祥文，等. 不同采收期对北五味子木脂素含量的影响 [J]. 林业实用技术，2012（1）：8-10.

续表

采收日期		8月26日	9月6日	9月16日	9月26日
果肉	五味子醇甲	0.25	0.29	0.26	0.26
	五味子酯甲	0.33	0.35	0.34	0.34
	五味子甲素	0.04	0.15	0.04	0.04
	五味子乙素	0.14	0.15	0.14	0.14

种子中五味子醇甲和甲、乙素在9月上旬达到最高值，五味子酯甲在9月中旬达到最高值。4种木脂素主要分布在五味子果实的种子中，果肉中的含量少于药典规定。

【贮　　藏】

五味子常规贮存，易发霉，有效成分易流失，月降5%以上。五味子醇甲、五味子甲素、五味子乙素在贮藏过程中可能表现出有效成分略有降低，然后升高，最后快速下降。贮藏时间不宜超过1年。

建议单包装密封，冷藏。此贮藏条件下，有效成分不易流失。

【主要成分】

五味子含木脂素类、挥发性成分和有机酸类等。

药典标准：含五味子醇甲不得少于0.40%。

【性味归经】

酸、甘、温。归肺、心、肾经。

【功能主治】

收敛固涩，益气生津，补肾宁心。用于久嗽虚喘，梦遗滑精，遗尿尿频，久泻不止，自汗盗汗，津伤口渴，内热消渴，心悸失眠。

【用法用量】

2~6 g。

【编 者 按】

1. 五味子入药时需将内仁粉碎。

2. 五味子具有镇静、催眠、抗惊厥、保护脑神经细胞、保肝、免疫兴奋、降压、抗心肌缺血、抗氧化、抗肿瘤、抗菌、促进性机能、抗溃疡、降血糖等多种药理活性。

3. 五味子3 g，苦杏仁3 g，甘草3 g，麻黄3 g，水煎服，治慢性支气管炎。

南五味子

【来　　源】

南五味子为木兰科植物华中五味子 *Schisandra sphenanthera* Rehd.et Wils. 的干燥成熟果实。主产于陕西、四川、河南，山西、甘肃、湖北、重庆、云南等地亦产。

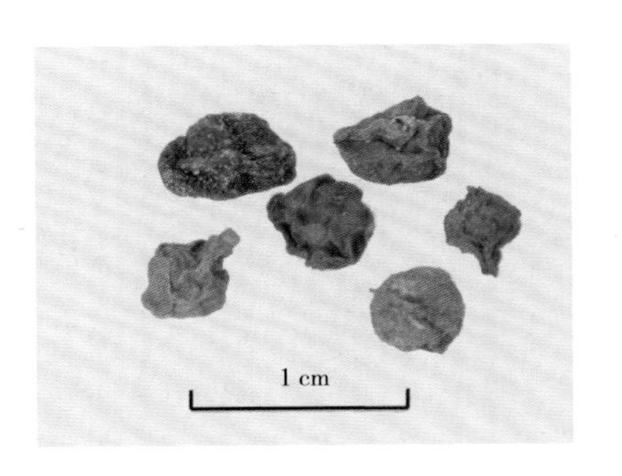

图 157-1　南五味子

【性　　状】

南五味子呈球形或扁球形，表面棕红色至暗棕色，干瘪，皱缩，果肉常紧贴于种子上。种子1~2粒，肾形，表面棕黄色，有光泽，种皮薄而脆。果肉气微，味微酸。

以深紫红色、肉多、有韧性为佳。

【采收加工】

南五味子结果后，7 月底至 8 月下旬果实成熟，当果实呈紫红色时即可采收。由于南五味子成熟期不集中，一般要分批进行采收。选晴天，摘下果实，及时晒干或低温烘干。除去果梗和杂质。药材水分不得超过 12%。

注：南五味子干燥过程中温度不宜过高，避免挥发油散失，变成焦粒。晒干则要勤翻动，防止发霉变质。

表 157-1　不同采收季节对陕西产南五味子质量的影响①（%）

采收季节	挥发油	总木脂素	五味子酯甲	五味子甲素
6 月 15 日	0.26	4.70	0.128	0.014
7 月 23 日	2.29	3.15	0.499	0.611
8 月 2 日	2.10	8.76	0.612	0.486
8 月 7 日	1.97	10.35	0.594	0.350
8 月 20 日	1.13	4.76	0.037	0.466

不同采收季节南五味子有效成分含量差距很大，7 月下旬挥发油、五味子甲素含量最高，8 月初总木脂素、五味子酯甲含量最高，8 月下旬五味子酯甲含量最低，已不符合药用要求。7 月底至 8 月初是南五味子成熟的主要时期，产量高、质量好，应及时采收。

南五味子成熟品为深紫红色，肉多，有韧性；未成熟品为黄棕色，肉少而干枯。为保证南五味子的质量和临床疗效，应避免采收未成熟的南五味子果实。

表 157-2　不同部位南五味子中木脂素类成分的比较②（%）

部位	五味子甲素	五味子乙素	五味子酯甲	五味子醇甲	总木脂素
果肉	0.43	0.02	0.56	未检出	1.98
种皮	0.44	0.03	0.79	0.06	4.10
种仁	1.34	0.06	2.09	0.16	10.71

南五味子活性成分主要集中在种仁中，果肉中含量低。因此，南五味子入煎剂时应捣碎，利于有效成分煎出；压裂提取，利于有效成分溶出。

【贮　　藏】

南五味子常规贮存，易霉烂、虫蛀、变色、泛油，有效成分易流失。贮存时间不宜超过 1 年。

建议 20℃以下，深色包装袋单包装密封，大垛密闭库藏。有条件的直接冷藏。此贮存条件下，药材不易变质，有效成分不易流失。

【主要成分】

主要化学成分为五味子酯甲、五味子甲素、五味子乙素、五味子醇甲、五味子酯戊、五味子酚、挥发油、多糖等。

①黄荣华，宋莎莎，宋小妹．不同采收季节对南五味子质量的影响 [J]. 陕西中医学院学报，2008，31（4）：92-93.

②徐丽华，梁春霞，孙萌，等．不同部位、不同产地南五味子中木脂素类成分的比较 [J]. 中草药，2006，37（11）：1735-1738.

药典标准：含五味子酯甲不得少于 0.20%。

【性味归经】

酸、甘，温。归肺、心、肾经。

【功能主治】

收敛固涩，益气生津，补肾宁心。用于久嗽虚喘，梦遗滑精，遗尿尿频，久泻不止，自汗盗汗，津伤口渴，内热消渴，心悸失眠。

【用法用量】

2~6 g。

【编 者 按】

1. 南五味子具有保肝、诱导肝脏药物代谢酶、抗氧化、抗溃疡及抗应激、促进蛋白质合成及糖原的生成、促进成骨细胞的增殖分化、抑制肿瘤等药理作用，临床用于荨麻疹、皮肤瘙痒症、湿疹，病毒性肝炎，感染性疾病，支气管哮喘，久咳虚喘，津少口渴、体弱多汗，肝脏受损等病症的治疗。

2. 南五味子功偏敛肺止咳。北五味子为传统使用正品，除收敛固涩外，功偏补益心肾，入滋阴药以北五味子为宜。南五味子产量低，市场上多以北五味子为主。

桑 葚

【来 源】

桑葚为桑科植物桑 *Morus alba* L. 的干燥果穗。主产于四川、江苏、浙江、湖南、新疆等地。

【性 状】

桑葚为聚花果，由多数小瘦果集合而成，呈长圆形，黄棕色、棕红色或暗紫色，有短果序梗。小瘦果卵圆形，稍扁，长约 2 mm，宽约 1 mm，外具肉质花被片 4 枚。气微，味微酸而甜。

以个大、肉厚、紫红色、糖性大者为佳。

【采收加工】

4~6 月果实由红变紫黑色时采收，除去杂质，晒干或 70℃烘干。药材水分不得超过 18%。

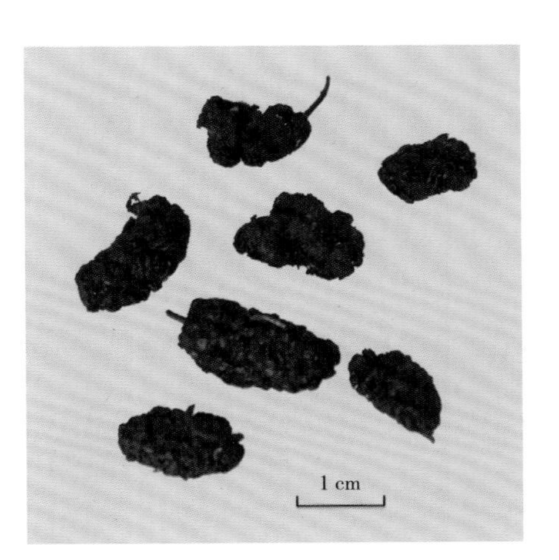

图 158-1 桑葚

表 158-1 不同成熟度桑葚中总酚量、单宁、蛋白质的含量测定[①]（%）

有效成分	淡粉红色	红色	紫红色	紫黑色
总酚量	0.20	0.17	0.24	0.28
单宁	0.36	0.40	0.37	0.56
蛋白质	0.50	2.00	1.50	1.80

①梁艳英，王华，任玉巧．桑葚成熟期间主要化学成分的变化规律 [J]. 西北农林科技大学学报：自然科学版，2006，34（4）：48-50.

在桑葚呈紫黑色时总酚量和单宁的含量最高。蛋白质在桑葚呈红色时含量达到最高。

表 158-2 不同加工方法桑葚中糖的含量测定[1] (%)

加工方法	糖含量
100℃	36.02
70℃	59.25
直接晒干	54.50

70℃加工桑葚中糖的含量达到最高，所以建议 70℃烘干。

【贮　　藏】

桑葚常规贮存，易虫蛀，有效成分易流失，贮藏时间不宜超过 1 年。

建议在 20℃以下，单包装密封，大垛用黑色塑料布遮盖、密闭库藏。有条件的直接冷藏。此贮藏条件下，药材质量保存较好，药效不易降低。

【主要成分】

主含黄酮苷类成分，如矢车菊－葡萄糖苷、矢车菊－芸香糖苷等，以及挥发油、有机酸、糖类、胡萝卜素、维生素等。

药典标准：醇浸出物不得少于 15.0%。

【性味归经】

甘、酸，寒。归心、肝、肾经。

【功能主治】

滋阴补血，生津润燥。用于肝肾阴虚，眩晕耳鸣，心悸失眠，须发早白，津伤口渴，内热消渴，肠燥便秘。

【用法用量】

9~15 g。

【编 者 按】

1. 桑葚短时间内不易熬出。建议用药前捣碎。
2. 新疆少数民族把黑桑葚作为染料使用。
3. 桑葚主要用于治疗高血压、脑震荡后遗症、老年便秘及睡眠障碍和慢性肝炎。
4. 桑葚对糖尿病有辅助治疗的作用，含有丰富的蛋白质和多种人类必需的氨基酸。
5. 鲜桑葚 60~125 g，水煎服，治肝肾阴虚。鲜桑葚 30~60 g，水煎服，治心肾衰弱不寐、习惯性便秘。

山茱萸

【来　　源】

山茱萸是山茱萸科植物山茱萸 *Cornus officinalis* Sieb. et Zucc. 的干燥成熟果肉。主产于河南、浙江、山西、陕西等地，以河南产量最大。

【性　　状】

山茱萸呈不规则片状或囊状，表面紫红色或紫黑色，皱缩，有光泽。质柔软。气微，味酸、

① 张长林，王玲 . 加工方法对桑葚质量的影响 [J]. 药学研究 , 2000，（3）: 4-5.

涩、微苦。

以无核、皮肉肥厚、色红油润者佳。

【采收加工】

果实完全成熟，自然脱落前及时采收（霜降后）。不宜采摘过早，过早果肉干瘪，颜色不鲜，影响产量和质量，且不易捏皮，雨天、雨刚过后或露水未干时不宜采收。将采收的山茱萸置于沸水中略烫后，除去果核，80℃烘干，至手抓不粘手，翻动时有沙沙响声时取出放冷。药材水分不得超过16.0%。

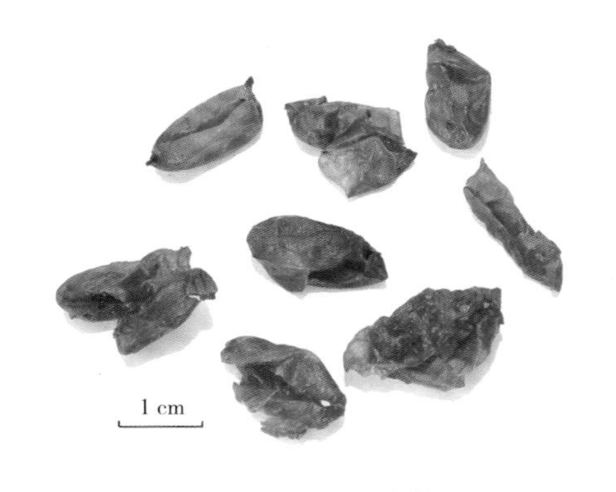

图159-1　山茱萸

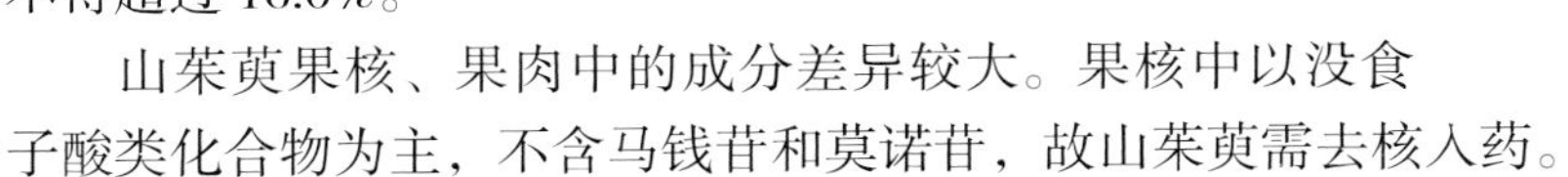

山茱萸果核、果肉中的成分差异较大。果核中以没食子酸类化合物为主，不含马钱苷和莫诺苷，故山茱萸需去核入药。

【贮　　藏】

山茱萸常规贮存，易虫蛀，有效成分易流失。贮藏时间不宜超过1年。

建议单包装密封，冷藏。此贮藏条件下，不易变质，药效保持较好。

【主要成分】

莫诺苷、马钱苷、熊果酸等。

药典标准：水浸出物不得少于50.0%；含莫诺苷和马钱苷总量不得少于1.2%。

【性味归经】

酸、涩，微温。归肝、肾经。

【功能主治】

补益肝肾，收涩固脱。用于眩晕耳鸣，腰膝酸痛，阳痿遗精，遗尿尿频，崩漏带下，大汗虚脱，内热消渴。

【用法用量】

6~12 g。

【编 者 按】

1. 山茱萸具有抑菌、利尿、降压、升高白细胞和免疫等药理活性。

2. 山茱萸、补骨脂、菟丝子、金樱子各12 g，当归9 g，水煎服，有补肾壮腰，固精止遗之功。

3. 山茱萸15 g，乌梅10 g，五味子15 g，苍术10 g，水煎服，有生津止渴之功。主治糖尿病。

覆盆子

【来　　源】

覆盆子为蔷薇科植物华东覆盆子 *Rubus chingii* Hu 的干燥果实。主产于浙江、安徽、江苏等地。

【性　　状】

覆盆子为聚合果，由多数小核果聚合而成，呈圆锥形或扁圆锥形，表面黄绿色或淡棕色，顶端钝圆，基部中心凹入。宿萼棕褐色，下有果梗痕。小果呈半月形，背面密被灰白色茸毛，两侧有明显的网纹，腹部有突起的棱线。体轻，质硬。气微，味微酸涩。

以个大、饱满、粒整、结实、色灰绿、无叶梗者为佳。

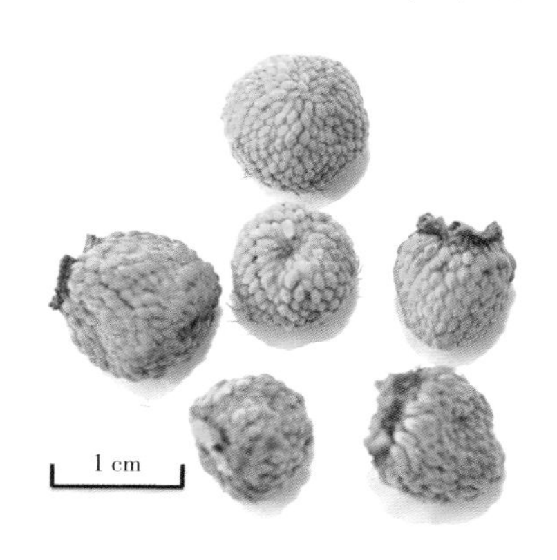

图 160–1　覆盆子（粒大、饱满，质优）

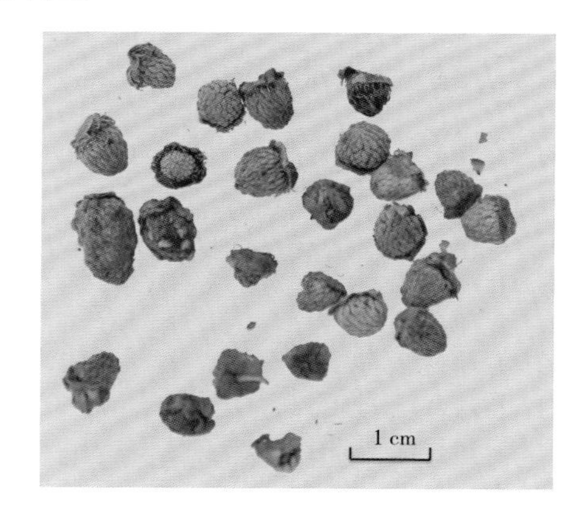

图 160–2　覆盆子（粒小、干瘪，质次）

【采收加工】

夏初果实由绿变绿黄时采收。除去梗、叶，置沸水中略烫或略蒸，取出，晒干。药材水分不超过 12.0%。

【贮　　藏】

覆盆子常规贮存，易受潮发霉，有效成分易流失。贮藏时间不宜超过 1 年。

建议单包装密封，冷藏。此贮藏条件下，不易变质，药效不易流失。

【主要成分】

鞣花酸、山柰酚 -3-O- 芸香糖苷、椴树苷、鞣质、黄酮类等。

药典标准：水浸出物不得少于 9.0%；含鞣花酸不得少于 0.20%，含山柰酚 -3-O- 芸香糖苷不得少于 0.03%。

【性味归经】

甘、酸，温。归肝、肾、膀胱经。

【功能主治】

益肾固精缩尿，养肝明目。用于遗精滑精，遗尿尿频，阳痿早泄，目暗昏花。

【用法用量】

6~12 g。

【编 者 按】

1. 山莓覆盆子的商品称“四川覆盆子”，与覆盆子外形极为相似，但活性成分有很大差异，功效上也有较大差异，应严格区分，不可混用。山莓空心，覆盆子实心。

2. 覆盆子具有温肾助阳、抗衰老、促进淋巴细胞增殖、保护心脏、防止心血管疾病等作用。

3. 覆盆子 15 g，焙干研末服，治遗精、滑精、遗尿、尿频。

山　楂

【来　　源】

山楂为蔷薇科植物山里红 *Crataegus pinnatifida* Bge. var. *major* N.E.Br. 或山楂 *Crataegus pinnatifida* Bge. 的干燥成熟果实。主产于山东、河南、陕西等地。

【性　　状】

山楂为圆形片，皱缩不平，外皮红色，具皱纹，有灰白小斑点。果肉深黄色至浅棕色。中部横切片具5粒浅黄色果核，但核多脱落而中空。有的片上可见短而细的果梗或花萼残迹。气微清香，味酸、微甜。

以个大、皮红、肉厚者为佳。

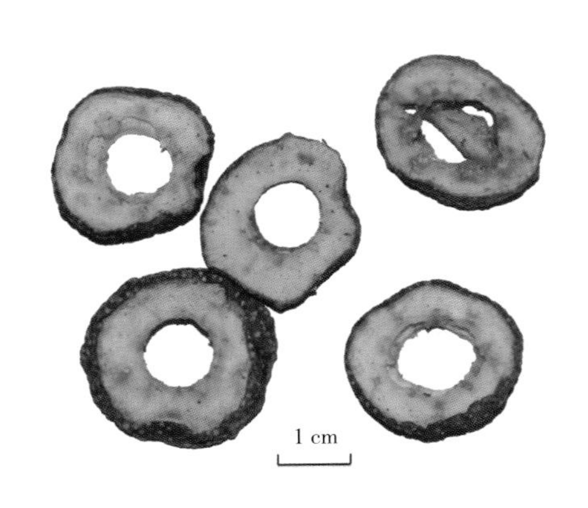

图 161-1　个大、皮红、肉厚，质量较优

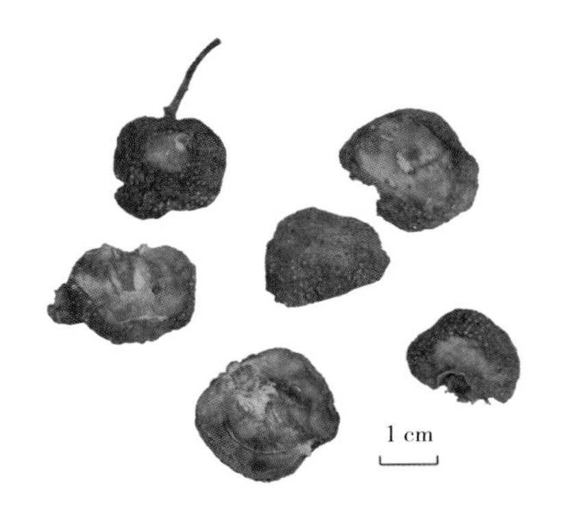

图 161-2　个小、暗淡，质量较次

【采收加工】

9月下旬至10月下旬当果实变为深红色，果点明显，果面出现果粉或蜡质时，即可进行采摘。采摘以上午为宜，用剪刀剪下果柄，尽量减少机械伤。采收的果实先放在凉棚下两三天，以散去田间热。建议趁鲜切片，快速干燥。药材水分不超过12%。

注： 山楂采收往往要考虑到市场的需要、用途和耐贮藏性。用于鲜销和加工的山楂，则应适当晚些采收，其风味、产量都将相应提高。用于长期贮藏的山楂，采收期可适当提前。采摘过晚，山楂大量落果，机械伤增加，果实采后很快衰老、变软、腐烂增多，耐藏性降低；采收过早，果色、香味等固有风味不足，影响产量和品质，同时造成果实失水严重而大量萎蔫，耐藏性降低。

【贮　　藏】

山楂常规粗贮，易虫蛀，药效流失快，贮藏时间不宜超过1年。

建议在20℃以下，单包装密封，大垛用黑色塑料布遮盖、密闭库藏。有条件可直接冷藏。在此贮藏条件下，药材质量保持较好。

【主要成分】

山楂主要含有三萜类物质：熊果酸、山楂酸，有机酸类、黄酮类、微量元素等。

药典标准：醇浸出物不得少于21.0%；含有机酸以枸橼酸计，不得少于5.0%。

【性味归经】

酸、甘、微温。归脾、胃、肝经。

【功能主治】

消食健胃，行气散瘀，化浊降脂。用于肉食积滞，胃脘胀满，泻痢腹痛，瘀血经闭，产后瘀阻，心腹刺痛，胸痹心痛，疝气疼痛，高脂血症。

【用法用量】

9~12 g。

【编 者 按】

1. 重金属及有害元素不得超过限量。

2. 山楂会损伤牙齿，对儿童牙齿的生长发育造成不利影响，处在换牙期的儿童不宜多食。山楂有促进妇女子宫收缩的作用，孕妇不宜多食，多食会引发流产。

3. 山楂营养丰富，目前已被开发成多种药品及保健品。山楂果实中含 18 种氨基酸，其中包括人体所需的 8 种氨基酸；山楂中有大量的矿物质，每 100 g 山楂果肉中含钙 68 mg，在水果中列第一位。

4. 山楂具有促进消化、降血压、增加冠脉流量、强心、降血脂、抗心律不齐、正性肌力作用、抗菌、抗肿瘤等多种药理活性。

5. 炒山楂、炒麦芽各 12 g，陈皮 6 g，水煎服，治肉食积滞，嗳腐，便溏。

乌　梅

【来　　源】

乌梅是蔷薇科植物梅 *Prunus mume*（Sieb.）Sieb. et Zucc. 的干燥近成熟果实。产于四川、云南、福建等地，主产于四川都江堰、西昌。

【性　　状】

乌梅呈类球形或扁球形，表面皱缩不平，乌黑色或棕黑色，基部有圆形果梗痕。果核坚硬，棕黄色，椭圆形，表面有凹点。种子淡黄色，呈扁卵形。气微，味极酸。

以个大、肉厚、核小、不破裂露核、柔润、味极酸者为佳。

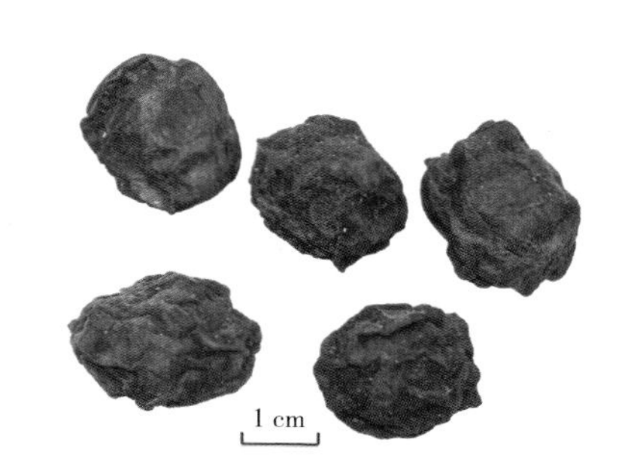

图 162-1　乌梅

【采收加工】

5~7 月果实变为紫红色或紫黑色，接近成熟时采收。选晴天，摘下果实，运回晒干或低温烘干，后闷至色变黑。药材水分不得超过 16%。

表 162-1　不同采收期乌梅中枸橼酸含量[①]（%）

采收时间	果实主要特征	枸橼酸
5 月 10 日	核仁未长成，核表面黄白色，果肉绿色，未成熟	18.1
5 月 20 日	核仁长成，核表面黄色，果肉绿色，未成熟	23.5
5 月 30 日	核仁成熟，核表面黄棕色，果肉绿色，未成熟	46.9
6 月 10 日	核仁成熟，核表面黄棕色，果肉多数绿色，少数泛黄，成熟	54.7
6 月 15 日	核仁成熟，核表面黄棕色，果肉多数黄色，少数绿色，多数过熟	54.9

6 月乌梅成熟后，枸橼酸含量高。

表 162-2　乌梅不同部位有效成分含量测定[②]（%）

部位	枸橼酸	脂肪油
果肉	39.5	1.2
核壳	11.6	3.1
种子	1.7	27.7

乌梅果肉中枸橼酸含量高，种子中脂肪油含量高。

①沈红梅，乔传卓，苏中武，等．乌梅中主要有机酸的定量动态分析 [J]. 中国药学杂志，1995，30（3）：133-136.

②陈鸿平．乌梅质量标准规范化研究 [D]. 成都：成都中医药大学，2005.

表 162-3　乌梅不同加工品中有效成分含量测定①（%）

加工方式	有机酸	枸橼酸
原药材	43.5	18.3
水润品	40.2	16.7
蒸制品	35.7	15.2

乌梅中主要含有机酸，低分子的有机酸大多溶于水，加热也会使有机酸受到破坏。因此乌梅加工过程中应少泡多闷，降低干燥时间。乌梅水润品含量较蒸制品高。乌梅以原色含量高，黑色的为蒸制品，颜色漂亮，但含量低。

【贮　　藏】

乌梅常规贮存，易受潮发霉，有效成分流失快。贮藏时间不宜超过 1 年。

建议 20℃以下，单包装密封，大垛密闭库藏。或直接单包装密封冷藏。贮藏期药材水分控制在 11%~16%。此条件下贮存，药材不易变质，药效不易流失。

注：乌梅贮藏时不要堆积过高，保持干燥。

【主要成分】

主要化学成分为枸橼酸、苹果酸、熊果酸、齐墩果酸、脂肪油等。

药典标准：水浸出物不得少于 24.0%；含枸橼酸不得少于 12.0%。

【性味归经】

酸、涩，平。归肝、脾、肺、大肠经。

【功能主治】

敛肺，涩肠，生津，安蛔。用于肺虚久咳，久泻久痢，虚热消渴，蛔厥呕吐腹疼。

【用法用量】

6~12 g。

【编 者 按】

1. 乌梅具有保护胃肠、消除便秘、增进食欲、防老化、孕妇止吐、解酒、增加能量等药用价值。

2. 乌梅新用途：降低血糖，用于皮肤瘙痒、胃酸缺乏、慢性非特异性结肠炎、慢性肾炎、神经衰弱、尖锐湿疣、足根痛、霉菌性阴道炎、功能失调性阴道出血等病症的治疗。

3. 乌梅肉（炒炭）、神曲各 10 g，研末，每次 3~5 g，炖服，治小儿慢性腹泻。

龙眼肉

【来　　源】

龙眼肉为无患子科植物龙眼 *Dimocarpus longan* Lour. 的假种皮。主产于广东、广西、福建、台湾等地；福建所产品质好，广西产药用为多。

【性　　状】

龙眼肉为纵向破裂的不规则薄片，或呈囊状。棕黄色至棕褐色，半透明。外表面皱缩不平，内

①袁会武，李景丽 . 乌梅肉剥制前炮制方法对化学成分的影响 [J]. 中医药导报，2012，18（3）：63-64.

表面光亮而有细纵皱纹。薄片者质柔润，囊状者质稍硬。气微香，味甜。

以片大、肉厚、质细软、色棕黄、半透明、味浓甜者为佳。

【采收加工】

夏、秋二季采收成熟果实，晒或60℃以下烘至七八成干时剥去果壳、果核，继续晒干或烘干。药材水分不得超过15%。

注：采果宜在早晨露水干后、傍晚或阴天进行，避免中午高温或烈日曝晒，雨天不能采果。

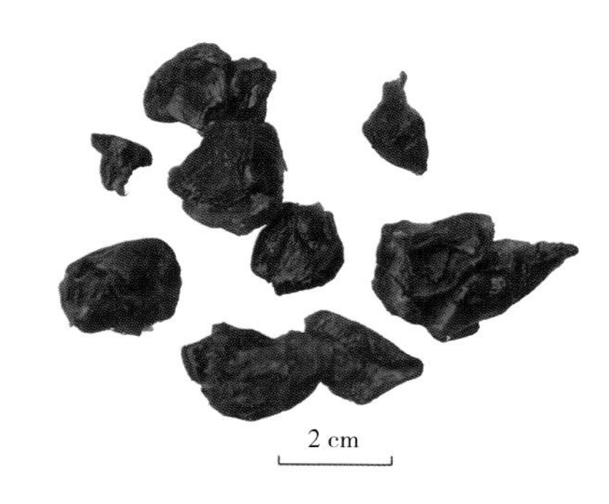

图 163–1 龙眼肉

【贮　　藏】

龙眼肉常规贮存，易受潮、虫蛀，易粘连，有效成分易流失，贮藏时间不宜超过1年。

建议单包装密封，冷藏。此贮藏条件下，药材质量保存较好，药效不易降低。

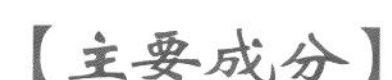

【主要成分】

主含葡萄糖、果糖、蔗糖、腺嘌呤、胆碱、有机酸、蛋白质等。

药典标准：水浸出物不得少于70.0%。

【性味归经】

甘，温。归心、脾经。

【功能主治】

补益心脾，养血安神。用于气血不足，心悸怔忡，健忘失眠，血虚萎黄。

【用法用量】

9~15 g。

【编 者 按】

1. 不法药贩常将红砂糖掺入龙眼肉中，增重牟取暴利。
2. 龙眼肉具有抗氧化、降血糖、抗菌、增强免疫、调节内分泌系统等药理作用。
3. 龙眼肉 10 g，酸枣仁 9 g，芡实 15 g，煮水服，治疗失眠症。
4. 莲子 15 g，龙眼肉 10 g，糯米 30 g，煮粥，补心脾，益气血，适用于失血性贫血。

苦杏仁

【来　　源】

苦杏仁是蔷薇科植物山杏 *Prunus armeniaca* L. var. *ansu* Maxin.、西伯利亚杏 *Prunus sibirica* L.、东北杏 *Prunus mandshurica*（Maxim.）Koehne 或杏 *Prunus armeniaca* L. 的干燥成熟种子。产于内蒙古、宁夏、河南、河北、东北等地。

【性　　状】

苦杏仁呈扁心形，表面黄棕色至深棕色，一端尖，另端钝圆，肥厚，左右不对称，尖端侧有短线形种脐，圆端合点处向上有多数深棕色的脉纹。种皮薄，2片乳白色子叶，富油性。气微，味苦。

1 cm

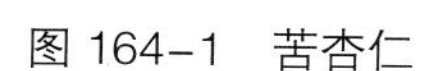

图 164–1 苦杏仁

【采收加工】

6~7 月果实为红黄色、成熟时采收。选晴天，摘下果实，除去果肉和核壳，取出种子，晒干。

表 164-1　苦杏仁不同产地、不同基源及不同加工方式有效成分含量测定[①]

产地或购入地	基源	加工炮制方式	苦杏仁苷（%）
甘肃	杏	生品、带皮	5.75
陕西	山杏	生品、带皮	5.02
四川	西伯利亚杏	生品、带皮	4.23
山东	山杏	炒品、带皮	5.45
四川	西伯利亚杏	炒品、带皮	4.06
江苏	杏	燀品、去皮	2.65
浙江	山杏	燀品、去皮	1.67
湖南	杏	燀炒品、去皮	2.41
河北	山杏	燀炒品、去皮	0.86

基源为杏和山杏的苦杏仁含量较高，基源为西伯利亚杏的苦杏仁含量较低。带皮苦杏仁含量较去皮苦杏仁高，因苦杏仁苷易溶于水，水煮去皮加工过程是造成商品苦杏仁药材中苦杏仁苷含量降低的主要因素。

【贮　　藏】

苦杏仁常规贮存，易受潮发霉、受热泛油，易虫蛀，色易变暗、变深，有效成分流失快。色泽暗淡者药效低。

建议 20℃以下，单包装密封，大垛用黑色胶布遮盖、密闭库藏。贮藏期间应加强质量监控，以保证药材的用药品质。

表 164-2　苦杏仁泛油前后有效成分含量测定[②]

样品	苦杏仁苷（%）	脂肪油（%）
未泛油	4.25	44.38
泛油	2.39	41.01

苦杏仁贮存过程中，易泛油。经测定，泛油后有效成分含量下降，影响临床功效。故苦杏仁贮藏过程中，应干燥、密封，加强保管，防止泛油。

【主要成分】

主要化学成分为苦杏仁苷、脂肪油、野樱苷等。

药典标准：含苦杏仁苷不得少于 3.0%。

【性味归经】

苦，微温；有小毒。归肺、大肠经。

【功能主治】

降气止咳平喘，润肠通便。用于咳嗽气喘，胸满痰多，肠燥便秘。

【用法用量】

5~10 g，生品入煎剂后下。

①张丽娟 . 苦杏仁小包装饮片贮藏养护研究 [D]. 成都：成都中医药大学，2013.

②董秀华 . 苦杏仁泛油后有效成分的改变 [J]. 中国中医药学杂志，1993（11）：514-515.

【编 者 按】

1. 内服不宜过量，以免中毒。

2. 苦杏仁碾碎入药，利于有效成分煎出；压裂提取，利于有效成分溶出。

3. 临床主要用于治疗呼吸系统疾病、消化系统疾病。

4. 苦杏仁、百部各 9 g，川贝母 8 g，百合、生地黄各 15 g，水煎服，治燥咳。

桃 仁

【来　　源】

桃仁是蔷薇科植物桃 *Prunus persica*（L.）Batsch 或山桃 *Prunus davidiana*（Carr.）Franch. 的干燥成熟种子。桃仁主产于云南文山、山东临邑、西藏林芝等地，山桃仁主产于山西运城、甘肃陇西。

【性　　状】

桃仁呈扁长卵形，表面黄棕色至红棕色，密布颗粒状突起。一端尖，中部膨大，另端钝圆稍偏斜，边缘较薄。尖端一侧有短线形种脐，圆端有颜色略深不甚明显的合点，自合点处散出多数纵向维管束。种皮薄，类白色子叶 2，富油性。气微，味微苦。

山桃仁呈类卵圆形，较小而肥厚。

均以颗粒均匀、饱满、整齐、不破碎者为佳。

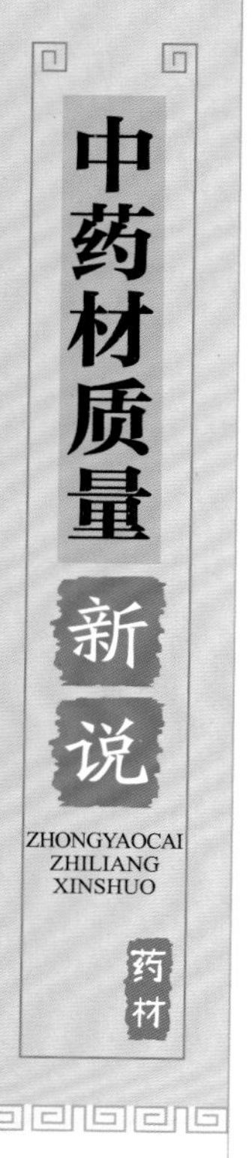

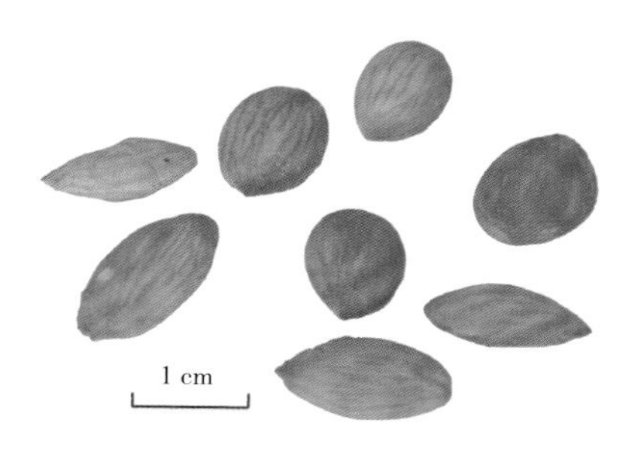

图 165-1　桃仁

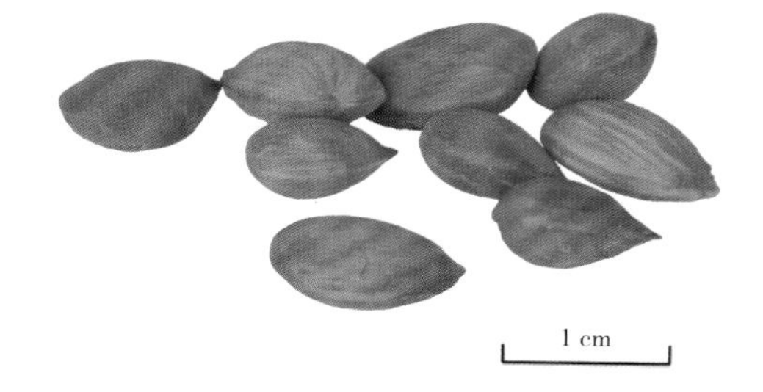

图 165-2　山桃仁

【采收加工】

桃仁 6~7 月果实成熟时采收，除去果肉及核壳，取出种子，晒干。山桃仁 7~9 月，山桃果皮为黄绿色，果肉与果核即将分离时采摘，除去果肉及核壳，取出种子，晒干。

表 165-1　桃仁不同产地、不同品种及不同加工方式有效成分含量测定[①]

产地或购入地	品种	加工炮制方式	苦杏仁苷（%）
甘肃	桃仁	生品、带皮	2.90
陕西	山桃仁	生品、带皮	3.25
贵州	山桃仁	炒品、带皮	3.15
山东	桃仁	炒品、带皮	2.53
江苏	山桃仁	燀品、去皮	2.11
浙江	桃仁	燀品、去皮	0.53

①袁丹，胡爽，毕开顺，等. 桃仁药材质量评价法的研究 [J]. 中国药学杂志，2003，38（1）：53-56.

续表

产地或购入地	品种	加工炮制方式	苦杏仁苷（%）
湖南	桃仁	燀炒品、去皮	2.02
山西	山桃仁	燀炒品、去皮	0.99

带皮桃仁含量较去皮桃仁高，因苦杏仁苷易溶于水，水煮去皮加工过程是造成商品桃仁药材中苦杏仁苷含量降低的主要因素。

【贮　　藏】

桃仁常规贮存，易受潮发霉、受热走油，易虫蛀，有效成分流失快。贮藏时间不宜超过 1 年。

建议 20℃以下，用深色包装袋单包装密封，大垛用黑色胶布遮盖、密闭库藏。有条件的直接真空包装冷藏。此条件下贮存，药材基本无含量流失。

注：桃仁贮藏期间应加强质量监控，以保证药材的用药品质。

【主要成分】

主要化学成分为苦杏仁苷、油酸、亚油酸、β－谷甾醇等。

药典标准：含苦杏仁苷不得少于 2.0%。

【性味归经】

苦、甘，平。归心、肝、大肠经。

【功能主治】

活血祛瘀，润肠通便，止咳平喘。用于经闭痛经，癥瘕痞块，肺痈肠痈，跌扑损伤，肠燥便秘，咳嗽气喘。

【用法用量】

5~10 g。

【编 者 按】

1. 孕妇慎用。
2. 黄曲霉素不得超过限量。
3. 桃仁碾碎入药，利于有效成分煎出；压裂提取，利于有效成分溶出。
4. 桃仁、红花各 9 g，丹参 15 g，牛膝 12 g，水煎服，治血瘀经闭，痛经。

郁李仁

【来　　源】

郁李仁是蔷薇科植物欧李 *Prunus humilis* Bge.、郁李 *Prunus japonica* Thunb. 或长柄扁桃 *Prunus pedunculata* Maxim. 的干燥成熟种子。前二种习称“小李仁”，后一种习称“大李仁”。主产于内蒙古、宁夏、甘肃，分布于黑龙江、吉林、辽宁、河北、河南、山东等地。

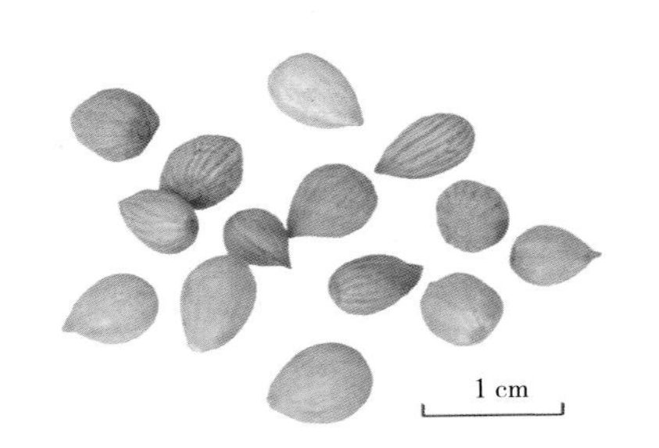

图 166-1　郁李仁

【性　　状】

郁李仁表面黄白色、浅棕色或黄棕色。呈卵形，一端尖，另端钝圆。尖端一侧有线形种脐，圆端中央有深色合点，自合点处向上具多条纵向维管束脉纹。种皮薄，乳白色子叶 2，富油性。气微，味微苦。

以颗粒饱满、整齐不碎、不出油、无核壳者为佳。

【采收加工】

5 月中旬至 6 月初果实呈鲜红色时采收。摘下果实，除去果肉和核壳，晒干或烘干。药材水分不得过 6.0%。

表 166–1　不同基源、产地郁李仁中苦杏仁苷含量测定①

基源	产地	苦杏仁苷（%）
欧李	黑龙江	4.47
	辽宁	4.25
	内蒙古	4.10
	河南	3.28
	吉林	3.57
郁李	吉林	4.82
	宁夏	3.50
长柄扁桃	河北	2.94
	深圳	2.48
	内蒙古	1.88
	河北	3.27

基源为欧李的郁李仁苦杏仁苷含量高，基源为郁李的郁李仁苦杏仁苷含量较低。

【贮　　藏】

郁李仁常规贮存，易受潮发霉，受热走油，易虫蛀，色泽易变暗，有效成分流失快，贮存时间不宜超过 1 年。

建议 20℃以下，深色包装袋单包装密封，大垛用黑色塑料布遮盖、密闭库藏。有条件的直接单包装密封冷藏。此条件下贮存，药材不易变质，有效成分不易流失。

【主要成分】

主要化学成分为苦杏仁苷、脂肪油、挥发性有机酸等。

药典标准：含苦杏仁苷不得少于 2.0%。

【性味归经】

辛、苦、甘，平。归脾、大肠、小肠经。

【功能主治】

润肠通便，下气利水。用于津枯肠燥，食积气滞，腹胀便秘，水肿，脚气，小便不利。

【用法用量】

6~10 g。

【编 者 按】

1. 郁李仁碾碎入药，压裂提取，利于有效成分溶出。

2. 临床用于治疗肠燥便秘、小儿习惯性便秘、幽门梗阻、支气管哮喘、急性阑尾炎、偏头痛、水肿等病症。

---

①霍琳，陈晓辉，王鹏，等 . RP–HPLC 法测定郁李仁中苦杏仁苷含量 [J]. 药物分析杂志，2009（12）：2055–2057.

3. 郁李仁、火麻仁 9 g，枳壳 6 g，水煎服，治津伤肠燥便秘，腹胀。

酸枣仁

【来　　源】

酸枣仁为鼠李科植物酸枣 *Ziziphus jujuba* Mill. var. *spinosa*（Bunge）Hu ex H. F. Chou 的干燥成熟种子。主产于山东、河北、山西、河南等地。

【性　　状】

酸枣仁呈扁圆形或扁椭圆形，表面紫红色或紫褐色，平滑有光泽。有的两面均呈圆隆状突起；有的一面较平坦，中间有 1 条隆起的纵线纹；另一面稍突起。一端凹陷，可见线性种脐；另端有细小突起的合点。种皮较脆，胚乳白色，子叶 2，浅黄色，富油性。气微，味淡。

以粒大、饱满、有光泽、外皮红棕色、种仁色黄白者为佳。

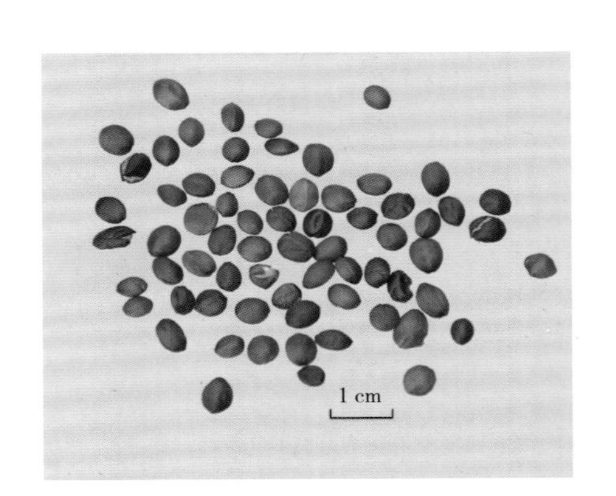

图 167–1　酸枣仁

【采收加工】

秋末冬初，酸枣果实外皮呈枣红色，完全成熟时采收。采摘的新鲜酸枣，趁鲜剥去皮肉，机械压碎硬壳，筛除碎壳，收集种子，晒干或烘干。药材水分不得超过 9.0%。

注：酸枣仁中酸枣仁皂苷 A 和斯皮诺素含量随着果实的成熟呈上升趋势。采摘过早，种仁未成熟，出仁率低，有效成分含量低。

表 167–1　不同部位酸枣仁皂苷 A 和 B 的含量[1]（mg/g）

不同部位	种皮	胚乳	子叶
酸枣仁皂苷 A	0.070	0.102	0.745
酸枣仁皂苷 B	0.024	0.043	0.266

酸枣仁皂苷 A 和 B 主要存在于子叶中，种皮和胚乳中含量甚微，入药前应捣碎，粉碎、压扁提取，利于有效成分的溶出。

【贮　　藏】

酸枣仁常规贮存，易虫蛀、易变质，有效成分流失快。贮藏时间不宜超过 2 年。

建议单包装密封，冷藏。此贮藏条件下，不易变质，药效保持较好。

【主要成分】

含三萜皂苷类：酸枣仁皂苷 A、B、C 等，黄酮类：斯皮诺素等，及三萜、生物碱、脂类等。

药典标准：含酸枣仁皂苷 A 不得少于 0.030%，含斯皮诺素不得少于 0.080%。

【性味归经】

甘、酸，平。归肝、胆、心经。

【功能主治】

养心补肝，宁心安神，敛汗，生津。用于虚烦不眠，惊悸多梦，体虚多汗，津伤口渴。

① 王健，丁少纯 . 酸枣仁不同部位中酸枣仁皂苷 A 和 B 的含量测定 [J]. 中成药，1996，18（5）：23.

【用法用量】

10~15 g。

【编 者 按】

1. 黄曲霉素不得超过限量。

2. 酸枣仁具有镇静催眠作用，临床上用于失眠、神经衰弱、心血管疾病。

3. 酸枣仁 15 g，研末，睡前开水冲服，治神经衰弱、失眠多梦。

4. 酸枣仁（炒）15 g，甘草 3 g，知母、茯苓、川芎各 6 g，水煎服，临床常用于治疗神经衰弱、心脏神经官能症、更年期综合征等属于心肝血虚，虚热内扰者。

柏子仁

【来　　源】

柏子仁为柏科植物侧柏 *Platycladus orientalis*（L.）Franco 的干燥成熟种仁。主产山东、河南、河北等地。

【性　　状】

柏子仁呈长卵形或长椭圆形，表面黄白色或淡黄棕色，外包膜质内种皮，顶端略尖，有深褐色的小点，基部钝圆。质软，富油性。气微香，味淡。

以粒饱满、黄白色、油性大而不泛油、无皮壳杂质者为佳。

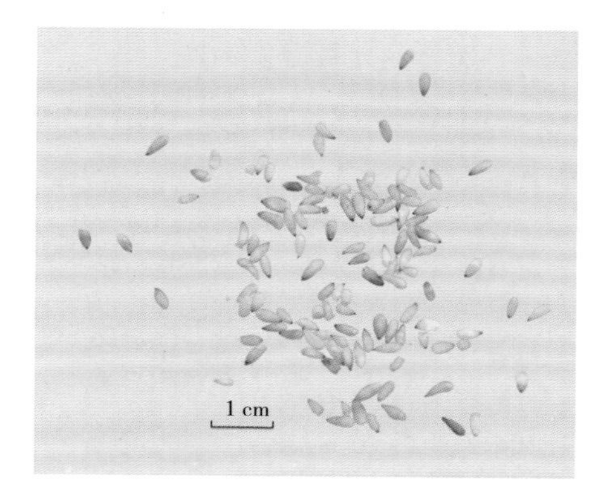

图 168-1　柏子仁

【采收加工】

9 月下旬开始成熟，于种子成熟但果球未开裂前采摘，球果晒至全干、开裂，除去果壳，收集种子；也可在初冬捡拾成熟后自然落地的球果及种子，除去杂质，收集种子，晒干。

【贮　　藏】

柏子仁常规贮存，易受潮生霉、泛油，有效成分易流失，贮藏时间不宜超过 1 年。

建议单包装密封，冷藏。少量商品，可与滑石粉、明矾在 20℃以下共同密封，可防止泛油、生霉。商品堆码不宜超过 2 m，以防压成坨。

【主要成分】

主含脂肪油，含少量挥发油、皂苷。

【性味归经】

甘，平。归心、肾、大肠经。

【功能主治】

养心安神，润肠通便，止汗。用于阴血不足，虚烦失眠，心悸怔忡，肠燥便秘，阴虚盗汗。

【用法用量】

入汤剂 6~10 g；或入丸、散。

【编 者 按】

1. 柏子仁临床多用于便秘、心神失养、月经过少等。

2. 柏子仁、松子仁、胡桃肉各等分，研膏，每服如弹子大，热汤化下，主治大便秘涩。

3. 养阴柏子丸：柏子仁 5 钱，牛膝 5 钱，卷柏 5 钱，泽兰叶 2 两，续断 2 两，熟地 3 两，主治妇人血虚，经少或闭，皮热骨疼，脉数。

火麻仁

【来　　源】

火麻仁是桑科植物大麻 *Cannabis sativa* L. 的干燥成熟果实。产于山西、河南、陕西、甘肃等地。

【性　　状】

火麻仁呈卵圆形，表面灰绿色或灰黄色，有微细的棕色或白色网纹，顶端略尖，两边有棱，基部有圆形果梗痕。果皮薄而脆，易破，种皮绿色，乳白色子叶 2 片，富油性。气微，味淡。

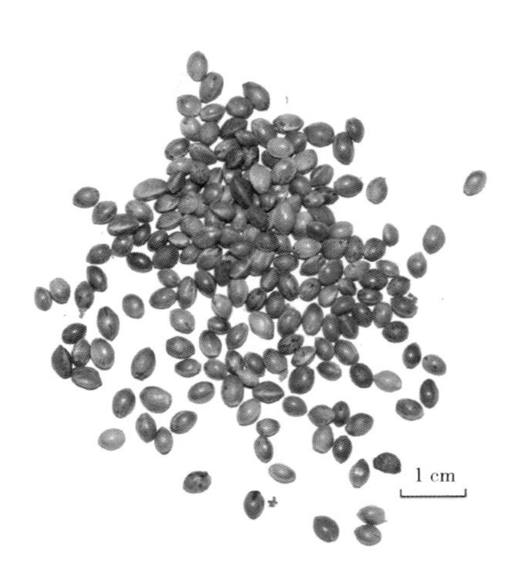

图 169-1　火麻仁

【采收加工】

10~11 月果实大部分成熟时采收。选晴天，割取果株，运回脱粒，晒干。

【贮　　藏】

火麻仁常规贮存，易泛油、发霉、虫蛀，堆积过高易受热腐烂，有效成分流失快。

建议 20℃以下，单包装密封，大垛用黑色塑料布遮盖、密闭库藏，药材水分控制在 11%~15%。此条件下贮存，药材不易变质，药效不易下降。

注：火麻仁贮藏时不宜堆积过高。

【主要成分】

主要化学成分为脂肪油、蛋白质、胡芦巴碱等。

【性味归经】

甘，平。归脾、胃、大肠经。

【功能主治】

润肠通便。用于血虚津亏，肠燥便秘。

【用法用量】

10~15 g。

【编 者 按】

1. 脾肾不足之便溏、阳痿、遗精、带下慎服。

2. 火麻仁入药前需捣碎。压裂提取，利于有效成分溶出。

3. 临床用于治疗各种原因引起的便秘、肺气肿、胆石症、胆道蛔虫、高血压、口歪斜等病症。

4. 火麻仁 15 g，水煎服；或火麻仁 10 g，当归、生地黄、肉苁蓉各 12 g，水煎服，治老人、产妇体虚，津血不足，肠燥便秘。

佛　手

【来　　源】

佛手是芸香科植物佛手 *Citrus medica* L. var. *sarcodactylis* Swingle 的干燥果实。产于广西、四川、广东、云南等地。

【性　　状】

佛手呈类椭圆形或卵圆形片，常皱缩或卷曲。顶端常有 3~5 个手指状的裂瓣，稍宽。基部有的可见果梗痕，略窄。外皮黄绿色或橙黄色，有皱纹和油点。果肉浅黄白色，散有凹凸不平的线状或点状维管束。质硬而脆，受潮后柔韧。气香，味微甜后苦。

以片均匀平整，不破碎，绿皮白肉，香气浓厚者为佳。

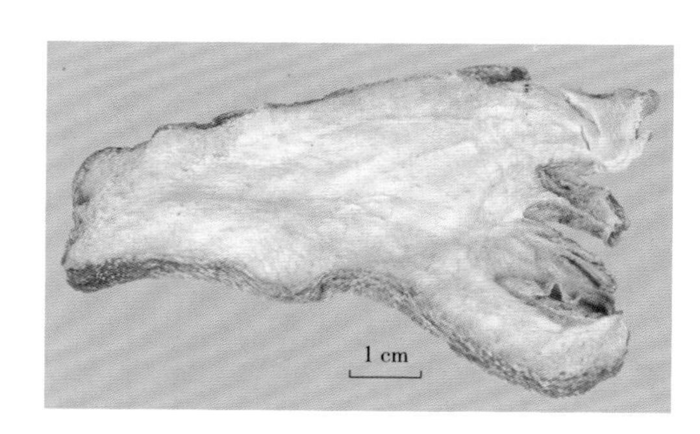

图 170-1　佛手

【采收加工】

7 月下旬至 10 月陆续成熟，果皮由绿开始变浅黄绿色时采收。分批成熟，随熟随采。选晴天，摘下果实，运回趁鲜纵切成薄片，摊薄快速晒干或低温烘干。药材水分不得超过 15%。

表 170-1　蒸制对佛手中橙皮苷含量的影响①

蒸制时间（小时）	橙皮苷（mg/g）
0	0.858
0.5	0.924
1	0.976
1.5	0.930
2	0.960
2.5	1.038
3	0.882
3.5	0.996
4	0.826

广东、广西两地佛手常蒸制后入药，以降低辛燥性，同时橙皮苷没有降低。

【贮　　藏】

佛手常规贮存，易受潮发霉、虫蛀，香气易散失，有效成分流失快。贮藏时间不宜超过 1 年。

建议 20℃以下，单包装密封，大垛黑色塑料布遮盖、密闭库藏；有条件的可密封冷藏。贮藏期药材水分控制在 10%~15%。此条件下贮存，药材不易变质，药效不易降低。

【主要成分】

主要化学成分为橙皮苷、黄酮、挥发油等。

---

① 黎珊，高明，陈康，等 . 蒸制时间对佛手主要成分与抗氧化活性的影响 [J]. 中成药，2015，37（4）：821-824.

药典标准：醇浸出物不得少于 10.0%；含橙皮苷不得少于 0.030%。

【性味归经】

辛、苦、酸，温。归肝、脾、胃、肺经。

【功能主治】

疏肝理气，和胃止痛，燥湿化痰。用于肝胃气滞，胸胁胀痛，胃脘痞满，食少呕吐，咳嗽痰多。

【用法用量】

3~10 g。

【编 者 按】

1. 佛手有一定的平喘、祛痰作用。佛手醇提物对肠道平滑肌有明显的抑制作用，有扩张冠状血管、增加冠脉血流量的作用，高浓度时抑制心肌收缩力、减缓心率、降低血压、保护实验性心肌缺血。佛手多糖对多环节免疫功能有明显促进作用，可促进腹腔巨噬细胞的吞噬功能，明显对抗环磷酰胺所致的免疫功能低下。

2. 鲜佛手 10 g，生姜 6 g，水煎服，治痰湿咳嗽。

3. 佛手 10 g，青皮 9 g，川楝子 6 g，水煎服，用于肝气郁结、胃腹疼痛等。

陈 皮

【来 源】

陈皮为芸香科植物橘 *Citrus reticulata* Blanco 及其栽培变种的干燥成熟果皮。主产于湖北、四川、广西等地。广东等地所产茶枝柑果皮称为“广陈皮”。

【性 状】

陈皮：常剥成数瓣，基部相连，有的呈不规则片状。外表面橙红色或红棕色，有细皱纹和凹下的点状油室；内表面浅黄白色，粗糙，附黄白色或黄棕色筋络状维管束。质稍硬而脆。气香，味辛、苦。

广陈皮：常 3 瓣相连，形状整齐，厚度均匀。点状油室较大，对光照视，透明清晰。质较柔软。

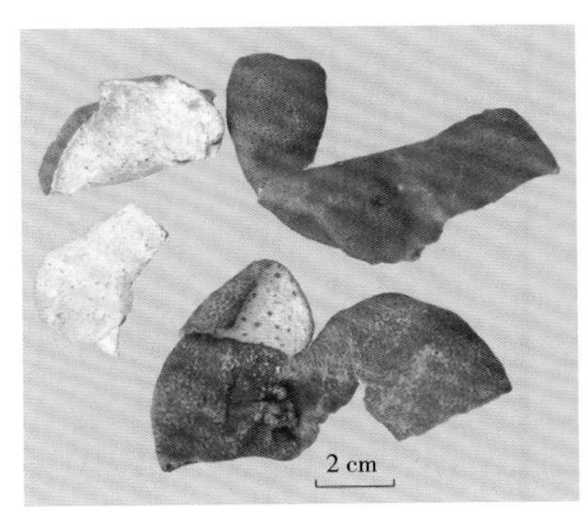

图 171–1 陈皮

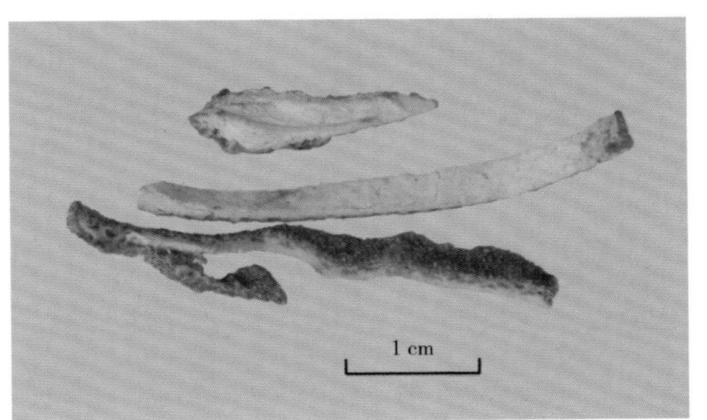

图 171–2 陈皮（切丝）

【采收加工】

通常于冬至前后，果实完全成熟，果皮呈红色时采收。采摘成熟果实，剥取果皮，晒干或低温烘干。建议趁鲜切丝，低温烘干。药材水分不得超过 13.0%。

【贮　　藏】

陈皮常规贮存，易发霉、虫蛀，易走味，挥发油易流失。

建议 20℃以下，单包装密封，大垛用黑色胶布遮盖、密闭库藏。此贮藏条件下，不易变质，挥发油不易流失。

表 171-1　不同贮藏期的陈皮有效成分的含量[①]（%）

贮藏期	总黄酮	橙皮苷	挥发油
1 年	5.05	4.21	1.69
2 年	5.19	4.29	1.51
3 年	5.58	4.38	1.25

表 171-2　不同采收期的陈皮有效成分的含量[②]（%）

采收期	总黄酮	橙皮苷	川陈皮素	橘皮素	辛弗林
青黄皮	5.89	4.27	0.328	0.228	0.70
黄皮	5.56	3.43	0.322	0.245	0.53
红皮	4.85	2.57	0.260	0.207	0.49

陈皮中总黄酮和橙皮苷含量随贮存时间延长而增加。久置陈皮成分发生改变，其中挥发性成分减少，酯类成分增加。

【主要成分】

橙皮苷、川陈皮素、橘皮素、辛弗林、挥发油等。

药典标准：含橙皮苷不得少于 2.5%。

【性味归经】

苦、辛，温。归肺、脾经。

【功能主治】

理气健脾，燥湿化痰。用于脘腹胀满，食少吐泻，咳嗽痰多。

【用法用量】

3~10 g。

【编 者 按】

1. 陈皮中橙皮苷、川陈皮素、橘皮素和新弗林的含量均随着果实成熟度的增加而降低，黄青皮含量较高，黄皮次之，红皮最低。

2. 陈皮栽培变种主要有茶枝柑 *Citrus reticulata* ‘Chachi’（广陈皮）、大红袍 *Citrus reticulata* ‘Dahongpao’、温州蜜柑 *Citrus reticulate* ‘Unshiu’、福橘 *Citrus reticulatai* ‘Tangerina’等。

3. 黄曲霉素不得超过限量。

4. 陈皮用于生产蛇胆陈皮片、蛇胆陈皮胶囊、蛇胆陈皮散等，治疗痰浊阻肺，胃失和降，咳嗽、呕逆。

5. 陈皮、苍术各 8 g，厚朴 10 g，水煎服，治胃脘胀痛。

6. 陈皮、葛花各 9 g，水煎代茶，治醉酒或伤酒呕吐、干渴。

①林林 . 陈皮总黄酮、橙皮苷和挥发油的动态分析研究 [D]. 广州：广东药学院，2008.

②王洋 . 不同采收期及贮存时间广陈皮药材主要成分含量的动态变化研究 [D]. 南京：南京中医药大学，2009.

青 皮

【来　　源】

青皮为芸香科植物橘 *Citrus reticulata* Blanco 及其栽培变种的干燥幼果或未成熟果实的果皮。主产于江西、四川、湖北等地。

【性　　状】

个青皮：呈类球形，表面灰绿色或黑绿色，有细密凹下的油室，顶端有稍突起的柱基，基部有圆形果梗痕。质硬，断面果皮黄白色或淡黄棕色。瓤囊淡棕色。气清香，味酸、苦、辛。

四花青皮：果皮剖成四裂片，裂片长椭圆形。外表面灰绿色或黑绿色，密生多数油室；内表面类白色或黄白色。气香，味苦、辛。

以外皮青、内白、皮厚者为佳。

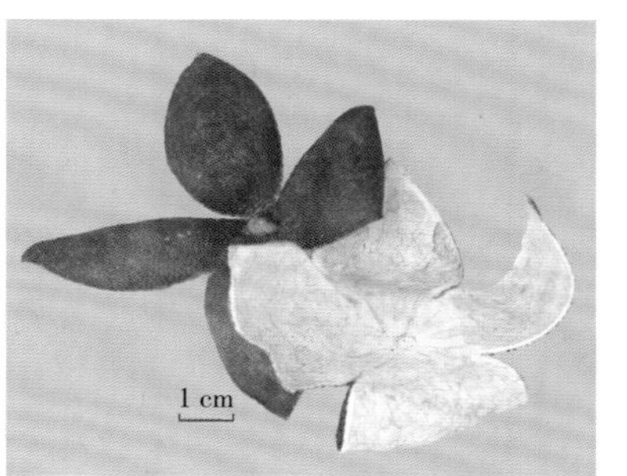

图 172-1　四花青皮

【采收加工】

个青皮于 5~6 月收集自然落地的幼果，横切成瓣，晒干；四花青皮于 7~8 月采收未成熟果实，果皮纵剖成四瓣，除去果瓤，晒干。建议个青皮趁鲜切片，四花青皮趁鲜切丝，低温烘干，干燥后立即密封保存。药材水分不得超过 13.0%。

表 172-1　不同规格青皮有效成分的含量①②（%）

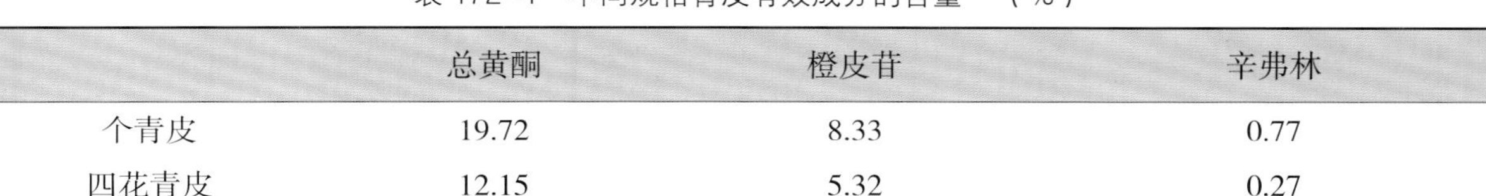

	总黄酮	橙皮苷	辛弗林
个青皮	19.72	8.33	0.77
四花青皮	12.15	5.32	0.27

落地幼果入药的个青皮中黄酮类成分和辛弗林含量高于四花青皮。

【贮　　藏】

青皮常规贮存，香气极易散失，有效成分易流失。贮藏时间不宜超过 1 年。

建议 20℃以下，单包装密封，大垛密闭库藏。此贮藏条件下，不易变质，药效保持较好。

【主要成分】

含橙皮苷、辛弗林、挥发油等。

药典标准：含橙皮苷不得少于 5.0%。

【性味归经】

苦、辛，温。归肝、胆、胃经。

【功能主治】

疏肝破气，消积化滞。用于胸胁胀痛，疝气疼痛，乳癖，乳痈，食积气滞，脘腹胀痛。

【用法用量】

3~10 g。

①赵炜姗 . 源于同一植物的陈皮和青皮的品质评价研究 [D]. 成都：成都中医药大学，2011.

②李先端，马志静，毛淑杰，等 . 个青皮和四花青皮中四种成分的含量比较 [J]. 中成药，2005，27（5）：611-612.

【编 者 按】

1. 个青皮挥发油棕黄色，四花青皮挥发油黄色，挥发油成分和含量有较大差异，主成分柠檬烯和芳樟醇个青皮是四花青皮的 2 倍多。

2. 个青皮和四花青皮的化学成分差异较大，功效上，个青皮以破气化滞为主，四花青皮以调肝理气为主。建议将个青皮和四花青皮作为 2 个规格药材分别入药，利于控制和保障药材质量。

3. 青皮 25 g，延胡索（醋）15 g，甘草 5 g，大枣 3 枚，水煎服，治心胃久痛不愈、饮食米汤即痛极者。

枳 实

【来 源】

枳实为芸香科植物酸橙 *Citrus aurantium* L. 及其栽培变种或甜橙 *Citrus sinensis* Osbeck 的干燥幼果。主产于四川、江西、湖南，分别称川枳实、江枳实、湘枳实。以四川、江西产量最大，供应外地并出口。

【性 状】

枳实为不规则弧状条形或圆形薄片，条长 2.5 cm，宽 1.2 cm，圆片直径 0.3~1.5 cm。切面外果皮黑绿色至暗棕色，中果皮部分黄白色至黄棕色，近外缘有 1~2 列点状油室，条片内侧或圆片中央具棕褐色瓤囊。

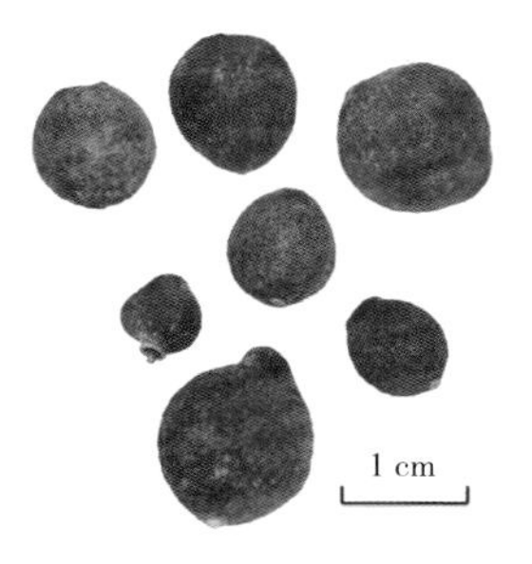

图 173–1 枳实

均以外果皮绿褐色、色白、瓤小、质坚实、香气浓者为佳。

【采收加工】

通常于 5~6 月摘取或拾取落在地上的幼果，除杂质、洗净，大的横切两半，小的整个晒干或低温烘干。建议趁鲜切薄片，低温干燥后立即密封保存。药材水分不超过 12%。

表 173–1 不同采收时间枳实中辛弗林含量比较[①]（%）

时间	5 月下旬	6 月中旬	6 月下旬	10 月中旬
辛弗林含量	1.37	1.18	0.67	0.80

不同采收期枳实药材的大小较为悬殊，随着果实的逐步发育成熟，辛弗林含量呈降低趋势，以 5 月下旬采收的枳实品质最好。

【贮 藏】

枳实常规粗贮，易虫蛀，药效流失快，贮藏时间不宜超过 1 年。

建议在 20℃以下，单包装密封，大垛用黑色塑料布遮盖，密闭库藏。

表 173–2 不同贮存期样品中辛弗林含量[②]（%）

贮存期（年）	1	2	3	4	5
0	0.13	0.12	0.11	0.13	0.12
1	0.11	0.10	0.10	0.11	0.10

①邓敏芝，邓可众，陈虹，等．不同采收期枳实促胃肠动力作用及其辛弗林含量的比较研究 [J]. 中国民族民间医药，2016，25（17）：14–17.

②周件贵，桂东浩．不同贮存期麸炒枳实的质量研究 [J]. 中国中药杂志，1997，22（2）：88–89.

续表

贮存期（年）	1	2	3	4	5
2	0.08	0.09	0.08	0.09	0.09
3	0.07	0.07	0.06	0.06	0.06
4	0.05	0.05	0.06	0.04	0.05

表 173-3　不同贮存期样品中挥发油和浸出物含量[①]（%）

贮存期（年）	挥发油	水溶性物	醇溶性物
0	1.9	27.9	5.9
1	1.8	27.3	5.7
2	1.5	26.4	5.3
3	1.2	24.9	4.7
4	0.9	23.6	4.3

随着贮存期的增长，枳实有效成分下降越多，颜色明显变浅。

【主要成分】

枳实中化学成分除含有辛弗林外，还含有较多的黄酮类如新橙皮苷、柚皮苷，其中，新橙皮苷的含量可达 20% 以上。

药典标准：醇浸出物不得少于 12.0%，含辛弗林不得少于 0.30%。

【性味归经】

苦、辛，寒。归脾、胃、肝、心经。

【功能主治】

破气消积，化痰散痞。用于积滞内停，痞满胀痛，大便秘结，泻痢后重，结胸，胃下垂，子宫脱垂，脱肛。

【用法用量】

3~10 g。

【编 者 按】

1. 孕妇慎用。

2. 枳实具有促进胃排空、小肠推进作用，抗癌、抗氧化，促进脂代谢、抗菌等多种药理活性。

3. 枳实薤白桂枝汤：枳实 12 g，厚朴 12 g，薤白 9 g，桂枝 6 g，栝楼实 12 g，具有通阳散结，祛痰下气之功效，现代常加减用于冠心病、心绞痛、慢性支气管炎、慢性胃炎、非化脓性肋骨炎、肋间神经痛等属胸阳不振，痰浊气滞者。

枳 壳

【来 源】

枳壳为芸香科植物酸橙 *Citrus aurantium* L. 及其栽培变种的干燥未成熟果实。主产于四川、重庆、湖南、江西、浙江、陕西等地。

①周件贵，桂东浩 . 不同贮存期麸炒枳实的质量研究 [J]. 中国中药杂志，1997，22（2）：88-89.

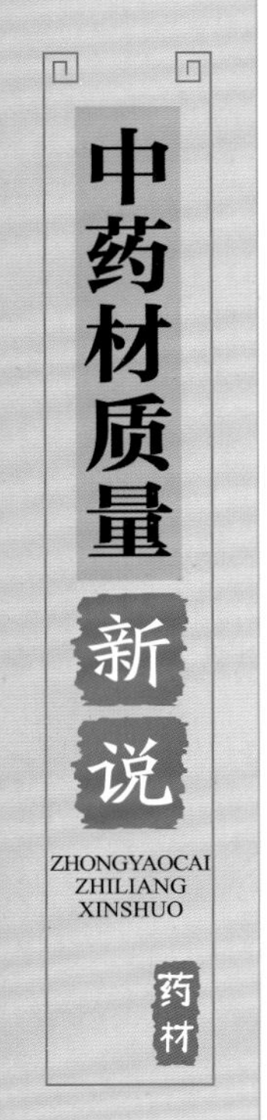

【性　　状】

枳壳呈半球形，直径 3~5 cm。外果皮棕褐色至褐色，有颗粒状突起，突起的顶端有凹点状油室；有明显的花柱残迹或果梗痕。切面中果皮黄白色，光滑而稍隆起，厚 0.4~1.3 cm，边缘散有 1~2 列油室，瓤囊 7~12 瓣，少数至 15 瓣，汁囊干缩呈棕色至棕褐色，内藏种子。质坚硬，不易折断。气清香，味苦、微酸。

以外果皮色绿褐、果肉厚、质坚硬、香气浓者为佳。

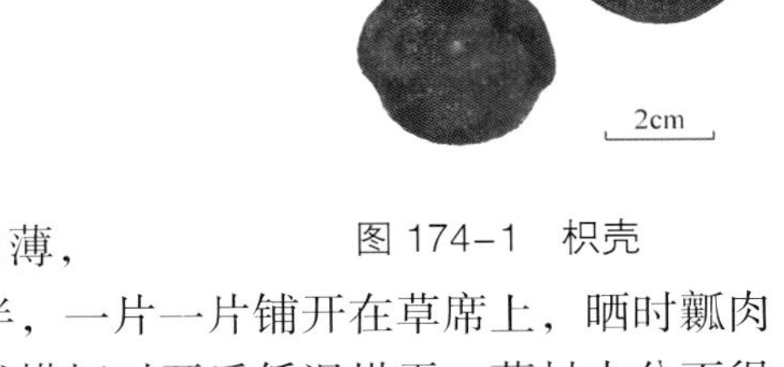

图 174-1　枳壳

【采收加工】

宜在大暑前后采摘，过早则果小，过迟则果瓤过大，肉薄，影响质量。选晴天，采绿色尚未成熟的果，自中部横切为两半，一片一片铺开在草席上，晒时瓤肉向上，切勿沾灰、沾水，晒至半干后，再反转晒皮至全干。或横切对开后低温烘干。药材水分不得超过 12.0%。

表 174-1　不同枳壳样品中柚皮苷和新橙皮苷含量测定①（%）

样品名称	来源	柚皮苷	新橙皮苷
川枳壳	重庆江津县	5.78	5.31
川枳壳	重庆綦江县	4.37	5.11
苏枳壳	浙江兰溪（大暑前）	8.34	5.95
苏枳壳	浙江兰溪（大暑后）	4.40	3.01
湘枳壳	湖南沅江秋枳壳	4.48	2.91
湘枳壳	湖南怀化	4.75	2.79
江枳壳	江西樟树吴城乡	3.78	4.27
江枳壳	江西新干臭橙	6.42	7.43

经测定：大暑前采摘的苏枳壳中柚皮苷含量最高，江西新干臭橙中新陈皮苷含量最高，两批湘枳壳中新橙皮苷含量均不符合药典标准，江西樟树吴城乡产江枳壳柚皮苷含量不符合标准，两批川枳壳含量均符合药典标准，质量均较好。江枳壳为枳壳的道地药材；市场上川枳壳为主流品种；湘枳壳产量较大，为大宗药材；苏枳壳市场上已基本消失。

表 174-2　江西新干产枳壳活性成分含量测定②（%）

采收时间	柚皮苷	新橙皮苷	辛弗林
7 月 1 日	7.223	6.011	0.161
7 月 5 日	5.916	4.324	0.184
7 月 10 日	6.906	5.011	0.176
7 月 15 日	6.093	5.011	0.173
7 月 20 日	4.745	3.852	0.141
7 月 25 日	3.417	2.993	0.123
8 月 1 日	3.266	3.152	0.120
8 月 5 日	3.153	2.994	0.073
8 月 10 日	2.602	2.296	0.106

①杨武亮，杨世林，张敏，等．RP—HPLC 法测定枳壳中柚皮苷和新橙皮苷的含量 [J]. 中药新药与临床药理，2005，16（4）：261-263.

②李正红，陈海芳，骆利平，等．江枳壳不同采收期活性成分 HPLC 含量测定 [J]. 中药材，2013，36（1）：28-31.

枳壳主要活性成分的含量从7月初到8月初总体呈下降趋势。7月初时，枳壳中主要活性成分的含量较高，但此时果实较小，不适合作为枳壳采摘的最佳时期。在大暑（每年7月23日或24日）前后，枳壳中柚皮苷和新橙皮苷的含量均符合药典标准，此阶段果实较大，性价比高，且果实具有“翻肚盆口”的特点，因此，确定江西新干产枳壳的最佳采收期为大暑前后。

【贮　　藏】

枳壳常规贮存，易虫蛀、易受潮发霉，香气极易散失，有效成分流失快。无香气者药效低，贮存时间不宜超过1年。

建议在20℃以下，单包装密封，大垛用黑色塑料布遮盖、密闭库藏。此贮存条件下，香气不易散失，有效成分不易下降。

【主要成分】

主要化学成分为柚皮苷、新橙皮苷、橙皮苷、柠檬烯、辛弗林、N-甲基酪胺、橘皮内酯、水合橘皮内酯、马尔敏、川橙皮素、橘皮素等。

药典标准：含柚皮苷不得少于4.0%，含新橙皮苷不得少于3.0%。

【性味归经】

苦、辛、酸，微寒。归脾、胃经。

【功能主治】

理气宽中，行滞消胀。用于胸胁气滞，胀满疼痛，食积不化，痰饮内停，脏器下垂。

【用法用量】

3~10 g。

【编 者 按】

1. 孕妇慎用。

2. 栽培变种主要有黄皮酸橙 *Citrus aurantium* ‘Huangpi’、代代花 *Citrus aurantium* ‘Daidai’、朱栾 *Citrus aurantium* ‘Chuluan’、塘橙 *Citrus aurantium* ‘Tangcheng’。

3. 枳壳与枳实本为一物，因老幼不同而区分，两者功效相近。枳实小则性苦而速，力强，气在胸下，气坚、破气除痞、消积导滞多用枳实；枳壳大则性和而缓，气在胸中，理气宽中、消胀除满多用枳壳。

4. 枳壳具有调节胃肠运动，利胆排石，升压、抗休克，抗血栓，降血脂，抗肿瘤，调节肠道微生态，抗菌抑菌等药理作用；临床用于治疗肠胃病、胆囊和输尿管结石、颈椎病、腰椎间盘突出症等多种病症，对消化系统、心血管系统、内分泌系统疾病有一定的治疗作用。

5. 枳壳中含有较高的辛弗林和N-甲基酪胺，它们都具有强心、增加心输出量、改善心血压的作用，临床上可用枳壳或枳实的注射液抢救休克病人。

6. 枳壳、代代花各6 g，甘草3 g，开水冲泡，每日3次分服，治肝胃疼痛。

化橘红

【来　　源】

化橘红为芸香科植物化州柚 *Citrus grandis* ‘Tomentosay’ 或柚 *Citrus grandis*（L.）Osbeck 的未成熟或近成熟的干燥外层果皮。前者习称“毛橘红”，后者习称“光橘红”。广东化州是毛橘红道地产区；光橘红产于广东、广西、四川等地。

【性　　状】

化州柚：外表面黄绿色，密布茸毛，有皱纹及小油室，内表面黄白色或淡黄棕色，有脉络纹。质脆，易折断，断面不整齐，外缘有一列不整齐的下凹的油室，内侧稍柔而有弹性。气芳香，味苦、微辛。

柚：外表面黄绿色至黄棕色，无毛。

均以片大而薄、色橙红、质油润者为佳。

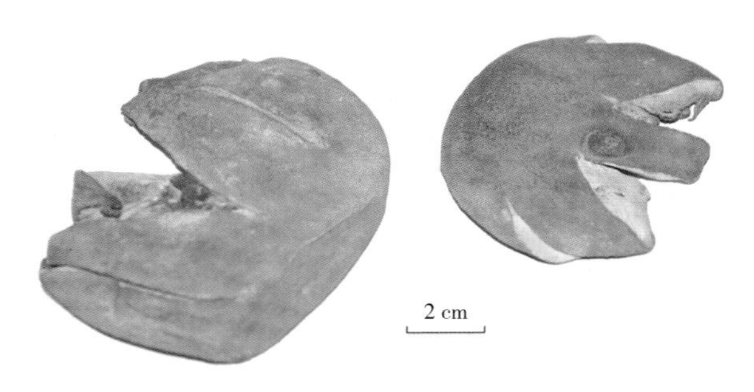

图 175-1　光橘红

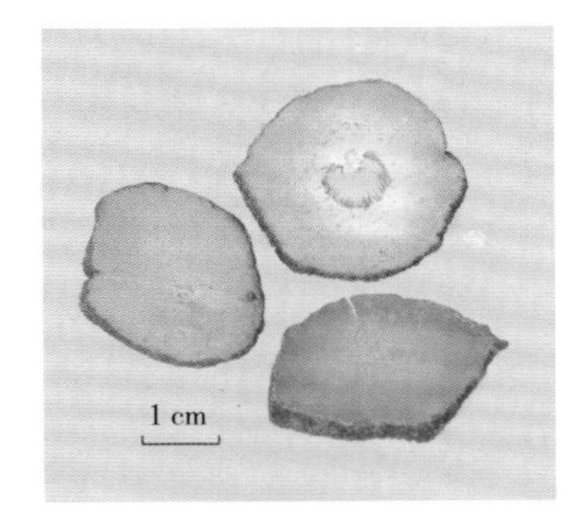

图 175-2　化橘红片

【采收加工】

通常在夏季果实未成熟时采收，采收后，置于 80℃水中略烫，取出稍晾，剥取果皮，除去果瓤和中果皮，置于 70℃烘箱中烘干。药材水分不得超过 11.0%。

表 175-1　化橘红有效成分含量与果龄的关系[①]

果龄（天）	柚皮苷含量（%）	总黄酮含量（%）	直径（cm）	鲜重（g/ 个）
20	46.0	50.0	0.74~1.08	11.74
34	24.6	31.3	3.44~3.92	28.68
48	11.5	13.9	7.20~7.41	143.74
55	9.2	12.4	8.15~8.34	185.58
69	7.3	9.2	9.24~9.56	235.04
90	5.9	7.1	9.16~9.48	248.07

化橘红中总黄酮和柚皮苷含量均随果龄和果径的增长而下降。采收期早，柚皮苷含量高，但果径小，产量低；采收期迟，果径大，产量高，但柚皮苷含量偏低。综合产量和质量考虑，建议在果龄 55 天左右，果径 8 cm 左右时采收，柚皮苷累积量较高。

表 175-2　化橘红不同部位有效成分的含量[①]（%）

不同部位	果皮	叶
总黄酮	12.4	7.3
柚皮苷	9.2	1.0

化州柚叶含有相当量的总黄酮，主要成分为柚皮苷和野漆树苷，可综合利用。

表 175-3　不同加工方法的化橘红有效成分的含量[②]（%）

加工方法	总黄酮	柚皮苷
烫煮后烘干	14.0	10.8
直接烘干	11.8	10.1

①林励，黄兰珍，欧剑峰，等．化橘红原植物化州柚生长过程中黄酮类成分的变化规律研究 [J]. 广州中医药大学学报，2006，23（3）：256-261.

②伍柏坚，陈康，林励，等．毛橘红传统产地加工工艺的探讨及优化 [J]. 广州中医药大学学报，2014，31（2）：280-283.

化橘红鲜果烫煮具有杀酶保苷的作用，能破坏分解酶，减少加工过程中有效成分的分解。

【贮　　藏】

化橘红常规贮存，易发霉，易虫蛀，香气易散失，有效成分易流失。贮藏时间不宜超过 2 年。

建议 20℃以下，单包装密封，大垛用黑色胶布遮盖、密闭库藏。此贮藏条件下，香气不易散失，不易变质，药效保持较好。

【主要成分】

含柚皮苷、野漆树苷、柚皮素等黄酮类及挥发油、香豆素类、多糖等。

药典标准：含柚皮苷不得少于 3.5%。

【性味归经】

辛、苦，温。归肺、脾经。

【功能主治】

理气宽中，燥湿化痰。用于咳嗽痰多，食积伤酒，呕恶痞闷。

【用法用量】

3~6 g。

【编 者 按】

1. 化橘红多糖制成的颗粒冲剂对慢性支气管炎、慢性阻塞性肺气肿的疗效较好。

2. 化橘红、半夏各 15 g，川贝母 9 g，共研细末，每服 6 g，开水送下，治痰喘。

橘　红

【来　　源】

橘红为芸香科植物橘 *Citrus reticulata* Blanco 及其栽培变种的干燥外层果皮。主产于四川、浙江、福建、广东、广西等地。

【性　　状】

橘红呈长条形或不规则薄片状，边缘皱缩向内卷曲。外表面黄棕色或橙红色，存放后呈棕褐色，密布黄白色突起或凹下的油室。内表面黄白色，密布凹下透光小圆点。质脆易碎。气芳香，味微苦、麻。

以皮薄、片大、色红、油润者为佳。

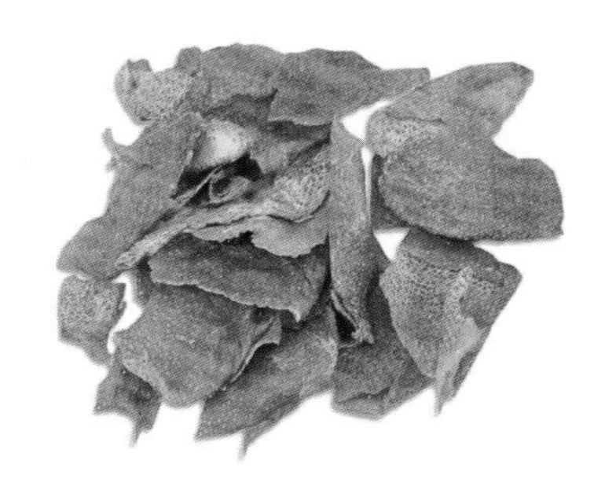

图 176-1　色红、油润，质好

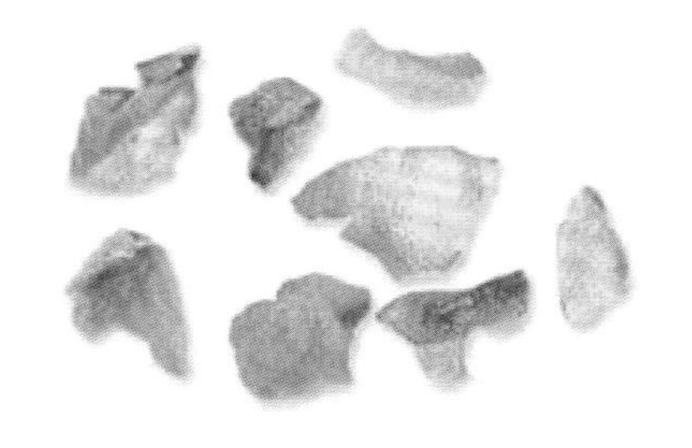

图 176-2　干瘪、色黯淡，质次

【采收加工】

秋末冬初果实成熟后采收，用刀削下外果皮，晒干或阴干。

【贮　　藏】

橘红常规贮存，易发霉、易虫蛀，有效成分易流失。贮藏时间不宜超过 2 年。

建议 20℃以下，单包装密封，大垛用黑色胶布遮盖、密闭库藏。此贮藏条件下，不易变质，药效保持较好。

【主要成分】

主要化学成分为橙皮苷、枸橼、香叶醇、芳香醇、柚皮苷、新橙皮、枸橼苷等。

药典标准：含橙皮苷不得少于 1.7%。

【性味归经】

辛、苦，温。归肺、脾经。

【功能主治】

理气宽中，燥湿化痰。用于咳嗽痰多，食积伤酒，呕恶痞闷。

【用法用量】

3~10 g。

【编 者 按】

1. 阴虚燥咳及嗽气虚者不宜服。
2. 橘红具有抗炎，降低血小板聚集、增快血流等药理作用。
3. 栽培变种主要有：大红袍 *Citrus reticulata* 'Dahongpao'、福橘 *Citrus reticulata* 'Tangerina'。
4. 橘红和陈皮的区别：

（1）橘红是陈皮的一部分，新鲜的橘皮去掉内部白色部分后，再晒干而制成。

（2）陈皮偏于入脾经，健脾和胃较好；橘红偏于入肺经，止咳化痰更佳，性质更为温燥。

吴茱萸

【来　　源】

吴茱萸为芸香科植物吴茱萸 *Euodiaru aecarpa*（Juss）Benth.、石虎 *Euodiaru taecarpa*（Juss）Benth. var. *officinalis*（Dode）Huang 或疏毛吴茱萸 *Euodiaru taecarpa*（Juss）Benth. var. *bodinieri*（Dode）Huang 的干燥近成熟果实。主产于湖南、广西、贵州等地。按来源分，吴茱萸称为大花吴茱萸，石虎和疏毛吴茱萸称小花吴茱萸。

【性　　状】

吴茱萸呈球形或五角状扁球形。表面暗黄绿色至褐色，粗糙，有多数点状突起或凹下的油点。顶端有五角星状的裂隙，基部残留有黄色茸毛的果梗。质硬而脆，横切面可见子房 5 室，每室有淡黄色种子 1 粒。气芳香浓郁，味辛辣而苦。大花吴茱萸粒大，直径 3~5 mm，顶端有裂隙；小花吴茱萸粒小，直径 2~2.5 mm，顶端不开裂。

以小花、饱满、色绿、香气浓郁、未开裂者为质优。

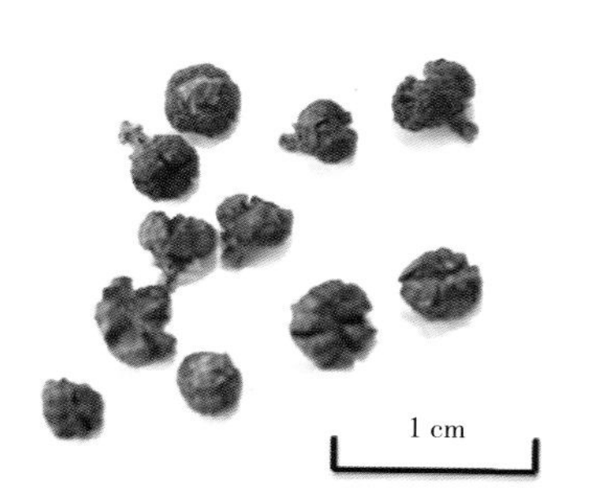

图 177-1　吴茱萸

【采收加工】

通常于 8~11 月份采收，采收过早则质嫩，过迟则果实开裂。剪下果枝，低温干燥，除去枝叶等杂质。药材水分不得超过 15%。

表 177-1　不同采收时间吴茱萸 3 种成分的含量[①]（%）

采收时间	吴茱萸碱	吴茱萸次碱	柠檬苦素
7 月 31 日（绿色）	0.20	0.11	1.00
8 月 7 日（黄绿色）	0.22	0.12	0.93
8 月 14 日（黄绿色）	0.25	0.12	1.11
8 月 21 日（黄色）	0.31	0.18	0.95
8 月 28 日（黄色）	0.27	0.15	0.96
9 月 4 日（黄褐色，少许开裂）	0.28	0.15	0.97

8 月中下旬吴茱萸碱和吴茱萸次碱含量最高。吴茱萸果实在 8 月中旬开始变色，9 月初逐渐变为黄褐色并有少许开裂。吴茱萸的最佳采收期为 8 月中下旬。

【贮　　藏】

吴茱萸常规粗贮，香气极易散失，有效成分流失快，贮藏时间不宜超过 1 年。

建议单包装密封，冷藏。在此贮藏条件下，香气不易散失，有效成分不易流失。

【主要成分】

吴茱萸主要含生物碱类成分（吴茱萸碱、吴茱萸次碱等），及柠檬苦素、黄酮、挥发油类等。

药典标准：醇浸出物不得少于 30.0%；含吴茱萸碱和吴茱萸次碱的总量不得少于 0.15%，含柠檬苦素不得少于 0.20%。

【性味归经】

辛、苦、热；有小毒。归肝、脾、胃、肾经。

【功能主治】

散寒止痛，降逆止呕，助阳止泻。用于厥阴头痛，寒疝腹痛，寒湿脚气，经行腹痛，脘腹胀痛，呕吐吞酸，五更泄泻。

【用法用量】

2~5 g。外用适量。

【编 者 按】

1. 吴茱萸具有止呕、止泻、抗胃溃疡、镇痛、保护心血管系统、抑菌、利尿、抗肿瘤等药理活性。内服可用于高血压、心绞痛、胆心综合征、风湿性关节炎、药物性肝损害等，外用可用于口腔病、高血压、阳痿早泄、慢性前列腺炎、喉喘鸣、癫痫、虚寒性胃痛、泄泻、麻痹性肠梗阻、腮腺炎、小儿消化不良等。

2. 吴茱萸汤：吴茱萸 9 g，人参 9 g，大枣 4 枚，生姜 18 g，具有温肝暖胃，降逆止呕之功效，现代常用于治疗慢性胃炎、妊娠呕吐、神经性头痛、耳源性眩晕等属中焦虚寒者。

豆　蔻

【来　　源】

豆蔻为姜科植物白豆蔻 *Amomurn kravanh* Pierre ex Gagnep. 或爪哇白豆蔻 *Amomum compactum* Soland ex Maton 的干燥成熟果实。按产地不同分为“原豆蔻”和“印尼白蔻”。原豆蔻主产于泰国、柬埔寨，印尼白蔻主产于印度尼西亚、爪哇；我国云南、广东、广西、海南等地有引种栽培。

①罗习珍，喻理德，张敏，等 . 吴茱萸最佳采收期的研究 [J]. 安徽农业科学，2012，40（9）：5175-5176.

【性　　状】

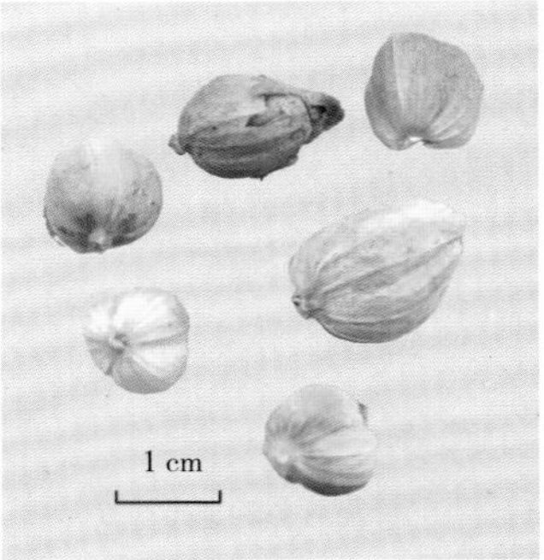

原豆蔻：呈类球形，表面黄白色至淡黄棕色，有3条较深的纵向槽纹，顶端有突起的柱基，基部有凹下的果柄痕，两端均具浅棕色绒毛。果皮体轻，质脆，易纵向裂开，内分3室，每室含种子约10粒；种子呈不规则多面体，背面略隆起，表面暗棕色，有皱纹，并被有残留的假种皮。气芳香，味辛凉略似樟脑。

印尼白蔻：个略小。表面黄白色，有的微显紫棕色。果皮较薄，种子瘦瘪。气味较弱。

以个大，粒饱满，果壳薄而完整，皮色白，气味浓者为佳。

1 cm

图 178-1　豆蔻

【采收加工】

7~8月果实即将成熟呈淡黄色，但未开裂时采收。剪取果穗，除去杂质，快速干燥或低温烘干。原豆蔻水分不超过11.0%；印尼白蔻水分不超过12.0%。

表 178-1　引种爪哇白豆蔻挥发油的含量测定[①]（%）

产地	挥发油含量
海南	6.26
云南	6.64
进口	4.94

产自云南的白豆蔻挥发油含量较高。

【贮　　藏】

豆蔻常规贮存，易虫蛀，香气易散失，挥发油含量易降低，贮藏不宜超过1年。

建议单包装密封，冷藏。此贮藏条件下，药材质量保存较好，香气不易散失，有效成分不易流失。

【主要成分】

主含挥发油，油中主要成分为右旋龙脑、右旋樟脑及桉叶素、松油醇等。

药典标准：原豆蔻仁含挥发油不得少于5.0%，印尼白蔻仁含挥发油不得少于4.0%；豆蔻仁含桉油精不得少于3.0%。

【性味归经】

辛，温。归肺、脾、胃经。

【功能主治】

化湿行气，温中止呕，开胃消食。用于湿浊中阻，不思饮食，湿温初起，胸闷不饥，寒湿呕逆，胸腹胀痛，食积不消。

【用法用量】

3~6 g，后下。

【编 者 按】

1. 入药前需捣碎。

2. 豆蔻具有平喘、抑菌、促进胃液分泌、增进胃肠蠕动、制止肠内异常发酵、祛除胃肠积气等药理作用。

3. 白豆蔻3 g，藿香6 g，半夏、陈皮各4.5 g，生姜6 g，水煎服，治胃腹胀满，呕吐。

---

①冯旭，梁臣艳，牛晋英，等. 不同产地白豆蔻挥发油成分的GC-MS分析[J]. 中国实验方剂学杂志，2013，19（16）：107-110.

草豆蔻

【来　　源】

草豆蔻为姜科植物草豆蔻 *Alpinia katsumadai* Hayata 的干燥近成熟种子。主产于广西、云南、广东、海南等地。

【性　　状】

草豆蔻为类球形的种子团，表面灰褐色，中间有黄白色的隔膜，将种子团分成 3 瓣，每瓣有种子多数，粘连紧密，种子团略光滑。种子为卵圆状多面体，外被淡棕色膜质假种皮，种脊为一条纵沟，一端有种脐；质硬；气香，味辛、微苦。

以个大、饱满、质结实、气味浓者为佳。

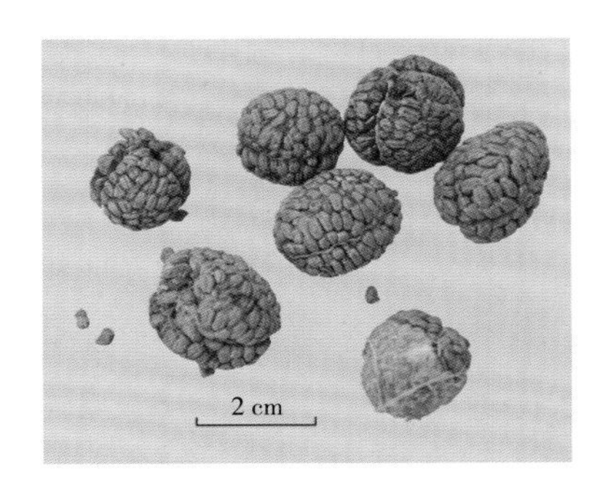

图 179-1　草豆蔻

【采收加工】

夏、秋二季果实略变黄色时采收，晒至八九成干，剥去果皮，将种子团晒至足干；或用水略烫，晒至半干，除去果皮，再将种子团晒至足干。建议直接除去果皮后，快速低温烘干。

表 179-1　不同产地草豆蔻中山姜素和小豆蔻明的含量测定[①]（mg/g）

产地	小豆蔻明含量	山姜素含量
广西	6.35	5.80
海南	1.13	5.36
广东	1.40	6.46

产自广西的草豆蔻中所含小豆蔻明和山姜素的总量最高。

【贮　　藏】

草豆蔻常规储存，香气极易散失，挥发油含量易降低，贮藏时间不宜超过 1 年。

建议在 20℃以下，单包装密封，大垛密闭库藏。此贮藏条件下，药材质量保存较好，香气不易散失，药效不易降低。

【主要成分】

主含挥发油、山柰素、乔松素、小豆蔻明、皂苷、黄酮等。

药典标准：含挥发油不得少于 1.0%；含山姜素、乔松素和小豆蔻明的总量不得少于 1.35%，桤木酮不得少于 0.50%。

【性味归经】

辛，温。归脾、胃经。

【功能主治】

燥湿行气，温中止呕。用于寒湿内阻，脘腹胀满冷痛，嗳气呕逆，不思饮食。

【用法用量】

3~6 g。

①刘劲峰，吴燕红，HPLC 法测定不同产地草豆蔻中山姜素与小豆蔻明的含量 [J]. 海峡药学，2009，21（3）：48–49.

【编者按】

1. 入煎剂前捣碎，提取前轧扁、粉碎。

2. 草豆蔻具有保护胃黏膜、抗胃溃疡、促胃肠动力、止呕、抗炎、抑菌、抗氧化、抗肿瘤等药理作用。

3. 草豆蔻、吴茱萸各6 g，高良姜5 g，水煎服，治寒湿内阻之脘腹冷痛、吐清涎酸水。

4. 草豆蔻除药用外，还是一种香料，在食品烹饪和加工中普遍使用。草豆蔻的茎秆麻皮纤维质量良好，通透性能好，是上等编制材料，用其编制的生活用品美观实用并具有保健功用。

肉豆蔻

【来　　源】

肉豆蔻为肉豆蔻科植物肉豆蔻 *Myristica fragrans* Houtt. 的干燥种仁。主产于马来西亚及印度尼西亚，我国广东、广西、云南等地也有栽培。

【性　　状】

肉豆蔻呈卵圆形或椭圆形，表面灰棕色或灰黄色，有时外被白粉（石灰粉末）。全体有浅色纵行沟纹和不规则网状沟纹。种脐位于宽端，呈浅色圆形突起，合点呈暗凹陷。种脊呈纵沟状，连接两端。质坚，断面显棕黄色相杂的大理石花纹，宽端可见干燥皱缩的胚，富油性。气香浓烈，味辛。

以个大、体重、坚实、香浓者为佳。

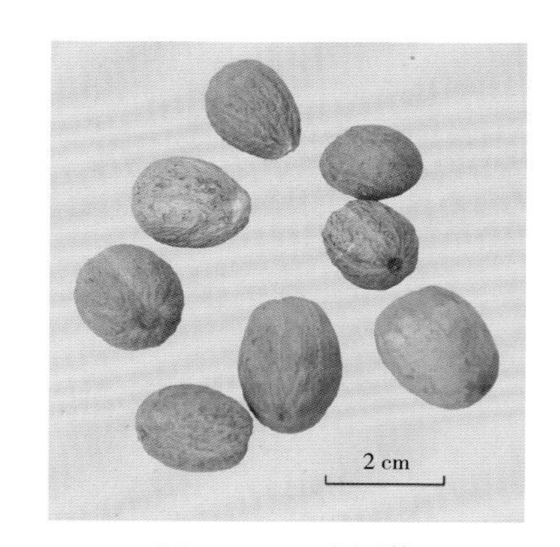

图 180-1　肉豆蔻

【采收加工】

定植后6~7年开花结果，10年后产量增多，25年达盛果期。每年采收2次，一次在11~12月，一次在4~6月。采摘成熟果实，除去果皮，剥去假种皮，45℃以下低温烘干。药材水分不得超过10%。

注： 烘干温度高于45℃，脂肪溶解，失去香味，质量将降低。

【贮　　藏】

肉豆蔻常规贮存，易虫蛀，香气易散失，有效成分易流失，贮藏时间不宜超过1年。

建议在20℃以下，单包装密封，大垛用黑色塑料布遮盖、密闭库藏。有条件的可直接密封冷藏。此贮藏条件下，药材质量保存较好，药效不易降低。

【主要成分】

含挥发油：肉豆蔻醚、黄樟醚、香桧烯、柠檬烯等，脂肪油：肉豆蔻酸等，去氢二异丁香油酚、三萜皂苷等。

药典标准：含挥发油不得少于6.0%；含去氢二异丁香酚不得少于0.10%。

【性味归经】

辛，温。归脾、胃、大肠经。

【功能主治】

温中行气，涩肠止泻。用于脾胃虚寒，久泻不止，脘腹胀痛，食少呕吐。

【用法用量】

3~10 g。

【编者按】

1. 黄曲霉素不得超过限量。

2. 入药前需捣碎。

3. 肉豆蔻中肉豆蔻醚和黄樟醚既是有效成分，又是毒性成分，对正常人有致幻作用。肉豆蔻服用过量可导致中毒，发生昏迷，瞳孔散大及惊厥。故肉豆蔻用量不宜过大，过量可引起中毒，出现神昏、瞳孔散大及惊厥。一般炮制后入药。

4. 肉豆蔻有抗菌、抗炎、抗氧化、抗癌、降血糖、保肝等药理作用。

5. 肉豆蔻还是一种重要的香料，还可作调味品、工业用油原料等。

6. 肉豆蔻叶中有效成分含量和种仁相似。

草果

【来　　源】

草果是姜科植物草果 *Amomum tsao-ko* Crevost et Lemaire 的干燥成熟果实。主产于云南文山、大理。

【性　　状】

草果呈长椭圆形，有三钝棱。表面浅棕色、浅红棕色或深棕色，有棱线和纵沟，顶端有圆形突起的柱基，基部有果梗或果梗痕。果皮质坚韧，易纵向撕裂。剥去外皮，中间有黄棕色隔膜，将种子团分成 3 瓣，每瓣有种子多为 8~11 粒。种子呈圆锥形多面体，直径约 0.5 cm；表面红棕色，外被灰白色膜质的假种皮，种脊为一条纵沟，尖端有凹状的种脐；质硬，胚乳灰白色。有特异香气，味辛、微苦。以个大，饱满，色红、气味浓者、完整者为佳。

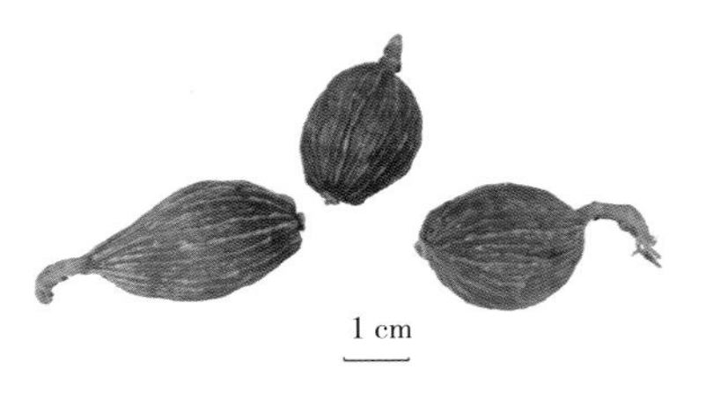

图 181–1　草果

【采收加工】

8 月初至 10 月下旬果实成熟，变为红褐色而未开裂时采收。采摘果穗时，用镰刀从果穗基部整个割下，避免伤害根茎和新叶芽、花芽。运回将果实从果穗剪下（剪时要稍带点短果柄，避免撕伤果实基部）。快速低温干燥。药材水分不得超过 15%。

表 181–1　草果不同采收期挥发油含量测定①（%）

采收期	挥发油
成熟时采收	1.8
八成熟时采收	1.3
六成熟时采收	1.1

草果成熟时采收挥发油含量高，不成熟的草果果实较小，种子团易散，气味淡，质差。

表 181–2　草果不同加工方法挥发油含量测定①（%）

加工方法	挥发油
烫 5 分钟后晒干	1.5
晒干或烘干	1.6
低温烘干	1.8

草果低温烘干挥发油含量高，暴晒和高温会造成挥发油挥发，含量降低。

① 植达诗 . 草果的质量探讨 [A]. 2004 年中国西部药学论坛论文汇编 [C]，2004，314–316.

表 181-3　草果不同部位挥发油含量测定[1]（%）

部位	挥发油
草果	1.40
草果仁	1.67
草果壳	0.30
隔膜	0.43

草果果仁部挥发油含量高，草果壳、隔膜挥发油含量低。

【贮　　藏】

表 181-4　草果不同贮藏时间挥发油含量测定[2]（%）

贮藏时间	挥发油
1 年	1.8
2 年	1.6
3 年	1.1

草果常规贮存，香气极易散失，有效成分流失快，贮藏 3 年后挥发油含量低于药典标准。

建议单包装密封，冷藏。贮藏期药材水分控制在 11%~15%。此贮藏条件下，香气不易散失，药材质量保持较好。

【主要成分】

主要化学成分为挥发油、黄酮等。

药典标准：含挥发油不得少于 1.4%。

【性味归经】

辛，温。归脾、胃经。

【功能主治】

燥湿温中，截疟除痰。用于寒湿内阻，脘腹胀痛，痞满呕吐，疟疾寒热，瘟疫发热。

【用法用量】

3~6 g。

【编 者 按】

1. 入煎剂前捣碎，提取前轧扁、粉碎。

2. 草果具有调节胃肠功能、降脂减肥、降血糖、抗氧化、抗肿瘤、防霉和抗炎镇痛等药理作用，临床用于治疗手术后腹胀、妊高征等病症，效果好。

3. 缩脾饮：草果 120 g，乌梅肉 90 g，甘草 75 g，每服 15 g，水一碗，生姜 10 片，煎至八分，浸以热水，温冷任意；用于解伏热，除烦渴，消暑毒，止吐痢。

4. 草果除药用外，主要以调料、食用为主，且食品用量远大于药品用量。

砂　仁

【来　　源】

砂仁为姜科植物阳春砂 *Amomum villosum* Lour.、绿壳砂 *Amomum villosum* Lour. var. *xanthioides*

①金传山，庞国兴，周本春，等．草果炮制的初步研究 [J]. 中成药，1998（2）：21-22.

②植达诗．草果的质量探讨 [A]. 2004 年中国西部药学论坛论文汇编 [C]，2004，314-316.

T.L.Wu et Senjen 或海南砂 *Amomum longiligulare* T.L.Wu 的干燥成熟果实。阳春砂主产于广东、广西、云南；绿壳砂主产于广东、云南及东南亚；海南砂主产于海南及雷州半岛。以广东省阳春县产阳春砂品质最好。

【性　　状】

阳春砂、绿壳砂：呈椭圆形或卵圆形，有不明显的三棱，表面紫红色或棕褐色，密生刺状突起，顶端有花被残基，基部常有果梗。果皮薄而软。种子集结成团，具三钝棱，中有白色隔膜，将种子团分成 3 瓣，每瓣有种子 5~26 粒。种子为不规则多面体；表面棕红色或暗褐色，有细皱纹，外被淡棕色膜质假种皮；质硬，胚乳灰白色。气芳香而浓烈，味辛凉、微苦。

海南砂：呈长椭圆形或卵圆形，有明显的三棱，表面被片状、分枝的软刺，基部具果梗痕。果皮厚而硬。种子团较小，每瓣有种子 3~24 粒；种子直径 1.5~2 mm。气味稍淡。

均以个大、坚实、仁饱满、气味浓厚者为佳。以阳春砂质量为优。

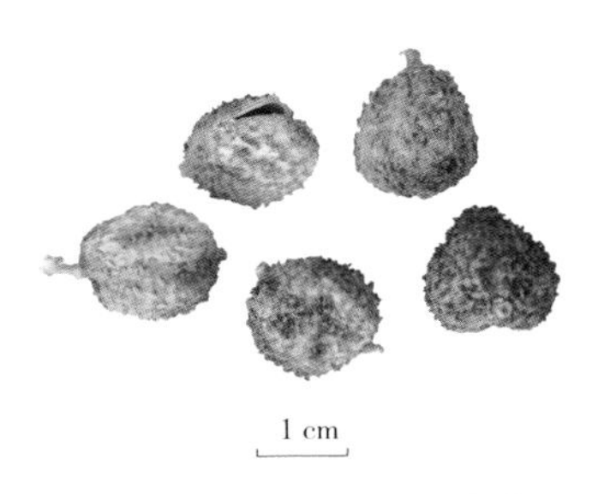

图 182-1　阳春砂（云南）

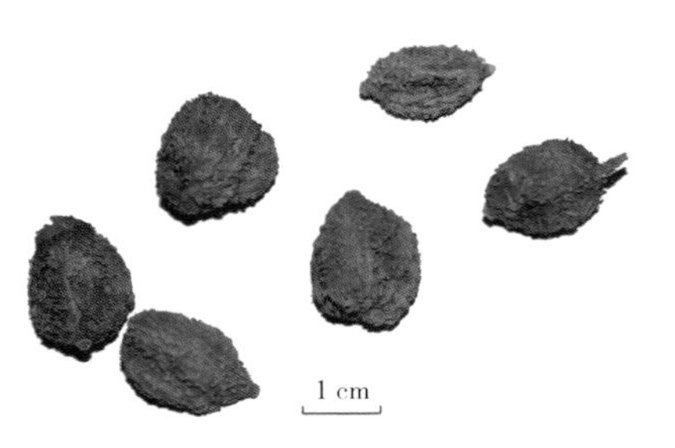

图 182-2　绿壳砂（云南）

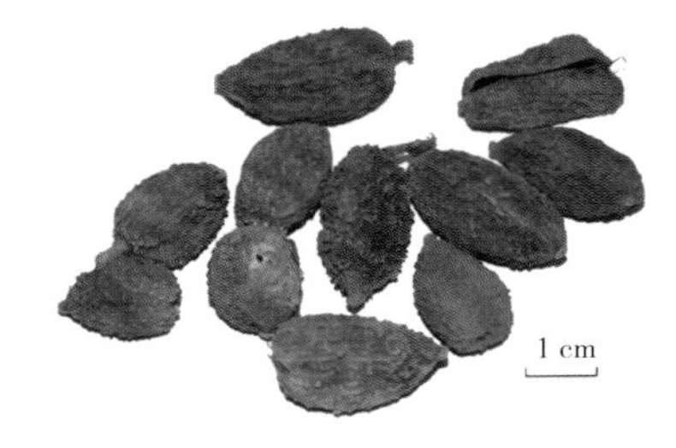

图 182-3　绿壳砂（越南砂）

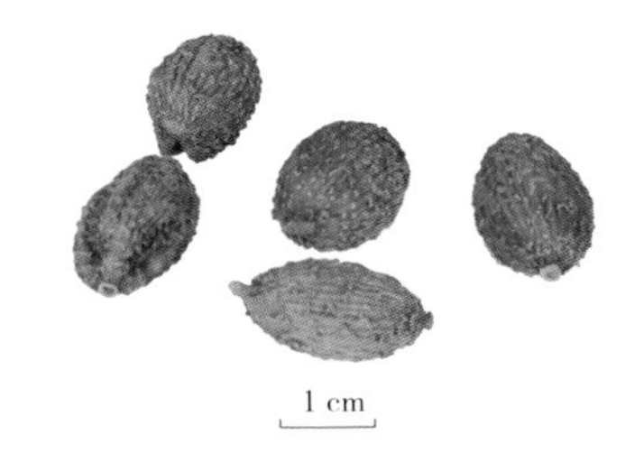

图 182-4　绿壳砂（缅甸砂）

【采收加工】

定植后 2~3 年后开花结果，7~8 月果实成熟、种壳未裂开时采收。成熟度不一致，边成熟边采收，低温烘干，干燥时勤翻动，不可阳光直射，不可造成种壳裂开。药材水分不得超过 15%。

表 182-1　壳砂与子砂挥发油含量比较[1]

样品名称	总挥发油 %（ml/g）	降低比率（%）
壳砂	3.40	0
子砂	3.00	24.7

壳砂的挥发油含量明显高于去壳砂仁，故在砂仁采收加工过程中不能造成种壳裂开，临用时捣碎入药。

表 182-2　不同产地阳春砂中樟脑、龙脑、乙酸龙脑酯的质量分数的比较[2]（mg/g）

产地	樟脑	龙脑	乙酸龙脑酯
广西宁明县	4.29	1.03	13.01

①刘成佳，焦翠英 . 不同加工方法对砂仁挥发油含量的影响 [J]. 中成药，1994（11）：20.

②赵红宁，黄柳芳，刘喜乐，等 . 不同产地阳春砂仁药材的质量差异研究 [J]. 广东药学院学报，2016，32（02）：176-180.

续表

产地	樟脑	龙脑	乙酸龙脑酯
云南西双版纳	3.87	1.02	15.01
福建长宁县	3.62	1.34	14.45
广东阳春	4.89	1.55	18.57
广东湛江	3.97	1.52	13.96
广东新会	4.09	1.21	13.48

各地引种栽培的阳春砂中乙酸龙脑酯含量均能达到药典标准，含量高低顺序为：广东阳春 > 云南西双版纳 > 福建长宁县 > 广东湛江 > 广东新会 > 广西宁明县。

表 182-3　不同产地不同品种砂仁含量比较①

样品名称	产地	乙酸龙脑酯（%）	总挥发油（%）
阳春砂	广东	2.20	3.4
海南砂	海南	0.66	2.0
绿壳砂	云南	0.39	2.0
越南砂	越南	0.94	2.6
老挝砂	老挝	0.44	2.0
缅甸砂	缅甸	0.36	1.4

不同产地不同品种砂仁含量差距巨大。国产砂仁中，阳春砂中乙酸龙脑酯与总挥发油含量最高，海南砂次之，绿壳砂最低；进口砂仁中，越南砂含量最高、老挝砂次之、缅甸砂的含量最低；总体来看，其含量高低顺序为阳春砂 > 越南砂 > 海南砂 > 老挝砂 > 绿壳砂 > 缅甸砂。从乙酸龙脑酯含量来看，仅有阳春砂、越南砂达到药典标准。

【贮　　藏】

砂仁在 25℃以上普通包装环境下，易虫蛀，气味极易散失，挥发油极易挥发，有效成分迅速降低，在密闭容器内挥发油含量较为稳定。

建议单包装密封，冷藏。贮藏期药材水分控制在 10%~14%。在此贮藏条件下，气味不易散失，挥发油不易挥发，药材质量保持较好。

【主要成分】

主含挥发油成分：乙酸龙脑酯、柠檬烯、芳樟醇、樟脑、樟烯、β-蒎烯、愈创木醇等，及黄酮类、多糖等。

药典标准：含乙酸龙脑酯不得少于 0.90%；阳春砂、绿壳砂种子团含挥发油不得少于 3.0%，海南砂种子团含挥发油不得少于 1.0%。

【性味归经】

辛、温。归脾、胃、肾经。

【功能主治】

化湿开胃，温脾止泻，理气安胎。用于湿浊中阻，脘痞不饥，脾胃虚寒，呕吐泄泻，妊娠恶阻，胎动不安。

【用法用量】

3~6 g，后下。

①覃权，蒋春林，蒋孟良，等. 不同产地砂仁中乙酸龙脑酯与总挥发油含量比较研究 [J]. 中医药导报，2017, 23(14): 70-72.

【编者按】

1. 用时捣碎。

2. 目前市场上作香料使用的土砂仁还包括：福建土砂仁（山姜）、贵州土砂仁（艳山姜）、四川土砂仁（香砂）、海南土砂仁（红壳砂）等，价格便宜，均不可作药用。

3. 砂仁具有抗溃疡、抗腹泻、促进胃排空和胃肠推进运动、利胆、镇痛、抗炎、抗血小板聚集和延长凝血时间等药理作用，临床用于治疗浅表性胃炎、十二指肠溃疡、胃胀胃痛等。

益 智

【来　　源】

益智为姜科植物益智 *Alpinia oxyphylla* Miq. 的干燥成熟果实。主产于海南、广东、广西等地。

【性　　状】

益智呈椭圆形，两端略尖。表面棕色或灰棕色，有纵向凹凸不平的突起棱线，顶端有花被残基，基部常残存果梗。果皮薄而稍韧，种子集结成团，中有隔膜将种子团分为 3 瓣。种子呈不规则扁圆形，表面灰褐色或灰黄色，外被淡棕色膜质的假种皮；质硬，胚乳白色。有特异香气，味辛、微苦。

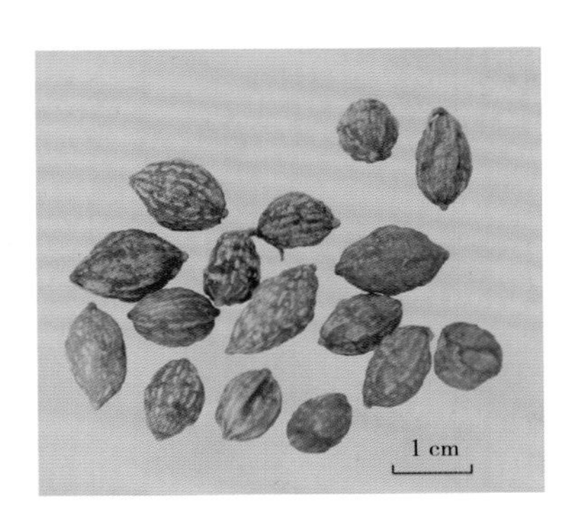

图 183–1　益智

【采收加工】

夏季 5~6 月，果实由绿变红时采收。剪取果穗，除去果柄，晒干或低温烘干。

表 183–1　益智不同部位的有效成分的含量①

部位	益智仁	益智壳
挥发油（ml/g）	1.77	0.38
诺卡酮（%）	0.175 7	0.003 8

益智仁挥发油含量显著高于益智壳，其缩尿作用的主要成分诺卡酮主要存在于益智仁中，益智壳中含量甚微。

表 183–2　益智中挥发油的含量①

	完整益智	轧碎益智
挥发油（ml/g）	0.72	1.41

益智壳轧裂后提取，利于益智仁有效成分溶出。

【贮　　藏】

益智常规贮存，香气易散失，挥发油易流失。贮藏时间不宜超过 2 年。

建议单包装密封，大货冷藏。此贮藏条件下，香气不易流失，药效保持较好。

【主要成分】

含挥发油、诺卡酮、黄酮类等。

①杨培民，刑书东．益智不同药用部位挥发油的含量测定 [J]. 南京中医药大学学报，2003，19（2）：100.

药典标准：种子含挥发油不得少于 1.0%。

【性味归经】

辛，温。归脾、肾经。

【功能主治】

暖肾固精缩尿，温脾止泻摄唾。用于肾虚遗尿，小便频数，遗精白浊，脾寒泄泻，腹中冷痛，口多唾涎。

【用法用量】

3~10 g。

【编 者 按】

1. 益智用时除去外壳，捣碎入药。提取前轧扁、粉碎。

2. 益智具有强心、抗炎镇痛、抗肿瘤、神经保护等药理活性。

3. 益智仁、白茯苓各等份。研末，每服 0.3 g，空心米汤调下，主治小儿遗尿，白浊。

胖大海

【来　　源】

胖大海为梧桐科植物胖大海 *Sterculia lychnophora* Hance 的干燥成熟种子。主产于越南、泰国、马来西亚等地，我国广东、海南、广西、云南等地有引种。

【性　　状】

胖大海呈纺锤形或椭圆形，先端钝圆，基部略尖而歪，具浅色的圆形种脐。表面棕色或暗棕色，微有光泽，具不规则的干缩皱纹。外层种皮极薄，质脆，易脱落。中层种皮较厚，黑褐色，质松易碎，遇水膨胀成海绵状。断面可见散在的树脂状小点。内层种皮可与中层种皮剥离，稍革质，内有 2 片肥厚胚乳，广卵形；子叶 2 枚，菲薄，紧贴于胚乳内侧，与胚乳等大。气微，味淡，嚼之有黏性。

以个大、棕色、表面皱纹细、不碎裂者为佳。

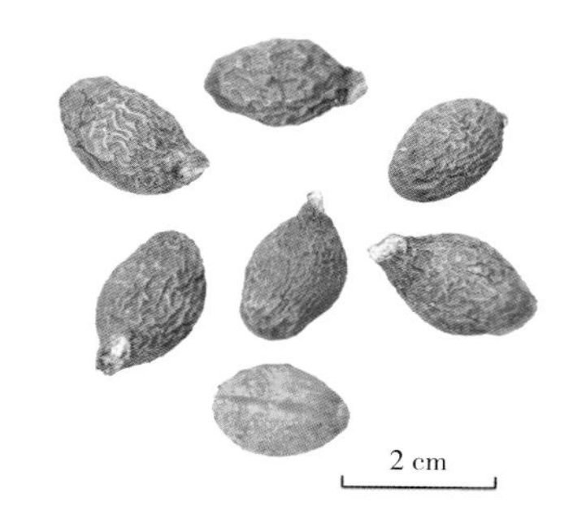

图 184-1　胖大海

【采收加工】

4~6 月果实开裂时，采下成熟种子，除去杂质后立即干燥，否则外皮遇水即膨胀。药材水分不得超过 16%。

【贮　　藏】

胖大海常规贮存，易虫蛀、发霉，有效成分易流失，贮藏时间不宜超过 2 年。

建议在 20℃以下，单包装密封，大垛用黑色塑料布遮盖、密闭库藏。此贮藏条件下，药材质量保存较好，药效不易降低。

【主要成分】

主含西黄芪胶黏素、半乳糖、戊糖等。

【性味归经】

甘，寒。归肺、大肠经。

【功能主治】

清热润肺，利咽开音，润肠通便。用于肺热声哑，干咳无痰，咽喉干痛，热结便闭，头痛目赤。

【用法用量】

2~3 枚，沸水泡服或煎服。

【编 者 按】

1. 黄曲霉素不得超过限量。

2. 胖大海能促进小肠蠕动，产生缓和的泻下作用，肠胃不好的人不要长期服用。

3. 胖大海具有降压作用，血压正常或者血压偏低的人长期服用的话，可能会有血压过低的危险。

4. 胖大海 3 g，杭菊花、生甘草各 5 g，水煎服，治慢性咽炎。

荜 茇

【来　　源】

荜茇为胡椒科植物荜茇 *Piper longum* L. 的干燥近成熟或成熟果穗。国内主产于云南、广东、广西、福建、海南等地，国外主产于印度尼西亚、菲律宾、越南等地。

【性　　状】

荜茇呈圆柱形，稍弯曲，由多数小浆果集合而成。表面黑褐色或棕色，有斜向排列整齐的小突起，基部有果穗梗残存或脱落。质硬而脆，易折断，断面不整齐，颗粒状。小浆果球形，直径约 0.1 cm。有特异香气，味辛辣。

以肥大、饱满、坚实、色黑褐、气味浓者为佳。

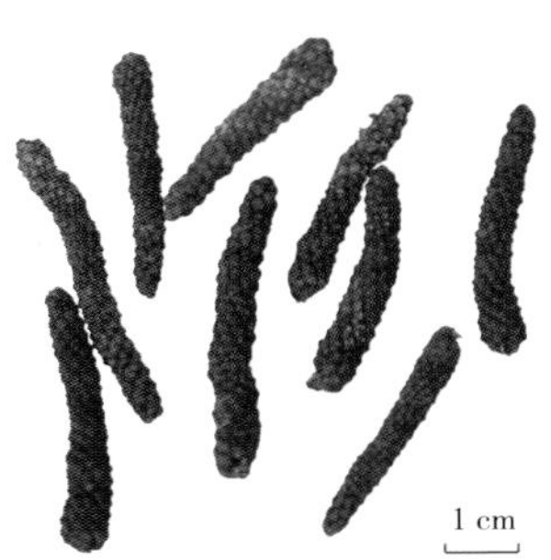

图 185-1　荜茇

【采收加工】

9~10 月间果穗由绿变黑时采收，除去杂质，晒干。药材水分不得超过 11%。

表 185-1　不同色泽荜茇中胡椒碱的含量测定[①]（%）

样品	胡椒碱含量
灰色	1.50
黑色	1.65

荜茇呈黑色时所含胡椒碱较高。

【贮　　藏】

荜茇常规贮存，易虫蛀，气味易散失，有效成分易流失，贮藏时间不宜超过 1 年。

建议在 20℃以下，单包装密封，大垛用黑色塑料布遮盖、密闭库藏。此贮藏条件下，药材质量保存较好，药效不易降低。

【主要成分】

主含胡椒碱、四氢胡椒碱、几内亚胡椒碱、胡椒次碱、挥发油等。

药典标准：含胡椒碱不得少于 2.5%。

①李普泉，白青天 . 高效液相色谱法测定不同色泽荜茇中胡椒碱含量 [J]. 中国民族医药杂志，2009，5（5）：44-45.

【性味归经】

辛，热。归胃、大肠经。

【功能主治】

温中散寒，下气止痛。用于脘腹冷痛，呕吐，泄泻，寒凝气滞，胸痹心痛，头痛，牙痛。

【用法用量】

1~3 g。外用适量，研末塞龋齿孔中。

【编 者 按】

1. 入药前需捣碎。

2. 荜茇具有降血脂、镇静、抗惊厥、抗胃溃疡、抗心律失常等药理活性。

3. 荜茇 2 钱，芫花 2 钱，水煎，漱口，治牙齿痛。

决明子

【来　　源】

决明子为豆科植物决明 *Cassia obtusifolia* L. 或小决明 *Cassia tora* L. 的干燥成熟种子。主产于河北内丘，河南开封、洛阳、邓州。陕西、山西、山东、安徽、湖南、四川、广西等地亦产。

【性　　状】

决明：略呈菱方形或短圆柱形，两端平行倾斜，表面绿棕色或暗棕色，平滑有光泽。一端较平坦，另端斜尖，背腹面各有 1 条突起的棱线，棱线两侧各有 1 条斜向对称而色较浅的线形凹纹。质坚硬，不易破碎。种皮薄，子叶 2，黄色，呈“S”形折曲并重叠。气微，味微苦。

小决明：呈短圆柱形，较小，表面棱线两侧各有 1 片宽广的浅黄棕色带。

均以颗粒均匀、饱满者为佳。

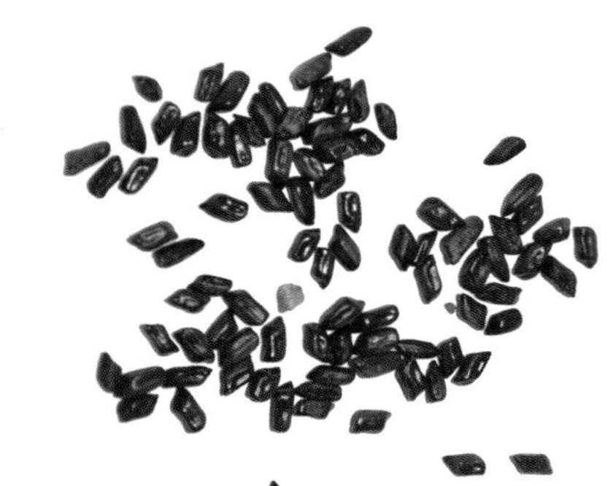

图 186-1　决明子

【采收加工】

一般在每年 9 月份，荚果由青转黄时采收。选晴天，早晨露水未干时收割全株，晒干，打下种子，除去杂质，再晒干。药材水分不得超过 15.0%。

表 186-1　决明不同组织中大黄酚和橙黄决明素含量测定[①]（mg/g）

组织	花	叶	果荚	根	种子	茎
大黄酚	1.30	0.00	0.00	6.60	20.0	0.00
橙黄决明素	1.00	0.00	0.00	0.00	17.0	0.00

大黄酚和橙黄决明素主要存在于决明子中，其他部位含量极低或没有含量。决明子加工过程中应彻底除去果荚等杂质。

①邓银，靳学，张娴，等 . HPLC 测定决明不同组织中大黄酚和橙黄决明素含量 [J]. 天然产物研究与开发，2017（11）：1900-1904.

【贮　　藏】

建议 25℃以下，单包装密封，大垛用黑色塑料布遮盖、密闭库藏。

表 186-2　不同贮藏时间决明子中大黄酚含量测定[①]（μg/g）

贮藏时间	0 年	1 年	2 年	3 年	4 年
大黄酚	61.20	135.49	240.24	291.27	312.59

决明子中游离蒽醌类成分大黄酚的含量随着贮存时间的延长而增加。

【主要成分】

主要化学成分为大黄酚、橙黄决明素、大黄素、芦荟大黄素、决明素、美决明子素、黄决明素、红镰玫素、决明子苷、决明内酯、异决明内酯、软脂酸、硬脂酸、油酸、亚油酸、维生素 A 等。

药典标准：含大黄酚不得少于 0.20%，含橙黄决明素不得少于 0.080%。

【性味归经】

甘、苦、咸，微寒。归肝、大肠经。

【功能主治】

清热明目，润肠通便。用于目赤涩痛，羞明多泪，头痛眩晕，目暗不明，大便秘结。

【用法用量】

9~15 g。

【编 者 按】

1. 黄曲霉素不得超过限量。

2. 决明子捣碎入药，利于药效煎出；制药时压裂提取，增加提取率。

3. 决明子药性寒凉，有泄泻和降血压的作用，不适合脾胃虚寒、脾虚泄泻及低血压等患者服用。此外，决明子主要含有大黄酚、大黄素等化合物，长期服用可能引起肠道病变。

4. 决明子有降血脂、降血压、保肝、增强免疫、抑菌、抗血小板凝集、促进胃液分泌、利尿、抗癌、明目等药理作用，临床用于治疗高血脂、高血压、糖尿病、中老年人便秘、口腔溃疡、鼻衄等病症。

5. 决明子 15 g，夏枯草 9 g，水煎连续服用一个月，治疗高血压。

6. 决明子 10 g，桑叶、菊花各 12 g，水煎服，治风火眼赤。

莱菔子

【来　　源】

莱菔子是十字花科植物萝卜 *Raphanus sativus* L. 的干燥成熟种子。主产于河北、河南、浙江、湖北、湖南等地。

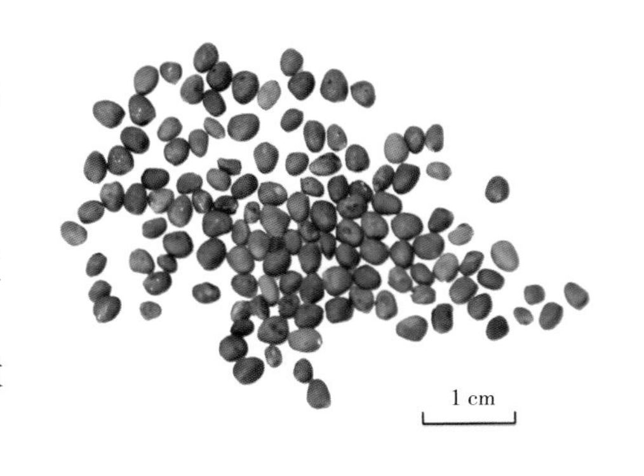

【性　　状】

莱菔子呈类卵圆形或椭圆形，稍扁，表面黄棕色、红棕色或灰棕色。一端有深棕色圆形种脐，一侧有数条纵沟。种皮薄而脆，子叶 2，黄白色，有油性。气微，味淡、微苦辛。

①王贤英 . 决明子在贮存过程中的含量测定 [J]. 重庆中草药研究，2008（1）：11-13.

以粒大、饱满、油性大者为佳。

【采收加工】

夏、秋间果实成熟时采收，晒干，搓出种子，除去杂质，再晒干。药材水分不得超过 8%。

表 187-1 莱菔子粉碎与不粉碎水及醇浸出物的比较[1]（%）

样品	不粉碎	粉碎
水溶性浸出物	14.05	19.86
醇溶性浸出物	0.544	17.43

粉碎之后的莱菔子水浸出物和醇浸出物远超过不粉碎时的含量。

表 187-2 三个主要品种莱菔子得油率、蛋白质、芥子碱的含量测定[2]（%）

品种	得油率	蛋白质含量	芥子碱含量
青萝卜	36.63	28.20	1.201
白萝卜	34.00	30.33	1.213
红萝卜	37.71	34.23	1.236

品种为红萝卜的莱菔子得油率、蛋白质、芥子碱均最高。

【贮　　藏】

莱菔子常规贮存，易虫蛀，有效成分易流失，贮藏时间不宜超过 2 年。

建议在 20℃以下，单包装密封，大垛用黑色塑料布遮盖、密闭库藏。贮藏期药材水分控制在 6%~8%。此贮藏条件下，药材质量保存较好，药效不易降低。

【主要成分】

主含莱菔素、芥子碱及脂肪油等。

药典标准：醇浸出物不得少于 10%；含芥子碱以芥子碱硫氰酸盐计，不得少于 0.40%。

【性味归经】

辛、甘，平。归肺、脾、胃经。

【功能主治】

消食除胀，降气化痰。用于饮食停滞，脘腹胀痛，大便秘结，积滞泻痢，痰壅喘咳。

【用法用量】

5~12 g。

【编 者 按】

1. 莱菔子具有驱虫、降气、祛痰、抗真菌及抗病毒的药理作用。

2. 莱菔子除药用外，莱菔子油可用来制作肥皂、润滑油等。

3. 莱菔子 25 g，白芍 15 g，大黄 5 g，木香 2.5 g，水煎服，治痢疾，积食，后重不通。

4. 莱菔子末 15 g，粳米 100 g，同煮为粥，化痰平喘，行气消食，适用于老年慢性气管炎、肺气肿。

①谭鹏．莱菔子炮制工艺与质量控制方法研究 [D]. 山东中医药大学，2005，24：300-302.

②李媛．不同品种莱菔子生药学研究 [D]. 山东中医药大学，2016.

莲　子

【来　　源】

莲子是睡莲科植物莲 *Nelumbo nucifera* Gaertn. 的干燥成熟种子。主产于湖南、湖北、江西、福建、江苏、浙江，分布于我国南北各省。

【性　　状】

莲子略呈椭圆形或类球形，表面红棕色，有较宽的脉纹和细纵纹。一端中心呈乳头状突起，棕褐色，多有裂口，其周边略下陷。质硬，种皮薄，不易剥离。黄白色子叶 2，肥厚，中有空隙，有绿色莲子心。气微，味甘、微涩；莲子心味苦。

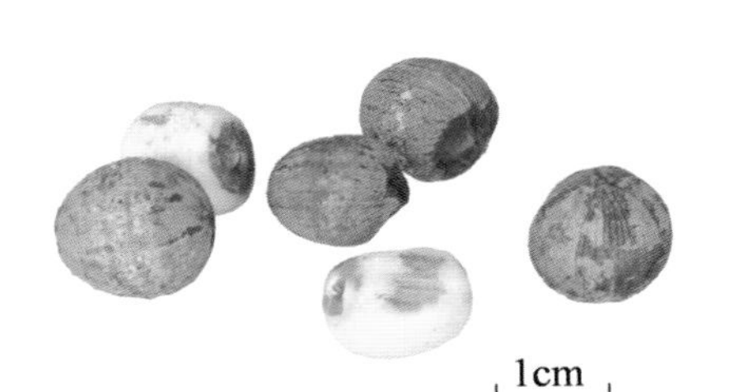

图 188–1　莲子

以个大饱满者为佳。

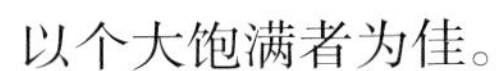

【采收加工】

7~8 月果实成熟时采收。选晴天下午，割下莲蓬，取出莲子，除去果皮，取出莲心。莲蓬、莲子、莲心分开晒干或烘干。药材水分不得过 14.0%。

表 188–1　不同成熟期鲜莲的分级标准[1]

采收成熟度	分级	盛花后天数	外观性状
七分熟	乳熟期	13~16	莲蓬、莲壳表面嫩绿；莲子鹅黄色，极不饱满，内部积累透明的胶状物质，手压易破；汁液较多，清甜；莲心嫩黄，没有苦涩味
八分熟	蜡熟期	18~22	莲蓬青绿、莲壳黄绿；莲子象牙白，颗粒大小较为均匀，略不饱满；汁液中溶有少量淀粉，微甜；莲心浅绿，稍微苦味
九分熟	完熟期	24~26	莲蓬深绿、莲壳表面青褐色；莲子颗粒饱满，外形圆壮，体型增至最大，颗粒均匀；莲子象牙黄，汁液较少，多为淀粉，鲜食口感较差；莲心墨绿，苦味浓厚
十分熟	枯熟期	29~31	莲蓬深褐色、莲壳乌黑坚硬，体积略有缩小；莲子内物质大量脱水，膜紧粘着莲子，难以剥离；表皮下面有一层坚固的栅栏组织，水分、空气不易透入；莲子米黄色，口感特铁硬，难以下咽；莲心深绿，干枯

莲子完熟期采收，产量高，药用质量好，便于加工。蜡熟期采收口感较好。

【贮　　藏】

莲子常规贮存，易虫蛀、发霉，颜色变深，口感变差，药效降低。贮藏时间不宜超过 1 年。

建议 20℃以下，单包装密封，大垛用黑色胶布遮盖、密闭库藏；大货冷藏。此贮藏条件下，药材不易变质，有效成分不易流失。

【主要成分】

主要成分为淀粉、蛋白质、棉质糖、β–谷甾醇、β–谷甾醇脂肪酸酯、维生素 C 等。

【性味归经】

甘、涩，平。归脾、肾、心经。

---

①许丽宾 . 不同成熟期莲子品质特性的研究与应用 [D]. 福州：福建农业大学，2015.

【功能主治】

补脾止泻，止带，益肾涩精，养心安神。用于脾虚泄泻，带下，遗精，心悸失眠。

【用法用量】

6~15 g。

【编 者 按】

1. 黄曲霉素不得超过限量。

2. 莲子、芡实、山药、茯苓各适量，炒黄研末，每日 1 小匙炖米粉服用。治小儿食少。

莲子心

【来　　源】

莲子心是睡莲科植物莲 *Nelumbo nucifera* Gaertn. 的成熟种子中的干燥幼叶及胚根。

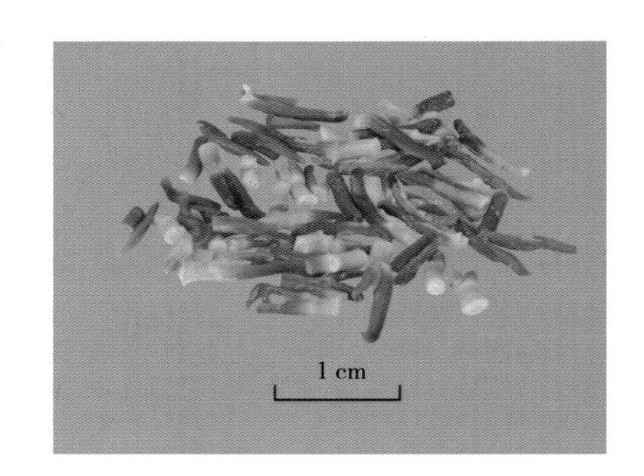

图 189-1　莲子心

【性　　状】

莲子心略呈细圆柱形，幼叶 2，绿色，一长一短，卷成箭形，先端向下反折，幼叶间可见细小胚芽。黄白色胚根呈圆柱形，长约 3 mm。质脆，易折断，断面有数个小孔。气微，味苦。

【采收加工】

7~8 月果实成熟时采收。选晴天下午，割下莲蓬，取出莲子，除去果皮，取出莲心，阴干或 60℃以下热风风干。药材水分不得超过 12.0%。

表 189-1　不同产地莲子心不同部位莲心碱含量[①]（%）

产地	建德	白洋淀	湖南	福建	南京	四川
幼叶	1.55	0.55	0.46	1.42	1.59	0.28
胚根	0.37	0.12	0.13	0.28	0.29	0.05

莲子心幼叶中莲子碱含量为胚根中莲子碱含量的 4~5 倍。

【贮　　藏】

莲子心常规贮藏，易虫蛀、易受潮发霉。贮藏时间不宜超过 1 年。

建议 20℃以下，单包装密封，大垛用黑色胶布遮盖、密闭库藏；有条件的也可直接冷藏。此贮藏条件下，药材不易变质，药效不易下降。

表 189-2　莲心碱稳定性考察[①]

测定项目	初始值	光照		相对湿度 75%		相对湿度 90%		温度 40℃		避光室温放置 1 年
		5 天	10 天	5 天	10 天	5 天	10 天	5 天	10 天	
莲心碱（%）	99.6	77.7	64.5	98.2	97.8	98.1	97.9	98.8	97.5	90.0

①何晓娟，孙长海，于江华，等 . HPLC 测定不同产地莲子心中莲心碱、异莲心碱、甲基莲心碱 [J]. 中草药，2010，41（5）：834-836.

莲子心中有效成分莲心碱易受光照影响，药材加工过程中应避免暴晒，阴干或者热风风干有效成分含量高。避光室温放置 1 年莲心碱含量下降 10%，建议莲子心避光放阴凉干燥处保存，降低药材贮藏过程中有效成分流失。

【主要成分】

主要化学成分为莲心碱、异莲心碱、甲基莲心碱、荷叶碱、莲子碱、木樨草苷、叶绿素等。

药典标准：含莲心碱不得少于 0.20%。

【性味归经】

苦，寒。归心、肾经。

【功能主治】

清心安神，交通心肾，涩精止血。用于热入心包，神昏谵语，心肾不交，失眠遗精，血热吐血。

【用法用量】

2~5 g。

【编 者 按】

1. 现代药理学实验证明莲子心中生物碱类成分具有抗心律失常作用，对心肌缺血、高血压等心血管疾病有治疗作用。莲子心还具有抗血小板聚集、抗脂质氧化、降血脂、逆转白血病细胞多药耐药等作用。

2. 莲子心 3 g，炒酸枣仁、茯神各 12 g，夜交藤 16 g，水煎服，治心烦失眠。

芡 实

【来 源】

芡实为睡莲科植物芡 *Euryale ferox* Salisb. 的干燥成熟种仁。主产于江苏、浙江、安徽、江西、广东等地。

【性 状】

芡实呈类球形，多为破壳，完整者直径 5~8 mm。表面有棕红色或红褐色内种皮，一端黄白色，有凹点状的种脐痕，除去内种皮显白色。质较硬，断面白色，粉性。气微，味淡。

以颗粒饱满均匀、粉性足、无碎末及皮壳者为佳。

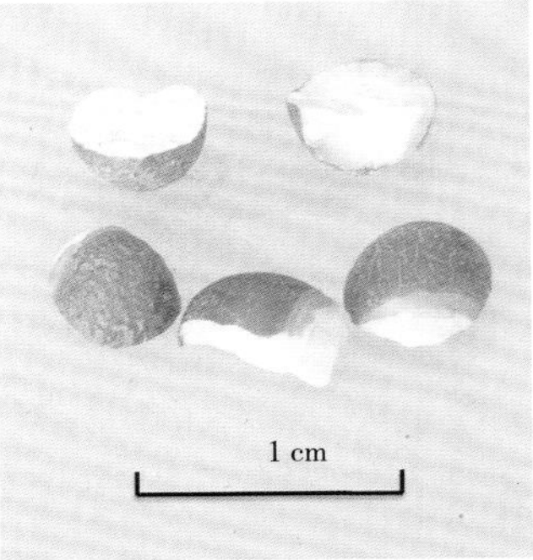

图 190-1 芡实

【采收加工】

秋末冬初果实成熟时采收，除去果皮，取出种子，除去坚硬种皮，取净仁，晒干或烘干。药材水分不得超过 14.0%。

【贮 藏】

芡实常规贮存，易虫蛀。贮藏时间不宜超过 2 年。

建议在 20℃以下，单包装密封，大垛用黑色塑料布遮盖、密闭库藏。此贮藏条件下，不易变质，药效保持较好。

【主要成分】

含维生素 E、多糖类、酚酸、黄酮类等。

【性味归经】

甘、涩，平。归脾、肾经。

【功能主治】

益肾固精，补脾止泻，除湿止带。用于遗精滑精，遗尿尿频，脾虚久泻，白浊，带下。

【用法用量】

9~15 g。

【编 者 按】

1. 芡实具有抗氧化、延缓衰老、抗疲劳、抗心肌缺血等活性，临床上对肾脏疾病、乳糜尿、血尿、慢性肠炎等的治疗有显著效果。

2. 芡实、金樱子各 15 g，莲须 10 g，水煎服，治遗精、小便不禁。

薏苡仁

【来　　源】

薏苡仁是禾本科植物薏苡 *Coix lacryma-jobi* L. var. *ma-yuen*（Roman.）Stapf 的干燥成熟种仁。产于贵州、广西、云南、湖北等地。

【性　　状】

薏苡仁呈宽卵形或长椭圆形。表面乳白色，光滑，偶有残存的黄褐色种皮。一端钝圆，另端较宽而微凹，有淡棕色点状种脐。背面圆凸，腹面有条较宽而深的纵沟。质坚实，断面白色，粉性。气微，味微甜。

以粒大、饱满、色白、完整者为佳。

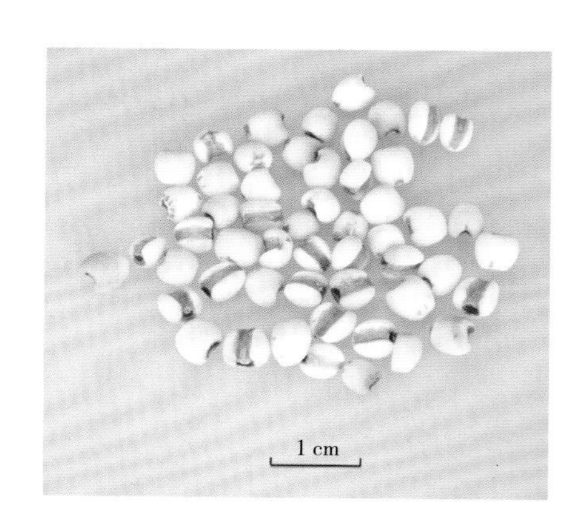

图 191–1　薏苡仁

【采收加工】

9~11 月茎叶枯黄，果实呈褐色时采收。选晴天，割下植株，运回晒干，打下果实，再晒干，除去外壳、黄褐色种皮和杂质。药材水分不得超过 15%。

【贮　　藏】

薏苡仁常规贮存，易受潮发霉，易虫蛀，有效成分流失快。贮藏时间不宜超过 2 年。

建议 25℃以下，单包装密封，大垛用黑色塑料布遮盖、密闭库藏。贮藏期药材水分控制在 10%~13%。此条件下贮存，药材不易变质，药效不易下降。

【主要成分】

主要化学成分为甘油三油酸酯、脂肪油、氨基酸、蛋白质等。

药典标准：醇浸出物不得少于 5%；含甘油三油酸酯不得少于 0.50%。

【性味归经】

甘、淡，凉。归脾、胃、肺经。

【功能主治】

利水渗湿，健脾止泻，除痹，排脓，解毒散结。用于水肿，脚气，小便不利，脾虚泄泻，湿痹拘挛，肺痈，肠痈，赘疣，癌肿。

表 191-1　薏苡非种仁部位多糖含量测定[1]

部位	多糖（%）
根	5.437
茎	5.693
叶	5.275

【用法用量】

9~30 g。

【编 者 按】

1. 薏苡仁捣碎入药，压裂提取，利于有效成分溶出。

2. 薏苡多糖具有清热、利尿、降血糖、降压的作用，薏苡根、茎、叶部薏苡多糖含量高，可进一步研究利用。

3. 黄曲霉素不得超过限量。

4. 薏苡仁 60 g，紫草 6 g，加水煎汤，治青年性扁平疣、寻常性赘疣。

5. 薏苡仁 15 g，冬瓜子 30 g，桃仁 10 g，牡丹皮 6 g，水煎服，用于肠痈拘挛腹痛，右下腹可触及肿块，大便秘结，小便短赤等。

白扁豆

【来　　源】

白扁豆为豆科植物扁豆 *Dolichos lablab* L. 的干燥成熟种子。主产于辽宁、河北、河南、山东、湖南、四川等地。

【性　　状】

白扁豆呈扁椭圆形或扁卵圆形，表面淡黄白色或淡黄色，平滑，略有光泽，一侧边缘有隆起的白色眉状种阜。质坚硬。种皮薄而脆，子叶 2，肥厚，黄白色。气微，味淡，嚼之有豆腥气。

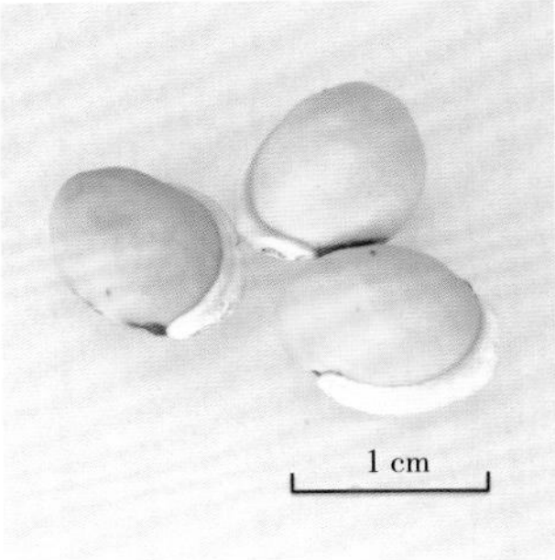

1 cm

图 192-1　白扁豆

【采收加工】

秋、冬二季采收成熟果实，晒干，取出种子，再晒干。药材水分不得超过 14%。

【贮　　藏】

白扁豆常规贮存，易虫蛀，有效成分易流失，贮藏时间不宜超过 1 年。

建议在 25℃以下，单包装密封，大垛用黑色塑料布遮盖、密闭库藏。此贮藏条件下，药材质量保存较好，药效不易降低。

【主要成分】

主含淀粉、胡芦巴碱、胡萝卜素、蔗糖等。

【性味归经】

甘，微温。归脾、胃经。

①李厚聪，刘园，李莹．薏苡非种仁部位及不同产地不同采收期茎中多糖的含量测定 [J]. 时珍国医国药，2009，20（7）：1601-1602.

【功能主治】

健脾化湿，和中消暑。用于脾胃虚弱，食欲不振，大便溏泻，白带过多，暑湿吐泻，胸闷腹胀。炒白扁豆健脾化湿。用于脾虚泄泻，白带过多。

【用法用量】

9~15 g。

【编 者 按】

1. 白扁豆内含毒性蛋白，生用剂量过大可能出现中毒反应。
2. 入药前需捣碎。
3. 白扁豆具有抗菌、抗病毒、抗肿瘤等药理作用。

赤小豆

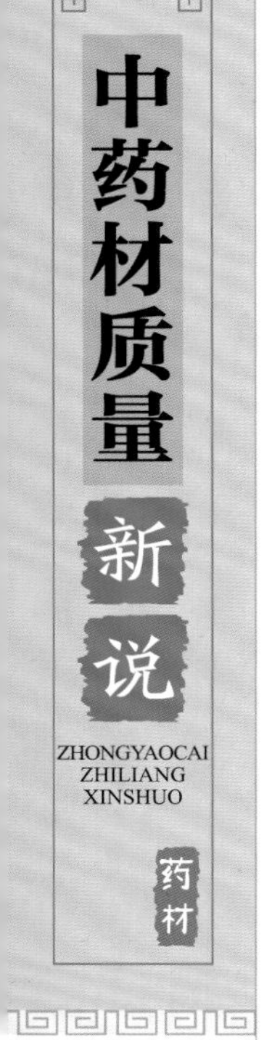

【来　　源】

赤小豆为豆科植物赤小豆 *Vigna umbeuata* Ohwi et Ohashi 或赤豆 *Vigna angutaris* Ohwi et Ohashi 的干燥成熟种子。赤小豆主产于广东、广西等地，赤豆全国大部分地区均产。

【性　　状】

赤小豆：呈长圆形而稍扁，表面紫红色，无光泽或微有光泽；一侧有线形突起的种脐，偏向一端，白色，约为全长 2/3，中间凹陷成纵沟；另侧有 1 条不明显的棱脊。质硬，不易破碎。气微，味微甘。

赤豆：呈短圆柱形，两端较平截或钝圆，表面暗棕红色，有光泽，种脐不突起。

以身干、颗粒饱满、色赤红发暗者为佳。

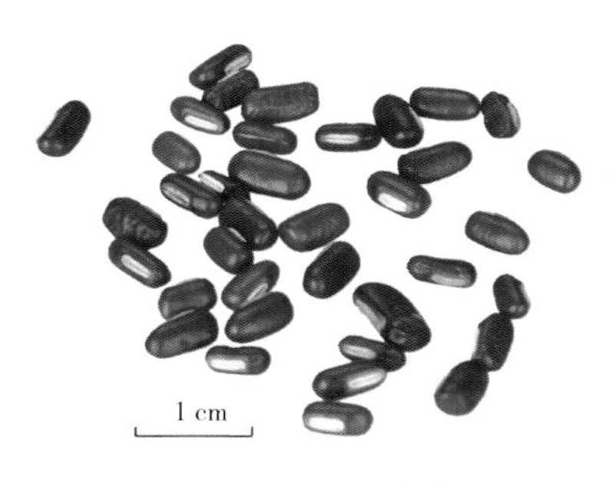

图 193-1　赤小豆

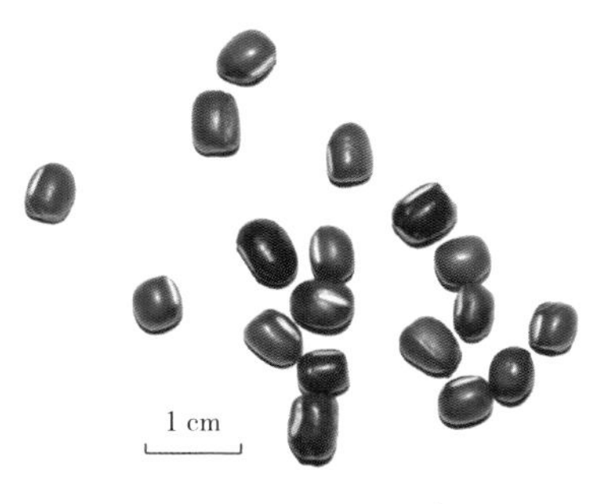

图 193-2　赤豆

【采收加工】

秋季果实成熟而未开裂时拔取全株，或分批采摘成熟荚果，晒干，打下种子，除去杂质，再晒干。药材水分不得超过 14%。

【贮　　藏】

赤小豆在常规储存条件下，易虫蛀，贮藏时间不宜超过 1 年。

建议在 25℃以下，单包装密封，大垛用黑色塑料布遮盖、密闭库藏。在此贮藏条件下，药材质量保持较好。

【主要成分】

含黄酮类、三萜皂苷类、鞣质、呋喃甲醇苷类等。

药典标准：醇浸出物不得少于 7.0%。

【性味归经】

甘、酸，平。归心、小肠经。

【功能主治】

利水消肿，解毒，排脓。用于水肿胀满，脚气浮肿，黄疸尿赤，风湿热痹，痈肿疮毒，肠痈腹痛。

【用法用量】

9~30 g。外用适量，研末调敷。

【编 者 按】

1. 入煎剂前捣碎，提取前轧扁、粉碎。

2. 赤小豆具有抗氧化、增强免疫、抗菌、雌激素样作用等药理作用，单方可用于治疗流行性腮腺炎、肝硬化腹水。

3. 赤小豆 500 g，食盐 30 g，加水 500 ml，煮至豆烂，冷后饮用，预防中暑。

4. 赤小豆 60 g，炒当归 15 g，煮汤服，早、晚各一次，治肛裂。

白 果

【来　　源】

白果为银杏科植物银杏 *Ginkgo biloba* L. 的干燥成熟种子。主产于江苏、安徽、湖南、陕西、四川等地。

【性　　状】

白果呈椭圆形或倒卵形，一端稍尖，另一端钝。表面黄白色或淡棕黄色，平滑，两侧边缘各有1纵棱，偶有3纵棱。中种皮骨质，光滑，坚硬。内种皮膜质，红褐色。种仁宽卵球形或椭圆形，一端淡棕色，另一端金黄色，横断面外层黄色，胶质样，内层淡黄色或淡绿色，粉性，中间有空隙。气微，味微甘、苦。

以外壳白色、种仁饱满、断面色淡黄者为佳。

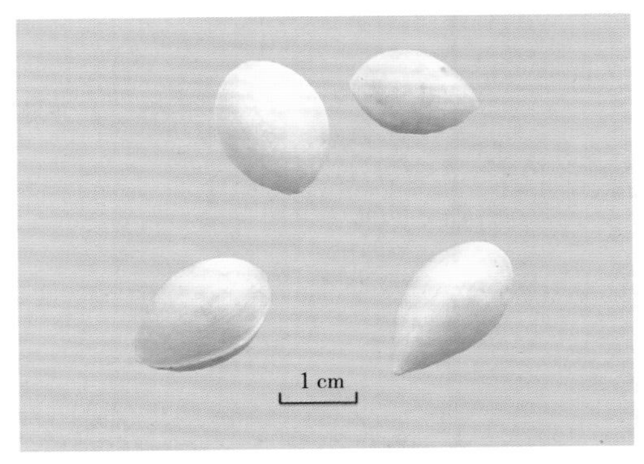

图 194-1　白果（质优）

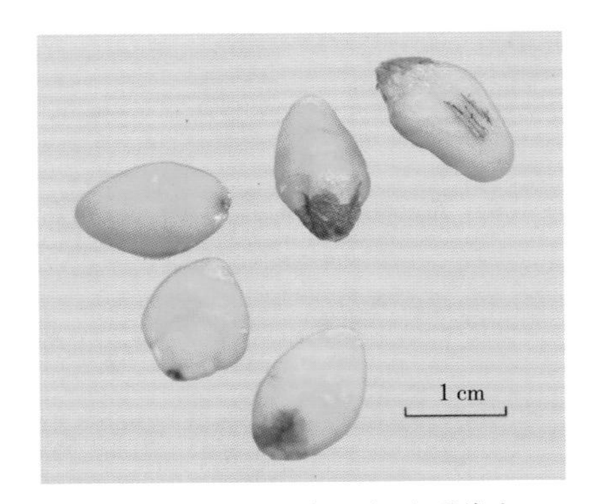

图 194-2　白果仁（质优）

【采收加工】

秋季银杏果实成熟，外果皮由青转为青褐色，表面覆生一层白霜，用手按之有松软感，且有果实自然脱落，即为最佳采收时期。采收果实，除去外种皮，漂白至骨质种皮基本变白，冲洗干净。

注：白果仁带壳贮藏质量易变差，直接入药更能保证质量。故建议白果趁鲜除去外壳及内种皮，快速烘干。

【贮　　藏】

在常规储存条件下，白果易发霉、易变色、易虫蛀，有效成分流失快。贮藏时间一般不超过 1 年。

建议在 20℃以下，单包装密封，大垛用黑色塑料布遮盖、密闭库藏。贮藏期药材水分控制在 10%~14%。在此贮藏条件下，有效成分不易流失，药材质量保持较好。

【主要成分】

含黄酮类、萜内酯类、银杏酸类、苯丙醇类等。

【性味归经】

甘、苦、涩，平；有小毒。归肺、肾经。

【功能主治】

敛肺平喘，止带缩尿。用于痰多咳喘，带下白浊，遗尿尿频。

【用法用量】

5~10 g。

【编 者 按】

1. 白果用时去壳，果仁捣碎。

2. 白果中的白果酸，是一种毒性较大的毒素，易溶于水。白果不同部位中白果酸含量大小为：胚 > 内种皮 > 中种皮 > 胚乳，且经炮制后含量明显降低。故白果使用时需去皮、心，只保留胚乳部分，且以炮制品入药。

3. 白果有抗菌、祛痰、清除自由基、解痉、降压、抗肿瘤、调节免疫功能、抗脂质过氧化等药理活性。

4. 白果、黄芩、地龙各 9 g，水煎服，治慢性支气管炎，虚喘。

连　翘

【来　　源】

连翘为木樨科植物连翘 *Forsythia suspensa*（Thunb.）Vahl 的干燥果实。主产于山西晋南、陕西、河南豫西等地。

【性　　状】

连翘呈长卵形至卵形，稍扁，表面有不规则纵皱纹及多数凸起的小斑点，两面各有一条明显纵沟。顶端尖锐，基部有小果梗或已脱落。“青翘”多不开裂，表面绿褐色，凸起的灰白色小斑点较少；质硬；种子多数，黄绿色，细长，一侧有翅。“老翘”自顶端开裂或列成两瓣，表面黄棕色或红棕色，内表面多浅黄棕色。平滑，具一纵隔；质脆；种子棕色，多已脱落。气微香，味苦。

青翘以色青绿、无枝梗者为佳；老翘以色黄、壳厚、无种子、纯净者为佳。

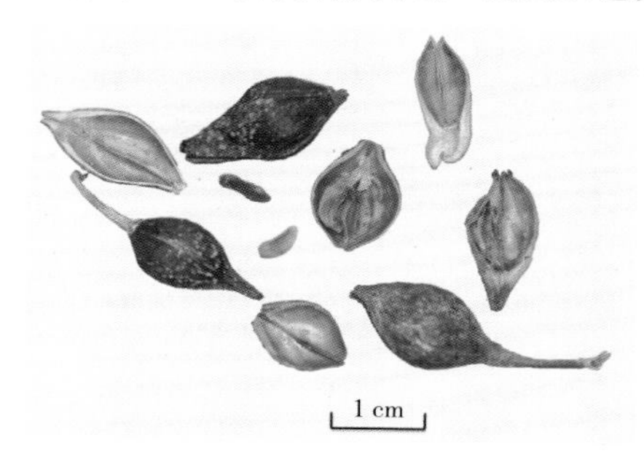

图 195-1　老翘

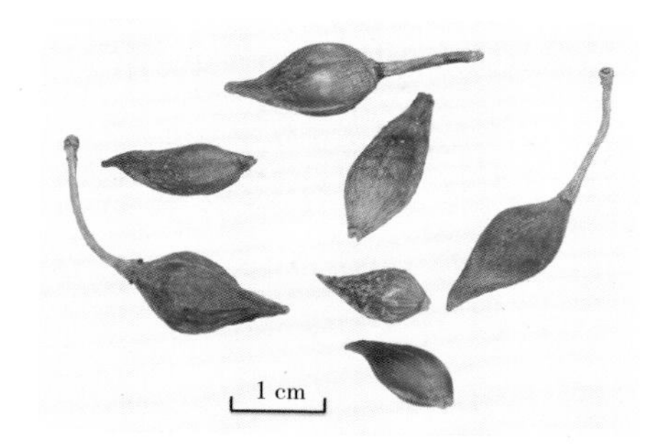

图 195-2　青翘

【采收加工】

"青翘"在秋季果实初熟尚带绿色时采收，除去杂质，蒸熟，晒干。"老翘"在果实熟透时采收，晒干，除去杂质。药材水分不得超过 10%。

表 195-1　不同采收期连翘果实中连翘苷和连翘酯苷 A 的含量[①]（%）

时间	连翘苷	连翘酯苷 A	浸出物	每百个干果重量 (g)
7 月 17 日	0.97	10.22	50.30	9.97
7 月 26 日	0.84	8.46	49.82	10.42
8 月 9 日	0.86	8.70	49.25	11.88
8 月 24 日	0.61	8.36	46.59	11.97
9 月 5 日	0.61	9.06	44.85	12.27
9 月 15 日	0.62	9.07	48.00	12.65
9 月 23 日	0.62	9.32	48.12	13.06
10 月 7 日	0.40	4.57	33.97	11.36
10 月 20 日	0.83	0.95	29.24	9.13
11 月 7 日	0.34	0.46	17.28	7.67

7~9 月连翘初熟尚带绿色，为"青翘"，含量在 7 月 17 日最高，此时采收，产量较低；9 月 23 日干果重量最大、产量较高，故认为"青翘"最佳采收时间为 9 月中下旬。10 月后连翘熟透，为"老翘"，10 月 20 日连翘苷含量最高、10 月 7 日连翘酯苷 A 含量最高，11 月份"老翘"各项指标均最低，故"老翘"应该在 11 月份之前采收。

【贮　　藏】

连翘常规贮藏，易受潮发霉、易虫蛀，有效成分易流失。

建议在 20℃以下，单包密封，大垛密闭库藏。在此贮藏条件下，初步确定连翘 2 年含量无明显变化。

【主要成分】

主要化学成分为连翘酯苷 A、连翘苷、熊果酸、萜类、黄酮类等。

药典标准：醇浸出物青翘不得少于 30.0%，老翘不得少于 16.0%；含连翘苷不得少于 0.15%；含连翘酯苷 A 不得少于 0.25%。

【性味归经】

苦，微寒。归肺、心、小肠经。

【功能主治】

清热解毒，消肿散结，疏散风热。用于痈疽，瘰疬，乳痈，丹毒，风热感冒，温病初起，温热入营，高热烦渴，神昏发斑，热淋涩痛。

【用法用量】

6~15 g。

【编 者 按】

1. 连翘叶中连翘苷的含量远高于果实，连翘酯苷的含量低于果实，可进一步开发利用。

2. 连翘被誉为"疮家圣药"。现代研究表明，连翘具有抗菌、抗病毒、抗炎、抗氧化、保肝等药理活性，临床上常用于急性风热感冒、痈肿疮毒、淋巴结核、尿路感染等。

①雷敬卫，张强，谢彩侠，等 . 不同采收期连翘的含量测定及 HPLC 指纹图谱 [J]. 中国医药工业杂志，2014，45（12）：1181-1185.

3. 连翘、金银花各 10 g，紫花地丁 15 g，水煎服，治热毒疮痈，红肿热痛。

栀　子

【来　　源】

栀子为茜草科植物栀子 *Gardenia jasminoides* Ellis 的干燥成熟果实。主产于湖南、浙江、江西、四川等地。

【性　　状】

栀子呈长卵圆形或椭圆形，表面红黄色或棕红色，具 6 条翅状纵棱，棱间有一条明显的纵脉纹，并有分枝。果皮薄而脆，内表面颜色较浅。种子多数，扁卵圆形，集结成团，深红色或红黄色，表面蜜具细小疣状突起。气微，味微酸而苦。

以个小、完整、仁饱满、内外色红者为佳。

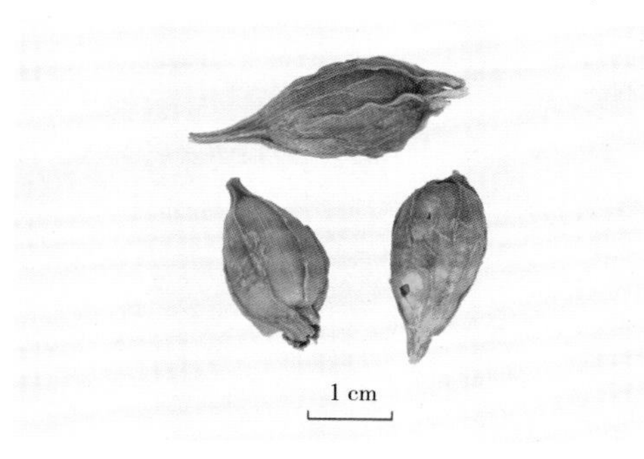

图 196-1　色红、饱满，质优

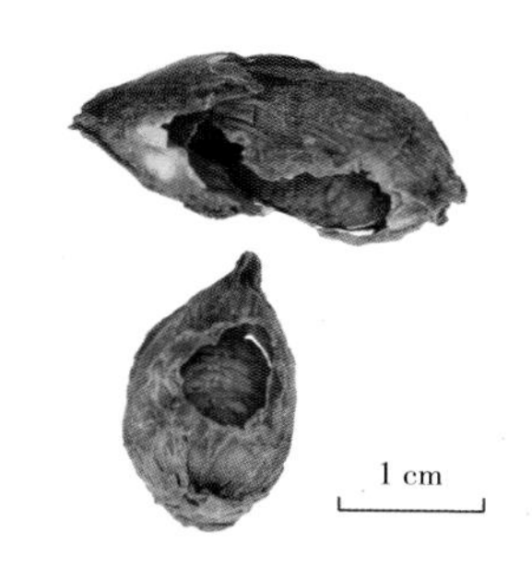

图 196-2　色淡、干瘪，质次

【采收加工】

一般定植后 2~3 年，9~11 月果实成熟呈红黄色时采收。晴天采收，除去果柄，果实摊于蒸笼内，上汽后蒸 10 分钟，或放入开水烫一下杀青，再 50℃热风循环干燥至果内坚硬。也可以剪破，利于干燥。药材水分不得超过 8.5%。

表 196-1　不同采收期栀子中栀子苷的含量[①]（%）

采收期	栀子苷
全青渐变	8.469
1/4 红	8.352
1/2 红	8.280
3/4 红	8.146
全红	7.437
全红后 10 天	5.712

栀子全青渐变色时栀子苷含量最高，3/4 红前含量下降缓慢，全红后含量下降显著。重量在成熟前期上升，后期下降。

注：栀子全青渐变色时栀子苷含量较高，黄色素西红花苷类在栀子红熟期含量高，青果期基本无，产地可根据成分要求和产量灵活确定栀子采收期。

①刘怡，陈磊，张留记．不同产地栀子皮和栀子仁中有效成分的含量比较 [J]. 中药新药与临床药理，2012，23（1）：81-83.

表 196-2　栀子不同部位有效成分的含量[①]（%）

	果实	栀子皮	栀子仁
栀子苷	44.10	11.42	49.02
西红花苷 - Ⅰ	4.763	2.965	5.225
西红花苷 - Ⅱ	0.975	0.313	1.051

栀子苷和西红花苷类含量在果仁中最高，果皮中最低。

【贮　　藏】

栀子常规贮存，有效成分流失快。贮藏时间不宜超过 2 年。

建议 20℃以下，单包装密封，大垛密闭库藏。此贮藏条件下，药效保持较好。

【主要成分】

栀子苷、西红花苷 - Ⅰ、西红花苷 - Ⅱ、绿原酸等。

药典标准：含栀子苷不得少于 1.8%。

【性味归经】

苦，寒。归心、肺、三焦经。

【功能主治】

泻火除烦，清热利湿，凉血解毒；外用消肿止痛。用于热病心烦，湿热黄疸，淋证涩痛；血热吐衄，目赤肿痛，火毒疮疡；外治扭挫伤痛。

【用法用量】

6~10 g。外用生品适量，研末调敷。

【编 者 按】

1. 栀子果仁较硬，入药前捣碎，提取前粉碎，利于有效成分溶出。

2. 栀子具有镇静、解热、保肝、利胆、降血压、防治动脉粥样硬化及血栓等作用，临床用于治疗小儿发热、食管炎和口疮、扭挫外伤、冠心病等。

3. 山栀子 25 g，木香 7 g，白术 12 g，细切，水煎服，治热水肿。

金樱子

【来　　源】

金樱子为蔷薇科植物金樱子 *Rosa laevigata* Michx. 的干燥成熟果实。分布于江西、湖北、广东、贵州等地。

【性　　状】

金樱子为花托发育而成的假果，呈倒卵形，表面红黄色或红棕色，有突起的棕色小点，系毛刺脱落后的残基。顶端有盘状花萼残基，中央有黄色柱基，下部渐尖。质硬。切开后，花托壁厚 1~2 mm，内有多数坚硬的小瘦果，内壁及瘦果均有淡黄色绒毛。气微，味甘、微涩。

以个大、色红黄、有光泽、去净毛刺者为佳。

2 cm

图 197-1　金樱子

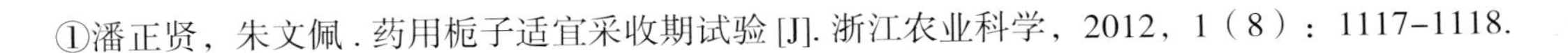

①潘正贤，朱文佩．药用栀子适宜采收期试验 [J]. 浙江农业科学，2012，1（8）：1117-1118.

【采收加工】

11~12月果实成熟变红时采收。鲜用或晒干，除去毛刺。药材水分不得超过18%。

表197-1 不同产地、不同采收期金樱子多糖含量的测定[1]（%）

	8月	9月	10月	11月	12月	1月
花溪	16.63	17.86	30.14	45.24	47.64	37.51
惠水	16.63	20.51	30.14	49.32	44.61	34.57

花溪在12月份多糖含量最高，惠水11月份多糖含量最高，两地金樱子多糖含量都呈现出先逐渐升高后降低趋势。

【贮　　藏】

常规储存条件下，金樱子易受潮发霉、易虫蛀，有效成分易流失。贮藏时间不宜超过2年。

建议在20℃以下，单包装密封，大垛用黑色塑料布遮盖、密闭库藏。药材水分控制在9%~14%。在此贮藏条件下，药材质量保持较好。

【主要成分】

化学成分主要有三萜类、黄酮类、鞣质类、多糖类化合物。除此之外，还含有维生素、氨基酸、柠檬酸、苹果酸、树脂、胡萝卜苷等化合物。

药典标准：含金樱子多糖以无水葡萄糖计，不得少于25.0%。

【性味归经】

酸、甘、涩，平。归肾、膀胱、大肠经。

【功能主治】

固精缩尿，固崩止带，涩肠止泻。用于遗精滑精，遗尿尿频，崩漏带下，久泻久痢。

【用法用量】

6~12 g。

【编者按】

1. 金樱子用时需纵切成两瓣，除去毛、核。建议可趁鲜切开，除去毛、核后快速烘干。

2. 金樱子可开发成不同产品，市场需求较大。金樱子的根皮含鞣质可制栲胶，果实可熬糖及酿酒。目前不少保健品厂和饮食加工企业以其为原料生产出糖浆、果汁、果干、药酒等保健食品与饮料。特别是近两年国内一些大型制药集团为了满足生产，保证有足够金樱子原料入厂，在各地产区出高价大量收购，库存量逐年减少，药市上已看不到大货和批量交易。

3. 金樱子具有增强免疫活性、抗氧化、抑菌、消炎、抗肿瘤、降血糖、降血脂、抗肿瘤等药理作用，临床上可用于治疗遗精、早泄、老年尿失禁、腹泻、慢性支气管炎等。

4. 芡实米50 g，金樱子20 g，煮粥，适用于小儿肾虚遗尿；亦可用于成人遗精、老人小便失禁。

5. 金樱子（去外刺和内瓤）30 g，党参9 g，水煎服，治久虚泄泻下痢。

木　瓜

【来　　源】

木瓜为蔷薇科灌木植物贴梗海棠 *Chaenomeles speciosa*（Sweet）Nakai 的干燥近成熟果实。主

①高言明，陈海云，龚飞．中药金樱子不同采收期多糖的含量分析[J]．贵阳中医学院学报，2005，27（1）：57-58.

产于安徽宣城、湖北长阳及重庆綦江等地。

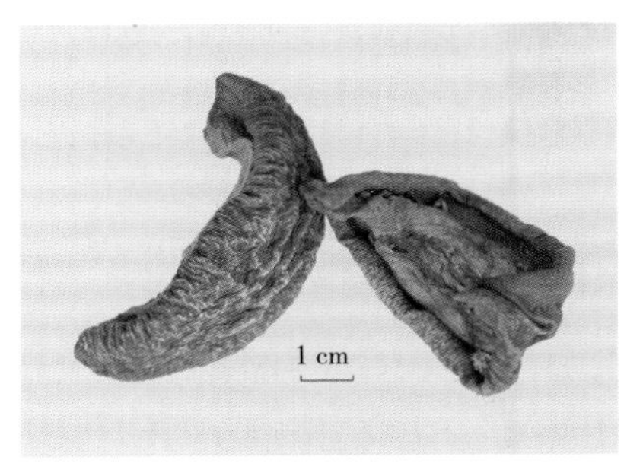

图 198–1　皱皮木瓜（正品）

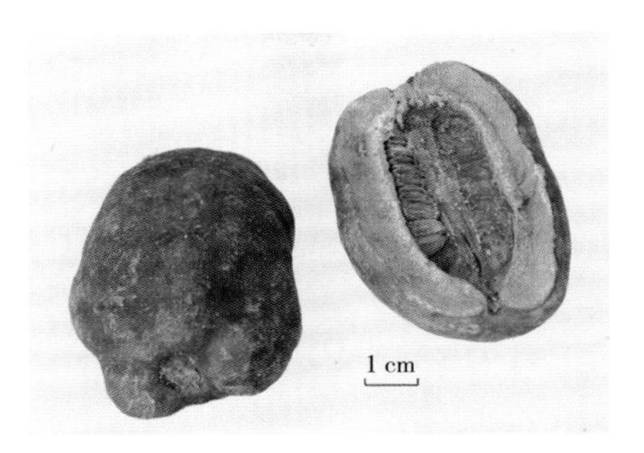

图 198–2　光木瓜（伪品）

【性　　状】

木瓜呈长圆形，多纵剖两半。外表面紫红色或红棕色，有不规则的深皱纹；剖面边缘向内卷曲，果肉红棕色，中心部分凹陷，棕黄色；种子扁长三角形，多脱落。质坚硬。气微清香，味酸。

以个大、皮皱、紫红色者为佳。

【采收加工】

夏秋季节果实绿黄时采收，至沸水中烫至外皮灰白色，对半纵剖，晒干。建议趁鲜切片，晒干。药材水分不得超过 15%。

【贮　　藏】

木瓜常规贮存，色易变深，质变脆，气味变淡，易虫蛀，有效成分易流失。贮藏时间不宜超过 18 个月。

建议在 20℃以下，单包密封，大垛用黑色塑料布遮盖、密闭库藏。在此贮藏条件下，不易变色，药材质量保持较好。

【主要成分】

木瓜果实含有五环三萜类、黄酮类、皂苷类、挥发油类、酚类、维生素类、微量元素类等生物活性成分，其中三萜类（齐墩果酸和熊果酸）、挥发油、有机酸是最主要的活性成分。

药典标准：醇浸出物不得少于 15.0%，含齐墩果酸和熊果酸的总量不得少于 0.50%。

【性味归经】

酸、温。归肝、脾经。

【功能主治】

舒筋活络，化湿和胃。用于湿痹拘挛，腰膝关节酸重疼痛，暑湿吐泻，转筋挛痛，脚气水肿。

【用法用量】

6~9 g。

【编 者 按】

1. 光木瓜为蔷薇科植物榠楂 *C.sinensis*（Thouin）Koehne. 的干燥果实。外表红棕色，光滑无皱或稍粗糙有细纹理。剖面较饱满，果肉颗粒性，种子多数，密集。气微，味涩微酸，嚼之有沙粒感。光木瓜不可替代木瓜使用。

2. 野木瓜为木通科植物野木瓜 *Stauntonia chinensis* DC. 的干燥带叶茎枝。祛风止痛，舒筋活络。用于风湿痹痛，腰腿疼痛，头痛，牙痛，痛经，跌打伤痛。

3. 木瓜具有抗肿瘤、保肝、抑菌等药理活性，临床上可用于治疗急性病毒性黄疸型肝炎、急性菌痢、风湿性及类风湿性关节炎、三叉神经痛、甲亢等。

4. 木瓜、薏苡仁各 15 g，白术、茯苓各 9 g，黄柏 6 g，水煎服，治脚气湿热。

5. 米豆子 60 g，木瓜、干姜、甘草各 30 g，为细末，每服 6 g，米饮调，治泻不止。

瓜 蒌

【来　　源】

瓜蒌为葫芦科植物栝楼 *Trichosanthes kirilowii* Maxim. 或双边栝楼 *Trichosanthes rosthornii* Harms 的干燥成熟果实、果皮及种子，分别称为“瓜蒌”“瓜蒌皮”“瓜蒌子”。主产于山东、江苏、河北、四川等地。

【性　　状】

瓜蒌：呈类球形或宽椭圆形，表面橙红色或橙黄色，皱缩或较光滑，顶端有圆形花柱残基，基部略尖，具残存的果梗。质脆，易破开，内表面黄白色，红黄色丝络，果瓤橙黄色，与种子黏结成团。具焦糖气，味微酸、甜。

瓜蒌皮：常切成 2 至数瓣，边缘向内卷曲。外表面橙红色或橙黄色，皱缩，内表面黄白色。质较脆，易折断。具焦糖气，味淡、微酸。

瓜蒌子：扁平椭圆形。栝楼子表面浅棕色至棕褐色，顶端较尖；双边栝楼子表面棕褐色，顶端平截。有种脐。种皮坚硬，内种皮膜质，灰绿色，子叶 2，黄白色，富油性。气微，味淡。

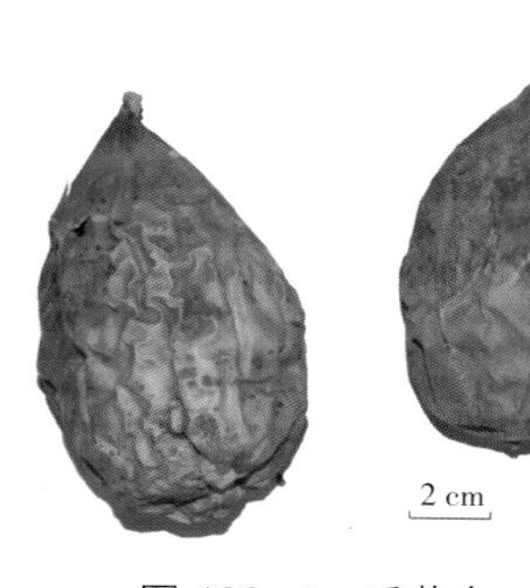

图 199-1　瓜蒌个

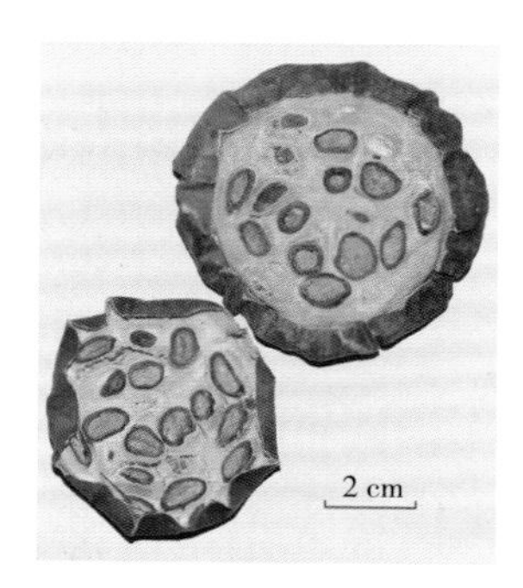

图 199-2　瓜蒌块

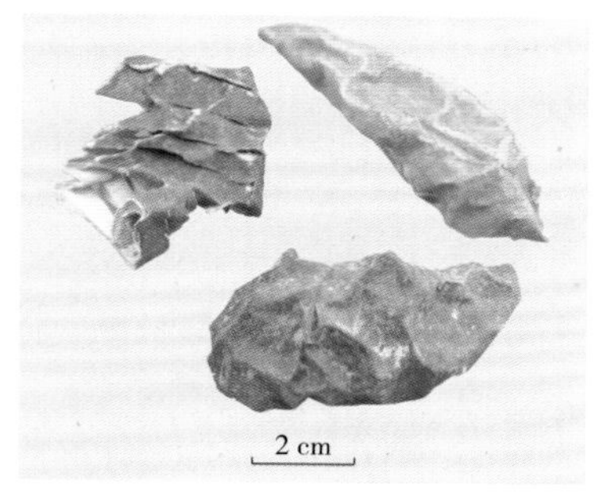

图 199-3　瓜蒌皮（青黄皮）

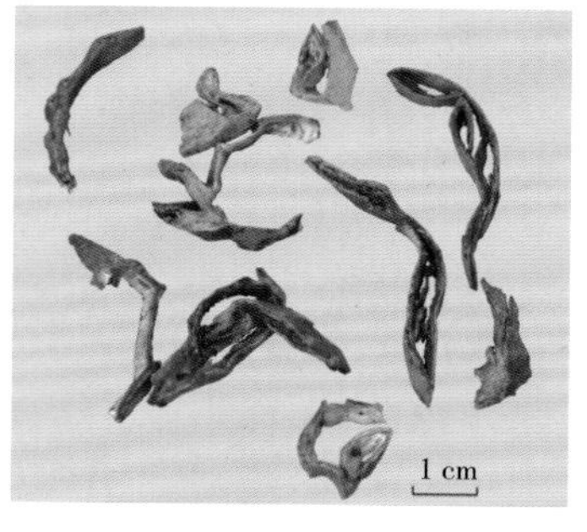

图 199-4　瓜蒌皮丝

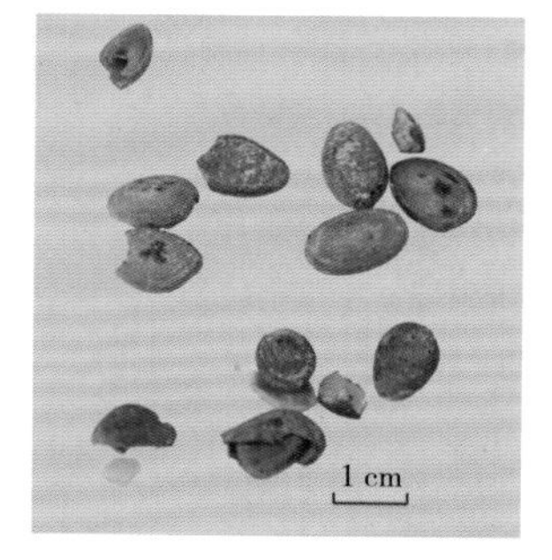

图 199-5　瓜蒌子

【采收加工】

通常在 9~11 月果实成熟时采收，为全瓜蒌。剖开，取出种子，为瓜蒌子。除去瓤，收集皮，为瓜蒌皮。建议趁鲜切条或切块，分别 60℃烘干。瓜蒌水分不得超过 16.0%；瓜蒌子水分不得超过 10.0%。

注：瓜蒌果实大、果皮厚，糖分和水分含量高，传统阴干耗时长，易霉烂。稍晾后趁鲜切条或切块烘干耗时短，含水量较低，且减少霉变和腐烂，易于储藏。

若只采收瓜蒌皮，通常于 10 月初，果实尚未完全成熟时、果皮表面颜色基本为黄色，仅维管束凸起处为绿色时采收，其有效成分含量和果皮产量均较高。

【贮　　藏】

瓜蒌常规贮存，易发霉、易虫蛀，有效成分易流失。贮藏时间不宜超过 2 年。

建议 20℃以下，单包装密封，大垛用黑色胶布遮盖、密闭库藏。或直接冷藏。此贮藏条件下，不易变质，有效成分不易流失。

表 199-1 不同贮藏期瓜蒌主要成分的含量[①]（%）

	性状	水浸出物	可溶性糖	粗多糖
原药材	红棕色，皱缩	55.96	28.21	2.42
贮藏 1 年	红棕色，皱缩	52.34	25.49	2.41
生虫	生虫，仅剩种子和薄的果皮	44.17	8.85	4.04

虫蛀瓜蒌红外指纹图谱和正常瓜蒌差异显著，油脂类、淀粉类和糖类显著变化，虫蛀瓜蒌质量发生改变，不可再作瓜蒌药用[①]。

【主要成分】

含多糖、三萜皂苷、有机酸、挥发油、脂肪油、甾醇、树脂及色素等。

药典标准：瓜蒌水浸出物不得少于 31.0%。瓜蒌子醚溶性浸出物不得少于 4.0%；含 3,29- 二苯甲酰基栝楼仁三醇不得少于 0.080%。

【性味归经】

瓜蒌：甘、微苦，寒；归肺、胃、大肠经。瓜蒌皮：甘，寒；归肺、胃经。瓜蒌子：甘，寒；归肺、胃、大肠经。

【功能主治】

瓜蒌：清热涤痰，宽胸散结，润燥滑肠。用于肺热咳嗽，痰浊黄稠，胸痹心痛，结胸痞满，乳痈，肺痈，肠痈，大便秘结。

瓜蒌皮：清热化痰，利气宽胸。用于痰热咳嗽，胸闷胁痛。

瓜蒌子：润肺化痰，滑肠通便。用于燥咳痰黏，肠燥便秘。

【用法用量】

瓜蒌 9~15 g；瓜蒌皮 6~10 g；瓜蒌子 9~15 g。

【编 者 按】

1. 瓜蒌、瓜蒌皮、瓜蒌子均不宜与川乌、制川乌、草乌、制草乌、附子同用。

2. 全瓜蒌、瓜蒌皮、瓜蒌瓤和瓜蒌子的红外光谱不同，表明瓜蒌不同部位的化学成分及含量有差异，需分别入药。

3. 瓜蒌子质硬，入药前需捣碎，提取前轧扁、粉碎，利于有效成分溶出。

4. 瓜蒌子对心脑血管系统疾病及消化系统疾病具有良好作用，可开发应用于降血脂、降血糖、润肠通便等。

5. 瓜蒌、浙贝母、桑白皮各 10 g，胆南星 6 g，鱼腥草 15 g，水煎服，治痰热咳喘，咳痰黄稠。

罗汉果

【来　　源】

罗汉果为葫芦科植物罗汉果 *Siraitia grosvenorii*（Swingle）C. Jeffrey ex A. M. Lu et Z. Y. Zhang 的干燥果实。主产于广西、广东、贵州、江西、湖南等地。

①段崇英 . 山东道地药材仁瓜蒌的质量考察 [D]. 济南：山东中医药大学，2000.

【性　　状】

罗汉果呈卵形、椭圆形或球形，表面褐色、黄褐色或绿褐色，有深色斑块和黄色柔毛，有的具6~11条纵纹。顶端有花柱残痕，基部有果梗痕。体轻，质脆，果皮薄，易破。果瓤（中、内果皮）海绵状，浅棕色。种子扁圆形，多数，浅红色至棕红色，两面中间微凹陷，四周有放射状沟纹，边缘有槽。气微，味甜。

以个大、完整，摇之不响，色黄褐者为佳。

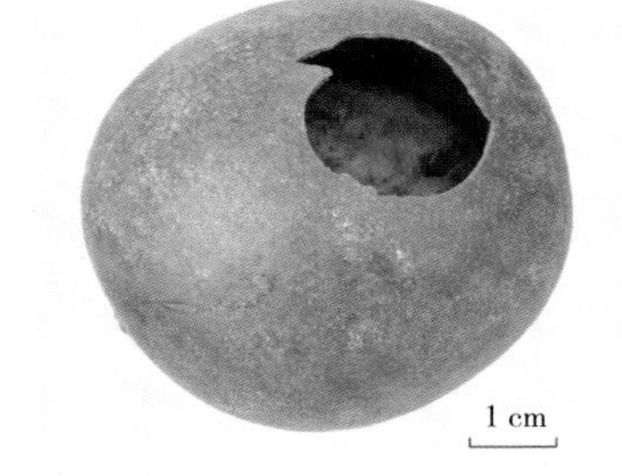

图 200-1　罗汉果

【采收加工】

秋季果实由嫩绿色变深绿色时采收。将采下的罗汉果晾数天后，50℃烘干。药材水分不得超过15%。

表 200-1　不同生长周期罗汉果中苷IIE、III、V含量的测定①（%）

天数	苷ⅡE含量	苷Ⅲ含量	苷Ⅴ含量
5天	1.206	0.125	0.000
10天	2.821	0.261	0.000
20天	1.995	0.326	0.000
30天	1.240	0.404	0.000
40天	0.550	0.479	0.000
50天	0.117	0.606	0.104
60天	0.000	0.115	0.880
70天	0.000	0.000	1.051
80天	0.000	0.000	1.650
85天	0.000	0.000	1.671

罗汉果生长50天后，罗汉果皂苷V的含量明显升高。

表 200-2　不同生长周期罗汉果中黄酮的含量测定②（%）

天数	黄酮含量
10天	6.17
20天	9.67
30天	9.51
40天	10.31
50天	15.36
60天	7.74
70天	6.58
80天	6.10
90天	5.98

罗汉果中的黄酮含量在50天时达到最高。

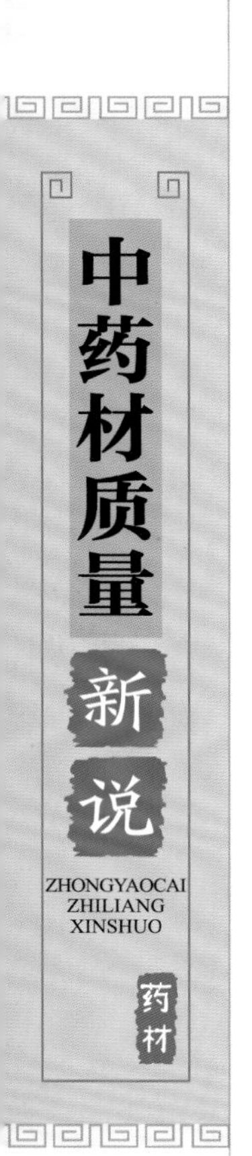

①刘金磊，李殿鹏，黄永林，等．HPLC法测定不同生长期罗汉果甙ⅡE，Ⅲ，Ⅴ的含量[J]. 广西植物，2007（(04)：665-668.

②陈全斌，义祥辉，余丽娟，等．不同生长周期的罗汉果鲜果甜甙V和总黄酮含量变化规律研究[J]. 广西植物，2005，25（3）：274-277.

表 200-3 不同干燥方法对罗汉果果皮、果肉中皂苷V含量影响[①]（%）

干燥方法	果皮中皂苷V含量	果肉中皂苷V含量
真空冷冻干燥	1.2	1.7
50℃烘干	1.4	2.4
先蒸后烘	1.0	2.1

50℃烘干的罗汉果果皮、果肉中罗汉果皂苷V含量最高。

【贮　　藏】

罗汉果常规贮存，易虫蛀、易走油，有效成分易流失，贮藏时间不宜超过1年。

建议在20℃以下，单包装密封，大垛用黑色塑料布遮盖、密闭库藏。此贮藏条件下，药材质量保存较好，药效不易降低。

【主要成分】

主含罗汉果新苷、罗汉果苷、罗汉果黄素、山柰酚二吡喃鼠李糖苷，亦含甘露糖、果糖、油酚及微量元素等。

药典标准：水浸出物不得少于30%；含罗汉果皂苷V不得少于0.50%。

【性味归经】

甘，凉。归肺、大肠经。

【功能主治】

清热润肺，利咽开音，滑肠通便。用于肺热燥咳，咽痛失音，肠燥便秘。

【用法用量】

9~15 g。

【编 者 按】

1. 罗汉果具有抑菌、消炎、降血糖、抗氧化等药理作用。

2. 罗汉果15 g，益母草10 g，水煎服，用于妇女咳嗽、月经不调。

青　果

【来　　源】

青果为橄榄科植物橄榄 *Canarium album* Raeusch. 的干燥成熟果实。主产于四川、福建、广东等地。

【性　　状】

青果呈纺锤形，两端钝尖。表面棕黄色或黑褐色，有不规则皱纹。果肉灰棕色或棕褐色，质硬。果核梭形，暗红棕色，具纵棱；内分3室，各有种子1粒。气微，果肉味涩，久嚼微甜。

【采收加工】

秋季果实成熟时采收，除去杂质，干燥。药材水分不得超过12%。

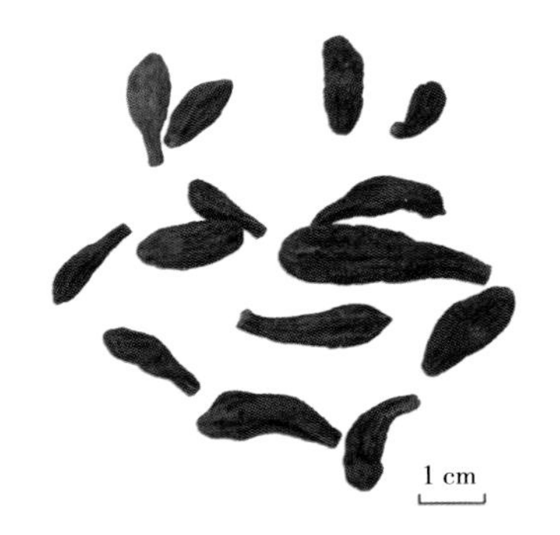

图 201-1　青果

①张亚丽，邹建，戚向阳，等. 采后处理方式对罗汉果鲜果中皂苷V含量的影响及其稳定性研究 [J]. 食品工业科技，2014，35（5）：102-105.

【贮　　藏】

在常规储存条件下，青果易虫蛀，有效成分易流失，贮藏时间不宜超过 1 年。

建议在 20℃以下，单包装密封，大垛用黑色塑料布遮盖、密闭库藏。在此贮藏条件下，不易变质、有效成分不易流失。

【主要成分】

主要含多酚类、三帖类、黄酮类、香豆素类、挥发油、氨基酸、糖类等。

药典标准：醇浸出物不得少于 30%。

【性味归经】

甘、酸，平。归肺、胃经。

【功能主治】

清热解毒，利咽，生津。用于咽喉肿痛，咳嗽痰黏，烦热口渴，鱼蟹中毒。

【用法用量】

5~10 g。

【编 者 按】

1. 用时捣碎。
2. 青果具有解酒保肝、抗菌、消炎、利咽、止咳、抗乙肝病毒等药理活性。
3. 去核青果 60 g，生姜、紫苏叶各 10 g，葱头 15 g，水煎服，治感冒。
4. 青果 4 枚，芦根 30 g，水煎代茶饮，治慢性咽炎。

西青果

【来　　源】

西青果为使君子科植物诃子 *Terminalia chebula* Retz. 的干燥幼果。主产于云南、广西、广东等地。

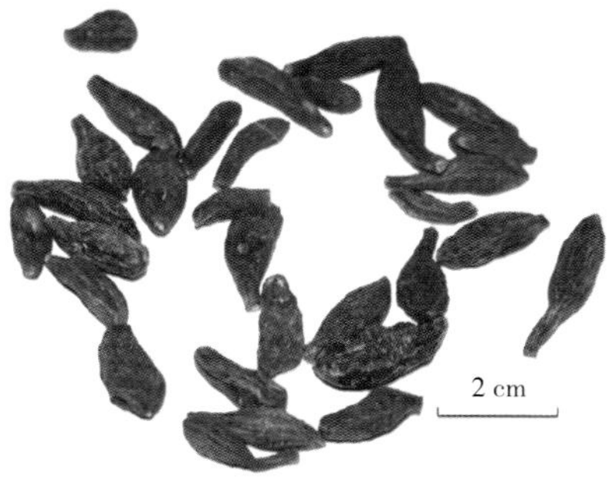

【性　　状】

西青果呈长卵形，略扁，表面黑褐色，具有明显的纵皱纹，一端较大，另一端略小，钝尖，下部有果梗痕。质坚硬。断面褐色，有胶质样光泽，果核不明显，常有空心，小者黑褐色，无空心。气微，味苦涩，微甘。

以身干、个均匀、质坚实、断面无空心者为佳。

2 cm

图 202-1　西青果

【采收加工】

9~10 月摘取未成熟的幼果，沸水中略煮烫，晒干或 60℃以下烘干。药材水分不得超过 12%。

表 202-1　不同产地西青果中没食子酸的含量测定[①]（%）

产地	含量
尼泊尔	0.20
昆明	0.12

①严劲松 . 反相高效液相色谱法测定不同产地西青果中没食子酸的含量 [J]. 国际中医中药杂志，2013，35（2）：140–142.

续表

产地	含量
贵阳	0.11
桂林	0.10

尼泊尔进口的西青果中所含没食子酸含量较高，我国各个产地的西青果没食子酸含量基本无差距。

【贮　　藏】

西青果常规贮存，易虫蛀、发霉，贮藏时间不宜超过1年。

建议在20℃以下，单包装密封，大垛用黑色塑料布遮盖、密闭库藏。此贮存条件下，药材质量保存较好，药效不易降低。

【主要成分】

主含诃子酸、诃黎勒酸、没食子酸、糖类及氨基酸等。

药典标准：水浸出物不得少于48.5%。

【性味归经】

苦、酸、涩，平。归肺、大肠经。

【功能主治】

清热生津，解毒。用于阴虚白喉。

【用法用量】

1.5~3 g。

【编 者 按】

1. 风火喉痛及中寒者忌用。
2. 西青果配薄荷、蛇莓、白芍、甘草、丹皮、川贝。水煎服。治肺炎，喉炎，扁桃体炎。
3. 西青果配老鹳草、香青（菊科香青属植物），水煎服，治急性肠炎。

诃　子

【来　　源】

诃子为使君子科植物诃子 *Terminalia chebula* Retz. 或绒毛诃子 *Terminalia chebula* Retz. var. *tomentella* Kurt. 的干燥成熟果实。原产于印度、泰国、缅甸等地，我国分布于云南、西藏、广东、广西等地。

【性　　状】

诃子为长圆形或卵圆形，表面黄棕色或暗棕色，略具光泽，有5~6条纵棱线和不规则的皱纹，基部有圆形果梗痕。质坚实。果肉黄棕色或黄褐色。果核浅黄色，粗糙，坚硬。种子狭长纺锤形，种皮黄棕色。气微，味酸涩后甜。

以黄棕色、有光泽，坚实者为佳。

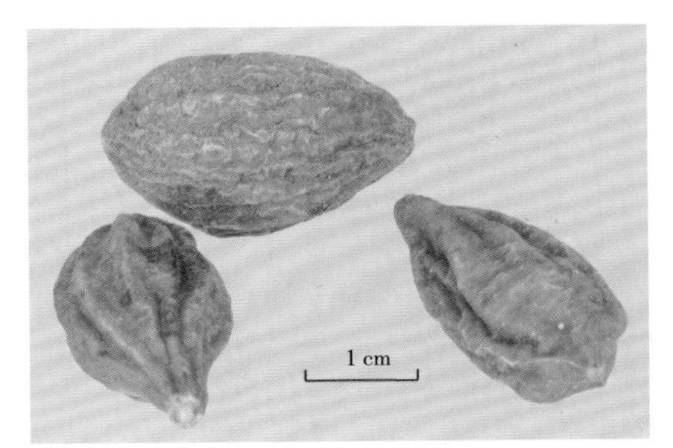

图 203-1　诃子

【采收加工】

秋、冬二季果实成熟时采收，除去杂质，干燥。药材水分不得超过 13%。

【贮　　藏】

在常规储存条件下，诃子易虫蛀，有效成分易流失，贮藏时间不宜超过 2 年。

建议在 20℃以下，单包装密封，大垛用黑色塑料布遮盖、密闭库藏。在此贮藏条件下，有效成分不易流失。

【主要成分】

主要含鞣质、酚酸、三萜类、黄酮类、挥发油、氨基酸、脂肪酸、糖类、维生素等。

药典标准：水浸出物不得少于 30%。

【性味归经】

苦、酸、涩，平。归肺、大肠经。

【功能主治】

涩肠止泻，敛肺止咳，降火利咽。用于久泻久痢，便血脱肛，肺虚喘咳，久嗽不止，咽痛音哑。

【用法用量】

3~10 g。

【编 者 按】

1. 用时捣碎，或去核以诃子肉入药。

2. 诃子具有抗菌、强心、抗氧化、降糖、抗肿瘤、抗 HIV 等药理活性。

3. 诃子、甘草、桔梗各 8 g，百部、百合各 12 g，水煎服，治慢性支气管炎、久咳。

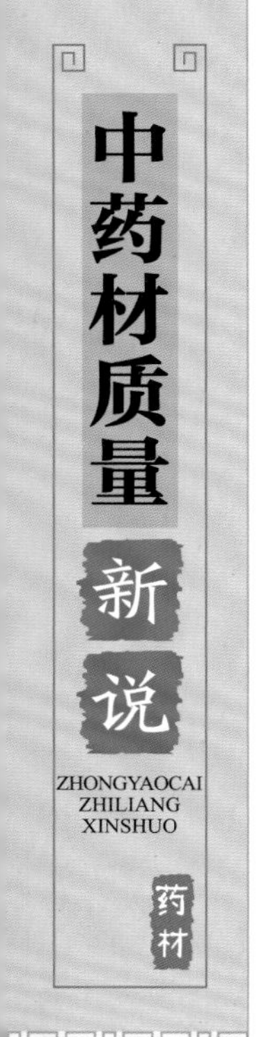

毛诃子

【来　　源】

毛诃子系藏族习用药材，为使君子科植物毗黎勒 *Terminalia billerica*（Gaertn.）Roxb. 的干燥成熟果实。主产于云南南部。

【性　　状】

毛诃子呈卵形或椭圆形，表面棕褐色，被红棕色绒毛，较细密，具 5 棱脊，棱脊间平滑或有不规则皱纹。质坚硬。果肉暗棕色或浅绿黄色。果核淡棕黄色。种子 1，种皮棕黄色，种仁黄白色，有油性。气微，味涩、苦。

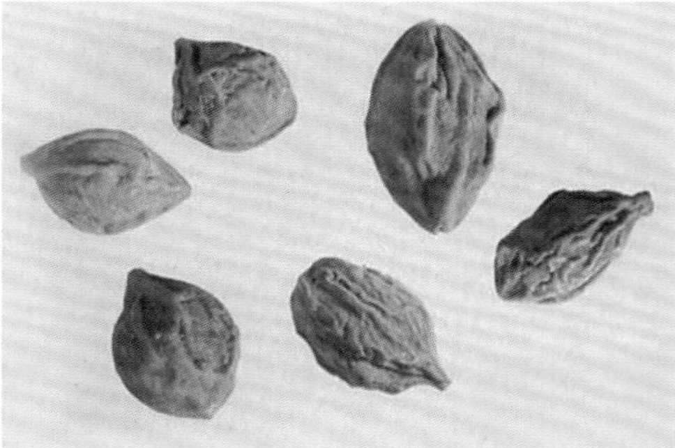

图 204-1　毛诃子

【采收加工】

冬季至次年春季果实成熟时采收，除去杂质，干燥。药材水分不得超过 12%。

【贮　　藏】

在常规储存条件下，毛诃子易虫蛀，有效成分易流失，贮藏时间不超过 1 年。

建议在 20℃以下，单包装密封，大垛用黑色塑料布遮盖、密闭库藏。在此贮藏条件下，有效成分不易流失。

【主要成分】

主要含三萜皂苷、强心苷、木脂素、鞣质、脂肪酸、维生素等。

药典标准：水浸出物不得少于20%。

【性味归经】

甘、涩，平。

【功能主治】

清热解毒，收敛养血，调和诸药。用于各种热证，泻痢，黄水病，肝胆病，病后虚弱。

【用法用量】

3~9 g。多入丸散服。

【编 者 按】

1. 用时捣碎。

2. 毛诃子具有抗氧化、治疗 CCl_4 引起的肝损伤、抗菌、降低胆固醇等药理活性。

牛蒡子

【来　　源】

牛蒡子为菊科植物牛蒡 *Arctium lappa* L. 的干燥成熟果实。主产于东北、甘肃、浙江、山东、四川等地。

【性　　状】

牛蒡子瘦果呈长倒卵形，两端平截，略扁，微弯曲，表面灰褐色，带紫黑色斑点，有明显的纵棱线。先端较宽，有一圆环，中心有点状凸起的花柱残迹；基部狭窄，有圆形果柄痕。果皮较硬，子叶2，淡黄白色，富油性。气微，味苦后微辛而稍麻舌。

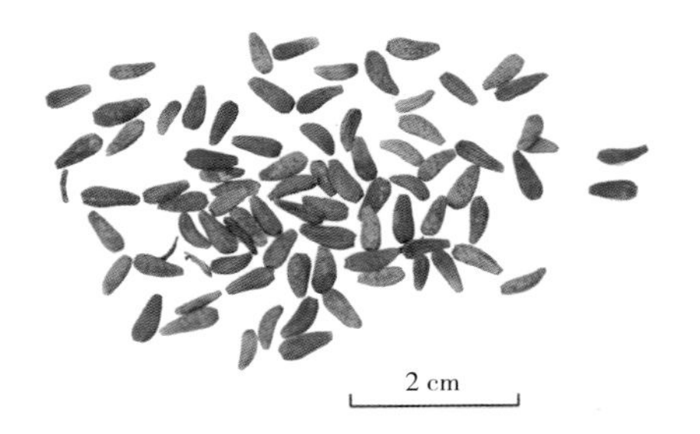

图 205-1　牛蒡子

以粒大、饱满、外皮灰褐色者佳。

【采收加工】

7~8月果实成熟、呈灰褐色时，分批采收。除去杂质，晒干。药材水分不得超过9.0%。

表 205-1　牛蒡不同部位有效成分的含量①（%）

	根	茎	叶	花序	果实
牛蒡苷	0.038	0.061	—	0.049	7.12
牛蒡苷元	—	—	—	0.057	0.12

牛蒡苷和牛蒡苷元在根、茎和花序中有少量分布，在叶中没有分布，主要分布于牛蒡果实中。

表 205-2　不同饱满程度的牛蒡子有效成分的含量①（%）

	饱满	干瘪
牛蒡苷	9.6	7.26

①袁媛，窦德强，康廷国. 高效液相色谱法测定牛蒡药材不同部位牛蒡子苷和苷元的含量 [J]. 中华中医药学刊，2008，26（10）：2160-2161.

干瘪牛蒡子中牛蒡苷含量低于饱满牛蒡子。

表 205-3 牛蒡子不同部位有效成分的含量[①]（%）

	果皮	种仁
牛蒡苷	0.41	13.17
牛蒡苷元	0.06	0.10

牛蒡果实包括果皮和种仁，种仁中的牛蒡苷含量远大于果皮中。

【贮　　藏】

牛蒡子常规贮存，易走油，有效成分易流失。贮藏时间不宜超过 2 年。

建议 20℃以下，单包装密封，大垛密闭库藏。贮藏期药材水分控制在 8%~10%。此贮藏条件下，有效成分不易流失。

【主要成分】

含牛蒡苷、牛蒡苷元、绿原酸等。

药典标准：含牛蒡苷不得少于 5.0%。

【性味归经】

辛、苦，寒。归肺、胃经。

【功能主治】

疏散风热，宣肺透疹，解毒利咽。用于风热感冒，咳嗽痰多，麻疹，风疹，咽喉肿痛，痄腮，丹毒，痈肿疮毒。

【用法用量】

6~12 g。

【编 者 按】

1. 牛蒡子入药前捣碎，提取前粉碎，利于有效成分溶出。
2. 牛蒡子具有抗炎、抗病毒、抗菌、抗糖尿病等作用。
3. 牛蒡子 9 g，板蓝根 15 g，薄荷、甘草各 3 g，水煎服，治感冒头痛发热、咽喉肿痛。

车前子（附：车前草）

【来　　源】

车前子为车前科植物车前 *Plantago asiatica* L. 或平车前 *Plantago depressa* Willd. 的干燥成熟种子。全国大部分地区均产，主产于江西、河南、黑龙江、辽宁等地。

【性　　状】

车前子呈椭圆形、不规则长圆形或三角状长圆形，略扁。表面黄棕色至黑褐色，有细皱纹，一面有灰白色凹点状种脐。质硬。气微，味淡。

以粒大、色黑、饱满者为佳。

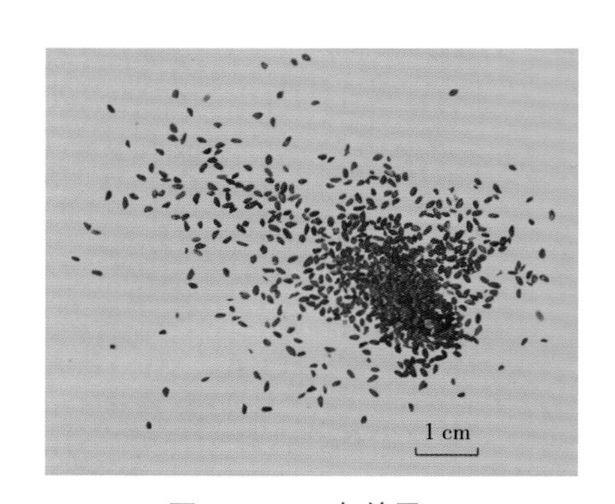

图 206-1 车前子

①陈思有，杨燕云，等. 牛蒡子果皮与种仁中牛蒡苷及牛蒡苷元的含量测定及比较[J]. 亚太传统医药，2017（14）.

【采收加工】

夏、秋二季种子成熟时采收果穗，暴晒，干燥后用手揉搓，除去杂质，将种子筛出，再去壳。药材水分不得超过 12%。

表 206-1　不同采收时期车前子中有效成分的含量测定①（%）

采收时间	车前素	毛蕊花糖苷	异毛蕊花糖苷
6 月	1.751	11.251	0.893
7 月	1.722	7.679	0.855
8 月	1.862	6.953	0.625

车前子中毛蕊花糖苷和异毛蕊花糖苷在 6 月含量最高，车前素在 8 月含量最高。

【贮　　藏】

车前子常规贮存，易受潮，有效成分易流失，贮藏时间不宜超过 2 年。

建议在 25℃以下，单包装密封，大垛密闭库藏。此贮藏条件下，药材质量保存较好，药效不易降低。

【主要成分】

主含桃叶珊瑚苷、京尼平甘酸、毛蕊花糖苷、车前子酸、琥珀酸等。

药典标准：含京尼平苷酸不得少于 0.40%，毛蕊花糖苷不得少于 0.30%。

【性味归经】

甘，寒。归肝、肾、肺、小肠经。

【功能主治】

清热利尿通淋，渗湿止泻，明目，祛痰。用于热淋涩痛，水肿胀满，暑湿泄泻，目赤肿痛，痰热咳嗽。

【用法用量】

9~15 g，包煎。

【编 者 按】

1. 车前子具有抗炎、降低眼压、抗衰老、降低胆固醇等药理作用，临床上用于治疗老年性高血压、痛风、咳喘等。

2. 车前子 30 g，川黄柏 15 g，芍药 6 g，甘草 3 g，水煎徐徐服，治小便热秘不通。

3. 车前子晒干为末，每服 6 g，车前叶煎汤下，治小便血淋作痛。

附：车前草

【来　　源】

车前草为车前科植物车前 *Plantago asiatica* L. 或平车前 *Plantago depressa* Willd. 的干燥全草。全国大部分地区均产，主产于江西、河南、黑龙江、辽宁等地。

【性　　状】

车前：根丛生，须状。叶基生，具长柄；叶片皱缩，展平后呈卵状椭圆形或宽卵形；表面灰绿色或污绿色，具明显弧形脉 5~7 条；先端钝或短尖，基部宽楔形，全缘或有不规则波状浅齿。穗状

①俞燕，钟瑞建，丁剑虹，等 . HPLC 法同时测定不同产地车前子生品及盐炙品中 3 个主要活性成分的含量 [J]. 药物分析杂志，2015（5）：889-892.

花序数条，花茎长。蒴果盖裂，萼宿存。气微香，味微苦。

平车前：主根直而长。叶片较狭，长椭圆形或椭圆状披针形。

均以叶片完整、色灰绿者为佳。

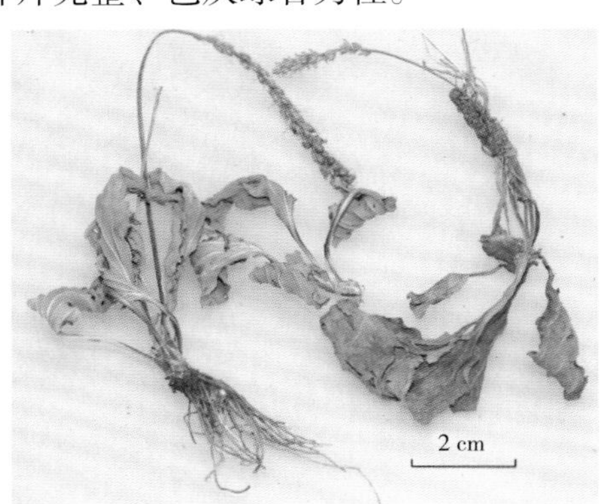

图 206-2　色绿，质优

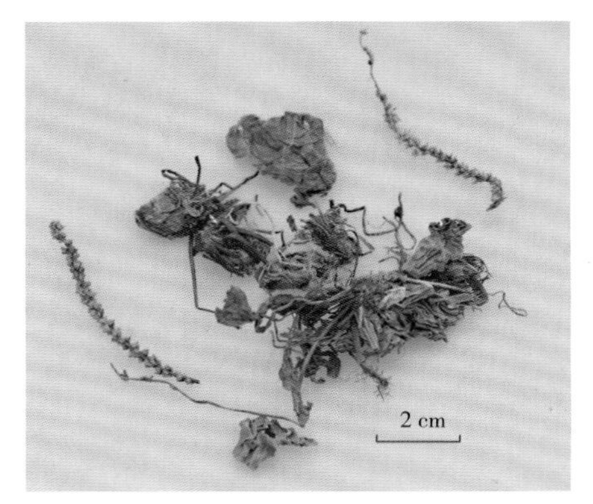

图 206-3　色枯黄，质次

【采收加工】

夏季抽出的草穗与叶片等长，还未开花时采收。将全草连根拔起，洗净根部泥沙和叶部污物，晒干。建议趁鲜切段，摊薄晒干。药材水分不超过 13%。

【贮　　藏】

车前草常规贮存，香气易散失，颜色变黄，有效成分量流失快，贮藏时间不宜超过 1 年。

建议在 25℃以下，单包装密封，大垛密闭库藏。此贮藏条件下，不易变色，药效不易降低。

【主要成分】

主含大车前苷、车前草苷、去鼠李糖异丁香酚苷、去鼠李糖洋丁香酚苷等。

药典标准：含大车前苷不得少于 0.10%。

【性味归经】

甘，寒。归肝、肾、肺、小肠经。

【功能主治】

清热利尿通淋，祛痰，凉血，解毒。用于热淋涩痛，水肿尿少，暑湿泄泻，痰热咳嗽，吐血衄血，痈肿疮毒。

【用法用量】

入汤剂 10~15 g，不宜久煎。鲜品 15~30 g；亦可用鲜品捣汁服。外用鲜品适量，捣敷患处；或捣汁涂，或煎水洗。

【编 者 按】

1. 脾胃虚寒、肾虚滑精者禁用。孕妇慎用。不宜超大剂量使用。长时间使用时应检测肾功能。

2. 车前草临床用于治疗小便不利、水肿、尿路感染、痰多咳嗽、轻度痛风等病症。

3. 车前草、当归各 60 g，麻黄 10 g，水煎服，治疗小儿遗尿症。

地肤子

【来　　源】

地肤子为藜科植物地肤子 *Kochia scoparia*（L.）Schrad. 的干燥成熟果实。主产于河北、山东、河南等地。

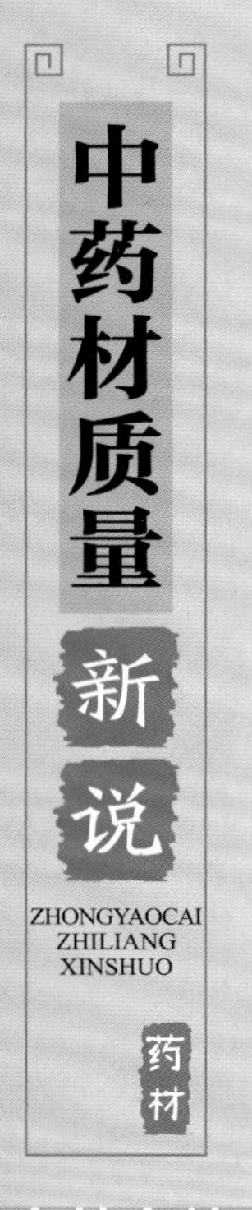

【性　　状】

地肤子呈扁球状五角星形，直径 1~3 mm。外被宿存花被，表面灰绿色或浅棕色，周围具膜质小翅 5 枚，背面中心有微突起的点状果梗痕及放射状脉纹 5~10 条；剥离花被，可见膜质果皮，半透明。种子扁卵形，长约 1 mm，黑色。气微，味微苦。

以色灰绿、饱满、无枝叶杂质者为佳。

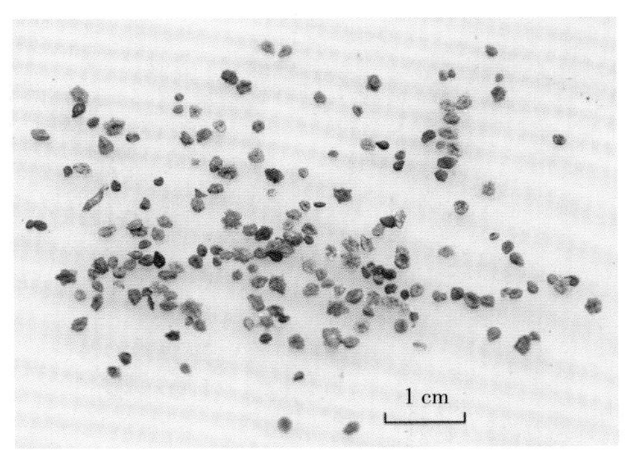

图 207-1　地肤子

【采收加工】

秋季果实刚成熟时采收植株，晒干，打下果实，除去杂质。药材水分不得超过 14%。

表 207-1　不同采收期地肤子中单体皂苷和总皂苷的含量①（%）

采收时间	性状	地肤子皂苷 Ic
8 月 24 日	果实绿色残存黄色花被、无膜质小翅	0.03
8 月 24 日	果实灰绿色有少量膜质小翅	0.56
9 月 13 日	果实灰绿色有少量膜质小翅	0.91
9 月 24 日	果实灰绿色有膜质小翅	2.96
10 月 8 日	果实棕褐色有膜质小翅	3.70
10 月 15 日	果实褐色有膜质小翅	3.35
10 月 29 日	果实黑褐色有膜质小翅	3.37

地肤子刚成熟时（10 月 8 日）其地肤子皂苷 Ic 的含量最高，成熟后随着时间的推移，其含量又有所下降。因此地肤子的最适宜采收期为果实刚成熟时。

【贮　　藏】

地肤子常规储存，易变色、易虫蛀，有效成分流失快，贮藏时间不宜超过 1 年。

建议在 25℃以下，单包装密封，大垛密闭贮藏。贮藏期药材水分控制在 8%~10%。在此贮藏条件下，不易变色，药材质量保持较好。

【主要成分】

地肤子中主要含有三萜皂苷及甾类化合物等，所含的皂苷类为其主要的活性成分。

药典标准：含地肤子皂苷 Ic 含量不得少于 1.8%。

【性味归经】

辛、苦，寒。归肾、膀胱经。

【功能主治】

清热利湿，祛风止痒。用于小便涩痛，阴痒带下，风疹，湿疹，皮肤瘙痒。

【用法用量】

9~15 g。外用适量，煎汤熏洗。

【编 者 按】

1. 地肤子具有抗病原微生物、降血糖、抗炎、抗过敏、抗胃黏膜损伤等药理活性，临床用于尿路感染、扁平疣、荨麻疹、急性乳腺炎、前列腺炎等。

①夏玉凤，王强，戴岳．不同采收期地肤子中皂苷含量的变化 [J]. 植物资源与环境学报，2002，11（04）：54–55.

2. 地肤子、车前子、滑石各 15 g，木通 6 g，甘草 3 g，水煎服，治尿急、尿痛、小便不利。

蒺 藜

【来　　源】

蒺藜为蒺藜科植物蒺藜 *Tribulus terrestris* L. 的干燥成熟果实。主产于内蒙古、河南、陕西等地。

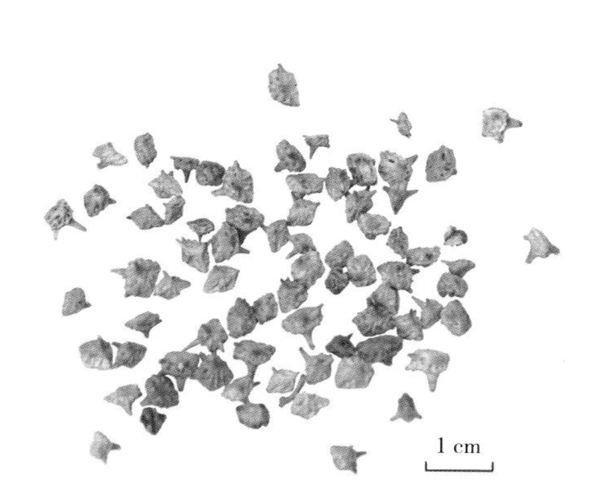

图 208-1　蒺藜

【性　　状】

蒺藜为 5 个分果瓣组成，放射状排列。常裂为单一的分果瓣，呈斧状，背部黄绿色，隆起。有无数小短刺，及对称的长刺和短刺各一对。两侧面有网纹，灰白色。质坚硬，气微，味苦、辛。

【采收加工】

通常在秋季果实成熟时采收，10 月份采收的蒺藜总皂苷含量较高。采摘成熟蒺藜果实，除去杂质，阴干或 70℃烘干。药材水分不得少于 9.0%。

表 208-1　不同采收期蒺藜中总皂苷的含量①（%）

采收时间	7 月	8 月	9 月	10 月
总皂苷	1.689	2.084	2.593	3.337

蒺藜主要活性成分是皂苷类。果实中总皂苷含量随着果实成熟逐渐升高，10 月果实成熟时采收的蒺藜总皂苷含量较高。

表 208-2　不同部位蒺藜中总皂苷和总黄酮的含量②（%）

不同部位	果实	茎	叶
总皂苷	1.093	0.818	2.06
总黄酮	0.363	0.356	0.862

蒺藜叶和茎中也有相当量的皂苷和黄酮成分。

表 208-3　不同加工方式蒺藜中总皂苷和总黄酮的含量③（%）

加工方式	晒干	阴干	50℃烘干	70℃烘干	90℃烘干	110℃烘干
总皂苷	1.017	1.350	1.173	1.321	1.106	1.085
总黄酮	0.476	0.484	0.389	0.430	0.374	0.354

阴干有利于蒺藜总黄酮、总皂苷的保存，70℃烘干的药材有效成分含量和阴干的无显著差异。

【贮　　藏】

蒺藜常规贮存，易发霉，有效成分流失快。贮藏时间不宜超过 2 年。

①张素军 . 蒺藜果实、茎叶不同采收期总皂苷含量分析 [J]. 中国实验方剂学，2010，16（13）：80-81.
②杨莉，王春雨，韩梅，等 . 蒺藜全草入药的可行性分析 [J]. 中国中药杂志，2009，34（17）：2163-2166.
③杨莉，王国栋，韩梅 . 加工方式及贮存条件对蒺藜药材质量的影响 [J]. 北方园艺，2013（07）：154-156.

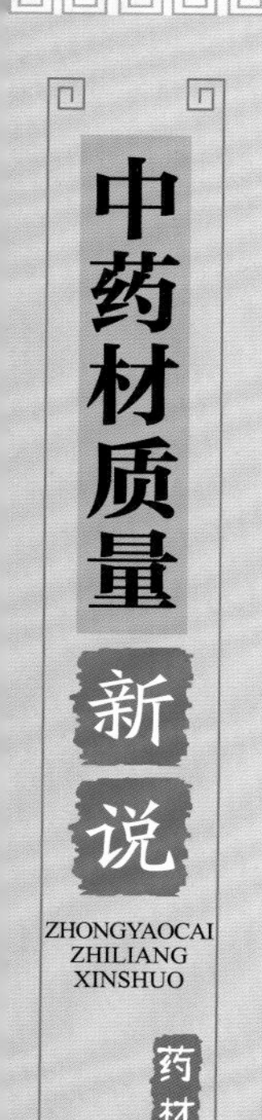

建议25℃以下，单包装密封，大垛密闭库藏。此贮藏条件下，不易变质，药效保持较好。

【主要成分】

皂苷类、黄酮类、生物碱、多糖类等。

【性味归经】

辛、苦，微温；有小毒。归肝经。

【功能主治】

平肝解郁，活血祛风，明目，止痒。用于头痛眩晕，胸胁胀痛，乳闭乳痈，目赤翳障，风疹瘙痒。

【用法用量】

6~10 g。

【编 者 按】

1. 蒺藜在防治心脑血管疾病、抗衰老和治疗性功能减退症等方面显示出良好疗效，用于生产心脑舒通胶囊等。

2. 蒺藜、香附各9 g，当归、川芎各8 g，川楝子、延胡索各12 g，水煎服，治肝郁胁痛、闭经、痛经。

菟丝子

【来　　源】

菟丝子为旋花科植物南方菟丝子 *Cuscuta chinensis* R.BR. 或菟丝子 *Cuscuta chinensis* Lam. 的干燥成熟果实。主产于宁夏、内蒙古等地。

【性　　状】

菟丝子呈类球形，表面灰棕色至棕褐色，粗糙，种脐线形或扁圆形。质坚实，不易以指甲压碎。气微，味淡。

以颗粒饱满、无尘土及杂质者为佳。

【采收加工】

秋末果实完全成熟时采收植株，晒干，打下种子，除去杂质。药材水分不得超过10%。

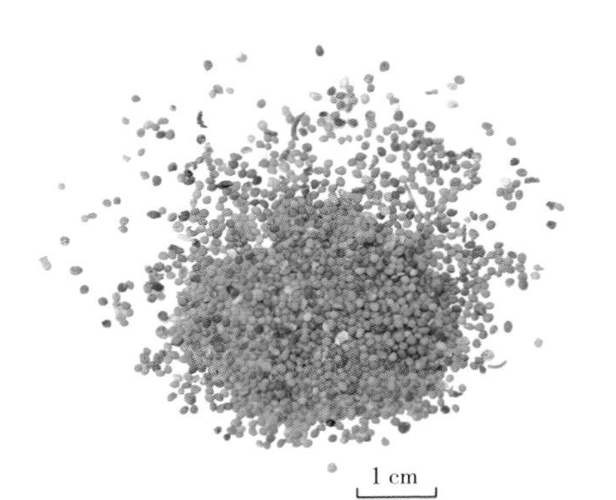

图 209-1　菟丝子

表 209-1　不同生长期栽培南方菟丝子金丝桃苷含量①

采收日期	金丝桃苷（%）	采收日期	金丝桃苷（%）	采收日期	金丝桃苷（%）
8.02	0.25	9.11	0.40	10.23	0.40
8.07	0.24	9.18	0.30	10.25	0.50
8.11	0.25	9.23	0.38	11.02	0.53
8.18	0.22	9.25	0.45	11.07	0.42
8.23	0.29	10.02	0.55	11.11	0.43
8.25	0.25	10.07	0.45	11.18	0.36

①王旭鹏，党维霞，张文懿．宁夏栽培南方菟丝子适宜采收期研究[J]. 时珍国医国药，2015（2）：463-464.

续表

采收日期	金丝桃苷（%）	采收日期	金丝桃苷（%）	采收日期	金丝桃苷（%）
9.02	0.45	10.11	0.44	11.23	0.38
9.07	0.31	10.18	0.38	11.25	0.48

8、9月份采集的菟丝子中金丝桃苷的含量明显低于10月份，11月份金丝桃苷含量又略有下降。所以菟丝子最适宜的采收时间为10月份。

【贮　　藏】

菟丝子常规粗贮，有效成分流失快，贮藏时间不宜超过2年。

建议在20℃以下，单包密封，大垛密闭库藏。贮藏期药材水分控制在7%~11%。在此贮藏条件下，有效成分不易流失。

【主要成分】

菟丝子中除含有金丝桃苷外，还含有绿原酸、槲皮素、山柰酚、异鼠李素等成分。

药典标准：含金丝桃苷不得少于0.10%。

【性味归经】

辛、甘、平。归肝、肾、脾经。

【功能主治】

补益肝肾，固精缩尿，安胎，明目，止泻；外用消风祛斑。用于肝肾不足，腰膝酸软，阳痿遗精，遗尿尿频，肾虚胎漏，胎动不安，目昏耳鸣，脾肾虚泻；外治白癜风。

【用法用量】

6~12 g。

【编 者 按】

1. 菟丝子具有补肾、调节免疫、保肝等药理作用，对改善亚健康状态、延缓衰老、增强体质具有很好的效果。

2. 菟丝子、枸杞子、杜仲各15 g，莲子须、韭菜子各10 g，五味子6 g，水煎服，治阳痿、遗尿、遗精伴腰膝酸软。

3. 菟丝子、益智仁、补骨脂、乌药各10 g，肉豆蔻、荜澄茄各6 g，水煎服，治久泄、五更泄泻。

花　椒

【来　　源】

花椒为芸香科植物青椒 *Zanthoxylum schinifolium* Sieb. et Zucc. 或花椒 *Zanthoxylum bungeanum* Maxim. 的干燥成熟果皮。主产于辽宁、河北、四川等地。

【性　　状】

青椒：多为2~3个上部离生的小蓇葖果，集生于小果梗上，蓇葖果球形，沿腹缝线开裂，直径3~4 mm。外表面灰绿色或暗绿色，散有多数油点和细密的网状隆起皱纹；内表面类白色，光滑。内果皮常由基部与外果皮分离。残存种子呈卵形，长3~4 mm，直径2~3 mm，表面黑色，有光泽。气香，味微甜而辛。

花椒：蓇葖果多单生，直径 4~5 mm。外表面紫红色或棕红色，散有多数疣状突起的油点，直径 0.5~1 mm，对光观察半透明；内表面淡黄色。香气浓，味麻辣而持久。

以鲜红、光艳、皮细、均匀、无杂质者为佳。

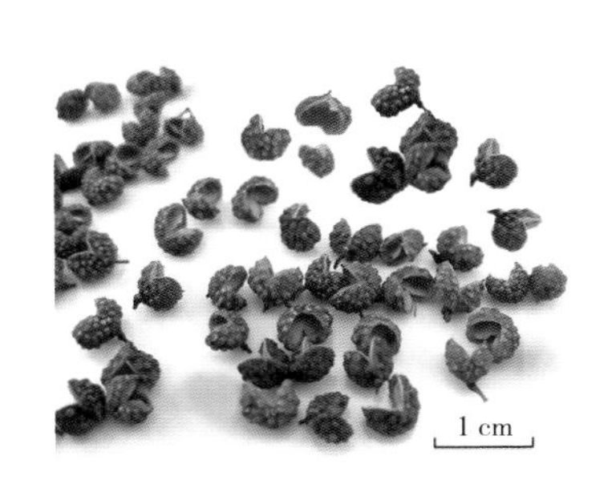

图 210-1　青椒

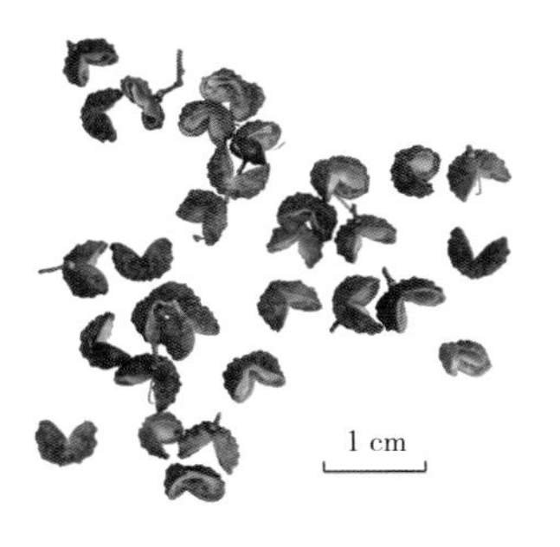

图 210-2　花椒

【采收加工】

花椒表皮呈深绿色，油胞明显突起，有浓郁的麻香味，此时为花椒成熟期，应及时采收。一般在 5~6 月，选择晴天，用专用花椒采摘机、剪刀或用手轻轻采下果穗放入篮中。采收后选择晴天晾晒，待果皮完全爆开后，将种子、果梗、果皮分离，再用筛子或风车等工具将三者分开，即得到干燥果皮。

注意：

（1）选晴天上午露水干后采收，不能在雨天或有露水时采收，否则花椒颜色暗淡，品质低劣甚至变黑发霉。

（2）在采收的全过程都要注意轻拿轻放，避免碰破油胞。

（3）采收用于保鲜的花椒必须做到一步到位，采收标准为无枝秆、无刺、无叶、无油椒、无病和色变椒，采收当天必须送到冻库进行处理。

（4）如采收后遇雨，应摊放在干净、通风的地方，不宜过厚，待天晴后进行摊晒，如有条件，也可采用低温烘干的方法制干。

表 210-1　不同采收时期重庆江津鲜花椒麻味物质及挥发油的含量测定①

采收时期	麻味物质含量（mg/g）	挥发油含量（μl/g）
5 月 10 日	10.25	45.6
5 月 24 日	10.42	43.5
6 月 8 日	13.65	42.2
6 月 22 日	11.42	41.8
7 月 6 日	11.05	41.2

6 月上旬花椒含麻味物质较高；5 月上旬花椒含挥发油最高。

【贮　　藏】

花椒常规贮存，麻味易下降，芳香气减少，色泽变淡，有效成分流失快，贮藏时间不宜超过半年。

建议采用 0.20~0.24 mm 厚的聚乙烯塑料薄膜袋密封包装，贮藏在 1~5℃的低温库房内，贮库的相对湿度保持在 60%~90%。

【主要成分】

含挥发油、生物碱、酰胺、木脂素、香豆素等。

药典标准：含挥发油不得少于 1.5%。

①余晓琴，吴素蕊，阚建全，等．重庆江津青花椒不同采收时期的品质变化 [J]. 食品与发酵工业，2009（11）：164-167.

【性味归经】

辛，温。归脾、胃、肾经。

【功能主治】

温中止痛，杀虫止痒。用于脘腹冷痛，呕吐泄泻，虫积腹痛；外治湿疹，阴痒。

【用法用量】

3~6 g。外用适量，煎汤熏洗。

【编 者 按】

1. 花椒的精油主要集中在花椒的果皮上。

2. 椒目是花椒成熟的种子，味苦，性寒，归脾、膀胱经。具有行水、平喘的功效，用于治疗水肿胀满、痰饮咳喘。

3. 花椒叶也可药用，防止干裂、利于止痛、减少局部炎性刺激。也是我国的传统蔬菜和香料。

4. 现代药理研究表明花椒具有抗菌杀虫等作用。

5. 生姜 24 g，大枣 30 g，花椒 9 g，水煎服，温中止痛。适用于寒性痛经。

八角茴香

【来　　源】

八角茴香为兰科植物八角茴香 *Illicium verum* Hook. f. 的干燥成熟果实。主产于广西、福建、广东、贵州、云南等地。

【性　　状】

聚合果，多由 8 个蓇葖果组成，放射状排列于中轴上。蓇葖果外表面红棕色，顶端呈鸟喙状；内表面淡棕色，平滑，有光泽；质硬而脆。每个蓇葖果内含种子 1 粒，扁卵圆形，红棕色或黄棕色，光亮，富油性。气芳香，味辛、甜。

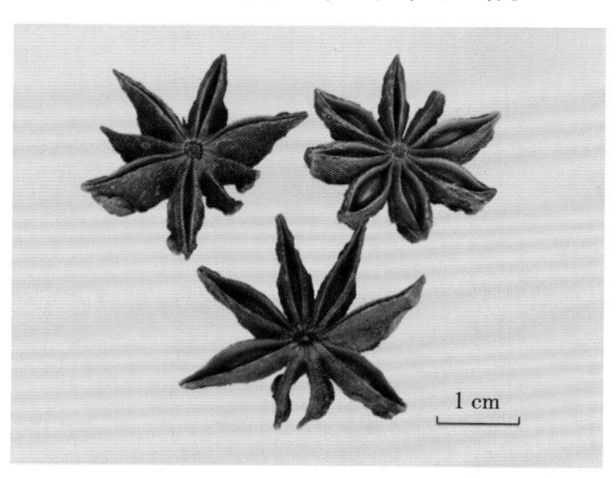

图 211-1　饱满、味浓，质优

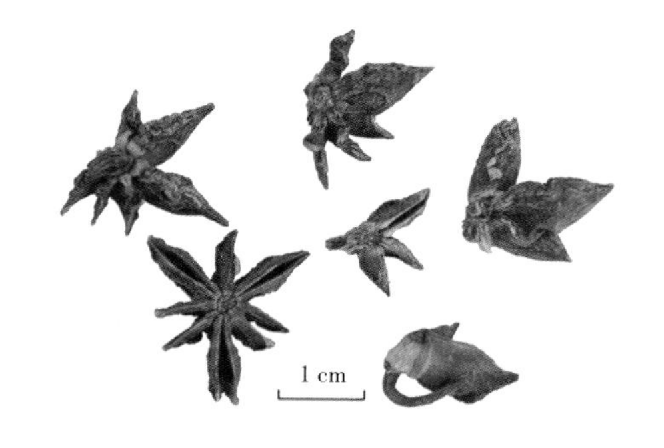

图 211-2　干瘪、味淡，质次

【采收加工】

八角茴香在 8~10 月，果实由青色变黄色采收。采收过早，果形瘦小，籽粒扁平，含油率低。

晴天采摘果实，直接晒干，或杀青晒干（置沸水中杀青，果实变淡黄色时取出沥干，摊薄晒干），或烘箱烘干（沸水或高温杀青前处理，调节烘箱的温度至 50~60℃，恒温烘干）。硫黄熏制八角使反式茴香脑含量降低且硫残留超标[①]。

①梁颖，陶勇，张小红，等．八角茴香及其硫熏干燥品挥发油成分 GC-MS 分析 [J]. 今日药学，2010，20（8）：23-24.

表 211-1　不同干燥方法对八角茴香理化指标的影响[①]（%）

理化指标	日晒干	杀青烘干	烘箱烘干
水分	14.57	12.83	11.59
挥发油	10.32	9.18	11.37

烘干的八角挥发油含量高于传统晒干和杀青晒干，含水量也低于传统方法，贮藏不易发霉变质。

【贮　　藏】

八角茴香常规贮存，极易走味，挥发油易流失。贮藏时间不宜超过 1 年。

建议 20℃以下，单包装密封，大垛密闭库藏。有条件的直接单包装密封冷藏。此贮藏条件下，不易走味，含量不易流失。

【主要成分】

反式茴香脑萘草酸、茴香醛、小茴香灵等挥发油类成分。

药典标准：含挥发油不得少于 4.0%，含反式茴香脑不得少于 4.0%。

【性味归经】

辛，温。归肝、肾、脾、胃经。

【功能主治】

温阳散寒，理气止痛。用于寒疝腹痛，肾虚腰痛，胃寒呕吐，脘腹冷痛。

【用法用量】

3~6 g。

【编 者 按】

1. 现代研究表明，八角茴香具有抗菌、镇痛、抗病毒等作用。

2. 八角茴香 1 两，红橘皮 2 两，白豆蔻半两，上为粗末，煎服或兑酒服，主治血气凝寒，小腹痛；妇人室女小腹痛不可忍，内外着寒；兼治心腹痛。

小茴香

【来　　源】

小茴香为伞形科植物茴香 *Foeniculum vulgare* Mill. 的干燥成熟果实。主产于西北、华北、东北等地，全国大部分地区均有栽培。

【性　　状】

小茴香为双悬果，呈圆柱形，有的稍弯曲。表面黄绿色或淡黄色，两端略尖，顶端残留有黄棕色突出的柱基，基部有时有细小的果梗。分果呈长椭圆形，背面有纵棱 5 条，结合面平坦而较宽。横切面略呈五边形，背面的四边约等长。有特异香气，味微甜、辛。

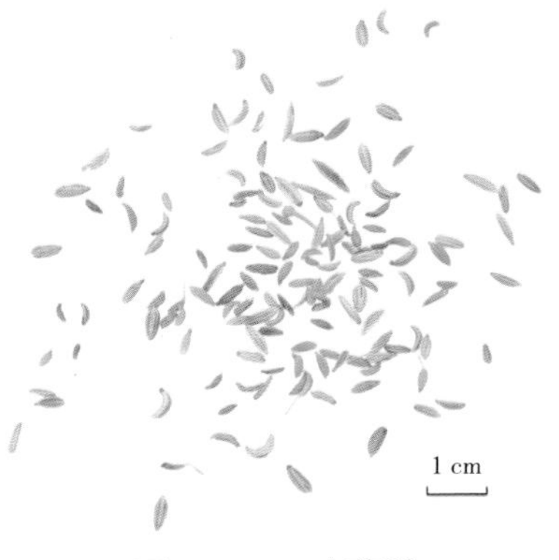

图 212-1　小茴香

①王琴，区子牟，蒋林，等 . 不同干燥方法和产地对八角果实质量的影响 [J]. 中国调味品，2010，35（9）：48-50.

【采收加工】

8~10 月果实初熟，果实呈黄绿色，并有淡黑色纵棱时，收割地上部分，晒干，打下果实，摊薄、快速晒干。

【贮　　藏】

在常规储存条件下，小茴香易挥发，香气极易散失，贮藏时间不宜超过 1 年。

建议在 20℃以下，单包装密封，大垛密闭库藏。在此贮藏条件下，香气不易散失。

【主要成分】

含脂肪油、挥发油、甾醇、糖苷、生物碱、黄酮、皂苷、单宁等。

药典标准：含挥发油不得少于 1.5%；含反式茴香脑不得少于 1.4%。

【性味归经】

辛，温。归肝、肾、脾、胃经。

【功能主治】

散寒止痛，理气和胃。用于寒疝腹痛，睾丸偏坠，痛经，少腹冷痛，脘腹胀痛，食少吐泻。盐小茴香暖肾散寒止痛。用于寒疝腹痛，睾丸偏坠，经寒腹痛。

【用法用量】

3~6 g。

【编 者 按】

1. 小茴香具有抗氧化、抗炎、镇痛、抑菌、促进胃肠蠕动、保肝、抗肝纤维化等药理活性。

2. 小茴香 16 g，胡椒 10 g，研末，酒糊为丸，每次服 3~6 g，温酒送下，用于疝气，小腹冷痛、胀满。

3. 小茴香 30 g，枳壳 15 g，微炒研末，每次服 6 g，温开水送下，用于肝胃气滞，脘腹胁下胀痛。

4. 樟脑 25 g，干姜 25 g，大黄 20 g，小茴香 10 g，肉桂 10 g，辣椒 5 g，桉油 12.5 ml，具有健胃，祛暑的功效，用于因中暑而引起的头晕、恶心、腹痛、胃肠不适。

蛇床子

【来　　源】

蛇床子为伞形科植物蛇床 *Cnidium monnieri*（L.）Cuss. 的干燥成熟果实。主产于河北、河南、安徽、江苏等地。

【性　　状】

蛇床子为双悬果，呈椭圆形。表面灰黄色或灰褐色，顶端有 2 枚向外弯曲的柱基，基部偶有细梗。分果的背面有薄而突起的纵棱 5 条，接合面平坦，有 2 条棕色略突起的纵棱线。果皮松脆，揉搓易脱落。种子细小，灰棕色，显油性。气香，味辛凉，有麻舌感。

以颗粒饱满、灰黄色、气味浓厚者为佳。

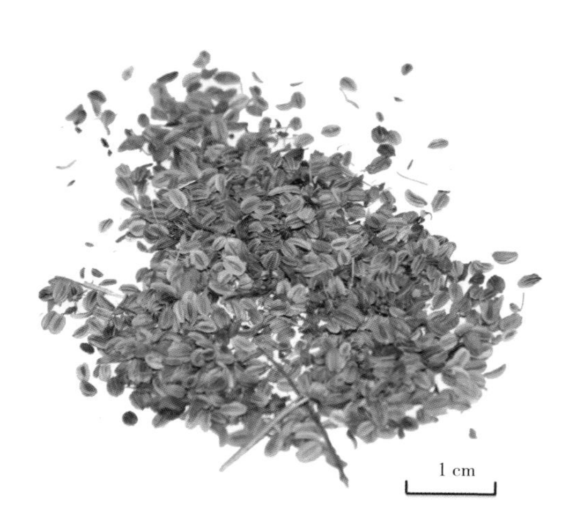

图 213-1　蛇床子

【采收加工】

6~7 月果实成熟时采收，除去杂质，晒干。药材水分不得超过 13%。

表 213-1　广东引种不同采收时间蛇床子中蛇床子素的含量[1]（mg/g）

	4 月 20 日	5 月 10 日	5 月 20 日	5 月 30 日	6 月 10 日	6 月 20 日	6 月 30 日
蛇床子素	12.14	12.63	13.61	14.59	15.63	14.05	13.57

广东蛇床子中蛇床子素在 4 月 20 日至 6 月 10 日逐渐增加，在 6 月 10 日后有所下降。因此，蛇床子最适宜的采收时间为 6~7 月果实成熟时。

【贮　　藏】

蛇床子常规粗贮，香气易散失，易吸潮，有效成分流失快，贮藏时间不宜超过 1 年。

建议在 20℃以下，单包装密封，大垛用黑色塑料布遮盖、密闭库藏。药材水分控制在 8%~10%。在此贮藏条件下，香气不易散失，有效成分不易流失。

【主要成分】

蛇床子中含有香豆素类化合物，油酸、亚油酸和较高的挥发油类。其中最主要的成分是香豆素中的蛇床子素。

药典标准：醇浸出物不得少于 7.0%；含蛇床子素不得少于 1.0%。

【性味归经】

辛、苦，温；有小毒。归肾经。

【功能主治】

燥湿祛风，杀虫止痒，温肾壮阳。用于阴痒带下，湿疹瘙痒，湿痹腰痛，肾虚阳痿，宫冷不孕。

【用法用量】

3~10 g。外用适量，多煎汤熏洗，或研末调敷。

【编 者 按】

1. 蛇床子具有抑制心脏兴奋、扩张血管、抗心律失常、镇静、性激素样作用、拮抗激素引起的骨质疏松、抗诱变、抗癌、抗炎等药理活性，临床上多用于治疗阴道炎、皮肤病、肾病。

2. 蛇床子、威灵仙、归尾、苦参各 10 g，水煎熏洗，治肾囊风疙瘩作痒，搔之作痛。

3. 蛇床子散：蛇床子 15 g，川椒 15 g，明矾 15 g，苦参 15 g，百部 15 g，具有止痒杀虫之功效，现代常用于治疗阴道滴虫、阴道炎、外阴湿疹等妇科疾病。

苍耳子

【来　　源】

苍耳子为菊科植物苍耳 *Xanthium sibiricum* Patr. 的干燥成熟带总苞的果实。主产于内蒙古、河南、安徽等地。

①汪小根，蔡岳文，邱蔚芬. 不同采收季节广东引种蛇床子中蛇床子素的含量测定 [J]. 中国药房，2007，18（15）：1159-1160.

【性　　状】

苍耳子呈纺锤形或卵圆形。表面黄棕色或黄绿色，全体有钩刺，顶端有两枚较粗的刺，基部有果梗痕。横切面中央有纵隔膜，2室，各有1枚瘦果。种皮膜质，浅灰色，子叶2，有油性。

以粒大、饱满、色黄绿者为佳。

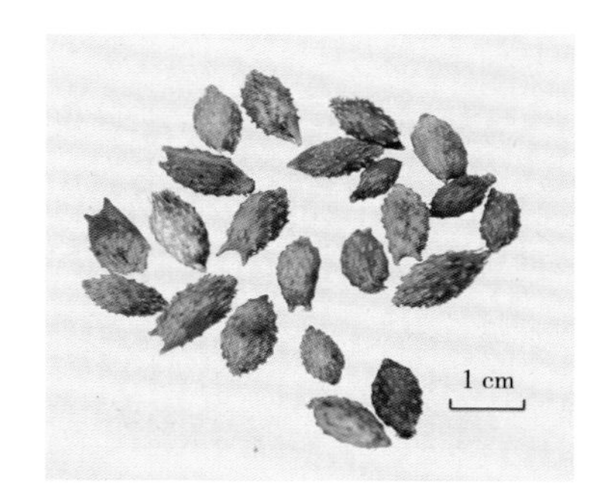

图 214–1　苍耳子

【采收加工】

通常在10月份，果实完全成熟时采收。除去枝梗、叶等杂质，晒干。干燥苍耳子放入滚筒内翻滚、打磨，撞去表面毛刺。药材水分不得超过12%。

表 214–1　苍耳子不同部位活性成分的含量①（mg/g）

不同部位	绿原酸	1,5– 二咖啡酰奎宁酸
苍耳子刺	1.01	1.87
去刺苍耳子	9.38	7.48
苍耳子	8.64	6.38

有效成分绿原酸和1,5–二咖啡酰奎宁酸主要集中在苍耳子果仁中，苍耳子刺中含量较少。

【贮　　藏】

苍耳子常规贮存，有效成分较易流失。贮藏时间不宜超过2年。

建议25℃以下，单包装密封，大垛密闭库藏。此贮藏条件下，有效成分不易流失。

【主要成分】

含绿原酸、1,5–二咖啡酰奎宁酸、羧基苍术苷、苍术苷等。

药典标准：含羧基苍术苷不得超过0.35%；含绿原酸不得少于0.25%。

【性味归经】

辛、苦，温；有毒。归肺经。

【功能主治】

散风寒，通鼻窍，祛风湿。用于风寒头痛，鼻塞流涕，鼻鼽，鼻渊，风疹瘙痒，湿痹拘挛。

【用法用量】

3~10 g。

【编 者 按】

1. 入煎剂前捣碎，提取前轧扁、粉碎。

2. 辛夷仁15 g，苍耳子7.5 g，香白芷30 g，薄荷叶1.5 g，上药晒干，为细末，每服6 g，用葱、茶清食后调服，治鼻渊，鼻流浊涕不止。

蔓荆子

【来　　源】

蔓荆子为马鞭草科植物单叶蔓荆 *Vitex trifolia* L.var. *simplicifolia* Cham. 或蔓荆 *Vitex trifolia* L. 的

①沈佳瑜，盛昌翠，宋世伟，等. 苍耳子不同部位中绿原酸和1，5–二咖啡酰奎宁酸的含量测定[J]. 中国药师，2015，18（7）：1213–1215.

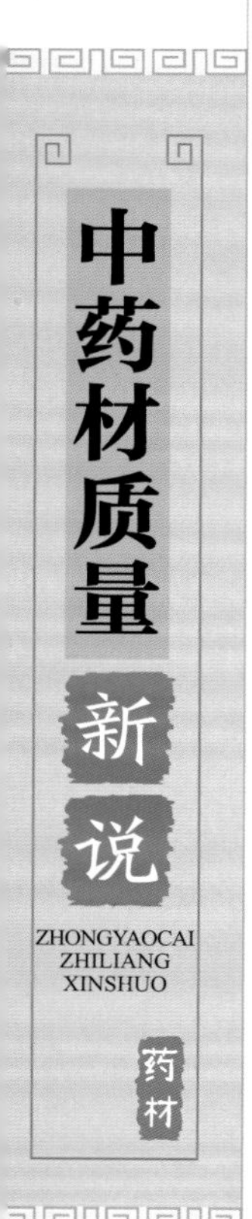

干燥成熟果实。主产于江西、云南等地。

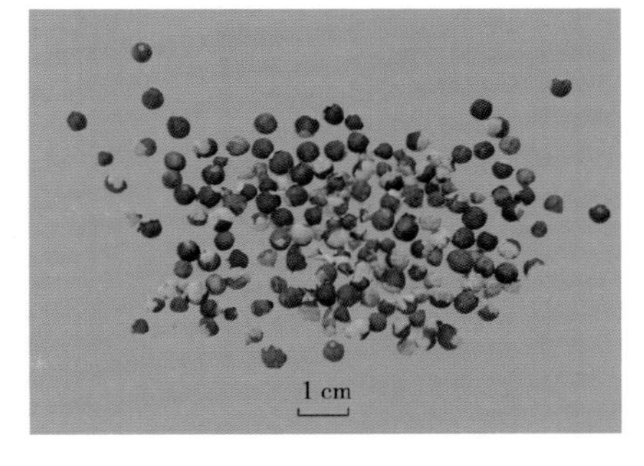

图 215-1　蔓荆子

【性　　状】

蔓荆子呈球形，表面灰黑色或黑褐色，被灰白色粉霜状茸毛，有纵向浅沟4条，顶端微凹，基部有灰白色宿萼及短果梗。萼长为果实的1/3~2/3，5齿裂，其中2裂较深，密被茸毛。体轻，质坚韧，不易破碎。横切面可见4室，每室有种子1枚。气特异而芳香，味淡、微辛。

以粒大、饱满、气芳香、无杂质者为佳。

【采收加工】

秋季果实成熟时采收，除去杂质，晒干。药材水分不得超过14%。

表 215-1　山东肥城大汶河不同月份单叶蔓荆子中蔓荆子黄素含量①（%）

采收时间	蔓荆子黄素含量
8月份	0.103
9月份	0.118
10月份	0.134

山东肥城大汶河蔓荆子中蔓荆子黄素的含量随着时间的变化逐渐增加，在10月份达到最高。因此，蔓荆子最适宜的采收期为10月份果实完全成熟后。

【贮　　藏】

蔓荆子常规粗贮，香气易散失，有效成分流失快，贮藏时间不宜超过2年。

建议在25℃以下，单包密封，大垛用黑色塑料布遮盖、密闭库藏。药材水分控制在10%~14%。在此贮藏条件下，香气不易散失，药材质量保持较好。

【主要成分】

含黄酮类、二萜类及挥发油类成分等。

药典标准：醇浸出物不得少于8.0%；含蔓荆子黄素含量不得少于0.030%。

【性味归经】

辛、苦，微寒。归膀胱、肝、胃经。

【功能主治】

疏散风热，清利头目。用于风热感冒头痛，齿龈肿痛，目赤多泪，目暗不明，头晕目眩。

【用法用量】

5~10 g。

【编 者 按】

1. 用时捣碎。

2. 蔓荆子具有镇痛、抗炎、抗菌、降压、抗衰老等药理活性。

3. 蔓荆子9 g，桑叶、菊花各8 g，水煎服，治风热感冒头痛头晕，身热恶风。

① 刘红燕 . HPLC测定山东不同产地单叶蔓荆子中蔓荆子黄素的含量[J]. 山东中医杂志，2010（3）：198-199.

葶苈子

【来　　源】

葶苈子为十字花科植物播娘蒿 *Descurainia sophia*（L.）Webb. ex Prantl. 或独行菜 *Lepidium apetalum* Willd. 的干燥成熟种子。前者习称“南葶苈子”，后者习称“北葶苈子”。南葶苈主产江苏的邳州市、淮阳、南通、安徽滁县、山东聊城及河南开封、新野、新乡、商丘等地，北葶苈主产河北的沧县、保定、承德及辽宁的海城、凤城。

【性　　状】

南葶苈子：呈长圆形略扁，表面棕色或红棕色，微有光泽，具纵沟2条，其中1条较明显。一端钝圆，另端微凹或较平截，种脐类白色，位于凹入端或平截处。气微，味微辛、苦，略带黏性。

北葶苈子：呈扁卵形，一端钝圆，另端尖而微凹，种脐位于凹入端。味微辛辣，黏性较强。

以籽粒充实、均匀、黄棕色、无杂质者为佳。

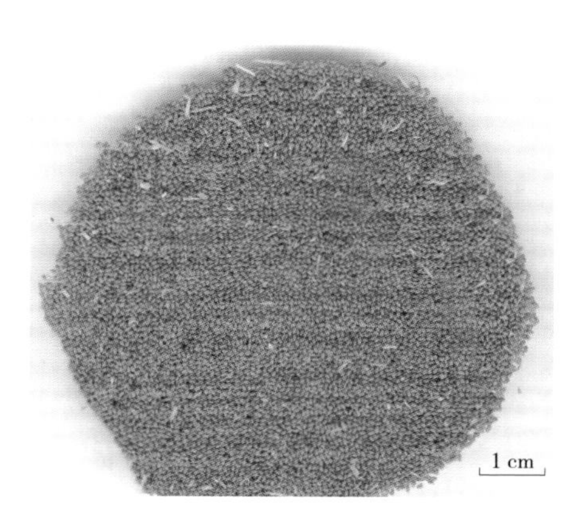

图 216–1　葶苈子

【采收加工】

4月底至5月中旬，果实呈黄绿色时及时采收。产新期一般只有15天左右时间，采集早了不成熟，晚了果穗自然开裂落地。选晴天，收割全草，晒干，搓出种子，筛净杂质，再晒干。药材水分不得超过9.0%。

【贮　　藏】

葶苈子常规贮存，受潮易发霉，受热易发黏，有效成分流失快。贮藏时间不宜超过1年。

建议25℃以下单包装密封，大垛用黑色塑料布遮盖、密闭库藏。此贮存条件下，药材不易变质，含量不易流失。

【主要成分】

南葶苈子化学成分为槲皮素 -3-O-β-D- 葡萄糖 -7-O-β-D- 龙胆双糖苷、南葶苈苷、苯甲基硫苷、丁烯氰、山柰酚、异鼠李素、南葶苈素、葶苈苷、伊夫单苷、伊夫双苷、糖芥苷、南葶苈酸、南葶苈内酯、异香草酸、丁香酸、芥子酸等。

北葶苈子主要化学成分为黑芥子苷、吡喃葡萄糖苷、槲皮素、β-谷甾醇、胡萝卜苷、蔗糖等。

药典标准：南葶苈子含槲皮素 -3-O-β-D- 葡萄糖 -7-O-β-D- 龙胆双糖苷不得少于0.075%。

【性味归经】

辛、苦，大寒。归肺、膀胱经。

【功能主治】

泻肺平喘，行水消肿。用于痰涎壅肺，喘咳痰多，胸胁胀满，不得平卧，胸腹水肿，小便不利。

【用法用量】

3~10 g，包煎。

【编 者 按】

1. 肺虚喘咳、脾虚肿满者忌服。

2. 葶苈子具有改善心血管功能、强心、抗癌、止咳、利尿、调血脂、影响中枢神经系统等药理作用，临床用于肺癌咳脓血、急性咽炎、支气管哮喘、中毒性肺水肿、小面积烧伤、肝硬化腹水、慢性肾炎并胸腔积液等症。

3. 葶苈五子汤：葶苈子 3 g，牛蒡子 6 g，炙苏子 4.5 g，炒杏仁 6 g，莱菔子 6 g，川贝母 4.5 g，炙橘红 6 g，大枣 5 枚（去核），水煎服，化痰定喘，降气止咳；主小儿肺炎（病毒性肺炎），痰鸣，喘咳，腹胀。

王不留行

【来　　源】

王不留行为石竹科植物麦蓝菜 *Vaccaria segetalis*（Neck.）Garcke 的干燥成熟种子。主产于江苏、河北、河南、陕西等地。

【性　　状】

王不留行呈球形，表面黑色，少数红棕色，略有光泽，有细密颗粒状突起，一侧有 1 凹陷的纵沟。质硬。胚乳白色，胚弯曲成环，子叶 2。气微，味微涩、苦。

以干燥、籽粒均匀、充实饱满、色乌黑、无杂质者为佳。

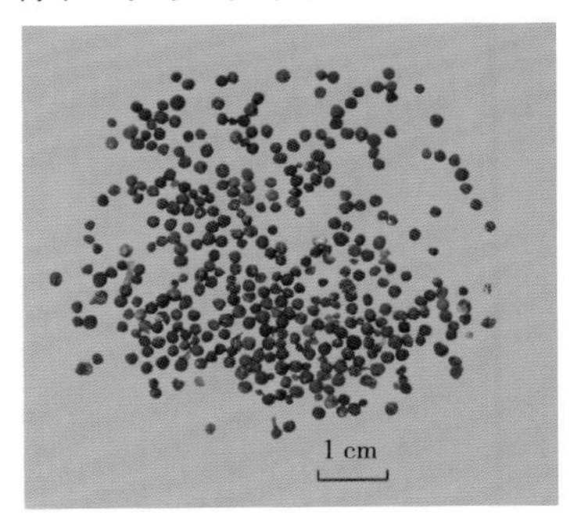

图 217-1　王不留行

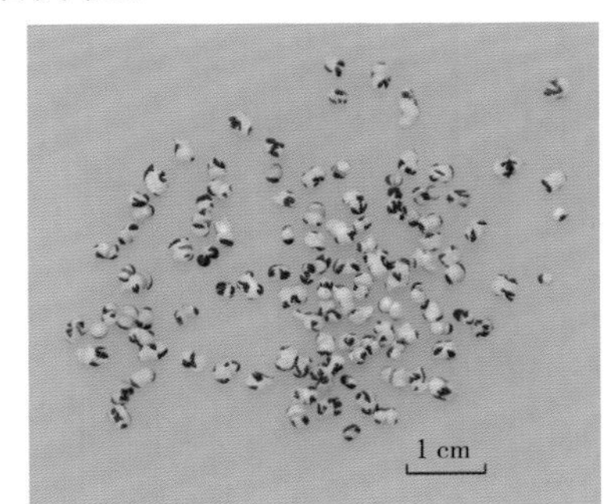

图 217-2　炒王不留行

【采收加工】

夏季果实成熟、果皮尚未开裂时采割植株，晒干，打下种子，除去杂质，再晒干。药材水分不得超过 12%。

表 217-1　不同采收期王不留行黄酮苷的含量测定①（%）

采收时期	黄酮苷含量
4 月 16 日	—
4 月 27 日	—
5 月 4 日	0.083
5 月 11 日	0.095
5 月 18 日	0.165
5 月 25 日	0.410

王不留行在 5 月 25 日种子成熟时，黄酮苷含量达到最高。

①刘晓清，杨太新，高钦. 王不留行不同生育期干物质积累和黄酮苷的动态研究 [J]. 时珍国医国药，2016，27（09）：2256-2258.

表 217-2 王不留行不同部位黄酮苷的含量测定[①]（%）

部位	黄酮苷含量
茎	0.011
叶	0.038
种子	0.410

种子所含黄酮苷最高，其茎、叶也含有少量黄酮苷成分。

【贮　　藏】

王不留行常规贮存，有效成分易流失，贮藏时间不宜超过 2 年。

建议在 25℃以下，单包装密封，大垛密闭库藏。此贮藏条件下，药材质量保存较好，药效不易降低。

【主要成分】

主含王不留行皂苷 A、B、C、D，黄酮苷、磷脂等。

药典规定：醇浸出物不得少于 6.0%；含王不留行黄酮苷不得少于 0.40%。

【性味归经】

苦，平。归肝、胃经。

【功能主治】

活血通经，下乳消肿，利尿通淋。用于经闭，痛经，乳汁不下，乳痈肿痛，淋证涩痛。

【用法用量】

5~10 g。

【编 者 按】

1. 入药前需捣碎，多炮制入药。
2. 王不留行有抗癌、催乳等药理作用。
3. 王不留行、当归、川芎各 9 g，水煎服，治经行不畅，痛经。
4. 王不留行、蒲公英、瓜蒌各 15 g，水煎服，治乳痈初起。

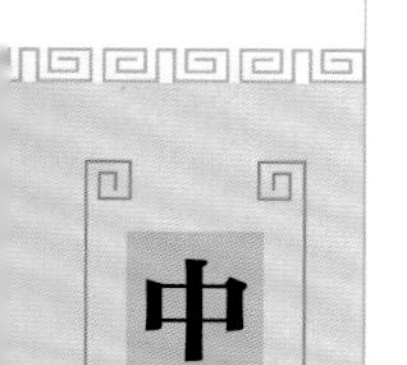

麦　芽

【来　　源】

麦芽为禾本科植物大麦 *Hordeurn vulgare* L. 的成熟果实经发芽干燥的炮制加工品。全国大部分地区均产。

【性　　状】

麦芽呈梭形，表面淡黄色，背面为外稃包围，具 5 脉；腹面为内稃包围。除去内外稃后，腹面有 1 条纵沟；基部胚根处生出幼芽和须根，幼芽长披针状条形，长约 5 mm。须根数条，纤细而弯曲。质硬，断面白色，粉性。气微，味微甘。

以色黄、粒大、饱满、芽完整者为佳。

①刘晓清，杨太新，高钦．王不留行不同生育期干物质积累和黄酮苷的动态研究 [J]. 时珍国医国药，2016，27（09）：2256-2258.

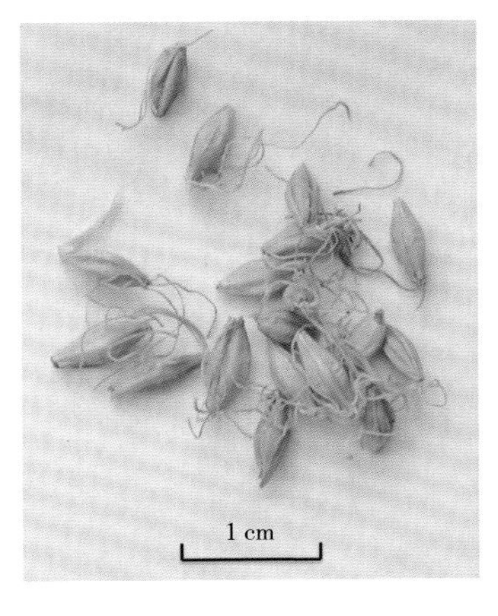

图 218-1　生麦芽

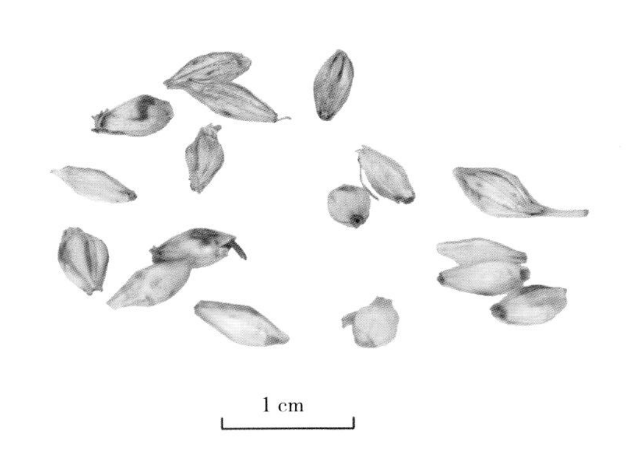

图 218-2　炒麦芽

【制　法】

将大麦粒用水浸泡至六七成透后，置于能排水的适宜容器内，用湿物盖严，保持适宜温度、湿度，5~7 天后，待幼芽长至约 5 mm 时捞出，晒干或低温干燥。出芽率不得少于 85%。药材水分不得超过 13%。

【贮　　藏】

在常规储存条件下，麦芽易虫蛀，有效成分极易流失。贮藏时间不宜超过 1 年。

建议在 20℃以下，单包装密封，大垛用黑色塑料布遮盖、密闭库藏。在此贮藏条件下，药材质量保持较好。

【主要成分】

含糖类、酶类、生物碱等。

【性味归经】

甘，平。归脾、胃经。

【功能主治】

行气消食，健脾开胃，回乳消胀。用于食积不消，脘腹胀痛，脾虚食少，乳汁郁积，乳房胀痛，妇女断乳，肝郁胁痛，肝胃气痛。

【用法用量】

10~15 g，回乳炒用 60 g。

【编 者 按】

1. 麦芽具有助消化、促进性激素分泌、调节泌乳素、调节肠道菌群、抗血小板凝集、保护肝脏等药理作用，临床上主要用于乳腺增生、催乳与回乳、急慢性肝炎、小儿消化不良等。

2. 麦芽（炒）60 g，研细末，清汤调下，作四服，治产后发热，乳汁不通，无子当消者。

牵牛子

【来　　源】

牵牛子是旋花科植物裂叶牵牛 *Pharbitis nil*（L.）Choisy 或圆叶牵牛 *Pharbitis purpurea*（L.）Voigt 的干燥成熟种子。主产于山东、河南等地。

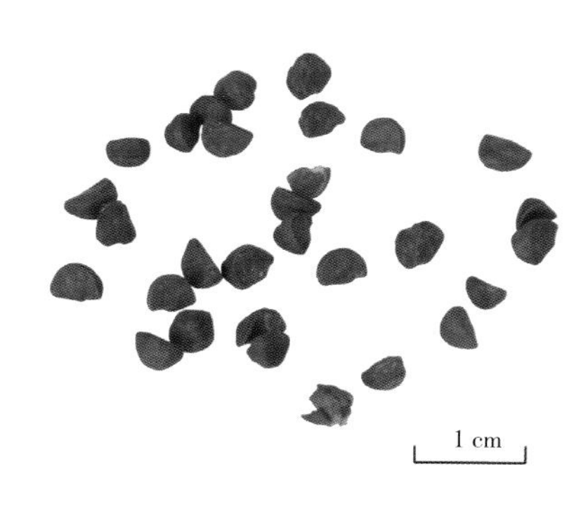
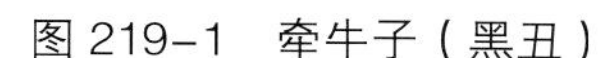

图 219-1　牵牛子（黑丑）

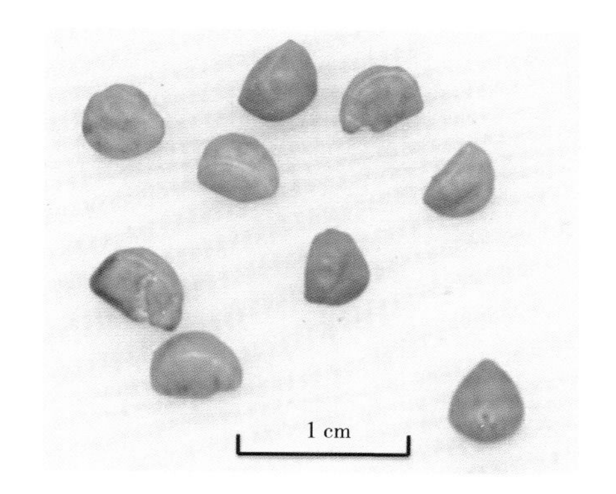

图 219-2　牵牛子（白丑）

【性　　状】

牵牛子似橘瓣状，略具 3 棱。表面灰黑色（黑丑），或淡黄白色（白丑），背面正中有一条浅纵沟，腹面棱线下端为类圆形浅色种脐，微凹。质坚硬，横切面可见淡黄色或黄绿色皱缩折叠的子叶。水浸后种皮呈龟裂状，有明显黏液，气微，味辛、苦、有麻舌感。

以颗粒饱满、无果皮等杂质者为佳。

【采收加工】

8~10 月果实成熟、果壳未开裂时采收。选晴天，割下藤蔓，打出种子，除去杂质，晒干。药材水分不得超过 10%。

表 219-1　黑丑和白丑炒制前后浸出物、脂肪油、咖啡因含量测定①

样品	醇溶性浸出物（%）	脂肪油含量（%）	咖啡因（%）
生黑丑	15.48	9.50	0.010 0
炒白丑	16.13	12.01	0.001 5
炒黑丑	15.05	11.83	0.001 2

白丑浸出物、脂肪油、咖啡因含量较黑丑稍高。牵牛子炒制后浸出物、咖啡因含量下降，脂肪油含量增加。

【贮　　藏】

牵牛子常规贮存，受热易走油，有效成分流失快。贮藏时间不宜超过 1 年。

建议 25℃以下，单包装密封，大垛密闭库藏。此条件下贮存，药材不易变质，药效不易降低。

【主要成分】

主要化学成分为脂肪油、咖啡因、牵牛子酸、牵牛子苷、巴豆酸等。

药典标准：醇浸出物不得少于 15.0%。

【性味归经】

苦、寒；有毒。归肺、肾、大肠经。

【功能主治】

泻水通便，消痰涤饮，杀虫攻积。用于水肿胀满，二便不通，痰饮积聚，气逆喘咳，虫积腹痛。

【用法用量】

3~6 g。入丸散服，每次 1.5~3 g。

①田连起，石延榜，张本山，等．黑丑与白丑炒制前后药学初步研究 [J]. 中国中医药，2010，8（6）：157.

【编 者 按】

1. 孕妇禁用；不宜与巴豆、巴豆霜同用。
2. 牵牛子炮制起到延缓药性、降低毒性的作用。炮制后碾碎入药。
3. 牵牛子对偏头疼、癫痫具有良好的治疗效果。
4. 牵牛子 9 g，厚朴 6 g，水煎服，治水肿、腹水。
5. 此类药材害大于利，尽量不用，或选其他药物替代。

川楝子

【来 源】

川楝子为楝科植物川楝 *MeLia toosendan* Sieb.et Zucc. 的干燥成熟果实。主产于四川。

【性 状】

川楝子呈类球形，表面金黄色至棕黄色，微有光泽，少数凹陷或皱缩，具深棕色小点。顶端有花柱残痕，基部凹陷，有果梗痕。外果皮革质，与果肉间常成空隙，果肉松软，淡黄色，遇水润湿显黏性。果核球形或卵圆形，质坚硬，两端平截，有 6~8 条纵棱，内分 6~8 室，每室含黑棕色长圆形的种子 1 粒。气特异，味酸、苦。

以表面金黄色，肉黄白色，厚而松软者为佳。

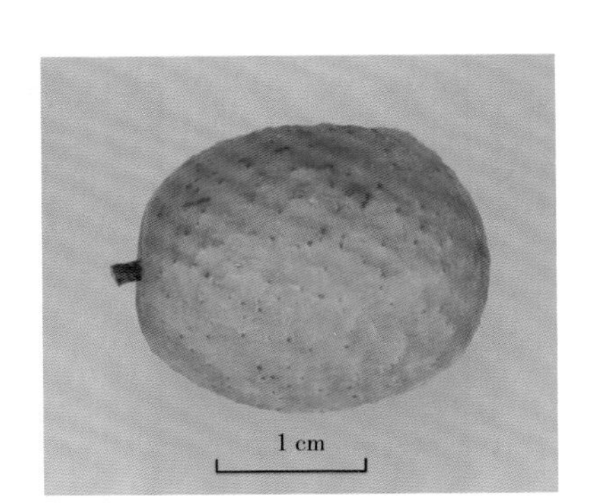

图 220-1 川楝子

【采收加工】

冬季果实成熟时采收，除去杂质，晒干或烘干。药材水分不得超过 12%。

表 220-1 不同采收期、不同部位川楝子中川楝素的含量[①]（%）

采集日期	部位			
	外果皮	果 肉	果 核	整果实
11 月 15 日	0.097	0.063	0.052	0.059
12 月 18 日	0.048	0.064	0.061	0.069
1 月 16 日	0.027	0.049	0.097	0.084
2 月 14 日	0.018	0.046	0.108	0.088
3 月 16 日	0.00 8	0.019	0.092	0.019

川楝素总量在 1~2 月最高，但 2 月份果实已基本脱落，不利于药材的收集和保证质量，故川楝子的最适宜采收时间为果实脱落前的 1 月中旬左右。

【贮 藏】

川楝子常规粗贮，有效成分流失快，贮藏时间不宜超过 2 年。

建议在 20℃以下，单包密封，大垛密闭库藏。药材水分控制在 12%~16%。在此贮藏条件下，药材质量保持较好。

【主要成分】

川楝子中主要有萜类、挥发油、黄酮、酚酸等。其中萜类成分川楝素为楝属植物的主要特征性

①陈强，周浓，王荣繁 . HPLC 测定川楝子不同采收期及不同部位中川楝素的含量 [J]. 资源开发与市场，2012，28（9）：777-778.

成分，又是川楝子的毒性成分和驱虫的有效成分。

药典标准：水浸出物不得少于 32.0%；川楝素的含量应为 0.060%~0.20%。

【性味归经】

苦，寒；有小毒。归肝、小肠、膀胱经。

【功能主治】

疏肝泄热，行气止痛，杀虫。用于肝郁化火，胸胁、脘腹胀痛，疝气疼痛，虫积腹痛。

【用法用量】

5~10 g，外用适量，研末调涂。

【编 者 按】

1. 入煎剂前捣碎，提取前轧裂、粉碎。

2. 川楝子具有驱蛔杀虫、抗肿瘤、抗病毒、呼吸抑制、抗氧化、抑制破骨细胞、镇痛等作用。

3. 川楝子、玄胡索各 30 g，上为细末，每服 6~9 g，酒调下；苦寒降泄，能清肝火、泄郁热、行气止痛；用于肝郁气滞或肝郁化火胸腹诸痛。

4. 川楝子 9 g，小茴香 1.5 g，木香、吴茱萸各 3 g，水煎服；具有行气疏肝，散寒止痛之功效；主治寒疝疼痛，苔薄白，脉弦。

使君子

【来　　源】

使君子为使君子科植物使君子 *Quisqualis indica* L. 的干燥成熟果实。主产于四川、广东、福建、广西等地。

【性　　状】

使君子呈椭圆形或卵圆形，具 5 条纵棱，偶有 4~9 棱。表面黑褐色至紫黑色，平滑，微具光泽。顶端狭尖，基部钝圆，有明显圆形的果梗痕。质坚硬，横切面多呈五角星形，棱角处壳较厚，中间呈类圆形空腔。种子长椭圆形或纺锤形，表面棕褐色或黑褐色，有多数纵皱纹；种皮薄，易剥离；子叶 2，黄白色，有油性，断面有裂隙。气微香，味微甜。

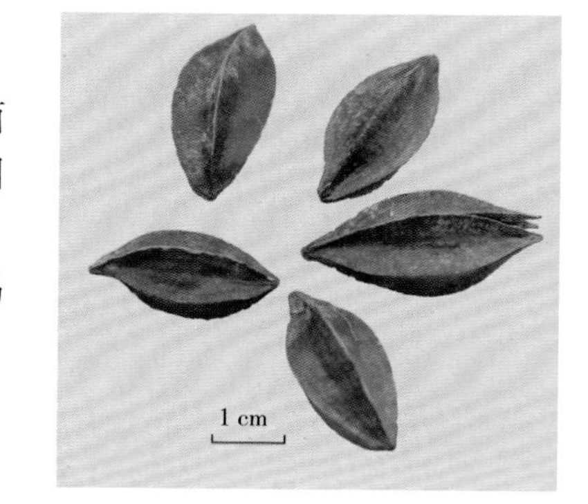

图 221-1　使君子

【采收加工】

秋季果皮变紫黑色时采收，除去杂质，晒干或 100℃以下烘干。

表 221-1　使君子不同部位的浸出物及使君子酸钾的含量测定[①]（%）

部位	浸出物	使君子酸钾
果壳	7.06	0.87
种子	40.81	6.15
果实	19.20	5.76

①吕文海，田华，牛序莉 . 使君子炮制前后主要成分含量分析 [J]. 中药材，1989（12）: 31-33.

使君子种子中浸出物和使君子酸钾较高。

表 221-2　不同烘干温度烘干使君子浸出物及使君子酸钾的含量测定①（%）

加工方式	浸出物	使君子酸钾
100℃烘干	17.54	2.87
120℃烘干	16.89	2.65
160℃烘干	14.10	1.63

使君子 100℃烘干浸出物和使君子酸钾含量最高。

【贮　　藏】

使君子常规贮存，易虫蛀、发霉，有效成分流失快，贮藏时间不宜超过 1 年。

建议在 25℃以下，单包装密封，大垛用黑色塑料布遮盖、密闭库藏。此贮存条件下存放 2 年，药材保存良好，且有效成分基本无流失。

【主要成分】

主含使君子氨酸、使君子氨酸钾等。果肉主含胡芦巴碱、琥珀酸、蔗糖等。

【性味归经】

甘，温。归脾、胃经。

【功能主治】

杀虫消积。用于蛔虫病，蛲虫病，虫积腹痛，小儿疳积。

【用法用量】

使君子 9~12 g，捣碎入煎剂；使君子仁 6~9 g，多入丸散或单用，作 1~2 次分服。小儿每岁 1~1.5 粒，炒香嚼服，1 日总量不超过 20 粒。

【编 者 按】

1. 服药时忌饮浓茶。
2. 黄曲霉素不得超过限量。
3. 捣碎入药效果好。
4. 驱蛲虫汤：使君子肉 10 g，榧子 15 g，槟榔 6 g，萹蓄 9 g，主治蛲虫病。

巴　豆

【来　　源】

巴豆是大戟科植物巴豆 *Croton tiglium* L. 的干燥成熟果实。产于四川、云南、河南等地；主产于四川省宜宾市。

【性　　状】

巴豆果实呈卵圆形，表面黄白色、灰黄色或棕黄色。具三棱，有 6~8 条纵线，粗糙，有细小点纹。顶端平截，基部有果柄痕。破开果壳，有 3 室或 4 室，每室含种子 1 枚。种子呈扁椭圆形。表面灰棕色或棕色，腹面一端有点状种脐或种阜脱落的痕迹，另端有微

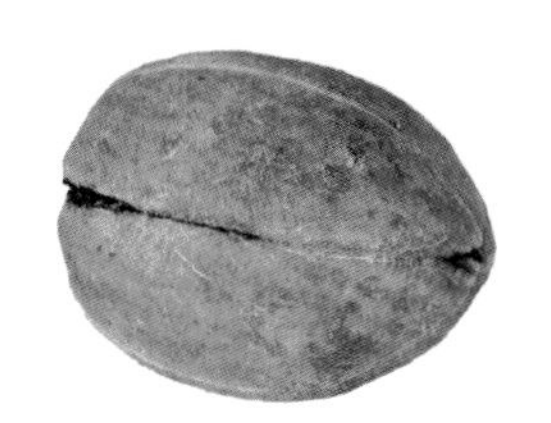

图 222-1　巴豆

①吕文海，田华，牛序莉 . 使君子炮制前后主要成分含量分析 [J]. 中药材，1989（12）: 31-33.

凹的合点，合点与种阜间有纵直的种脊。外种皮薄，质硬而脆。内种皮呈白色薄膜，种仁黄白色，油质。气微，味辛辣。

以个大、饱满、种仁色黄白者为佳。

【采收加工】

8 月中旬至 11 月初种子成熟，种皮未开裂时采收。选晴天，摘下果实，运回阴干或堆积 2~3 天后，摊开晒干。药材水分不得超过 12%。

表 222-1　不同烘制温度巴豆中脂肪油、巴豆苷、毒蛋白含量测定[①]

温度（℃）	脂肪油（%）	巴豆苷（%）	毒蛋白（%）
60	41.40	0.66	4.08
90	37.33	0.76	3.91
120	40.98	0.77	3.73
150	37.74	0.70	2.41
180	39.60	0.68	1.30
210	37.77	0.42	1.10
240	40.11	0.01	0.00

巴豆毒蛋白为巴豆中的主要毒性成分，受热易分解，通过烘制可有效降低巴豆毒蛋白含量。建议巴豆在 180℃烘制，降低毒性，保留有效成分。

【贮　　藏】

巴豆常规贮存，易受热泛油、受潮发霉，有效成分流失快。贮藏时间不宜超过 2 年。

建议 20℃以下，单包装密封，大垛密闭库藏。此条件下贮存，药材不易变质，药效不易流失。

注：巴豆有毒，需单独存放，专人保管。

【主要成分】

主要化学成分为脂肪油、巴豆苷、蛋白质等。

药典标准：含脂肪油不得少于 22.0%；含巴豆苷不得少于 0.80%。

【性味归经】

辛，热；有大毒。归胃、大肠经。

【功能主治】

外用蚀疮。用于恶疮疥癣，疣痣。

【用法用量】

生品外用适量，研末涂患处，或捣烂以纱布包擦患处。

【编 者 按】

1. 一般研末制霜后使用，多入丸散剂。不宜与牵牛子同用。孕妇禁用。

2. 临床用于白喉、喉哽、哮喘性支气管炎、急慢性肠炎及痢疾、急性阑尾炎、神经性皮炎。

3. 巴豆霜 0.1 g，冷开水送服，治寒积便秘急症。

4. 此类药材害大于利，尽量不用，或选其他药物替代。

①黄孟秋．巴豆烘制工艺研究 [D]. 广州：广州中医药大学，2012.

槟榔

【来　　源】

槟榔为棕榈科植物槟榔 *Areca catechu* L. 的干燥成熟种子。主产于海南、台湾、广西、云南等地。

【性　　状】

槟榔呈扁球形或圆锥形，表面淡黄棕色至淡红棕色，具稍凹下的网状沟纹，底部中心有圆形凹陷珠孔，其旁有 1 明显瘢痕状种脐。质坚硬，不易破碎，断面可见棕色种皮与白色胚乳相间的大理石样花纹。气微，味涩、微苦。

以个大、体重、质坚、无破裂者为佳。

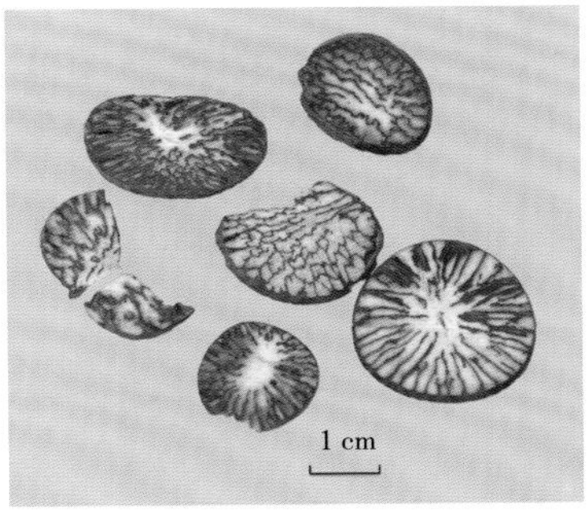

1 cm

图 223-1　槟榔

【采收加工】

春末夏初，果实成熟时采收，种子中槟榔碱含量较高。

成熟果实采收后，用水煮后，剥去果皮，取出种子，干燥。建议趁鲜切成薄片，阴干或低温烘干。药材水分不得超过 10.0%。

表 223-1　不同采收期槟榔种子胚乳中槟榔碱的含量①（%）

采收期	幼果	青果	熟果
槟榔碱	1.578	3.188	5.613

槟榔碱主要集中在槟榔种子胚乳中，且含量随着成熟度的增加而显著增加，而果皮中的槟榔碱含量随着成熟度增加而显著下降。青果槟榔碱含量显著低于熟果，故采收成熟的槟榔种子入药。

表 223-2　不同加工方法的槟榔中槟榔碱的含量②（%）

加工方法	传统加工	趁鲜切制
槟榔碱	0.42%	0.79%

槟榔生物碱易溶于水，传统水煮加工方法造成槟榔碱的损失；且槟榔碱具挥发性，暴晒和高温烘烤使有效成分损失大。故建议将槟榔种子趁鲜切成薄片，阴干或低温烘干。

【贮　　藏】

槟榔常规贮存，易虫蛀、易变色，有效成分易流失。贮藏时间不宜超过 2 年。

建议在 25℃以下，单包装密封，大垛用黑色塑料布遮盖、密闭保存。此贮藏条件下，不易变质，有效成分不易流失。

【主要成分】

槟榔碱、槟榔次碱、去甲基槟榔次碱等。

药典标准：含槟榔碱不得少于 0.20%。

①刘蕊．槟榔花果中槟榔碱含量的时空变化 [J]. 江西农业学报，2014，26（6）：54-55.

②徐常本．槟榔传统切制与产地趁鲜切制槟榔碱含量的比较研究 [J]. 中药材，2016，39（4）：764-766.

【性味归经】

苦、辛，温。归胃、大肠经。

【功能主治】

杀虫，消积，行气，利水，截疟。用于绦虫病，蛔虫病，姜片虫病，虫积腹痛，积滞泻痢，里急后重，水肿脚气，疟疾。

【用法用量】

3~10 g；驱绦虫、姜片虫 30~60 g。

【编 者 按】

1. 黄曲霉素不得超过限量。

2. 槟榔质坚，入煎剂捣碎、粉碎提取，利于有效成分煎出。

3. 槟榔具有驱虫、抗氧化、抗病原微生物、抗过敏、抗抑郁、降血糖及调节血脂等作用，用于生产木香槟榔丸、槟榔四消丸等。

4. 槟榔 10 g，生大黄 8 g，木香 6 g，水煎服，治便秘腹泻，泻痢后重，泻而不爽。

大腹皮

【来　　源】

大腹皮为棕榈科植物槟榔 *Areca catechu* L. 的干燥果皮。主产于海南、台湾、云南等地。

【性　　状】

大腹皮：呈椭圆形或长卵形瓢状，外果皮深棕色至近黑色，具不规则的纵皱纹及隆起的横纹，顶端有花柱残痕，基部有果梗及残存萼片。内果皮凹陷，褐色或深棕色，光滑呈硬壳状。体轻，质硬，纵向撕裂后可见中果皮纤维。气微，味微涩。

大腹毛：略呈椭圆形或瓢状。外果皮多脱落，中果皮棕毛状，黄白色或淡棕色，疏松质柔。内果皮硬壳状，黄棕色或棕色，内表面光滑。气微，味淡。

以色黄白、质柔韧、无杂质者为佳。

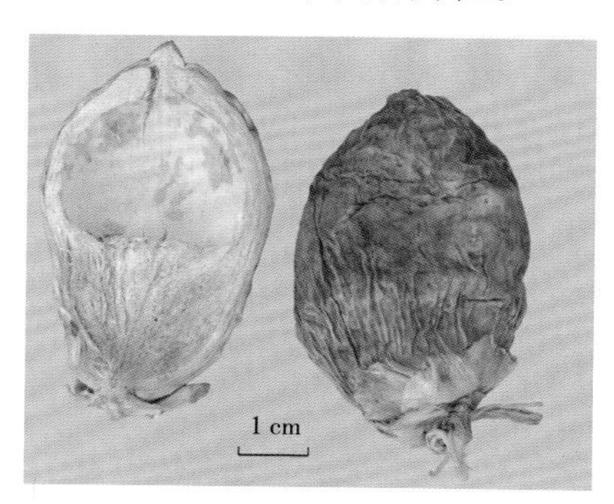

图 224-1　大腹皮

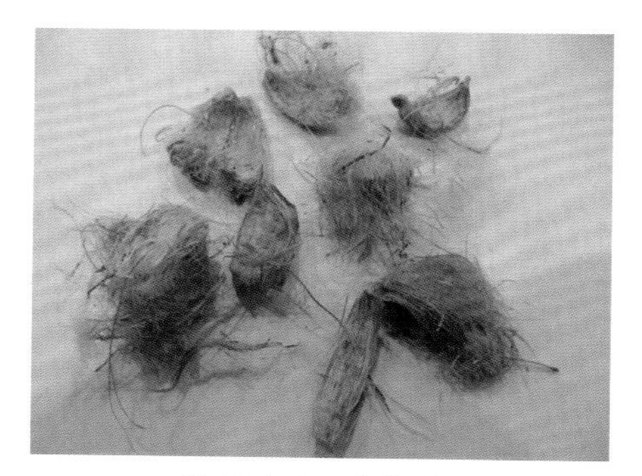

图 224-2　大腹毛

【采收加工】

冬季至次春采收的未成熟果实，煮后干燥，切成两瓣，剥取果皮，习称“大腹皮”；春末至秋初采收的成熟果实，煮后干燥，剥取果皮，习称“大腹毛”。建议新鲜果实采收后，剥取果皮，切瓣、切段，或撕裂、碾压成绒毛，低温烘干。药材水分不得超过 12.0%。

注： 大腹皮中生物碱易溶于水，且性质不稳定，传统水煮方法会使有效成分流失，高温和长时间的烘烤也会使有效成分显著流失。故建议趁鲜切瓣后低温烘干。

表 224-1 不同采收时间及部位槟榔碱的含量[①]（%）

	青果果皮	青果胚乳	熟果果皮	熟果胚乳
槟榔碱	0.950	3.188	0.621	5.613

果皮中的槟榔碱含量低，且随着成熟度的增加，果皮中槟榔碱明显减少。

【贮　　藏】

大腹皮常规贮存，有效成分易流失。贮藏时间不宜超过 2 年。

建议 25℃以下，单包装密封，大垛密闭库藏。此贮藏条件下，药效保持较好。

【主要成分】

含槟榔碱、槟榔次碱、去甲基槟榔次碱等。

【性味归经】

辛，微温。归脾、胃、大肠、小肠经。

【功能主治】

行气宽中，行水消肿。用于湿阻气滞，脘腹胀闷，大便不爽，水肿胀满，脚气浮肿，小便不利。

【用法用量】

5~10 g。

【编 者 按】

1. 大腹皮对消化系统疾病有显著疗效，如胃肠动力紊乱、萎缩性胃炎、胃轻瘫、癌性腹腔积液等。
2. 大腹皮 3 g，紫苏、干木瓜、甘草、木香、羌活各 0.3 g，水煎服，治脚气冲心，胸膈烦闷。

沙　棘

【来　　源】

沙棘为胡颓子科多年生植物沙棘 *Hippophae thamnoides* L. 的干燥成熟果实。主产于内蒙古、新疆、甘肃、陕西、山西、西藏、青海、四川等地。

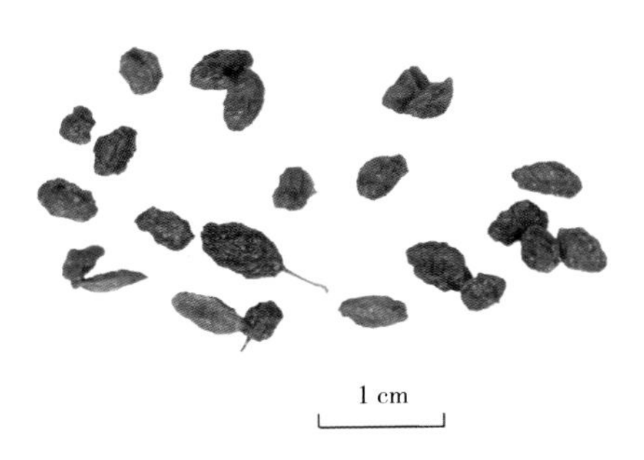

图 225-1 粒大饱满，颜色新鲜，质量较好

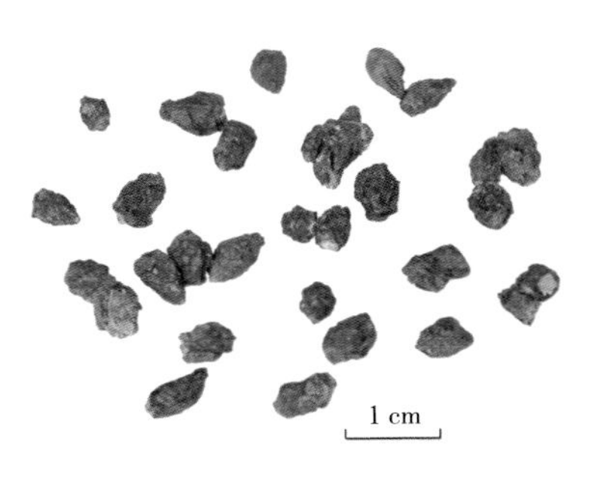

图 225-2 色暗淡，皱缩，质量较次

【性　　状】

沙棘呈类球形或扁球形，有的数个粘连。表面橙黄色或棕红色，皱缩，基部具短小果梗或果梗痕。果肉油润，质柔软。种子斜卵形，表面褐色，有光泽，中间有 1 纵沟，种皮较硬，种仁乳白

① 刘蕊 . 槟榔花果中槟榔碱含量的时空变化 [J]. 江西农业学报，2014，26（6）：54-55.

色，有油性。气微，味酸、涩。

【采收加工】

秋季果实刚成熟或冬季果实冻硬时采收，煮后干燥或快速冷冻干燥。药材水分不超过15%。

表225-1 沙棘不同部位槲皮素、异鼠李素、齐墩果酸和熊果酸含量比较①②（%）

沙棘部位	槲皮素	异鼠李素	齐墩果酸	熊果酸
果实	0.06	0.07	0.07	0.22
茎	0.03	0.16	0.02	0.07
叶	0.21	0.05	0.08	0.22

沙棘以叶中黄酮类及三萜酸含量最高，果实中次之，茎中最低。

表225-2 沙棘各器官中维生素C含量动态变化③（mg/100 g）

测定时间	果实	成熟期果肉	雌株叶片	雄株叶片	雌株茎	雌株根
6月1日	26.24	—	8.93	—	4.43	—
6月15日	85.91	—	63.39	29.66	4.56	—
7月1日	861.53	—	64.84	—	13.41	—
7月14日	670.32	—	104.84	85.47	15.16	—
8月2日	1 075.20	—	172.00	97.60	14.40	—
8月21日	1 532.20	—	157.10	211.00	12.70	12.10
9月9日	1 565.70	1 806.50	341.90	343.30	36.70	—
9月25日	1 333.30	1 596.20	197.10	—	36.70	—
10月25日	1 300.90	1 503.20	172.00	148.00	28.50	14.60

沙棘中果实中维生素C含量最高，且远远高于其他器官。沙棘以9月初果实刚成熟时果肉中维生素C含量最高。随着成熟度增加，维生素C含量又逐渐降低。沙棘宜在果实刚成熟时及时采收。

【贮　　藏】

沙棘常规贮存，易发霉、易虫蛀，有效成分易流失。贮藏时间不超过1年。

建议单包装密封，冷藏。在此贮藏条件下，药材质量保持较好。

沙棘鲜用效果更好。鲜果应冻存，空气的相对湿度应保持在90%~95%。

表225-3 不同储存条件下沙棘鲜果中维生素C、维生素B_1、维生素B_2保存率④（%）

储存时间	维生素C		维生素B_1		维生素B_2	
	0~4℃	-24~-18℃	0~4℃	-24~-18℃	0~4℃	-24~-18℃
7天	94.8	97.0	16.7	53.3	49.3	97.2
15天	91.6	96.7	10.0	40.0	25.2	82.8
30天	86.7	93.1	6.7	16.7	9.6	50.3

①刘娟，杨艳丽．HPLC法测定沙棘不同部位槲皮素和异鼠李素的含量[J]．辽宁中医药大学学报，2010，12（06）：16-17.

②滕晓萍，王宏昊，花圣卓，等．HPLC法测定沙棘叶、果实、枝条中齐墩果酸和熊果酸的含量[J]．国际沙棘研究与开发，2013，11（04）：1-3+28.

③赵国林，王毅民，朱滨．沙棘各器官在生长期中维生素C含量的动态变化[J]．中国野生植物，1989，（01）：37-40.

④王长文，马洪波，杨晶晶．不同贮存条件对沙棘果中维生素B_1、B_2及维生素C含量的影响[J]．吉林医药学院学报，2013，34（01）：22-23.

【主要成分】

主含维生素类：维生素 A、维生素 B_1、维生素 B_2、维生素 B_{12}、维生素 C、维生素 E、维生素 F、维生素 K_1 等，及黄酮类、三萜类、甾体类、脂肪酸、有机酸酚类等。

药典标准：醇浸出物不得少于 25.0%；含总黄酮以芦丁计，不得少于 1.5%；含异鼠李素不得少于 0.10%。

【性味归经】

酸、涩，温。归肺、胃、肺、心经。

【功能主治】

健脾消食，止咳祛痰，活血散瘀。用于脾虚食少，食积腹痛，咳嗽痰多，胸痹心痛，瘀血经闭，跌扑肿痛。

【用法用量】

3~10 g。

【编 者 按】

1. 沙棘被誉为“维生素 C 之王”，维生素 C 是猕猴桃的 2~3 倍。除药用外，沙棘被广泛加工成果汁、果酒、果酱、果脯、果冻、饮料、保健品等。

2. 沙棘叶中黄酮类及三萜类成分含量均高于果实，目前已作为提取黄酮的原料广泛使用。

3. 沙棘具有保护心血管系统、保护胃肠道、保肝、抗氧化、抗肿瘤等药理活性，临床上用于心绞痛、冠状动脉粥样硬化性心脏病、消化不良、腹胀痛、胃炎、胃及十二指肠溃疡、肠炎、慢性便秘等。

4. 沙棘 9 g，水煎服，治胃痛、消化不良。

5. 沙棘、牛蒡子各 9 g，水煎服，治口舌生疮。

槐 角

【来　　源】

槐角是豆科植物槐 *Sophora japonica* L. 的干燥成熟果实。产于陕西、山西、河南、山东等地。

【性　　状】

槐角呈连珠状，表面黄褐色或黄绿色，皱缩而粗糙，背缝线一侧呈黄色。质柔润，干燥皱缩，收缩处易折断，断面黄绿色，有黏性。肾形种子 1~6 粒，长约 8 mm，表面棕黑色，光滑，一侧有灰白色圆形种脐；2 片黄绿色子叶；质坚硬。果肉气微，味苦，种子嚼之有豆腥气。

【采收加工】

9~12 月底果实成熟时采收。选晴天，摘下槐角，除去杂质，晒干。

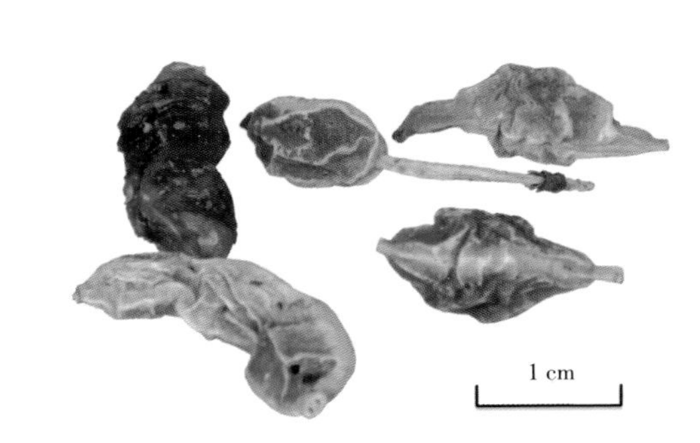

图 226-1　槐角

表 226-1 不同时间采摘的槐角中芦丁和槐角苷的含量测定[1]（%）

采摘时间	芦丁	槐角苷
8 月 15 日	0.87	4.21
9 月 15 日	0.63	5.76
10 月 15 日	0.57	5.33
11 月 15 日	0.42	4.36
12 月 15 日	0.39	4.31
1 月 15 日	0.42	4.09

9 月中旬槐角个体大小与成熟槐角无异常，生长到 10 月中旬开始有种子形成，11 月中旬种子成熟。槐角在生长过程中，不断自然脱落，冬季的槐角产量不到 9、10 月份的一成。另槐角 9 月中旬槐角苷含量高，后含量不断下降。建议槐角 9 月中旬至 10 月中旬采摘，产量高，含量高。

表 226-2 槐角不同部位中芦丁和槐角苷的含量测定[2]（%）

部位	芦丁	槐角苷
槐角皮	0.68	7.14
槐角种子	0.55	0.51

槐角苷主要存在于槐角皮中，以完整槐角为原料提取槐角苷，槐角种子中的蛋白质和油脂等杂质成分增加了提取工艺的复杂性，浪费了大量溶剂，延长了提取周期，造成提取成本高而得率低。建议提取槐角苷时用种子未形成前采收的槐角，或除去槐角种子。

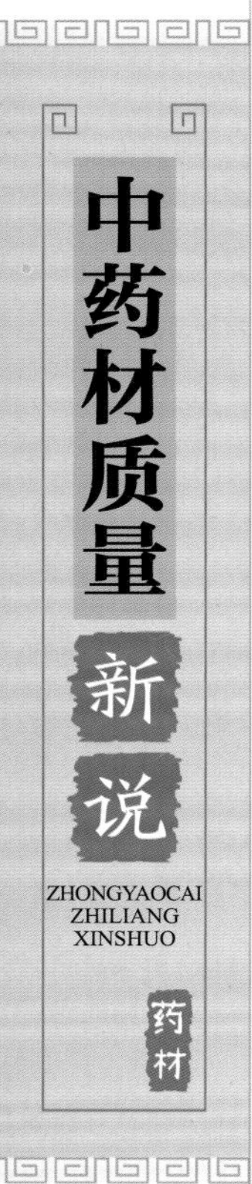

【贮　　藏】

槐角常规贮存，易虫蛀、易变质。贮藏时间不宜超过 2 年。

建议 20℃以下，单包密封，大垛用黑色塑料布遮盖、密闭库藏。此条件下贮存，药材不长虫，有效成分不易流失。

【主要成分】

主要化学成分有槐角苷、芦丁、槲皮素、染料木素、山柰素等。

药典标准：含槐角苷不得少于 4.0%。

【性味归经】

苦，寒。归肝、大肠经。

【功能主治】

清热泻火，凉血止血。用于肠热便血，痔肿出血，肝热头痛，眩晕目赤。

【用法用量】

6~9 g。

【编 者 按】

1. 槐角碾碎入药，利于有效成分煎出；压裂提取，利于有效成分溶出。

2. 槐角常配伍当归、地榆、黄芩、枳壳等，用于治疗热证出血、便血、痔血，效果好。

① 刘元昀，王志玲，勾凌燕，等 . 不同时间采摘的槐角中芦丁和槐角苷的含量测定 [J]. 安徽农业科学，2011，39（35）：21631-21633.

②勾凌艳，王志玲，刘景东，等 . 槐角不同部位中芦丁和槐角苷含量的比较研究 [J]. 时珍国医国药，2011，22（7）：1598-1599.

罂粟壳

【来　　源】

罂粟壳是罂粟科植物罂粟 *Papaver somniferum* L. 的干燥成熟果壳。全国各地均产。

【性　　状】

罂粟壳呈椭圆形或瓶状卵形，大多已破碎成片状。外表面平滑，略有光泽，黄白色、浅棕色至淡紫色，有纵向或横向的割痕。顶端有 6~14 条放射状排列呈圆盘状的残留柱头，基部有短柄。内表面微有光泽，淡黄色。有纵向排列的假隔膜，棕黄色，上面密布略突起的棕褐色小点。体轻，质脆。气微清香，味微苦。

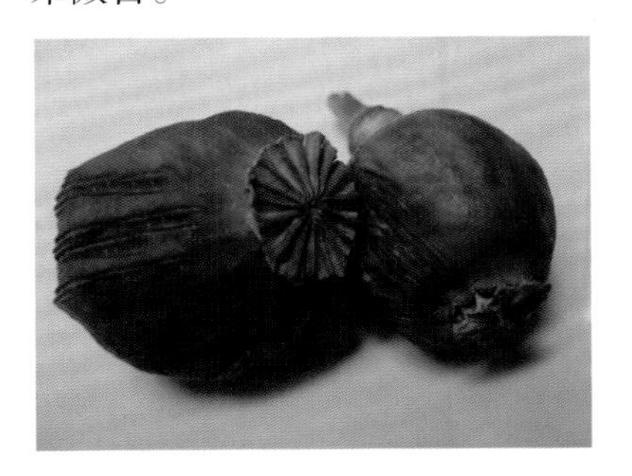

图 227-1　罂粟壳

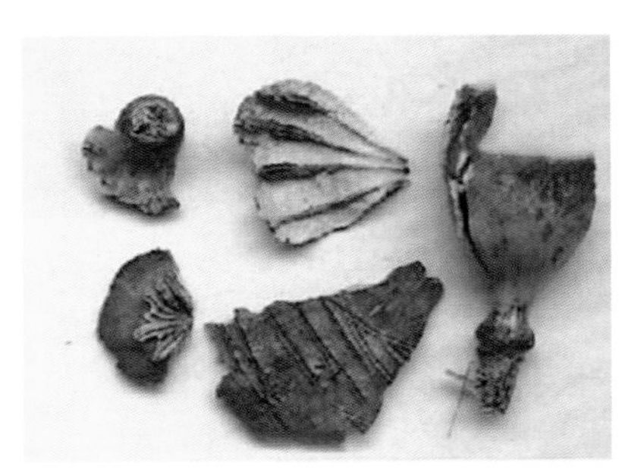

图 227-2　罂粟壳

【采收加工】

秋季采收，将成熟果实或已割取浆汁后的成熟果实摘下，破开，除去杂质，干燥。药材水分不得超过 12%。

表 227-1　罂粟植株不同部位吗啡含量测定[①]（%）

部位	罂粟壳	罂粟叶	罂粟茎
吗啡	2.56 ~ 3.45	1.74 ~ 2.65	0.12 ~ 0.16

罂粟植株吗啡含量依次为：罂粟壳 > 罂粟叶 > 罂粟茎。

表 227-2　不同等级罂粟壳有效成分含量的研究[①]（%）

样品	可待因	吗啡	罂粟碱
一级品	0.13	0.65	0.026
二级品	0.46	0.62	0.009
三级品	0.26	0.64	0.029

罂粟壳二级品可待因含量高，三级品罂粟碱含量高，一级品吗啡含量略高，因此，应根据用药需求选择罂粟壳药材，不能仅根据药材外观形状的等级来评价药材质量。

【贮　　藏】

罂粟壳常规贮存，易虫蛀，有效成分易流失。贮藏时间不宜超过 2 年。

建议 20℃以下，单包装密封，大垛黑色胶布遮盖、密闭库藏；大货冷藏。

①李雕，李进瞳，曾燕，等 . 不同等级罂粟壳有效成分含量的研究 [J]. 中国中药杂志，2010，35（17）：2246-2249.

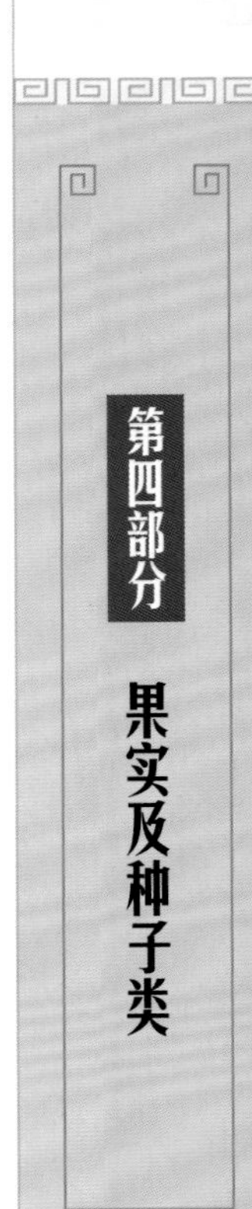

注：罂粟壳为管制类药材，需双人双锁保管，定期检查。

【主要成分】

主要化学成分为吗啡、可待因、罂粟碱等。

药典标准：含生物碱不得少于13.0%；含吗啡应为0.06%~0.40%。

【性味归经】

酸、涩，平；有毒。归肺、大肠、肾经。

【功能主治】

敛肺、涩肠、止痛。用于久咳、久泻，脱肛，脘腹疼痛。

【用法用量】

3~6 g。

【编者按】

1. 罂粟壳易成瘾，不宜常服；孕妇及儿童禁用；运动员慎用。

2. 罂粟壳主要用于治疗顽固性咳嗽、腹泻、急性菌痢。

3. 罂粟壳（蜜炒）、人参、陈皮（去白）、甘草（炙）各3 g，为末，每服3 g，煎乌梅汤调下，临卧服，治喘咳不已。

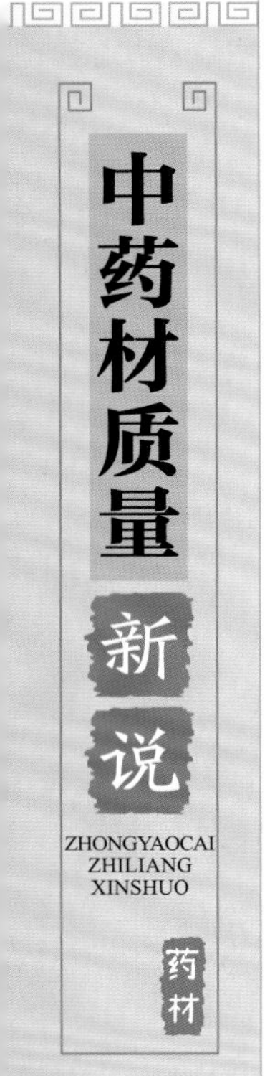

木鳖子

【来　　源】

木鳖子为葫芦科植物木鳖 *Momordica cochinensis*（Lour.）Spreng. 的干燥成熟种子。主产于云南、广西、湖南、湖北、四川等地。

【性　　状】

木鳖子呈扁平圆板状，中间稍隆起或微凹陷。表面灰棕色至黑褐色，有网状花纹，在边缘较大的一个齿状突起上有浅黄色种脐。外种皮质硬而脆，内种皮灰绿色，绒毛样。子叶2，黄白色，富油性。有特殊的油腻气，味苦。

以籽粒饱满、不破裂、体重、内仁黄白色、不泛油者为佳。

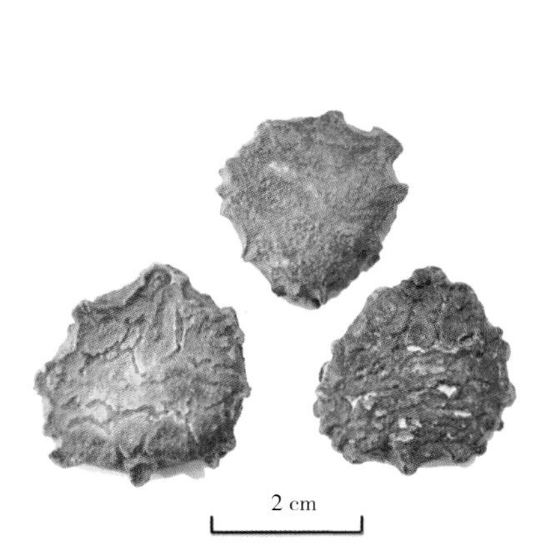

图 228-1　木鳖子

【采收加工】

9~11月采收成熟果实，剖开，晒至半干，除去果肉，取出种子，晒干。

【贮　　藏】

木鳖子常规贮存，易走油，有效成分易流失，贮藏时间不宜超过2年。

建议20℃以下，单包装密封，大垛密闭库藏。此贮藏条件下，药材质量保存较好，药效不易降低。

【主要成分】

主含木鳖子酸、木鳖子皂苷、齐墩果酸、氨基酸、甾醇等。

药典标准：含丝石竹皂苷元3-O-β-D-葡萄糖醛酸甲酯不得少于0.40%。

【性味归经】

苦、微甘，凉；有毒。归肝、脾、胃经。

【功能主治】

散结消肿，攻毒疗疮。用于疮疡肿毒，乳痈，瘰疬，痔瘘，干癣，秃疮。

【用法用量】

0.9~1.2 g。外用适量，研末，用油或醋调涂患处。

【编 者 按】

1. 用时去壳取仁，捣碎；或去油制霜。

2. 本品有毒，体质虚弱者忌用，孕妇慎用，儿童忌用。

3. 木鳖子嫩叶可作菜，味清香、可口，并有清热解毒之功效，具有很高的食疗价值。木鳖子嫩果榨汁做饮料已有应用。

4. 木鳖子适量，研末调敷患处，治疗痈肿毒。

马兜铃

【来　　源】

马兜铃为马兜铃科植物北马兜铃 *Aristolochia contorta* Bge. 或马兜铃 *Aristolochia debilis* Sieb. et Zucc. 的干燥成熟果实。北马兜铃主产于辽宁、吉林、山东、河北等北方地区，马兜铃主产于安徽、浙江、四川、贵州等地。

【性　　状】

马兜铃呈卵圆形，表面黄绿色、灰绿色，有纵棱线 12 条，由棱线分出多数横向平行的细脉纹。顶端平钝，基部有细长果梗。果皮轻而脆，易裂为 6 瓣，果梗也分裂为 6 条。果皮内表面平滑而带光泽，有较密的横向脉纹。果实分 6 室，每室种子多数，平叠整齐排列。种子扁平而薄，钝三角形或扇形，边缘有翅，淡棕色。气特异，味微苦。

以个大、完整、灰绿色者为佳。

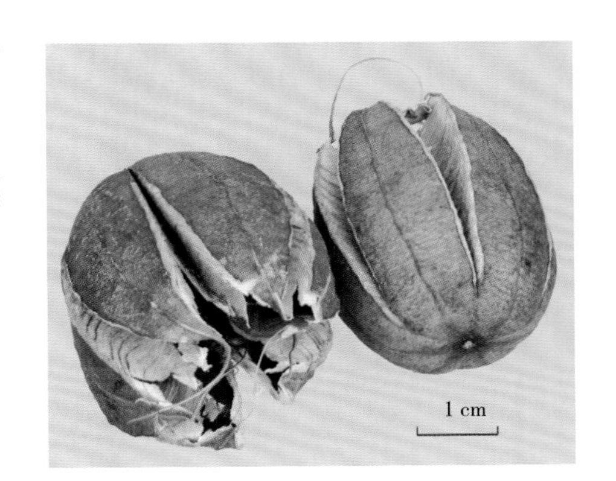

图 229-1　马兜铃

【采收加工】

秋季果实由绿变黄时采收。过早不成熟，则不易晒干，过晚色黄，果实易开裂，种子脱落成空壳。随熟随采。采时连果柄摘下，晒干或烘干，则不易开裂，种子不易脱落。

【贮　　藏】

马兜铃常规贮存，易发霉，有效成分易流失。贮藏时间不宜超过 2 年。

建议 20℃以下，单包装密封，库藏。避免堆积、挤压。此贮藏条件下，不易变质，药效保持较好。

【主要成分】

含马兜铃酸类、马兜铃内酰胺类、木兰碱等。

【性味归经】

苦，微寒。归肺、大肠经。

【功能主治】

清肺降气，止咳平喘，清肠消痔。用于肺热咳喘，痰中带血，肠热痔血，痔疮肿痛。

【用法用量】

3~9 g。

【编 者 按】

1. 马兜铃中含马兜铃酸，可引起肾脏损害、诱发肾衰竭、肝癌等不良反应；儿童及老年人慎用；孕妇、婴幼儿及肝肾功能不全者禁用。

2. 马兜铃蜜制后能有效降低毒性成分含量，减轻药物对肾脏的毒副作用。

3. 治咳嗽：马兜铃半两，肉桂（去粗皮）1分，葶苈子（微炒）半两，上为粗末，每服1钱，水1盏，煎至8分，时时呷，令药香常在咽喉中。

4. 此药材害大于利，尽量不用，或选其他药物替代。

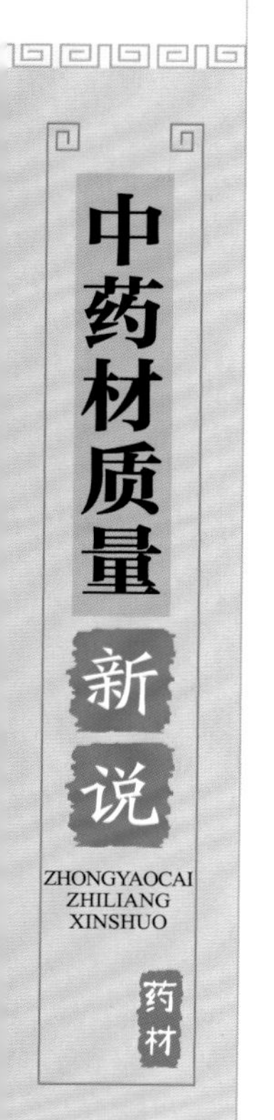

第五部分

全草及叶类

药材

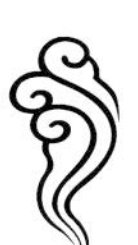

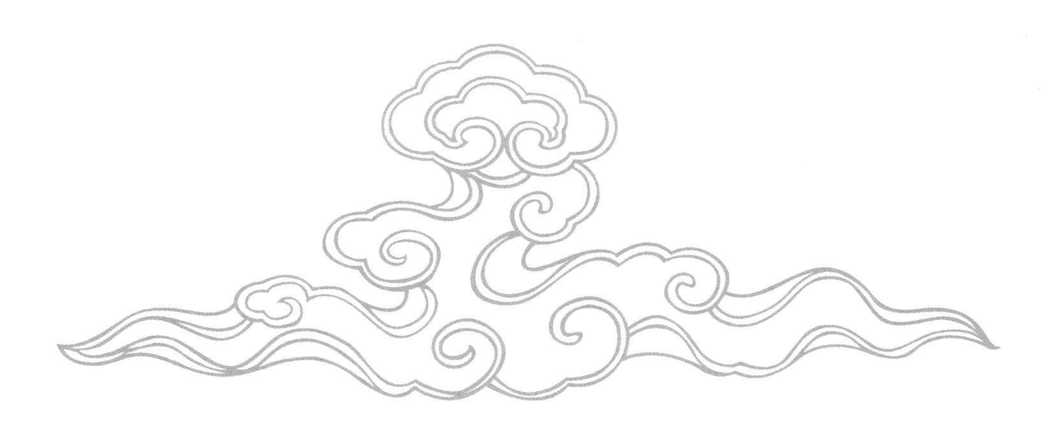

小叶榕

【来　　源】

小叶榕是桑科植物小叶榕 *Ficus microcarpa* Linnaeus f. 的干燥叶。产于福建、广东、广西、云南、贵州、四川等地。

【性　　状】

小叶榕叶卷缩成筒状或不规则状，有的破碎。完整叶片展开后呈椭圆形、卵状椭圆形或倒卵形；黄褐色或褐绿色；先端钝，短渐尖，基部钝圆或楔尖，全缘。两面光滑；基出脉 3 条，主脉腹面微突，背面突起，侧脉纤细，在背面较明显。叶柄 0.5~1 cm。革质，体轻，稍韧。气微，味苦、涩。

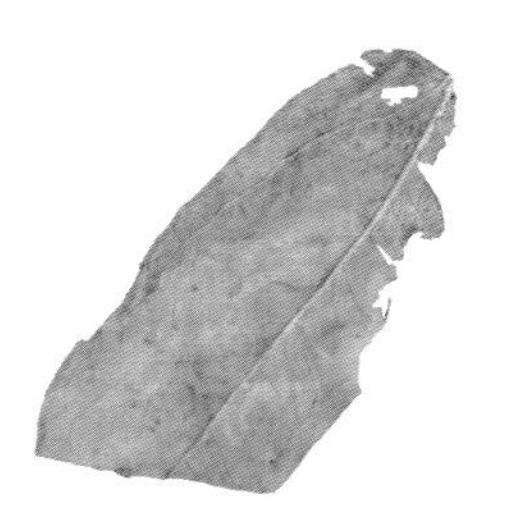
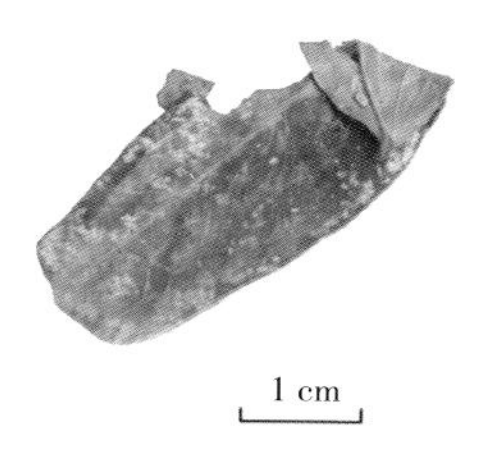

图 230-1　小叶榕（绿色，质好）

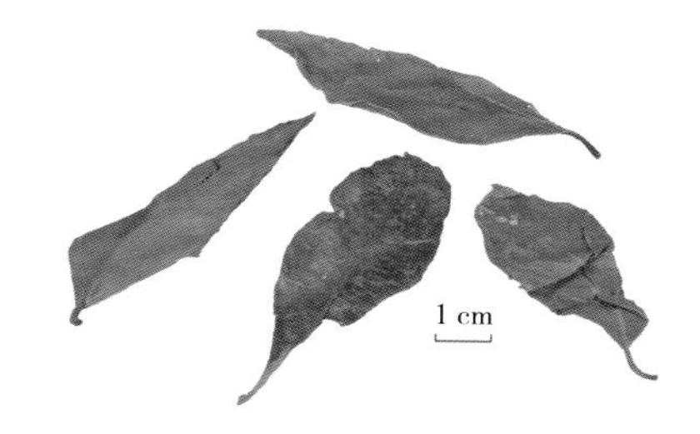

图 230-2　小叶榕（棕色，质次）

【采收加工】

栽种 4 年后，每年 10~12 月采摘。选晴天，摘下叶片，除去杂质，摊薄，晒干。

表 230-1　小叶榕不同部位中 3 个黄酮类成分的含量测定①（mg/g）

部位	表阿夫儿茶精	牡荆素	异牡荆苷
叶	0.177	0.374	0.508
茎	—	0.509	—
气生根	—	0.137	—
果实	—	0.081	0.026

小叶榕茎中牡荆素含量高，其次为叶部，叶中异牡荆苷含量高，表阿夫儿茶精仅叶中含有。叶为小叶榕止咳化痰的最佳入药部位。

表 230-2　鲜小叶榕和干小叶榕使用情况对比②

测试项目	鲜小叶榕	干小叶榕
牡荆苷和异牡荆苷总量（以干品计，mg/g）	1.65~2.30	0.05~1.14
浸膏收率（%）	40~50	31~36
浸膏含量（mg/g）	1.36~2.20	0.35~0.50

①黄华花，陈景海．UPLC 法测定小叶榕不同部位样品中 3 个黄酮类成分的含量 [J]. 药物分析杂志，2017（1）：161-165.

②李彦文．小叶榕化学成分和质量标准研究 [D]. 北京：北京中医药大学，2008.

小叶榕鲜叶有效成分含量高，建议有条件的地方小叶榕鲜叶入药。

【贮　　藏】

小叶榕常规粗贮，见光色易变淡，有效成分流失快，无绿色者基本无有效成分。

建议 25℃以下，单包装密封，大垛黑色塑料布遮盖、密闭库藏。贮藏期药材水分控制在 11%~14%。此条件下贮藏，药材不易变质，有效成分不易流失。

【主要成分】

主要化学成分为三萜、黄酮、香豆素、甾醇、木脂素等。

广东省中药材标准：醇浸出物不得少于 2.0%。

【性味归经】

微苦、涩，微寒。归肝、肺、大肠经。

【功能主治】

清热祛湿，止咳化痰，活血散瘀，祛风止痒。用于感冒高热，湿热泻痢，痰多咳嗽。外用治跌打瘀肿，湿疹，痔疮。

【用法用量】

9~15 g。外用鲜品适量，捣敷患处。

【编 者 按】

1. 小叶榕的水提取物、乙酸乙酯萃取物有明显的镇咳、祛痰、抗炎作用，乙酸乙酯萃取物作用稍强于水提取物。

2. 小叶榕中含有的表阿夫儿茶精具有环氧酶－Ⅰ抑制剂活性，具有治疗风湿性关节炎作用。

艾　叶

【来　　源】

艾叶为菊科植物艾 *Artemisia argyi* Levl. et Vant. 的干燥叶。主产于湖北、四川、河南、山东等地。湖北蕲春产质优，习称“蕲艾”。

【性　　状】

艾叶叶片呈卵状椭圆形，羽状深裂，边缘具粗锯齿，上表面灰绿色，下表面密生灰白色绒毛。质柔软，气清香，味苦。

以叶厚、下表面灰白色、绒毛多、香气浓郁者为佳。

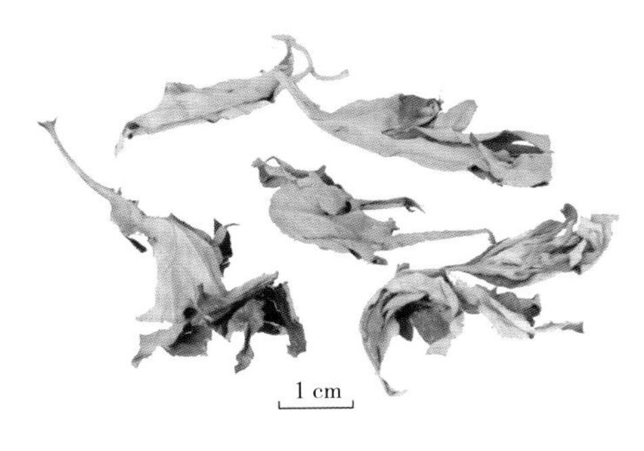

图 231-1　色绿、绒毛多，质优

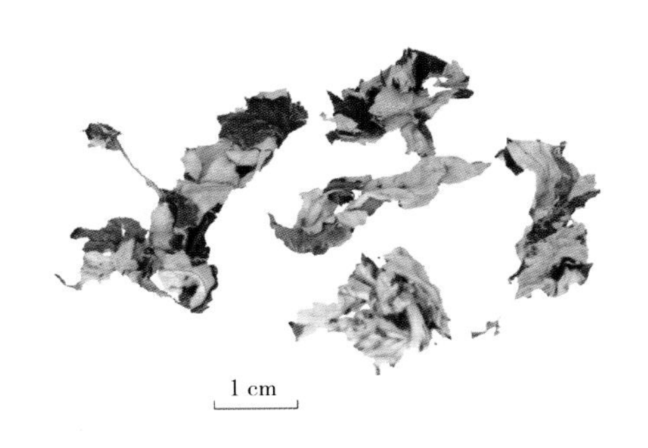

图 231-2　枯黄，绒毛少，质次

【采收加工】

夏季中午，叶繁茂，花未开时采收。采摘的艾叶，除去枝梗、杂质，摊薄，快速晒干或烘干。药材水分不得超过 15.0%。

表 231–1　不同采收时间蕲艾有效成分的含量[①]（%）

采收时间	5 月	6 月	7 月	8 月	9 月	10 月
桉油精	0.073	0.160	0.085	0.061	0.068	0.042

蕲艾 6 月采收，其桉油精含量较高。

表 231–2　不同部位艾叶有效成分的含量[①]（%）

不同部位	叶	花	茎
桉油精	0.119	0.067	0.028

艾叶中桉油精含量显著高于茎和花。

【贮　　藏】

建议 20℃以下，单包装密封，大垛密闭库藏。

艾叶贮存时间延长，艾绒比例增高，有毒物质侧柏酮含量降低，易挥发成分含量降低，产生大量酮、酸、酯等氧化产物。密闭存放 3 年，桉油精含量最高[②]。

【主要成分】

含桉油精、龙脑、樟脑等。

药典标准：含桉油精不得少于 0.05%。

【性味归经】

辛、苦，温；有小毒。归肝、脾、肾经。

【功能主治】

温经止血，散寒止痛；外用祛湿止痒。用于吐血，衄血，崩漏，月经过多，胎漏下血，少腹冷痛，经寒不调，宫冷不孕；外治皮肤瘙痒。

【用法用量】

3~9 g。外用适量，供灸治或熏洗用。

【编 者 按】

1. 艾叶与茎指纹图谱相似度低，不可混用。

2. 艾叶具有抗菌、抗病毒、平喘、镇咳、祛痰、止血、抗凝等作用，临床用于治疗支气管炎、肺气肿、小儿咳嗽、哮喘等呼吸系统疾病、消化系统疾病及皮肤科疾病等。

3. 茜草根、艾叶各 30 g，乌梅肉（焙干）15 g，治衄血。

4. 醋煎艾叶涂之，治癣。

①许俊洁，卢金清，郭胜男，等．不同部位与不同采收期蕲艾精油化学成分的 GC–MS 分析 [J]. 中国实验方剂学，2015，21（21）：51–57.

②杨天寿，张宇欣，严华，等．艾叶的质量检测方法改进及桉油精含量变化分析 [J]. 宁夏医科大学学报，2015，37（2）：138–141.

大青叶

【来　　源】

大青叶为十字花科植物菘蓝 *Isatis indigotica* Fort. 的干燥叶。主产于黑龙江、甘肃等地。

【性　　状】

大青叶多皱缩卷曲，有的破碎。完整叶片展平后呈长椭圆形至长圆状倒披针形，上表面暗灰绿色，有的可见色较深稍突起的小点；先端钝，全缘或微波状，基部狭窄下延至叶柄呈翼状；叶柄淡棕黄色。质脆。气微，味微酸、苦、涩。

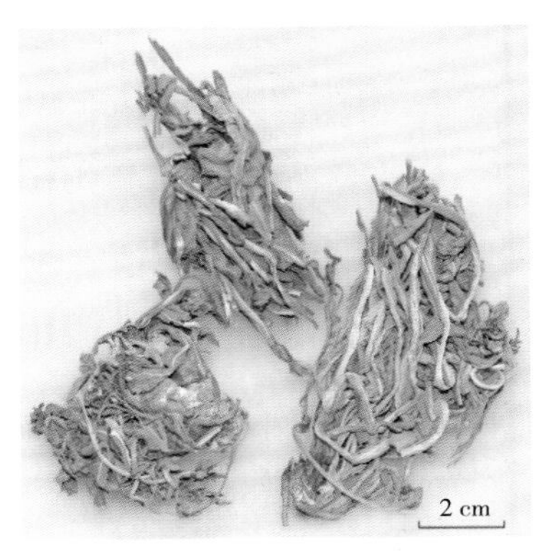

图 232-1　色绿，完整，质量较好

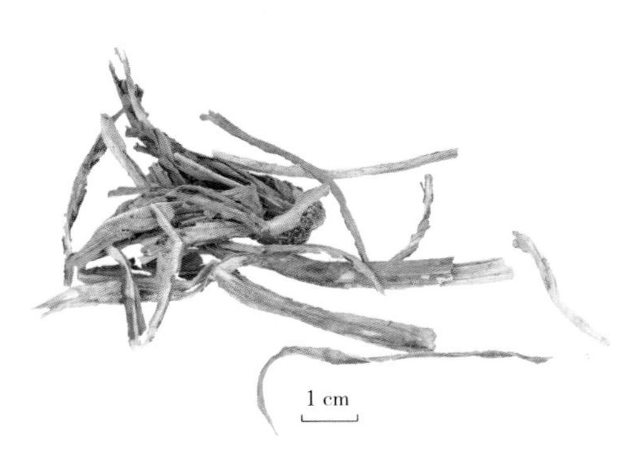

图 232-2　枯黄，破碎，杂质多，质量较次

【采收加工】

8 月份采收，除去杂质，快速杀青阴干。药材水分不得超过 13%。

表 232-1　不同采收时期大青叶中靛玉红含量[1]（%）

采收时间	靛玉红含量
6 月 20 日	0.106
7 月 20 日	0.132
8 月 20 日	0.226
9 月 20 日	0.163
10 月 20 日	0.161

大青叶中靛玉红含量在 6~8 月含量逐渐增加，9~10 月有所下降，因此，以靛玉红含量来看，大青叶最适宜的采收时间为 8 月份。

表 232-2　不同加工工艺处理后的靛玉红、靛蓝含量[2]

	晒干	阴干	杀青晒干	杀青阴干	杀青（105℃，5 分钟）烘干				不杀青烘干			
					50℃	60℃	70℃	80℃	50℃	60℃	70℃	80℃
靛玉红含量（mg/g）	0.850	0.960	0.958	1.036	0.832	0.842	0.829	0.517	0.817	0.811	0.878	0.381

①阮洪生，曹玲．大青叶不同生长时期靛玉红含量动态变化研究 [J]. 安徽农业科学，2010，38（5）：2328–2329.

②唐晓清，王康才，张利霞．不同加工工艺对大青叶中靛蓝、靛玉红含量的影响 [J]. 中药材，2008，31（7）：968–969.

续表

	晒干	阴干	杀青晒干	杀青阴干	杀青（105℃，5分钟）烘干				不杀青烘干			
					50℃	60℃	70℃	80℃	50℃	60℃	70℃	80℃
靛蓝含量（mg/g）	0.271	0.324	0.542	0.514	0.900	0.894	0.922	0.854	0.763	0.760	0.903	0.694

杀青阴干大青叶中指标成分靛玉红含量最高，为最优干燥方式。

【贮　　藏】

大青叶常规贮藏，易发霉，颜色易变淡，有效成分下降快，浸出物含量一年下降一半，两年不合格。无颜色时基本无有效成分。

建议 20℃以下，单包密封，大垛密闭保管，药材水分控制在 9%~14%。在此贮藏条件下，颜色不易变淡，有效成分不易流失。

【主要成分】

大青叶中含有生物碱类、有机酸类、苷类化合物、无机元素等，其中最主要的成分为生物碱中的靛玉红。

药典标准：醇浸出物不得少于 16.0%，含靛玉红不得少于 0.020%。

【性味归经】

苦，寒。归心、胃经。

【功能主治】

清热解毒，凉血消斑。用于温病高热，神昏，发斑发疹，痄腮，喉痹，丹毒，痈肿。

【用法用量】

9~15 g。

【编 者 按】

1. 大青叶具有抗菌、抗癌、解热、利胆、抗炎等药理活性，临床用于治疗流行性乙型脑炎、上呼吸道感染、流行性感冒、慢性支气管炎、急性传染性肝炎、钩端螺旋体病、细菌性痢疾及急性胃肠炎、急性阑尾炎等。

2. 大青叶、鱼腥草、玄参各 30 g，水煎分 3 次服，治咽炎、急性扁桃体炎、腮腺炎。

3. 大青叶 25~50 g，海金沙根 50 g，水煎服，治乙脑、流脑、感冒发热、腮腺炎。

桑　叶

【来　　源】

桑叶为桑科植物桑 *Morus alba* L. 的干燥叶。主产于四川、湖北、新疆等地。

【性　　状】

桑叶多皱缩、破碎。完整者有柄，叶片展平后呈卵形或宽卵形。先端渐尖，基部截形、圆形或心形，边缘有锯齿或钝锯齿，有的不规则分裂。上表面黄绿色或浅黄棕色，有的有小疣状突起；下表面颜色稍浅，叶脉突出，小脉网状，脉上被疏毛，脉基具簇毛。质脆。气微，味淡、微苦涩。

【采收加工】

5~6 月或初霜后采收，除去杂质与叶柄，摊薄晒干，药材水分不得超过 15%。

注：桑叶传统上是初霜后采收，经测定5~6月叶片生长旺盛时其指标成分芦丁含量较高，故建议5~6月采收。

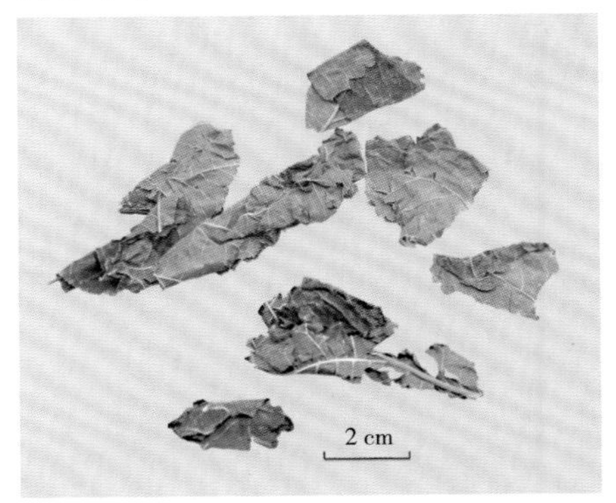

图233-1　夏桑叶：色绿，质好，有效成分含量高

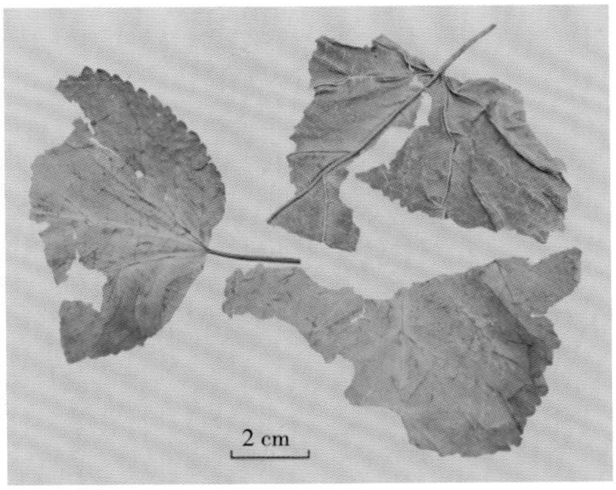

图233-2　秋桑叶：色差，质次，有效成分含量低或无含量

表233-1　不同采收时期芦丁含量的测定①（%）

采收时期	芦丁含量
5月	0.16
6月	0.13
7月	0.03
8月	0.03

喀什桑叶在5~6月芦丁含量最高。

【贮　　藏】

桑叶常规贮藏，颜色易变黄，有效成分易流失，贮藏时间不宜超过1年。

建议在25℃以下，单包装密封，大垛密闭库藏。此贮藏条件下，药材质量保存较好，不易变色，药效不易降低。

【主要成分】

含芸香苷、芦丁、槲皮素、异槲皮苷、槲皮素-3-葡萄糖苷等化合物以及多种生物碱和桑叶多糖等。

药典标准：醇浸出物不得少于5.0%；含芦丁不得少于0.10%。

【性味归经】

甘、苦，寒。归肺、肝经。

【功能主治】

疏散风热，清肺润燥，清肝明目。用于风热感冒，肺热燥咳，头晕头痛，目赤昏花。

【用法用量】

5~10 g。

【编 者 按】

1. 桑叶有降血压、降血糖、抗菌、抗病毒等药理作用。

2. 桑叶、菊花各5 g，薄荷3 g，苦竹叶、白茅根各30 g，开水泡10分钟，辛凉解表，适用于风热感冒。

3. 桑叶15 g，菊花15 g，枸杞子15 g，决明子10 g，水煎代茶饮，治头目眩晕。

①阿合买提江·吐尔逊，赵文慧，孙莲，等. RP-HPLC法测定新疆不同产地药桑叶中芦丁、异槲皮苷的含量[J]. 新疆医科大学学报，2010，33（10）：1194-1197.

淡竹叶

【来　　源】

淡竹叶为禾本科植物淡竹叶 *Lophatherum gracile* Brongn. 的干燥茎叶。主产于四川、广西、湖南、广东等地。

【性　　状】

淡竹叶茎呈圆柱形，有节，表面淡黄绿色，断面中空。叶鞘开裂。叶片披针形，有的皱缩卷曲，表面浅绿色或黄绿色。叶脉平行，具横行小脉，形成长方形的网格状，下表面尤为明显。体轻，质柔韧。气微，味淡。

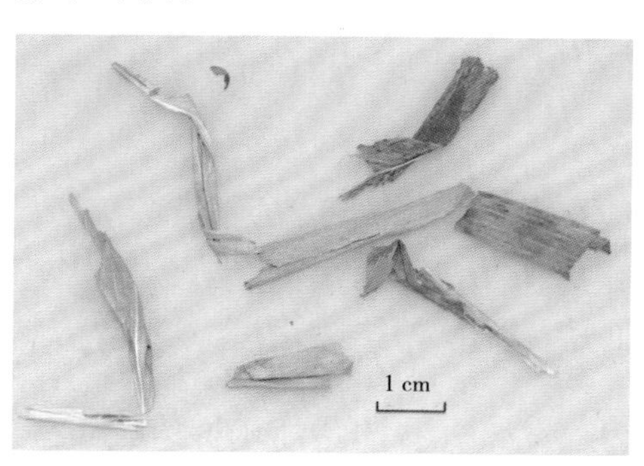

图 234-1　色绿，质优

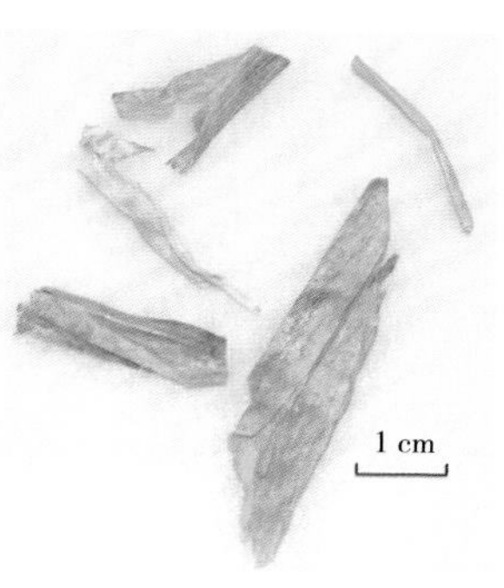

图 234-2　色枯黄，质次

【采收加工】

9 月抽花穗后采收的淡竹叶黄酮苷含量较高。割取地上茎叶，切段，摊薄，晒干或烘干。药材水分不得超过 13.0%。

表 234-1　不同部位总黄酮含量的变化[①]（%）

不同部位	茎叶	须根	块根
总黄酮	1.13	0.51	0.21

淡竹叶总黄酮含量分布：茎叶>须根>块根。淡竹叶总黄酮主要集中在茎叶中。

表 234-2　不同采收时间淡竹叶黄酮苷的含量[②]（mg/g）

采收时间	5 月	6 月	7 月	8 月	9 月
异荭草苷	0.019 4	0.013 2	0.024 2	0.011 8	0.115 4
荭草苷	0.002 8	0.002 8	0.007 1	0.002 8	0.083 1
日当药黄素	0.013 2	0.007 8	0.037 0	0.015 2	0.658 9
牡荆苷	0.005 5	0.003 7	0.006 0	0.006 0	0.029 8
异牡荆苷	0.002 2	0.001 8	0.005 2	0.001 8	0.033 9
木樨草苷	0.012 0	0.014 1	0.024 0	0.012 7	0.124 4

淡竹叶主要活性成分为黄酮类，包括荭草苷、异荭草苷、牡荆苷、异牡荆苷等。9 月抽穗后，

①钟仙龙 . 淡竹叶不同部位总黄酮含量的测定 [J]. 安徽农业科学，2009，37（11）: 4983.

② 邵莹 . 淡竹叶品质评价及心血管药理作用研究 [D]. 南京：南京中医药大学，2012.

黄酮类含量高，建议9月抽穗后采收。

【贮　　藏】

淡竹叶常规贮存，色易枯黄，有效成分易流失。茎叶无绿色者药效差。

建议25℃以下，单包装密封，大垛密闭库藏。此贮藏条件下，不易变色，药效保持较好。

【主要成分】

含荭草苷、异荭草苷、牡荆苷、异牡荆苷等。

【性味归经】

甘、淡，寒。归心、胃、小肠经。

【功能主治】

清热泻火，除烦止渴，利尿通淋。用于热病烦渴，小便短赤涩痛，口舌生疮。

【用法用量】

6~10 g。

【编 者 按】

1. 淡竹叶具有解热、抑菌、抗病毒、利尿等药理作用。
2. 淡竹叶15 g，灯心草10 g，叮咚藤6 g，水煎服，治膀胱炎。
3. 淡竹叶12 g，鲜茅根30 g，仙鹤草15 g，水煎服，治尿血。
4. 淡竹叶30 g，麦冬15 g，水煎服，治肺炎高热咳嗽。

枇杷叶

【来　　源】

枇杷叶是蔷薇科植物枇杷 *Eriobotrya japonica*（Thunb.）Lindl. 的干燥叶。产于四川、云南、广西、福建等地。

【性　　状】

枇杷叶呈长圆形或倒卵形。上表面灰绿色、棕绿色、黄绿色、黄棕色或红棕色，有光泽（摘叶浅绿色，落叶红棕色）。下表面灰绿色或棕黄色，密布锈色或灰棕色绒毛（落叶下表面绒毛少）。叶先端渐尖，有疏锯齿，基部近叶柄端叶片渐尖，呈楔形，无锯齿。叶脉呈羽毛状两侧斜生，中间主脉呈棕黄色或棕红色，显著突起。叶柄极短。叶厚革质，质脆易碎。气微，味微苦。

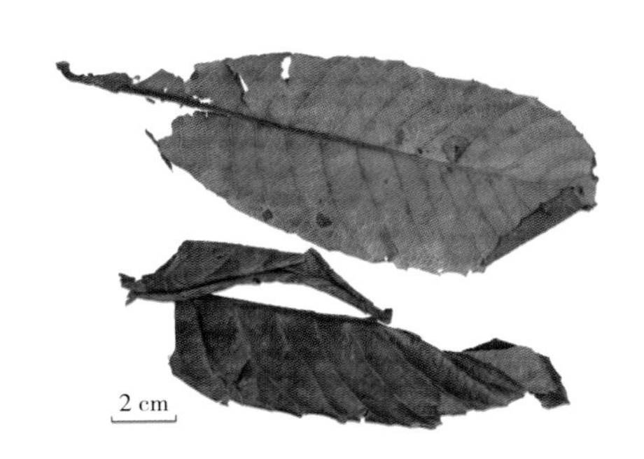

图235-1　枇杷叶（落叶）

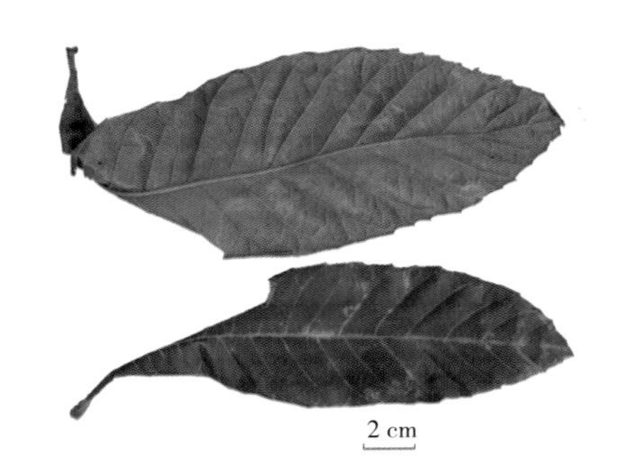

图235-2　枇杷叶（摘叶）

【采收加工】

全年均可采收，主要在5~10月枇杷树修剪时采收。树上青叶和地上落叶都可采收，捡拾落叶占主体。将采收的枇杷叶运回，刷去绒毛，晒干或烘干。建议趁鲜切丝。药材水分不得超过 13%。

注：枇杷叶干品易碎，趁鲜切丝可降低加工过程中药材损失，饮片质量更好。

表 235-1　不同采收期枇杷叶齐墩果酸、熊果酸含量变化[1]（%）

采收时间	齐墩果酸	熊果酸含量
1 月	0.135	0.568
2 月	0.141	0.578
3 月	0.114	0.566
4 月	0.165	0.720
5 月	0.161	0.629
6 月	0.141	0.653
7 月	0.123	0.539
8 月	0.153	0.706
9 月	0.138	0.555
10 月	0.155	0.680
11 月	0.145	0.642
12 月	0.118	0.595

4 月枇杷叶中熊果酸、齐墩果酸含量高。此时为枇杷果成熟的关键时期，不适宜大量采收。8 月熊果酸、齐墩果酸含量相对较高。故建议 8 月采收。

表 235-2　枇杷不同器官齐墩果酸、熊果酸含量对比[2]（%）

枇杷器官	齐墩果酸	熊果酸含量
嫩叶	0.164	1.026
成熟叶	0.173	0.978
落叶	0.198	1.046
花	0.048	0.475
果	0.099	0.370

枇杷落叶中齐墩果酸、熊果酸含量高，与市场上枇杷青叶价高、认可度高有偏差。

【贮　　藏】

常温库藏，贮藏期药材水分控制在 11%~13%。

高温、高湿、强光对枇杷叶含量影响不明显，贮藏时间不宜超过 3 年。

【主要成分】

主要化学成分为齐墩果酸、熊果酸、科罗索酸等。

药典标准：醇浸出物不得少于 18.0%；含齐墩果酸和熊果酸总量不得少于 0.70%。

【性味归经】

苦，微寒。归胃、肺经。

【功能主治】

清肺止咳，降逆止呕。用于肺热咳嗽，气逆喘急，胃热呕逆，烦热口渴。

【用法用量】

6~10 g。

①吕寒，刁超鹏，陈剑，等 . 不同生长季节枇杷叶中三萜酸成分的含量变化 [J]. 中国中药杂志，2009，34（18）：2353-2355.

②李继杨，谢晓梅，李倩文，等 . 枇杷不同器官及不同物候 4 种三萜酸含量的动态变化 [J]. 中国中药杂志，2015，40（5）：875-880.

【编 者 按】

1. 枇杷叶单方制剂枇杷叶膏清肺润燥，止咳化痰，用于肺热燥咳，痰少咽干。

2. 枇杷叶、苦杏仁、桑白皮、菊花、牛蒡子各 9 g，煎服，治风热咳嗽。

3. 枇杷叶 9 g，桑白皮 12 g，黄芩 6 g，水煎服，治肺热咳嗽。

薄 荷

【来　　源】

薄荷为唇形科植物薄荷 *Mentha haplocalyx* Briq. 的干燥地上部分。主产于江苏、江西、浙江、湖南、四川等地。

【性　　状】

薄荷茎呈方柱形，有对生分枝；表面紫棕色或淡绿色，棱角处具茸毛，节间长 2~5 cm；质脆，断面白色，髓部中空。叶对生，有短柄；叶片皱缩卷曲，完整者展平后呈宽披针形、长椭圆形或卵形，上表面深绿色，下表面灰绿色，稀被茸毛，有凹点状腺鳞。轮伞花序腋生，花萼钟状，花冠淡紫色。揉搓后有特殊清凉香气，味辛凉。

以身干、色绿、叶多、茎粗壮、味浓清凉纯正、无根者为佳。

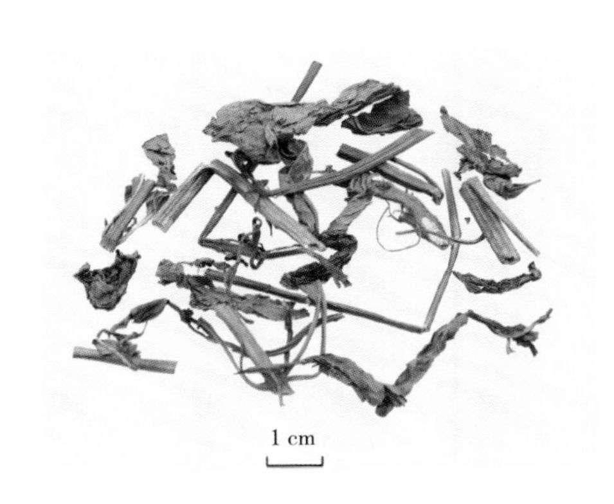

图 236-1　色绿、叶多，质优

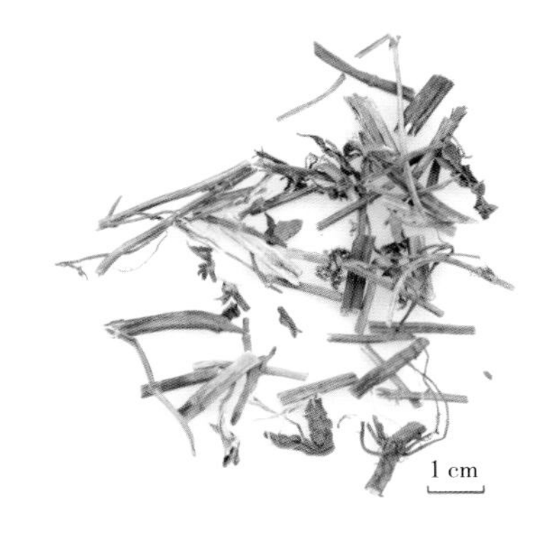

图 236-2　枯黄、叶少，质次

【采收加工】

每年采收两次，茎叶茂盛或花开至三轮时采收。第一次于 6 月下旬至 7 月上旬，不得迟于 7 月中旬，否则影响第二次产量；第二次于 9 月中旬开花前采收。选晴天，上午 12 时至下午 4 时采收，含油量最高。分次采割，晒干或阴干。建议鲜薄荷采收后，趁鲜切段，摊薄，快速晒干或低温烘干。药材水分不得超过 15%。

表 236-1　一茬薄荷样品中 4 个黄酮苷的测定结果[①]（mg/g）

采收时期	橙皮苷	香叶木苷	香蜂草苷	蒙花苷	总量
5 月 18 日	3.952	12.91	0.692	0.717	18.27
6 月 15 日	9.847	11.89	1.542	1.571	24.85
7 月 1 日	10.40	18.42	1.601	1.575	31.99
7 月 16 日	10.70	14.13	1.903	2.154	28.89

① 徐晶晶，徐超，刘斌．不同采收期薄荷中 4 个黄酮苷的测定 [J]. 药物分析杂志，2013（12）：2077–2081.

表 236-2　二茬薄荷样品中 4 个黄酮苷的测定结果① (mg/g)

采收时期	橙皮苷	香叶木苷	香蜂草苷	蒙花苷	总量
9 月 2 日	8.569	14.57	1.765	2.825	27.73
9 月 15 日	9.719	13.86	2.304	5.802	31.69
9 月 30 日	8.407	14.95	1.388	5.273	30.02
10 月 15 日	7.888	12.29	1.403	2.795	24.38
10 月 30 日	7.848	12.91	1.233	2.009	24.00

一茬薄荷 7 月上旬黄酮苷总量较高，二茬薄荷 9 月中旬黄酮苷总量较高。所以适宜采收期为 7 月上旬和 9 月中旬。

【贮　　藏】

薄荷常规贮存，色易变枯黄，香气易散失，有效成分易流失。无颜色、无香气者药效低。

建议在 20℃以下，单包装密封，大垛用黑色塑料布遮盖、密闭库藏。此贮藏条件下，药材质量保存较好，药效不易降低。

【主要成分】

薄荷含挥发油，油中主要为 I －薄荷醇、 I －薄荷酮、单萜类及薄荷酯类等。

药典标准：含挥发油不得少于 0.80%。

【功能主治】

疏散风热，清利头目，利咽，透疹，疏肝行气。用于风热感冒，风温初起，头痛，目赤，喉痹，口疮，风疹，麻疹，胸胁胀闷。

【性味归经】

辛，凉。归肺、肝经。

【用法用量】

3~6 g，后下。

【编 者 按】

1. 薄荷挥发性成分主要为多种单萜类化合物，现代药理学研究表明其具有抗氧化、抗菌、抗辐射、抗癌、降血压等生物活性。

2. 与金银花、连翘、牛蒡子配伍，用于风热感冒或温病初起。

广藿香

【来　　源】

广藿香为唇形科植物广藿香 *Pogostemon cablin* (Blanco) Benth. 的干燥地上部分。主产于广东阳春、湛江，海南，广西等地。

【性　　状】

广藿香茎略呈方柱形，多分枝，表面被柔毛，灰褐色或灰黄色；质脆，易折断，断面中部有髓；老茎类圆柱形，被灰褐色栓皮。叶对生，呈卵形或椭圆形，皱缩成团，灰绿色；两面均被灰白

① 徐晶晶，徐超，刘斌 . 不同采收期薄荷中 4 个黄酮苷的测定 [J]. 药物分析杂志，2013 (12)：2077–2081.

色绒毛；先端短尖或钝圆，基部楔形或钝圆，边缘具不规则锯齿；叶柄被柔毛。气香特异，味微苦。

以叶多、色绿、香气浓厚为佳。

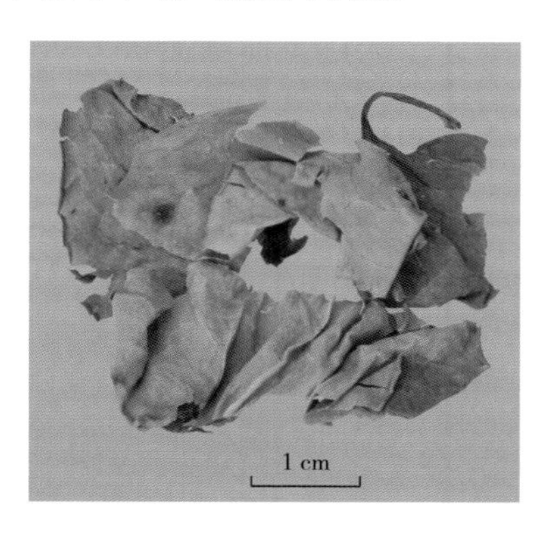

图 237-1 质优：茎叶青绿

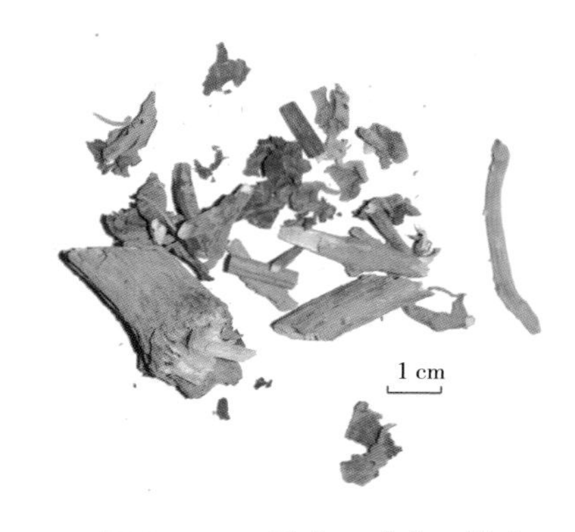

图 237-2 质次：叶少，枯黄

【采收加工】

茎叶茂盛时采收。广东湛江及化州产区 6~9 月采收；阳春 10~12 月采收。割取地上部分，日晒夜闷，反复至干。建议趁鲜切段，茎叶分开，摊薄，40℃烘干。药材水分不得超过 14.0%。

表 237-1 不同干燥方法对广藿香有效成分含量的影响①

	传统日晒夜闷	烘干（40℃）	烘干（70℃）	阴干
百秋李醇（%）	0.13	0.32	0.10	0.18

传统干燥法时间长，堆闷温度较高，挥发油大量散失，百秋李醇含量低。建议采用 40℃低温烘干法。

表 237-2 广藿香不同部位挥发油含量②

	茎	叶
挥发油（%）	0.10	1.90

广藿香叶中挥发油含量均显著高于茎中。

【贮　　藏】

广藿香常规贮存，易受潮、易变棕黄色、易走味，挥发油易散失。茎叶棕黄色者药效差。

建议 20℃以下，单包装密封，大垛密闭库藏。此贮藏条件下，不易变质，药效保持较好。

【主要成分】

含百秋李醇、广藿香酮、挥发油等。

药典标准：醇浸出物不得少于 2.5%；含百秋李醇不得少于 0.1%。

【性味归经】

辛，微温。归脾、胃、肺经。

【功能主治】

芳香化浊，和中止呕，发表解暑。用于湿浊中阻，脘痞呕吐，暑湿表证，湿温初起，发热倦怠，胸闷不舒，寒湿闭暑，腹痛吐泻，鼻渊头痛。

①蔡佳良，郭念欣，姬生国．不同干燥方法对广藿香中百秋李醇含量影响的近红外光谱分析 [J]. 云南中医中药杂志，2013，34（1）：53-54.

②罗集鹏，冯毅凡，郭晓玲．广藿香根与根茎挥发油成分研究 [J]. 天然产物研究与开发，2000，12（4）：66-70.

【用法用量】

3~10 g。

【编 者 按】

1. 历史上按照产地不同分为牌香（石牌）、枝香（肇庆）、南香（湛江和海南）。根据挥发油成分差异，牌香和枝香为广藿香酮型，用于制药；南香为广藿香醇型，用于提取挥发油。现市场上主流广藿香为南香。

2. 广藿香主要用于生产藿香正气水、抗病毒口服液等。

3. 广藿香 30 g，黄精、大黄、皂矾各 12 g，将上药在 1 kg 米醋中浸泡 7 日后，取药液浸泡患处，每次 30 分钟，每日 3 次，浸后忌用肥皂洗，治手、足癣。

广金钱草

【来　　源】

广金钱草为豆科植物广金钱草 *Desmodium styracifolium*（Osb.）Merr. 的干燥地上部分。主产于海南陵水，广西桂林、玉林，广东湛江等地；钼矿区附近产广金钱草质量好。

【性　　状】

广金钱草茎呈圆柱形，密被黄色伸展的短柔毛；质稍脆，断面中部有髓。叶互生，小叶圆形或矩圆形，先端微凹，基部心形或钝圆，全缘；上表面黄绿色或灰绿色，无毛，下表面具灰白色紧贴的绒毛，侧脉羽状。气微香，味微甘。

以叶多、色绿者为佳。

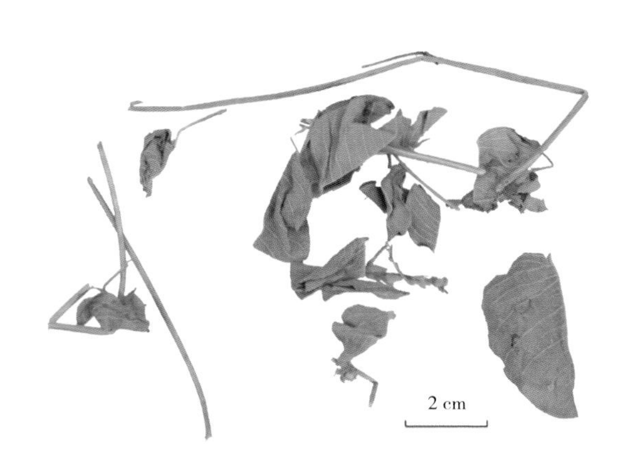

图 238-1　色绿，质量较好

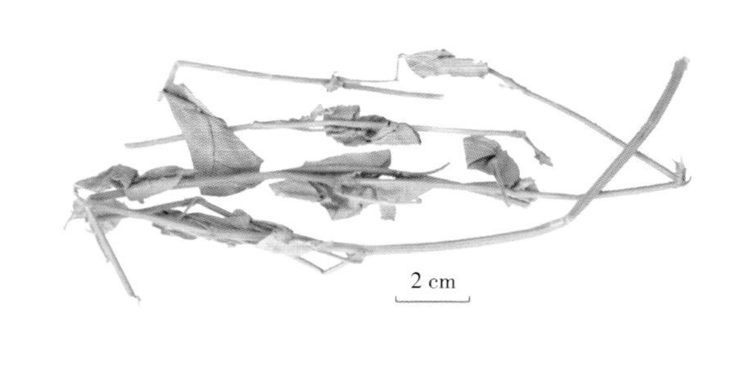

图 238-2　有黄叶，质量较次

【采收加工】

8~9 月份（始花期）叶茂盛、茎粗壮时采收。收割时割大留小，距茎基部 10 cm 处割取，地下部分还能再发出新枝，一年可收割多茬。将割下的茎叶除去杂质，趁鲜切短段，快速干燥。药材水分不得超过 12.0%。

注： 广金钱草有效成分主要在叶中，暴晒叶易脱落，有效成分大量流失。建议强风风干或烘干，快速干燥，叶片保存完好，有效成分不易流失。

表 238-1　不同采收期广金钱草总黄酮的含量①

采收期	总黄酮（%）	干重（g）（3 株）
7 月中旬	2.59	100
8 月中旬	1.98	250
9 月中旬	1.89	250
10 月中旬	1.64	210

7 月份广金钱草中总黄酮含量最高、产量低，8~9 月其含量稳定、产量较高。

表 238-2　广金钱草不同部位总黄酮的含量①

部位	全草	叶	茎
总黄酮（%）	1.64	2.40	1.32

广金钱草中总黄酮含量：叶＞全草＞茎。

【贮　　藏】

广金钱草常规贮存，易变棕黄色，有效成分易流失，半年后药材有效成分含量不符合药典规定。茎叶无绿色者药效差。

建议 25℃以下，单包装密封，大垛密闭库藏。此贮藏条件下，不易变色，药效保持较好。

【主要成分】

主含夏佛塔苷、异牡荆苷、异荭草苷等黄酮类成分。

药典标准：水浸出物不得少于 5.0%；含夏佛塔苷不得少于 0.13%。

【性味归经】

甘、淡，凉。归肝、肾、膀胱经。

【功能主治】

利湿退黄，利尿通淋。用于黄疸尿赤，热淋，石淋，小便涩痛，水肿尿少。

【用法用量】

15~30 g。

【编 者 按】

1. 广金钱草 60 g，海金沙 15 g，水煎服，治膀胱结石。

2. 广金钱草 24 g，车前草、海金沙、金银花各 15 g，水煎服，治尿路感染。

金钱草

【来　　源】

金钱草为报春花科植物过路黄 *Lysimachia christinae* Hance 的干燥全草。主产于四川、重庆、广西等地。

【性　　状】

金钱草缠绕成团，无毛或被疏柔毛。茎扭曲，表面棕色或暗棕色，有纵纹，下部茎节上有时具

①陈丰连，张文进，徐鸿华 . 广金钱草适宜采收期研究 [J]. 中药材，2010，33（2）：178-180.

须根，断面实心。叶对生，呈宽卵形或心形，多皱缩，基部微凹，全缘；上表面灰绿色，下表面色较浅，主脉明显突起，用水浸后，对光透视可见黑色或褐色条纹。有的带花，花黄色，单生叶腋，具长梗。蒴果球形。气微，味淡。

以色绿、叶完整、气清香者为佳。

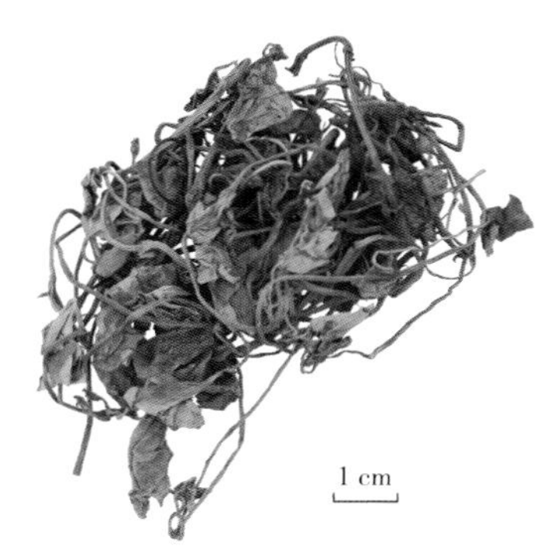

图 239-1　色绿，质量较好

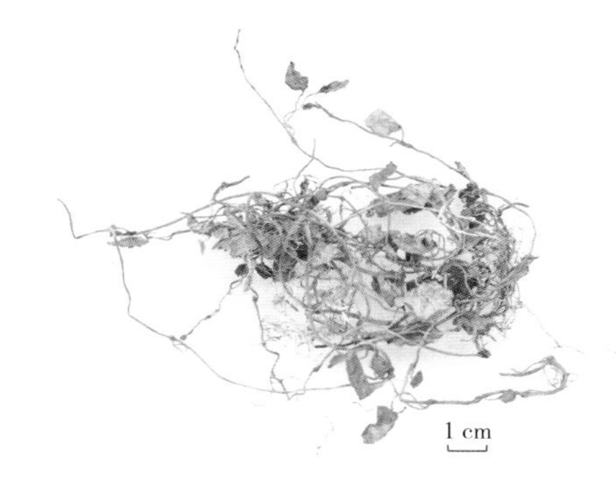

图 239-2　枯黄，质量较次

【采收加工】

通常于春、夏季采收。采收新鲜金钱草，除去杂质，尽快摊薄晒干。建议趁鲜切段，快速晒干。药材水分不得过 13.0%。

表 239-1　不同采收期金钱草的指标性成分含量①

采收时间	槲皮素（%）	山柰素（%）	槲皮素和山柰素总量（%）
4 月	0.41	1.31	1.72
5 月	0.42	0.73	1.15
6 月	0.43	0.78	1.21
7 月	0.66	0.91	1.58
8 月	0.25	0.26	0.52
9 月	0.26	0.49	0.75
10 月	0.25	0.53	0.78
11 月	0.19	0.31	0.49

乐山金钱草在 4~7 月采收，其槲皮素和山柰素含量较高。

【贮　　藏】

金钱草常规贮存，易吸潮、易变棕黄色，有效成分极易流失。叶无绿色者药效差。

建议 25℃以下，单包装密封，大垛用黑色塑料布遮盖、密闭贮藏。此贮藏条件下，不易变质，有效成分不易流失。

【主要成分】

含槲皮素、山柰酚等黄酮类，三萜皂苷类、挥发油等。

药典标准：醇浸出物不得少于 8.0%；含槲皮素和山柰酚总量不得少于 0.10%。

【性味归经】

甘、咸，微寒。归肝、胆、肾、膀胱经。

【功能主治】

利湿退黄，利尿通淋，解毒消肿。用于湿热黄疸，胆胀胁痛，石淋，热淋，小便涩痛，痈肿疔

①金丽鑫．金钱草对照药材标定技术标准的研究 [D]. 成都：成都中医药大学，2012.

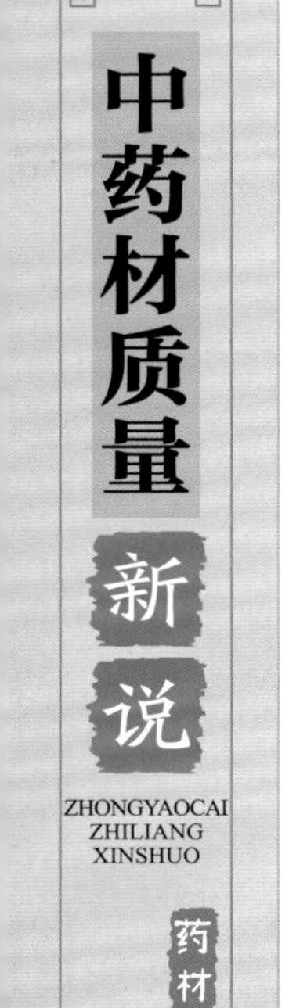

疮，蛇虫咬伤。

【用法用量】

15~60 g。

【编者按】

1. 临床上金钱草多用于排石利尿，治疗黄疸性肝炎。

2. 金钱草、海金沙各 20~30 g，石韦 15~30 g，水煎服，治尿路结石。

荆芥穗（附：荆芥）

【来　　源】

荆芥穗是唇形科植物荆芥 *Schizonepeta tenuisfolia* Briq. 的干燥花穗。主产于河北安国。

【性　　状】

荆芥穗为穗状轮伞花序，呈圆柱形。花冠多脱落，宿萼黄绿色，钟形，质脆易碎，内有棕黑色小坚果。气芳香，味微涩而辛凉。

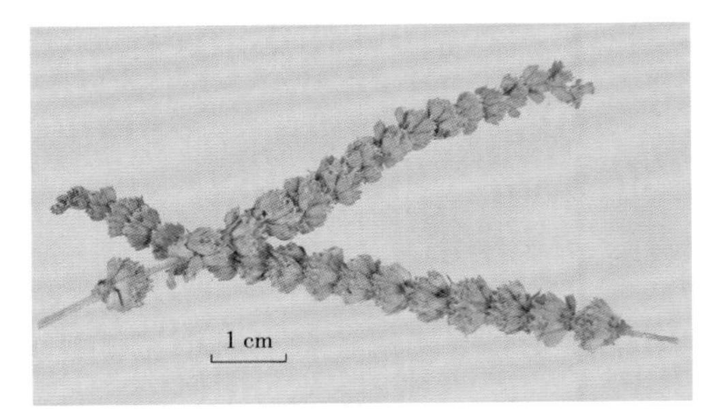

图 240-1　色黄绿，质优

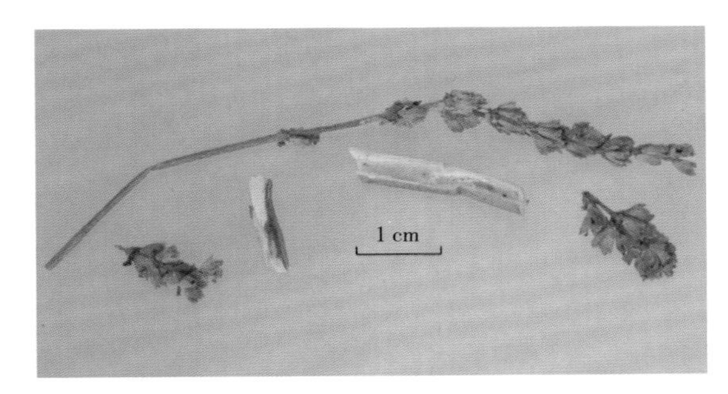

图 240-2　枯黄，质次

【采收加工】

夏秋季花开到顶，大量穗状花序生长，穗绿、少量结籽时采收。选晴天，摘取花穗。运回放半阴半阳处摊薄晾干或低温烘干。药材水分不得超过 12%。

【贮　　藏】

荆芥穗常规贮存，见光色变枯黄，香气极易散失，有效成分流失快。无香气者药效低。

建议 20℃以下，单包装密封，大垛用黑色塑料布遮盖、密闭库藏。此条件下贮存，药材不易变质，2 年内可正常药用。

【主要成分】

主要化学成分为挥发油，胡薄荷酮，荆芥苷 A、B、C，橙皮苷等。

药典标准：醇浸出物不得少于 8.0%；含挥发油不得少于 0.40%，含胡薄荷酮不得少于 0.080%。

【性味归经】

辛，微温。归肺、肝经。

【功能主治】

解表散风，透疹，消疮。用于感冒，头痛，麻疹，风疹，疮疡初起。

【用法用量】

5~10 g。

【编 者 按】

1. 荆芥穗功能主治和荆芥一样，功效较荆芥强。

2. 临床用于荨麻疹、手足口病、玫瑰糠疹、水痘、流行性腮腺炎、鼻窦炎、咳嗽变异性哮喘、崩漏、出血、不孕等病症。

3. 荆芥穗、防风、柴胡、桔梗各 6 g，羌活 4.5 g，甘草 3 g，水煎服，治流行性感冒、普通感冒。

附：荆芥

【来　　源】

荆芥是唇形科植物荆芥 *Schizonepeta tenuifolia* Briq. 的干燥地上部分。主产于河北安国。

【性　　状】

荆芥茎呈方柱形，上部有分枝，表面淡黄绿色或淡紫红色，被短柔毛；体轻，质脆，断面类白色。叶对生，多已脱落，叶片 3~5 羽状分裂，裂片细长。穗状轮伞花序顶生，花冠多脱落，宿萼钟状，先端 5 齿裂，淡棕色或黄绿色，被短柔毛；小坚果棕黑色。气芳香，味微涩而辛凉。

以色淡黄绿、穗密而长、香气浓者为佳。

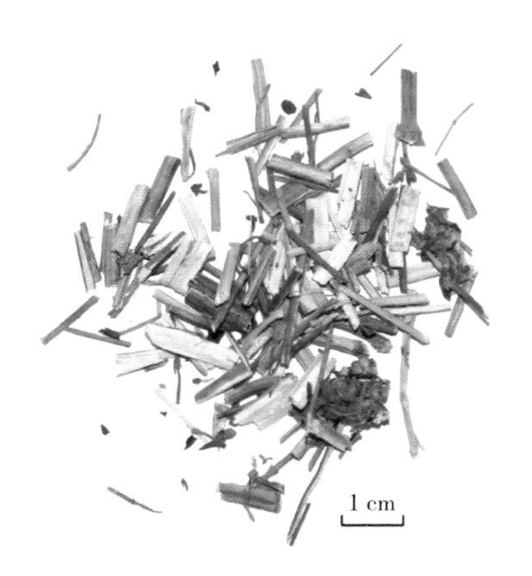

图 240-3　荆芥

【采收加工】

春播者，当年 8~9 月采收；夏播者，当年 10 月采收；秋播者，第 2 年 5~6 月采收。刚开花，孕穗而未抽穗时采收质量最好。选晴天，早上露水干后，用镰刀割下全株，及时运回，摊薄、多翻、快速晒干，久晒不干影响含量，建议趁鲜切段晒干或低温烘干。

表 240-1　山东产荆芥不同采收期产量及挥发油含量测定[①]

采收期	产量（g/ 株）	挥发油（%）
初花期	11.13	0.97
半花半穗期	9.17	0.64
全穗期	—	0.50

荆芥初花期生长旺盛，产量大，挥发油含量高，为最佳采收期。

表 240-2　荆芥不同器官挥发油含量测定[①]（%）

器官	根	茎	叶	穗	种子
挥发油	0.00	0.14	2.06	2.06	0.00

荆芥叶部、穗部挥发油含量高。可在荆芥生长旺盛的季节，不影响植株正常生长的情况下，采摘叶片，做菜用或者阴干做药用。

【贮　　藏】

荆芥常规贮存，见光色易变淡、变枯黄，香味易散失，有效成分流失快。无绿色、无香气者已基本无药效。

①张永清，李岩坤，宋照荣 . 荆芥最佳采收期试验及不同器官挥发油含量测定 [J]. 药学研究，1988（3）：31-33.

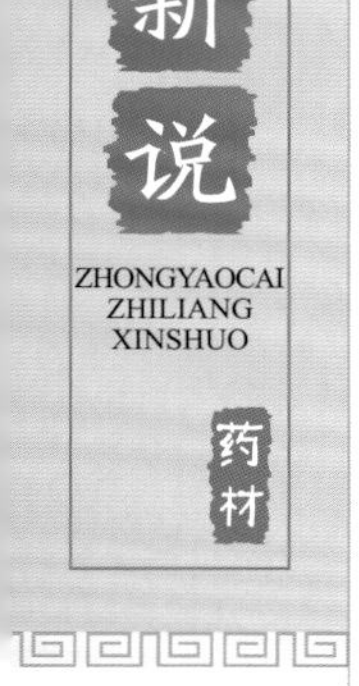

建议 20℃以下，单包装密封，大垛用黑色塑料布遮盖、密闭库藏。此条件下贮存，药材不易变质，2 年内可正常药用。

【主要成分】

主要化学成分为挥发油、胡薄荷酮、右旋薄荷酮、消旋薄荷酮、二氢黄酮等。

药典标准：含挥发油不得少于 0.60%；含胡薄荷酮不得少于 0.020%。

【性味归经】

辛，微温。归肺、肝经。

【功能主治】

解表散风，透疹，消疮。用于感冒，头痛，麻疹，风疹，疮疡初起。

【用法用量】

5~10 g。

【编 者 按】

1. 荆芥挥发油有抗炎、镇痛作用，临床用于治疗肛肠类疾病。

2. 荆芥煎服时不宜久煎，因为其主要药效物质为挥发类成分，受热易挥发。临床经验认为荆芥煎煮时间 5 分钟为宜。

3. 荆芥、防风、苏叶、白芷、杏仁各 6 g，赤苓 9 g，陈皮 6 g，神曲 9 g，生姜 2 片，葱白 2 段，水煎，日服 1 剂，治风寒感冒。

益母草（附：茺蔚子）

【来　　源】

益母草为唇形科植物益母草 *Leonurus japunicus* Houtt. 的新鲜或干燥地上部分。全国大部分地区均有分布，人工栽培的质量好。

【性　　状】

益母草茎呈四棱形，四面凹下有纵沟，表面黄绿色，密被倒生细毛。折断面中心有大形白色的髓部。叶片灰绿色，多皱缩、破碎，易脱落。花生于上部叶腋间成轮状排列，花冠二唇形，淡紫色。具青草气，味甘而微苦。

以质嫩、叶多、色灰绿者为佳。

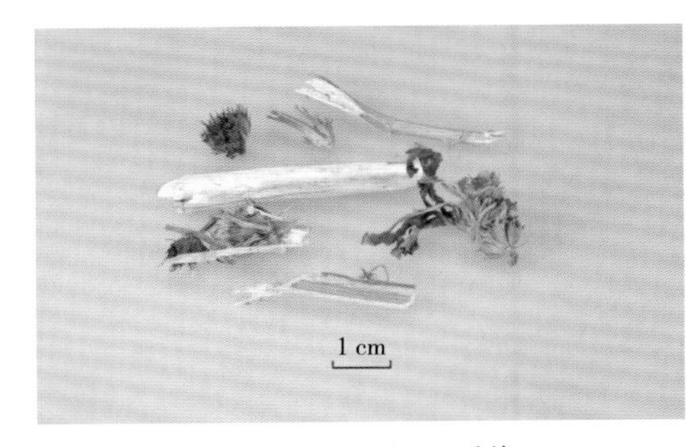

图 241-1　色绿，质优

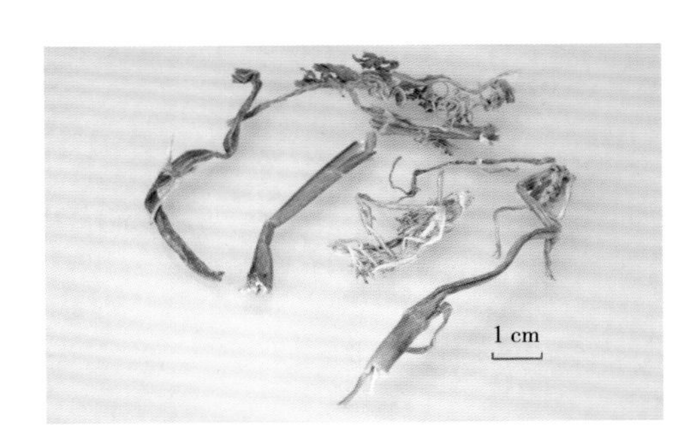

图 241-2　枯黄，质次

【采收加工】

最先开花的两轮花序上花冠凋落 2/3，其他穗状花序花开繁茂时（初花期）采收，割取最下一轮花盘以上部分，地下部分仍能第二次生长，一年可收割多茬。

建议新鲜益母草切短段或压切成裂片丝，室温强风干燥，或聚光棚摊晾干燥，干燥速度快，时间短，茎叶颜色变化小，有效成分损失少。药材水分不得超过 13.0%。

表 241-1 不同采收益母草的有效成分含量（%）

采收时间	水苏碱含量	益母草碱含量
幼苗期	1.5	0.07
茎叶茂盛期	2	0.3
初花期	2~3	0.5
花后期	0.5~0.6	0.01

益母草中盐酸水苏碱和盐酸益母草碱含量：花＞叶＞茎。综合实际操作和产率分析，地上部分初花期有效成分总量较茎叶茂盛期高，建议初花期采收益母草。

【贮　　藏】

益母草常规贮存，有效成分易流失，1 年后生物碱含量降低一半以上。无绿色者药效差。

建议 25℃以下，单包装密封，大垛密闭库藏。此贮藏条件下，有效成分不易流失。

【主要成分】

益母草碱、水苏碱、益母草素、益母草琴素等生物碱。

药典标准：水浸出物不得少于 15.0%；含盐酸水苏碱不得少于 0.50%，含盐酸益母草碱不得少于 0.050%。

【性味归经】

苦、辛，微寒。归肝、心包、膀胱经。

【功能主治】

活血、祛瘀、调经、消水。治疗妇女月经不调，胎漏难产，胞衣不下，产后血晕，瘀血腹痛，崩中漏下，尿血、泻血，痈肿疮疡。

【用法用量】

9~30 g；鲜品 12~40 g。

【编 者 按】

1. 孕妇慎用。

2. 益母草具有调经止血、保护心肌再灌注损伤、抗血小板局聚集、降低血液黏度等作用，临床上用于治疗流产后出血、冠心病、心肌缺血、高黏血症、痛经等。用于生产益母草片、益母草口服液等。

3. 益母草、泽兰、红番苋各 30 g，加酒 120 ml，水煎服，治产后瘀血痛。

附：茺蔚子

【来　　源】

茺蔚子是唇形科植物益母草 *Leonurus japonicus* Houtt. 的干燥成熟果实。产于河南、四川、内蒙古、山东、安徽、江苏等地。

【性　　状】

茺蔚子呈三棱形，表面灰棕色至灰褐色，有深色斑点，一端稍宽，平截状，另一端渐窄而钝尖。果皮薄，子叶类白色，富油性。气微，味苦。

以粒大饱满、无杂质者为佳。

【采收加工】

于 9 月全株花谢、果实成熟时采收。选晴天，割取全株，晒干，打下果实，除去叶片、杂质。药材水分不得超过 7%。

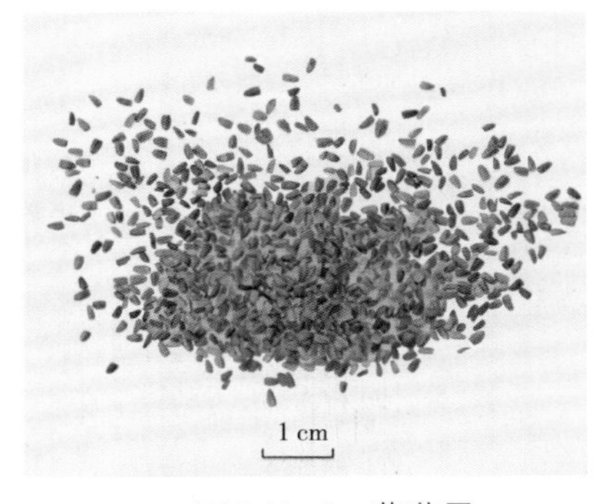

图 241-3　茺蔚子

【贮　　藏】

茺蔚子常规储存，盐酸水苏碱见光易降解，贮存时间不宜超过 2 年。

建议 25℃以下，单包装避光密封，大垛用黑色塑料布遮盖、密闭库藏。

表 241-2　储存时间对茺蔚子中盐酸水苏碱含量的影响[1]

指标	0 月	2 月	4 月	6 月	8 月	10 月	12 月	15 月	18 月	24 月
盐酸水苏碱（mg/g）	3.08	3.03	2.99	2.95	2.88	2.81	2.72	2.65	2.59	2.40
保留率（%）	100	98.38	97.08	95.78	93.51	91.23	88.31	86.04	84.09	81.17

随着储存时间延长，茺蔚子中盐酸水苏碱含量逐渐减少，到 24 个月时，水苏碱含量下降 18.83%。

【主要成分】

主要化学成分为盐酸水苏碱、益母草宁、不饱和脂肪酸、亚油酸、油酸、挥发类成分等。

药典标准：醇浸出物不得少于 17.0%；盐酸水苏碱不得少于 0.050%。

【性味归经】

辛、苦，微寒。归心包、肝经。

【功能主治】

活血调经，清肝明目。用于月经不调，经闭痛经，目赤翳障，头晕胀痛。

【用法用量】

5~10 g。

【编 者 按】

1. 瞳孔散大者慎用。

2. 茺蔚子可用于肝经热盛所致的内外障眼病、高血压、面部肌肉痉挛、偏头痛、慢性副鼻窦炎、突发耳聋等病症的治疗。

3. 茺蔚子、黄芩各 9 g，夏枯草、生杜仲、桑寄生各 15 g，水煎服，治高血压。

4. 茺蔚子 10 g，菊花 10 g，白蒺藜 10 g，川牛膝 10 g，水煎服，治头昏晕，目赤肿痛。

夏枯草

【来　　源】

夏枯草是唇形科植物夏枯草 *Prunella vulgaris* L. 的干燥果穗。主产于河南省，分布于四川、湖

①张美玲，迟铁铮，单英俏，等．茺蔚子药材储藏过程中水苏碱变化的影响因素分析 [J]. 中成药，2015，37（5）：1056-1059.

北、江苏、安徽等地。

【性　　状】

夏枯草呈圆柱形，略扁，长 1.5~8 cm，直径 0.8~1.5 cm；淡棕色至棕红色。全穗由数轮至 10 数轮宿萼与苞片组成，每轮有 2 片对生苞片，呈扇形，先端尖尾状，脉纹明显，外表面有白毛。每一苞片内有花 3 朵，花冠多已脱落，宿萼二唇形，内有棕色卵圆形小坚果 4 枚，尖端有白色突起。体轻。气微，味淡。

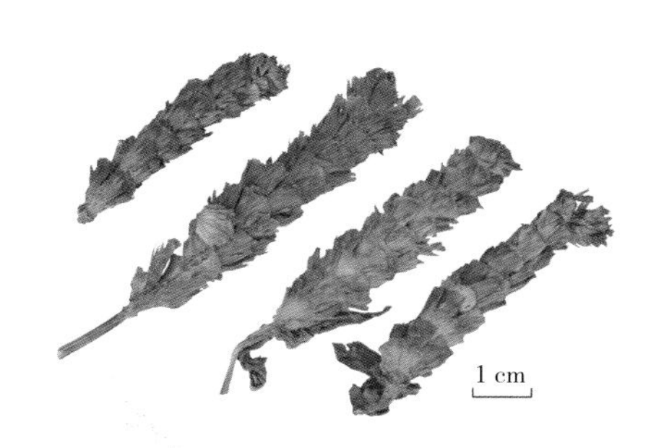

图 242-1　夏枯草（色微青或部分青色，质好）

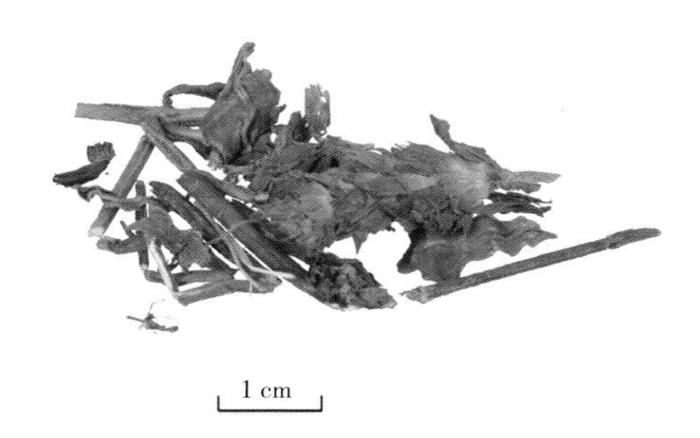

图 242-2　夏枯草（色暗淡，质次）

【采收加工】

每年 5 月至 6 月中旬，穗状花序呈淡青色，花尚未开放时（现蕾期）采收。选晴天，剪下花穗，快速晒干或低温烘干。药材水分不得超过 14%。

注：夏枯草采摘后应立即晒干或 40℃以下快速烘干，晾晒期间见潮即转为暗紫色，含量下降。

表 242-1　夏枯草不同采收期有效成分含量测定①

采收期	浸出物（%）	迷迭香酸（%）
现蕾期	39.67	5.68
盛花期	33.00	3.76
果穗半成熟期	21.86	0.99
果穗成熟期	15.75	0.41
果穗枯萎期	9.54	0.16

夏枯草现蕾期采收有效成分含量高，此时采收的夏枯草习称“青球”，质量最好。

表 242-2　夏枯草不同加工方式有效成分含量测定①

加工方式	浸出物（%）	迷迭香酸（%）
阴干	39.49	4.90
晒干	39.67	5.68

夏枯草晒干有效成分含量较高，但高温会使青球转为暗紫色，含量下降，因此在加工过程中忌暴晒。

表 242-3　夏枯草不同部位有效成分含量测定②

部位	迷迭香酸（%）
未成熟穗	1.280
成熟穗	0.239
叶	0.216
茎	0.094

①陈宇航 . 夏枯草规范化种植技术及其药材质量控制 [D]. 南京：南京农业大学，2011.

②张兰珍，秦雯，巴寅颖 . 夏枯草不同部位中咖啡酸和迷迭香酸的含量测定方法研究 [J]. 北京中医药大学学报，2007，30（5）：343-345.

夏枯草未成熟穗有效成分含量高，夏枯草叶和成熟穗含量接近。茎部含量低。

【贮　　藏】

夏枯草忌高温，高温使夏枯草转为暗紫色，药效降低。常规贮藏超过半年，基本无有效成分。

建议 20℃以下，单包装密封，大垛密闭库藏；有条件的直接冷藏。此条件下贮存，药材基本不变质，药效不易下降。

【主要成分】

主要化学成分为迷迭香酸、咖啡酸、熊果酸、齐墩果酸等。

药典标准：水浸出物不得少于 10.0%；含迷迭香酸不得少于 0.20%。

【性味归经】

辛、苦，寒。归肝、胆经。

【功能主治】

清肝泻火，明目，散结消肿。用于目赤肿痛，目珠夜痛，头痛眩晕，瘰疬，瘿瘤，乳痈，乳癖，乳房胀痛。

【用法用量】

9~15 g。

【编 者 按】

1. 有条件的地方建议鲜用，药效更好。
2. 临床用于甲状腺疾病、乳腺疾病、高血压、皮肤病、眼病、淋巴瘤等。
3. 夏枯草 5 g，胆南星 2.5 g，防风 5 g，钩藤 5 g，水煎服，治口眼歪斜。
4. 夏枯草、菊花各 10 g，决明子、钩藤各 5 g，水煎服，治高血压。

半枝莲

【来　　源】

半枝莲为唇形科植物半枝莲 *Scutellaria barbata* D.Don 的干燥全草。主产于河南、湖南、贵州、四川等地。

【性　　状】

半枝莲无毛或花轴上疏被毛。根纤细。茎丛生，较细，方柱形；表面暗紫色或棕绿色。叶对生，有短柄；叶片多皱缩，展平后呈三角状卵形或披针形，先端钝，基部宽楔形，全缘或有少数不明显的钝齿；上表面暗绿色，下表面灰绿色。花单生于茎枝上部叶腋，花萼裂片钝或较圆；花冠二唇形，棕黄色或浅蓝紫色，长约 1.2 cm，被毛。果实扁球形，浅棕色。气微，味微苦。

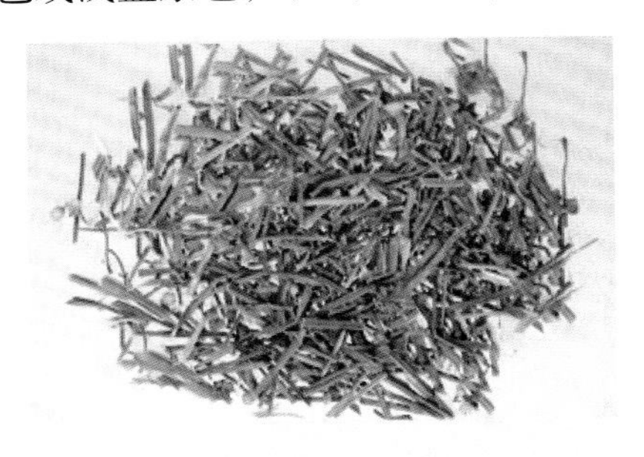

图 243-1　颜色绿，含量较高

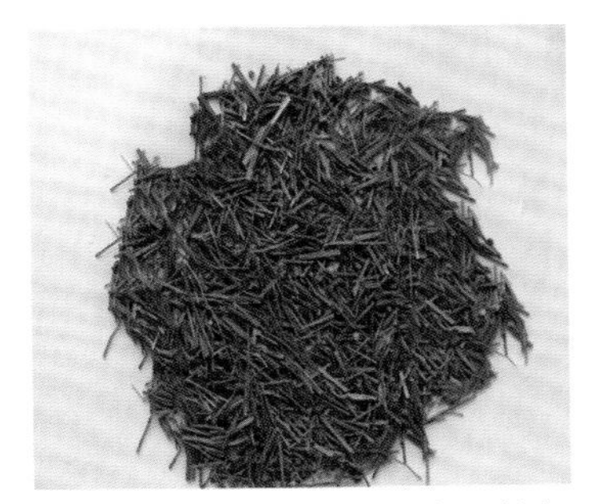

图 243-2　颜色淡，含量较低

以色绿、味苦者为佳。

【采收加工】

开花期采收，晒干。建议趁鲜切段，摊薄，快速干燥。

表 243-1　不同采收时间半枝莲中总黄酮、野黄芩苷的含量[1]（mg/g）

采收时间	生长期	总黄酮含量	野黄芩苷含量
4月11日	开花前期	42.49	3.76
5月1日	开花期	46.78	4.16
6月1日	果实期	30.00	4.02
6月11日	果实成熟第一茬	26.00	3.24
7月20日	开花期	39.42	6.73
8月11日	果实成熟第二茬	35.11	5.02
9月1日	开花前期	45.00	6.44
9月21日	开花期	44.50	6.60
10月21日	果实期	34.50	3.36
11月1日	果实成熟第三茬	32.00	3.25

半枝莲药材总黄酮和野黄芩苷含量的大小顺序为：开花期 > 开花前期 > 果实期 > 果实成熟期。开花期总黄酮和野黄芩苷含量最高，第二茬总黄酮含量稍低。因此，半枝莲最适宜的采收期为枝叶繁茂的开花期。

【贮　　藏】

半枝莲常规粗贮，易变色，有效成分流失快，贮藏时间不宜超过 1 年。

建议在 25℃以下，单包装密封，大垛密闭库藏。在此贮藏条件下，不易变色，药材质量保持较好。

【主要成分】

半枝莲含有黄酮、二萜、甾体、多糖、脂肪等，主要成分为黄酮和野黄芩苷。

药典标准：含总黄酮以野黄芩苷计，不得少于 1.5%；含野黄芩苷不得少于 0.20%。

【性味归经】

辛、苦，寒。归肺、肝、肾经。

【功能主治】

清热解毒，化瘀利尿。用于疔疮肿毒，咽喉肿痛，跌扑伤痛，水肿，黄疸，蛇虫咬伤。

【用法用量】

15~30 g。

【编 者 按】

1. 半枝莲具有解热、抑菌、抗肿瘤、利尿保肝等药理活性，临床用于肝病、胃病、前列腺炎等，对肝癌、肺癌、胃癌、直肠癌、鼻咽癌等也有一定疗效。

2. 半枝莲 15 g，金银花 15 g，鱼腥草 30 g，虎杖 12 g，黄芩 12 g，桔梗 12 g，清热解毒，化瘀排脓，清肺透热，清养肺阴，主治急性肺脓疡（肺痈）。

3. 半枝莲、鹿茸草、一枝黄花各 9 g，水煎服，治咽喉肿痛。

①范菊娣，覃容贵，李相陵，等．不同采收期半枝莲中黄酮含量比较 [J]. 医药导报，2016，35（9）：987-990.

穿心莲

【来　　源】

穿心莲为爵床科植物穿心莲 *Andrographis paniculata*（Burm. f.）Nees 的干燥地上部分。主产于广西、海南等地。

【性　　状】

穿心莲茎呈方柱形，多分枝，节稍膨大；质脆，易折断。单叶对生，叶柄短或近无柄；叶片皱缩、易碎，完整者展平后呈披针形或卵状披针形，先端渐尖，基部楔形下延，全缘或波状；上表面绿色，下表面灰绿色，两面光滑。气微，味极苦。

叶不得少于 30%。以色绿、叶多为优。

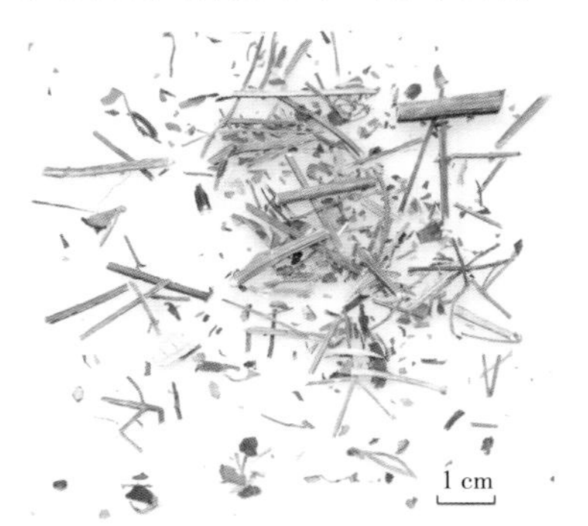

图 244-1　质量较优（色绿）

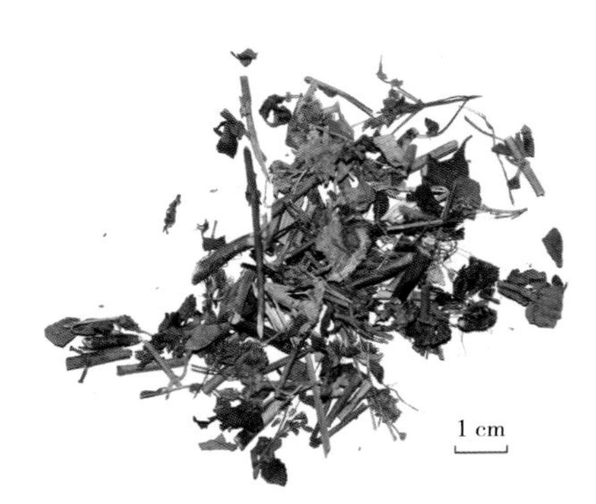

图 244-2　质量较次（久放色淡）

【采收加工】

通常于秋初茎叶茂盛、盛蕾期时收割，晒干。建议趁鲜切段，快速晒干或低温烘干。

表 244-1　穿心莲药材不同采收期含量的测定①（%）

采收期	穿心莲内酯	脱水穿心莲内酯	新穿心莲内酯	总内酯
全草，快速生长期	2.23	0.17	0.31	2.71
全草，出蕾期	2.59	0.24	0.47	3.30
全草，盛蕾期	3.91	0.31	0.36	4.58
全草，盛花期	3.27	0.32	0.39	3.98

通过对不同采收期穿心莲药材中穿心莲内酯、脱水穿心莲内酯、新穿心莲内酯含量的测定，在盛蕾期时含量最高，为最佳采收期。

【贮　　藏】

穿心莲常规粗贮，颜色易变淡，有效成分流失快，贮藏时间不超过 1 年。

建议在 20℃以下，单包装密封，大垛密闭库藏。贮藏期药材水分控制在 10%~14%。

注：穿心莲药材在贮藏期间穿心莲内酯和总内酯含量总体表现为下降趋势。在实际应用中认为穿心莲不宜贮藏，建议在短时间内使用或提取。

【主要成分】

穿心莲主要成分为穿心莲内酯类和黄酮类化合物，从穿心莲的全草中分离得到含量较高的二萜

①刘晟楠，魏惠珍，殷文静，等．不同产地不同部位 3 种穿心莲内酯成分研究 [J]. 时珍国医国药，2016（6）：1483-1484.

内酯类化合物。

药典标准：醇浸出物不得少于 8.0%；含穿心莲内酯和脱水穿心莲内酯的总量不得少于 0.80%。

【性味归经】

苦，寒。归心、肺、大肠、膀胱经。

【功能主治】

清热解毒，凉血，消肿。用于感冒发热，延后肿痛，口舌生疮，顿咳劳嗽，泻泄痢疾，热淋涩痛，痈肿疮疡，蛇虫咬伤。

【用法用量】

6~9 g。外用适量。

【编 者 按】

1. 穿心莲具有抗心肌缺血、降血压、抗氧化、抗血栓、免疫调节、终止妊娠、抗炎等药理活性，用于心血管疾病、急性上呼吸道感染、婴幼儿慢性腹泻、胃炎、烧伤、辅助药物流产等。

2. 穿心莲粉 0.3 g，猪胆汁粉 0.3 g，枯矾 0.6 g，共研细末，吹耳，每日 3~4 次，清热解毒，敛湿去脓，治耳内流脓，或黄或红，或有臭气。

墨旱莲

【来 源】

墨旱莲为菊科植物鳢肠 *Eclipta prostrate* L. 的干燥地上部分。主产于江苏、浙江、江西、河北、广东等地。

【性 状】

墨旱莲全体被白色茸毛。茎呈圆柱形，有纵棱；表面绿褐色或墨绿色。叶对生，近无柄，叶片皱缩卷曲或破碎，完整者展平后呈长披针形，全缘或具浅齿，墨绿色。头状花序直径 2~6 mm。瘦果椭圆形而扁，棕色或浅褐色。气微，味微咸。

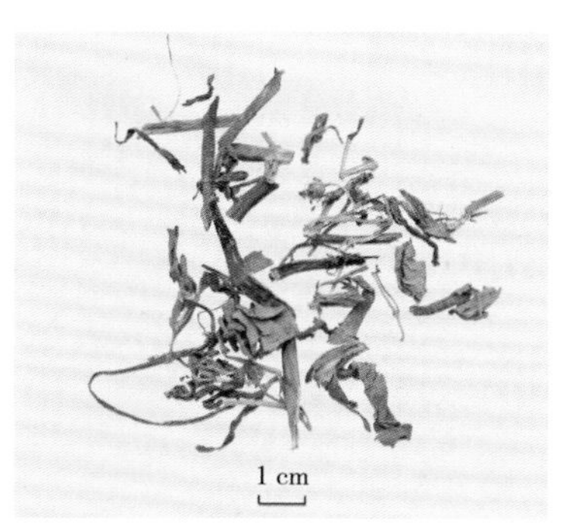

图 245-1 色绿、叶多，质好

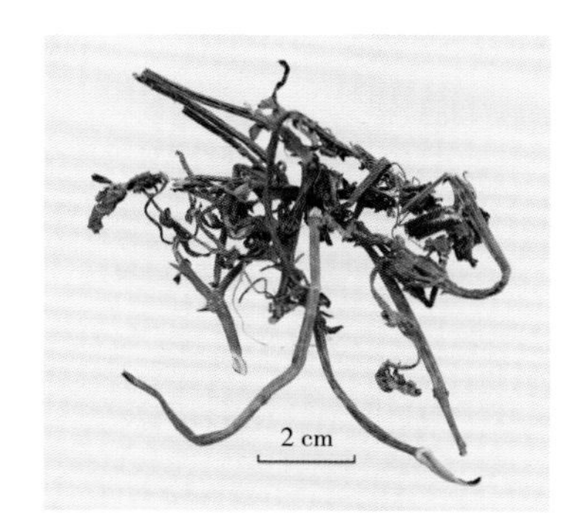

图 245-2 色深，质次

【采收加工】

花含苞待放时采收。建议趁鲜切段，摊薄，快速晒干。药材水分不得超过 13%。

【贮 藏】

墨旱莲常规贮存，易变色，有效成分易流失，贮藏时间不宜超过 1 年。

建议在 25℃以下，单包装密封，大垛密闭库藏。此贮藏条件下，药材质量保存较好，不易变色，药效不易降低。

【主要成分】

含黄酮类成分槲皮素、木犀草素、芹菜素等，香豆素类成分蟛蜞菊内酯、异去甲基蟛蜞菊内酯，以及三萜类成分齐墩果酸酯、旱莲苷等。

药典标准：含蟛蜞菊内酯不得少于 0.040%。

【性味归经】

甘、酸，寒。归肾、肝经。

【功能主治】

滋补肝肾，凉血止血。用于肝肾阴虚，牙齿松动，须发早白，眩晕耳鸣，腰膝酸软，阴虚血热吐血、衄血、尿血，血痢，崩漏下血，外伤出血。

【用法用量】

6~12 g。

【编 者 按】

1. 墨旱莲具有止血、保肝、免疫调节、抗肿瘤、抗炎等生物活性，临床上主要用于治疗冠心病、出血性疾病等。

2. 蟛蜞菊内酯具有较强的抗炎和抗凋亡作用，是抗炎保肝新药的先导化合物。

3. 墨旱莲 30 g，大蓟根 20 g，爵床 12 g，水煎服，治尿血。

绞股蓝

【来　　源】

绞股蓝为葫芦科植物绞股蓝 *Gynostemma pentaphyllum*（Thunb.）Mak. 的全草。主产于广西，秦岭及长江以南各地均有栽培。

【性　　状】

绞股蓝为干燥皱缩的全草，茎纤细灰棕色或暗棕色，表面具纵沟纹，被稀疏毛茸，润湿展开后，叶为复叶，小叶膜质，通常 5~7 枚，少数 9 枚，叶柄长 2~4 cm，被糙毛；侧生小叶卵状长圆形或长圆状披针形，中央 1 枚较大；先端渐尖，基部楔形，两面被粗毛，叶缘有锯齿，齿尖具芒。常可见到果实，圆球形。味苦，具草腥气。

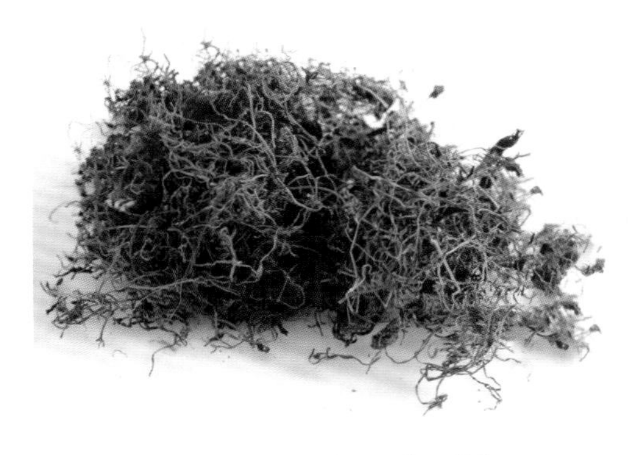

图 246-1　色绿，质量较好

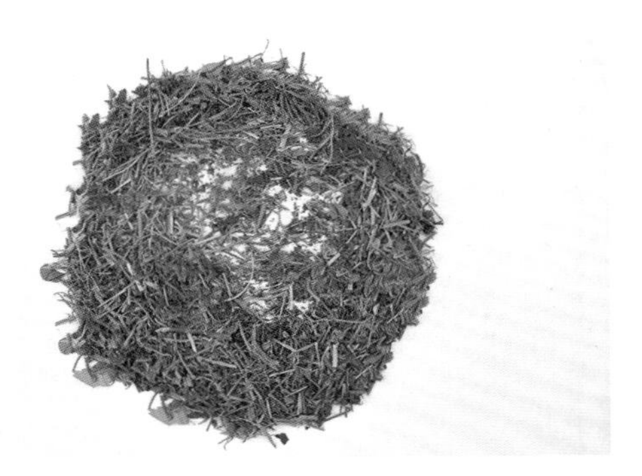

图 246-2　色黄，叶少，质量较次

【采收加工】

夏、秋二季茎叶茂盛时采收。北方每年可采收 2 次，南方可采收 3~4 次。当茎蔓长达 3m 左右时，在距地面 15 cm 处收割，保留 3~4 片绿叶，以利于重新萌发，最后一次可将地上部分全部收割。建议茎叶分开，趁鲜切段，摊薄，快速晒干。

【贮　　藏】

绞股蓝在常规储存条件下，易变色，有效成分易流失，无绿色者基本无疗效。贮藏时间不宜超过1年。

建议在20℃以下，单包装密封，大垛用黑色塑料布遮盖、密闭库藏。药材水分控制在9%~14%。此贮藏条件下，不易变色，有效成分不易流失。

【主要成分】

含有绞股蓝皂苷、糖类、黄酮类、氨基酸、蛋白质、脂肪、无机元素、纤维素和维生素等。

【性味归经】

苦、微甘，寒。归肺、心、脾、肾经。

【功能主治】

益气安神，止咳祛痰。用于气虚体弱，少气乏力，心悸失眠，肺虚咳嗽。

【用法用量】

6~10 g。

【编 者 按】

1. 同属其他植物也作为绞股蓝药材使用。

2. 绞股蓝具有降低血脂、降血压、防止衰老、抑制肿瘤、增强免疫力、镇静止痛、保护心脏和肝脏、抗动脉粥样硬化、保护血管等药理活性。

3. 绞股蓝15 g，决明子30 g，槐花10 g，水煎服，对高血压病、高脂血症、动脉粥样硬化症有效。

卷　柏

【来　　源】

卷柏是卷柏科植物卷柏 *Selaginella tamariscina*（Beauv.）Spring 或垫状卷柏 *Selaginella pulvinata*（Hook.et Grev.）Maxim. 的干燥全草。主产于四川、云南、贵州、山东，广东、江西等地也有分布。

【性　　状】

卷柏：卷缩似拳状，枝丛生，扁而有分枝，绿色或棕黄色，向内卷曲，枝上密生鳞片状小叶，叶先端具长芒。中叶（腹叶）两行，卵状矩圆形，斜向上排列，叶缘膜质，有不整齐的细锯齿；背叶（侧叶）背面的膜质边缘常呈棕黑色。基部残留棕色至棕褐色须根，散生或聚生成短干状。质脆，易折断。气微，味淡。

垫状卷柏：须根多散生。中叶（腹叶）两行，卵状披针形，直向上排列。叶片左右两侧不等，内缘较平直，外缘常因内折而加厚，呈全缘状。

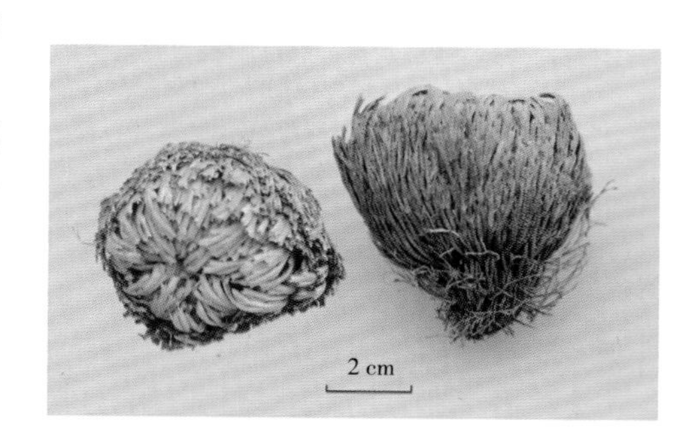

图247-1　卷柏

【采收加工】

全年可采收，以春季采收，色绿质嫩者为佳。选晴天，挖出全草，剪去须根，留少许根茎，洗净泥土，晒干。药材水分不得超过10.0%。

表 247-1　不同产地不同基源卷柏药材穗花杉双黄酮含量测定[1]（%）

基源	产地	穗花杉双黄酮
卷柏	江西	0.623
卷柏	湖北	0.752
卷柏	中南	0.813
垫状卷柏	湖南邵阳	0.217

穗花杉双黄酮在不同卷柏药材中含量存在较大的差异，卷柏中含量高，垫状卷柏中含量较低。

【贮　　藏】

卷柏常规贮存，见光色易变淡，有效成分流失快。无绿色者药效低。

建议 20℃以下，单包装密封，大垛用黑色塑料布遮盖、密闭库藏。此贮藏条件下，药材不易变色，有效成分不易流失。

【主要成分】

主要化学成分为穗花杉双黄酮、芹菜素、扁柏双黄酮、卷柏苷等。

药典标准：含穗花杉双黄酮不得少于 0.30%。

【性味归经】

辛，平。归肝、心经。

【功能主治】

活血通经。用于经闭痛经，癥瘕痞块，跌扑损伤。卷柏炭化瘀止血。用于吐血，崩漏，便血，脱肛。

【用法用量】

5~10 g。

【编 者 按】

1. 孕妇慎用。

2. 垫状卷柏总黄酮对于认知功能障碍类疾病（帕金森病、阿尔茨海默病、老年痴呆等）具有一定的治疗作用。

3. 卷柏炭、地榆炭、侧柏炭、荆芥碳、槐花各 9 g，研粉，每服 4.5 g，开水送服，每日 2~3 次，治便血、子宫出血。

麻黄（附：麻黄根）

【来　　源】

麻黄为麻黄科植物草麻黄 *Ephedra sinica* Stapf、中麻黄 *Ephedra intermedia* Schrenk et C.A.Mey. 或木贼麻黄 *Ephedra equisetina* Bge. 的干燥草质茎。主产于新疆、内蒙古、山西、陕西、甘肃、河北等地。

【性　　状】

草麻黄：呈细长圆柱形，少分枝有的带少量棕色木质茎。表面淡绿色至黄绿色，有细纵脊线，

①张建华，杨帆，申健，等. 高效液相色谱法快速测定卷柏药材中穗花杉双黄酮含量[J]. 中南医学，2009，7（7）：487-489.

触之微有粗糙感。节明显，节间长 2~6 cm。节上有膜质鳞叶，长 3~4 mm；裂片 2（稀 3），锐三角形，先端灰白色，反曲，基部联合成筒状，红棕色。体轻，质脆，易折断，断面略呈纤维性，周边绿黄色，髓部红棕色，近圆形。气微香，味涩、微苦。

中麻黄：多分枝，有粗糙感。节上膜质鳞叶长 2~3 mm，裂片 3（稀 2），先端锐尖。断面髓部呈三角状圆形。

木贼麻黄：较多分枝，无粗糙感。节间长 1.5~3 cm。膜质鳞叶长 1~2 mm；裂片 2（稀 3），上部为短三角形，灰白色，先端多不反曲，基部棕红色至棕黑色。

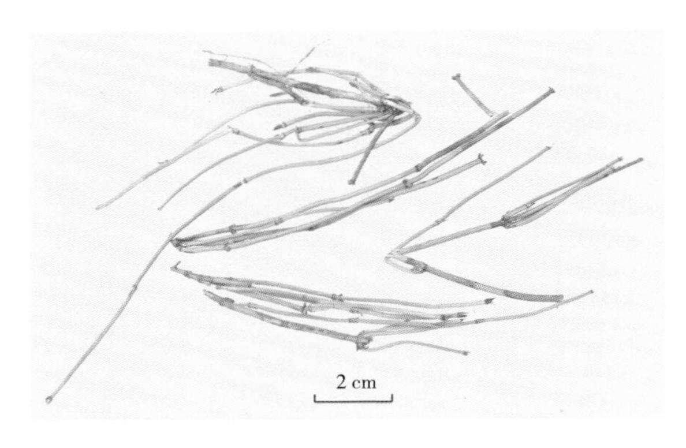

图 248-1　麻黄（带木质茎）

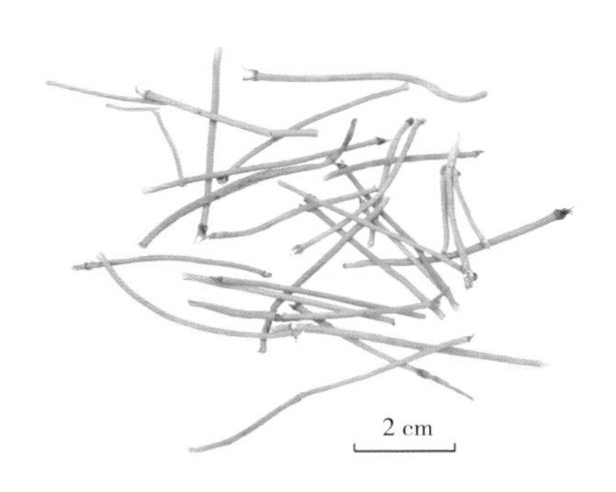

图 248-2　麻黄段

【采收加工】

秋季至次年春季采割绿色的草质茎，除去杂质，建议趁鲜切段，晒干或 60℃以下烘干。药材水分不得超过 9%。

表 248-1　不同采收期中麻黄中麻黄碱的含量测定[①]（%）

栽培方式	苗龄	采收月份							
		4 月	5 月	6 月	7 月	8 月	9 月	10 月	11 月
种子直播	2 年	0.14	0.13	0.10	0.12	0.21	0.54	0.60	0.59
	3 年	0.58	0.56	0.48	0.54	0.60	0.71	0.89	0.90
	4 年	0.88	0.78	0.64	0.58	0.68	0.78	0.80	0.80
	5 年	0.81	0.78	0.64	0.58	0.65	0.74	0.77	0.76
人工栽培再生植株	1 年	—	0.03	0.04	0.10	0.28	0.64	0.81	0.79
	2 年	0.78	0.66	0.57	0.58	0.64	0.88	0.97	0.94
	3 年	0.96	0.88	0.67	0.62	0.68	0.83	0.99	0.94
野生再生植株	1 年	—	0.14	0.16	0.19	0.40	0.76	0.86	0.84
	2 年	0.83	0.78	0.58	0.62	0.77	1.07	1.08	1.06
	3 年	0.97	0.88	0.64	0.62	0.69	1.04	1.02	0.72

种子直播中麻黄植株中麻黄碱含量在第 3 年达到最高，第 4~5 年又有所下降。人工种植及野生植株采收后的再生植株在第 2 年达到最高，第 3 年有所下降。故麻黄应每 2 年采收一次，采收时间在 10 月至次年 4 月。

【贮　　藏】

麻黄常规贮存，有效成分易流失，贮藏时间不宜超过 2 年。

建议在 25℃以下，单包装密封，大垛密闭库藏。此贮藏条件下，药材质量保存较好，药效不

①周有寿，梦有儒，刘俊，等．不同采收期中麻黄中麻黄碱含量的变化 [J]. 中国中药杂志，1998，23（2）：720-721.

易降低。

注：麻黄为管制类药材，需要双人双锁专门保管。

【主要成分】

主含麻黄碱、伪麻黄碱、去甲基麻黄碱、甲基麻黄碱、去甲基伪麻黄碱、甲基伪麻黄碱、挥发油等。

药典标准：含盐酸麻黄碱和盐酸伪麻黄碱的总量不得少于0.80%。

【性味归经】

辛、微苦，温。归肺、膀胱经。

【功能主治】

发汗散寒，宣肺平喘，利水消肿。用于风寒感冒，胸闷喘咳，风水浮肿。蜜麻黄润肺止咳；多用于表证已解，气喘咳嗽。

【用法用量】

2~10 g。

【编者按】

1. 麻黄发汗力强，中病即止。

2. 炮制会降低麻黄的发汗作用，增强平喘的效果。

3. 现代药理研究表明麻黄具有调节血压、利尿、平喘和发汗等作用。

4. 麻黄9 g，桂枝9 g，细辛6 g，干姜6 g，白芍9 g，半夏9 g，五味子6 g，炙甘草6 g，水煎服，具有解表散寒、温肺化饮之功效，现用于慢性支气管炎、支气管哮喘、肺气肿等属外感风寒，内有停饮者。

附：麻黄根

【来　　源】

麻黄根是麻黄科植物草麻黄 *Ephedra sinica* Stapf 或中麻黄 *Ephedra intermedia* Schrenk et C. A. Mey. 的干燥根和根茎。分布于内蒙古、新疆、甘肃、青海、辽宁、河北、山西等地。

【性　　状】

麻黄根呈圆柱形，略弯曲，表面有纵皱纹和支根痕，红棕色或灰棕色。外皮粗糙，易成片状剥落。根茎有节，节表面有横长突起的皮孔，节间长0.7~2 cm。体轻，质硬而脆，断面皮部黄白色，木部淡黄色或黄色，呈射线放射状，中心有髓。气微，味微苦。

以质硬、外皮色红棕色、断面色黄白者为佳。

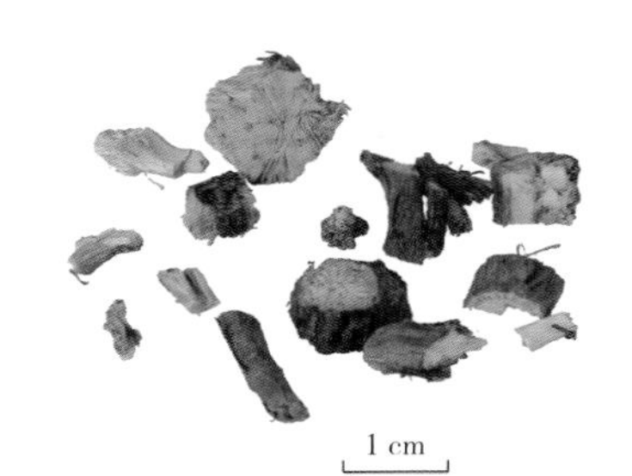

图248-3　麻黄根

【采收加工】

10~11月采收。选晴天，挖出全根，除去杂质，洗净运回，晒干或趁鲜切厚片晒干。药材水分不得过10.0%。

表248-2　野生和人工麻黄不同部位麻黄碱含量测定①

部位	野生茎部	野生根部	人工茎部	人工根部
麻黄碱（%）	0.55	0.000 57	0.26	0.001 7

①吴海，易伦朝，高敬明，等．野生与人工栽培麻黄不同部位成分的比较研究[J]. 中药材，2007，38（9）：1298-1301.

表 248-3　麻黄不同部位主要化学成分对比[1]

部位	生物碱类	黄酮类
茎枝	麻黄碱、伪麻黄碱等	白飞燕草苷元、麦黄酮、芹黄素、山柰酚等
根	麻黄根碱 A、B、C、D，阿魏酰组胺，酪氨酸甜菜碱等	麻黄宁 A、B、C、D，麻黄酚等

麻黄根部和茎部麻黄碱含量差距大，主要化学成分不同，功能主治亦不同，两者不可混用。

【贮　　藏】

麻黄根常规贮存，有效成分流失快。贮藏时间不宜超过 2 年。

建议 25℃以下，单包装密封，大垛密闭库存。此条件下贮存，药材药效不易流失。

【主要成分】

主要化学成分为麻黄根碱 A、B、C、D，麻黄宁 A、B、C、D，麻黄根素，酪氨酸甜菜碱等。

药典标准：水浸出物不得少于 8.0%。

【性味归经】

甘、涩，平。归心、肺经。

【功能主治】

固表止汗。用于自汗、盗汗。

【用法用量】

3~9 g。外用适量，研粉撒扑。

【编 者 按】

1. 麻黄根中麻黄根碱具有明显的降压作用和降低心率作用，其中麻黄根碱 B 作用最强。酪氨酸甜菜碱具有明显的升高血压作用。

2. 麻黄根（锉）、牡蛎（煅）、黄芪（锉）等份，上 3 味，粗捣筛，每服 9 g，水 1 盏，葱白 10 cm，同煎至 70 ml，去滓温服，治虚劳盗汗不止。

番泻叶

【来　　源】

番泻叶为豆科植物狭叶番泻 *Cassia angustifolia* Vahl 或尖叶番泻 *Cassia acutifolia* Delile 的干燥小叶。狭叶番泻主产于印度，埃及和苏丹亦产；尖叶番泻主产于埃及，我国海南、云南有引种。

【性　　状】

狭叶番泻叶呈长卵形或卵状披针形，叶端急尖，叶基稍不对称，全缘。尖叶番泻叶呈披针形或长卵形，略卷曲，叶端短尖或微突，叶基不对称，两面均有细短毛茸。上表面黄绿色，下表面浅黄绿色，无毛或近无毛，叶脉稍隆起。革质。气微弱而特异，味微苦，稍有黏性。

①顾关云 . 麻黄节间和节共用、茎和根分用的依据—麻黄的成分和药理作用 [J]. 中成药，1985（10）：20-21.

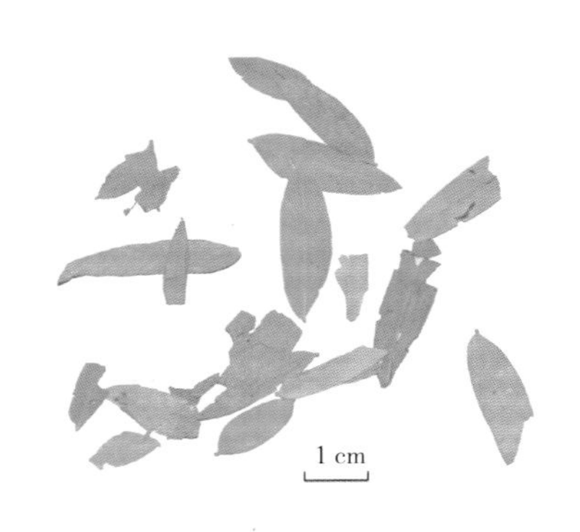

图 249-1　色绿、鲜艳，质量较好

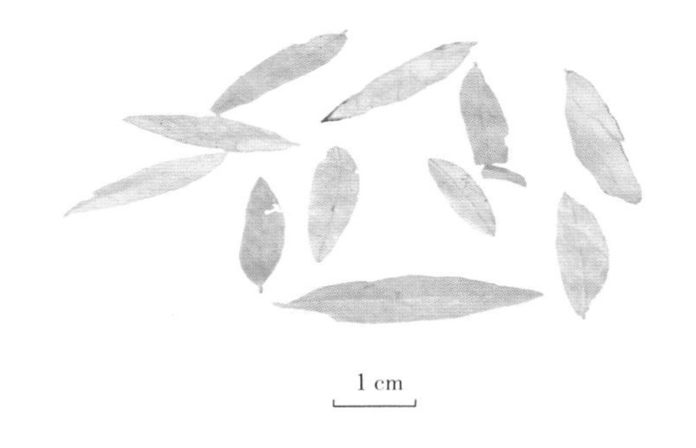

图 249-2　色黄、暗淡，质量较次

【采收加工】

7~8 月花开前、茎叶生长旺盛时采收，摊薄晒干，勤翻动，防止变黄。按大小分级，全叶与碎叶分别包装，水压机打包。水分不得超过 10%。

【贮　　藏】

番泻叶在常规储存条件下，易发霉、易虫蛀，见光颜色易变黄，有效成分流失快。无绿色者基本无药效。

建议在 25℃以下，单包装密封，大垛用黑色塑料布遮盖、密闭库藏。贮藏期药材水分控制在 9%~12%。此贮藏条件下，不易变色，有效成分不易流失。

【主要成分】

主含蒽醌类：番泻苷（A、B、C、D 等）、大黄酚、大黄素、大黄素甲醚、山柰酚等；及挥发油、多糖等。

药典标准：水浸出物不得少于 15.0%；含番泻苷 A 和番泻苷 B 的总量不得少于 1.1%。

【性味归经】

甘、苦，寒。归大肠经。

【功能主治】

泻热行滞，通便，利水。用于热结积滞，便秘腹痛，水肿胀满。

【用法用量】

2~6 g，入煎剂宜后下，或开水泡服。

【编 者 按】

1. 孕妇慎用。

2. 番泻叶具有一定的减肥效果，但不宜长期服用，可致呕吐、腹痛、腹泻等不良反应。

3. 番泻叶具有泻下、抗菌、止血等药理活性，临床上用于便秘、急性胃及十二指肠出血、急性胰腺炎、胆囊炎与胆结石等疾病。

4. 番泻叶 3~6 g，开水泡服或加适量蜂蜜服，治食物积滞，胸腹胀满，大便秘结。

5. 番泻荚为狭叶番泻和尖叶番泻的干燥成熟果实，功用与叶相同，且服后腹痛的副作用较小。

罗布麻叶

【来　　源】

罗布麻叶是夹竹桃科植物罗布麻 *Apocynum venetum* L. 的干燥叶。主产于新疆、青海等地。

【性　　状】

罗布麻叶多皱缩卷曲，有的破碎，完整叶片展平后呈椭圆状披针形或卵圆状披针形。淡绿色或灰绿色，先端钝，有小芒尖，基部钝圆或楔形，边缘具细齿，常反卷，两面无毛，叶脉于下表面突起；叶柄细，长约 4 mm。质脆。气微，味淡。

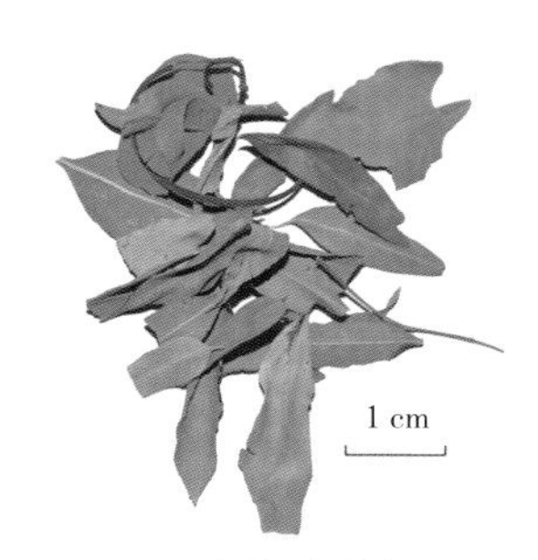

图 250-1　罗布麻叶（色绿，质好）

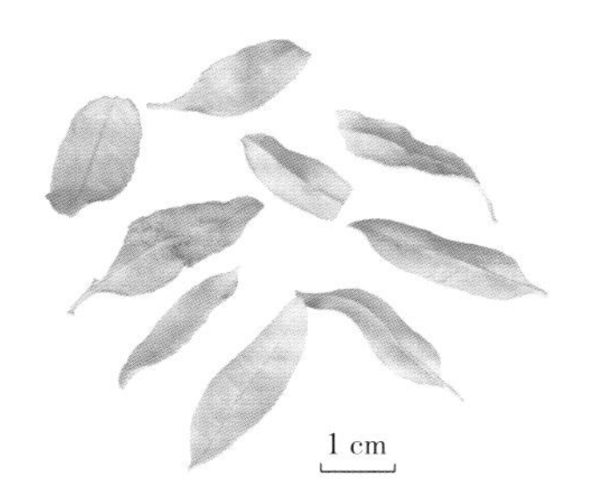

图 250-2　罗布麻叶（枯黄，质次）

【采收加工】

种子繁殖和当年栽植的罗布麻叶第 1 年 8 月采收一次，以后每年 5 月和 9 月各采收一次。第一次采收时，在初花期前，距根部 15~20 cm 割下，第二次从近地处割下全株。割下来的枝条趁鲜摘下叶片，炒制、阴干或晒干。药材水分不得超过 11%。

【贮　　藏】

罗布麻叶常规贮藏，见光色易变黄、变淡，有效成分流失快，贮藏时间不宜超过 1 年。

建议 20℃以下，单包装避光密封，大货密闭库藏。罗布麻叶易破碎，贮藏、运输时不宜堆积过高。

【主要成分】

主要化学成分为金丝桃苷、槲皮素、芸香苷、异槲皮素等。

药典标准：醇浸出物不得少于 20.0%；含金丝桃苷不得少于 0.30%。

【性味归经】

甘、苦，凉。归肝经。

【功能主治】

平肝安神，清热利水。用于肝阳眩晕，心悸失眠，浮肿尿少。

【用法用量】

6~12 g。

【编 者 按】

1. 罗布麻叶煎剂有降压作用，罗布麻根煎剂有强心作用。罗布麻叶浸膏有镇静，抗惊厥作用，并有较强的利尿、降低血脂、调节免疫、抗衰老及抑制流感病毒等作用。

2. 临床应用于治疗高血压、心力衰竭、水肿等病症。

3. 罗布麻叶 3~10 g，水煎服，或配合钩藤、夏枯草、野菊花等水煎服，主肝火上攻只眩晕、面红耳赤。

银杏叶

【来　　源】

银杏叶为银杏科植物银杏 *Ginkgo biloba* L. 的干燥叶。主产于四川、云南、甘肃、贵州等地。

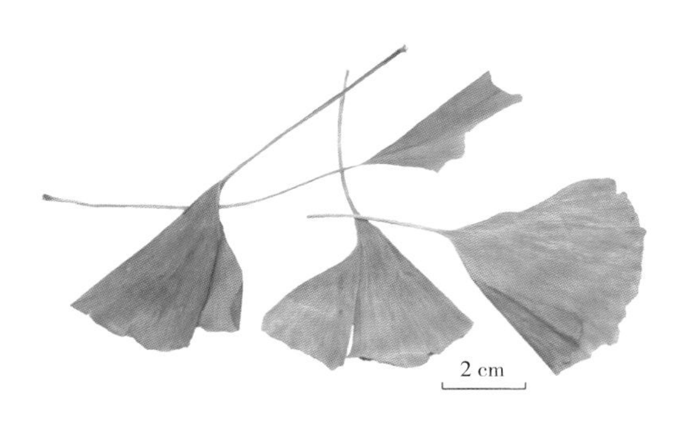

图 251-1　色绿，质好

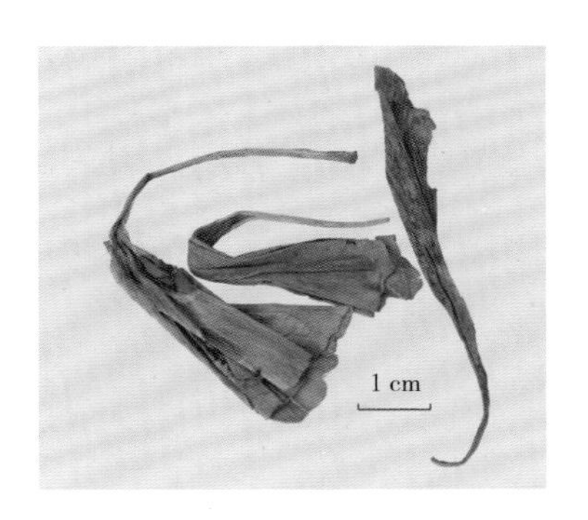

图 251-2　色黄，质次

【性　　状】

银杏叶多皱折或破碎，完整者呈扇形。黄绿色或浅棕黄色，上缘呈不规则的波状弯曲，有的中间凹入，深者可达叶长的4/5。具二叉状平行叶脉，细而密，光滑无毛，易纵向撕裂。叶基楔形。体轻。气微，味微苦。

以叶片大、完整、无杂质者为佳。

【采收加工】

6~8月采收。选择天气晴朗的上午，摘下叶片，及时平铺在地面晒干或低温烘干。药材水分不得超过12%。

表 251-1　不同采收时期银杏叶中总内酯的含量测定[1]（%）

采收时期	银杏内酯	银杏内酯B	银杏内酯C	白果内酯	总量
4月	0.032	0.018	0.012	0.016	0.077
5月	0.024	0.027	0.075	0.030	0.157
6月	0.058	0.161	0.166	0.037	0.421
7月	0.066	0.037	0.113	0.045	0.261
8月	0.042	0.104	0.044	0.027	0.216
9月	0.035	0.085	0.022	0.034	0.175
10月（落叶）	0.033	0.060	0.038	0.035	0.166

6月银杏叶中总内酯含量最高、质量好，为最佳采收时间。

表 251-2　不同枝条类型及不同枝条部位银杏叶黄酮含量的测定[2]（%）

枝叶的部位（长枝）	黄酮含量	枝叶的部位（中短枝）	黄酮含量
上部叶	2.13	上部叶	2.10
中部叶	2.00	中部叶	1.80
下部叶	1.78	下部叶	1.78

长枝黄酮含量大于中短枝的黄酮含量，枝条上部叶黄酮含量最高。银杏叶的栽培过程中，加强修剪，更新枝条，使其枝条年轻化和长枝化，提高有效成分的含量。

【贮　　藏】

银杏叶常规贮存，色易枯黄，有效成分流失快，贮藏时间不宜超过半年。

建议在25℃以下，单包装密封，大垛密闭库藏。此贮存条件下存放1年，药材质量保存良好，

①陈再兴，朱旭，王琳，等．不同季节银杏叶中总黄酮、总黄酮醇苷及萜类内酯的变化[J]．中国医院药学杂志，2010，30（12）：1067-1069.

②江德安，庹明枝．不同营养部位、树龄银杏叶黄酮含量的比较[J]．湖北工程学院学报，2006，26（3）：9-12.

药效不易流失。

【主要成分】

主含黄酮类、萜类、银杏醇、莽草酸、谷甾醇，此外，还有生物碱、聚异戊二烯、氨基酸、矿物质、多糖、原花青素、鞣质、银杏酚酸、蜡、叶绿素等。

药典标准：醇浸出物不得少于25%；含总黄酮醇苷不得少于0.40%；含萜类内酯以银杏内酯A、银杏内酯B、银杏内酯C和白果内酯的总量计，不得少于0.25%。

【性味归经】

甘、苦、涩，平。归心、肺经。

【功能主治】

活血化瘀，通络止痛，敛肺平喘，化浊降脂。用于瘀血阻络，胸痹心痛，中风偏瘫，肺虚咳喘，高脂血症。

【用法用量】

9~12 g。

【编 者 按】

1. 有实邪者忌用。

2. 银杏叶中含有微量的白果酸，吃多了会中毒，引发肌肉抽搐，瞳孔放大，不要盲目长期服用。

3. 银杏叶能提升心血管及周围血管循环功能，对心肌缺血有改善作用，具有促进记忆力、改善脑功能的作用；用于冠心病稳定型心绞痛、脑梗死等心血管疾病治疗。

4. 银杏叶、瓜蒌、丹参各15 g，薤白12 g，郁金9 g，生甘草5 g，煎服，治冠心病、心绞痛。

鱼腥草

【来　　源】

鱼腥草为三白草科植物蕺菜 *Houttuynia cordata* Thunb. 的新鲜全草或干燥地上部分。主产于四川、广西、湖北、重庆等地。

【性　　状】

鲜品：茎呈圆柱形，上部绿色或紫红色，下部白色，节明显，节上生有须根。叶互生，叶片心形，上表面绿色，密生腺点，下表面带紫红色。穗状花序。具鱼腥气，味涩。

干品：茎呈扁圆柱形，扭曲，表面黄棕色；质脆，易折断。叶卷曲皱缩，上表面暗绿色，下表面灰绿色。穗状花序黄棕色。

以淡红褐色、茎叶完整、无泥土等杂质者为佳。

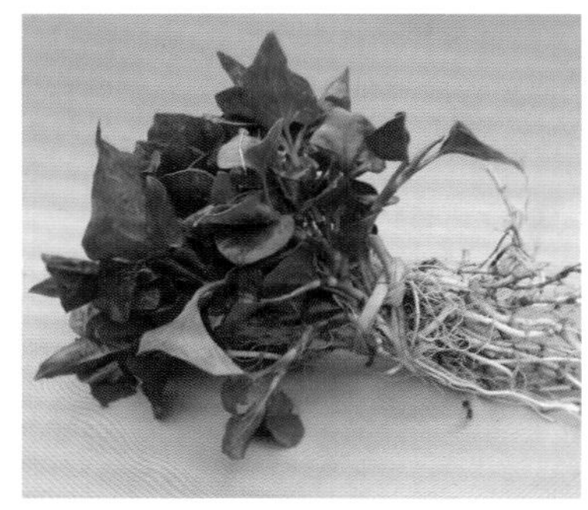

图 252-1　鱼腥草鲜品

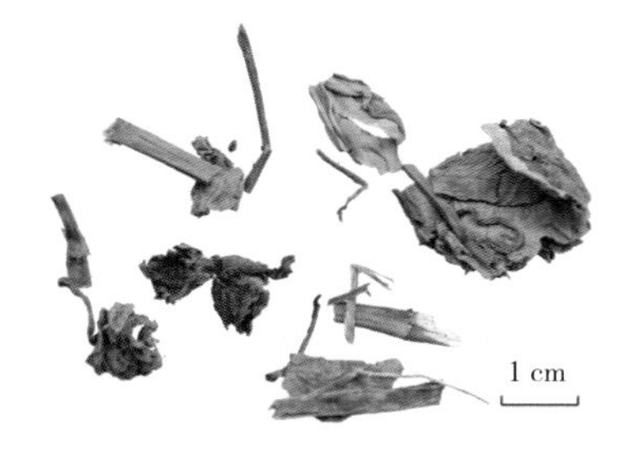

图 252-2　鱼腥草干品

【采收加工】

鲜品全年均可采割，干品5~10月茎叶茂盛时分两季采收。除去杂质及泥沙，晒干。建议趁鲜切段，摊薄、快速晒干或烘干。药材水分不得超过15.0%。

表252-1　不同采收时间鱼腥草中有效成分的含量[①]

	甲基正壬酮（%）		癸酰乙醛（%）		总黄酮（%）		槲皮素（mg/g）	
	鲜品	干品	鲜品	干品	鲜品	干品	鲜品	干品
7月	0.131 1	0.048 9	0.023 0	0.007 4	1.241 2	0.903 1	4.441 5	1.043 8
8月	0.137 4	0.048 7	0.023 4	0.008 1	1.842 1	1.102 0	4.674 3	1.560 3
9月	0.137 2	0.048 3	0.022 8	0.007 3	1.909 0	1.703 4	5.182 1	2.910 2
10月	0.136 4	0.048 1	0.021 7	0.006 3	3.248 7	2.225 3	5.841 8	3.574 9

鱼腥草在10月果后期其指标成分含量较高。鲜品含量显著高于干品，建议鲜用。

表252-2　鱼腥草不同部位有效成分的含量[②]

	甲基正壬酮（%）	癸酰乙醛（%）	总黄酮（%）	槲皮素（mg/g）
根	0.136 0	0.023 9	1.481 3	0.019 9
茎	0.012 7	0.003 1	1.014 0	0.593 2
叶	0.153 8	0.027 0	7.182 2	13.663 0
全草	0.136 4	0.021 7	3.248 7	5.841 8

挥发油和黄酮类为鱼腥草的有效成分。挥发油主要存在于叶和根状茎中，茎中含量很少，黄酮类物质只存在于地上部分，地下部分含量极低。故鱼腥草地上部分和地下部分应分开入药。

【贮　　藏】

鱼腥草常规贮存，易枯黄，有效成分流失快。色枯黄者药效差。

建议25℃以下，单包装密封，大垛密闭库存。此贮藏条件下，不易变质，药效保持较好。

鲜鱼腥草置于阴凉潮湿处保存，储存时间不宜过长，建议现采现用。

【主要成分】

甲基正壬酮、癸酰乙醛、槲皮素等。

药典标准：水浸出物不得少于10.0%。

【性味归经】

辛，微寒。归肺经。

【功能主治】

清热解毒，消痈排脓，利尿通淋。用于肺痈吐脓，痰热喘咳，热痢，热淋，痈肿疮毒。

【用法用量】

15~25 g，不宜久煎；鲜品用量加倍，水煎或捣汁服。外用适量，捣敷或煎汤熏洗患处。

【编 者 按】

1. 鱼腥草临床用于治疗肺炎、急性上呼吸道感染、消化系统疾病、泌尿系统疾病、眼科疾病等，用于生产鱼腥草滴眼液、复方鱼腥草片等。

2. 鱼腥草30 g，甘草6 g，车前草30 g，水煎服，治急性支气管炎、肺结核、咳嗽痰中带血。

①宗晓萍 . 鱼腥草有效成分的研究 [D]. 成都：成都中医药大学，2005.

②伍贤进 . 鱼腥草不同部位挥发油组分分析及其抗菌活性研究 [J]. 中国抗生素，2014，39（9）：646-650.

淫羊藿

【来　　源】

淫羊藿为小檗科植物淫羊藿 *Epimedium breviconu* Maxim.、箭叶淫羊藿 *Epimedium sagittatum*（Sieb. et Zucc.）Maxim.、柔毛淫羊藿 *Epimedium pubescens* Maxim. 或朝鲜淫羊藿 *Epimedium koreanum* Nakai 的干燥叶。主产于甘肃、河南、辽宁、四川等地，甘肃陇南产淫羊藿质量好。

【性　　状】

淫羊藿：三出复叶；小叶片卵圆形，长 3~8 cm，宽 2~6 cm；先端微尖，顶生小叶基部心形，两侧小叶较小，偏心形，外侧较大，呈耳状，边缘具黄色刺毛状细锯齿；上表面黄绿色，下表面灰绿色，主脉 7~9 条，基部有稀疏细长毛，细脉两面突起，网脉明显；小叶柄长 1~5 cm。叶片近革质。气微，味微苦。

箭叶淫羊藿：三出复叶，小叶片长卵形至卵状披针形，长 4~12 cm，宽 2.5~5 cm；先端渐尖，两侧小叶基部明显偏斜，外侧呈箭形。下表面疏被粗短伏毛或近无毛。叶片革质。

柔毛淫羊藿：叶下表面及叶柄密被绒毛状柔毛。

朝鲜淫羊藿：小叶较大，长 4~10 cm，宽 3.5~7 cm，先端长尖。叶片较薄。

均以梗少、叶多、色黄绿、不破碎者为佳。

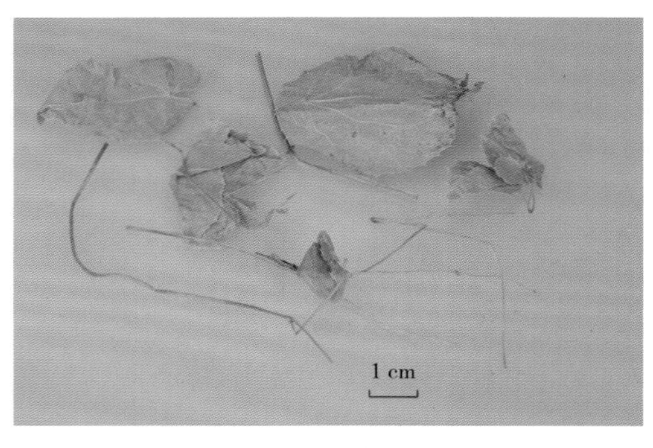

图 253–1　质优：绿色

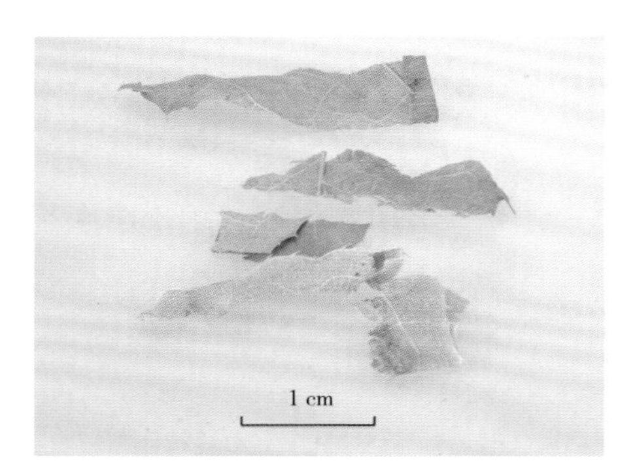

图 253–2　质次：棕黄色

【采收加工】

多在花期至果实成熟后期摘取叶片。吉林产朝鲜淫羊藿叶中淫羊藿苷在花期和果实成熟后期有两个高峰期，含量分别高达 2.7% 和 3.3%。陕西产箭叶淫羊藿总黄酮和淫羊藿苷含量在双花期最高，高达 7.9%、1.8%，之后下降，10 月达到次高峰①。采摘淫羊藿叶，杀青干燥或高温烘干。药材水分不得超过 12.0%。

表 253–1　不同干燥方式的淫羊藿的有效成分含量②（%）

	淫羊藿苷	总黄酮
阴干	0.104	6.30
晒干	0.090	5.71

①李娜，宋少江，李仁．不同采收期朝鲜淫羊藿中淫羊藿苷及总黄酮的含量测定 [J]. 中国现代中药，2005，7（2）：9–11.

②路金才，王晶，贾凌云，等．不同栽培及加工方法对朝鲜淫羊藿有效成分的影响 [A]. 海峡两岸 CSNR 全国第十届中药及天然药物资源学术研讨会论文集 [C]，2012:3

续表

	淫羊藿苷	总黄酮
50℃烘干	0.109	6.13
100℃烘干	0.294	6.25

淫羊藿高温烘干淫羊藿苷和总黄酮含量较其他干燥方式高，且能保持颜色翠绿，不易发生霉变，简便易行。

表 253-2　朝鲜淫羊藿不同部位不同采收期的有效成分含量[①]（mg/g）

	叶	叶柄及茎	根
6 月	66.7	31.4	77.7
7 月	92.6	34.0	61.9
8 月	85.6	32.9	66.7
9 月	79.8	32.8	64.1
10 月	79.9	30.2	59.7

叶片中淫羊藿苷含量最高，根次之，茎含量最低。

【贮　　藏】

淫羊藿常规贮存，色易变枯黄，有效成分流失快，2 年后淫羊藿苷含量下降 25%，总黄酮量下降 32%，不符合药典要求[②]。叶枯黄者药效差。

建议 25℃以下，深色包装袋单包装密封，大垛密闭库藏。此贮藏条件下，不易变质，有效成分保持较好。

【主要成分】

淫羊藿苷、朝藿定 A、朝藿定 B、朝藿定 C 等。

药典标准：醇浸出物不得少于 15.0%；含总黄酮以淫羊藿苷计，不得少于 5.0%；含淫羊藿苷不得少于 0.50%。

【性味归经】

辛、甘，温。归肝、肾经。

【功能主治】

补肾阳，强筋骨，祛风湿。用于肾阳虚衰，阳痿遗精，筋骨痿软，风湿痹痛，麻木拘挛。

【用法用量】

6~10 g。

【编 者 按】

1. 淫羊藿临床多用于治疗男性不育症、骨质疏松症、乳腺增生、血液病、慢性肝炎、支气管炎、高血压及冠心病等。

2. 淫羊藿 9 g，土丁桂 24 g，鲜黄花远志 30 g，鲜金樱子 60 g，水煎服，治阳痿。

①于俊林，姜启娟，孙仁爽，等．朝鲜淫羊藿不同部位不同采收期有效成分的含量测定 [J]. 中国实验方剂学杂志，2012，18（7）：92-95.

②徐文芬，何顺志，等．不同产地加工与贮藏方法对淫羊藿药材中淫羊藿苷及总黄酮的影响 [J]. 中成药，2012，34（8）：1556-1559.

蒲公英

【来　　源】

蒲公英为菊科植物蒲公英 *Taraxacum mongolicum* Hand.-Mazz.、碱地蒲公英 *Taraxacum borealisinense* Kitam. 或同属数种植物的干燥全草。主产于河北、山东、湖北、河南、安徽等地，全国各地分布广泛。

【性　　状】

蒲公英呈皱缩卷曲的团块。根呈圆锥形，表面棕褐色，根头部有棕褐色或黄白色茸毛，或脱落。叶基生，呈倒披针形，绿褐色或暗灰绿色，边缘浅裂或羽状分裂，基部渐狭，下延呈柄状。花径顶生头状花序，花冠黄褐色或淡黄白色。有的可见多数具白色冠毛的长椭圆形瘦果。气微，味微苦。

以叶多、色灰绿、根完整、无杂质者为佳。

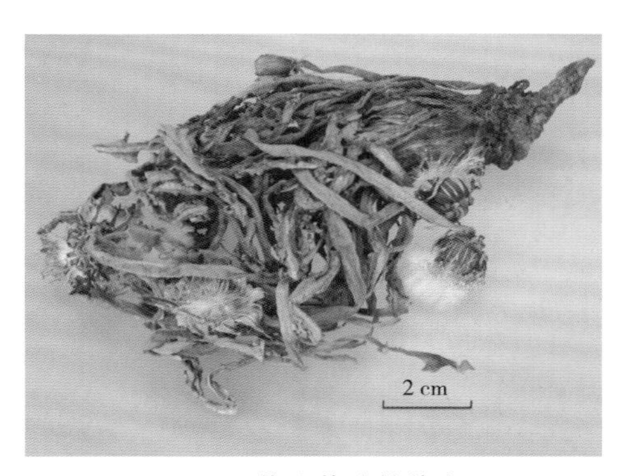

图 254-1　蒲公英（较优）

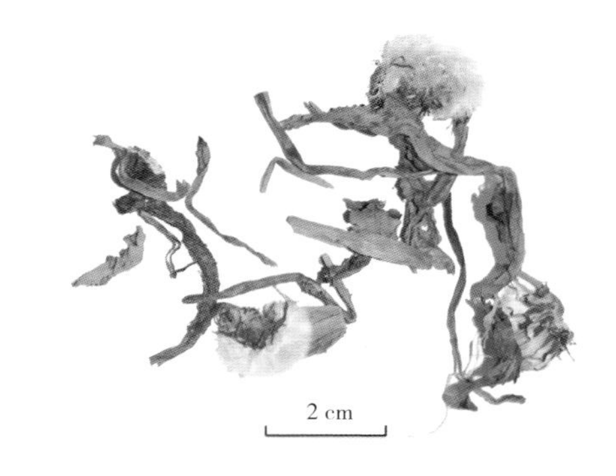

图 254-2　蒲公英（有黄叶，较次）

【采收加工】

春至秋季花初开时采收，咖啡酸和绿原酸含量较高。采挖蒲公英全草，除去杂质，摊薄，晒干。建议趁鲜切段。药材水分不得超过 13.0%。

表 254-1　蒲公英不同部位有效成分含量

部位	花	茎叶	根
绿原酸（mg/g）	0.151	0.191	0.072
总黄酮（%）	1.74	1.87	0.24

蒲公英茎叶中绿原酸和总黄酮含量较高，根中含量较低。

【贮　　藏】

蒲公英常规贮存，易受潮、虫蛀，易变棕黄色，有效成分易流失。叶无绿色者药效差。

建议 25℃以下，单包装密封，大垛用黑色塑料布遮盖、密闭库藏。此贮藏条件下，不易变色，不易变质，药效保持较好。

【主要成分】

含咖啡酸、绿原酸、黄酮等。

①刘艳艳，李继昌，陈雪英，等．蒲公英最佳药用部位、干燥温度及提取方法的初步考察 [J]. 黑龙江畜牧兽医，2010（19）：153-154.

药典标准：含咖啡酸不得少于 0.020%。

【性味归经】

苦、甘，寒。归肝、胃经。

【功能主治】

清热解毒，消肿散结，利尿通淋。用于疔疮肿毒，乳痈，瘰疬，目赤，咽痛，肺痈，肠痈，湿热黄疸，热淋涩痛。

【用法用量】

10~15 g。

【编 者 按】

1. 蒲公英具有广谱抑菌、缓解乳房胀痛、调节雌激素分泌等作用。

2. 蒲公英、大青叶、板蓝根、金银花各 12 g，水煎服，治急性热病、上呼吸道感染、扁桃体炎等。

紫花地丁

【来　　源】

紫花地丁为堇菜科植物紫花地丁 *Viola yedoensis* Makino 的干燥全草。全国大部分地区均有分布，主产于河南、山东、江苏、陕西等地。

【性　　状】

紫花地丁多皱缩成团。叶灰绿色，披针形；先端钝，基部截形或稍心形，边缘具钝锯齿，两面有毛。叶柄细，上部具狭翅。花瓣紫堇色或淡棕色，种子细小，淡棕色。气微，味微苦而稍黏。

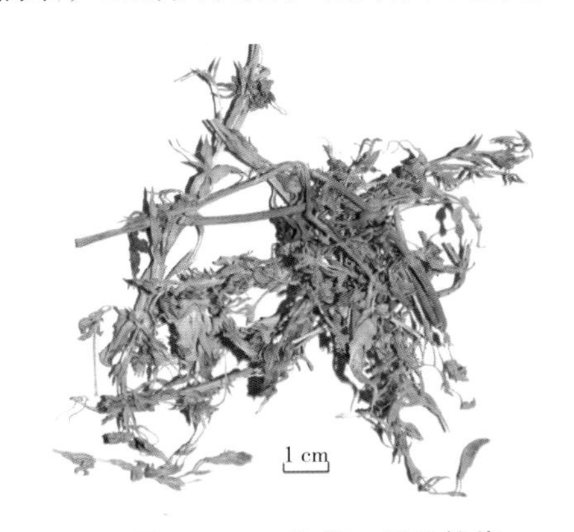

图 255–1　色绿，质量较优

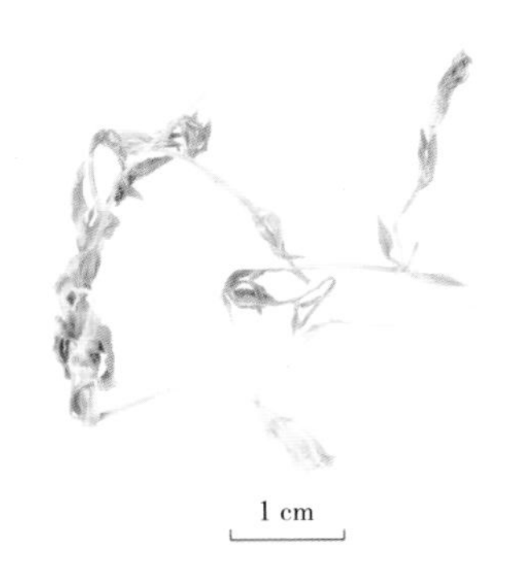

图 255–2　色黄，质量较次

【采收加工】

夏季采收，叶片产量大，秦皮乙素和黄酮类化合物含量高。采收紫花地丁全草，除去杂质晒干。建议趁鲜切段，摊薄晒干。

表 255–1　不同采收季节的紫花地丁黄酮类成分的含量①（%）

季节	春季	夏季	秋季
黄酮类	1.21	2.39	2.20

①董爱文，朱声文，何征．紫花地丁黄酮含量季节性变化研究 [J]. 中医药信息，2004，21（2）：27–28.

夏季采收的紫花地丁黄酮类化合物含量最高，秋季次之，春季最少。

表 255-2　紫花地丁不同部位秦皮乙素的含量[1]（mg/g）

不同部位	根部	叶梗	叶片
秦皮乙素	0.319	3.877	7.634

紫花地丁不同部位秦皮乙素含量：叶＞梗＞根。夏季叶繁茂时采收，秦皮乙素含量高。

【贮　　藏】

紫花地丁常规贮存，易变棕黄色，有效成分流失快。茎叶无绿色者药效差。

建议 20℃以下，单包装密封，大垛密闭库藏。此贮藏条件下，不易变质，药效保持较好。

【主要成分】

秦皮乙素、黄酮类、多糖等。

【性味归经】

苦、辛，寒。归心、肝经。

【功能主治】

清热解毒，凉血消肿。用于疔疮肿毒，痈疽发背，丹毒，毒蛇咬伤。

【用法用量】

15~30 g。

【编 者 按】

1. 紫花地丁具有抑菌、抗炎、免疫调节、抗氧化、抗病毒等作用。
2. 五味消毒饮：紫花地丁、蒲公英、野菊花、双花各 15 g，天葵子 6 g，治疗外感热病。
3. 紫花地丁、连翘各 6 g，金银花、菊花各 3 g，水煎服，治麻疹热毒。

败酱草

【来　　源】

败酱草为败酱科植物黄花败酱 *Patrinia scabiosaefolia* Fisch.、白花败酱 *Patrinia villosa* Juss. 或其近缘植物的带根全草。主产于四川、江西、福建等地，全国大部分地区均有分布。

【性　　状】

黄花败酱：全体常折叠成束。根茎圆柱形，弯曲；表面有栓皮，易脱落，紫棕色或暗棕色，节疏密不等，节上有芽痕及根痕；断面纤维性，中央具棕色“木心”。根长圆锥形或长圆柱形，表面有纵纹，断面黄白色。茎圆柱形，表面黄绿色或黄棕色，具纵棱及细纹理，有倒生粗毛。茎生叶多卷缩或破碎，两面疏被白毛，完整呈多羽状深裂或全裂，裂片 5~11，边缘有锯齿；茎上部叶较小，常 3 裂。有的枝端有花序或果序，小花黄色。瘦果长椭圆形，无苞片。气特异，味微苦。

白花败酱：根茎短，有的具细长匍匐茎，断面无棕色“木心”；茎光滑；完整叶卵形或长椭圆形，不裂或基部具 1 对小裂片；花白色；苞片膜质，具 2 条主脉。

①何芳，王钦，张春 . 酶标仪测定不同产地、不同组织部位紫花地丁总糖和还原糖 [J]. 中成药，2013，35（11）：2480-2483.

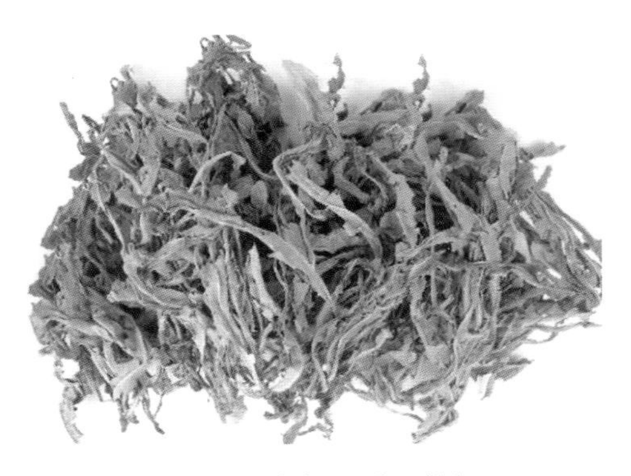
图 256-1　色绿，质量较好

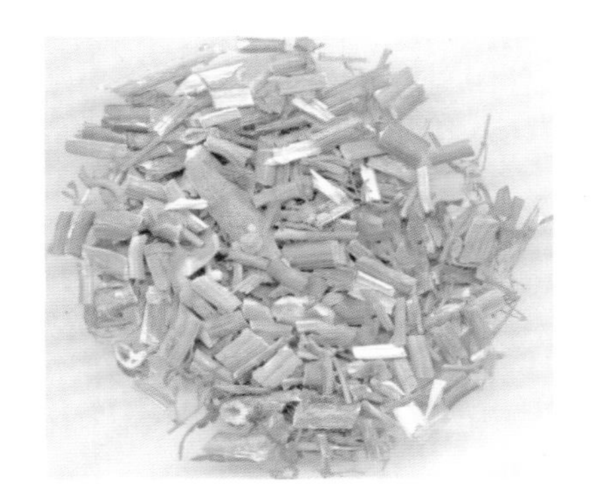
图 256-2　枯黄，质量较次

【采收加工】

7~9 月采收全株，鲜用，或切段、摊薄、快速晒干。药材水分不得超过 13%。

【贮　　藏】

败酱草在常规储存条件下，易挥发、易变色，无绿色者基本无疗效。

建议在 20℃以下，单包装密封，大垛密闭库藏。此贮藏条件下，不易挥发、不易变色，有效成分不易流失。

【主要成分】

主要成分为三萜皂苷类、环烯醚萜类、香豆素类、黄酮类、甾醇类、有机酸、多炔类、挥发油等。

四川省药材标准：醇浸出物不得少于 4.0%。

【性味归经】

辛、苦，微寒。归肺、大肠、肝经。

【功能主治】

清热解毒，祛瘀排脓。用于湿肠痈，肺痈，痢疾，带下，产后瘀滞腹痛，热毒痈肿。

【用法用量】

9~15 g。外用适量，鲜品捣敷患处。

【编 者 按】

1. 脾胃虚弱及孕妇慎服。

2. 败酱草具有抗菌、抗病毒、镇静、抗肿瘤、消炎、镇痛、抗氧化等药理活性，主要用于感冒、肠炎、肝炎、结膜炎、慢性盆腔炎、急性化脓性扁桃体炎、急性阑尾炎、胰腺炎、神经衰弱失眠症等。

3. 败酱草 60 g，蒲公英 30 g，薏苡仁 15 g，郁李仁 6 g，水煎服，治急性阑尾炎。

4. 北败酱为菊科植物苦苣菜 *Sonchus oleraceus* L. 的带根全草，苦、微寒，归胃、大肠、肝经；清热解毒，清肿排脓，活血化瘀；用于疮毒痈肿，肺痈肠痈所致痢疾、肠炎，疮疔痈肿，痔疮，产后瘀血，腹痛等。苏败酱为十字花科植物菥蓂 *Thlaspi arvense* L. 的干燥地上部分，辛，微寒，归肝、胃、大肠经；清肝明目，和中利湿，解毒消肿；用于目赤肿痛，脘腹胀痛，胁痛，肠痈，水肿，带下，疮疖痈肿。北败酱和苏败酱均不能替代败酱草使用。

青　蒿

【来　　源】

青蒿为菊科植物黄花蒿 *Artemisia annua* L. 的干燥地上部分。全国各地均产，主产于重庆、江苏、浙江等地。

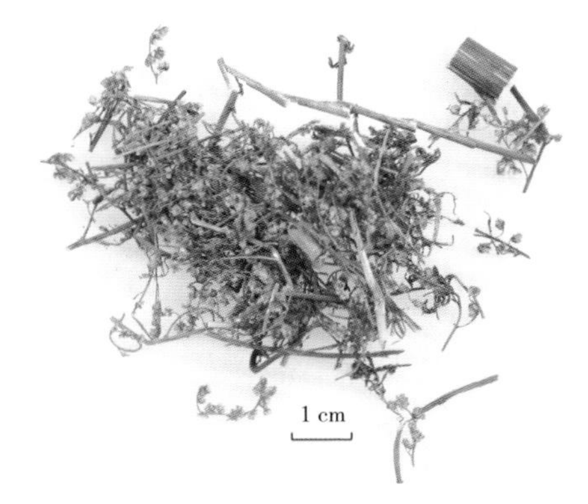

图 257-1 青蒿

【性 状】

青蒿茎呈圆柱形，上部多分枝，表面黄绿色或棕黄色，具纵棱线；质略硬，易折断，断面中部有髓。叶互生，暗绿色或棕绿色，卷缩易碎，完整者展平后为三回羽状深裂，裂片和小裂片矩圆形或长椭圆形，两面被短毛。气香特异，味微苦。

以质嫩、色绿、叶多、气清香者为佳。

【采收加工】

青蒿生长旺盛时至花蕾期进行收获，选择晴天，除去老茎，阴干。建议趁鲜切段，快速晒干。药材水分不得超过14%。

表 257-1 青蒿不同生长发育阶段中青蒿素的含量测定[①]（%）

生长阶段	采收时期	青蒿素
幼苗期	4 月 15 日	0.098
成苗期	5 月 15 日	0.181
	6 月 18 日	0.398
生长盛期	7 月 16 日	0.592
	8 月 17 日	0.651
花（蕾）期	9 月 20 日	0.673
果期	10 月 20 日	0.748

虽然果期的青蒿素含量较高，但药材产量明显下降。建议生长盛期至花（蕾）期采收。

表 257-2 不同干燥方式对青蒿中青蒿素含量的影响[①]

干燥方式	青蒿素
晒干	1.000
阴干	0.808
烘干	0.582

晒干法干燥的青蒿中青蒿素含量最高。

【贮 藏】

青蒿常规贮存，香气易散失，颜色易变黄，有效成分易流失，贮藏时间不宜超过 1 年。

建议在 25℃以下，单包装密封，大垛密闭库藏。此贮藏条件下，香气不易散失，不易变色，药效不易降低。

【主要成分】

主要含有挥发油、青蒿素等。

药典标准：醇浸出物不得少于 1.9%。

【功能主治】

清虚热，除骨蒸，解暑热，截疟，退黄。用于温邪伤阴，夜热早凉，阴虚发热，骨蒸劳热，暑邪发热，疟疾寒热，湿热黄疸。

①钟凤林，陈和莹，陈敏．青蒿最佳采收时期采收部位和干燥方式的实验研究 [J]. 中国中药杂志，1997，22（7）：405-406.

【性味归经】

苦、辛，寒。归肝、胆经。

【用法用量】

6~12 g，后下。

【编 者 按】

1. 鲜青蒿入药效果更好。

2. 青蒿 250 g，冬瓜叶 50 g，官桂 30 g，马鞭草 30 g，焙干为末，水丸，治疟疾。

茵 陈

【来　　源】

茵陈为菊科植物滨蒿 *Artemisia scoparia* Waldst. Et Kit. 或茵陈蒿 *Artemisia capillaris* Thunb. 的干燥地上部分。主产于甘肃、河南、陕西等地。

【性　　状】

绵茵陈：卷曲成团，灰白色或灰绿色，密被白色茸毛。叶片呈 1~3 回羽状分裂，小裂片卵形或稍呈倒披针形、条形，先端尖锐。气清香，味微苦。

花茵陈：茎呈圆柱形，表面淡紫色或紫色，被短柔毛。叶片羽状深裂，裂片条形；头状花序卵形。气芳香，味微苦。

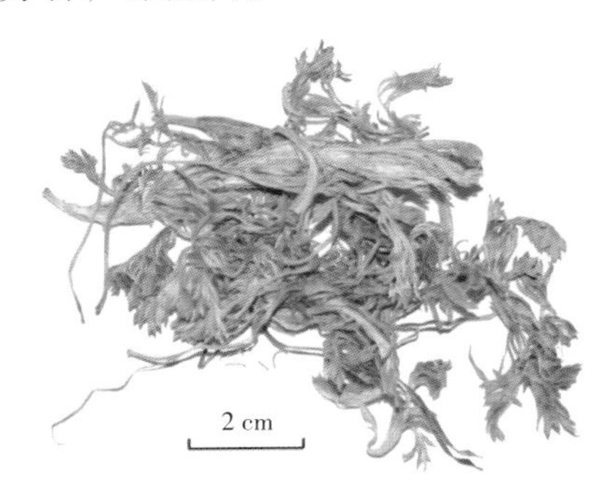

图 258-1　绵茵陈

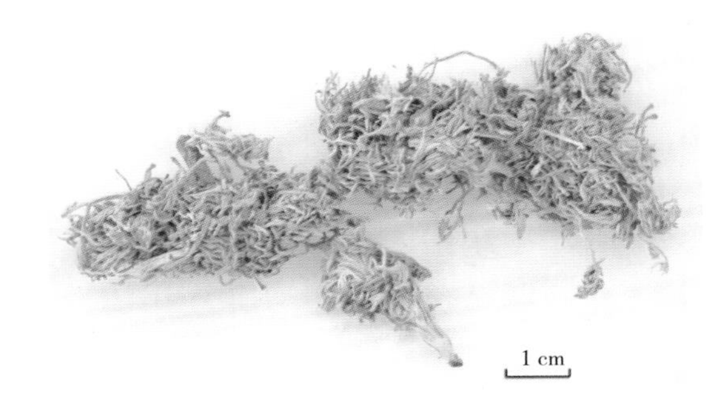

图 258-2　花茵陈

【采收加工】

春季 4~5 月，幼苗期采收的茵陈，绿原酸含量较高，习称“绵茵陈”；秋季 8~9 月，花蕾期采收的茵陈，滨蒿内酯含量高，习称“花茵陈”。

采割地上部分，除去杂质、老茎，剔除主秆、枝秆，切碎，晒干或烘干。药材水分不得超过 12.0%。

表 258-1　不同采收时间绿原酸的含量①（mg/g）

采收时间	3 月	4 月	5 月	6 月	8 月	9 月	11 月
绿原酸	0.592	0.746	0.683	0.472	0.419	0.515	0.279
咖啡酸	0.128	0.682	0.429	0.029	0.378	0.197	0.215

绿原酸和滨蒿内酯为茵陈中主要利胆成分，绿原酸含量在幼苗期和花期较高，滨蒿内酯含量在

①刘媛媛 . HPLC 法测定不同采收期茵陈中绿原酸和咖啡酸的含量 [J]. 中国中医药现代远程教育，2017, 15(7): 139-141.

花蕾期最高，幼苗期含量甚微。建议秋季花蕾期采收茵陈，产量大、有效成分含量高。

表 258-2　不同部位滨蒿内酯的含量①（mg/g）

不同部位	花蕾	枝干	幼苗	主干
滨蒿内酯	4.060 0	0.015 2	0.010 6	0.006 2

花茵陈不同部位滨蒿内酯含量：花蕾＞枝秆＞幼苗＞主秆。滨蒿内酯主要集中在花蕾，枝秆、幼苗、主秆等其他部位滨蒿内酯含量甚微。

【贮　　藏】

茵陈常规贮存，易变灰棕色、易受潮，有效成分流失快。无绿色者药效差。

建议 20℃以下，单包装密封，大垛密闭库藏。此贮藏条件下，不易变质，药效保持较好。

【主要成分】

含绿原酸、滨蒿内酯、咖啡酸、对羟基苯乙酮等。

药典标准：绵茵陈水浸出物不得少于 25.0%，含绿原酸不得少于 0.50%；花茵陈含陈滨蒿内酯不得少于 0.20%。

【性味归经】

苦、辛，微寒。归脾、胃、肝、胆经。

【功能主治】

清利湿热，利胆退黄。用于黄疸尿少，湿温暑湿，湿疮瘙痒。

【用法用量】

6~15 g。外用适量，煎汤熏洗。

【编 者 按】

1. 茵陈具有利胆、保肝、抗病原微生物、降血脂、抗动脉粥样硬化、兴奋平滑肌等药理作用，临床用于治疗急性黄疸型肝炎、乙型肝炎、急慢性胆囊炎，防治新生儿溶血症等。

2. 茵陈 15 g，车前草 15 g，大叶金钱草 20 g，金银花 20 g，黄芪 20 g，郁金 10 g，甘草 10 g，水煎服，疏肝理气，利湿退黄。适用于黄疸型肝炎。

香　薷

【来　　源】

香薷为唇形科植物石香薷 *Mosla chinensis* Maxim. 或江香薷 *Moda chinensis* ‘Jiangxiangru’的干燥地上部分。前者习称“青香薷”，后者习称“江香薷”。主产于江西、湖南、湖北、广西、四川等地。

【性　　状】

青香薷：基部紫红色，上部黄绿色或淡黄色，全体密被白色茸毛。茎方柱形，基部类圆形，节明显；质脆，易折断。叶对生，呈长卵形或披针形，暗黄绿色或黄绿色，边缘有 3~5 疏浅锯齿，多皱缩。穗状花序顶生及腋生；花萼宿存，钟状，淡紫红色或灰绿色，密被茸毛。小坚果 4 枚，近圆球形，具网纹。气清香而浓，味微辛而凉。

①李巍，尹建元 . RP-HPLC 法测定吉林产茵陈药材不同部位滨蒿内酯的含量 [J]. 特产研究，2011（1）：39-41.

江香薷：表面黄绿色，质较柔软。边缘有 5~9 疏浅锯齿。果实表面具疏网纹。

均以质嫩、茎淡紫色、叶绿色、花穗多、香气浓烈者为佳。

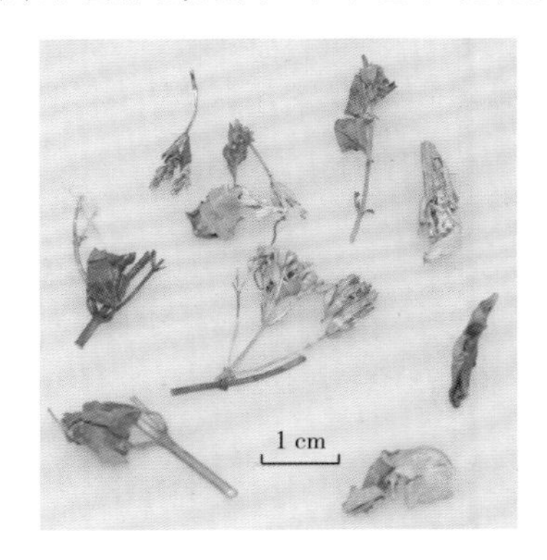

图 259-1　色绿，叶、花多，质优

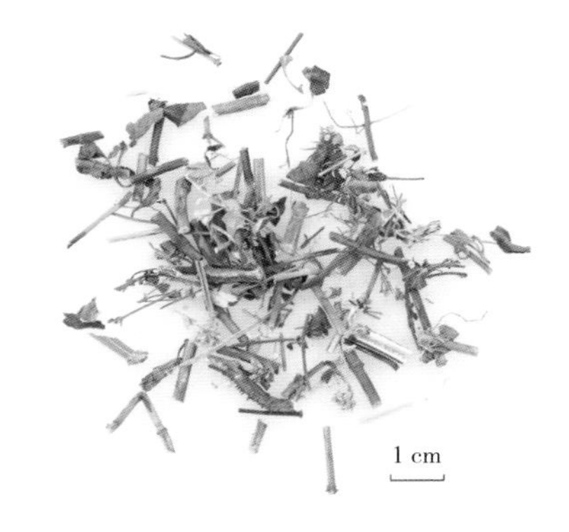

图 259-2　色淡，叶少，质次

【采收加工】

夏、秋二季茎叶茂盛、花盛开时采收。晴天割取地上部分，除去杂质，阴干。建议趁鲜切段，阴干或快速烘干。药材水分不得超过 12%。

表 259-1　不同采收期的香薷中有效成分的含量①（%）

采收期	5 月	6 月	7 月	8 月	9 月	10 月
麝香草酚	0.05	0.16	0.85	1.18	1.39	0.93
香荆芥酚	0.02	0.03	0.11	0.28	0.34	0.24

香薷最佳采收期为 9 月花繁叶茂时，其麝香草酚和香荆芥酚含量较高。

表 259-2　不同干燥方式的香薷中有效成分的含量①（%）

干燥方式	鲜样	整株阴干	切碎阴干	晒干
麝香草酚	1.38	1.11	0.75	0.40
香荆芥酚	0.35	0.30	0.32	0.22

整株阴干的香薷中麝香草酚含量较高，切碎阴干含量稍次，晒干的含量显著下降。

【贮　　藏】

香薷常规贮存，易走味，颜色易变棕黄，挥发油易流失。茎叶棕黄色者药效差。

建议 20℃以下，单包装密封，大垛密闭库藏。此贮藏条件下，不易变质，药效不易流失。

【主要成分】

含麝香草酚、香荆芥酚、挥发油、黄酮等。

药典标准：含挥发油不得少于 0.60%；含麝香草酚和香荆芥酚总量不得少于 0.16%。

【性味归经】

辛，微温。归肺、胃经。

【功能主治】

发汗解表，化湿和中。用于暑湿感冒，恶寒发热，头痛无汗，腹痛吐泻，水肿，小便不利。

【用法用量】

3~10 g。

①王君．红车轴草等药材基于鲜药材的产地初加工工艺研究 [D]. 长沙：湖南农业大学，2013.

【编 者 按】

1. 香薷挥发油具有解热镇静、抗菌、消炎、增强免疫力等药理活性。

2. 青香薷挥发油降温作用强于江香薷，江香薷镇痛、抗菌作用强于青香薷。

3. 香薷散：香薷 18 g，白扁豆 9 g，厚朴 9 g，具有祛暑解表、化湿和中之功效，常用于治疗夏季胃肠型感冒、急性胃肠炎、小儿夏季热等属于外感风寒，内伤于湿的病证。

佩　兰

【来　　源】

佩兰是菊科植物佩兰 *Eupatorium fortunei* Turcz. 的干燥地上部分。主产于四川成都、湖北宜昌、广东英德、江苏宿迁、安徽亳州、河南商丘。

【性　　状】

佩兰茎呈圆柱形；表面黄棕色或黄绿色，有的带紫色，具明显的节和纵棱线；质脆，断面髓部中空或白色。叶对生，有柄，叶片绿褐色，多皱缩、破碎；完整叶片 3 裂或不分裂，分裂者中间裂片较大，展平后呈披针形或长圆状披针形，基部狭窄，边缘有锯齿；不分裂者展平后呈卵圆形、卵状披针形或椭圆形。气芳香，味微苦。

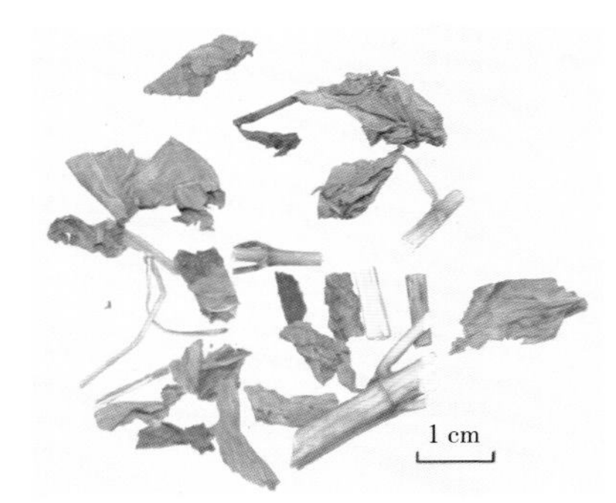

图 260-1　佩兰

【采收加工】

一年可收割 2~3 茬，夏至到小暑收割头茬，立秋至处暑收割二茬，入秋后收割第三茬。当植株生长旺盛，尚未开花时，选晴天中午，割下地上部分或摘收茎叶，晒干或低温烘干或趁鲜切段后干燥。药材水分不得超过 11%。

注：佩兰中挥发油的含量，晴天比阴天高，中午高于早晨和晚上。

表 260-1　佩兰不同生长年限挥发油含量测定[①]（%）

生长年限	挥发油
半年	0.59
一年	0.56

半年生佩兰有效成分含量高于 1 年生，佩兰 1 年多次收割，可以增加药材产量，提升药材质量。

【贮　　藏】

佩兰常规贮藏，色易变淡，气味易散失，有效成分流失快。贮藏时间不宜超过 1 年。

建议大货冷藏，饮片 20℃以下，真空包装贮藏。此贮藏条件下，药材不易变质，药效好。

表 260-2　佩兰不同包装方式、不同贮存时间挥发油含量测定[②]（%）

包装方式	初始	1 月	2 月	3 月	4 月	5 月	6 月
塑料袋	0.282	0.266	0.262	0.254	0.244	0.233	0.210
牛皮纸袋	0.282	0.266	0.260	0.251	0.243	0.235	0.212
真空袋	0.282	0.277	0.276	0.269	0.255	0.250	0.244

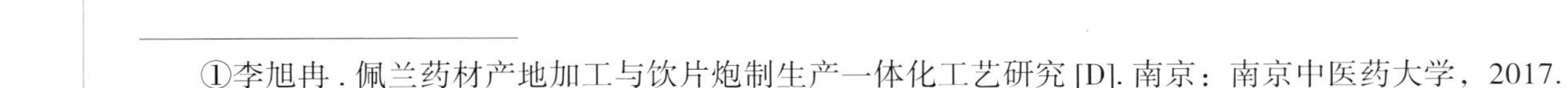

①李旭冉．佩兰药材产地加工与饮片炮制生产一体化工艺研究 [D]. 南京：南京中医药大学，2017.

②何颖，杨继宏．不同包装方式对佩兰挥发油含量的影响 [J]. 山西中医，2017，33（1）：42-43.

佩兰有效成分含量流失快，不宜久贮。真空包装更利于佩兰饮片贮藏。

【主要成分】

主要化学成分为挥发油、黄酮类、甾醇类等。

药典标准：含挥发油不得少于 0.30%。

【性味归经】

辛，平。归脾、胃、肺经。

【功能主治】

芳香化湿，醒脾开胃，发表解暑。用于湿浊中阻，脘痞呕恶，口中甜腻，口臭，多涎，暑湿表证，湿温初起，发热倦怠，胸闷不舒。

【用法用量】

3~10 g。

【编 者 按】

1. 佩兰鲜品挥发油成分抗炎作用优于干品挥发油，建议有条件的地方鲜品使用，药效好。

2. 佩兰、青蒿、菊花各 9 g，绿豆衣 12 g，水煎服，治中暑头痛。

3. 佩兰、藿香、苍术、茯苓、三颗针各 9 g，水煎服，治急性胃肠炎。

泽 兰

【来　　源】

泽兰为唇形科植物毛叶地瓜儿苗 *Lycopus lucidus* Tilrcz. var. *hirtus* Regel 的干燥地上部分。主产于河南、四川、安徽、江苏等地。

【性　　状】

泽兰茎呈方柱形，四面均有浅纵沟；表面黄绿色或带紫色，节处紫色明显，有白色茸毛；质脆，断面黄白色，髓部中空。叶对生，叶片披针形或长圆形；上表面墨绿色或暗绿色，下表面灰绿色，密具腺点，两面均有短毛；先端尖，基部渐狭，边缘有锯齿。轮伞花序腋生，花冠多脱落，苞片和花萼宿存，小包片披针形，有缘毛，花萼钟形，5 齿。气微，味淡。

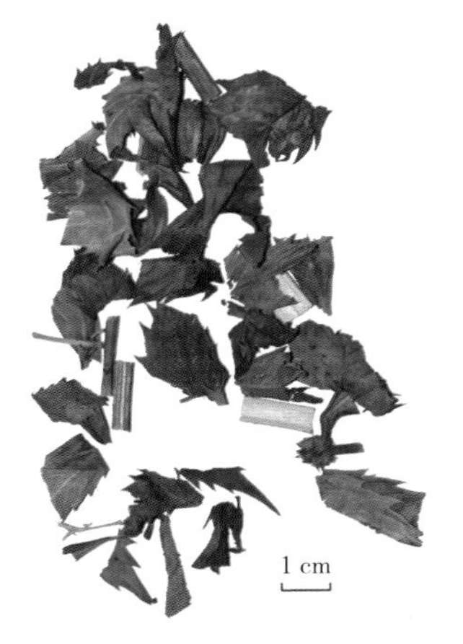

图 261-1　叶多、色绿，质优

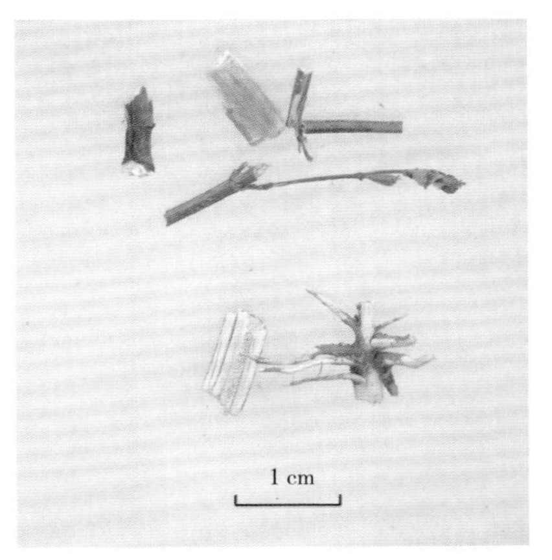

图 261-2　无叶、枯黄，质次

【采收加工】

通常在夏秋二季茎叶茂盛时，采割新鲜地上茎叶，除去杂质，晒干。建议趁鲜切段，摊薄，快速晒干。药材水分不得超过 13.0%。

表 261–1 不同部位有效成分的含量[①]（%）

	总酚	总黄酮	三萜酸
茎叶	3.27	11.87	2.91
根	2.03	6.30	1.35

泽兰茎叶中总酚、总黄酮及总三萜酸含量显著高于泽兰根，泽兰茎叶的活性功效优于泽兰根，故泽兰茎叶、根不可混用入药。

【贮　　藏】

泽兰常规贮存，易变棕黄色，有效成分流失快。茎叶棕黄色者药效差。

建议 25℃以下，单包装密封，大垛密闭库藏。此贮藏条件下，不易变质，药效保持较好。

【主要成分】

含咖啡酸、迷迭香酸、三萜酸、黄酮类等。

药典标准：醇浸出物不得少于 7.0%。

【性味归经】

苦、辛，微温。归肝、脾经。

【功能主治】

活血调经，祛瘀消痈，利水消肿。用于月经不调，经闭，痛经，产后瘀血腹痛，疮痈肿毒，水肿腹水。

【用法用量】

6~12 g。

【编 者 按】

1. 泽兰具有抗凝作用、改善血液流变性、抑制血小板聚集、抗血栓形成、改善微循环、降低血脂、防治肝硬化作用等药理活性。

2. 泽兰 30 g，赤芍 10 g，熟地 30 g，当归 9 g，益母草 30 g，香附 9 g，水煎服，治闭经。

3. 泽兰 30 g，赤芍 10 g，当归 9 g，乳香 9 g，没药 9 g，桃仁 9 g，红花 6 g，水煎服，治产后瘀血腹痛。

4. 归尾、泽兰、牛膝、红花、延胡索、桃仁各 3 g，水煎服，活血化瘀，治产后儿枕腹痛，及恶露不下。

瞿　麦

【来　　源】

瞿麦为石竹科植物瞿麦 *Dianthus superbus* L. 或石竹 *Dianthus chinensis* L. 的干燥地上部分。主产于河南、河北、陕西、山东、四川、湖北等地。

【性　　状】

瞿麦：茎圆柱形，上部有分枝；表面淡绿色或黄绿色，光滑无毛，节明显，略膨大，断面中空。叶对生，多皱缩，展平叶片呈条形至条状披针形。枝端具花及果实，花萼筒状；苞片 4~6，宽

①刘娜 . 泽兰中营养成分的测定及其三萜酸的分离纯化的研究 [D]. 重庆：西南大学，2016.38（8）：1256–1258.

卵形，长约为萼筒的 1/4；花瓣棕紫色或棕黄色，卷曲，先端深裂成丝状。硕果长筒形，与宿萼等长。种子细小，多数。气微，味淡。

石竹：萼筒长 1.4~1.8 cm，苞片长约为萼筒的 1/2；花瓣先端浅齿裂。

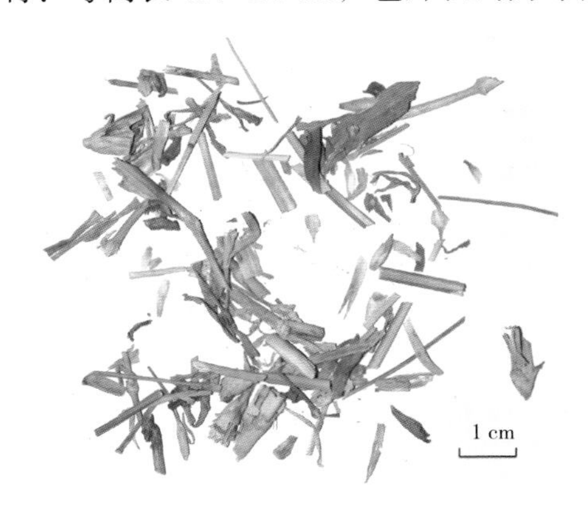

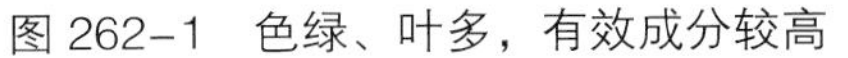
图 262-1　色绿、叶多，有效成分较高

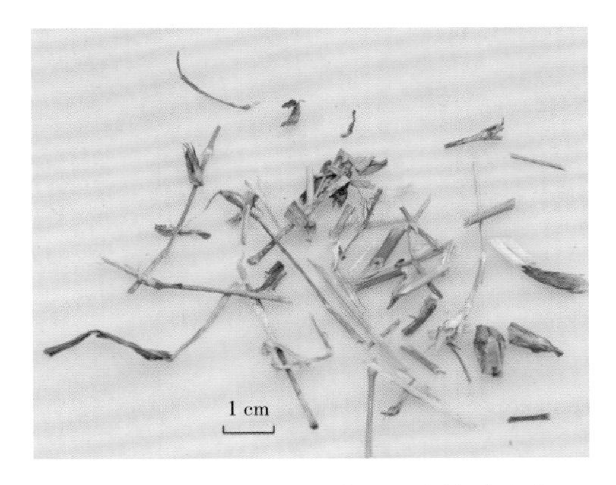

图 262-2　色差、叶少，有效成分少

【采收加工】

夏、秋二季花果期采收，可连续收割 5~6 年，每年可收割 1~2 次，第一次在盛花期采收，越冬前果期可采收一次。建议趁鲜切段，摊薄晒干或阴干。药材水分不超过 12%。

【贮　　藏】

瞿麦常规贮存，有效成分易流失，贮藏时间不宜超过 1 年。

建议在 25℃以下，单包装密封，大垛密闭库藏。此贮藏条件下，药材质量保存较好，药效不易降低。

【主要成分】

瞿麦主含异红草素等黄酮化合物，瞿麦皂苷 A、B、C、D。

石竹含挥发油，其主成分为丁香油酚、苯乙醇、苯甲酸苄酯、水杨酸苄酯、水杨酸甲酯等。

【性味归经】

苦，寒。归心、小肠经。

【功能主治】

利尿通淋，活血通经。用于热淋，血淋，石淋，小便不通，淋漓涩痛，经闭瘀阻。

【用法用量】

9~15 g。

【编 者 按】

1. 孕妇慎用。

2. 瞿麦煎剂有利尿、兴奋肠管、抑制心脏、降低血压、影响肾血容积作用，对杆菌和葡萄球菌均有抑制作用，穗作用较茎强。瞿麦果实有抗生育作用。

3. 瞿麦 10 g，甘草 6 g，侧柏叶、红枣各 15 g，石韦 30 g，水煎服，治急性肾炎。

4. 瞿麦、萹蓄、蒲公英各 15 g，灯心草 3 g，水煎服，治泌尿系统感染。

伸筋草

【来　　源】

伸筋草为石松科植物石松 *Lycopodium japonicum* Thunb. 的干燥全草。主产于湖北、浙江、贵

州、四川、福建、江苏、山东等地。

【性　　状】

伸筋草匍匐茎呈细圆柱形，略弯曲。其下有黄白色细根；直立茎作二叉状分枝。叶密生茎上，螺旋状排列，皱缩弯曲，线形或针形，黄绿色至淡黄棕色，无毛，先端芒状，全缘，易碎断。质柔软，断面皮部浅黄色，木部类白色。气微，味淡。

以茎长、黄绿色者为佳。

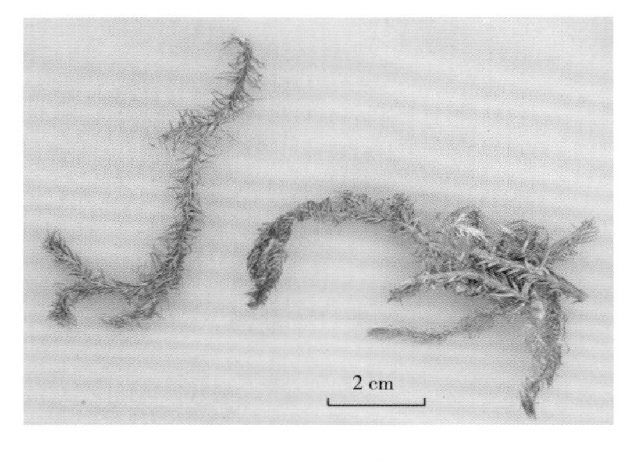

图 263-1　伸筋草

【采收加工】

7~10 月茎叶茂盛时采收，除去杂质，晒干。建议趁鲜切段，快速晒干。药材水分不得超过 10%。

【贮　　藏】

伸筋草在常规储存条件下，易变色。贮藏时间不宜超过 1 年，无绿色者基本无疗效。

建议在 20℃以下，单包装密封，大垛密闭库藏。贮藏期药材水分控制在 10%~13%。此贮藏条件下，不易变色，有效成分不易流失。

【主要成分】

主要含有生物碱类、三萜类，及少量蒽醌类、挥发油等。

【性味归经】

微苦、辛，温。归肝、脾、肾经。

【功能主治】

祛风除湿，舒筋活络。用于关节酸痛，屈伸不利。

【用法用量】

3~12 g。

【编 者 按】

1. 伸筋草具有抗炎、镇痛、抑菌、抑制乙酰胆碱酯酶活性等药理作用，临床上常用于类风湿关节炎、颈椎病、强直性脊柱炎、急性软组织损伤、带状疱疹等。

2. 伸筋草 9 g，虎杖根 15 g，大血藤 9 g，水煎服，治关节酸痛。

白花蛇舌草

【来　　源】

白花蛇舌草是茜草科植物白花蛇舌草 *Hedyotis diffusa* Willd. 的干燥全草。主产于河南、江西，分布于湖南、湖北、广东、广西等地。

【性　　状】

白花蛇舌草全草扭缠成团状，有分支；须根纤细。茎圆柱形、略扁，具纵棱，基部多分支，表面灰绿色、灰褐色或灰棕色，粗糙。质脆，易折断，断面有白色髓或中空。叶多破碎，极皱缩，易脱落；有托叶，长 0.1~0.2 cm。花腋生。气微，味微苦。

以全株叶多、色灰绿、无杂质、不霉变者为佳。

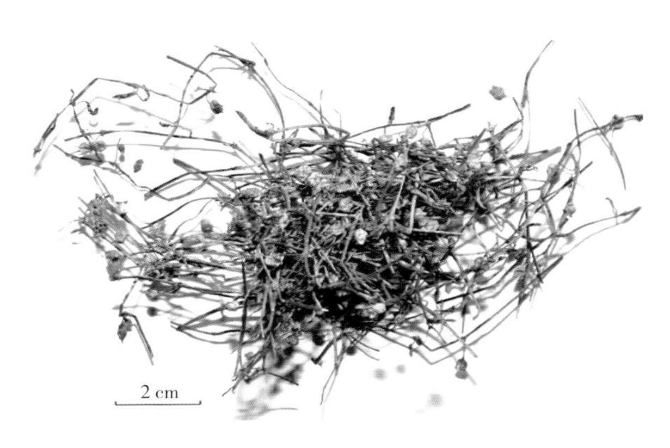

图 264-1　叶多、色绿，质好

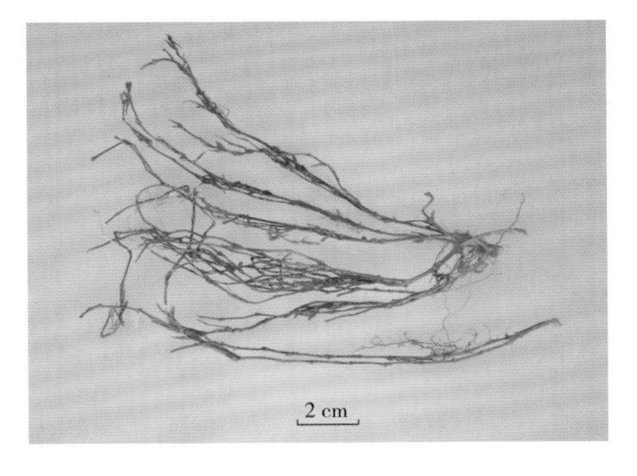

图 264-2　叶少、色淡，质次

【采收加工】

夏、秋二季花果期采收。长江以南地区，白花蛇舌草 1 年可收割 2 次，第 1 次收割在 8 月中、下旬，第 2 次收割在 11 月上、中旬。选晴天，割取地上部分，除去杂质，洗净，晒干。建议趁鲜切段，摊薄晒干。药材水分不得超过 12%。

表 264-1　白花蛇舌草不同采收期及不同部位中异高山黄芩素含量①

采收时间	异高山黄芩素（mg/g）	
	叶	茎
6 月 15 日	1.11	0.35
7 月 5 日	1.45	0.49
7 月 26 日	1.98	0.70
8 月 10 日	2.44	0.78
8 月 20 日	2.68	0.84
9 月 6 日	2.72	0.94
9 月 20 日	2.38	0.76
10 月 9 日	1.86	0.62
10 月 25 日	1.63	0.43
11 月 16 日	1.37	0.36

异高山黄芩素具有良好的抗肿瘤活性，主要分布在白花蛇舌草叶中，茎部含量较少。8 月中旬至 9 月上旬异高山黄芩素含量高，此时植物处于开花和结果期。建议白花蛇舌草 8 月中旬至 9 月上旬花果期采收，药效好。

【贮　　藏】

白花蛇舌草常规贮存，色易变淡，有效成分流失快。无绿色者已基本无药效。

建议 20℃以下，单包密封，大垛密闭库藏。此条件下贮存，药材不易变质，药效好。

【主要成分】

主要化学成分为异高山黄芩素、槲皮素、熊果酸、齐墩果酸等。

陕西省药材标准：醇浸出物不得少于 5.0%。

【性味归经】

微苦、微甘，微寒。归心、肝、脾经。

①曹广尚，杨培民，王新凤，等 . HPLC 测定白花蛇舌草不同采收期及不同部位中异高山黄芩素含量 [J]. 中国实验方剂学杂志，2014, 20(17): 49-51.

【功能主治】

清热解毒，消痈散结，利水消肿。用于咽喉肿痛，肺热喘咳，热淋涩痛，湿热黄疸，毒蛇咬伤，疮肿热痈。

【用法用量】

15~30 g。外用适量。

【编 者 按】

1. 白花蛇舌草具有增强免疫功能和抗肿瘤活性作用；临床用于呼吸、消化及泌尿系统炎症，盆腔炎，痈疖脓肿，手术后感染及癌症的辅助治疗等。

2. 白花蛇舌草 30 g，野菊花 30 g，金银花 30 g，石韦 15 g，水煎服，治泌尿系感染。

3. 白花蛇舌草 50 g，延胡索 10 g，水煎服，治疗浅表性胃炎。

紫苏叶（附：紫苏子、紫苏梗）

【来　　源】

紫苏叶为唇形科植物紫苏 *Perilla frutescens*（L.）Britt 的干燥叶（或带嫩枝）。主产于广西、湖北、四川、重庆等地。

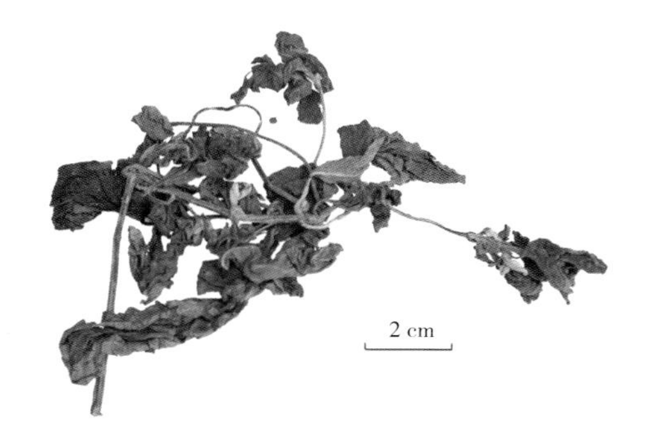

图 265-1　色紫绿，质量较好

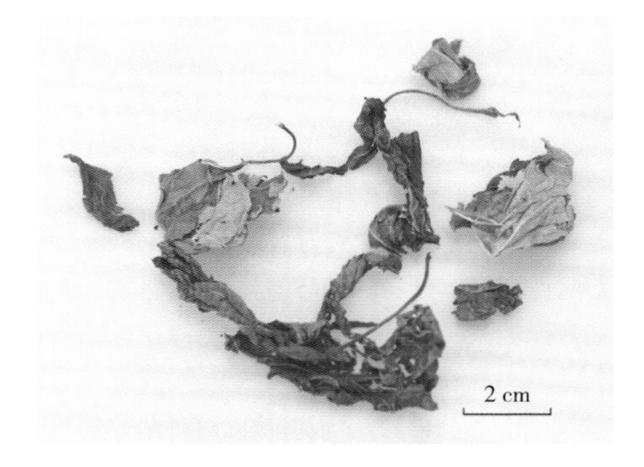

图 265-2　有枯叶，质量较次

【性　　状】

叶片多皱缩卷曲、碎破，完整者展平后呈卵圆形。先端长尖或急尖，基部圆形或宽楔形，边缘具圆锯齿。两面紫色或上表面绿色，下表面紫色，疏生灰白色毛，下表面有多数凹点状的腺鳞。叶柄紫色或紫绿色。质脆。带嫩枝者，枝的直径 2~5 mm，紫绿色，断面中部有髓。气清香，味微辛。

以叶完整、色紫、香气浓者为佳。

【采收加工】

8 月下旬枝叶茂盛时采收，除去杂质，晒干。药材水分不得超过 12%。

表 265-1　紫苏叶不同生长期挥发油含量①（%）

	营养期（8 月 20 日）			开花期（10 月 8 日）			果熟期（10 月 19 日）		
挥发油含量	早	中	晚	早	中	晚	早	中	晚
	0.44	0.30	0.92	0.26	0.30	0.08	0.24	0.28	0.40

①魏长玲，张琛武，郭宝林，等．紫苏叶挥发油化学型和组分影响因素探究 I ——不同生长发育期 [J]. 中国中药杂志，2017，42（04）：712-718.

营养期傍晚采集的紫苏叶样品挥发油含量最高。因此，紫苏叶最适宜的采收期为营养期，傍晚采收为好。

表 265-2　紫苏不同部位挥发油的得油率①（%）

部位	叶	花蕾	梗	子
得油率	8.21	2.69	0.22	0.11

紫苏精油得率高低依次为叶>花蕾>梗>子。

表 265-3　紫苏不同部位迷迭香酸的含量测定②（%）

部位	叶	子	茎
迷迭香酸	4.19	1.81	1.37

紫苏迷迭香酸含量高低依次为叶>子>茎。

【贮　　藏】

紫苏叶常规贮存，易虫蛀、易变色走油、受潮发霉，有效成分流失快。贮藏时间不宜超过 1 年。建议在 20℃以下，单包密封，大垛密闭库藏。此贮存条件下，药材不易变质，有效成分不易下降。

【主要成分】

含有单萜、三萜、酚酸、黄酮和木脂素类成分，最主要的成分为挥发油类。

药典规定：含挥发油不得少于 0.40%。

【性味归经】

辛，温。归肺、脾经。

【功能主治】

解表散寒，行气和胃。用于风寒感冒，咳嗽呕恶，妊娠呕吐，鱼蟹中毒。

【用法用量】

5~10 g。

【编 者 按】

1. 紫苏叶偏于宣散，散邪而解表，主要用于风寒表证；紫苏梗偏于宣通，顺气而宽中，主要用于气结痞满及安胎；紫苏子主降，偏于定喘而下气，降火而清痰，主要用于咳嗽气喘。

2. 紫苏叶 10 g，葱白 5 根，生姜 3 片，水煎温服，治感冒。

3. 紫苏叶 10 g，桂皮 6 g，葱白 5 根，水煎服，治外感风寒头痛。

附 1：紫苏梗

【来　　源】

紫苏梗为唇形科植物紫苏 *Perilla frutescens*（L.）Britt. 的干燥茎。主产于湖北、江苏、河南、山东、江西、浙江、四川等地。

①王健，薛山，赵国华 . 紫苏不同部位精油成分及体外抗氧化能力的比较研究 [J]. 食品科学，2013，34（7）：86-91.

②赵茜，邹素兰 . HPLC 法测定紫苏不同来源不同部位中迷迭香酸的含量 [J]. 广西植物，2014（6）：865-868.

【性　　状】

紫苏梗呈方柱形，四棱钝圆，长短不一，直径 0.5~1.5 cm。表面紫棕色或暗紫色，四面有纵沟和细纵纹，节部稍膨大，有对生的枝痕和叶痕。体轻，质硬，断面裂片状。切片厚 2~5 mm，常呈斜长方形，木部黄白色，射线细密，呈放射状，髓部白色，疏松或脱落。气微香，味淡。

以外皮色紫棕、有香气者为佳。

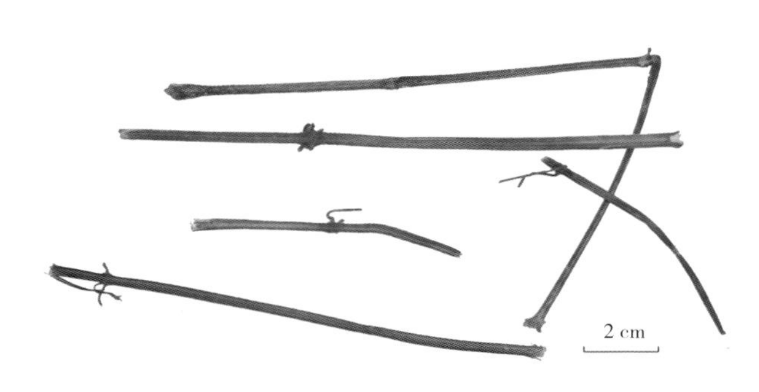

图 265-3　紫苏梗（药材）

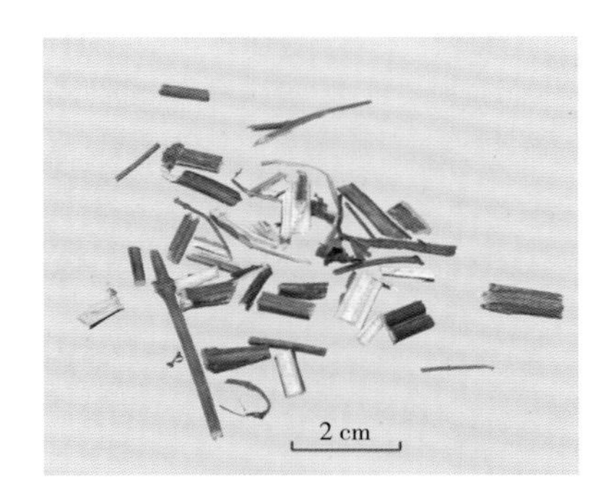

图 265-4　紫苏梗（切段）

【采收加工】

秋季果实成熟后采割，除去叶，晒干，或趁鲜切片，晒干。药材水分不得超过 9%。

【贮　　藏】

紫苏梗常规贮存，香气易散失，有效成分易流失，贮藏时间不宜超过 1 年。

建议在 25℃以下，单包装密封，大垛密闭库藏。此贮藏条件下，药材质量保存较好，药效不易降低。

【主要成分】

主含紫苏酮、异白苏烯酮、亚麻酸、亚麻酸乙酯等。

药典标准：含迷迭香酸不得少于 0.10%。

【性味归经】

辛，温。归肺、脾经。

【功能主治】

理气宽中，止痛，安胎。用于胸膈痞闷，胃脘疼痛，嗳气呕吐，胎动不安。

【用法用量】

内服煎汤，5~10 g；或入散剂。

【编 者 按】

1. 紫苏梗临床用于治疗妊娠反应恶心、呕吐。

2. 紫苏梗、陈皮、香附、莱菔子、半夏各 9 g，生姜 6 g，水煎服，治胸腹胀闷，恶心呕吐。

附 2：紫苏子

【来　　源】

紫苏子为唇形科植物紫苏 *Perilla frutescem*（L.）Britt. 的干燥成熟果实。主产于湖北、江苏、河南、山东、江西、浙江、四川等地。

【性　　状】

紫苏子呈卵圆形或类球形，表面灰棕色或灰褐色，有微隆起的暗紫色网纹，基部稍尖，有灰白色点状果梗痕。果皮薄而脆，易压碎。种子黄白色，种皮膜质，子叶 2，类白色，有油性。压碎有香气，味微辛。

以颗粒饱满、均匀、灰棕色、无杂质者为佳。

【采收加工】

秋季果实成熟时采收，除去杂质，晒干。药材水分不超过 8.0%。

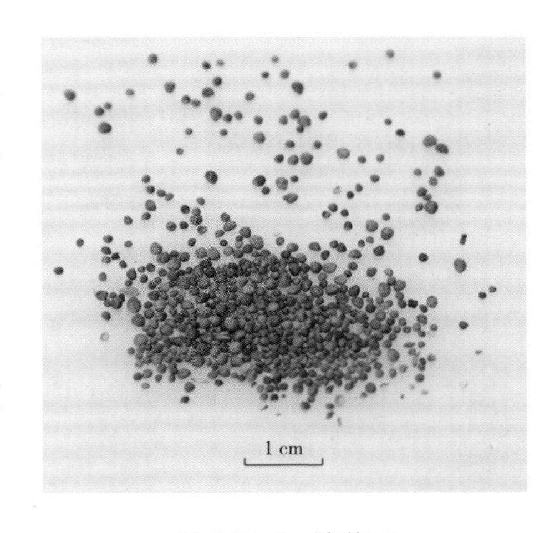

图 265-5　紫苏子

【贮　　藏】

紫苏子常规贮存，易虫蛀、易走油，有效成分易流失，贮藏时间不宜超过 1 年。

建议在 20℃以下，单包装密封，大垛用黑色塑料布遮盖、密闭库藏；堆放不宜超过 2 m，以防压碎出油。此贮藏条件下，药材质量保存较好，药效不易降低。

【主要成分】

主含蛋白质、脂肪油等。

药典标准：含迷迭香酸不得少于 0.20%。

【性味归经】

辛，温。归肺经。

【功能主治】

降气化痰，止咳平喘，润肠通便。用于痰壅气逆，咳嗽气喘，肠燥便秘。

【用法用量】

入汤剂 3~10 g；或入丸、散。

【编 者 按】

1. 现代药理研究表明，紫苏子具有一定的镇咳、祛痰和平喘作用。

2. 苏子 10 g，火麻仁 15 g，粳米 100 g，煮粥，润肠通便，适用于老人、产妇体虚肠燥、大便干结难解者。

大　蓟

【来　　源】

大蓟为菊科植物蓟 *Cirsium japonicum* Fisch. ex DC. 的干燥地上部分。主产于安徽、河北、四川、陕西、山东等地。

【性　　状】

大蓟茎呈圆柱形，基部直径可达 1.2 cm；表面绿褐色或棕褐色，有数条纵棱，被丝状毛；断面灰白色，髓部疏松或中空。叶皱缩，多破碎，完整叶片展平后呈倒披针形或倒卵状椭圆形，羽状深裂，边缘具不等长的针刺；上表面灰绿色或黄棕色，下表面色较浅，两面均具灰白色丝状毛。头状花序顶生，球形或椭圆形，总苞黄褐色，羽状冠毛灰白色。气微，味淡。

以色绿、叶多者为佳。

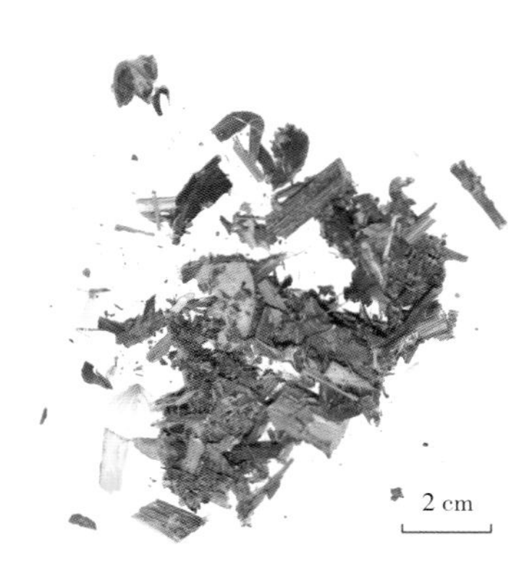

图 266-1　色绿，质较优

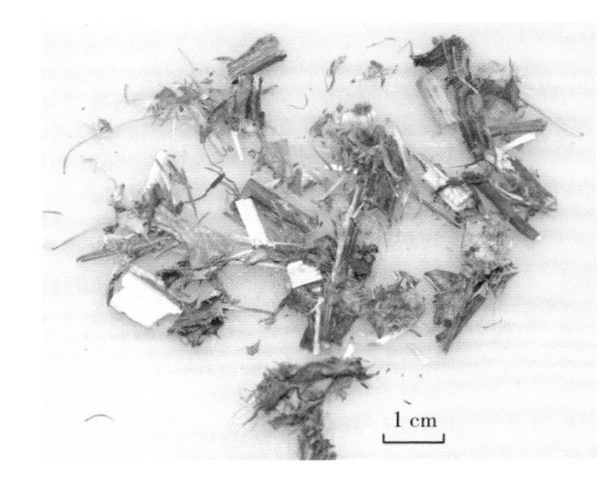

图 266-2　色淡，质较次

【采收加工】

4~5 月初花期采收，除去杂质，鲜用或晒干。建议趁鲜切段，摊薄快速晒干。药材水分不得超过 13%。

注：药典规定大蓟夏、秋二季采收，研究发现该时期大蓟叶已枯萎，而蒙花苷和柳川鱼叶苷主要积累在叶中，4~5 月的初花期采收为好。

表 266-1　大蓟不同药用部位的蒙花苷和柳川鱼叶苷含量测定[①]（%）

部位	蒙花苷	柳川鱼叶苷
根	0.01	0.02
茎	1.50	3.00
叶	1.20	10.00

大蓟叶部中有效成分最高，根部有效成分含量极低。

表 266-2　不同干燥方法大蓟中柳川鱼苷元测定[②]（%）

干燥温度	干燥时间	柳川鱼苷元含量
170℃	10 分钟	0.06
190℃	10 分钟	0.26
220℃	10 分钟	0.01

190℃烘干柳川鱼苷元含量高。

【贮　　藏】

大蓟常规贮存，有效成分易流失，贮藏时间不宜超过 1 年。

建议在 25℃以下，单包装密封，大垛密闭库藏。此贮藏条件下，药材质量保存较好，药效不易降低。

【主要成分】

含三萜和甾体类、挥发油类、黄酮苷类等。

药典标准：含柳川鱼叶苷不得少于 0.20%。

【性味归经】

甘、苦，凉。归心、肝经。

【功能主治】

凉血止血，散瘀解毒消痈。用于衄血，吐血，尿血，便血，崩漏，外伤出血，痈肿疮毒。

①伍敏生，曹维生，周启钟 . 大蓟药用部位成分分析 [J]. 中医学报，2016，31（12）：1947-194.

②杨星辰，陆颖，俞培忠 . 基于柳川鱼苷元含量的大蓟炮制工艺的优化 [J]. 中药材, 2009, 32（12）： 1819-1821.

【用法用量】

9~15 g。

【编 者 按】

1. 大蓟炒炭后鞣质含量增加，止血作用增强。

2. 大蓟具有抗菌、降压、止血、抗肿瘤等药理作用。

3. 十灰散：大蓟、小蓟、荷叶、侧柏叶、白茅根、茜草根、栀子、大黄、丹皮、棕榈皮各9 g，具有凉血止血之功效，现代常用于治疗上消化道出血、支气管扩张及肺结核咯血等属气火上逆者。

小　蓟

【来　　源】

小蓟为菊科植物刺儿菜 *Cirsium setosum*（Willd.）MB. 的干燥地上部分。主产于广东、山东、江苏、四川、甘肃等地。

【性　　状】

小蓟茎呈圆柱形，有的上部分枝；表面灰绿色或带紫色，具纵棱及白色柔毛；质脆，易折断，断面中空。叶互生，无柄或有短柄；叶片皱缩或破碎，完整者展平后呈长椭圆形或长圆状披针形；全缘或微齿裂至羽状深裂，齿尖具针刺；上表面绿褐色，下表面灰绿色，两面均具白色柔毛。头状花序单个或数个顶生；总苞钟状，苞片5~8层，黄绿色；花紫红色。气微，味微苦。

以色绿、叶多者为佳。

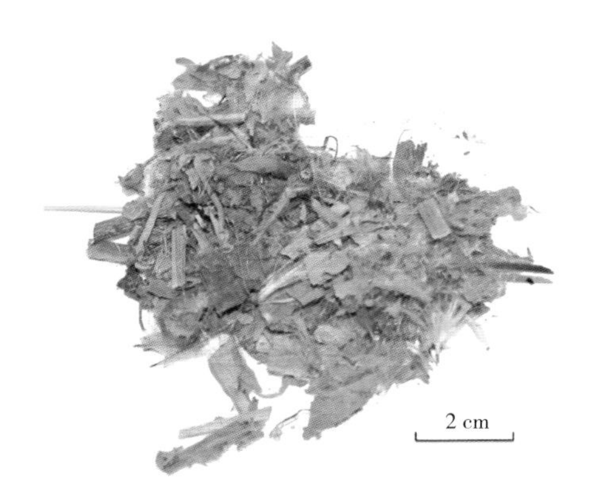

图 267-1　色绿，质优

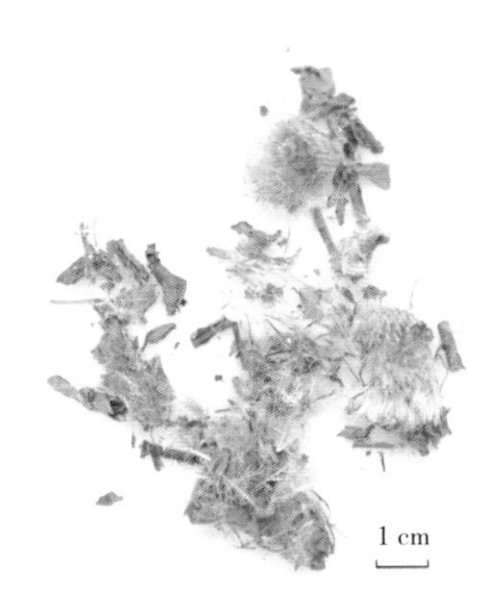

图 267-2　色淡，质次

【采收加工】

夏、秋二季花蕾期采收。割取全草，除去杂质，鲜用或晒干。建议趁鲜切段，晒干或60℃以下烘干。药材水分不得超过12%。

【贮　　藏】

小蓟常规贮存，易变色，有效成分易流失，贮藏时间不宜超过1年。

建议在25℃以下，单包装密封，大垛密闭库藏。此贮藏条件下，药材质量保存较好，药效不易降低。

【主要成分】

主含生物碱、黄酮类、三萜及酚酸、蒲公英甾醇等。

药典标准：醇浸出物不得少于19.0%；含蒙花苷不得少于0.70%。

【性味归经】

甘、苦，凉。归心、肝经。

【功能主治】

凉血止血，散瘀解毒消痈。用于衄血，吐血，尿血，血淋，便血，崩漏，外伤出血，痈肿疮毒。

【用法用量】

5~12 g。

【编 者 按】

1. 炒炭更有利于发挥小蓟凝血和止血作用。

2. 小蓟具有利尿、止血、抗癌、抗炎等药理作用，鲜用可治疗肾炎。

3. 小蓟、大蓟、侧柏叶各 9 g，仙鹤草、焦栀子各 12 g，水煎服，治吐血。

4. 小蓟 15 g，生地 9 g，白茅根 60 g，水煎服，治急性肾炎、泌尿系统感染、尿疼浮肿。

仙鹤草

【来 源】

仙鹤草为蔷薇科植物龙芽草 *Agrimonia pilosa* Ledeb. 的干燥地上部分。主产于浙江、江苏、湖北、湖南、江西等地。

【性 状】

仙鹤草全体被白色柔毛。茎下部圆柱形，红棕色，上部方柱形，四面略凹陷，绿褐色，有纵沟和棱线，有节；体轻，质硬，易折断，断面中空。单数羽状复叶互生，暗绿色，皱缩卷曲；质脆，易碎；叶片有大小 2 种，相间生于叶轴上，顶端小叶较大，完整小叶片展平后呈卵形或长椭圆形，先端尖，基部楔形，边缘有锯齿；托叶 2，抱茎，斜卵形。总状花序细长，花萼下部呈筒状，萼筒上部有钩刺，先端 5 裂，花瓣黄色。气微，味微苦。

以梗紫红色、枝嫩、叶完整者为佳。

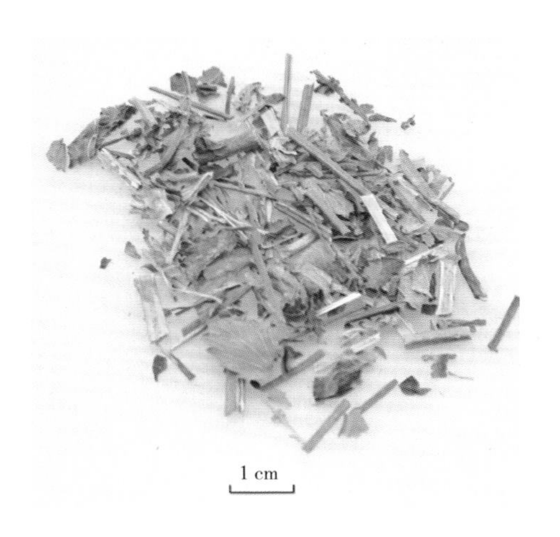

图 268-1 色青绿，质优

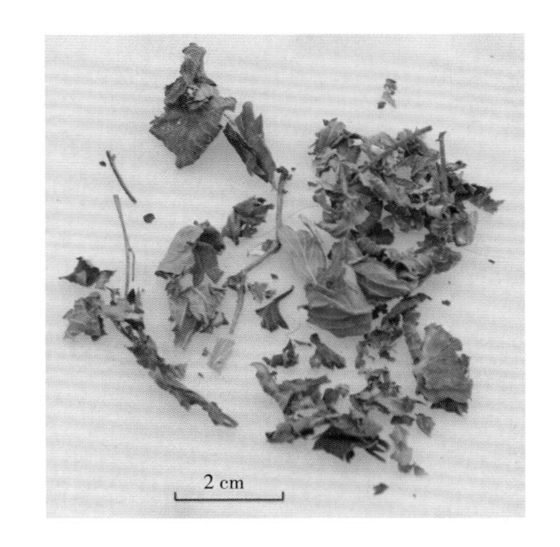

图 268-2 枯黄，质次

【采收加工】

夏、秋二季茎叶茂盛时采割，除去杂质，切段晒干或直接晒干。药材水分不得超过 12%。

表 268-1 不同采收时期仙鹤草总黄酮的含量测定①（%）

采收时期	总黄酮含量
4 月	9.18
5 月	5.40
6 月	10.77
7 月	12.38
8 月	7.63
9 月	8.68
10 月	9.07

仙鹤草在 7 月时总黄酮含量达到最高。

【贮　　藏】

仙鹤草常规贮存，有效成分易流失，贮藏时间不宜超过 1 年。

建议在 25℃以下，单包装密封，大垛密闭库藏。此贮藏条件下，药材质量保存较好，药效不易降低。

【主要成分】

主含仙鹤草素、仙鹤草内酯、鞣质、甾醇、有机酸、酚性成分、皂苷等。

【性味归经】

苦、涩，平。归心、肝经。

【功能主治】

收敛止血，截疟，止痢，解毒，补虚。用于咯血，吐血，崩漏下血，疟疾，血痢，痈肿疮毒，阴痒带下，脱力劳伤。

【用法用量】

6~12 g。外用适量。

【编 者 按】

1. 现代药理研究表明其具有杀虫、止血、止汗、镇咳、抗肿瘤的作用。

2. 仙鹤草 60 g，怀牛膝 15 g，生地、熟地各 8 g，泽泻 6 g，水煎服，治椎间盘突出。

3. 海螵蛸、仙鹤草各 10 g，水煎服，治肺结核咯血。

豨莶草

【来　　源】

豨莶草是菊科植物豨莶 *Siegesbeckia orientalis* L.、腺梗豨莶 *Siegesbeckia pubescens* Makino 或毛梗豨莶 *Sigesbeckia glabrescens* Makino 的干燥地上部分。全国各地多有分布。

【性　　状】

豨莶草茎略呈方柱形。表面呈灰绿色、黄棕色或紫棕色，有细顺纹和纵沟，披灰色柔毛，节明显，略膨大。质脆，易折断，断面黄白色或带绿色，髓部宽，类白色，中空。叶对生，叶片灰绿

①余昕，朱烨，李春红，等．泸州仙鹤草不同采收期总黄酮含量的测定 [J]. 泸州医学院学报，2012，35（1）：41–44.

色，多卷曲、皱缩，展平后呈卵圆形，边缘有钝锯齿，两面都有白色柔毛，主脉 3 出。有的可见总苞片匙形的黄色头状花序。气微，味微苦。以枝嫩、叶多、色深绿者为佳。

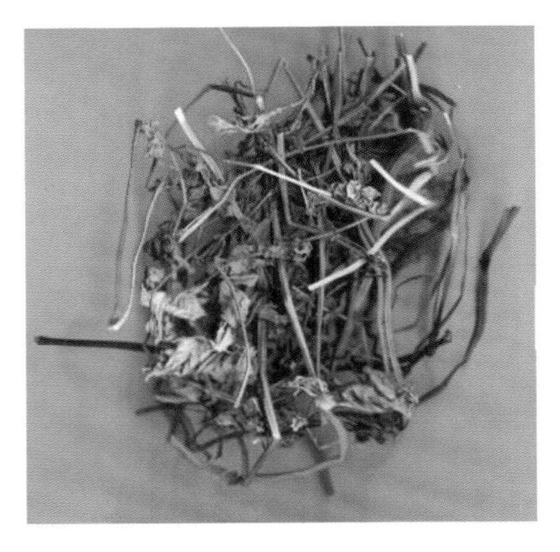

图 269-1　嫩茎叶、色绿，质好

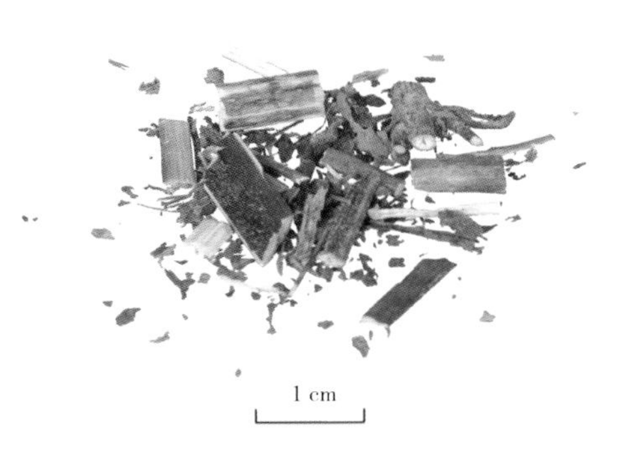

图 269-2　茎粗、枯黄，质次

【采收加工】

夏、秋二季花开前或花期采收。选晴天，收割地上部分，除去杂质，干燥。

建议豨莶草趁鲜切段，摊薄、快速晒干。药材水分不得超过 15%。

表 269-1　豨莶草粗茎、嫩茎叶中奇壬醇含量测定[①]

样品	奇壬醇（%）
粗茎	0.15
嫩茎叶	1.06

豨莶草嫩茎叶中奇任醇含量显著高于粗茎，抗风湿效果较粗茎明显。

表 269-2　豨莶草不同干燥方法所需时间，有效成分含量测定[②]

干燥方法	干燥时间（小时）	奇壬醇（%）
阴干	12	0.72
晒干	8	0.66
鼓风烘干	5	0.69
常压烘干	7	0.65
减压烘干	6	0.70

豨莶草阴干有效成分含量高。鼓风烘干所需时间较短，适宜大规模豨莶草药材加工。

【贮　　藏】

豨莶草常规贮存，色易变淡，有效成分极易流失，色泽暗淡者无药效。

建议在 20℃以下，单包装密封，大垛密闭库藏。贮藏期药材水分控制在 10%~14%。此条件下贮存，药材不易变质，药效好。

【主要成分】

主要化学成分为奇壬醇、豨莶苷、豨莶精醇等。

药典标准：含奇壬醇不得少于 0.050%。

①刘丹阳，胡慧华．豨莶草不同入药部位醇溶性浸出物及奇壬醇的含量测定 [J]. 中国药房，2008，19（24）：1876-1877.

②邵露．豨莶草炮制前后质量控制方法研究 [D]. 北京：北京中医药大学，2014.

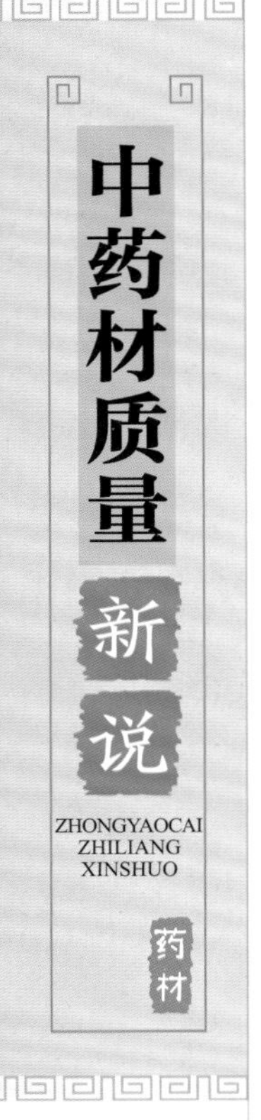

【性味归经】

辛、苦，寒。归肝、肾经。

【功能主治】

祛风湿，利关节，解毒。用于风湿痹痛，筋骨无力，腰膝酸软，四肢麻痹，半身不遂，风疹湿疮。

【用法用量】

9~12 g。

【编 者 按】

1. 豨莶草成品制剂豨莶丸、豨莶通栓丸、豨莶通栓胶囊，临床用于治疗风湿痹痛、关节疼痛、中风等病症。

2. 豨莶草、夏枯草、桑寄生各 15 g，菊花、龙胆草各 9 g，水煎服，治高血压病。

马齿苋

【来 源】

马齿苋为马齿苋科植物马齿苋 *Portulaca oleracea* L. 的干燥地上部分。主产于山东、河北、江苏、四川等地。广泛分布于我国温带和热带地区。

【性 状】

马齿苋多皱缩卷曲，常结成团。茎圆柱形，表面黄褐色，有明显纵沟纹。叶对生或互生，易破碎，完整叶片倒卵形，绿褐色，先端钝平或微缺，全缘。花小，3~5 朵生于枝端，花瓣 5，黄色。蒴果圆锥形，内含多数细小种子。气微，味微酸。

以株小、质嫩、整齐少碎、叶多、青绿色、无杂质者为佳。

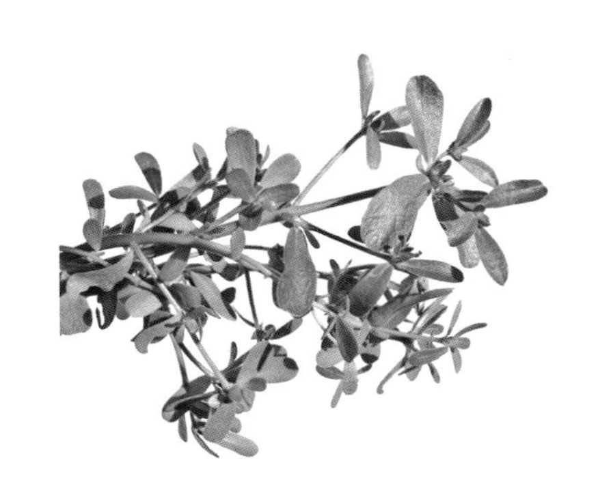

图 270-1 鲜马齿苋

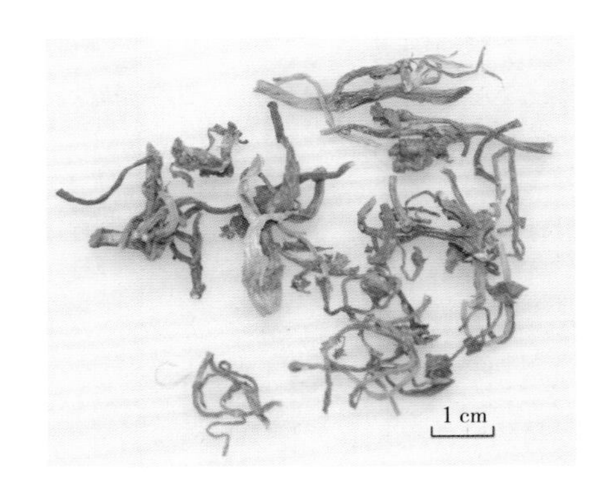

图 270-2 颜色淡，叶少，质次

【采收加工】

蕾前期采收，除去残根和杂质，洗净，略蒸或烫后晒干。建议趁鲜切段，摊薄、快速晒干或烘干。药材水分不得超过 12%。

表 270-1 不同生长期的马齿苋总黄酮含量[①]（%）

生长期	蕾前期	花蕾期	盛花期
总黄酮含量	5.04	4.48	4.86

①陈封政，吴三林 . 马齿苋不同生长期黄酮含量的动态变化 [J]. 乐山师范学院学报，2006，21（05）：54-55.

以总黄酮含量来看，蕾前期含量最高，可作为最适宜的采收时间。

表 270-2 不同加工方法马齿苋多糖、总黄酮含量[1]（%）

加工方法	多糖含量	总黄酮含量
晒干	4.89	0.46
蒸制	8.06	3.38
烫制	5.87	0.54

不同加工方法中，蒸后切段晒干多糖、总黄酮含量最高。

【贮　　藏】

马齿苋常规粗贮，易吸潮发霉，颜色易变淡，有效成分流失快，贮藏时间不宜超过 1 年。

建议在 20℃以下，单包密封，大垛密闭库藏。贮藏期药材水分控制在 10%~14%。在此贮藏条件下，不易变色，有效成分不易流失。

【主要成分】

马齿苋中含有黄酮类、多糖类、生物碱类、有机酸类等成分。

【性味归经】

酸，寒。归肝、大肠经。

【功能主治】

清热解毒，凉血止血，止痢。用于热毒血痢，痈肿疔疮，湿疹，丹毒，蛇虫咬伤，便血，痔血，崩漏下血。

【用法用量】

9~15 g。外用适量，捣敷患处。

【编 者 按】

马齿苋具有抗菌、抗病毒、降血糖、抗肿瘤、抗衰老、增强免疫、抗过敏等药理活性，临床上主要用于带状疱疹、银屑病、荨麻疹、扁平疣、白癜风、手足癣、泌尿系统感染、钩虫病、百日咳、糖尿病、病毒性肝炎等。

灯心草

【来　　源】

灯心草为灯心草科植物灯心草 *Juncus effusus* L. 的干燥茎髓。主产于江苏、四川、贵州、云南等地。

【性　　状】

灯心草呈细圆柱形，长达 90 cm，直径 0.1~0.3 cm。表面白色或淡黄白色，有细纵纹。体轻，质软，略有弹性，易拉断，断面白色。气微，味淡。

以色白、条长、粗细均匀、有弹性者为佳。

①扈本荃，申亚丽，张彦，等. 不同炮制方法马齿苋的质量分析 [J]. 化工科技，2015，23（2）：24-26.

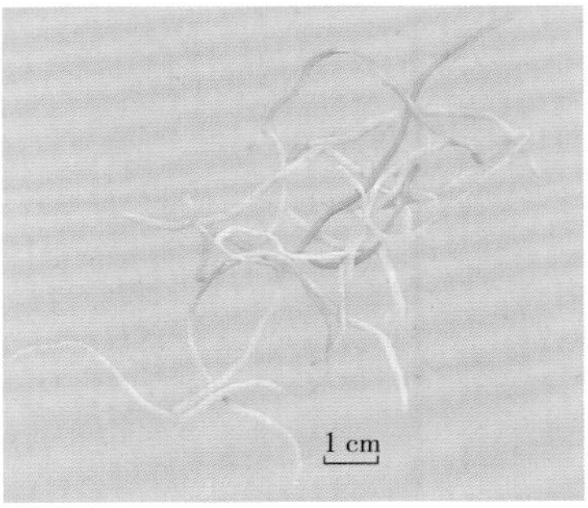

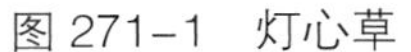

图 271-1　灯心草

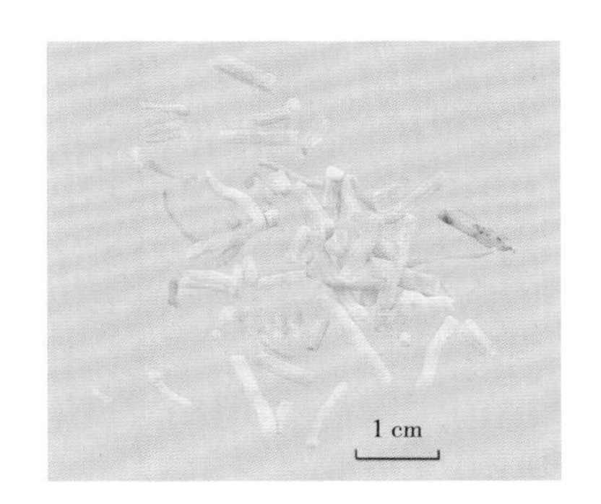

图 271-2　灯心草段

【采收加工】

灯心草在栽种当年秋季，茎尖开始枯黄时采收。用刀纵向划开皮部，将髓与皮分离，取出髓后捆扎成把晒干。药材水分不得超过 11%。

表 271-1　不同采收时期灯心草皮部和髓部去氢厄弗酚（DHE）含量①（%）

日期	骨髓部	皮部
5 月 23 日	0.509	0.274
6 月 7 日	0.881	0.186
6 月 22 日	1.770	0.334
7 月 22 日	2.429	0.181
7 月 22 日	3.570	0.287
9 月 20 日	1.870	0.365
10 月 5 日	2.890	0.588

灯心草去氢厄弗酚含量在 7 月 22 日时达到最高。髓部菲类物质含量远高于皮部。

【贮　　藏】

灯心草常规贮存，有效成分易流失，贮藏时间不宜超过 1 年。

建议在 25℃以下，单包装密封，大垛密闭库藏；注意不要重压。此贮藏条件下，药材质量保存较好，药效不易降低。

【主要成分】

主含多种菲类衍生物，如灯心草二酚、去氢灯心草二酚、去氢灯心草醛等；尚含纤维、脂肪油、蛋白质及多聚糖等。

药典标准：醇浸出物不得少于 5.0%。

【性味归经】

甘、淡，微寒。归心、肺、小肠经。

【功能主治】

清心火，利小便。用于心烦失眠，尿少涩痛，口舌生疮。

【用法用量】

1~3 g。

【编 者 按】

1. 灯心草全草中，皮部质量为髓部的 5~6 倍，故灯心草皮部含氢厄弗酚总量和髓部相当。可利

①郭珍玉，李贵云，孙雪，等. 不同生长期灯心草皮部和髓部中去氢厄弗酚含量比较. [J]. 中国实验方剂学杂志，2014，20（7）：104-106.

用灯心草皮部提取去氢厄弗酚等菲类药效成分。

2. 鲜灯心草二两，鲜车前二两，薏苡仁一两，海金沙一两，水煎服，治膀胱炎、尿道炎、肾炎水肿。

铁皮石斛

【来　　源】

铁皮石斛为兰科植物铁皮石斛 *Dendrobium officinale* Kimum et Migo 的干燥茎。主产于安徽、云南、江苏、浙江等地。

【性　　状】

铁皮枫斗：呈螺旋形或弹簧状，通常为 2~6 个旋纹。表面黄绿色或略带金黄色，具细纵皱纹，节明显，节间有时可见残留的灰白色叶鞘；一端可见茎基部留下的短须根。质坚实，易折断，断面平坦，灰白色至灰绿色，略角质状。气微，味淡，嚼之有黏性。

铁皮石斛：呈圆柱形，长短段。

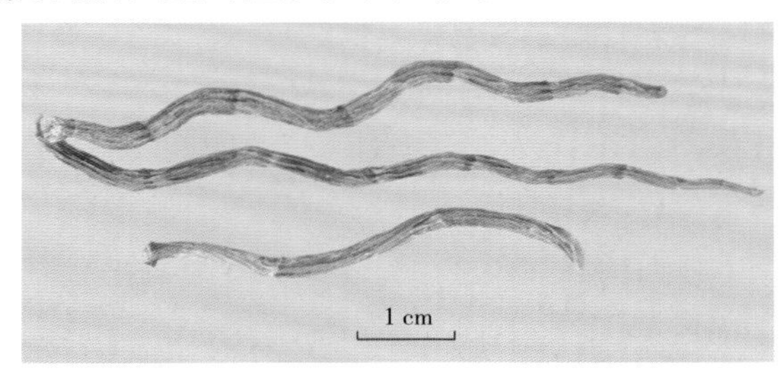

图 272-1　铁皮石斛

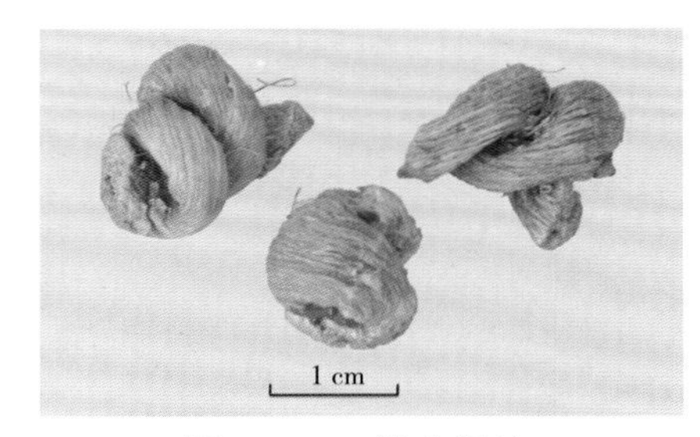

图 272-2　铁皮枫斗

【采收加工】

生长 1.5~2 年，1~3 月开花前采收。割取新鲜铁皮石斛茎，去掉叶片及泥沙，80℃烘干，边烘边搓至足干；或边加热边扭成螺旋形或弹簧状，即为“枫斗”；或切成 2~3 cm 小段，80℃烘干，取出，放凉。药材水分不得超过 12.0%。

表 272-1　铁皮石斛不同部位多糖含量（%）

部位	茎上部	茎中部	茎下部	叶	根
多糖含量	31.83	36.87	27.16	16.55	11.78

铁皮石斛茎中部多糖和甘露糖含量为全株最高，其次是茎上部和茎下部，叶和根中含量较低。

表 272-2　不同加工方法铁皮石斛多糖的含量（%）

加工温度	烘干	烫后烘干	边烘边搓	烫后边烘边搓
100℃	30.93	29.68	32.70	29.24
80℃	27.55	28.86	32.58	31.86
60℃	26.59	28.28	30.64	27.10
室温	29.81	30.47	—	—

石斛高温边搓边烘，多糖保持较好。

①林燕飞. 铁皮石斛药材的质量标准及最佳采收期的研究 [D]. 杭州：浙江大学，2009.

②李聪，宁丽丹，斯金平，等. 铁皮石斛采收后加工及提取方法对多糖的影响 [J]. 中国中药杂志，2013，38（4）：524-527.

【贮　　藏】

铁皮石斛常规贮存，易受潮，有效成分易流失。贮藏时间不宜超过 2 年。

建议单包装密封，冷藏。此贮藏条件下，不易变质，药效保持较好。

【主要成分】

甘露糖、多糖、木脂素类、酚酸类等。

药典标准：醇浸出物不得少于 6.5%；含铁皮石斛多糖以无水葡萄糖计，不得少于 25.0%，含甘露糖应为 13.0%~38.0%。

【性味归经】

甘，微寒。归胃、肾经。

【功能主治】

益胃生津，滋阴清热。用于热病津伤，口干烦渴，胃阴不足，食少干呕，病后虚热不退，阴虚火旺，骨蒸劳热，目暗不明，筋骨痿软。

【用法用量】

6~12 g。

【编 者 按】

1. 入药前将铁皮石斛切短段、压扁，便于有效成分煎出。

2. 铁皮石斛具有增强免疫、抗疲劳、抗氧化、促消化、促进唾液分泌、降血糖、降血压、抗肝损伤等药理作用。

石　斛

【来　　源】

石斛为兰科植物金钗石斛 *Dendrobium nobile* Lindl.、鼓槌石斛 *Dctidrobium chrysotoxum* Lindl 或流苏石斛 *Dendrobium fimbriatum* Hook. 的栽培品及其同属植物近似种的新鲜或干燥茎。主产于贵州、云南、广西、安徽等地。

【性　　状】

鲜石斛：呈圆柱形或扁圆柱形，表面黄绿色，光滑或有纵纹，节明显，色较深，节上有膜质叶鞘。肉质多汁，易折断。气微，味微苦而回甜，嚼之有黏性。

金钗石斛：呈扁圆柱形，表面金黄色或黄中带绿色，有深纵沟。质硬而脆，断面较平坦而疏松。气微，味苦。以身长、色金黄、质致密、有光泽者为佳。

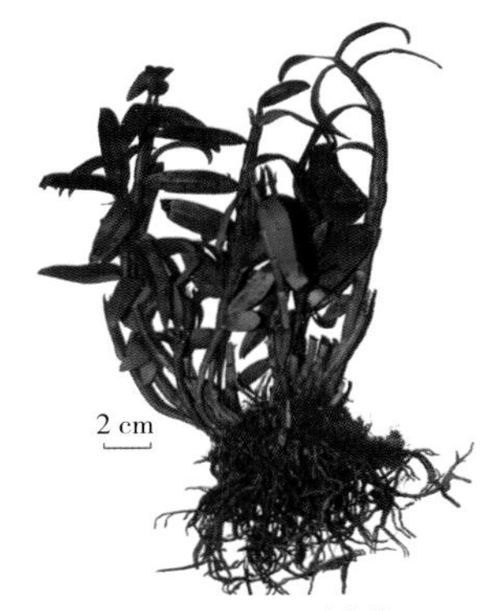

图 273-1　鲜石斛苗

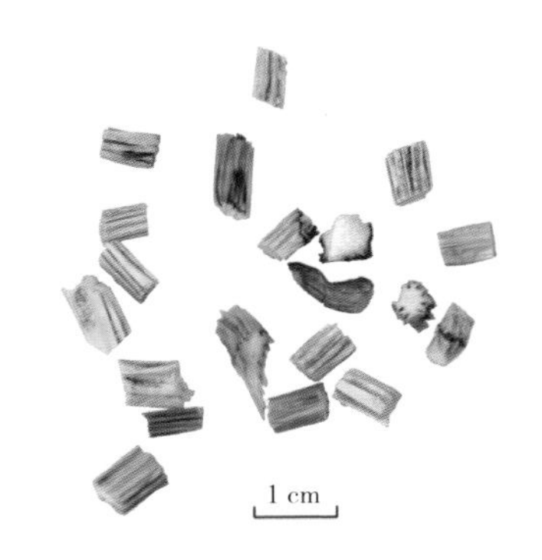

图 273-2　石斛饮片（黄草石斛）

鼓槌石斛：呈粗纺锤形，中部直径 1~3 cm，具 3~7 节。表面光滑，金黄色，有明显凸起的棱。质轻而松脆，断面海绵状。气微，味淡，嚼之有黏性。

流苏石斛等：呈长圆柱形，节明显，节间长 2~6 cm。表面黄色至暗黄色，有深纵槽。质疏松，断面平坦或呈纤维状。味淡而微苦，嚼之有黏性。

鲜石斛以青绿色或黄绿色、肥满多汁、嚼之发黏者为佳。干石斛均以身长、色金黄、质致密、有光泽者为佳。

【采收加工】

第 3~4 年采收，全年可采，多在秋季采收。割取的新鲜石斛茎，除去杂质，鲜用；或用开水略烫或烘软，再边搓边烘晒，至叶鞘搓净，干燥。建议高温杀青后趁鲜切短段，烘干。药材水分不得超过 12.0%。

注：石斛表皮致密，茎内部水分难以蒸发，含水量减少时皱缩严重，水分更难逸出。切短段利于水分蒸发，缩短干燥时间。

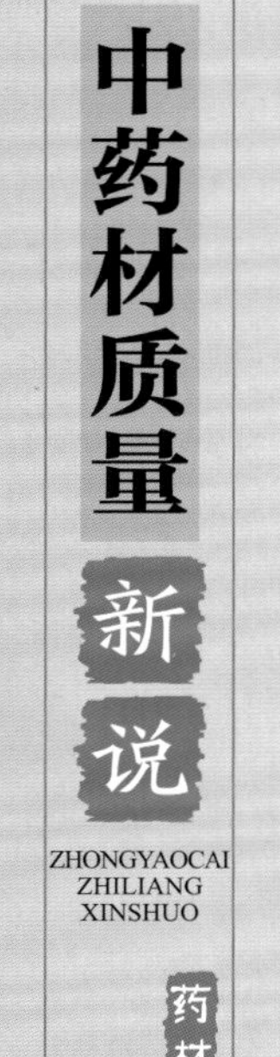

表 273-1　不同采收时间石斛中有效成分含量[①]（%）

采收时间	多糖	总生物碱	折干率
1 月	5.88	0.29	11.98
3 月	4.73	0.33	11.01
5 月	5.18	0.24	11.02
7 月	6.77	0.21	10.93
8 月	9.46	0.21	12.55
9 月	9.84	0.38	12.89
10 月	13.20	0.32	13.42
11 月	11.00	0.37	14.18

贵州赤水产金钗石斛在 10~11 月采收，其生物碱、石斛碱含量和产量均较高。

表 273-2　金钗石斛不同部位有效成分含量[②]（%）

	叶	茎上	茎中	茎下	根
总生物碱	0.502 3	0.491 5	0.466 7	0.432 1	0.441 5
石斛碱	未测	0.19	0.10	0.06	未测

金钗石斛中总生物碱和石斛碱含量呈现“茎上>茎中>茎下”的分布状态，根和叶中也有一定量总生物碱，可以进一步开发利用。

【贮　　藏】

石斛常规贮存，易受潮，有效成分流失快。贮藏时间不宜超过 2 年。

建议石斛单包装密封，冷藏。此贮藏条件下，不易变质，药效保持较好。

【主要成分】

含石斛碱、毛兰素、多糖等。

药典标准：金钗石斛含石斛碱不得少于 0.40%；鼓槌石斛含毛兰素不得少于 0.030%。

【性味归经】

甘，微寒。归胃、肾经。

①刘宁 . 金钗石斛质量控制方法研究 [D]. 北京：北京中医药大学，2009.

②陈蕤，崔盛，陶宗娅 . 三种川产石斛有效成分的测定及其分布规律研究 [J]. 西南农业学报，2010，23（3）：986-988.

【功能主治】

益胃生津，滋阴清热。用于热病津伤，口干烦渴，胃阴不足，食少干呕，病后虚热不退，阴虚火旺，骨蒸劳热，目暗不明，筋骨痿软。

【用法用量】

6~12 g；鲜品 15~30 g。

【编 者 按】

1. 现代研究表明，石斛具有调节机体免疫力、抗衰老、降血糖、抗氧化等活性。

2. 石斛 10 g，北沙参 15 g，玄参 10 g，生地黄 15 g，百合 15 g，藕节 15 g，水煎服，治肺燥咳嗽。

锁 阳

【来　　源】

锁阳是锁阳科植物锁阳 *Cynomorium songaricum* Rupr. 的干燥肉质茎。主产于新疆、甘肃、青海、内蒙古等地。

【性　　状】

锁阳呈扁圆柱形，微弯曲。表面棕色或棕褐色，粗糙，有明显纵沟和不规则凹陷，有的残存三角形的黑棕色鳞片。体重，质硬，难折断，断面浅棕色或棕褐色，有黄色三角状维管束。气微，味甘而涩。

以个肥大、色红、坚实，断面粉性、不显筋脉者为佳。

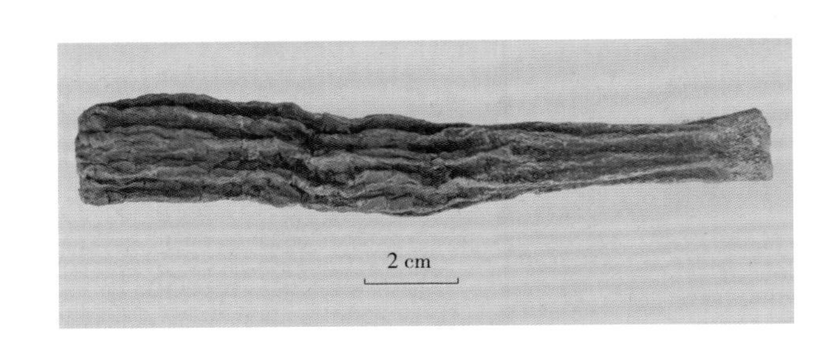

图 274-1　锁阳

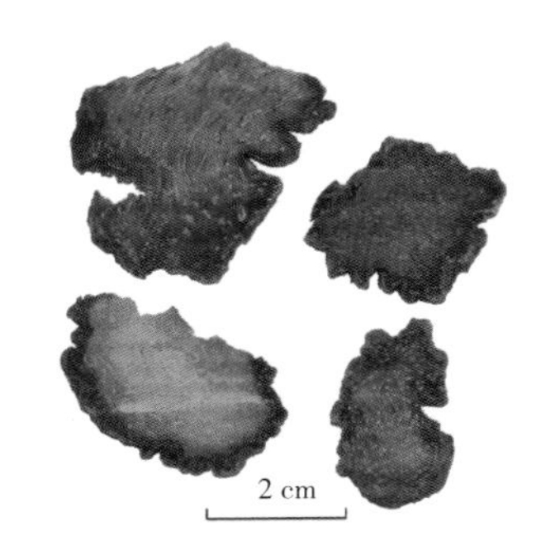

图 274-2　锁阳片

【采收加工】

4 月中旬至 6 月中旬采收。选晴天，挖出锁阳，除去花序，运回晒干。或趁鲜切片或段，干燥。药材水分不得超过 12%。

表 274-1 不同生育期锁阳样品中儿茶素含量测定①（%）

出土前期	出土期	开花期	结实期
0.644	0.357	0.201	0.084

锁阳出土前期和出土期儿茶素含量高，与民间采收锁阳时期相吻合，建议这两个时期采收。

①常艳旭，苏格尔，王迎春 . 锁阳不同生育期儿茶素含量的动态研究 [J]. 药物分析杂志，2006，26（8）：1061-1064.

表 274-2 锁阳肉质茎不同部位儿茶素含量测定[1]（%）

部位	儿茶素含量
花序部	0.488
花序部	1.288
茎上段	1.539
茎中段	1.624
茎下段	1.155

锁阳花序部儿茶素含量低，茎中段儿茶素含量高，和药典规定锁阳入药除去花序相符。

【贮　　藏】

锁阳常规贮存，易虫蛀，有效成分流失快。贮存时间不宜超过 2 年。

建议 25℃以下，单包装密封，大垛用黑色塑料布遮盖、密闭库藏。此条件下贮存，药材不易变质，药效不易下降。

【主要成分】

主要化学成分为熊果酸、儿茶酸、鞣质、多糖等。

药典标准：醇浸出物不得少于 14.0%。

【性味归经】

甘，温。归肝、肾、大肠经。

【功能主治】

补肾阳，益精血，润肠通便。用于肾阳不足，精血亏虚，腰膝痿软，阳痿滑精，肠燥便秘。

【用法用量】

5~10 g。

【编 者 按】

1. 锁阳成方制剂锁阳固精丸，温肾固精，用于肾阳不足所致的腰膝酸软、头晕耳鸣、遗精早泄。

2. 锁阳 15 g，肉苁蓉 15 g，熟地黄 24 g，枸杞子 15 g，水煎服，治肾虚阳痿。

肉苁蓉

【来　　源】

肉苁蓉为列当科植物肉苁蓉 *Cistanche deserticola* Y. C. Ma 或管花肉苁蓉 *Cistanche tubulosa*（Schenk）Wight 的干燥带鳞叶的肉质茎。主产于内蒙古、新疆、甘肃等地。

【性　　状】

肉苁蓉：扁圆柱形，稍弯曲，表面棕褐色，密被覆瓦状排列的肉质鳞片。体重，质硬，微有柔性，不易折断，断面棕褐色，有淡棕色点状维管束，排列成波状环纹。气微，味甜、微苦。

管花肉苁蓉：类纺锤形、扁纺锤形或扁柱形，稍弯曲。表面棕褐色至黑褐色。断面颗粒状，灰褐色，散生点状维管束。

①马丽杰，陈贵林．锁阳肉质茎不同部位有效成分的含量差异研究 [J]. 时珍国医国药，2008，19（12）：2913-2914.

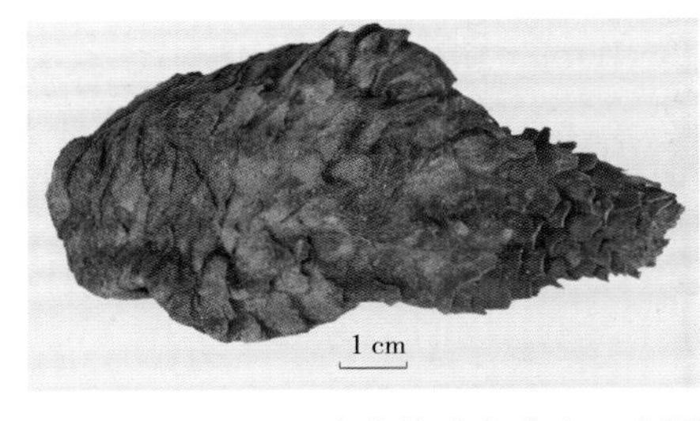

图 275-1　肉苁蓉（内蒙古，生晒）

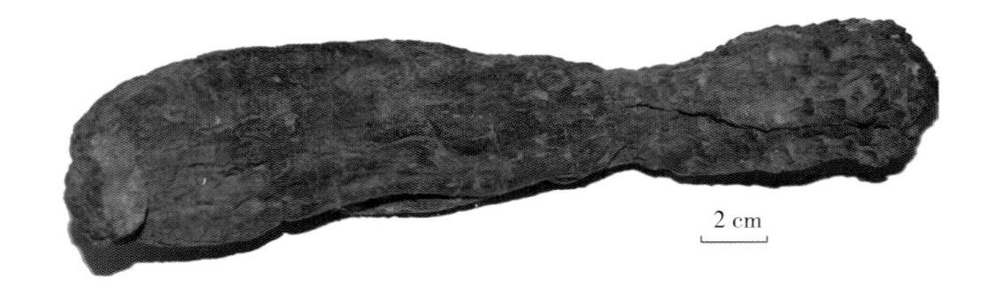

图 275-2　管花肉苁蓉（新疆，生晒）

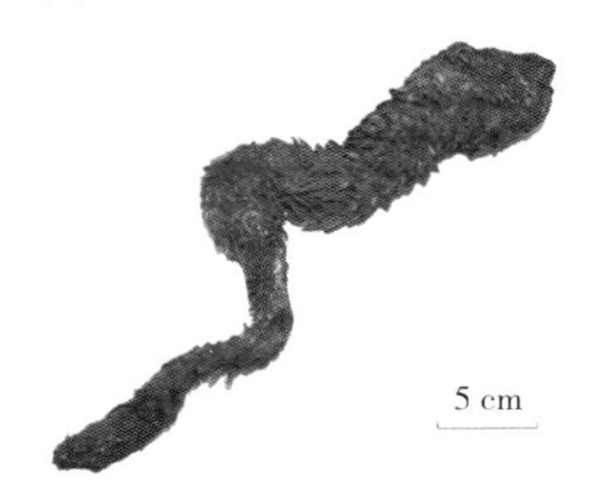

图 275-3　管花肉苁蓉（新疆，蒸）

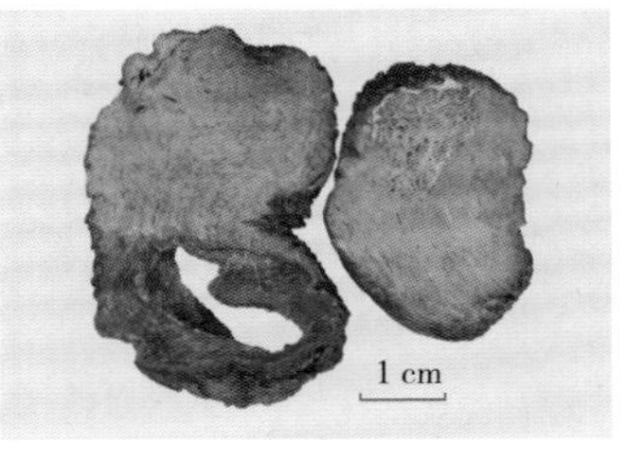

图 275-4　肉苁蓉片（生晒）

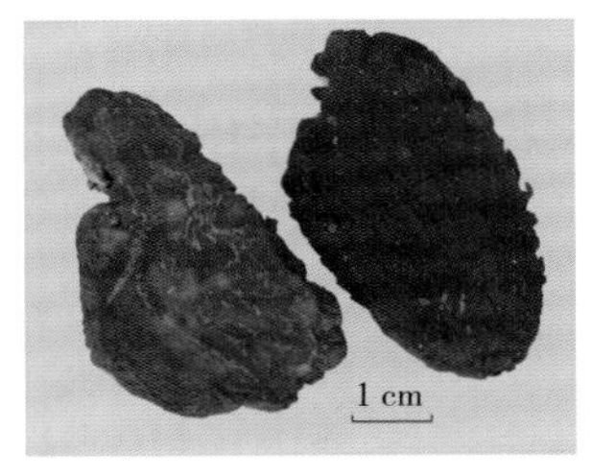

图 275-5 肉苁蓉片（蒸）

【采收加工】

3 年生以上肉苁蓉，春季花序未长出地面，或秋季冻土之前采挖，其有效成分苯乙醇苷含量较高。采挖出肉苁蓉肉质茎，除去茎尖及杂质，趁鲜切段，晒干。建议蒸制数分钟，晒干，药材水分不得超过 10.0%。

注：蒸制后晒干可以提高苯乙醇苷类成分和醇溶性浸出物含量，降低含水量，且药材质地柔软，颜色黑亮，并利于储藏。

表 275-1　不同生长年限肉苁蓉有效成分的含量①（mg/g）

	半年生	1 年生	2 年生	3 年生	多年生
松果菊苷	2.01	4.52	9.65	12.08	12.46
毛蕊花糖苷	4.63	8.80	13.75	19.24	19.32

生长 3 年及以上的肉苁蓉的有效成分含量显著高于 2 年生以下肉苁蓉，建议肉苁蓉的采收年限为 3 年及以上。

表 275-2　开花与未开花肉苁蓉中主要有效成分的含量①（mg/g）

	开花肉苁蓉	未开花肉苁蓉	花
松果菊苷	12.83	15.91	0.28
毛蕊花糖苷	5.95	17.54	3.22

肉苁蓉开花会耗损有效成分，春季采收应在花序未长出地面前。

表 275-3　肉苁蓉不同部位中有效成分的含量①（mg/g）

不同部位	上部	中部	下部
松果菊苷	4.82	9.31	12.26
毛蕊花糖苷	5.39	9.87	13.34

肉苁蓉不同部位松果菊苷和毛蕊花糖苷含量为下部＞中部＞上部。

表 275-4　不同直径肉苁蓉有效成分的含量①（mg/g）

不同直径	粗	中	细
松果菊苷	7.62	14.06	24.53
毛蕊花糖苷	5.53	9.98	20.74

①李彪．肉苁蓉有效成分含量的研究 [D]. 呼和浩特：内蒙古农业大学，2012.

相同生长周期的肉苁蓉，细的肉苁蓉松果菊苷和毛蕊花糖苷含量显著高于粗的。

表 275-5　油苁蓉与非油苁蓉主要有效成分的含量[1]（mg/g）

	松果菊苷	毛蕊花糖苷
油苁蓉	14.37	16.45
非油苁蓉	5.62	6.78

油苁蓉是肉苁蓉的变异种，有效成分含量高出一般荒漠肉苁蓉至少一倍以上。

【贮　　藏】

肉苁蓉常规贮存，易虫蛀，有效成分流失快。贮藏时间不宜超过 2 年。

建议在 20℃以下，单包装密封，大垛用黑色塑料布遮盖、密闭库藏。有条件的直接冷藏。此贮藏条件下，不易变质，药效保持较好。

【主要成分】

主要含苯乙醇苷类：松果菊苷、毛蕊花糖苷、肉苁蓉苷 A、异毛蕊花糖苷等，及环烯醚萜及其苷类、木脂素及其苷类、挥发油、氨基酸、糖类等。

药典标准：肉苁蓉醇浸出物不得少于 35.0%，含松果菊苷和毛蕊花糖苷总量不得少于 0.3%；管花肉苁蓉醇浸出物不得少于 25.0%，含松果菊苷和毛蕊花糖苷总量不得少于 1.5%。

【性味归经】

甘、咸，温。归肾、大肠经。

【功能主治】

补肾阳，益精血，润肠通便。用于肾阳不足，精血亏虚，阳痿不孕，腰膝酸软，筋骨无力，肠燥便秘。

【用法用量】

6~10 g。

【编 者 按】

1. 入煎剂前捣碎，压裂、粉碎提取，利于有效成分溶出。

2. 肉苁蓉既可以用于治疗男子阳虚、阳痿、女子不孕、腰膝酸软、老年痴呆症、帕金森病、肠燥便秘等病症，又可以作为功能食品用于提高免疫功能、抗疲劳、抗氧化、提高记忆力、防治老年痴呆、抗衰老等。冬天日服 1~2 g 有抗冷作用。

3. 肉苁蓉 15 g，熟地黄 15 g，山茱萸 10 g，桑葚 15 g，金樱子 15 g，菟丝子 15 g，水煎服，治肾虚阳痿。

赶黄草

【来　　源】

赶黄草为虎耳草科植物扯根菜 *Penthorum chinense* Pursh 的干燥地上部分。主产于四川古蔺县、泸县，全国大部分地区均有分布。

①彭芳，徐荣，等．蒸制和切片对产地加工肉苁蓉药材主要化学成分含量影响 [J]. 现代中药研究与实践，2016，30（4）：8-11.

【性　状】

赶黄草茎呈圆形，表面绿色或黄红色。较光滑，叶痕两侧有两条微隆起向下延伸的纵向褐色条纹，易折断。断面纤维性，黄色。中空，单叶互生。常卷曲易碎。完整叶片展开后呈披针形，两面无毛，上表面黄红或暗绿色，下表面红黄色或灰绿色。蒴果黄红色，种子细小。气微，味微苦。

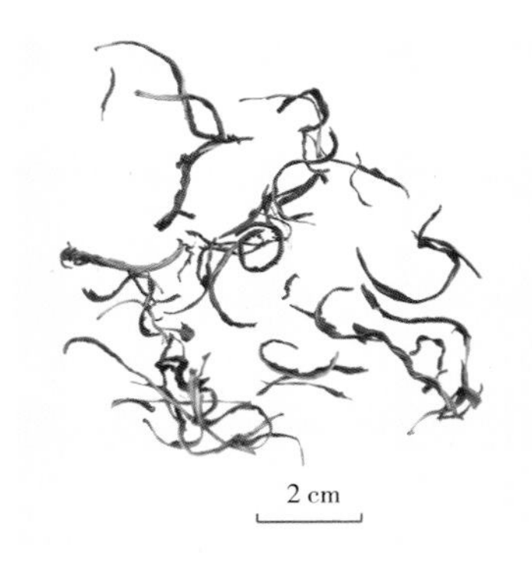

图 276-1　叶（炒）

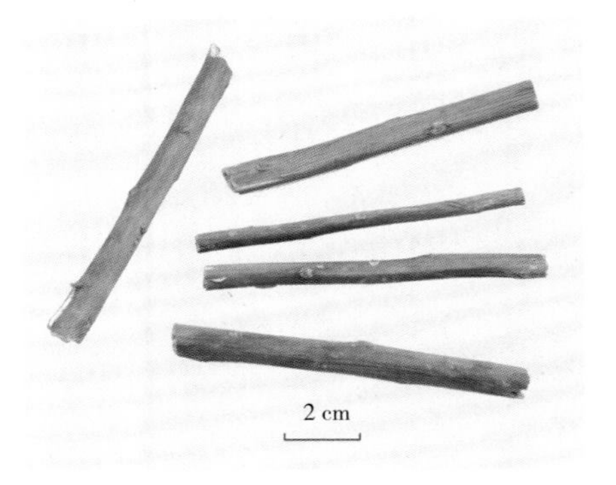

图 276-2　茎（青黄，质优）

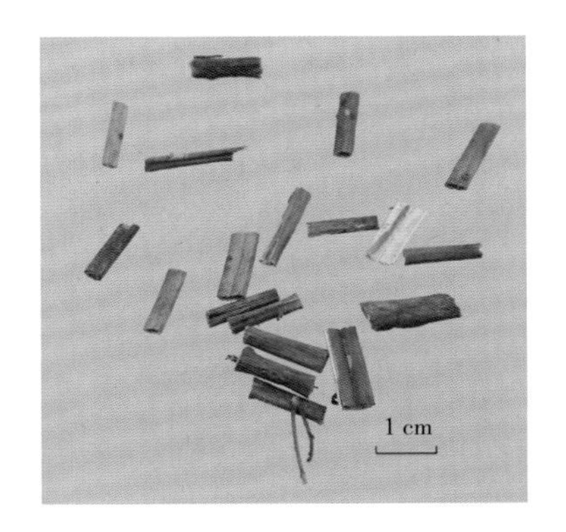

图 276-3　茎（枯朽，质次）

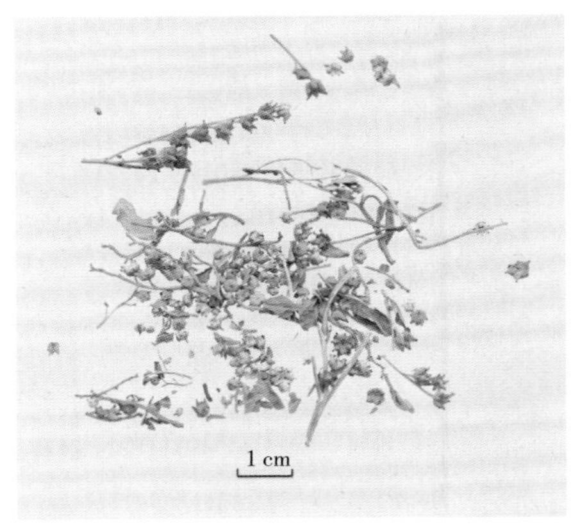

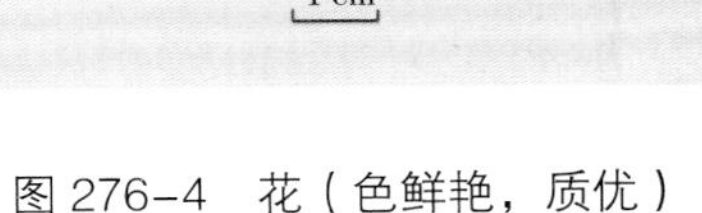
图 276-4　花（色鲜艳，质优）

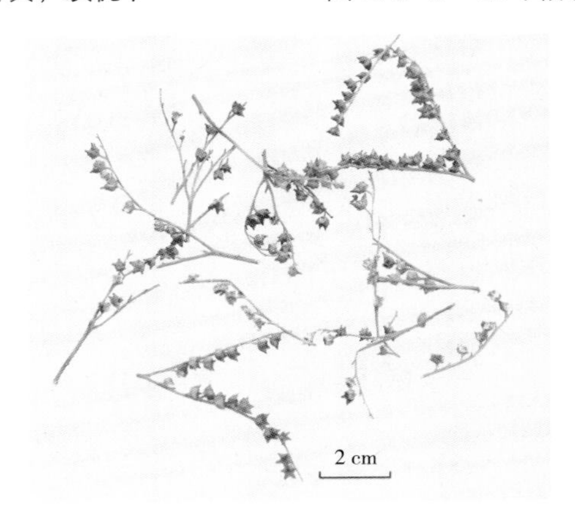

图 276-5　花（色淡，质次）

【采收加工】

夏、秋季茎叶茂盛至开花时候均可收割，建议茎、叶、花分开，趁鲜切段，摊薄快速晒干或烘干。药材水分不得超过 13%。

表 276-1　不同生育期赶黄草含量比较[①]（%）

生育期	叶片比重	总黄酮含量	槲皮素含量
苗期	58	4.3	0.58
分枝期	67	4.5	0.49
分枝生长期	54	4.3	0.47
现蕾期	50	3.9	0.41
花期	41	3.6	0.39
果期	33	3.6	0.37

赶黄草中总黄酮和槲皮素含量随着植株的生长呈下降趋势，且总黄酮含量与叶片比重呈正相关，以分枝期叶片比重和总黄酮含量最高。

①孙佩，童文，杨晓，等 . 赶黄草不同生育时期植株重量及有效成分含量变化研究 [J]. 西南农业学报，2013，26（06）：2666-2668.

表 276-2　赶黄草花期各部位槲皮素含量比较[①]（%）

部位	槲皮素含量
茎生叶	0.50
分枝叶	0.75
枝	0.06
茎	0.04
花	0.34

赶黄草花期分枝叶中槲皮素含量最高，茎生叶次之，花中相对较高，以茎和枝中含量最低。

综上所述，赶黄草适宜在茎叶茂盛时期至花期进行采收，以叶多、花多、茎枝少者质优。

【贮　　藏】

在常规储存条件下，赶黄草颜色易变黄或褪色，有效成分流失快。贮藏时间不宜超过 1 年。

建议在 20℃以下，单包装密封，大垛密闭库藏。在此贮藏条件下，色泽保持鲜艳，药材质量保持较好。

【主要成分】

含黄酮类、萜类、有机酸类、脂类、甾体类、皂苷类等。

四川省中药材标准：水浸出物不得少于 14.0%；含槲皮素不得少于 0.10%。

【性味归经】

甘，平。归肝经。

【功能主治】

除湿利水，祛瘀止痛。主治黄疸、水肿、经闭、跌打损伤。

【用法用量】

15~30 g。外用适量，煎水洗或捣烂敷患处。

【编 者 按】

1. 赶黄草具有保肝、利胆、抗病毒、抗氧化、防突变等药理活性，主要用于解酒，急慢性肝炎、病毒性肝炎、药物性肝损伤、肝纤维化等肝脏疾病。

2. 赶黄草茶现作为解酒、护肝类保健品上市流通。

①孙佩，童文，杨晓，等．赶黄草不同生育时期植株重量及有效成分含量变化研究 [J]. 西南农业学报，2013，26（06）：2666-2668.

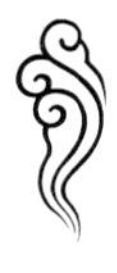

第六部分

花类

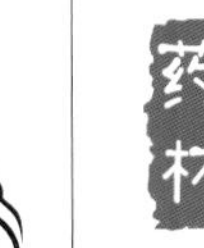

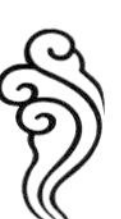

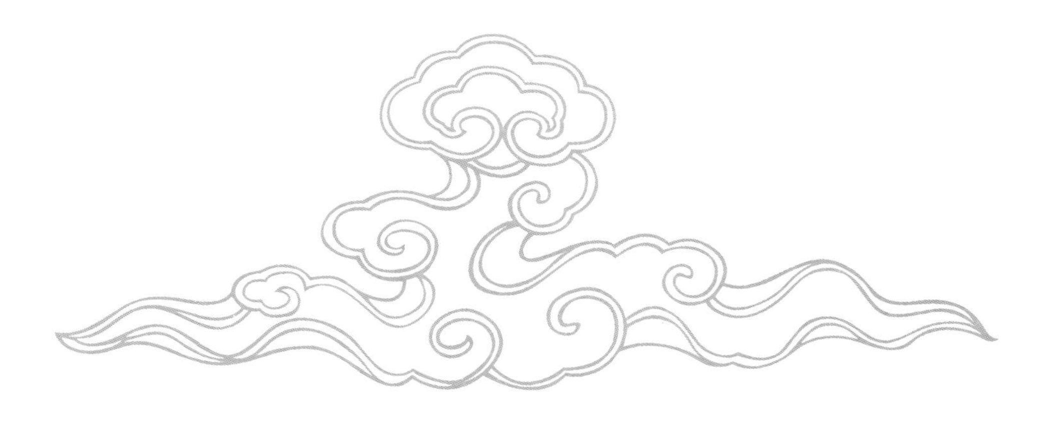

金银花

【来　　源】

金银花为忍冬科植物忍冬 *Lonicera japonica* Thunb. 的干燥花蕾或带初开的花。主产于山东平邑、河南封丘、河北巨鹿等地。

【性　　状】

金银花呈棒状，上粗下细，略弯曲，表面黄白色或绿白色（贮久色渐深），密被短柔毛。偶见叶状苞片。花萼绿色，先端5裂，裂片有毛，长约2 mm。开放者花冠筒状，先端二唇形；雄蕊5，附于筒壁，黄色；雌蕊1，子房无毛。气清香，味淡、微苦。

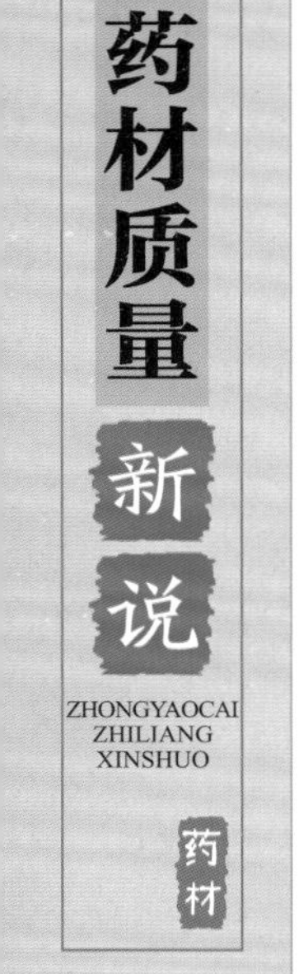

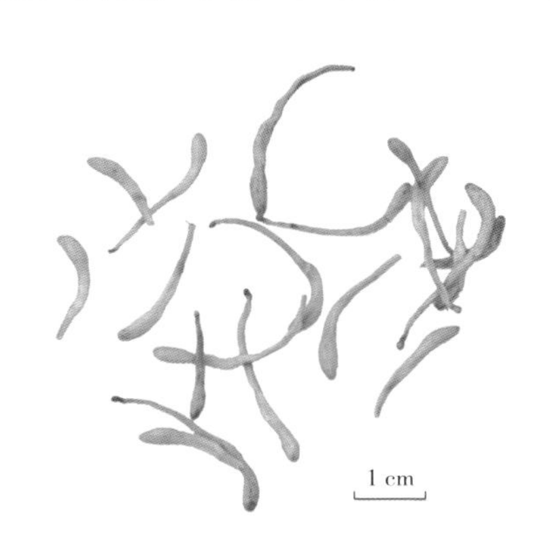

图 277–1　呈绿白色、有顶手感，含量高；质好

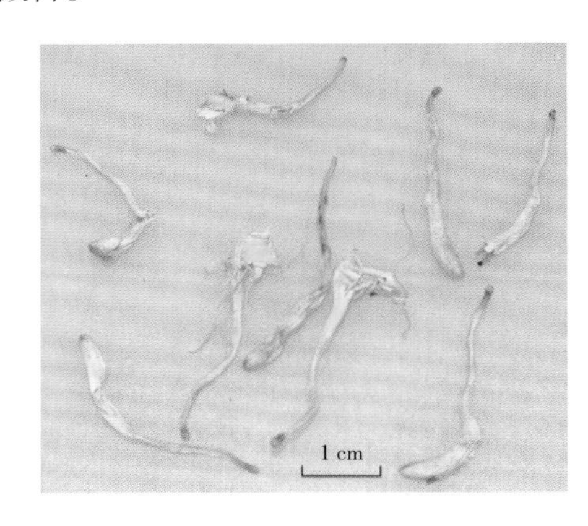

图 277–2　黄白色、花开放，含量低；质次

【采收加工】

5月下旬至10月中旬，花含苞待放时采收，以三青期（花蕾长3.0~4.5 cm，上部膨大略带乳白色，微向内弯曲，下部青绿，含苞待放前）采收最佳。采收时间在上午12点之前，有露水时和雨天不宜采。当日及时晒干、烘干或杀青烘干。药材水分不得超过10%。

注：上午采的花青白色，质重，干燥容易，香气浓郁，质量好；中午以后和阴天采的花质量较差。

表 277–1　金银花不同采收时期绿原酸含量比较[①]（%）

采收期	三青期	二白期	大白期	银花期	金花期
绿原酸含量	6.30	5.25	4.65	3.05	3.41

三青期采收绿原酸含量最高。

【贮　　藏】

金银花常规贮存，香气易散失，色易变淡、易虫蛀，有效成分易流失，贮藏时间不宜超过1年。

建议在20℃以下，单包装密封，大垛用黑色塑料布遮盖、密闭库藏，或冷藏。此贮藏条件下，药材质量保存较好，药效不易降低。

【主要成分】

金银花含有挥发油、绿原酸、木樨草素、肌醇、黄酮类、皂苷、鞣质等。

药典标准：含绿原酸不得少于1.5%，含木樨草苷不得少0.050%。

①林登峰，孙晓妮 . 不同采收期对金银花绿原酸含量的影响 [J]. 现代农业科技，2017（11）：241–241.

【功能主治】

清热解毒，凉散风热。用于痈肿疔疮，喉痹，丹毒，热血毒痢，风热感冒，温病发热。

【性味归经】

甘，寒。归肺、心、胃经。

【用法用量】

6~15 g。

【编 者 按】

1. 重金属及有害元素不得超过限量。
2. 农村医生用金银花枝叶治疗阑尾炎、感冒等疗效好。
3. 金银花、野菊花、海金沙、马兰、甘草各9 g，大青叶30 g，水煎服，治喉肿，痈肿疔疮。

山银花

【来 源】

山银花为忍冬科植物灰毡毛忍冬 *Lonicera macranthoides* Hand.-Mazz.、红腺忍冬 *Lonicera hypoglauca* Miq.、华南忍冬 *Lonicera confusa* DC. 或黄褐毛忍冬 *Lonicera fulvotomentosa* Hsu et S.C.Cheng 的干燥花蕾或带初开的花。主产于广东、广西、山东、河南、河北、四川等地。

【性 状】

灰毡毛忍冬：呈棒状而稍弯曲，长3~4.5 cm，上部直径约2 mm，下部直径约1 mm。表面黄色或黄绿色。总花梗集结成簇，开放者花冠裂片不及全长之半。质稍硬，手捏之稍有弹性。气清香，味微苦甘。

红腺忍冬：长2.5~4.5 cm，直径0.8~2 mm。表面黄白至黄棕色，无毛或疏被毛，萼筒无毛，先端5裂，裂片长三角形，被毛，开放者花冠下唇反转，花柱无毛。

华南忍冬：长1.6~3.5 cm，直径0.5~2 mm。萼筒和花冠密被灰白色毛。

黄褐毛忍冬：长1~3.4 cm，直径1.5~2 mm。花冠表面淡黄棕色或黄棕色，密被黄色茸毛。

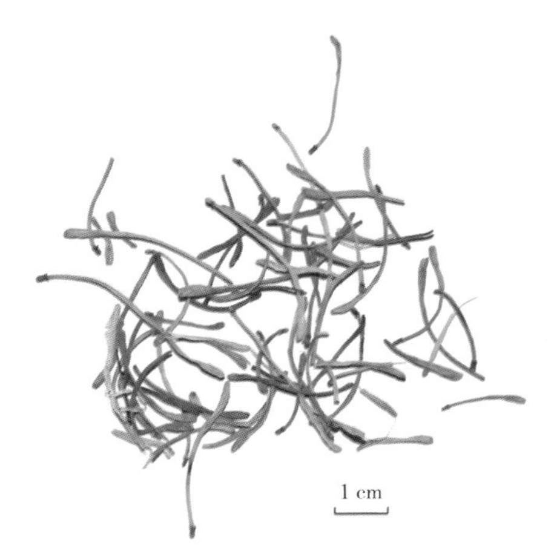

图 278-1　色绿、质好，有顶手感，质好

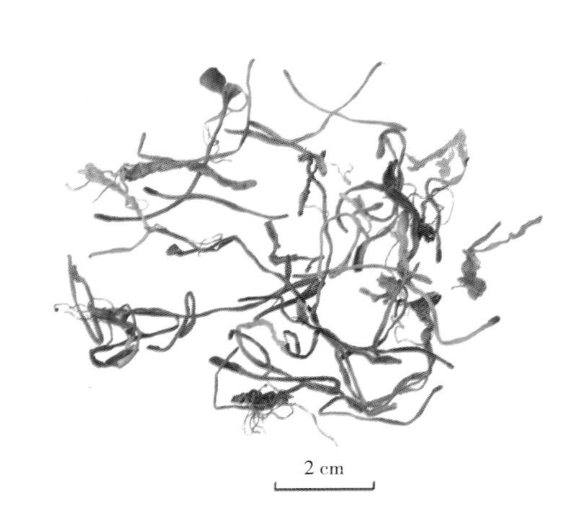

图 278-2　花开，色黯淡，质次

【采收加工】

夏季花开放前采收，选择早上采摘。以三青期（花蕾上部膨大略带乳白色、下部青绿时）采收最佳。采收后及时晒干或低温烘干。药材水分不超过15%。

表 278-1　不同采收期山银花绿原酸和两种皂苷的含量测定[1]（%）

采收期	绿原酸	灰毡毛忍冬皂苷乙和川续断皂苷乙的总量
三青期	6.93	7.04
大白、二白期	5.66	5.09
银花、金花	3.73	4.16

山银花在三青期时采收其绿原酸和两种皂苷含量最高，三青期之后绿原酸和两种皂苷含量都逐渐下降。

表 278-2　山银花不同部位绿原酸和木樨草苷的含量测定[2]（%）

部位	绿原酸	木樨草苷
枝	0.420	0.008
叶	2.508	0.294
花	3.882	0.051

山银花中枝、叶也含有绿原酸和木樨草苷，枝的含量较低，而叶的含量较高，且叶中木樨草苷的含量远大于花。

【贮　　藏】

山银花常规贮存，易受潮、虫蛀，香气易散失，有效成分易流失，贮藏时间不宜超过 1 年。

建议单包装密封，冷藏。此贮藏条件下，药材质量保存较好，药效不易降低。

【主要成分】

主含绿原酸、槲皮素、木樨草素、挥发油、皂苷等。

药典标准：含绿原酸不得少于 2.0%，含灰毡毛忍冬皂苷乙和川续断皂苷乙的总量不得少于 5.0%。

【性味归经】

甘，寒。归肺、心、胃经。

【功能主治】

清热解毒，疏散风热。用于痈肿疔疮，喉痹，丹毒，热毒血痢，风热感冒，温病发热。

【用法用量】

6~15 g。

【编 者 按】

1. 山银花与金银花功能主治相同，外观上也较难分辨，但价格差异巨大。两者主要化学成分不同：山银花中绿原酸含量高于金银花；金银花中木樨草苷含量较高，而山银花中几乎不含木樨草苷。故多以木樨草苷含量来区分金银花和山银花。

2. 山银花广泛应用于食品、饮料、保健品、化妆品和兽医药等方面。

3. 山银花、当归、黄芪（蜜炙）、甘草各 7.5 g，水煎服，治乳汁不通，结成痈肿，疼痛不可忍者。

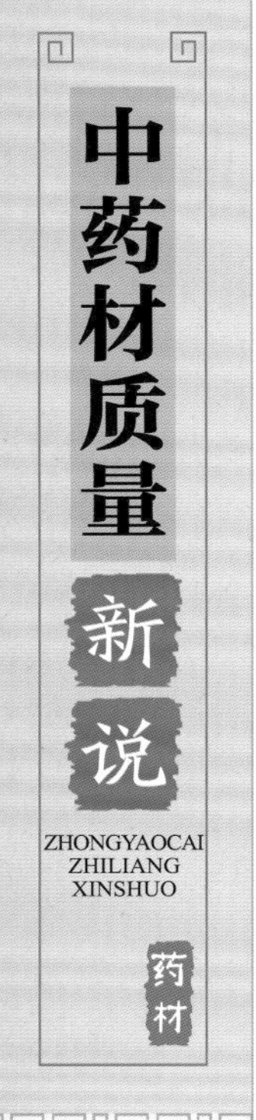

①谢谊，刘浩，杨瑛，等．湖南产不同种质、采收期、加工方法的山银花质量对比研究 [J]. 湖南中医药大学学报，2013，33（11）：36-39.

②吴飞燕，卿志星，曾建国．HPLC 测定灰毡毛忍冬不同部位中绿原酸和木犀草苷的含量 [J]. 中国现代中药，2014，16（8）：614-617.

红　花

【来　　源】

红花为菊科植物红花 *Carthamus tinctorius* L. 的干燥花。主产于新疆、云南，四川、河南、甘肃等地亦有栽培。

【性　　状】

红花为不带子房的管状花，表面红黄色或红色。花冠筒细长，先端 5 裂，裂片呈狭条形；雄蕊 5，花药聚合成筒状，黄白色；柱头长圆柱形，顶端微分叉。质柔软。气微香，味微苦。

以花片长、色鲜红、质柔软者为佳。

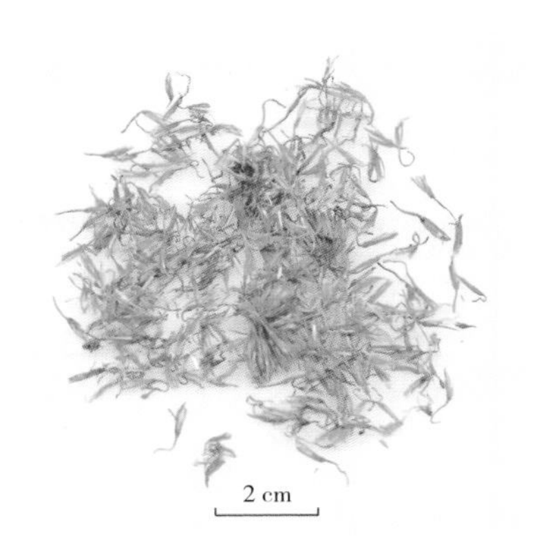

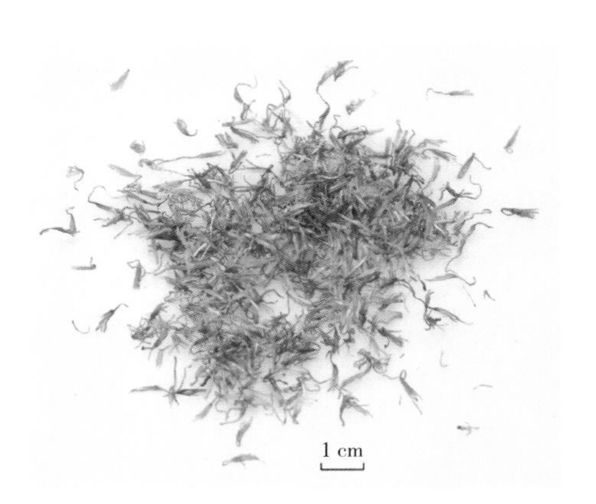

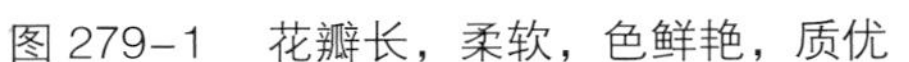
图 279-1　花瓣长，柔软，色鲜艳，质优　　图 279-2　花瓣短，脆硬，色暗淡，质次

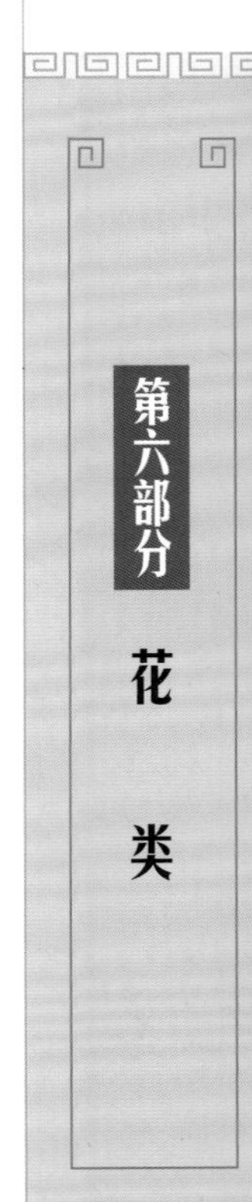

【采收加工】

新疆 7~10 月、云南 4~5 月，花由黄变红时采摘。每个花序可连续开放 2~3 次，每隔 2~3 天可采收一次，到不再开花为止。

选晴天上午 12 点之前采摘。下午不宜采摘红花。当日内快速晒干或阴干，干燥后立即密封保管。手握能成团，松手即全部散开，即为干燥完全。药材水分不得超过 13%。

注：红花以由黄变红时质量最佳。开花后遭雨会造成有效成分迅速流失，颜色变为暗红色，基本失去药效。

表 279-1　不同采收花期采收的红花有效成分含量测定[①]（%）

采收日期	总黄酮	山柰素	羟基红花黄色素 A
7.01	0.624	0.12	1.27
7.22	0.40	0.11	1.27
7.24	0.50	0.118	1.26
8.01	0.695	0.12	1.32

在红花整个采收期内，总黄酮、山柰素、羟基红花黄色素 A 含量均较稳定且符合药典标准，且越到采收后期，羟基红花黄色素 A 含量越高。

【贮　　藏】

红花常规贮存，易受潮变色，易虫蛀、质易变差，香气易散失，有效成分易流失，贮藏时间不

①康东健，谭勇，罗美，等. 不同生育期新疆红花品质分析研究 [J]. 时珍国医国药，2016，27（09）：2253-2255.

宜超过 1 年。

建议在 20℃以下，单包装密封，大垛密闭库藏；或冷藏。此贮藏条件下，药材质量保存较好，药效不易降低。

【主要成分】

含红花黄色素（A、B、C）、红花苷、新红花苷、红花醌苷等黄酮类及木脂素类、脂肪酸、多糖等。

药典标准：水浸出物不得少于 30%；含羟基红花黄色素 A 不得少于 1.0%，含山柰素不得少于 0.050%。

【功能主治】

活血通经，散瘀止痛。用于经闭，痛经，恶露不行，癥瘕痞块，胸痹心痛，瘀滞腹痛，胸胁刺痛，跌扑损伤，疮疡肿痛。

【性味归经】

辛，温。归心、肝经。

【用法用量】

3~10 g。

【编 者 按】

1. 孕妇慎用。

2. 红花极易掺入叶片、枝刺、苞片和萼片等非入药部位；及掺入西红柿皮、辣椒皮、细沙、红砖粉末等杂质冒充。

3. 红花具轻度兴奋心脏、降低冠脉阻力、增加冠脉流量，保护和改善心肌缺血、对抗心律失常、降低血压、抑制血小板聚集，提高耐缺氧能力，镇静、镇痛、抗炎、免疫抑制等药理活性；临床上已广泛用于肿瘤、糖尿病、白癜风等。

4. 由红花中提取制备的羟基红花黄色素 A 注射液为心血管临床常用中药注射液。

5. 红花 6 g，鸡血藤 24 g，水煎调酒服用，治痛经。

西红花

【来　　源】

西红花是鸢尾科植物番红花 *Crocus sativus* L. 的干燥柱头。主产于伊朗的马什哈德、印属克什米尔的斯利那加；中国的西红花主产于崇明岛，浙江省建德市亦有栽培。

【性　　状】

西红花呈线形，三分枝，暗红色，上部较宽而略扁平，顶端边缘显不整齐的齿状，内侧有一短裂隙，下端有时残留一小段黄色花柱。体轻，质松软，无油润光泽，干燥后质脆易断。气特异，微有刺激性，味微苦。

以柱头暗红色、花柱少、无杂质者为优。

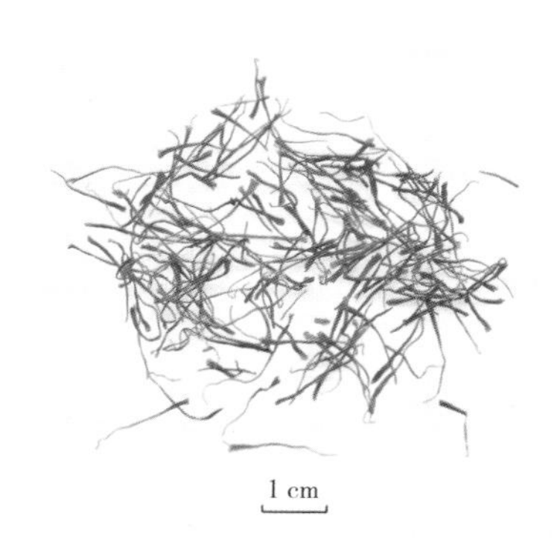

图 280-1　西红花

【采收加工】

每年 10 月底至 11 月中旬花期时采收，每朵花开放时间可持续两天，第一天花开得鲜艳，此时采收最佳，采晚了，花柱

容易沾染花粉。上午 9 点以前，花朵上的花柱刚露出头就采摘。摘下完整的花朵，轻轻地将花瓣剥开，取下三根红色的花柱，要求三根花柱不相连，不带黄根。

采下的西红花当天及时干燥，将花柱薄摊在白纸上，40~50℃低温烘干后，单包装密封放阴凉、避光处保管，防止回潮。干燥失重不得超过 12%。

【贮　　藏】

西红花常规贮存，花柱头容易受潮发生霉变，遇光易发生化学变化，香味极易散失，有效成分流失快，贮存时间不宜超过 1 年。

建议置深色玻璃瓶中，用蜡密封，冷藏。西红花有效成分基本无流失。

表 280-1　不同贮存年限的西红花质量分析[1]

贮存年限	西红花苷 - Ⅰ(%)	西红花苷 - Ⅱ(%)	总苷（%）	色泽
当年	16.34	5.09	21.43	正常
1 年	11.47	3.52	14.99	正常
2 年	10.98	3.00	13.98	正常
9 年	2.20	0.72	2.92	略有褪色
13 年	0	0	0	已完全褪色

未做特殊保存的西红花药材，随着保存年份的延长，气味变淡，色泽由暗红色变成浅红色直到红色完全散去。贮存 1 年，有效成分流失超过 30%。

【主要成分】

主要化学成分为西红花苷 - Ⅰ、西红花苷 - Ⅱ、西红花酸、西红花苦苷、西红花醛、挥发油等。

药典标准：醇浸出物不得少于 55.0%；含西红花苷 - Ⅰ和西红花苷 - Ⅱ的总量不得少于 10.0%。

【性味归经】

甘，平。归心、肝经。

【功能主治】

活血化瘀，凉血解毒，解郁安神。用于经闭癥瘕，产后瘀阻，温毒发斑，忧郁痞闷，惊悸发狂。

【用法用量】

1~3 g，煎服或沸水泡服。

【编 者 按】

1. 孕妇慎用。
2. 西红花临床用于治疗肝炎、高血脂、冠心病、心绞痛、急性软组织损伤等多种疾病。
3. 西红花泡酒可用于治疗习惯性流产。

菊　花

【来　　源】

菊花是菊科植物菊 *Chrysanthemum morifolium* Ramat. 的干燥头状花序。产于安徽、河北、河南、陕

① 任红，姚建标，金辉辉，等 . 不同年份、不同产地西红花药材的质量研究 [J]. 中国现代应用药学，2016，33（11）：1405-1408.

西、江苏、浙江等地，按产地和加工方式不同，分为“亳菊”“滁菊”“贡菊”“杭菊”“怀菊”。

【性　　状】

亳菊：头状花序倒圆锥形或圆筒形，有时稍压扁呈扇形。总苞碟状，总苞片3~4层，卵形或椭圆形，草质，黄绿色或褐绿色，外被柔毛，边缘膜质。花托半球形，无托片或托毛。舌状花数层，雌性，位于外围，类白色，劲直，上举，纵向折缩，散生金黄色腺点；管状花多数，两性，位于中央，为舌状花所隐藏，黄色，顶端5齿裂。瘦果不发育，无冠毛。体轻，质柔润，干时松脆。气清香，味甘、微苦。

滁菊：不规则球形或扁球形。舌状花白色，不规则扭曲，内卷，边缘皱缩，有时可见淡褐色腺点；管状花大多隐藏。

贡菊：扁球形或不规则球形。舌状花白色或类白色，斜升，上部反折，边缘稍内卷而皱缩，通常无腺点；管状花少，外露。

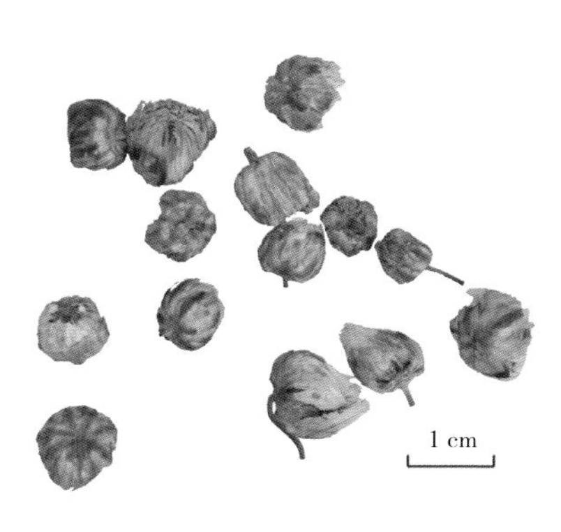

图 281–1　贡菊

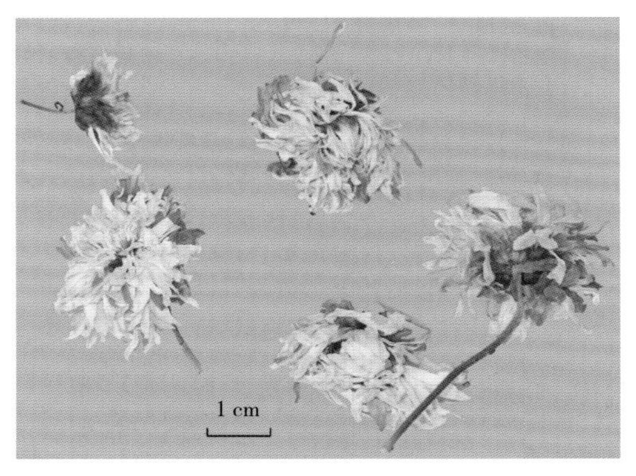

图 281–2　怀菊

杭菊：碟形或扁球形，常数个相连成片。舌状花类白色或黄色，平展或微折叠，彼此粘连，无腺点；管状花多数，外露。

怀菊：呈不规则球形或扁球形。多数为舌状花，舌状花类白色或黄色，不规则扭曲，内卷，边缘皱缩，有时可见腺点；管状花大多隐藏。

皆以花朵完整、颜色鲜艳、气清香、无杂质者为佳。

【采收加工】

10月中旬至11月上旬花心散开2/3时采摘。选晴天，摘下菊花，运回阴干、焙干或蒸后烘干。药材水分不得超过15%。

表 281–1　不同采收期菊花单花产量和有效药用成分含量[①]

采收期	鲜重（g）	干重（g）	绿原酸（%）	木樨草苷（%）	3，5-O-二咖啡酰基奎宁酸（%）
花蕾期	0.97	0.15	1.16	0.21	1.62
盛花期	1.76	0.26	1.31	0.16	1.26
盛花末期	1.36	0.21	1.24	0.18	1.21

花蕾期木樨草苷、3，5-O-二咖啡酰基奎宁酸含量高；盛花期产量大，绿原酸含量高。

表 281–2　菊花不同部位有效药用成分含量[②]（%）

部位	绿原酸	木樨草苷	3，5-O-二咖啡酰基奎宁酸
总苞和花序	0.52	0.41	0.63
白色舌状花	0.80	0.65	1.35

①白晓燕．采收期对药用菊花产量与质量的影响[J]. 河北林业科技，2015（03）：10-11.

②覃珊．产后加工、采收期和花序不同部位对菊花质量影响的研究[D]. 山东：山东大学，2011.

续表

部位	绿原酸	木樨草苷	3，5-O- 二咖啡酰基奎宁酸
黄色舌状花	0.83	0.62	2.05
舌状花花蕾	0.73	1.36	1.54
中央管状花	0.93	0.39	0.60

中央管状花绿原酸含量高，舌状花花蕾木樨草苷含量高，黄色舌状花 3，5-O- 二咖啡酰基奎宁酸含量高。

表 281-3　不同加工方式对菊花有效成分影响②（%）

预处理	干燥方式	绿原酸	木樨草苷	3，5-O- 二咖啡酰基奎宁酸
蒸汽漂烫	晒干	1.38	0.11	0.51
	60℃烘干	1.51	0.11	0.80
	80℃烘干	2.01	0.10	0.85
	100℃烘干	1.94	0.13	0.89
未蒸汽漂烫	晒干	0.72	0.07	0.41
	60℃烘干	1.66	0.08	0.33
	80℃烘干	0.51	0.06	0.12
	100℃烘干	0.18	0.04	0.03

菊花蒸汽漂烫后 80℃烘干绿原酸含量高，蒸汽漂烫后 100℃烘干木樨草苷、3,5-O- 二咖啡酰基奎宁酸含量高。建议菊花采收后先蒸汽漂烫，后 100℃烘干，药效好。

【贮　　藏】

菊花常规贮存，易生虫、易受潮发霉，色易变黯淡，香气易散失，有效成分流失快。无香气者基本无药效。

建议单包装密封，冷藏。此条件下贮存，药材不易变质，药效不易下降。

【主要成分】

主要含黄酮类：木樨草苷等，有机酸：绿原酸、3,5-O- 二咖啡酰基奎宁酸等，萜类等。

药典标准：含绿原酸不得少于 0.20%，含木樨草苷不得少于 0.080%，含 3,5-O- 二咖啡酰基奎宁酸不得少于 0.70%。

【性味归经】

甘、苦，微寒。归肺、肝经。

【功能主治】

散风清热，平肝明目，清热解毒。用于风热感冒，头痛眩晕，目赤肿痛，眼目昏花，疮痈肿毒。

【用法用量】

5~10 g。

【编 者 按】

1. 白菊花 12 g，甘草 12 g，水煎服，治疔疮。

2. 菊花、石膏、川芎各等量，为末，每服 5 g，茶水调服，治风热头疼。

②覃珊 . 产后加工、采收期和花序不同部位对菊花质量影响的研究 [D]. 山东：山东大学，2011.

野菊花

【来　　源】

野菊花是菊科植物野菊 *Ghrysanthemum indicum* L. 的干燥头状花序。主产于湖北、安徽、河南。

【性　　状】

野菊花呈类球形，棕黄色或灰绿色。总苞由 4~5 层总苞片组成，外层总苞片卵形或条形，外表面中部灰绿色或淡棕色，被短柔毛，边缘膜质，内层总苞片为长椭圆形，膜质，外表面无毛。舌状花 1 轮，黄色至棕黄色，皱缩卷曲。管状花多数，深黄色。体轻。气微香，味苦。

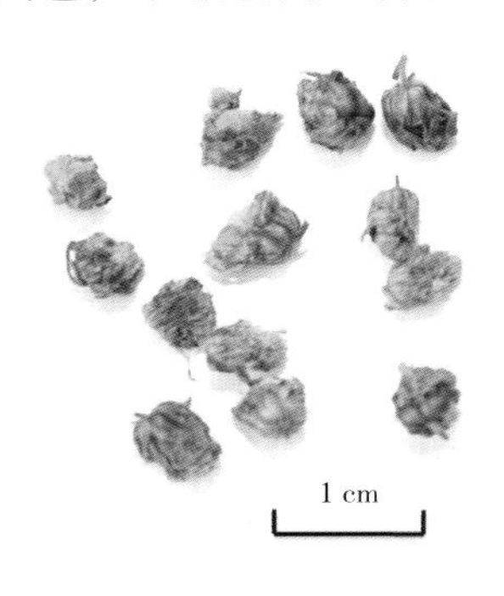

图 282-1　花小，质量较好

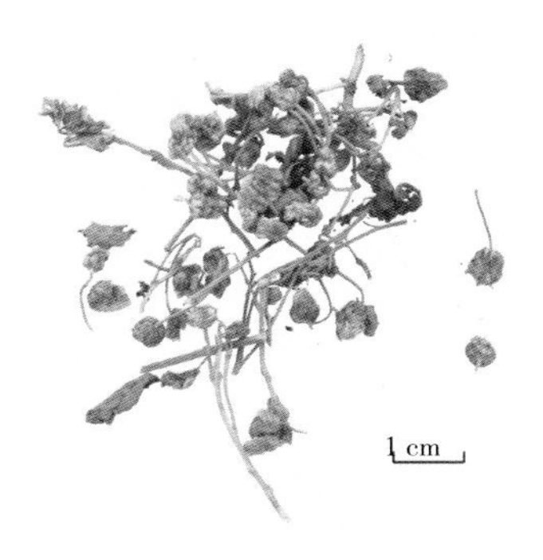

图 282-2　枝叶多，质量较次

【采收加工】

10 月中旬至 12 月上旬未开放时采摘。选晴天，摘下野菊花和野菊花米，运回晾干或 130℃炒后晾干。药材水分不得超过 14%。

表 282-1　不同采收时期野菊不同部位蒙花苷含量[1]（%）

采收时间	部位				
	野菊米	野菊花	叶	嫩茎	老茎
10 月 12 日	3.78	–	3.57	0.67	0.36
10 月 22 日	3.41	2.46	2.09	0.67	0.39
11 月 2 日	3.11	2.34	1.36	0.69	0.40
1 月 12 日	1.63	1.22	1.04	0.74	0.52

10 月中旬至 11 月上旬采收野菊米和野菊花有效成分含量高。

表 282-2　不同加工方法野菊花样品中含水量和蒙花苷含量[2]（%）

加工方法	含水量	蒙花苷含量
晾干	7.51	2.72
40℃烘干	7.36	2.27
60℃烘干	6.70	2.50
蒸后烘干	6.05	2.44
110℃炒后晾干	6.90	2.60
130℃炒后晾干	8.61	2.70

①胡小莉 . 河南野菊花质量分析研究 [D]. 河南：河南中医药大学，2016.

②吴明侠，崔永霞，许闽 . 不同产地加工方法对野菊花中三种活性成分含量的影响 [J]. 中国医药工业杂志，2014，45（5）：428-430.

续表

加工方法	含水量	蒙花苷含量
160℃炒后晾干	7.53	2.42
炒炭	6.53	2.28

野菊花晾干蒙花苷含量高，其次为130℃炒后晾干。炒后晾干加工时间短，可根据产地气候条件选择合适的加工方式。

【贮　　藏】

野菊花常规贮存，易受潮发霉、易虫蛀，有效成分流失快。贮藏时间不宜超过1年。

建议20℃以下，单包装密封，大垛用黑色塑料布遮盖、密闭库藏。贮藏期药材水分控制在10%~15%。此条件下贮存，药材不易变质，药效不易下降。

【主要成分】

主要化学成分为蒙花苷、挥发油、总黄酮等。

药典标准：含蒙花苷不得少于0.80%。

【性味归经】

苦、辛，微寒。归肝、心经。

【功能主治】

清热解毒，泻火平肝。用于疔疮痈肿，目赤肿痛，头痛眩晕。

【用法用量】

9~15 g。外用适量，煎汤外洗或制膏外涂。

【编 者 按】

1. 野菊花具有扩张血管、降低心律、抑制血小板聚集、降压、抗炎、抗氧化、抗肿瘤等药理作用，临床用于感冒预防，治疗呼吸道炎症、宫颈炎、痈毒疖肿、高血压等。

2. 野菊花6 g，用沸水浸泡1小时，煎30分钟，取药汁服，预防感冒。

丁香（母丁香）

【来　　源】

为桃金娘科植物丁香 *Eugenia caryophyllata* Thunb. 的干燥花蕾及近成熟果实，分别称为“丁香”和“母丁香”。产于马来西亚、印度尼西亚及东非沿岸国家。坦桑尼亚桑给巴尔岛产量大、质量佳。我国海南、广东、广西等地有引种栽培。

【性　　状】

丁香花蕾略呈研棒状，长1~2 cm，花冠圆球形，直径3~5 mm，花瓣4，覆瓦状抱合，花瓣内有多数向内弯曲的雄蕊。下端萼筒圆柱状而略扁，呈红棕色或暗棕色，萼先端4裂，裂片三角形。质坚实，富油性。气芳香浓烈，味辛辣，有麻舌感。入水则萼管垂直下沉。

母丁香呈卵圆形或长椭圆形，长1.5~3 cm，直径0.5~1 cm。面褐棕色或黄棕色，有细皱纹；顶端有4个宿存萼片向内弯曲成钩状；基部有果梗痕；果皮与种仁可剥离，种仁由两片子叶合抱而成，棕色或暗棕色，显油性，中央有一明显的纵沟；内有胚，呈细杆状。质较硬，难折断。气香，味麻辣。

以个大、粗壮、紫棕色、香气强烈、油多者为佳。

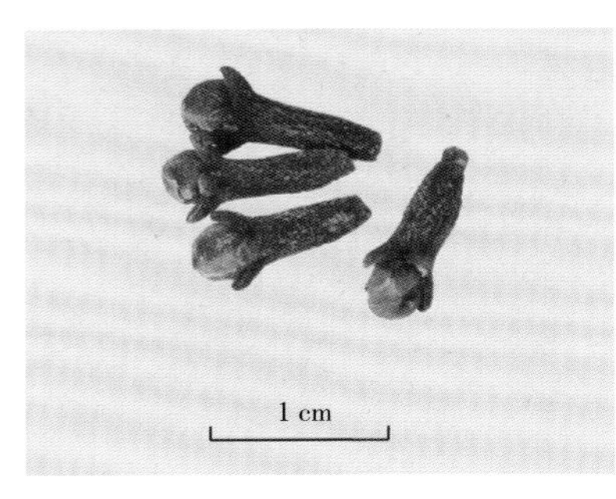

图 283-1　丁香

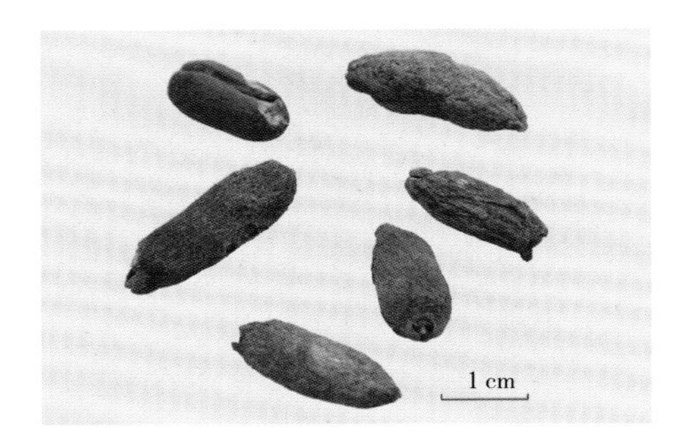

图 283-2　母丁香

【采收加工】

种植 5~6 年后开花，25~30 年为盛产期。每年 9 月至次年 3 月，当花蕾由淡绿色变为暗红色时采收，晾干或低温烘干为公丁香。4~6 月坐果，并逐渐长成幼果，采收未成熟果实，晾干或低温烘干，为母丁香。药材水分均不得超过 12%。

表 283-1　公丁香、母丁香挥发油、丁香酚含量测定①

样品	挥发油（%）	丁香酚（%）
公丁香	16.2	9.26
母丁香	2.4	0.54

公丁香又称丁子香，母丁香又称为鸡舌香。母丁香的功能主治、性味归经与公丁香相同，挥发油、丁香酚含量较公丁香低。故公丁香药力足，母丁香则药力较弱，一般都以公丁香入药。

【贮　　藏】

丁香、母丁香常规贮存，香气均易散失，有效成分流失快，无香气者基本无药效。

建议 20℃以下，单包装密封，大垛密闭库藏。有条件的直接密封冷藏。此条件下贮存，香气不易散失，药效不易下降。

注：均不能与冰片、樟脑等一起贮藏，易串味。

【主要成分】

丁香主要化学成分为丁香酚、乙酰丁香酚、β－石竹烯等。母丁香主要化学成分为丁香酚、没食子鞣酸、丁香烯等。

药典标准：丁香含丁香酚不得少于 11.0%。母丁香浸出物不得少于 15.0%，含丁香酚不得少于 0.65%。

【性味归经】

辛，温。归脾、胃、肺、肾经。

【功能主治】

温中降逆，补肾助阳。用于脾胃虚寒，呃逆呕吐，食少吐泻，心腹冷痛，肾虚阳痿。

【用法用量】

1~3 g，内服或研末外敷。

【编 者 按】

1. 不宜与郁金同用。
2. 压裂提取，保证有效成分渗出。
3. 母丁香粉可治疗小儿疝气和小儿睾丸鞘膜积液。
4. 母丁香配置鹅管通膈汤，用于治疗不能用手术治疗或放疗、化疗的老年中晚期食管癌。

①赵晨曦，梁逸．公丁香与母丁香挥发油化学成分的 GC-MS 研究 [J]. 现代中药研究与实践，2014，18（12）：92-95.

5. 丁香6 g，柿蒂9 g，人参9 g，生姜6 g，水煎服，具有温中益气、降逆止呃之功效，现代常用于治疗神经性呃逆、膈肌痉挛等属胃中虚寒证者。

6. 以丁香命名的中草药有白丁香、苦丁香、紫丁香、丁香蓼等，与丁香名字相近，来源不同，性状和功效存在很大差异，入药时应注意区分。

辛　夷

【来　　源】

辛夷是木兰科植物望春花 *Magnolia biondii* Pamp.、玉兰 *Magnolia denudata* Desr. 或武当玉兰 *Magnolia sprengeri* Pamp. 的干燥花蕾。主产于河南、湖北等地。

【性　　状】

望春花：呈长卵形，似毛笔头，长 1.2~2.5 cm，直径 0.8~1.5 cm。基部常具短梗，长约 5 mm，梗上有类白色点状皮孔。苞片 2~3 层，每层 2 片，两层苞片间有小鳞芽，苞片外表面密被灰白色或灰绿色茸毛，内表面类棕色，无毛。花被片 9，棕色，外轮花被片 3，条形，约为内两轮长的 1/4，呈萼片状，内两轮花被片 6，每轮 3，轮状排列。雄蕊和雌蕊多数，螺旋状排列。体轻，质脆。气芳香，味辛凉而稍苦。

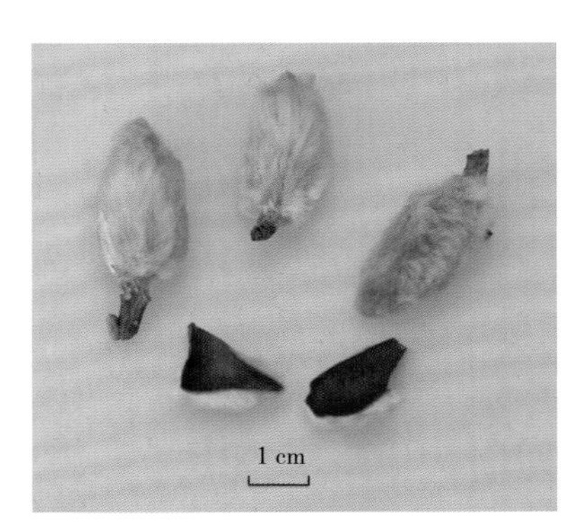

图 284-1　辛夷

玉兰：长 1.5~3 cm，直径 1~1.5 cm。基部枝梗较粗壮，皮孔浅棕色。苞片外表面密被灰白色或灰绿色茸毛。花被片 9，内外轮同型。

武当玉兰：长 2~4 cm，直径 1~2 cm。基部枝梗粗壮，皮孔红棕色。苞片外表面密被淡黄色或淡黄绿色茸毛，有的最外层苞片茸毛已脱落而呈黑褐色。花被片 10~12（15），内外轮无显著差异。

均以花蕾大、未开放、色黄绿、无枝梗者为佳。

【采收加工】

11 月中旬至 12 月底花未开放时采收，除去枝梗，阴干。药材水分不得超过 18%。

表 284-1　不同加工方法挥发油含量测定①（%）

加工方法	挥发油含量
阴干	5.31
晒干	4.82
蒸后晒干	3.76

辛夷药材阴干挥发油含量最高。

【贮　　藏】

辛夷常规贮存，香气易散失，有效成分易流失，贮藏时间不宜超过 1 年。

建议在 20℃以下，单包装密封，大垛密闭库藏。此贮藏条件下，药材质量保存较好，药效不易降低。

【主要成分】

辛夷中主要含有挥发油和木脂素成分。

①黄海欣．辛夷采收期和加工方法对质量的影响 [J]. 特产研究，1993（2）：60.

药典标准：含挥发油不得少于 1.0%，含木兰脂素不得少于 0.40%。

【性味归经】

辛，温。归肺、胃经。

【功能主治】

散风寒，通鼻窍。用于风寒头痛，鼻塞流涕，鼻鼽，鼻渊。

【用法用量】

3~10 g，包煎。外用适量。

【编 者 按】

1. 辛夷主要用来治疗急慢性鼻炎、过敏性鼻炎和其他的鼻炎症状。

2. 辛夷 9g，苍耳草 15g，薄荷 6g，水煎服，渣再取浓汁，加入葱汁适量，滴鼻，治急慢性鼻窦炎。

款冬花

【来　　源】

款冬花为菊科植物款冬 *Tussilago farfara* L. 的干燥花蕾。主产于甘肃、陕西、四川、内蒙古、河北等地。

【性　　状】

款冬花呈长圆棒状。单生或 2~3 个基部连生。上端较粗，下端渐细或带有短梗，外面被有多数鱼鳞状苞片。苞片外表面紫红色或淡红色，内表面密被白色絮状茸毛。体轻，撕开后可见白色茸毛。气香，味微苦而辛。

以个大、肥壮、色紫红、花梗短者为佳。木质老梗及已开花者不可药用。

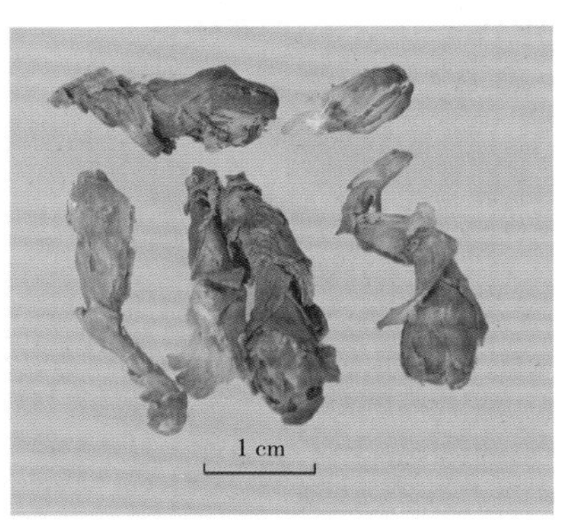

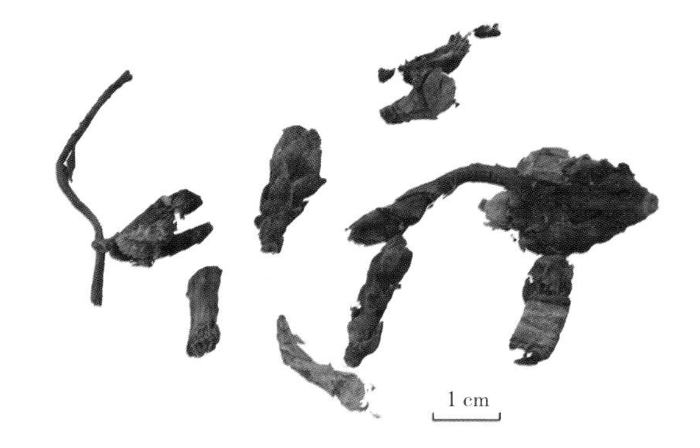

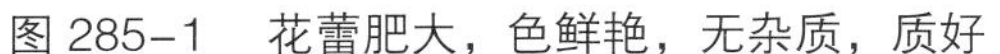

图 285-1　花蕾肥大，色鲜艳，无杂质，质好　　图 285-2　花蕾瘦小，色淡，有枝干，质次

【采收加工】

11~12 月地冻前，花尚未出土时采挖，除去花梗和泥沙，阴干。

表 285-1　甘肃陇西不同采收时期款冬花含量测定①（%）

采收时间	款冬酮	绿原酸	芦丁	异槲皮素
10 月	0.11	3.19	0.94	0.49
	0.14	2.97	0.89	0.46

①厉姐，张静，梁鹂，等 . 不同产地、不同采收期款冬花的质量评价 [J]. 中药材，2015，38（4）：720-722.

续表

采收时间	款冬酮	绿原酸	芦丁	异槲皮素
11 月	0.13	3.22	0.91	0.47
	0.36	2.84	1.94	1.64
	0.44	2.77	1.98	1.76
12 月	0.42	2.89	1.94	1.69
	0.21	3.60	1.88	1.43
	0.19	3.88	1.78	1.35
1 月	0.21	3.98	1.76	1.38
	0.07	3.36	0.33	0.01
	0.06	3.54	0.36	0.01
	0.07	3.46	0.39	0.02

通过比较款冬花不同采收时期 4 种有效成分含量比较，甘肃陇西款冬花在 11~12 月冻土前采收质量最优。

【贮　　藏】

款冬花常规贮存，香气易散失、色易变淡，有效成分易流失。贮藏时间不宜超过 1 年。

建议在 20℃以下，单包装密封，大垛密闭库藏。贮藏期药材水分控制在 10%~14%。此贮藏条件下，药材质量保存较好，药效不易降低。

【主要成分】

主含款冬二醇等甾醇类、芸香苷、金丝桃苷、鞣质、蜡、挥发油、蒲公英黄质等。

药典标准：醇浸出物不得少于 20.0%；含款冬酮不得少于 0.070%。

【性味归经】

辛、微苦，温。归肺经。

【功能主治】

润肺下气，止咳化痰。用于新久咳嗽，喘咳痰多，劳嗽咳血。

【用法用量】

5~10 g。

【编 者 按】

1. 款冬花具有抗炎、升压、抑制血小板活化因子聚集和降血糖等药理作用，是通宣理肺丸、百花定喘丸、止咳青果丸、气管炎丸、半夏止咳片、川贝雪梨膏、款冬止咳糖浆等中成药的重要原料。

2. 款冬花 75 g，甘草（炙）50 g，桔梗 100 g，薏苡仁 50 g，水煎服，治肺痈嗽而胸满振寒，脉数，咽干，大渴，时出浊唾腥臭，臭久吐脓如粳米粥状者。

槐　花

【来　　源】

槐花为豆科植物槐 *Sophora japonica* L. 的干燥花及花蕾。前者习称“槐花”，后者习称“槐米”。主产于山东、河北、广西等地。

【性　　状】

槐米：椭圆形，花萼灰绿色，未开放花瓣黄白色，花梗细小。体轻，手捻即碎。气微，味微苦涩。

槐花：皱缩卷曲，花瓣多脱落。花萼钟状，黄绿色，先端 5 浅裂；花瓣 5，黄白色，1 片较大，近圆形，其余 4 片长圆形。气微，味微苦。

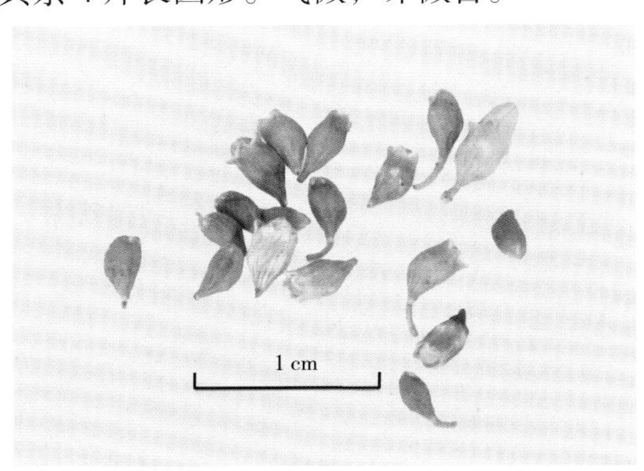

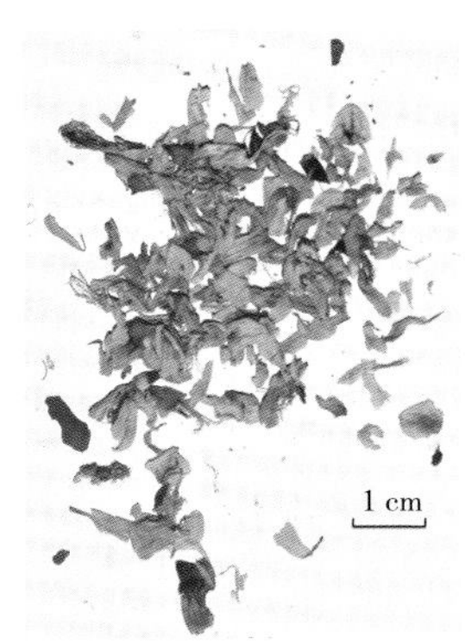

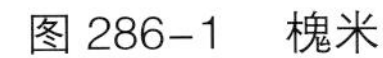

图 286-1　槐米　　图 286-2　槐花

【采收加工】

夏季花蕾较饱满，黄绿色、部分花蕾顶端出现花舌时采收，习称“槐米”；或花开放时采收，称为“槐花”。

花蕾或花采收后，除去枝、梗及杂质，隔水蒸数分钟，晒干或 65~70℃烘干。药材水分不得超过 11.0%。

表 286-1　不同采收时间槐花中芦丁的含量①（%）

生长状态	芦丁
花蕾初期，花蕾尚未饱满，青绿色，颗粒大小不一	25.51
花蕾较饱满，黄绿色，部分花蕾顶端出现花舌	30.57
花蕾较饱满，黄绿色，约 10% 花初开	28.74
花蕾较饱满，黄绿色，约 30% 花初开	27.77

槐米中芦丁含量在花蕾饱满、部分顶端出现花舌时最高，随着花蕾部分开花，芦丁含量逐渐下降。

表 286-2　不同加工方式槐花中芦丁的含量①（%）

干燥方法	干燥品色泽	芦丁
自然晒干	青黄色	28.65
蒸后晒干	金黄色	30.40
直接炒干	黄褐色	28.28
常压烘箱 65~70℃直接烘干	青黄色	28.32
烫后晒干	黄色，暗淡	27.93
蒸后 65~70℃烘干	金黄色	29.87
蒸后炒干	黄褐色	28.63

蒸后晒干和蒸后 65~70℃烘干槐米芦丁含量较直接晒干和炒干含量高，且干燥后槐米色泽较佳，为金黄色。

①谢锋，朱华，李振智，等 . 不同采收时间及加工方法对广西金槐槐米中芸香苷含量的影响 [J]. 江苏农业科学，2013，41（4）：281-282.

表 286-3　不同部位槐花中芦丁的含量[1]（%）

不同部位	槐花	槐米	枝梗
芦丁	26.24	29.87	22.30

枝梗中也含有较高含量芦丁，且槐花、槐米及枝梗色谱图相似度比较高。以槐花为原料提取芦丁时，可以不去枝梗。

【贮　　藏】

槐花常规贮存，易变色、易受潮、易虫蛀，有效成分易流失。棕黄色者药效差。

建议 25℃以下，单包装密封，大垛用黑色胶布遮盖、密闭库藏。此贮藏条件下，不易变质，药效保持较好。

【主要成分】

含芦丁、槲皮素等黄酮类，及三萜皂苷类等。

药典标准：槐米醇浸出物不得少于 43.0%，含总黄酮不得少于 15.0%；槐花醇浸出物不得少于 37.0%，含总黄酮不得少于 6.0%。

【性味归经】

苦，微寒。归肝、大肠经。

【功能主治】

凉血止血，清肝泻火。用于便血，痔血，血痢，崩漏，吐血，衄血，肝热目赤，头痛眩晕。

【用法用量】

5~10 g。

【编 者 按】

1. 槐花炒炭后具有较强的止血作用，是中药常用止血药之一。

2. 槐花临床用于高血压病、冠心病、高血脂病、眩晕症等。

3. 槐花（炒）、柏叶（焙）各 12 g，荆芥穗、枳壳（麸炒）各 6 g，为细末，每服 6 g，开水或米汤调下，临床用于治疗痔疮、结肠炎或其他大便下血属风热或湿热邪毒，壅遏肠道，损伤脉络者。

旋覆花

【来　　源】

旋覆花为菊科植物旋覆花 *Inula japonica* Thunb. 或欧亚旋覆花 *Inula britannica* L. 的干燥头状花序。主产于河南、陕西、江苏、安徽、山东等地。

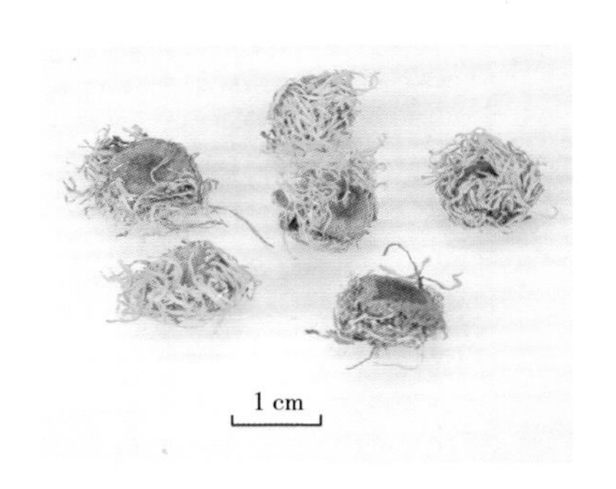

图 287-1　旋覆花

【性　　状】

旋覆花呈扁球形或类球形，直径 1~2 cm。总苞由多数苞片组成，呈覆瓦状排列，苞片披针形或条形，灰黄色，长 4~11 cm；苞片及残留花梗表面被白色茸毛。舌状花 1 列，黄色，长约 1 cm，多卷曲，常脱落，先端 3 齿裂；管状花多数，棕黄色，长约

①杜玉然，贺福元，周逸群，等 . HPLC 测定槐花药材不同部位芦丁和槲皮素含量 [J]. 中国中医药信息，2012，19（12）：43-45.

5 mm，先端5齿裂；子房顶端有多数白色冠毛，长5~6 mm。有的可见椭圆形小瘦果。体轻，易散碎。气微，味微苦。

【采收加工】

夏、秋二季花开放时采摘头状花序，除去杂质，摊薄晾干或晒干。

【贮　　藏】

旋覆花常规贮存，易受潮，易变棕褐色，有效成分易流失。棕褐色者药效差。

建议25℃以下，单包装密封，大垛密闭库藏。此贮藏条件下，不易变质，有效成分不易流失。

【主要成分】

黄酮类、萜类、甾醇、挥发油等。

【性味归经】

苦、辛、咸，微温。归肺、脾、胃、大肠经。

【功能主治】

降气，消痰，行水，止呕。用于风寒咳嗽，痰饮蓄结，胸膈痞闷，喘咳痰多，呕吐噫气，心下痞硬。

【用法用量】

3~9 g，包煎。

【编 者 按】

1. 旋覆花具有抗哮喘、预防肝炎和护肝、治疗糖尿病等药理活性。

2. 旋覆花、代赭石、制半夏各9 g，党参、生甘草各6，生姜3片，大枣5枚，水煎服，治神经性呕吐。

蒲　黄

【来　　源】

蒲黄是香蒲科植物水烛香蒲 *Typha angustifolia* L.、东方香蒲 *Typha orientalis* Presl 或同属其他植物的干燥花粉。产于宁夏、内蒙古、山东、江苏等地，主产于宁夏。

【性　　状】

蒲黄为黄色细粉。质轻，手捻之有润滑感，易附着在手指上，入水不沉。气微，味淡。以色鲜黄，润滑感强，纯净者为佳。

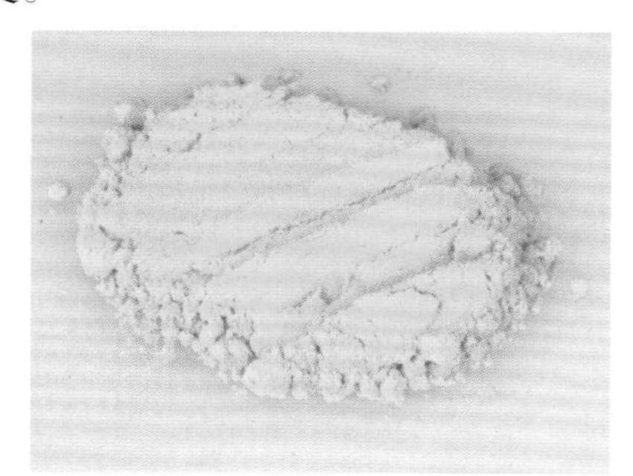

图288-1　蒲黄

【采收加工】

6~7月花将开放时采收。选晴天，收取蒲棒上部的黄色雄性花穗，运回晒干后碾轧，筛取细粉。药材水分不得超过13%。

【贮　　藏】

蒲黄常规贮存，易虫蛀、受潮，有效成分流失快，贮藏时间不宜超过1年。

建议20℃以下，单包装密封，避光库藏；大货直接密封冷藏。贮藏期药材水分控制在10%~13%。此条件下贮存，药材不易变质，药效不易下降。

【主要成分】

主要化学成分为异鼠李素-3-O-新橙皮苷、香蒲新苷等。

药典标准：醇浸出物不得少于15.0%；含异鼠李素-3-O-新橙皮苷和香蒲新苷总量不得少于0.50%。

【性味归经】

甘，平。归肝、心包经。

【功能主治】

止血，化瘀，通淋。用于吐血，衄血，咯血，崩漏，外伤出血，经闭通经，胸腹刺痛，跌扑肿痛，血淋涩痛。

【用法用量】

5~10 g，包煎。外用适量，敷患处。

【编 者 按】

1. 孕妇慎用。

2. 蒲黄、黄芩各 30 g，荷叶灰 15 g。为末，每服 9 g，空心酒调下，治血崩。

3. 蒲黄极易掺伪，可用以下方法鉴别：

一看：正品蒲黄色鲜黄自然，粉粒细小均匀。

二手感：正品蒲黄质轻松，遇风易飞扬，用手捻则滑腻感适中，粘手而不成团。

三水试：取少量蒲黄放于常温白水中，正品蒲黄飘浮于水面而不下沉，并有吸附黏接成球珠形小块分散于水的表面，水不变色。

四过筛：取少量蒲黄过 120 筛，有黄沙或者粉碎的蒲绒留在筛内，为掺伪品。

五火试：取少量蒲黄置于锡纸上，正品蒲黄点燃烧后初冒白烟，火焰渐呈红色而无烟，燃烧后灰烬黑色，用手指捻灰烬细腻无杂质。

六放大镜：镜下观察正品蒲黄为扁圆形花粉颗粒，掺伪品则混有杂质。

鸡冠花

【来　　源】

鸡冠花为苋科植物鸡冠花 *Cetera cristoto* L. 的干燥花序。主产于河北、山东、安徽，全国大部分地区均有分布。

【性　　状】

鸡冠花为穗状花序，多扁平而肥厚，呈鸡冠状，上缘宽，具皱褶，密生线状鳞片，下端渐窄，常残留扁平的茎。表面红色、紫红色或黄白色。中部以下密生多数小花，每花宿存的苞片和花被片均呈膜质。果实盖裂，种子扁圆肾形，黑色，有光泽。体轻，质柔韧。气微，味淡。

以朵大而扁，色泽鲜艳的白鸡冠花较佳，色红者次之。

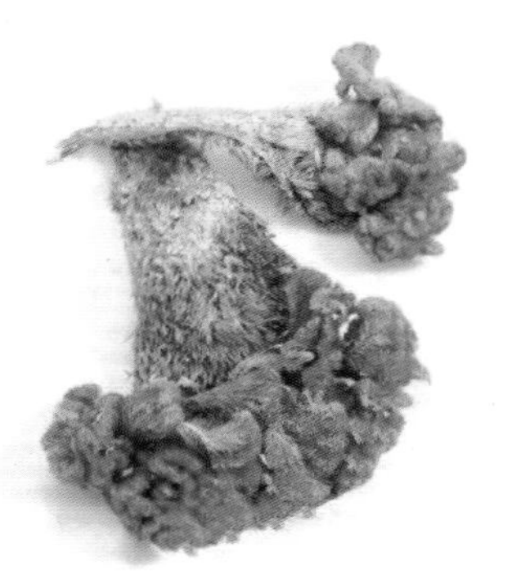

图 289-1　鸡冠花

【采收加工】

8~11 月花序充分长大，并有部分果实成熟时采收。剪下花序，晒干。药材水分不超过 13%。

表 289-1　辽宁阜新产鸡冠花不同采收期总黄酮含量测定①（%）

采收期	总黄酮
8 月中旬	2.36
9 月中旬	2.62

①郭爽，李庆，何婉婉，等 . 鸡冠花总黄酮提取工艺及其不同产地、不同采收期含量变化研究 [J]. 亚太传统医药，2016，12（16）：25-28.

续表

采收期	总黄酮
10 月中旬	3.52
11 月中旬	4.22
12 月中旬	2.90

黄酮类化合物为鸡冠花的主要有效成分，辽宁阜新产鸡冠花 11 月中旬总黄酮含量最高，此时采收药材质量最好。鸡冠花喜阳光、耐湿热，其他产地鸡冠花因光照、气候的差异采收时间应适当的提前或者延后。

【贮　　藏】

鸡冠花常规贮存，易受潮，有效成分流失快，贮存时间不宜超过 1 年。

建议 20℃以下，单包装密封，大垛用黑色塑料布遮盖、密闭库藏。此贮存条件下，药材有效成分不易流失。

【主要成分】

花中主要化学成分为山柰苷、苋菜红苷、苋菜红素、槲皮素、异鼠李素、木樨草素、松醇等。

药典标准：水浸出物不得少于 17.0%。

【性味归经】

甘、涩，凉。归肝、大肠经。

【功能主治】

收敛止血，止带，止痢。用于吐血，崩漏，便血，痔血，赤白带下，久痢不止。

【用法用量】

6~12 g。

【编 者 按】

1. 鸡冠花具有止血、抗衰老、降血脂及抗动脉粥样硬化、预防骨质疏松、增强免疫与抗肿瘤、预防糖尿病、保肝、抗菌等药理作用，临床用于治疗心绞痛、慢性妇科炎症、非特异性阴道炎、功能性子宫出血、白带过多、小儿消化不良等病症。

2. 鸡冠花散：鸡冠花 30 g，棕榈炭 60 g，羌活 30 g，研细末，每服 9 g，每日 3 次，米汤适量送服，用于肠风便血。

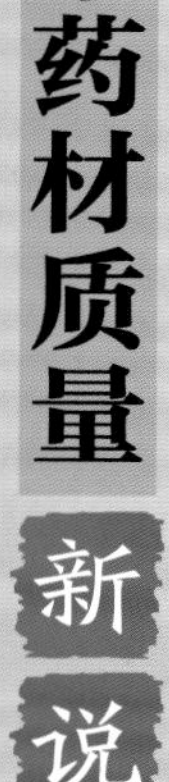

第七部分

菌类

药材

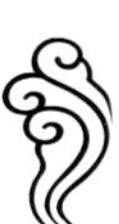
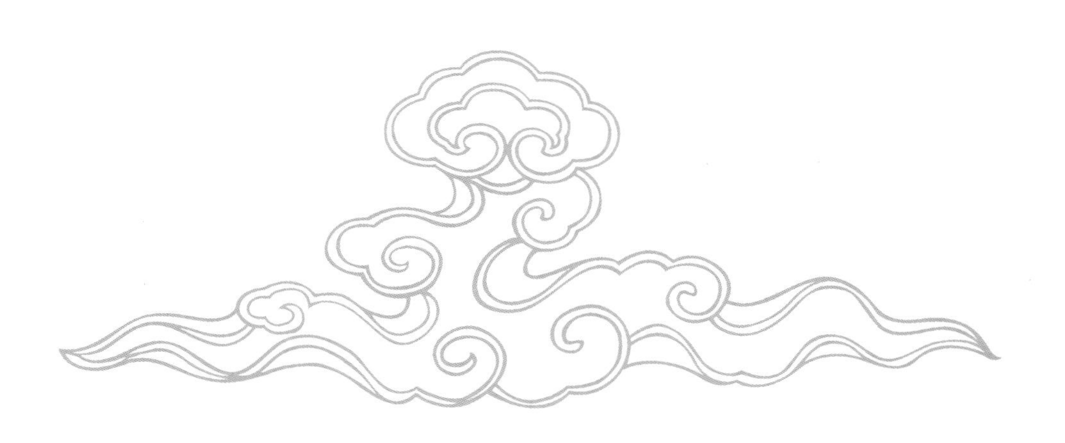

冬虫夏草

【来　　源】

冬虫夏草是麦角菌科真菌冬虫夏草菌 *Cordyceps sinensis*（Berk.）Sacc. 寄生在蝙蝠蛾科昆虫幼虫上的子座及幼虫尸体的复合体。主产于西藏、青海、四川、云南、甘肃，以青海玉树虫草和西藏那曲虫草品质最好。

【性　　状】

冬虫夏草为虫体与菌座相连而成，全长 5~12 cm。虫体如三眠老蚕，长 2~6 cm，粗 0.2~0.7 cm。外表呈深黄色，粗糙，背部有多数横皱纹，腹面有足 8 对，位于虫体中部的 4 对明显易见。断面内心充实，白色，略发黄，周边显深黄色。菌座自虫体头部生出，呈棒状，弯曲，上部略膨大。表面灰褐色或黑褐色，长可达 4~8 cm，径约 0.3 cm。折断时内心空虚，粉白色。臭微，味淡。

以虫体色泽黄亮、丰满肥大、断面黄白色、菌座短小者为佳。

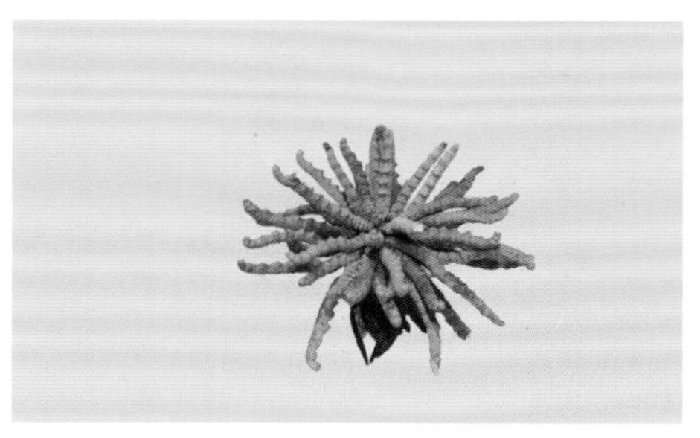

图 290-1　冬虫夏草

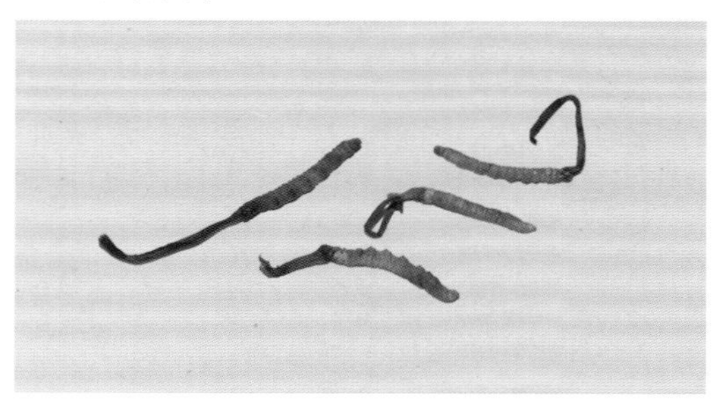

图 290-2　冬虫夏草

【采收加工】

5 月中下旬至 6 月，当冰山上的冬雪开始融化，菌孢出土时采收。刷去泥土，晒干或冷冻干燥。

菌孢一天之内即可长至虫体的长度，这时的虫草称为“头草”，质量最好；第 2 天菌孢长至虫体的两倍左右，称为“二草”，质量次之；3 天以上的菌孢疯长，采之无用。

表 290-1　冬虫夏草不同部位腺苷含量比较（%）

购买地	部位	腺苷含量	购买地	部位	腺苷含量
四川成都	子座	0.093	云南昆明	子座	0.076
	全草	0.056		全草	0.046
	虫体	0.036		虫体	0.036
四川灌县	子座	0.092	甘肃漳县	子座	0.079
	全草	0.050		全草	0.056
	虫体	0.032		虫体	0.048
青海玉树	子座	0.076	西藏拉萨	子座	0.091
	全草	0.046		全草	0.058
	虫体	0.033		虫体	0.048

①陈玉婷，朱曼萍，王丹红，等 .HPLC 测定冬虫夏草不同药用部位腺苷的含量 [J]. 中国中药杂志，2007（09）：857-858.

不同地区冬虫夏草不同部位腺苷含量均为子座 > 全草 > 虫体。

表 290-2　青海不同产区冬虫夏草中腺苷含量比较[1]（%）

产地	腺苷含量
玉树	0.065
果洛	0.041
兴海县	0.039
同德县	0.032
贵德县	0.033
同仁县	0.034
河南县	0.028
化隆县	0.011
互助县	0.015
民和县	0.012

青海不同产地冬虫夏草中腺苷含量均能达到药典标准，其中玉树产冬虫夏草中腺苷含量最高，化隆县产冬虫夏草中腺苷含量最低。

【贮　　藏】

在常规储存条件下，冬虫夏草易发霉、易虫蛀，有效成分流失快。贮藏时间不宜超过 1 年。建议单包装密封，冷藏。在此贮藏条件下，药材质量保持较好。

【主要成分】

含核苷类、氨基酸、多糖、甾醇、脂肪酸、多胺、维生素等。

药典标准：含腺苷不得少于 0.010%。

【性味归经】

甘，平。归肺、肾经。

【功能主治】

补肾益肺，止血化痰。用于肾虚精亏，阳痿遗精，腰膝酸痛，久咳虚喘，劳嗽咳血。

【用法用量】

3~9 g。

【编 者 按】

1. 冬虫夏草有提高人体免疫力，抗疲劳、抗氧化、抗纤维化等药理活性，对呼吸道、肾脏、肝脏、神经系统、心血管系统有很好的保健作用。

2. 冬虫夏草 10 g，淫羊藿 15 g，熟地黄 15 g，肉苁蓉 15 g，党参 15 g，桑葚 15 g，水煎服，治肾虚阳痿。

灵　芝

【来　　源】

灵芝是多孔菌科真菌赤芝 *Ganoderma lucidum*（Leyss. ex Fr.）Karst. 或紫芝 *Ganoderma sinense*

①尚林，李建菊，尚军 .HLPC 法测定青海不同产区冬虫夏草腺苷含量 [J]. 亚太传统医药，2015，11（15）：29-31.

Zhao, Xu et Zhang 的干燥子实体。产于山东、安徽、四川、贵州、云南、广西等地，主产于山东冠县。

【性　　状】

赤芝：全株黄褐色至红褐色。菌盖呈半圆形、肾形或数个重叠粘连呈不规则形，边缘薄，稍下垂内卷，中间厚。表面有光泽，具环状棱纹和辐射状皱纹，硬如木质。菌肉白色至淡棕色。菌柄侧生，扁圆柱形，常弯曲，红褐色至紫褐色，光亮。孢子细小，黄褐色。气微，味苦。

紫芝：表面紫黑色，有黑漆样光泽。菌肉锈褐色，菌柄侧生。气微，味苦。

栽培品：子实体较粗壮、肥厚。皮壳外常被有大量粉尘样的黄褐色孢子。

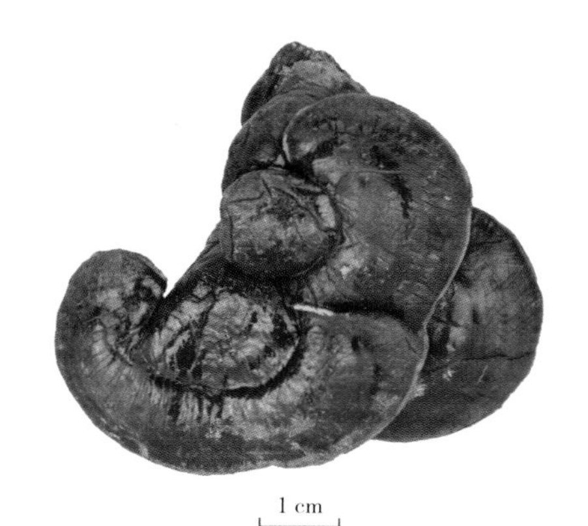

图 291-1　灵芝

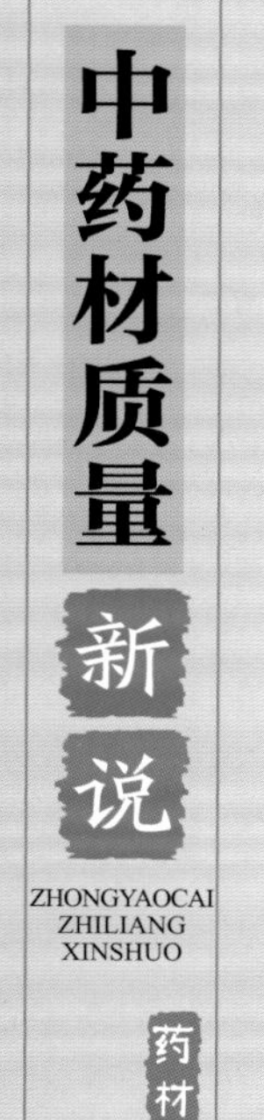

【采收加工】

接种后 50 天，或现蕾后 20 天，灵芝子实体由白色逐渐变成淡黄色，再加深成黄、红、紫色，待菌盖周边一圈白色至浅黄色生长圈消失，菌盖直径已经定型，菌盖周边已有 3~4 层且不再继续加厚，菌盖表面呈现漆样光泽，菌管开始散发褐色孢子时灵芝成熟，可采收。摘下灵芝，除去杂质，剪除附有朽木、泥沙或培养基质的下端菌柄，阴干或 60℃烘干。药材水分不得超过 17%。

表 291-1　赤芝不同生长发育期灵芝多糖、三萜含量测定①

发育期	灵芝多糖（%）	三萜（%）
现蕾期	1.13	0.85
芝盖形成期	0.80	1.54
成熟期	0.95	1.52
衰老期	0.82	0.42

灵芝衰老期灵芝多糖、三萜含量均下降，成熟时应及时采收。

表 291-2　灵芝不同部位灵芝多糖、三萜含量测定②

部位	灵芝多糖（%）	三萜（%）
菌盖	0.73	1.33
菌柄	0.71	0.96
孢子粉	0.90	0.35

灵芝孢子粉中灵芝多糖含量高，菌盖部位三萜类成分含量高。

表 291-3　不同洗涤时间对灵芝有效成分含量的影响③

洗涤时间（分钟）	灵芝多糖（%）	三萜（%）
5	0.195	0.267

①付立忠，吴学谦，李明焱，等．灵芝不同生长发育期粗多糖和三萜含量变化规律 [J]. 食用菌学报，2008，15（3）：47-50.

②石凤敏，佟曦然，丁自勉，等．三种灵芝不同部位的活性成分含量差异性分析 [J]. 药物研究，2013，3（21）：33-40.

③袁学军，陈忠荫，陈光宙，等．不同干燥方式和洗涤时间对灵芝活性成分影响 [J]. 中国食用菌，2013，32（4）：38-40.

续表

洗涤时间（分钟）	灵芝多糖（%）	三萜（%）
10	0.144	0.193
15	0.096	0.191
20	0.076	0.177

灵芝多糖、三萜类成分极易溶于水，水洗后有效成分含量下降，建议灵芝不要水洗。

表 291-4　不同干燥方式灵芝有效成分含量的影响①

干燥方式	灵芝多糖（%）	三萜（%）
自然风干	0.578	0.498
60℃烘干	0.579	0.501
80℃烘干	0.371	0.357
100℃烘干	0.353	0.671

自然风干和60℃烘干灵芝多糖含量高，100℃烘干三萜含量高。

【贮　　藏】

灵芝常规贮存，易受潮发霉、虫蛀，有效成分流失快。贮藏时间不宜超过 2 年。

建议 20℃以下，单包装密封，大垛密闭库藏。有条件的直接密封冷藏。灵芝孢子粉真空包装，冷藏。此条件下贮存，药材不易变质，药效不易下降。

【主要成分】

主要化学成分为灵芝多糖、三萜及甾醇等。

药典标准：水浸出物不得少于 3.0%；含灵芝多糖以无水葡萄糖计，不得少于 0.90%；含萜及甾醇以齐墩果酸计，不得少于 0.50%。

【性味归经】

甘，平。归心、肺、肝、肾经。

【功能主治】

补气安神，止咳平喘。用于心神不宁，失眠心悸，肺虚咳喘，虚劳短气，不思饮食。

【用法用量】

6~12 g。

【编 者 按】

1. 灵芝具有保肝解毒、治疗糖尿病、改善心血管系统、肌肤美白等功效作用。

2. 野生灵芝和种植灵芝的区别：

（1）野生灵芝有带根的也有不带根的，长在地上的有根，长在树桩上的没根。如果购买的灵芝都有根，或都没根为种植灵芝。

（2）看色泽。成堆野生灵芝的颜色亮度差别大，种植的灵芝颜色亮度差别小。

（3）看大小。野生灵芝大小差别很大，小的不成熟，老的已木质化。种植的灵芝大小规格差别不大。

（4）看形状。野生灵芝形状差别大，种植灵芝形状差不多，比较规则。

---

①袁学军，陈忠荫，陈光宙，等．不同干燥方式和洗涤时间对灵芝活性成分影响 [J]. 中国食用菌，2013，32（4）：38-40.

(5) 看虫眼。野生灵芝生长于野外，会遭受虫害侵袭，子实体下方会留下不规则的虫眼。

(6) 看灵芝盖背。种植灵芝背面有油漆一样的颜色。野生灵芝背面没有。

(7) 看草根。野生灵芝生长环境杂草丛生，有草梗与灵芝缠绕，或穿透灵芝体内。

(8) 闻气味、品味道。野生灵芝味苦，无气味。

(9) 看密度。同样大小的赤灵芝，野生的比种植的密度大，野生灵芝重，种植的轻。

(10) 现多认为野生灵芝质量好，但经科学检测，野生灵芝大多不符合药典标准，且外观也差。

茯　苓

【来　　源】

茯苓为多孔菌科真菌茯苓 *Poria cocos*（Schw.）Wolf 的干燥菌核。主产于云南、贵州、湖北、安徽、四川等地。

【性　　状】

茯苓个：呈类球形、椭圆形、扁圆形或不规则团块，大小不一。外皮薄而粗糙，棕褐色至黑褐色，有明显的皱缩纹理。体重，质坚实，断面颗粒性，有的具裂隙，外层淡棕色，内部白色，少数淡红色，有的中间抱有松根。气微，味淡，嚼之粘牙。

茯苓块或茯苓片：去皮后切制的茯苓，呈立方块状或方块状厚片，大小不一。白色、淡红色或淡棕色。

茯苓皮：呈长条形或不规则块片，大小不一。外表面棕褐色至黑褐色，有疣状突起，内面淡棕色并常带有白色或淡红色的皮下部分。质较松软，略具弹性。

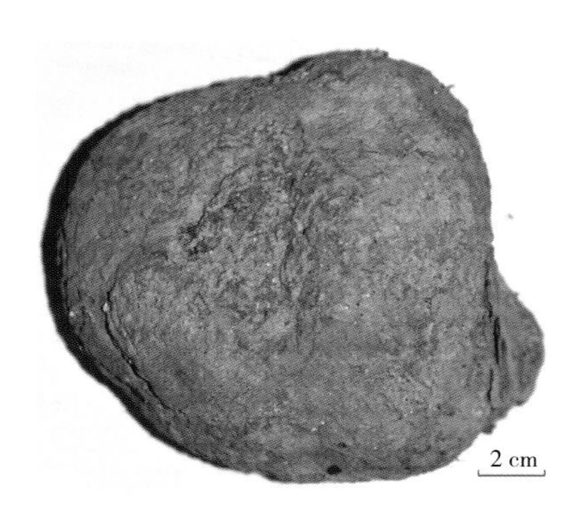

图 292-1　茯苓个

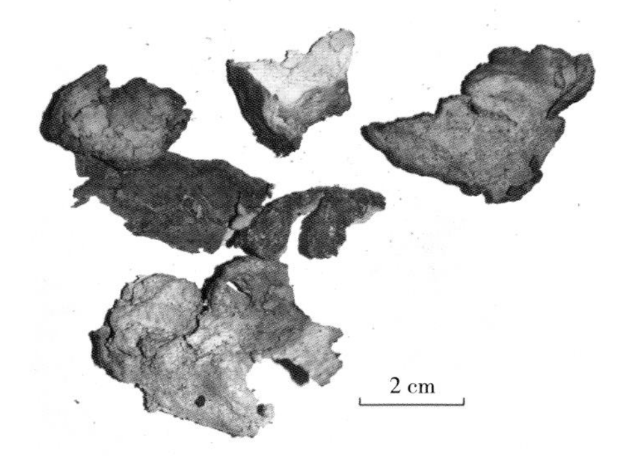

图 292-2　茯苓皮

图 292-3　茯苓块

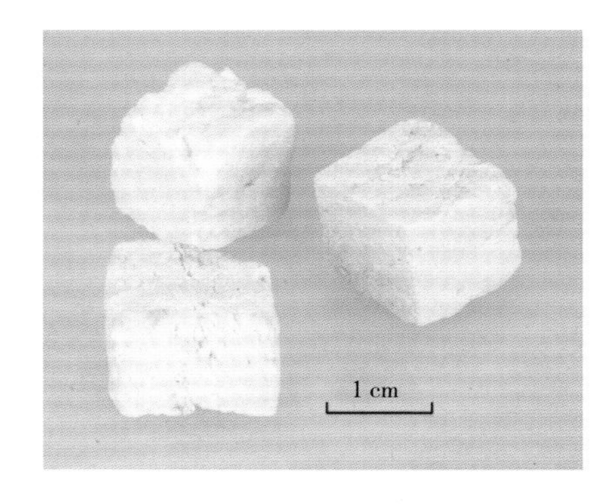

图 292-4　茯苓丁

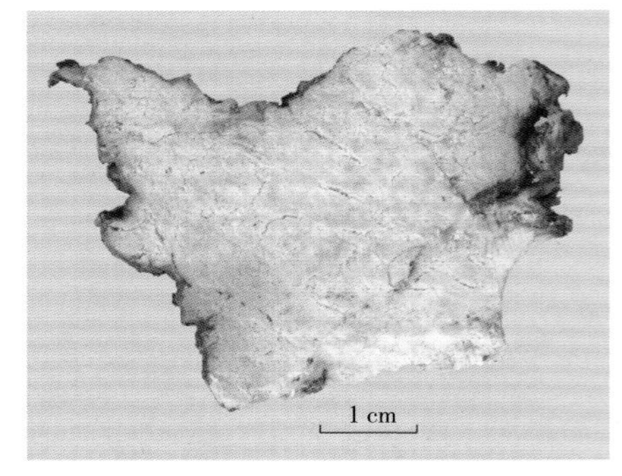

图 292-5　茯神

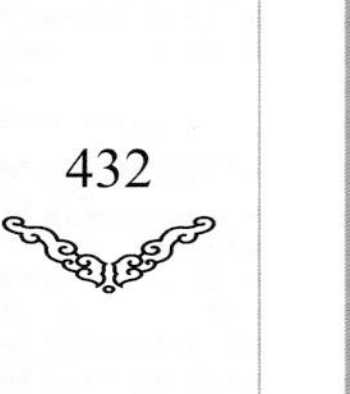

【采收加工】

多于7~9月采挖。挖出后除去泥沙，堆置“发汗”后，摊开晾至表面干燥，再“发汗”，反复数次至现皱纹、内部水分大部散失后，称为“茯苓个”，阴干或低温烘干。作者认为发汗、反复摊晒，含量损失大，茯苓个质量不好。

或将鲜茯苓及时削去外皮，切制成块或切厚片，分别称为“茯苓块”和“茯苓片”；收集削下的外皮，称为“茯苓皮”。阴干或60℃烘干。

茯苓水分不得超过18%；茯苓皮水分不得超过15%。

表292-1　不同规格水溶性多糖含量①（%）

规格	多糖含量
块	0.016
丁	0.147
片	0.360

茯苓片水溶性浸出物含量高。因为茯苓片的表面积较大，有利于水溶性多糖的溶出。

【贮　　藏】

茯苓常规贮存，易吸潮，有效成分易流失，贮藏时间不宜超过1年。

建议在25℃以下，单包装密封，大垛密闭库藏。此贮藏条件下，药材质量保存较好，药效不易降低。

【主要成分】

主含多糖类、三萜类、甾醇类及蛋白质、脂肪、卵磷脂等成分。

药典标准：茯苓醇浸出物不得少于2.5%；茯苓皮醇浸出物不得少于6.0%。

【性味归经】

甘、淡，平。归心、肺、脾、肾经。

【功能主治】

茯苓：利水渗湿，健脾，宁心。用于水肿尿少，痰饮眩悸，脾虚食少，便溏泄泻，心神不安，惊悸失眠。

茯苓皮：利水消肿。用于水肿，小便不利。

【用法用量】

茯苓10~15 g；茯苓皮15~30 g。

【编者按】

1. 茯神为茯苓菌核中间天然抱有松根（即茯神木）的部分。茯神形态与茯苓相同，唯中间有一松树根贯穿。

2. 茯苓、茯苓皮、茯神都为茯苓加工而成，同出一源，功效偏向略有不同。茯苓偏于健脾宁心，利水渗湿，临床应用最多；茯苓皮偏于利水；茯神偏于养心安神。

3. 现代药理研究表明茯苓具有抗肿瘤、抗炎、保肝作用。

4. 茯苓10 g，白术9 g，太子参15 g，甘草6 g，陈皮6 g，水煎服，治食欲不振。

①胡明华，梁永威，彭川丛．不同产地不同规格的茯苓水溶性多糖含量比较[J]．中国药业，2012，21（7）：10-12.

猪　苓

【来　　源】

猪苓为多孔菌科真菌猪苓 *Polyporus umbellatus*（Pers.）Fries 的干燥菌核。主产于陕西、甘肃、青海、辽宁、四川等地。

【性　　状】

猪苓呈条形、类圆形或扁块状，有的有分枝，长 5~25 cm，直径 2~6 cm。表面黑色、灰黑色或棕黑色，皱缩或有瘤状突起。体轻，质硬，断面类白色或黄白色，略呈颗粒状。气微，味淡。

以个大、外皮黑色、断面色白、体较重者为佳。

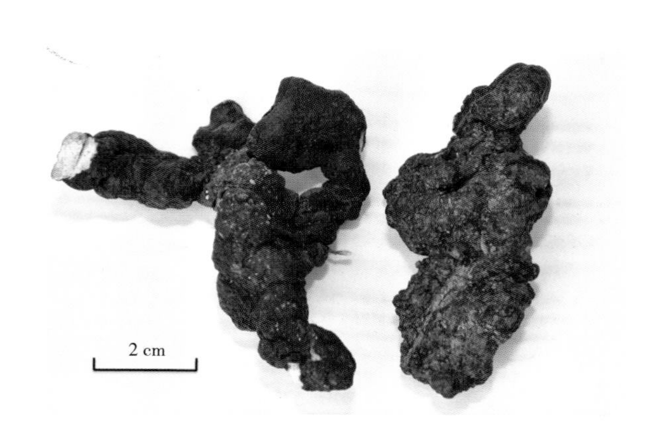

图 293-1　猪苓

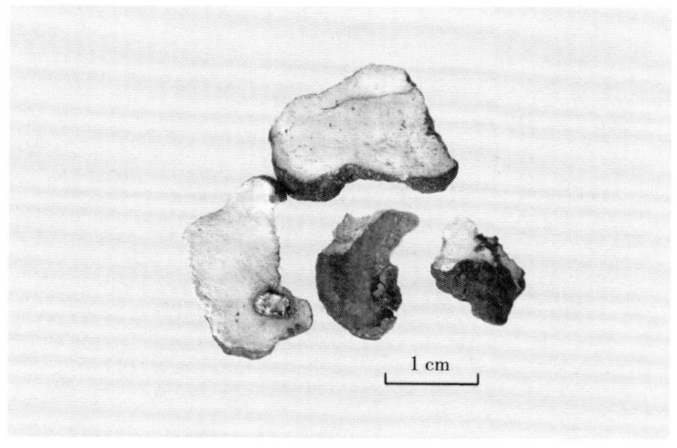

图 293-2　猪苓片

【采收加工】

春、秋二季采挖，除去杂质，晒干或 60℃以下烘干。建议趁鲜切片，干燥。药材水分不得超过 13%。

【贮　　藏】

猪苓常规贮存，易虫蛀，有效成分易流失，贮藏时间不宜超过 2 年。

建议在 20℃以下，单包装密封，大垛用黑色塑料布遮盖、密闭库藏。此贮藏条件下，药材质量保存较好，药效不易降低。

【主要成分】

主含猪苓多糖、麦角甾醇、生物素、有机酸等。

药典标准：含麦角甾醇不得少于 0.050%。

【性味归经】

甘、淡，平。归肾、膀胱经。

【功能主治】

利水渗湿。用于小便不利，水肿，泄泻，淋浊，带下。

【用法用量】

6~12 g。

【编 者 按】

1. 猪苓的药用部位为菌核，根据菌核生长发育过程中3个不同阶段的外部颜色特征可将猪苓分为白苓、灰苓、黑苓，生长年龄分别为0.5~1年、1~2年、2~3年及3年以上。

2. 猪苓菌核生长受到温度的影响，在18~22℃新生菌核生长最快。而当温度超过28℃时，猪苓菌核生长受到抑制。

3. 猪苓具有抗肿瘤、诱变、保肝、抗辐射等作用。

4. 猪苓12 g，茯苓12 g，泽泻9 g，阿胶（烊化）9 g，滑石9 g，水煎服，具利湿泻热，滋阴利水，祛痰之功效，现代主要用于治疗急慢性肾炎、肾积水、泌尿系感染、肝硬化腹水、泌尿系结石等属阴虚有热见小便不利者。

雷 丸

【来 源】

雷丸为白蘑科真菌雷丸 *Omphalia lapidescens* Schroet. 的干燥菌核。主产于四川、贵州、云南、湖北、广西等地。

【性 状】

雷丸呈类球形或不规则团块，表面黑褐色或灰褐色，有略隆起的不规则网状细纹。质坚实，不易破裂，断面不平坦，白色或浅灰黄色，常有黄白色大理石样纹理。气微，味微苦，嚼之有颗粒感，微带黏性，久嚼无渣。断面色褐呈角质样者，不可供药用。

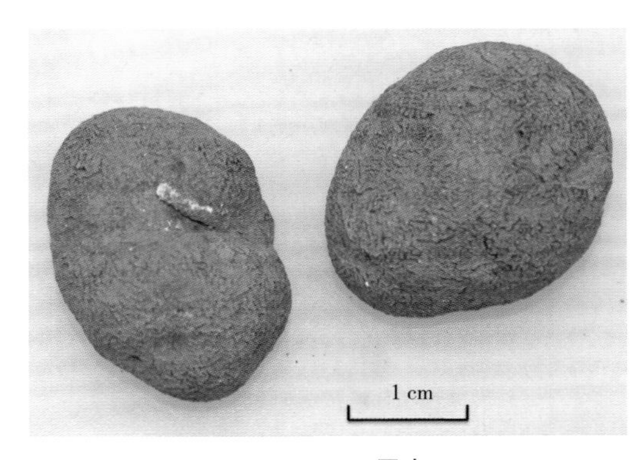

图 294-1　雷丸

【采收加工】

雷丸寄生于病竹根部。秋季选枝叶枯黄的病竹，挖取根部菌核。采收后洗净，晒干。建议趁鲜切片。药材水分不超过15%。

【贮 藏】

雷丸在常规储存条件下，有效成分易流失，贮藏时间不超过2年。

建议在20℃以下，单包装密封，库藏；大货冷藏。在此贮藏条件下，有效成分不易流失，药材质量保持较好。

【主要成分】

含蛋白质类、多糖类、氨基酸等。

药典标准：醇浸出物不得少于2.0%；含雷丸素不得少于0.60%。

【性味归经】

微苦，寒。归胃、大肠经。

【功能主治】

杀虫，消积。用于绦虫病，钩虫病，蛔虫病，虫积腹痛，小儿疳积。

【用法用量】

15~21 g，入丸、散剂。不宜入煎剂，一般研末吞服，一次5~7 g，饭后用温开水调服，一日3次，连服3天。

【编 者 按】

1. 雷丸中主要有效成分为蛋白质类，不可入煎剂，忌高温，超过60℃有效成分失活。用时捣碎，研末。

2. 雷丸具有驱虫、抗肿瘤、降血糖、抗炎、抗氧化等药理作用，临床上主要用于治蛔虫、斑秃等。

3. 雷丸10 g，使君子10 g，苦楝皮9 g，水煎早晚分服，治蛔虫病。

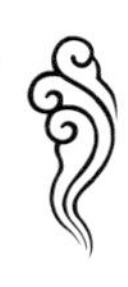

第八部分

动物类

药材

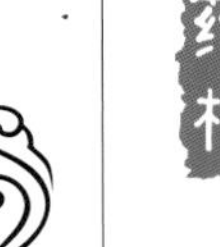

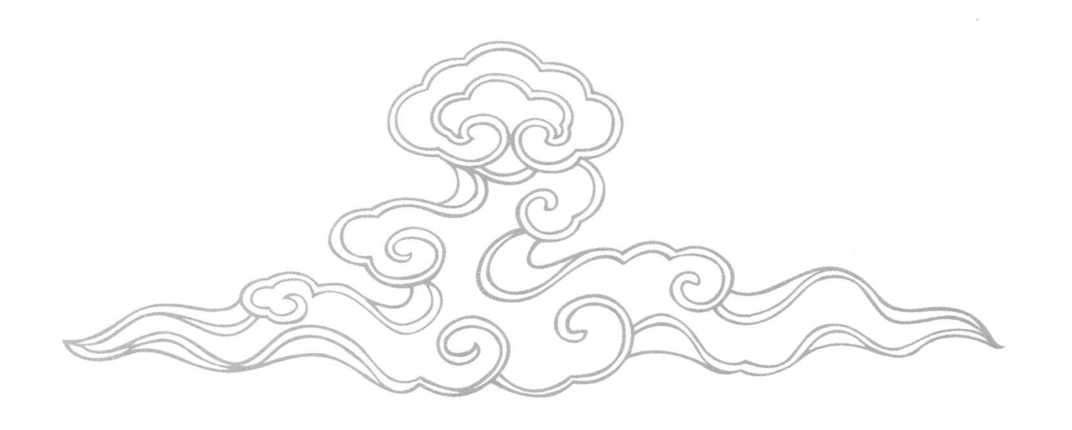

牛　黄

【来　　源】

牛黄为牛科动物牛 *Bos taurus domesticus* Gmelin 的干燥胆结石。分布于西北、华北、东北、西南等地区。

【性　　状】

牛黄多呈卵形、类球形、三角形或四方形，大小不一，少数呈管状或碎片。表面黄红色至棕黄色，有的表面挂有一层黑色光亮的薄膜，习称"乌金衣"，有的粗糙，具疣状突起，有的具龟裂纹。体轻，质酥脆，易分层剥落，断面金黄色，可见细密的同心层纹，有的夹有白心。气清香，味苦而后甘，有清凉感，嚼之易碎，不粘牙。

鲜牛黄以个体完整、色泽棕黄、质地轻脆、表面光泽细腻、断面层纹清晰者为佳。

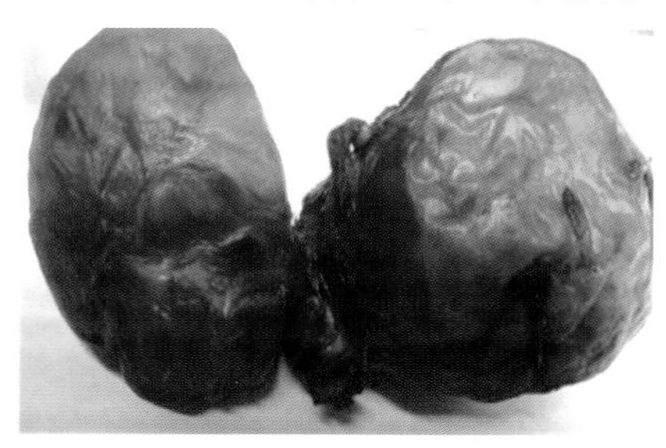

图 295-1　天然牛黄（蛋黄）

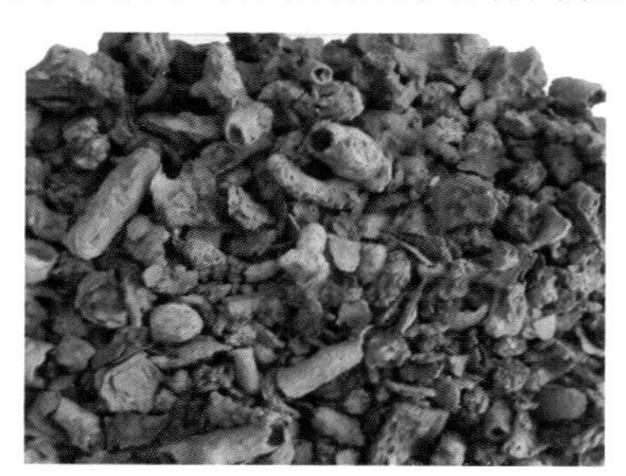

图 295-2　天然牛黄（管黄）

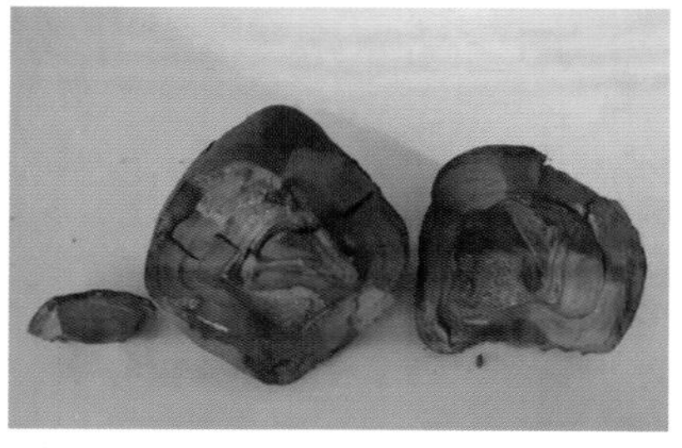

图 295-3　体外培育牛黄

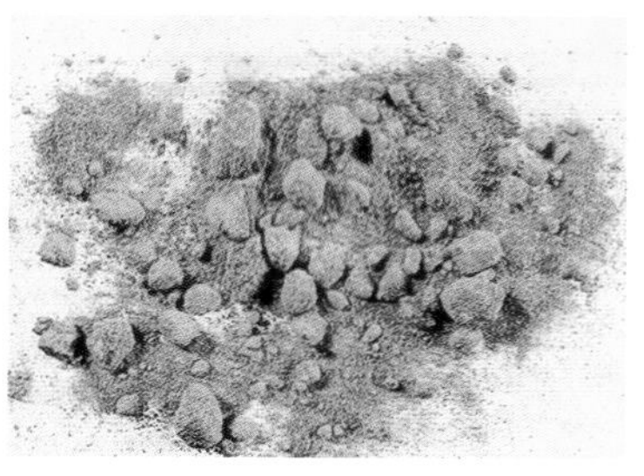

图 295-4　人工牛黄

【采收加工】

体内有牛黄的牛多表现为吃草少、喝水多、久养不肥、行走乏力、经常鸣叫、卧不安宁，伴有眼睛发红、体毛秃斑、体温升高等。屠杀这种病牛时检查其胆囊、胆管或肝管等部位，如发现有结石立即取出。取石时先去净附着在牛黄外的薄膜，用通草丝或灯心草包裹，自然阴干；或将其用几层纸包裹后置于石灰缸内使其慢慢干燥。

注：牛黄极易破裂或变色，忌用风吹、日晒、火烘、电烤。

【贮　　藏】

牛黄常规贮存，见光易变为褐色，受压极易破碎，易受潮发霉。

建议将其装入垫有棉花、软纸或灯心草的铁盒或木盒内密封，置阴凉干燥处贮存。此贮存条件下，药材不易变质，有效成分不易流失。

注：牛黄不宜冷藏，受冻易变黑失去药效。

【主要成分】

主含胆酸、去氧胆酸、鹅去氧胆酸、胆红素、胆甾醇、麦角甾醇、卵磷脂、脂肪酸、维生素

D、水溶性肽类成分 SMC。

药典标准：含胆酸不得少于 4.0%，含胆红素不得少于 25.0%。

【性味归经】

甘，凉。归心、肝经。

【功能主治】

清心，豁痰，开窍，凉肝，息风，解毒。用于热病神昏，中风痰迷，惊痫抽搐，癫痫发狂，咽喉肿痛，口舌生疮，痈肿疔疮。

【用法用量】

0.15~0.35 g，多入丸散用。外用适量，研末敷患处。

【编 者 按】

1. 孕妇慎用。

2. 牛黄具有镇静、抗惊厥、解热、抗炎、强心、利胆、保肝等药理作用。

3. 现收录入药典的牛黄品种有牛黄（天然牛黄）、人工牛黄、体外培育牛黄三种。

4. 2004 年国家食品药品监督局发布了《关于牛黄及其代用品使用问题的通知》，规定国家药品标准处方中含牛黄的临床急重病症用药品种（42 种）和国家药品监督管理部门批准的含牛黄的新药，可以将处方中的牛黄以培育牛黄、体外培育牛黄代替牛黄等量投料使用，但不得以人工牛黄替代。

5. 此物极易掺假，销量远大于产量，使用时应尽量先化验或鉴别确定。以下为几种简单易行的鉴别牛黄的方法：

（1）眼看：真牛黄在商品规格上分为蛋黄、印黄和管黄三种，蛋黄呈球形或卵圆形，印黄呈类方形、类三角形或多角形，这两种均为胆囊结石；管黄呈管状，空心或实心，为胆管结石。鲜牛黄质软帛重，干后变硬变轻。

（2）手感：质轻松脆，易碎，不易碎则为伪品。牛黄的水液可以染黄指甲，称为“挂甲”，且经久不褪。

（3）口感：入口清凉，不粘牙。味道先苦，而后转甜，没有膻味。细腻且无渣滓，能将唾液染成黄色。

（4）水试：真牛黄不溶于水，在水中沉淀后，不膨胀，不变色。即使将水加热沸腾，也不会改变。

（5）火试：将烧红的针刺入牛黄，真品会呈层状破裂，内有白点，并伴有香气。

阿 胶

【来　　源】

阿胶为马科动物驴 *Equus asinm* L. 的干燥皮或鲜皮经煎煮、浓缩制成的固体胶。主产于山东省平阴县东阿镇、阳谷县阿城镇，河北、河南、湖南、安徽、甘肃、内蒙古、北京、吉林、黑龙江、辽宁等地亦产。

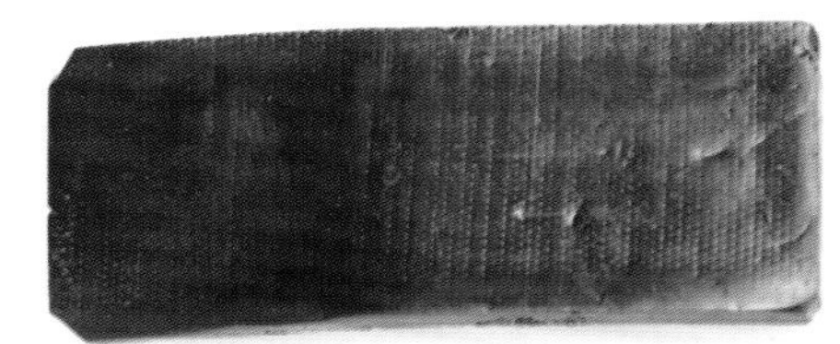

图 296-1　阿胶

【性　　状】

阿胶呈长方形块、方形块或丁状。棕色至黑褐色，有光泽。质硬而脆，断面光亮，碎片对光照视呈棕色半透明状。气微，味微甘。

【制　　法】

一般选黑色健驴，冬季宰杀取皮，将驴皮浸泡去毛，切块洗净，分次水煎，滤过，合并滤液，浓缩（可分别加入适量的黄酒、冰糖及豆油）至稠膏状，冷凝，切块，晾干，即得。药材水分不得超过 15.0%。

【贮　　藏】

阿胶常规贮存，受潮易软化、霉变，受热易黏结成块、溶化，在过于干燥的环境中，水分易散失，胶片易脆裂而影响质量。

建议用锡箔食品包装袋单包装密封、冷藏，在家用塑料食品包装袋单包装密封放冰箱内保存。此贮存条件下，药材不易变质。

注：成品阿胶的保质期一般为 4 年。

【主要成分】

主要成分有 L- 羟脯氨酸、甘氨酸、丙氨酸、L- 脯氨酸、赖氨酸、精氨酸、苏氨酸、组氨酸、胱氨酸等。

药典标准：含 L- 羟脯氨酸不得少于 8.0%，甘氨酸不得少于 18.0%，丙氨酸不得少于 7.0%，L- 脯氨酸不得少于 10.0%。

【性味归经】

甘，平。归肺、肝、肾经。

【功能主治】

补血滋阴，润燥，止血。用于血虚萎黄，眩晕心悸，肌痿无力，心烦不眠，虚风内动，肺燥咳嗽，劳嗽咯血，吐血尿血，便血崩漏，妊娠胎漏。

【用法用量】

3~9 g。烊化兑服。

注：阿胶烊化后，鼓起的圆球外皮不溶于水和药液，漂浮在药液表面，影响汤剂质量，不利于患者服用。阿胶入汤剂时，应研细粉加入其他已煎好药液中。

【编 者 按】

1. 水不溶物不得过 2.0%；重金属含量不得超过限量。

2. 感冒病人不宜服用。孕妇、高血压、糖尿病患者应在医师指导下服用。儿童必须在成人监护下使用。

3. 阿胶具有扩张血管、增加血小板数量、促进血红蛋白形成、促进钙吸收、抗疲劳、抗休克、抗肿瘤，抗衰老、耐缺氧、增强记忆力、增强机体免疫能力、抑制黑色素形成等药理作用；临床主要用于止血、补血，保胎、安胎，滋阴润肺。

4. 阿胶主含胶原类蛋白质，味多腥臭，由于胶体黏滞，吃后会产生腻嗝中满现象，建议阿胶炮制后使用。现最常用的炮制方法为蛤粉炒阿胶和蒲黄炒阿胶，可增强阿胶疗效，增加阿胶水溶性。

5. 此类药品直观难辨真假，建议购买原装、品牌产品，质量有保障。

鸡内金

【来　　源】

鸡内金为雉科动物家鸡 *Callus gallus domesticus* Brisson 的干燥沙囊内壁。全国各地均产。

【性　　状】

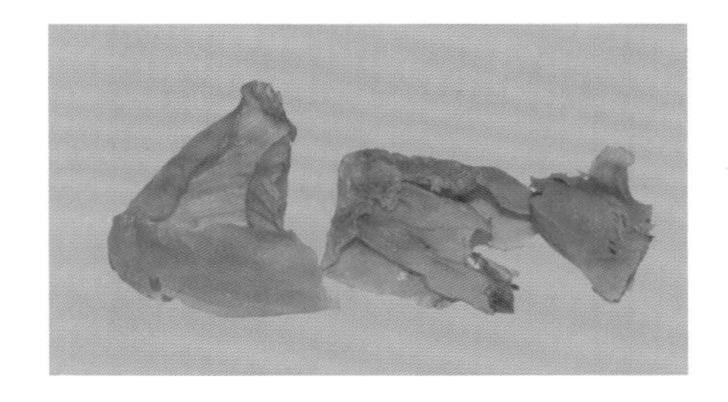
图 297-1　鸡内金

鸡内金为不规则卷片，厚约 1mm。表面黄色、黄绿色或黄褐色，薄而半透明，具明显的条状皱纹。质脆，易碎，断面角质样，有光泽。气微腥，味微苦。

【采收加工】

杀鸡后，取出鸡肫，立即剥下内壁，洗净，晒干或烘干。药材水分不得超过 15%。

【贮　　藏】

鸡内金常规贮存，易虫蛀，有效成分流失快，贮藏时间不宜超过 1 年。

建议在 20℃以下，单包装密封，大垛用黑色塑料布遮盖、密闭库藏；或直接冷藏。此贮藏条件下，药材质量保存较好，药效不易降低。

【主要成分】

主含胃激素、角蛋白、微量胃蛋白酶、淀粉酶、多种维生素与矿物质，以及 18 种氨基酸等。

药典标准：醇浸出物不得少于 7.5%。

【性味归经】

甘，平。归脾、胃、小肠、膀胱经。

【功能主治】

健胃消食，涩精止遗，通淋化石。用于食积不消，呕吐泻痢，小儿疳积，遗尿，遗精，石淋涩痛，胆胀胁痛。

【用法用量】

3~10 g。

【编 者 按】

1. 鸡内金具有抗氧化，改善血糖、血脂水平和血液流变学参数，改善肠胃功能等作用。

2. 炒车前子、炒鸡内金各 30 g，共研细末，蛋清调和贴脐中，治小儿腹泻。

3. 鸡内金、白芍各 12 g，生姜、白术各 9 g，柴胡、陈皮各 6 g，水煎服，治气郁而致的膨胀；兼治脾胃虚弱之郁滞，饮食不能运化。

乌梢蛇

【来　　源】

乌梢蛇为游蛇科动物乌梢蛇 *Zaocys dhumnades*（Cantor）的干燥体。主产于贵州、四川、重庆，湖北、湖南、浙江、江苏、安徽等地亦产。

【性　　状】

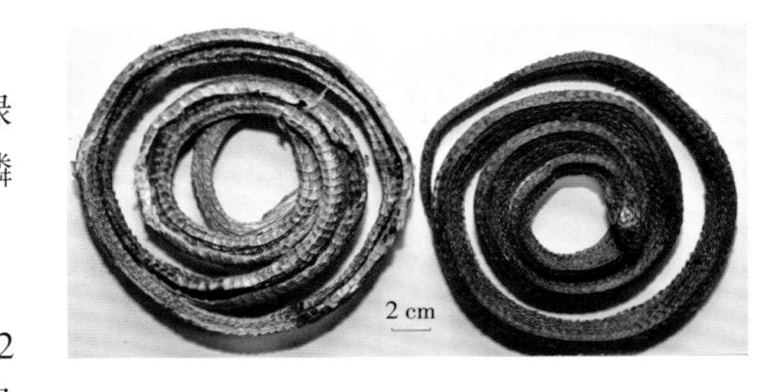

图 298-1　乌梢蛇

乌梢蛇呈圆盘状，盘径约 16 cm。表面黑褐色或绿黑色，密被菱形鳞片；背鳞行数成双，背中央 2~4 行鳞片强烈起棱，形成两条纵贯全体的黑线。头盘在中间，扁圆形，眼大而下凹陷，有光泽。上唇鳞 8 枚，第 4、5 枚入眶，颊鳞 1 枚，眼前下鳞 1 枚，较小，眼后鳞 2 枚。脊部高耸成屋脊状。腹部剖开边缘向内卷曲，脊肌肉厚，黄白色或淡棕色，可见排列整齐的肋骨。尾部渐细而长，尾下鳞双行。剥皮者仅留头尾之皮鳞，中段较光滑。气腥，味淡。

【采收加工】

每年的7~9月为乌梢蛇的活动高峰期，约10月下旬入蛰冬眠，气温偏低的区域冬眠时间提前。养殖乌梢蛇一般在其活动高峰期至秋季未冬眠前采收，此时蛇体重、质好。剖开蛇腹或先剥去蛇皮留头尾，除去内脏，盘成圆盘状，用柴火熏，熏时频频翻动，至表面略呈黑色为度，再晒干或烘干。

【贮　　藏】

乌梢蛇常规贮存，易受潮发霉、易虫蛀，有效成分流失快。

建议单包装密封，限压控湿冷藏。此条件下贮存，药材不易变质，有效成分不易流失。

【主要成分】

主含蛋白质，脂肪，原肌球蛋白，核苷类成分，赖氨酸、亮氨酸、天门冬氨酸等17种氨基酸成分。

药典标准：醇浸出物不得少于12.0%。

【性味归经】

甘，平。归肝经。

【功能主治】

祛风，通络，止痉。用于风湿顽痹，麻木拘挛，中风口眼㖞斜，半身不遂，抽搐痉挛，破伤风，麻风，疥癣。

【用法用量】

6~12 g。

【编 者 按】

1. 乌梢蛇忌铁器。

2. 野生乌梢蛇为国家三级保护动物，禁捕捉。现市售药材多为人工养殖。

3. 乌梢蛇水煎液和醇提取液有抗炎、镇静、镇痛作用，其血清有对抗五步蛇毒作用。临床用于风寒湿所致关节、肌肉疼痛，荨麻疹，湿疹，皮炎，皮肤瘙痒症，结节性痒疹，多形性红斑等。

4. 乌梢蛇易掺假，常见的伪品有灰鼠蛇、滑鼠蛇、王锦蛇、赤链蛇、红点锦蛇、黑眉锦蛇、玉斑锦蛇，购买时应注意辨认。

5. 乌梢蛇、伸筋草、舒筋草、软筋草、大血藤、小血藤、油麻藤、破骨风、老鹳草各15 g，水煎服，用于风湿性关节炎，类风湿性关节炎。

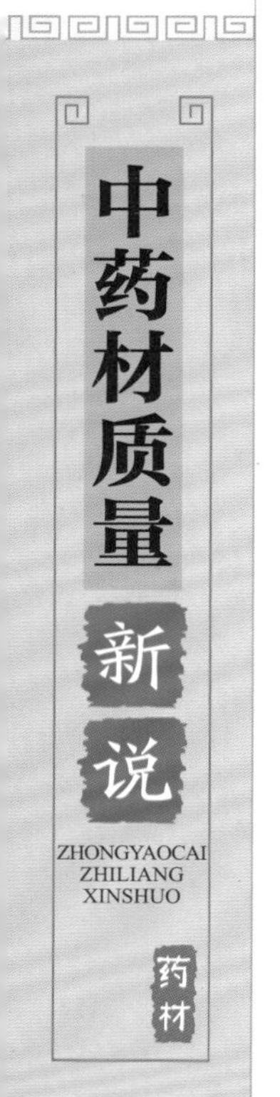

蕲　蛇

【来　　源】

蕲蛇为蝰科动物五步蛇 *Agkistrodon acutus*（Günther）的干燥体。主产于江西、湖北、浙江、四川等地。

【性　　状】

蕲蛇卷呈圆盘状，头在中间稍向上，呈三角形而扁平，吻端向上，习称"翘鼻头"。上腭有管状毒牙，中空尖锐。背部两侧各有黑褐色与浅棕色组成的"V"形斑纹17~25个，其"V"形的两上端在背中线上相接，习称“方胜纹”，有的左右不相接，呈交错排列。腹部撑开或不撑开，灰白色，鳞片较大，有黑色类圆形的斑点，习称“连珠斑”；腹内壁黄白色，脊椎骨的棘突较高，呈刀片状上突，前后椎体下突基本同形，多为弯刀状，向后倾斜，尖端明显超过椎体后隆面。尾部骤细，末端有三角形深灰色的角质鳞片1枚。气腥，味微咸。

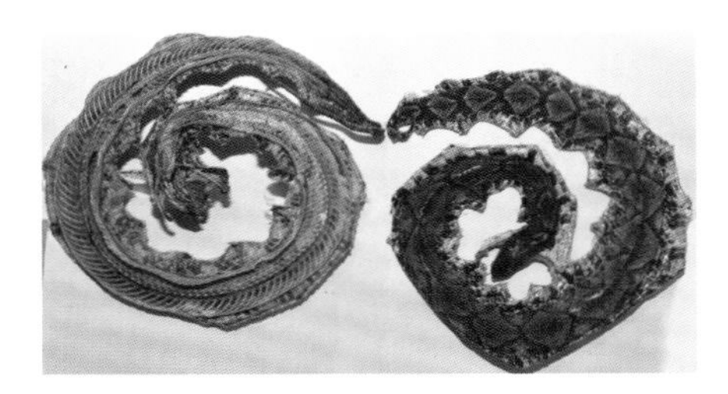

图299-1　蕲蛇

【采收加工】

于4~8月间捕捉，6月较多。捕后加工成“盘蛇”与“饼蛇”两种：

1. 盘蛇：个体大的蕲蛇，剖腹除去内脏，洗净。用竹片撑开腹部，以头为中心盘成数圈，圈与圈之间用麻线连缝几针，烘干。干燥后拆除麻线与竹片。

2. 饼蛇：个体较小的蕲蛇，剖腹去内脏，洗净，以头为中心盘成饼状，将尾端插入最后一圈内，用三条竹签等距交叉插入蛇身，固定形状，烘干。

【贮　　藏】

蕲蛇常规贮存，易受潮发霉，易虫蛀，有效成分流失快。

建议单包装密封，限压、控湿、冷藏。此条件下贮存，药材不易变质，含量不易流失。

【主要成分】

主要成分为毒蛋白、氨基酸、甘油三油酸酯、精胺、蛇肉碱、硬脂酸、棕榈酸、胆甾醇等。

药典标准：醇浸出物不得少于10.0%。

【性味归经】

甘、咸，温；有毒。归肝经。

【功能主治】

祛风，通络，止痉。用于风湿顽痹，麻木拘挛，中风口眼㖞斜，半身不遂，抽搐痉挛，破伤风，麻风，疥癣。

【用法用量】

3~9 g；研末吞服，一次1~1.5 g，一日2~3次。

【编者按】

1. 阴虚以及血热者不宜使用。

2. 蕲蛇销量大于产量，易掺伪，常见伪品有百花锦蛇、圆斑蝰、金环蛇、银环蛇、滑鼠蛇。使用时应尽量先化验或DNA鉴别确定。

3. 蕲蛇具有溶解血栓、抗血栓形成，降低血液黏度、降血脂、改善血液微循环，抗肿瘤等药理作用，临床用于脑出血、急性脑梗死、高黏血症、糖尿病、冠心病、心绞痛、肺心病等疾病的治疗。

4. 配天麻、狗脊，酒浸服，治风湿顽痹，筋脉拘挛。

水牛角

【来　　源】

水牛角为牛科动物水牛 *Bubablus bubalis* Linnaeus 的角，全国各地均产。

【性　　状】

水牛角呈稍扁平而弯曲的锥形，长短不一。表面棕黑色或灰黑色，一侧有数条横向的沟槽，另一侧有密集的横向凹陷条纹。上部渐尖，有纵纹，基部略呈三角形，中空。角质，坚硬。气微腥，

味淡。

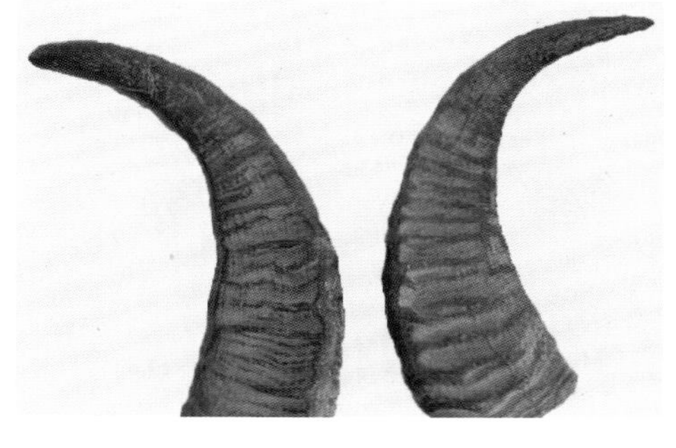
图 300-1　水牛角

【采收加工】

杀牛取角，取角后，洗净，水煮，除去角塞，干燥。

【贮　　藏】

水牛角常规贮存，易受潮发霉、易虫蛀。

建议 20℃以下，单包装密封，大垛用黑色塑料布遮盖、密闭库藏。此条件下贮存，药材不易变质。

【主要成分】

含胆甾醇，强心成分，肽类，角纤维，以及丝氨酸、甘氨酸、丙氨酸、赖氨酸、组氨酸、天冬氨酸、精氨酸、苏氨酸、谷氨酸、脯氨酸等多种氨基酸。

【性味归经】

苦，寒。归心、肝经。

【功能主治】

清热凉血，解毒，定惊。用于温病高热，神昏谵语，发斑发疹，吐血衄血，惊风，癫狂。

【用法用量】

15~30 g，宜先煎 3 小时以上。

【编 者 按】

1. 孕妇慎用，非实热证不宜用。中虚胃寒者慎服。

2. 水牛角临床用于紫癜病、新生儿出血症、自体免疫性溶血性贫血、慢性胃炎出血、白血病高热及出血、痤疮、顽固性皮肤瘙痒、带状疱疹等。

3. 水牛角 30 g，生地黄 24 g，芍药 12 g，牡丹皮 9 g，水煎服，具有清热解毒，凉血散瘀的功效，现代常用于治疗重症肝炎、肝昏迷、弥漫性血管内凝血、尿毒症、过敏性紫癜、急性白血病、败血症等属热入血分者。

水　蛭

【来　　源】

水蛭为水蛭科动物蚂蟥 *Whitmania pigra* Whitman、水蛭 *Hirudo nipponica* Whitman 或柳叶蚂蟥 *Whitmania acranulata* Whitman 的干燥全体。主产于江苏、浙江、山东、安徽、湖北等地。

【性　　状】

蚂蟥：呈扁平纺锤形，有多数环节，长 4~10 cm，宽 0.5~2 cm。背部黑褐色或黑棕色，稍隆起，用水浸后，可见黑色斑点排成 5 条纵纹；腹面平坦，棕黄色。两侧棕黄色，前端略尖，后端钝圆，两端各具 1 吸盘，前吸盘不显著，后吸盘较大。质脆，易折断，断面胶质状。气微腥。

水蛭：扁长圆柱形，体多弯曲扭转。

柳叶蚂蟥：狭长而扁。

均以呈自然扁平纺锤形，背部稍隆起，腹面平坦，质脆易折断，断面呈胶质状，并有腥味，有黑褐色光泽者为佳。

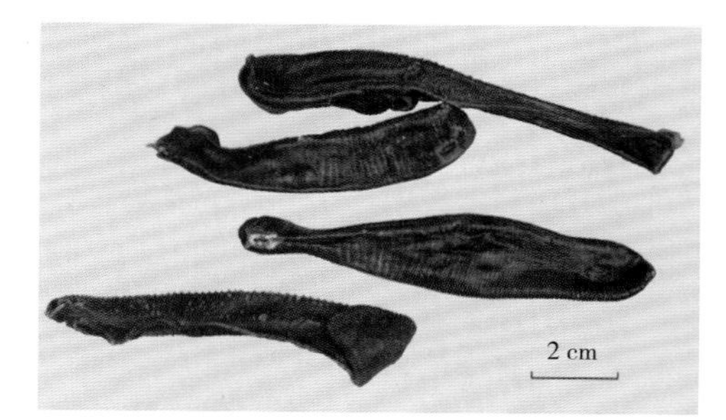

图 301-1　水蛭

【采收加工】

一般 4~6 月放养幼蛭，当年 10~11 月长成，当气温降至 15℃时即可进行采收。将采收的水蛭放入盆中，倒入开水，以淹没蛭体 2~3 cm 为宜，20 分钟左右水蛭死后，捞出洗净，晒干或低温烘干。药材水分不得超过 18.0%。

建议有条件的地方将鲜水蛭直接冻杀，冷冻干燥，药材有效成分含量高，药效好。

表 301-1　江浙地区不同月龄蚂蟥体重、折干率及有效成分含量测定①

采集时间	月龄	鲜重（g/ 条）	干重（g/ 条）	折干率（%）	浸出物（%）	抗凝血酶活性（U/g）
9 月	4	8.65	1.00	8.65	19.01	23.33
10 月	5	17.70	2.73	6.47	22.69	23.35
11 月	6	20.0	3.00	6.67	24.32	28.67
12 月	7	17.71	2.80	6.32	21.47	27.32
2 月	9	12.53	2.12	5.91	27.67	27.32
3 月	10	11.71	2.31	5.07	22.07	28.66
4 月	11	11.82	2.42	4.89	19.85	27.32

江浙一带 11 月份采集的蚂蟥样品产量及有效成分含量最高。气温低于 15℃，蚂蟥摄食减弱，生长缓慢。产地可根据当地气候，采收时间适当提前或延后。

表 301-2　蚂蟥不同部位抗凝血酶活性测定①

部位	抗凝血酶活性（U/g）
头部	226.42
尾部	67.26
分泌物	99.30
全身	102.12

蚂蟥头部抗凝血酶活性高。头部重量占全身重量比例高，则质量较好。

表 301-3　加工方法对水蛭抗凝血酶活性的影响②

加工方法	温度（℃）	抗凝血酶活性（U/g）
冷冻干燥	–80	1 303.56
鲜品匀浆	—	662.05
晒干	—	499.48
冷冻	–18	438.02
烫死晒干	—	369.14
烘干	40	79.89
	50	66.94
	60	63.17
	70	20.51
	80	20.86
	90	15.44

①史红专，郭巧生，陆树松，等．不同月龄蚂蟥内在品质及最佳采收期研究 [J]. 中国中药杂志，2009，34（23）：3060–3063.

②勾玲，程搏幸，郭巧生，等．采收及加工方法对金边蚂蟥抗凝血酶活性影响的研究 [J]. 中国中药杂志，2016，41（11）：2087–2092.

水蛭冷冻干燥抗凝血酶活性高，烘干抗凝血酶活性低，温度越高，抗凝血酶活性越低。建议有条件的地方直接冻杀水蛭，冷冻干燥，利于药材药效保留。

【贮　　藏】

水蛭常规贮存，易吸潮发霉，极易虫蛀，有效成分流失快。

建议单包装密封，冷藏。此贮存条件下，药材不易变质，有效成分不易流失。

【主要成分】

主要成分为水蛭素、蛋白质、氨基酸、肝素、抗血栓素、甾醇等。

药典标准：每 1 g 含抗凝血酶活性水蛭应不低于 16.0U；蚂蟥、柳叶蚂蟥应不低于 3.0U。

【性味归经】

咸、苦，平；有小毒。归肝经。

【功能主治】

破血通经，逐瘀消癥。用于血瘀经闭，癥瘕痞块，中风偏瘫，跌扑损伤。

【用法用量】

1~3 g。

【编 者 按】

1. 黄曲霉素、重金属及有害元素不得超过限量。

2. 孕妇禁用。

3. 水蛭有抑制血小板聚集、抗血栓形成，扩张毛细血管、改善微循环、增加肾脏血流量，扩张外周血管、增加血流量、减少血管阻力，防止早产，降低胆固醇和甘油三酯等药理作用，临床主要用于治疗急性结膜炎、角膜瘢翳等病症。

4. 水蛭价贵，极易掺杂、掺假，以下为常见掺伪增重方式，购买时应注意鉴别。

（1）加明矾腌渍：外观色泽发乌，失去水蛭干品的自然黑色光泽；折断时干脆，口尝之则先涩后麻而有刺舌感。

（2）用盐腌渍：因表面泛有白色的结晶盐，因此不法商贩将其放入墨汁中浸过后晒干。这种掺伪品只要用拇指和食指搓擦即可见墨色染手。

（3）在鲜水蛭中掺入异物：趁鲜在水蛭腹腔中充填石膏、水泥、砂石等，或插入小段焊条、铁丝等增重。

（4）提取后的药渣：将已提炼出有效成分但外形完整的水蛭再晒干后出售，这种水蛭已没有药效，外观也失去自然黑色光泽，断面参差不齐如糟糠，体质轻泡。

僵　蚕

【来　　源】

僵蚕为蚕蛾科昆虫家蚕 *Bombyx mori* Linnaeus.4~5 龄的幼虫感染（或人工接种）白僵菌 *Beauveria bassiana*（Bals.）Vuillant 而致死的干燥体。主产于四川、浙江、江苏、湖南等养蚕区。

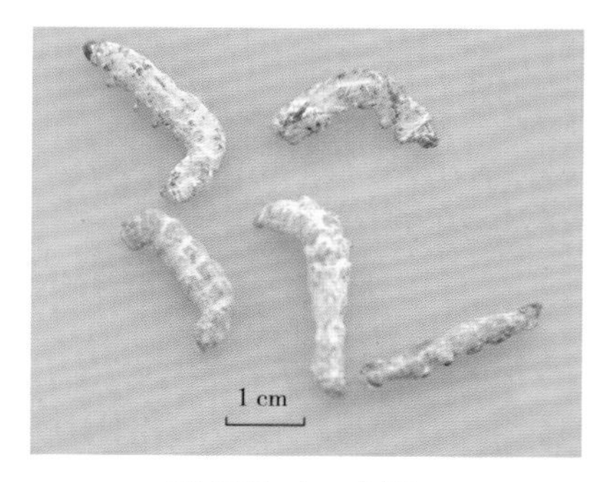

图 302-1　僵蚕

【性　　状】

僵蚕略呈圆柱形，多弯曲皱缩。表面灰黄色，被有白色粉霜状的气生菌丝和分生孢子。头部较圆，足 8 对，体节明显，尾部

略呈二分歧状。质硬而脆，易折断，断面平坦，外层白色，中间有亮棕色或亮黑色的丝腺环 4 个。气微腥，味微咸。

【采收加工】

多于春、秋季生产，将感染白僵菌病死的蚕收集，低温干燥。药材水分不得超过 13.0%。

【贮　　藏】

僵蚕常规贮存，易虫蛀、易变质，有效成分易流失。贮藏时间不宜超过 1 年。

建议单包装密封，冷藏。此贮藏条件下，药材质量保存较好，药效不易降低。

【主要成分】

主含蛋白质，草酸铵、赖氨酸、亮氨酸、天冬氨酸等 17 种氨基酸，镁、锌、钙等 28 种元素。

药典标准：醇浸出物不得少于 20.0%。

【性味归经】

咸、辛，平。归肝、肺、胃经。

【功能主治】

息风止痉，祛风止痛，化痰散结。用于肝风夹痰，惊痫抽搐，小儿急惊，破伤风，中风口㖞，风热头痛，目赤咽痛，风疹瘙痒，发颐痄腮。

【用法用量】

5~10 g。

【编 者 按】

1. 黄曲霉素不得超过限量。

2. 僵蚕原药材具有较强的辛散力，药力较猛，且有一定的腥臭气味，会使患者恶心、呕吐，对患者胃肠道产生一定的刺激，不便于患者服用。僵蚕生品服用不当还会造成过敏反应，应炮制后入药。

3. 僵蚕具有抗惊厥、抗癫痫、抗血栓、抗癌、抑菌、降糖、降脂、镇静、催眠等作用。

全　蝎

【来　　源】

全蝎为钳蝎科动物东亚钳蝎 *Buthus martensii* Karsch 的干燥体。主产于河南、山东，甘肃、陕西、山西、河北等地也有分布。

【性　　状】

全蝎头胸部与前腹部呈扁平长椭圆形，后腹部呈尾状，皱缩弯曲，完整者体长约 6 cm。头胸部呈绿褐色，前面有 1 对短小的螯肢和 1 对较长大的钳状脚须，形似蟹螯，背面覆有梯形背甲，腹面有足 4 对，均为 7 节，末端各具 2 爪钩；前腹部由 7 节组成，第 7 节色深，背甲上有 5 条隆脊线。背面绿褐色，后腹部棕黄色，6 节，节上均有纵沟，末节有锐钩状毒刺，毒刺下方无距。气微腥，味咸。

以色黄、完整、腹中少杂物者为佳。

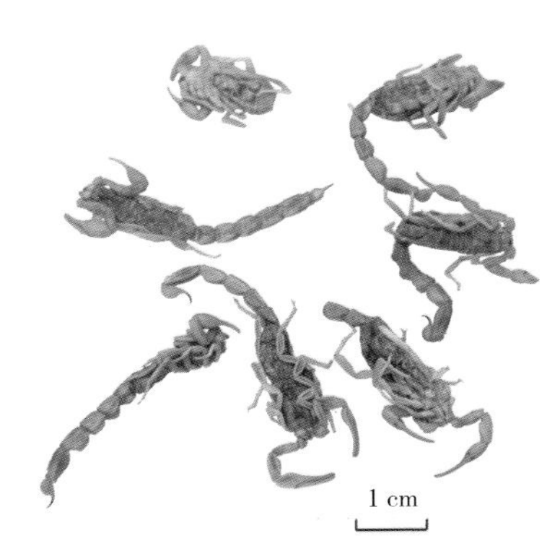

图 303-1　全蝎

【采收加工】

采收 野生全蝎春、夏、秋季都可以采收。清明至谷雨之间捕获者，为“春蝎”，因其未食泥土，质较佳；夏末秋初捕获者，为“伏蝎”，因已食泥土，质较次。将全蝎捕捉后，运回加工。

家养全蝎从出生到成年需8~10个月。直接将蝎用竹筷或镊子夹住放在收集容器中；或向窝内喷白酒或乙醇，蝎因受乙醇刺激跑出，进行捕收。

加工 置沸水或沸盐水中，煮至全身僵硬，捞出，放通风处，阴干。建议将捕获的全蝎直接冷冻干燥。

表303-1　不同加工工艺对全蝎折干率、醇浸出物和可溶性蛋白量的影响[①]（%）

加工工艺	折干率	醇浸出物	水溶性蛋白
清水制	33.57	10.43	0.46
盐水制	44.39	23.32	0.43
冻杀制	39.92	15.43	8.84

盐水制全蝎醇浸出物得率最高，是由于盐溶于稀醇所致。冻杀制全蝎的醇浸出物明显高于清水制，说明冻杀制可以增加全蝎的醇浸出物得率。传统加工方法的煮制过程造成全蝎的蛋白成分损失殆尽，冷冻制全蝎的可溶性蛋白量是传统加工方法的20倍左右，冻杀是全蝎药材的加工方向。

冻杀且冷冻干燥最大限度的保留了全蝎的药效，建议有条件的地方采用。

【贮　　藏】

全蝎常规贮存，极易虫蛀、受潮，受潮后易发霉变质及爪尾脱落，有效成分流失快。

建议单包装密封，冷藏。此条件下贮存，药材不易变质，含量不易流失。

【主要成分】

主要活性成分为蝎毒，蝎毒中含较复杂的毒性蛋白和非毒性蛋白，其他成分还有脂肪酸和人体必需的氨基酸等。

药典标准：醇浸出物不得少于20.0%。

【性味归经】

辛，平；有毒。归肝经。

【功能主治】

息风镇痉，通络止痛，攻毒散结。用于肝风内动，痉挛抽搐，小儿惊风，中风口㖞，半身不遂，破伤风，风湿顽痹，偏正头痛，疮疡，瘰疬。

【用法用量】

3~6 g。

【编 者 按】

1. 黄曲霉素不得超过限量。

2. 全蝎有毒，孕妇禁用。用药时，要注意是否有经炮制。

3. 全蝎的药用精华主要在于蝎毒，蝎毒对神经系统、消化系统、心脑血管系统、癌症、皮肤病等多种疾病有预防和抑制作用，临床用于镇痛、抗血栓、白血病、扁桃体炎、支气管哮喘、乳房纤维瘤、慢性肾炎等。

4. 全蝎研粉，每晨吞服1.2 g，治瘰痛。每服1 g，日服2次，可治疗多发性疖肿。

①王集会，高世杰，曲仕明．不同产地全蝎可溶性蛋白质含量比较研究[J]. 山东中医杂志，2010（8）：564-565.

地　龙

【来　　源】

地龙为钜蚓科动物参环毛蚓 *Pheretima aspergillum*（E.Perrier）、通俗环毛蚓 *Pheretima vul garis* Chen、威廉环毛蚓 *Pheretima guillelmi*（Michaelsen）或栉盲环毛蚓 *Pheretima pectinifera* Michaelsen 的干燥体。前一种习称"广地龙"，后三种习称"沪地龙"。广地龙主产于广东，广西，海南文昌、琼海；沪地龙主产于上海、浙江、江苏等地。

【性　　状】

广地龙：呈长条状薄片，弯曲，边缘略卷。全体具环节，背部棕褐色至紫灰色，腹部浅黄棕色；第 14~16 环节为生殖带，习称"白颈"，较光亮。体前端稍尖，尾端钝圆，刚毛圈粗糙而硬，色稍浅。体轻，略呈革质，不易折断，气腥，味微咸。

沪地龙：全体具环节，背部棕褐色至黄褐色，腹部浅黄棕色；第 14~16 环节为生殖带，较光亮。第 18 环节有一对雄生殖孔。

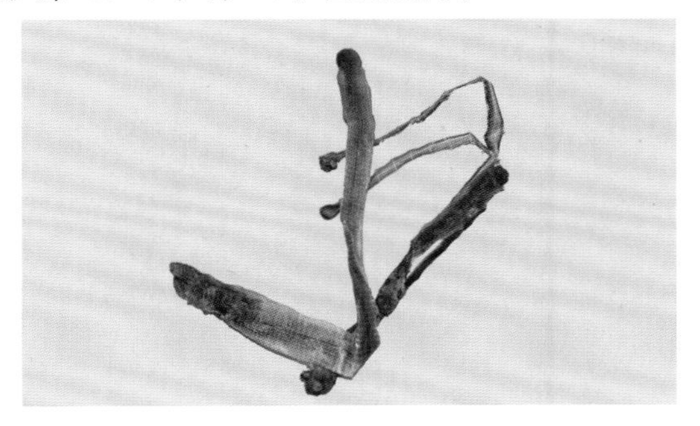

图 304-1　地龙半开

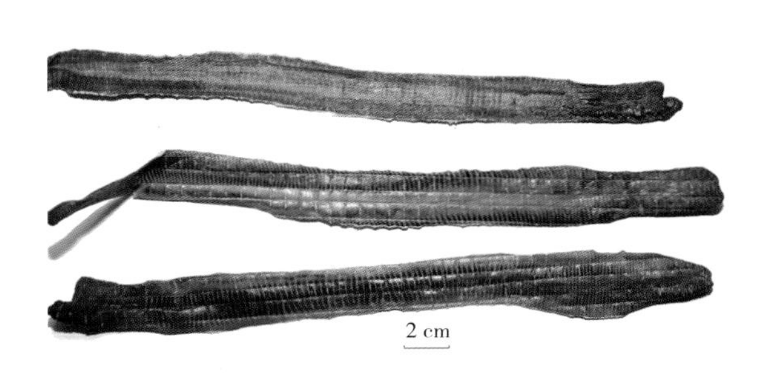

图 304-2　地龙全开

【采收加工】

广地龙 7~9 月，沪地龙 7 月，产卵后即可捕捉。及时从头到尾完全剖开，除去杂质和体内泥沙，暴晒晒干或真空冷冻干燥。药材水分不得超过 12%。

【贮　　藏】

地龙在常规储存条件下，易虫蛀、易发霉变质。贮藏时间不宜超过 1 年。

建议单包装密封，冷藏。此贮藏条件下，药材质量保持较好。

【主要成分】

主要含有氨基酸、蛋白质、酶、酯类、核苷酸，及蚯蚓解热碱、蚯蚓素、蚯蚓毒素、胆碱、黄色素等。

药典标准：水浸出物不得少于 16.0%。

【性味归经】

咸，寒。归肝、脾、膀胱经。

【功能主治】

清热定惊，通络，平喘，利尿。用于高热神昏，惊痫抽搐，关节痹痛，肢体麻木，半身不遂，肺热喘咳，水肿尿少。

【用法用量】

5~10 g。

【编 者 按】

1. 重金属、黄曲霉素不得超过限量。

2. 土地龙是缟蚯蚓、背暗异唇蚓等蚯蚓的干燥体，全国各地均产，多自产自销。

3. 地龙掺假增重现象严重，多为头尾部泥沙未去除干净或人为灌入泥沙。

4. 地龙具有抗血栓、降低血液黏度、抗肿瘤、增强免疫、解热、镇痛、平喘、降压、促进伤口愈合等药理作用，临床上可用于脑血栓、心血管疾病、支气管哮喘、辅助治疗老年痴呆等。

5. 地龙蛋白提取于地龙，含有胶原酶、纤溶酶、纤溶激活蛋白、核酸等多种成分，可改善微循环，溶解血栓，增加脑血流量，减少“三高”对人体的危害等。

蛤 蚧

【来 源】

蛤蚧为壁虎科动物蛤蚧 *Gekko gecko* Linnaeus 的干燥体。分布于江西、福建、广东、广西、贵州、云南等地。

【性 状】

蛤蚧呈扁片状，头颈部及躯干部长 9~18 cm，头颈部约占 1/3，腹背部宽 6~11 cm，尾长 6~12 cm。头略呈扁三角状，两眼多凹陷成窟窿，口内有细齿，生于颚的边缘，无异型大齿。吻部半圆形，吻鳞不切鼻孔，与鼻鳞相连。腹背部呈椭圆形，腹薄。背部呈灰黑色或银灰色，有斑点散在或密集成不显著的斑纹，脊椎骨和两侧肋骨突起。四足均具 5 趾；趾间仅具蹼迹，足趾底有吸盘。尾细而坚实，微现骨节，与背部颜色相同。全身密被圆形或多角形微有光泽的细鳞。气腥，味微咸。

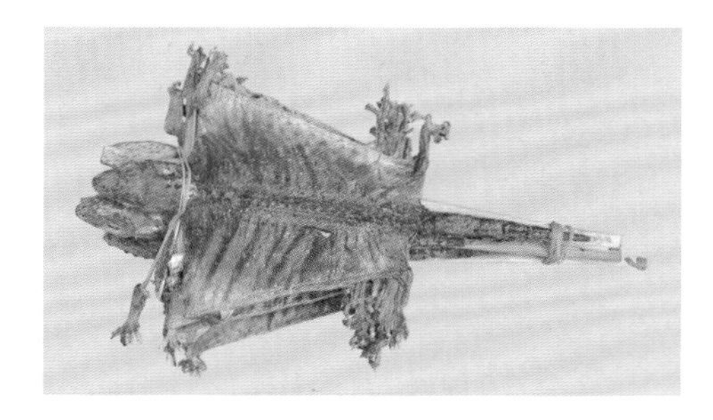

图 305-1 蛤蚧

以个大、全体完整，尤尾部无损、无虫蛀者为优。

【采收加工】

常于 5~9 月捕捉，剖开腹部，除去内脏，拭净，用竹片撑开使全体扁平，四肢顺直，低温或冷冻干燥。将大小相同的 2 只合成 1 对，用线扎好。

【贮 藏】

在常规储存条件下，蛤蚧易虫蛀，易变质，贮藏时间不超过 1 年。

建议单包装密封后置于木箱中，冷藏。

【主要成分】

含多种氨基酸，磷脂、糖脂、脂肪酸、胆固醇、生物碱等。

药典标准：醇浸出物不得少于 8%。

【性味归经】

咸，平。归肺、肾经。

【功能主治】

补肺益肾，纳气定喘，助阳益精。用于肺肾不足，虚喘气促，劳嗽咳血，阳痿，遗精。

【用法用量】

3~6 g，多入丸散或酒剂。

【编 者 按】

1. 蛤蚧具有抗炎、平喘、抗应激、免疫调节、抗衰老、激素样作用等药理活性。

2. 蛤蚧（炙）1 对，炼钟乳、款冬花、肉桂、白矾（飞过）、甘草（炙）各 15 g，上药研为细末，每次 1.5 g，用芦管吸之；如觉咽干，空腹时用米饮调下。温肺化痰，止咳定喘，主治元气虚寒，上气咳嗽，年久不愈者。

鹿　茸

【来　　源】

鹿茸为鹿科动物梅花鹿 *Cervus nippon* Temminck 或马鹿 *Cervus elaphus* Linnaeus 的雄鹿未骨化密生茸毛的幼角。前者习称“花鹿茸”，后者习称“马鹿茸”。花鹿茸主产于吉林、辽宁、河北以及北京等地。马鹿茸主产于黑龙江、吉林、内蒙古、新疆、青海、云南、四川等地；甘肃、西藏、湖南、台湾亦产。

【性　　状】

花鹿茸呈圆柱状分枝，具一个分枝者习称“二杠”，主枝习称“大挺”，离锯口约 1 cm 处分出侧枝，习称“门庄”，直径比大挺略细。外皮红棕色或棕色，多光润，表面密生红黄色或棕黄色细茸毛，上端较密，下端较疏；分岔间具 1 条灰黑色筋脉，皮茸紧贴。锯口黄白色，外围无骨质，中部密布细孔。具二个分枝者，习称“三岔”，大挺直径较二杠细，略呈弓形，微扁，枝端略尖，下部多有纵棱筋及突起疙瘩；皮红黄色，茸毛较稀而粗。体轻。气微腥，味微咸。

二茬茸与头茬茸相似，但大挺长而不圆或下粗上细，下部有纵棱筋。皮灰黄色，茸毛较粗糙，锯口外围多已骨化。体较重。无腥气。

马鹿茸比花鹿茸粗大，分枝较多，侧枝一个者习称“单门”，二个者习称“莲花”，三个者习称“三岔”，四个者习称“四岔”或更多。按产地分为“东马鹿茸”和“西马鹿茸”：东北所产者称“东马茸”，品质较优；西北产者称“西马茸”，品质较次。

东马鹿茸：“单门”外皮灰黑色，茸毛灰褐色或灰黄色，锯口面外皮较厚，灰黑色，中部密布细孔，质嫩；“莲花”大挺长可达 33 cm，下部有棱筋，锯口面蜂窝状小孔稍大；“三岔”皮色深，质较老；“四岔”茸毛粗而稀，大挺下部具棱筋及疙瘩，分枝顶端多无毛，习称“捻头”。

西马鹿茸：大挺多不圆，顶端圆扁不一。表面有棱，多抽缩干瘪，分枝较长且弯曲，茸毛粗长，灰色或黑灰色。锯口色较深，常见骨质。气腥臭，味咸。

均以粗大、挺圆、顶端丰满、质嫩、毛细、皮色红棕、油润光亮者为佳。

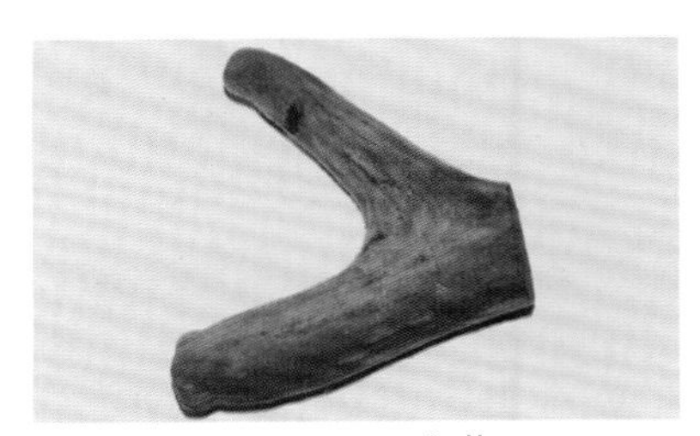
图 306-1　鹿茸

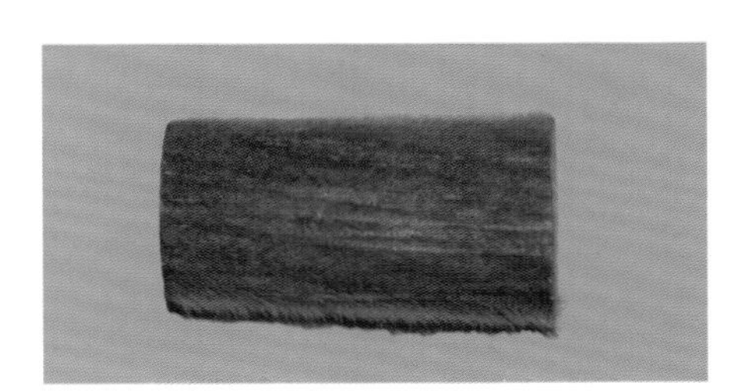
图 306-2　鹿茸段

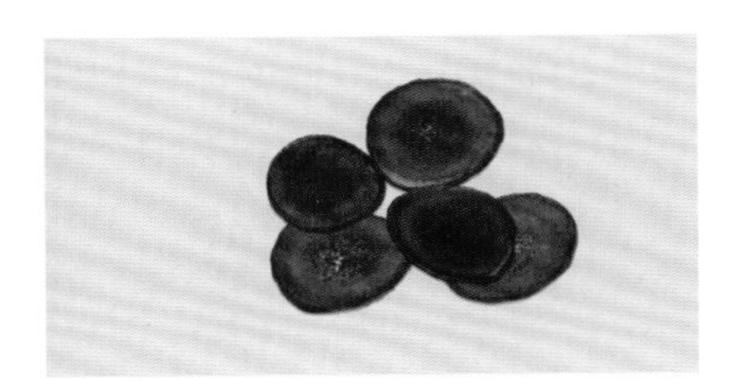
图 306-3　鹿茸片（红粉片）

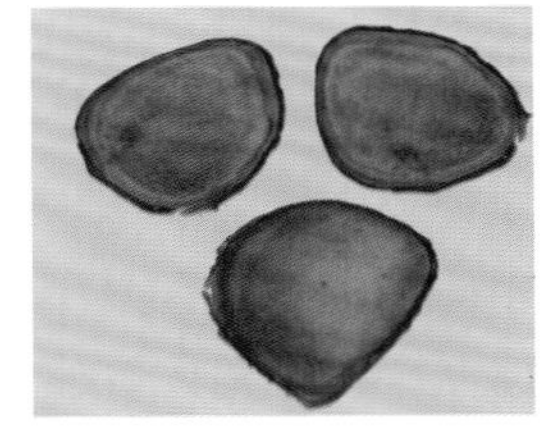
图 306-4　鹿茸片（血片）

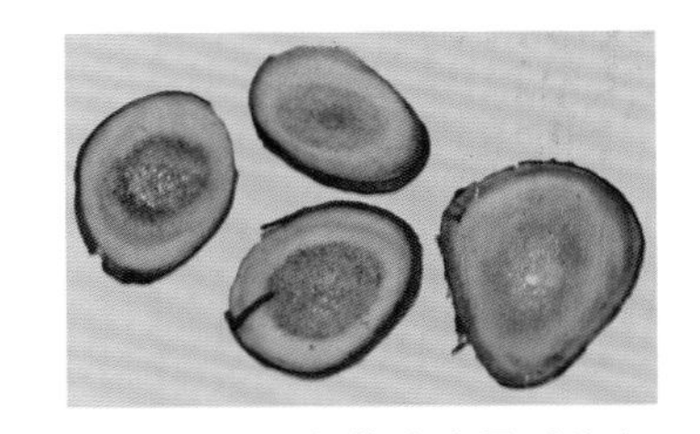
图 306-5　鹿茸片（骨质片）

【采收加工】

雄鹿长出新角尚未骨化时，将角锯下或用快刀砍下，称为锯茸或砍茸。雄鹿从第三年开始锯茸，每年可采收1~2次。每年采2次者，第一次在清明后45~50天，称为“头茬茸”，第二次在立秋前后，习称为“二茬茸”。每年采一次者，约在7月下旬。砍茸一般在6~7月采收，适用于生长6~10年的老鹿或病鹿、死鹿。

将鹿茸在沸水中略为烫过，晾干，再烫再晾，至积血排尽为度，将鹿茸的茸毛用刀或玻璃刮掉，再用火慢慢烧燎，边燎边刮，最后用清水刷洗茸皮至干净或以瓷片或玻璃片刮净后，烘干。

用毛巾或湿布把整个茸体裹严，自锯口小孔把50度以上的热白酒灌入其中，倒置，待鹿茸变软后，横切薄片，茸片切的越薄越好，摆放在纸上压平，快速干燥。建议去毛后直接趁鲜切薄片。

【贮　　藏】

在常规储存条件下，鹿茸易虫蛀、易变质。贮藏时间不宜超过1年。

建议单包装密封，冷藏。在此贮藏条件下，药材质量保持较好。

【主要成分】

主要含有蛋白质多肽类成分，还含有游离氨基酸、无机元素、糖类、生物胺类、甾体类和脂类等。

【性味归经】

甘、咸，温。归肾、肝经。

【功能主治】

壮肾阳，益精血，强筋骨，调冲任，托疮毒。用于肾阳不足，精血亏虚，阳痿滑精，宫冷不孕，羸瘦，神疲，畏寒，眩晕，耳鸣，耳聋，腰脊冷痛，筋骨痿软，崩漏带下，阴疽不敛。

【用法用量】

1~2 g，研末冲服。

【编 者 按】

鹿茸具有促进智力并改善记忆障碍、抗抑郁、抗衰老、抗疲劳、抗肝损伤、保护心肌、调节血糖、提高免疫能力、抗肿瘤、性激素样作用等多种药理活性。

鹿　角

【来　　源】

鹿角为鹿科动物梅花鹿 *Cervus nippon* Temminck 或马鹿 *Cervus elaphus* Linnaeus 的雄鹿已骨化的角或锯角后翌年春季脱落的角基。分别习称“梅花鹿角”“马鹿角”“鹿角脱盘”。

【性　　状】

马鹿角：呈分枝状，通常分成4~6枝，基部盘状，上具不规则瘤状突起，习称“珍珠盘”，周边常有稀疏细小的孔洞。侧枝多向一面伸展，第一枝与珍珠盘相距较近，与主干几成直角或钝角伸出，第二枝靠近第一枝伸出，习称“坐地分枝”；第二枝与第三枝相距较远。表面灰褐色或灰黄色，有光泽，角尖平滑，中、下部常具疣状突起，习称“骨钉”，并具长短不等的断续纵棱，习称“苦瓜棱”。质坚硬，断面外圈骨质，灰白色或微带淡褐色，中部多呈灰褐色或青灰色，具蜂窝状孔。无臭，味微咸。

梅花鹿角：通常分成3~4枝。侧枝多向两旁伸展，第一枝与珍珠盘相距较近，第二枝与第一枝相距较远，主枝末端分成两小枝。表面黄棕色或灰棕色，枝端灰白色。枝端以下具明显骨钉，纵向排成“苦瓜棱”，顶部灰白色或灰黄色，有光泽。

鹿角脱盘：呈盔状或扁盔状，表面灰褐色或灰黄色，有光泽。底面平，蜂窝状，多呈黄白色或黄棕色。珍珠盘周边常有稀疏细小的孔洞。上面略平或呈不规则的半球形。质坚硬，断面外圈骨质，灰白色或类白色。

均以质坚、全体有骨钉、光泽者为佳。

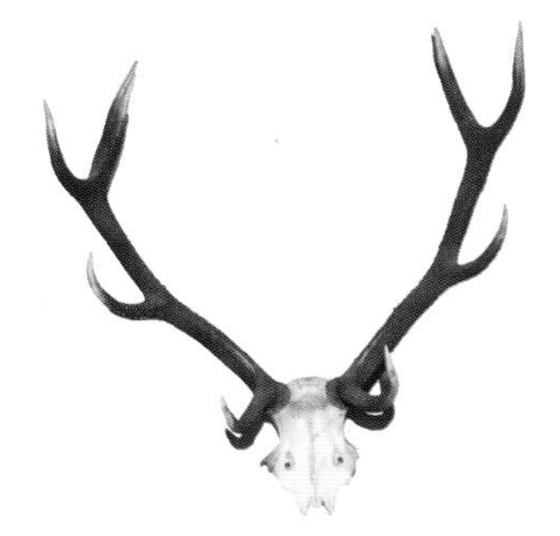

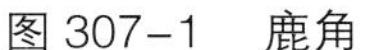

图 307–1　鹿角

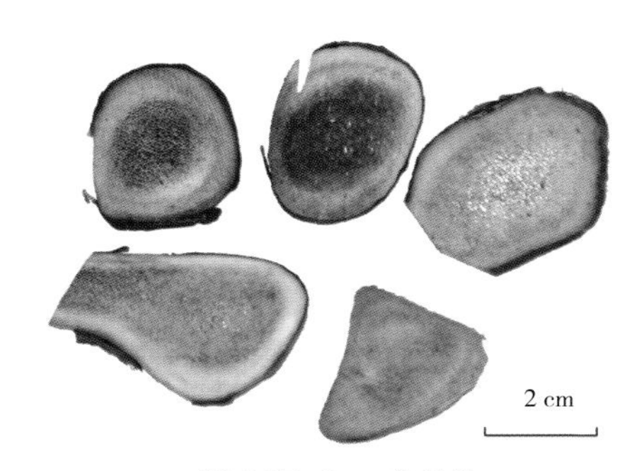

图 307–2　鹿角片

【采收加工】

分砍角和退角两种。砍角：在 10 月至翌年 2 月间，将鹿杀死后，连脑盖骨砍下，除去残肉，洗净风干。退角：又称“解角”“掉角”或“脱角”，系雄鹿于换角期自然脱落者，故不带脑骨；多在 3~4 月间采收。

【贮　　藏】

在常规储存条件下，鹿角易虫蛀、易发霉。贮藏时间不宜超过 3 年。

建议以饮片储存，单包装密封，冷藏。在此贮藏条件下，药材质量保持较好。

【主要成分】

含胶质、磷酸钙、碳酸钙、氮化物及多种氨基酸。

药典标准：水浸出物不得少于 17.0%。

【性味归经】

咸，温。归肾、肝经。

【功能主治】

温肾阳，强筋骨，行血消肿。用于肾阳不足，阳痿遗精，腰脊冷痛，阴疽疮疡，乳痈初起，瘀血肿痛。

【用法用量】

6~15 g。

【编 者 按】

1. 鹿角具有强心、提高心肌细胞耐受力、影响体内性激素含量、抗骨质疏松等多种药理活性，临床上用于乳房疾病、心脏疾病、脊椎骨质增生、颈椎病、盆腔炎症等。

2. 市场上另有白鹿 *Cervus maoneilli* Lydekker、白唇鹿 *Cervus albirostris* Przewalski、水鹿 *Cervus unicolor* Kerr 的角亦作鹿角使用，商品分别称为草角（白鹿角）、岩角（白唇鹿角）、春角（水鹿角），产量均少，品质亦差。

海　马

【来　　源】

海马为海龙科动物线纹海马 *Hippocampus kelloggi* Jordan et Snyder、刺海马 *Hippocampus histrix*

Kaup、大海马 *Hippocampus kuda* Bleeker、三斑海马 *Hippocampus trimaculatus* Leach 或小海马（海蛆）*Hippocampus japonicas* Kaup 的干燥体。分布于我国东海和南海；浙江、福建、广东沿海已有人工养殖，主要集中在福建省东山县。

【性　　状】

海马呈扁长形而弯曲，体长 2~30 cm，大小不一。表面黄白色或黑褐色。头略似马头，有冠状突起，具管状长吻，口小，无牙，两眼深陷。刺海马头部及体上环节间的棘细而尖。躯干部七棱形，尾部四棱形，渐细卷曲，体上有瓦楞形的节纹并具短棘；三斑海马体侧背部第 1、4、7 节的短棘基部各有 1 黑斑。体轻，骨质，坚硬。气微腥，味微咸。

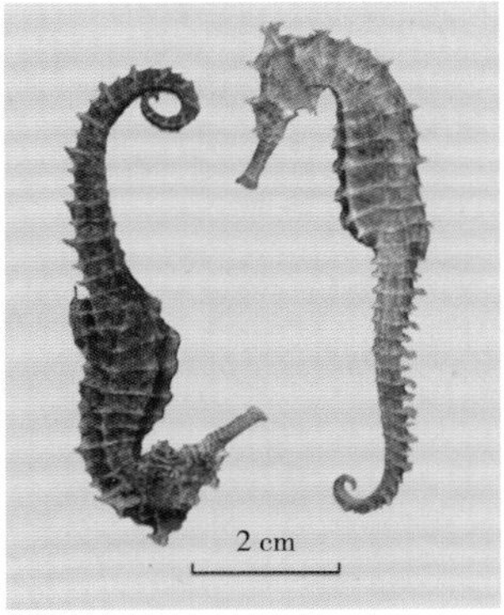

2 cm

图 308-1　海马

【采收加工】

夏秋二季捕捞，以 8~9 月产量最大。除去皮膜和内脏，洗净，晒干；或直接晒干。

【贮　　藏】

在常规贮存条件下，海马易发霉、虫蛀，贮藏时间不宜超过 1 年。

建议单包装密封，冷藏。在此贮藏条件下，不易虫蛀，药材质量保持较好。

【主要成分】

含甾体类、脂肪酸及酯类、氨基酸及蛋白质、磷脂、无机元素等。

【性味归经】

甘、咸，温。归肝、肾经。

【功能主治】

温肾壮阳，散结消肿。用于阳痿，遗尿，肾虚作喘，癥瘕积聚，跌扑损伤；外治痈肿疔疮。

【用法用量】

3~9 g。外用适量，研末敷患处。

【编 者 按】

1. 海马具有性激素样作用、抗衰老、抗癌、提高免疫力、抗疲劳、抗骨质疏松、抗血栓、抗辐射等药理活性，目前已开发出各种海马酒、海马胶囊、养生液等系列保健品和中成药。

2. 海马一对，炙焦，研细粉，每服 1.5 g，治阳痿。

3. 市场上海马商品还包括海马属其他动物：如鲍氏海马 *H. barbouri*、棘海马 *H. spinosissimus*、太平洋海马 *H. ingens*、虎尾海马 *H. comes* 等。

4. 掺伪海马多是挑选体形较大的海马，将腹腔内填入水泥、铁屑等杂物。从外观上看未有任何变化，但手掂明显感到质重，掰开后，腹内可见掺伪物。

蜂　蜜

【来　　源】

蜂蜜是蜜蜂科昆虫中华蜜蜂 *Apis cerana* Fabricius 或意大利蜂 *Apis mellifera* Linnaeus 所酿的蜜。全国各地均有分布，主产于太行山区、秦岭和青藏高原。

【性　　状】

蜂蜜为半透明、带光泽、浓稠的液体，白色至淡黄色或橘黄色至黄褐色，放久或遇冷渐有白色颗粒状结晶析出。气芳香，味极甜。

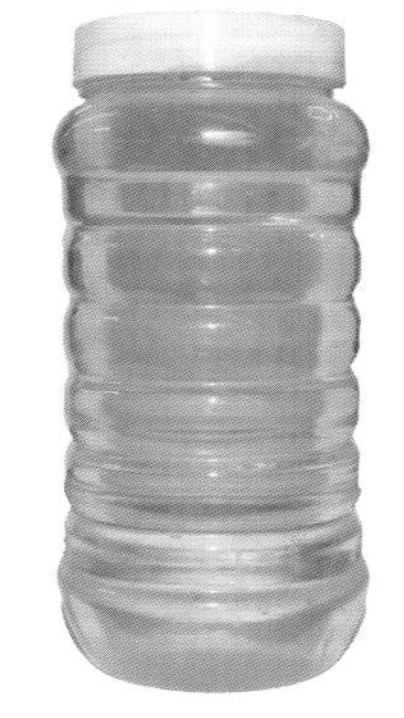
图 309-1　蜂蜜

【采收加工】

春至秋季采收，最好在上午蜜蜂大量进蜜之前进行。将抖去蜜蜂的蜜脾转至密闭的采蜜室内，割去房盖，及时取出蜂蜜，用 60 目以上的筛网将蜂尸等杂质滤除，放大缸或者木桶中密封保存。水分不得超过 24%。

注：蜂蜜是弱酸性的液体，能与铅、锌、铁等金属起化学反应。因此，蜂蜜加工、贮存过程中禁用铁器。

【贮　　藏】

蜂蜜常规贮存，易串味、吸湿、发酵、污染，味道易变酸，香气易散失，有效成分流失快。

建议使用玻璃或陶瓷器皿密封，冷藏（温度控制在 4~8℃，空气湿度不超过 75%）。蜂蜜的贮存期不宜超过 2 年。

表 309-1　蜂蜜在不同温度下贮存 6 个月后酚类化合物的保存率[①]（%）

贮存温度℃	没食子酸	原儿茶酸	咖啡酸	p- 香豆素	阿魏酸	槲皮素
4	41.77	59.76	60.41	47.88	56.83	52.13
25	24.93	40.86	38.98	18.24	33.72	35.78
37	19.36	32.00	30.19	13.85	20.22	30.16

蜂蜜的酚类化合物含量在不同温度贮存环境中均呈下降趋势，25℃和 37℃的贮存环境中含量的下降显著高于 4℃，低温贮存更有利于酚类化合物的保存。

【主要成分】

主要成分为果糖、葡萄糖、香豆素、酚酸、维生素等。

药典标准：含果糖和葡萄糖的总量不得少于 60.0%，果糖与葡萄糖含量比值不得小于 1.0。

【性味归经】

甘，平。归肺、脾、大肠经。

【功能主治】

补中，润燥，止痛，解毒；外用生肌敛疮。用于脘腹虚痛，肺燥干咳，肠燥便秘，解乌头类药毒；外治疮疡不敛，水火烫伤。

【用法用量】

15~30 g。

【编 者 按】

1. 尽量食用新鲜的蜂蜜，无论味道还是营养都较好。

2. 未满一岁的婴儿不宜吃蜂蜜。糖尿病患者不建议食用蜂蜜。

3. 蜂蜜宜用温水冲调，不能和葱一起吃，会刺激肠胃道而导致腹泻。不能和莴苣一起吃，二者同食不利肠胃，易致腹泻。和鲫鱼同食会中毒，可用黑豆、甘草解毒。

4. 蜂蜜具有抑菌、抗氧化、调控血糖、调节胃肠道运动、辅助治疗神经系统疾病等药理作用，被人们当作营养品和药品使用。

5. 此品极易掺假，现在人消费的蜂蜜可能是实际产量的 10 倍。真假蜂蜜常简易辨别方法：

（1）看光泽和黏度。好的蜂蜜色泽清透，光亮如油，晃动蜜瓶时颤动很小，停止晃动后挂在瓶壁上的蜜液会缓缓流下。

①刘海丰 . 洋槐蜜的色谱指纹图谱构建与加工贮藏对其酚类化合物含量的影响 [D]. 西北大学，2012.

（2）倒置蜜瓶。优质蜂蜜由于含水量低、质感黏稠，如将密封好的蜜瓶倒置，会发现封在瓶口处的空气很难上浮起泡。

（3）拉“蜜丝”。用小汤匙或牙签搅起一些蜂蜜向外拉伸，真蜜通常可以拉出细而透亮的“蜜丝”，而且丝断后会自动回缩，呈现球状。

（4）磨颗粒。购买乳白色或淡黄色的天然“结晶蜜”，可以将结晶挑出小部分放在指尖研磨，真蜜的结晶颗粒细腻，会完全融化。

（5）尝味道。蜜有蜜味，糖有糖味。纯正蜂蜜甜而微酸，口感绵软细腻，假蜜的蜜味淡，余味淡薄短促。

桑螵蛸

【来　　源】

桑螵蛸为螳螂科昆虫大刀螂 *Tenodera sinensis* Saussure、小刀螂 *Statilia maculata*（Thunberg）或巨斧螳螂 *Hierodula patellifera*（Serville）的干燥卵鞘。以上三种分别习称“团螵蛸”“长螵蛸”及“黑螵蛸”。团螵蛸主产于广西、云南、湖北、湖南、河北、辽宁等地，长螵蛸主产于浙江、江苏、安徽、山东、湖北等地，黑螵蛸主产于河北、山东、河南、山西等地。

【性　　状】

团螵蛸：略呈圆柱形或半圆形，由多层膜状薄片叠成。表面浅黄褐色，上面带状隆起不明显，底面平坦或有凹沟。体轻，质松而韧，横断面可见外层为海绵状，内层为许多放射状排列的小室，室内各有一细小椭圆形卵，深棕色，有光泽。气微腥，味淡或微咸。

长螵蛸：略呈长条形，一端较细。表面灰黄色，上面带状隆起明显，带的两侧各有一条暗棕色浅沟和斜向纹理。质硬而脆。

黑螵蛸：略呈平行四边形。表面灰褐色，上面带状隆起明显，两侧有斜向纹理，近尾端微向上翘。质硬而韧。

均以干燥、完整、幼虫未出，色黄、体轻而带韧性，无杂质者为佳。

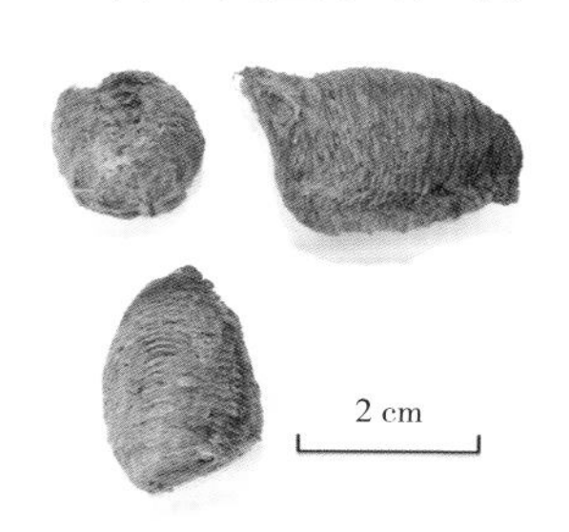

图 310–1　团螵蛸

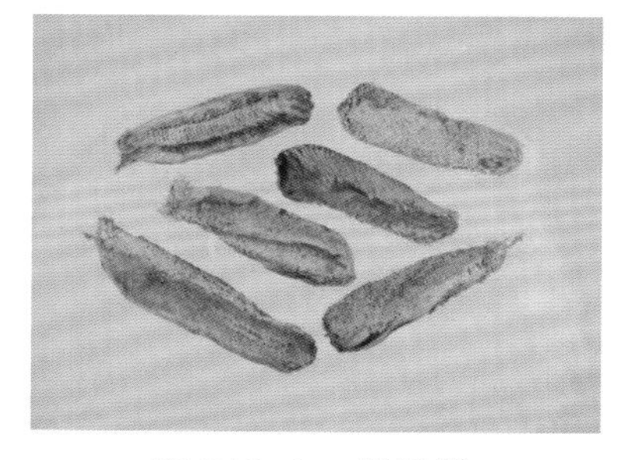

图 310–2　长螵蛸

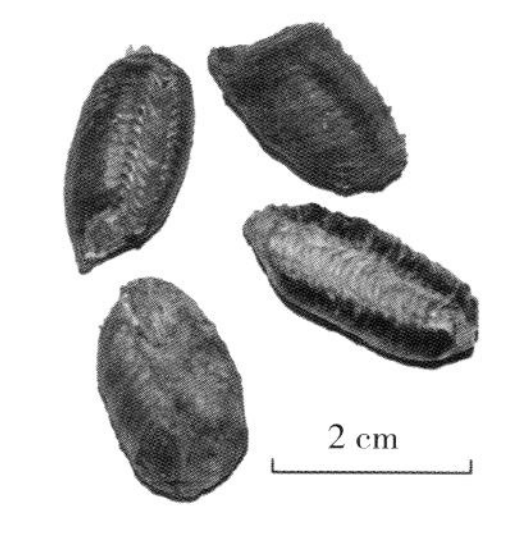

图 310–3　黑螵蛸

【采收加工】

深秋至次春收集，除去杂质，蒸至虫卵死后，晒干或烘干。药材水分不得超过 15%。

表 310–1　不同种类桑螵蛸的脂类成分含量比较①

种类	总磷脂含量（mg/g）	胆固醇含量（mg/g）	总脂含量（g/g）
团螵蛸	143.85	3.87	6.70

①葛德燕，陈祥盛．桑螵蛸药用历史与研究进展 [J]. 山地农业生物学报，2006，25（5）：455–460.

续表

种类	总磷脂含量（mg/g）	胆固醇含量（mg/g）	总脂含量（g/g）
黑螵蛸	84.90	2.44	3.70
长螵蛸	57.50	2.20	2.45

总磷脂含量：团螵蛸 > 黑螵蛸 > 长螵蛸。

【贮　　藏】

桑螵蛸常规贮藏，易虫蛀，有效成分易流失，贮藏时间不宜超过 1 年。

建议单包装密封，冷藏。此贮藏条件下，药材质量保存较好，药效不易降低。

【主要成分】

主含磷脂、蛋白质、脂肪、粗纤维、胡萝卜样色素等。

【性味归经】

甘、咸，平。归肝、肾经。

【功能主治】

固精缩尿，补肾助阳。用于遗精滑精，遗尿尿频，小便白浊。

【用法用量】

5~10 g。

【编 者 按】

1. 阴虚火旺或膀胱有热而小便短赤者忌用。

2. 桑螵蛸具有抗利尿、提高免疫力等药理作用。

3. 桑螵蛸散：桑螵蛸 9 g，远志 6 g，石菖蒲 6 g，龙骨 15 g，人参 9 g，茯神 12 g，当归 9 g，龟板 15 g。具有调补心肾、涩精止遗之功效，主治心肾两虚证，临床常用于治疗小儿尿频、遗尿以及糖尿病、神经衰弱等属心肾两虚，水火不交者。

蝉　蜕

【来　　源】

蝉蜕为蝉科昆虫黑蚱 *Cryptotympana pustulata* Fabricius 的若虫羽化时脱落的皮壳。主产于山东、河北、河南、江苏、浙江、江西、福建等地。

【性　　状】

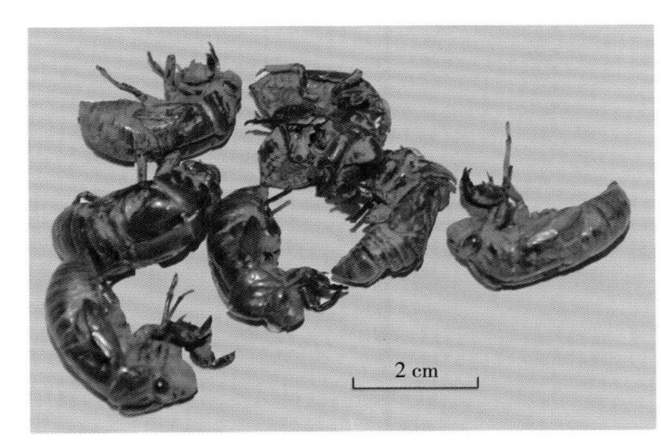

图 311–1　蝉蜕

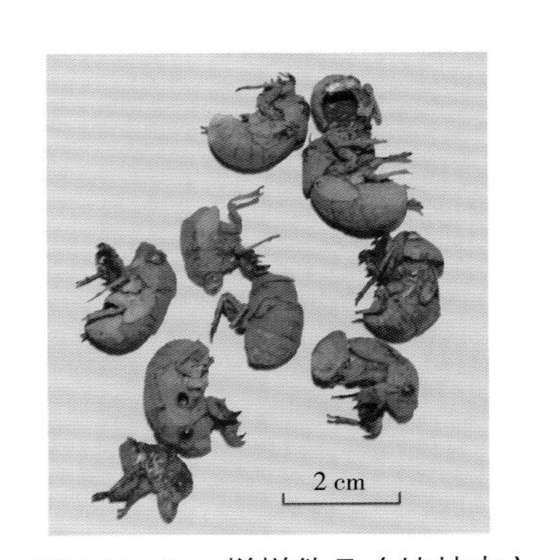

图 311–2　蝉蜕伪品（蟪蛄壳）

蝉蜕略呈椭圆形而弯曲，表面黄棕色，半透明，有光泽。头部有丝状触角1对，多已断落，复眼突出。额部先端突出，口吻发达，上唇宽短，下唇伸长成管状。胸部背面呈十字形裂开，裂口向内卷曲，脊背两旁具小翅2对；腹面有足3对，被黄棕色细毛。腹部钝圆，共9节。体轻，中空，易碎。气微，味淡。

以色黄、体轻、完整、无泥沙者为佳。

【采收加工】

夏、秋二季收集，除去泥沙，异物，晒干。

【贮　　藏】

蝉蜕极薄，占用空间大，有效成分极易流失。

建议在20℃以下，单包装密封库藏，防压；或冷藏。

【主要成分】

主含甲壳质、壳聚糖、蛋白质、组胺、氨基酸及微量元素等。

【性味归经】

甘，寒。归肺、肝经。

【功能主治】

疏散风热，利咽，透疹，明目退翳，解痉。用于风热感冒，咽痛音哑，麻疹不透，风疹瘙痒，目赤翳障，惊风抽搐，破伤风。

【用法用量】

3~6 g。

【编 者 按】

1. 蝉蜕具有镇静、镇痛、抗惊、降低毛细血管通透性等药理作用。

2. 浮萍蝉蜕地肤子汤加减可治疗多种皮肤病，如牛皮癣、荨麻疹、过敏性皮炎、皮肤瘙痒及一些慢性湿疹等，具有良好的临床疗效。

3. 蝉衣一钱，牛蒡子三钱，甘草一钱，桔梗一钱五分，水煎服，治感冒、咳嗽失音。

蜈蚣

【来　　源】

蜈蚣为蜈蚣科动物少棘巨蜈蚣 *Scolopendra subspinipes mutilans* L.Koch 的干燥体。主产于湖北荆州、宜昌、孝感、郧阳等市，全省年收购量占全国80%以上；浙江、江苏、安徽、河南、湖南等省亦产。

【性　　状】

蜈蚣呈扁平长条形，全体共22个环节。头部暗红色或红褐色，略有光泽，有头板覆盖，头板近圆形，前端稍突出，两侧贴有颚肢一对，前端两侧有触角一对。躯干部第一背板与头板同色，其余20个背板为棕绿色或墨绿色，具光泽，自第4~20背板上常有两条纵沟线；腹部淡黄色或棕黄色，皱缩；自第二节起，每节两侧有步足一对；步足黄色或红褐色，偶有黄白色，呈弯钩形，最末一对步足尾状，故又称尾足，易脱落。质脆，断面有裂隙。气微腥，有特殊刺鼻的臭气，味辛、微咸。

以身干、条长、头红、身黑绿、头足完整者为佳。

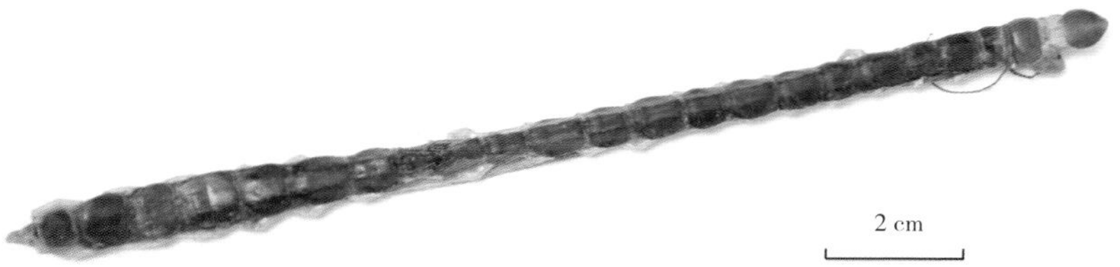

图 312-1　蜈蚣

【采收加工】

目前蜈蚣药材主要靠捕获野生资源，春末及夏初（湖北于4月初至5月初，安徽5月份，浙江于4月下旬至5月中旬）捕捉。蜈蚣捕捉后，选与蜈蚣体长相近的竹签，削尖两头，一端插入蜈蚣腹面头部与体节的交接处，另一端插入尾端的末节，将虫体撑直，晒干或烘干。药材水分不得超过15%。

表 312-1　蜈蚣不同采收期商品质量比较①

采收期	总脂含量（%）	组织胺含量（μg/g）	总蛋白质含量（%）	总氨基酸含量（%）
春季	10.5	96.0	59.7	9.0
秋季	9.4	286.2	64.7	11.3

秋季蜈蚣蛋白质、氨基酸、组织胺含量均较春季蜈蚣高，镇痛作用也较强，质量较优。但是，现蜈蚣药材主要靠捕获野生资源，野生蜈蚣在秋季难以捕捉，不易干燥，也难保管，不利于商品大规模收购和经营，故现野生蜈蚣多于春季出蛰时采收。家养蜈蚣可根据生长情况和市场环境来确定采收时间。

【贮　　藏】

蜈蚣常规贮存，极易虫蛀，易受潮发霉，堆积过高则易碎。贮存时间不宜超过1年。

建议单包装密封，放纸箱、木箱或其他硬质容器中（内衬防潮纸，每件不宜超过50 kg），冷藏。此贮存条件下，药材不易变质，药效不易下降。

【主要成分】

主要成分为蛋白质、多肽、多糖、脂肪酸、氨基酸、蜈蚣毒、蚁酸、胆甾醇等。

药典标准：醇浸出物不得少于20.0%。

【性味归经】

辛，温；有毒。归肝经。

【功能主治】

息风镇痉，通络止痛，攻毒散结。用于肝风内动，痉挛抽搐，小儿惊风，中风口㖞，半身不遂，破伤风，风湿顽痹，偏正头痛，疮疡，瘰疬，蛇虫咬伤。

【用法用量】

3~5 g。

【编 者 按】

1. 黄曲霉素不得超过限量。

2. 孕妇禁用。

3. 蜈蚣具有抗肿瘤、保护心肌、保护血管、镇痛、促消化、中枢抑制、调节免疫等药理作用，临床用于关节病、椎体病、偏头痛、面瘫、末梢神经炎、乳腺增生、皮肤瘢痕、胆囊息肉、口腔黏

①王克勤，沈树池．不同采收期蜈蚣商品质量比较[J]. 中药材，1998（2）：63-65.

膜溃疡等病症的治疗。

4. 蜈蚣 3 条，黄芪 18 g，当归 12 g，全蝎、羌活、独活各 6 g，水煎服，治中风痉搐。

5. 此物易掺假，销量大于产量。使用时应尽量先化验或鉴别确定。

龟　甲

【来　　源】

龟甲为龟科动物乌龟 *Chinemys reevesii*（Gray）的背甲及腹甲。主产于湖北、湖南、江苏、浙江、安徽等地。

【性　　状】

背甲及腹甲由甲桥相连，背甲稍长于腹甲，与腹甲常分离。背甲呈长椭圆形拱状，外表面棕褐色或黑褐色。腹甲呈板片状，近长方椭圆形，外表面淡黄棕色至棕黑色，内表面黄白色至灰白色，有的略带血迹或残肉，前端钝圆或平截，后端具三角形缺刻，两侧残存呈翼状向斜上方弯曲的甲桥。质坚硬。气微腥，味微咸。

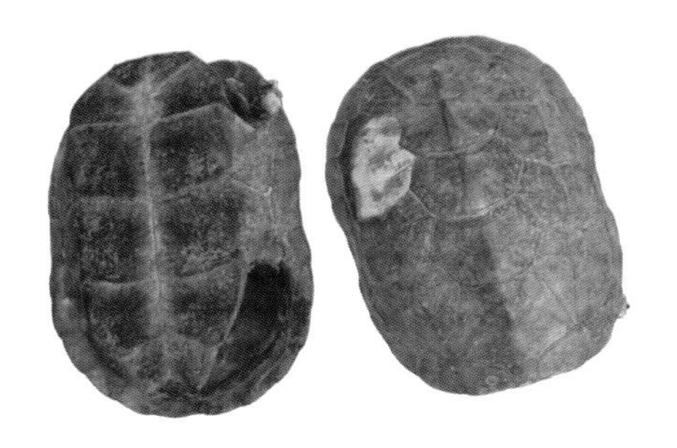

图 313-1　龟甲（烫板）

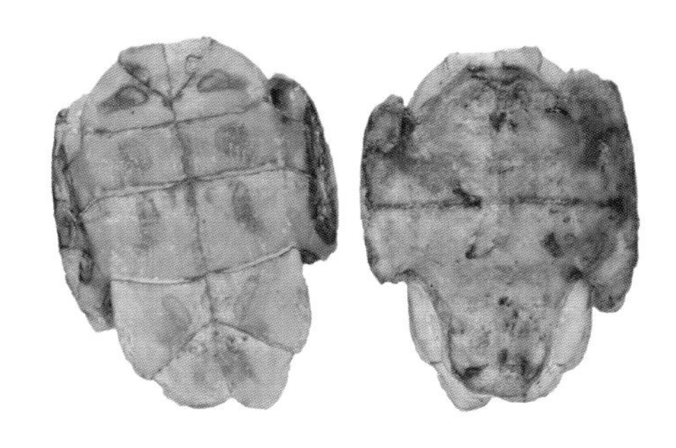

图 313-2　腹甲（血板）

【采收加工】

全年均可捕捉，以秋、冬二季为多，捕捉后将龟杀死，剥去筋皮，取其背甲和腹甲，洗净后晒干，即成“血板”，质量较好。或用沸水烫死，剥取背甲和腹甲，除去残肉，晒干，即为“烫板”，质量稍次。

表 313-1　5 种规格龟甲微量元素的含量测定①

生长时间（月）	钙（%）	镁（mg/kg）	铜（mg/kg）	铁（mg/kg）	锌（mg/kg）	锰（mg/kg）
25	23.6	0.29	7.88	40.3	106	3.30
38	22.9	0.32	9.96	45.4	119	4.08
50	25.7	0.23	10.8	41.9	138	6.21
63	19.7	0.53	11.2	43.3	142	7.08
75	23.0	0.34	13.5	44.7	158	7.62

随着龟甲年龄的增大，锌、锰、铜元素的含量逐渐增大，而钙、镁、铁元素变化不大。

提示：机体缺锌和锰时，会导致内分泌功能低下、腺体萎缩、生育迟缓等肾主生殖发育的病理变化。铜对造血有特异作用，它能催化铁离子进入原卟啉，是血红蛋白形成的必要激活剂。

①陈前进，余东方，冯淡开. 不同生长年龄龟甲的比较 [J]. 中医药导报，2009，15（2）：79-80.

表 313-2 5 种规格龟甲总氮量和滋阴有效部位（醇提醚溶成分）的含量测定[①]（%）

生长年龄（月）	总氮量	滋阴有效部位含量
25	1.82	1.05
38	1.86	1.45
50	1.71	1.96
63	1.76	3.06
75	2.06	3.25

不同生长年龄龟甲的总氮量相差不大；滋阴有效部位的含量差异较大。75 个月的龟甲滋阴有效部位含量是 25 个月的 3 倍。

【贮　　藏】

龟甲常规贮存，易虫蛀。

建议 20℃以下，用深色塑料包装袋单包装密封，大垛用黑色塑料布遮盖、密闭保存。有条件的可冷藏。此贮存条件下，龟甲质量保存较好，药效不易降低。

【主要成分】

主含角蛋白、骨胶原蛋白、胆甾醇类、氨基酸等。

药典标准：水浸出物不得少于 4.5%。

【性味归经】

咸、甘，微寒。归肝、肾、心经。

【功能主治】

滋阴潜阳，益肾强骨，养血补心，固经止崩。用于阴虚潮热，骨蒸盗汗，头晕目眩，虚风内动，筋骨痿软，心虚健忘，崩漏经多。

【用法用量】

9~24 g，先煎。

【编 者 按】

1. 龟甲恶沙参、蜚蠊。

2. 脾胃虚寒、内有寒湿及孕妇禁服。

3. 龟甲具有对肾脏 β－肾上腺素受体的调整作用、对血浆黏度及痛阈的影响、对子宫的作用、延缓衰老等作用，临床用于治疗精子减少症、再生障碍性贫血、不育症等。

4. 龟甲、黄柏、黄芩、白芍、制香附各 9 g，水煎服，治阴虚血热、月经过多、色紫黑成块。

5. 龟甲胶为龟甲经水煎煮、浓缩制成的固体胶。功效滋阴，养血，止血。用于阴虚潮热，骨蒸盗汗，腰膝酸软，血虚萎黄，崩漏带下。其功效虽与龟甲相似，但药力更强，尤善于滋阴养血、止血。

鳖　甲

【来　　源】

鳖甲为鳖科动物鳖 *Trionyx sinensis* Wiegmann 的背甲。主产于湖北、湖南、安徽、江苏、浙江等地。以湖北、安徽产量最大。

①陈前进，余东方，冯淡开 . 不同生长年龄龟甲的比较 [J]. 中医药导报，2009，15（2）：79-80.

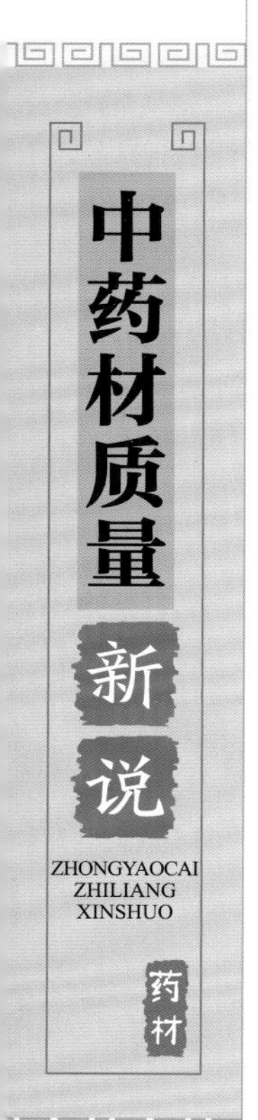

【性　　状】

鳖甲呈椭圆形或卵圆形，背面隆起。外表面黑褐色或墨绿色，略有光泽，具细网状皱纹和灰黄色或灰白色斑点，中间有一条纵棱，两侧各有左右对称的横凹纹 8 条，外皮脱落后，可见锯齿状嵌接缝。内表面类白色，中部有突起的脊椎骨，颈骨向内卷曲，两侧各有肋骨 8 条，伸出边缘。质坚硬。气微腥，味淡。

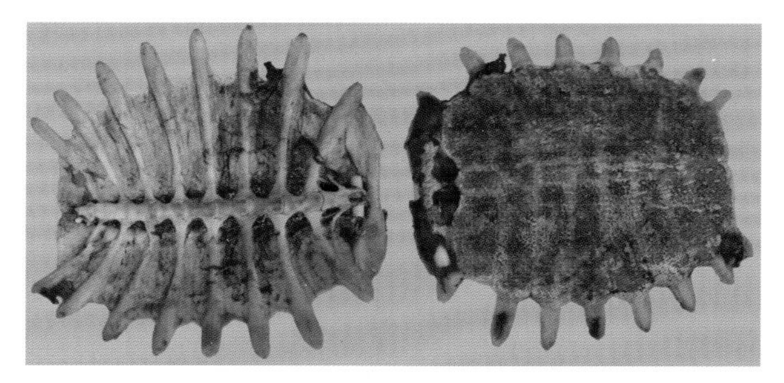

图 314-1　鳖甲

【采收加工】

全年均可捕捉，以秋、冬二季为多，捕捉后杀死取背甲。或置沸水中烫至背甲上的硬皮能剥落时，取出，剥取背甲，除去残肉，晒干。药材水分不得超过 12%。

注：食用鳖肉剩下的鳖甲，已经过长时间煎煮，有效成分已溶出，不可再做药用。

【贮　　藏】

鳖甲常规贮存，易虫蛀、易发霉，有效成分流失快。

建议单包装密封，冷藏。此贮存条件下，龟甲质量保存较好，药效不易降低。

【主要成分】

主含角蛋白、骨胶原蛋白、维生素、氨基酸、多糖及微量元素。

药典标准：醇浸出物不得少于 5%。

【性味归经】

咸，微寒。归肝、肾经。

【功能主治】

滋阴潜阳，退热除蒸，软坚散结。用于阴虚发热，骨蒸劳热，阴虚阳亢，头晕目眩，虚风内动，手足瘈疭，经闭，癥瘕，久疟疟母。

【用法用量】

9~24 g，先煎。

【编 者 按】

1. 鳖甲煎丸临床用于治疗子宫肌瘤、黄褐斑、心绞痛及高脂血症等，均取得了较好的疗效。

2. 复方鳖甲软肝片是由鳖甲、三七、赤芍、冬虫夏草、连翘等 11 味中药组成，可在一定程度上逆转代偿性肝硬化。

穿山甲

【来　　源】

穿山甲为鲮鲤科动物穿山甲 *Manis pentadactyla* Linnaeus 的鳞甲。分布于广东、广西、云南、贵州等地，东南亚亦产。

【性　　状】

甲片呈扇面形、三角形、菱形或盾形的扁平片状或半折合状，随生长部位不同而形状大小不一。中央较厚，边缘较薄。背面黑褐色或黄褐色，有光泽，宽端有数十条排列整齐的纵纹及多条横线纹；窄端光滑。腹面色较浅，中央有一条明显突起的弓形的横向棱线，其下方有数条与棱线平行的细纹。角质，半透明，坚韧有弹性，不易折断。气微腥，味淡。

以片匀、色青黑、无腥气、不带皮肉者为佳。

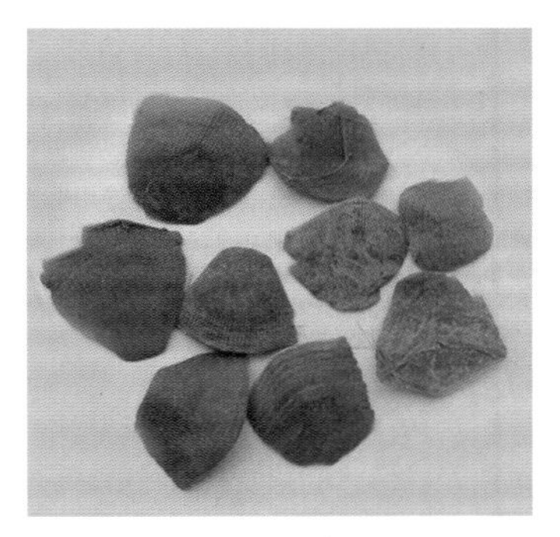

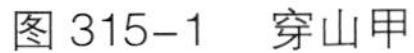
图 315-1 穿山甲

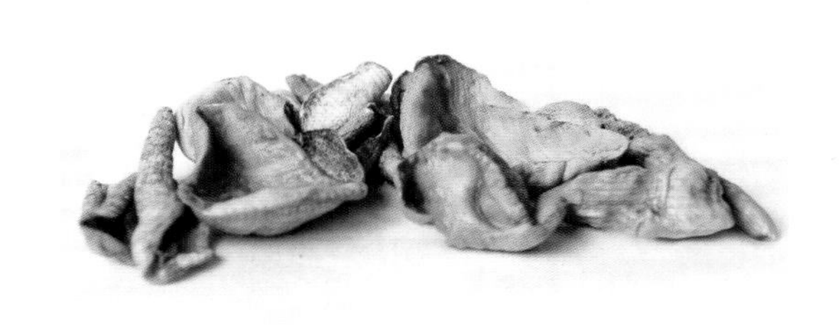
图 315-2 炮山甲

【采收加工】

杀死后去净骨肉，晒干，即为“甲壳”，亦称“甲张”。将甲壳置沸水中，甲片自行脱落，晒干。或直接取下甲片，洗净晒干。

【贮　　藏】

建议单包装密封，冷藏。

【主要成分】

含氨基酸、胆固醇、硬脂酸、酰胺、挥发油、水溶性生物碱、无机元素等。

【性味归经】

咸，寒。归肝、胃经。

【功能主治】

活血消癥，消肿排脓，搜风通络，通经下乳。用于经闭癥瘕，乳汁不通，痈肿疮毒，风湿痹痛，中风瘫痪，麻木拘挛。

【用法用量】

5~10 g，一般炮制后用。

【编 者 按】

1. 孕妇慎用。

2. 穿山甲具有抗炎、抗病毒、扩张血管、促进血液循环、抗癌、抗心律失常及促进核酸代谢等药理活性，临床上用于治疗子宫肌瘤、乳腺增生症、急性乳腺炎、卵巢囊肿、冠心病心肌缺血、心绞痛、前列腺炎、咳嗽、咽炎、鼻炎等。

3. 野生穿山甲为国家二级保护动物，也被列入“世界自然保护联盟”（IUCN）2014 年濒危物种红色名录、“华盛顿公约”（CITES）附录Ⅰ级保护动物，严禁捕猎。人工驯养现还处于试验阶段。

土鳖虫

【来　　源】

土鳖虫为鳖蠊科昆虫地鳖 *Eupolyphaga sinensis* Walker 或冀地鳖 *Steleophaga plancyi*（Boleny）的雌虫干燥体。现多为家养，主产于江苏、山东、河南，河北、山西、安徽、浙江、湖北、湖南、四川、贵州等省也有分布。以江苏、浙江所产者个小、体轻、腹中无泥，品质最优，称为“苏土元”；其他地区所产个大体重，腹中含泥，品质较次，称“大土元”或“汉土元”。

【性　　状】

地鳖：呈扁平卵形，前端较窄，后端较宽，背部紫褐色，具光泽，无翅。前胸背板较发达，盖住头部；腹背板 9 节，呈覆瓦状排列。腹面红棕色，头部较小，有丝状触角 1 对，常脱落，胸部有足 3 对，具细毛和刺。腹部有横环节。质松脆，易碎。气腥臭，味微咸。

冀地鳖：背部黑棕色，通常在边缘带有淡黄褐色斑块及黑色小点。

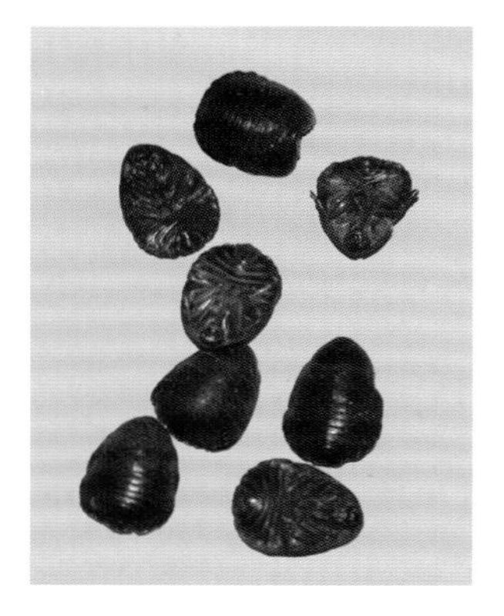

图 316-1　土鳖虫

【采收加工】

采收一般分两批进行。第一批在 8 月中旬前，采收已过产卵盛期的成虫；第二批在 9~10 月，采收前一年开始产卵的雌成虫。饲养规模较大或全年加温饲养的，在不影响种用的情况下，只要虫壳坚硬，随时都可采收。采收时应避开脱皮、交尾、产卵高峰期，以免影响繁殖。用 2 孔目筛子，连同饲养土一起过筛，筛去泥土，拣出杂物，留下虫体，放在瓷盆内。将捕捉到的土鳖虫禁食一天，使其空腹，再用清水洗净，置沸水中烫死，及时晒干或 50~60℃低温烘干。药材水分不得过 10%。

建议：将洗净的空腹土鳖虫用 95% 的乙醇处死或冻杀，冷冻干燥，降低药材加工、贮存过程中的药效损失。

表 316-1　土鳖虫不同加工方式，干燥后常温下贮藏 DNA 降解情况[①]

加工方式	贮藏时间		
	0 个月	3 个月	6 个月
热水烫死	药材 DNA 完整无降解	DNA 降解严重	DNA 降解严重
无水乙醇处死	药材 DNA 完整无降解	DNA 略有降解	DNA 降解严重
95% 乙醇处死	药材 DNA 完整无降解	DNA 完整无降解	DNA 完整无降解

对比三种加工方式，土鳖虫用 95% 乙醇处死后干燥更利于药材的保存，是以后土鳖虫药材加工的发展方向。

【贮　　藏】

土鳖虫常规贮存，极易虫蛀，易受潮发霉，堆积过高则易碎，有效成分流失快。贮存时间不宜超过 1 年。

建议单包装密封，放纸箱、木箱或其他硬质容器中（内衬防潮纸，每件不宜超过 50 kg），冷藏。此贮存条件下，药材不易变质，药效不易下降。

【主要成分】

主含挥发油、氨基酸、脂肪醛、芳香醛、二氯苯、二甲基二硫醚、β－谷甾醇、二十八烷醇、十八烷基甘油醚、尿囊素、尿嘧啶、胆甾醇、棕榈酸等。

药典标准：水浸出物不得少于 22.0%。

【性味归经】

咸，寒；有小毒。归肝经。

【功能主治】

破血逐瘀，续筋接骨。用于跌打损伤，筋伤骨折，血瘀经闭，产后瘀阻腹痛，癥瘕痞块。

①王云灵，濮存海，马毅敏，等．活血止痛胶囊中土鳖虫的分子鉴定研究 [J]. 中国药学杂志，2011，46（20）：1562-1565.

【用法用量】

3~10 g。

【编 者 按】

1. 孕妇禁用。年老体弱及月经期者慎服。

2. 土鳖虫具有凝血、调脂等药理作用，临床上单用土鳖虫或土鳖虫为主的复方用于治疗冠心病、骨折、急性腰扭伤、坐骨神经痛、劳伤性胸痛及晚期肿瘤等。

3. 市售品有一种“金边土鳖”，为姬蠊科昆虫赤边水蠊 *Opisthoplatia orientalis* Burmister 的干燥体，雌雄皆入药。主要是在南方沿海一带，比土鳖虫稍长，紫黑色而有光泽，背部下半圈有红边，上半圈有黄色金边。功能主治、性味归经和土鳖虫一样。价贵，大量出口，畅销于香港和东南亚各国，华侨更喜用金边土鳖。

五倍子

【来　　源】

五倍子为漆树科植物盐肤木 *Rhus chinensis* Mill.、青麸杨 *Rhus potaninii* Maxim. 或红麸杨 *Rhus punjabensis* Stew. var. *sinica*（Diels）Rehd. et Wils. 叶上的虫瘿，主要由五倍子蚜 *Melaphis chinensis*（Bell）Baker 寄生而形成。角倍类五倍子主产于贵州、四川、湖北、湖南、云南、广西等地；肚倍类五倍子主产于湖北、四川、陕西、江西等地。

【性　　状】

肚倍：呈长圆形或纺锤形囊状，表面灰褐色或灰棕色，微有柔毛。质硬而脆，易破碎，断面角质样，有光泽，内壁平滑，有黑褐色死蚜虫及灰色粉状排泄物。气特异，味涩。

角倍：呈菱形，具不规则的钝角状分枝，柔毛较明显，壁较薄。

注：以个大，完整，色灰褐，纯净者为优。

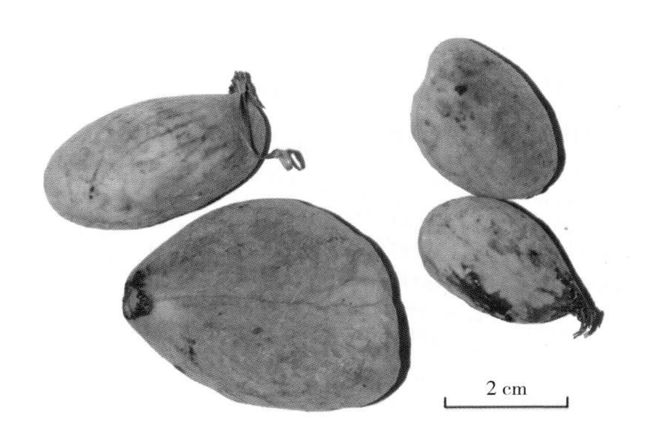

图 317–1　肚倍

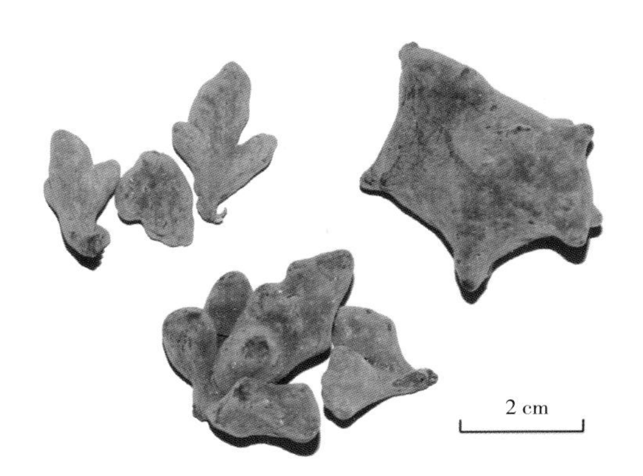

图 317–2　角倍

【采收加工】

肚倍一般 5~6 月采收，角倍一般在 9~10 月采摘。五倍子由青绿色逐渐变为葱绿色或葱白色，向阳的倍面呈鲜红色或微红色即可采收，此时五倍子已长成而里面的蚜虫尚未穿过瘿壁或极少数穿过。采下的鲜倍及时用沸水浸烫，杀死蚜虫，待五倍子表面由黄褐色转为灰色时，立即捞出，晒干或微火烘干。倍壳质硬声脆，手压能破成碎片，即可。药材水分不得超过 12%。

表 317-1　不同五倍子样品中没食子酸含量测定[1]

样品	角倍	角倍	角倍	肚倍	肚倍	肚倍
没食子酸(%)	1.88	2.51	3.46	7.05	6.04	6.80

不同五倍子样品有效成分没食子酸含量相差较大，肚倍的没食子酸含量明显比角倍高。另据研究，肚倍的鞣质含量约为 70%，约比角倍高 5%。传统经验认为肚倍比角倍质量好，与现代研究相符。

表 317-2　角倍不同采摘期产量、有效成分含量测定[2]

采集日期	生长时间（天）	鲜重（g/个）	含水率（%）	鞣质（%）	爆裂率（%）
9 月 2 日	109	1.6	52.5	68.30	0
9 月 7 日	114	2.4	50.0	66.88	0
9 月 12 日	119	2.9	50.0	63.56	0
9 月 14 日	121	2.9	50.0	68.65	0
9 月 17 日	124	3.3	45.0	65.22	0
9 月 23 日	130	3.5	46.7	65.59	0
9 月 28 日	135	4.1	44.6	69.68	5.0
10 月 4 日	141	4.4	45.0	68.29	73.3
10 月 18 日	155	4.1	48.0	59.11	100

角倍生长 135 天含水率低、爆裂率低、鞣质含量高，生长 141 天产量高。结合药材的产量及质量，建议角倍生长 135 天左右，有少数开裂时采收。

【贮　　藏】

五倍子常规贮存，易吸潮霉变、易虫蛀，受重压易碎，有效成分流失快。

建议 20℃以下，用深色塑料包装袋单包装密封库藏；大货单包装密封冷藏。此条件下贮存，药材不易变质，有效成分不易流失。

注：五倍子易碎，搬运时应防止破垛，堆码防止重压，减少包装损失。

【主要成分】

主含鞣质，主要有效成分为没食子酸。

药典标准：含鞣质不得少于 50.0%。

【性味归经】

酸、涩，寒。归肺、大肠、肾经。

【功能主治】

敛肺降火，涩肠止泻，敛汗，止血，收湿敛疮。用于肺虚久咳，肺热痰嗽，久泻久痢，自汗盗汗，消渴，便血痔血，外伤出血，痈肿疮毒，皮肤湿烂。

【用法用量】

3~6 g。外用适量。

【编 者 按】

1. 五倍子有收敛、抑菌、止泻等药理作用，临床用于防治皮炎、治疗盗汗、宫颈糜烂、枕部疖肿、睫毛倒卷、拔牙创面止血等。

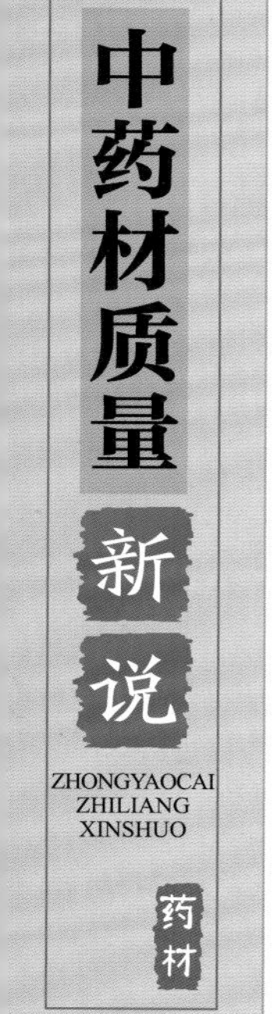

①侯惠婵，梁前，卢迅聪．五倍子、没食子中没食子酸的含量测定 [J]. 中国药品标准，2005，6（3）：38-39.

②潘建国，田泽君，白进士．角倍不同采摘期与产量、质量关系的初步研究 [J]. 林业实用技术，1985（9）.

2. 五倍子醋蒸后，没食子酸和鞣花酸含量均大量提升；发酵制后，没食子酸提升 12 倍多，鞣花酸含量下降。传统认为醋蒸五倍子收敛性增强，发酵制五倍子抗菌作用增强。现代研究表明，没食子酸、鞣花酸具有显著的抗菌、抗炎、抗氧化作用，五倍子醋蒸、发酵制均取得了炮制增效的作用。

3. 五倍子 6 g，五味子 6 g，罂粟壳 6 g，水煎服，治肺虚久咳。

珍　珠

【来　　源】

珍珠是珍珠贝科动物马氏珍珠贝 *Pteria martensii*（Dunker）、蚌科动物三角帆蚌 *Hyriopsis cumingii*（Lea）或褶纹冠蚌 *Cristaria plicata*（Leach）等双壳类动物受刺激形成的珍珠。前一种为海产珍珠，主产于广西的钦州湾和北部湾一带；后两种为淡水珍珠，产于浙江、江苏、江西、安徽、广东、湖北、湖南等地，浙江省诸暨市产量最大。

【性　　状】

珍珠呈类球形、长圆形、卵圆形或棒形，直径 1.5~8 mm。表面类白色、浅粉红色、浅黄绿色或浅蓝色，半透明，光滑或微有凹凸，具特有的彩色光泽。质坚硬，破碎面显层纹。气微，味淡。

注：海水珍珠有核，淡水珍珠无核。有核的珍珠，里面有一颗大大的核，只有表面薄薄的一层是珍珠质，核是不能服用的，有核珍珠质量较差。

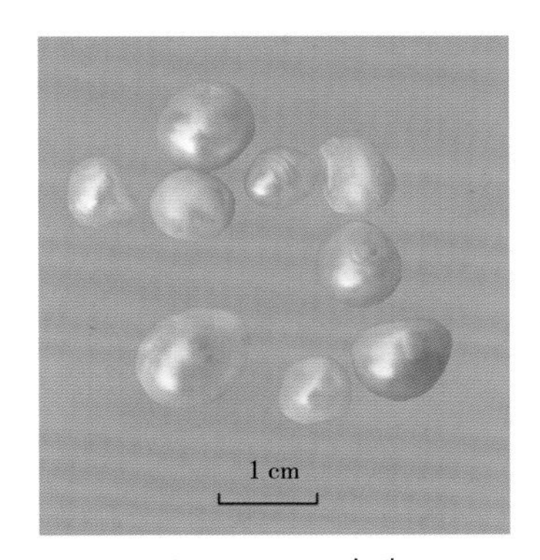

图 318–1　珍珠

【采收加工】

每年早春、晚秋或初冬，选取培育 1~3 年的育珠蚌（3 年左右的为好），进行采珠。采收后的珍珠及时放在饱和食盐水中浸泡 5~15 分钟，用清水冲洗，洗去黏液和珍珠囊碎片，晾干或低温烘干。

注：（1）珍珠形成要经历珍囊形成期、珠胚期、珠核期、增厚期、成圆期五个阶段，所需时间一般在 500~800 天，应及时采收。最长养殖期不得超过 1 100 天，随着养殖年限增长，珍珠粒略微增大，但因蚌体分泌功能减退，珠质、珠色变差，有的还会因为珍珠粒增大膨破表皮而脱落，造成损失。

（2）严禁夏天采收珍珠，夏天珍珠质分泌旺盛，造成珠体表面不整齐、质地松、光泽暗淡；同时夏天温度高，珍珠易感染，容易污染水质，导致珠蚌大量死亡。

（3）珍珠忌暴晒和高温。

【贮　　藏】

珍珠常规贮存，易失去光泽。

建议 20℃以下，单包装密封库藏；珍珠粉单包装密封，置阴凉干燥处存放。

注：珍珠粉不宜放冰箱中冷藏，易受潮、变硬或变质。

【主要成分】

主要成分为碳酸钙、碳酸镁、丙氨酸、天冬氨酸、亮氨酸、银、钡、锂、铝、铜、铁、镁等。

【性味归经】

甘、咸，寒。归心、肝经。

【功能主治】

安神定惊，明目消翳，解毒生肌，润肤祛斑。用于惊悸失眠，惊风癫痫，目赤翳障，疮疡不敛，皮肤色斑。

【用法用量】

0.1~0.3 g，多入丸散用。外用适量。

【编 者 按】

1. 重金属含量不得超过限量。

2. 珍珠制成最细粉服用，利于吸收。

3. 珍珠粉具有控油、去除死皮、美白皮肤的作用，是多种化妆品的添加剂，可用于制造成珍珠膏、霜、乳、洗面奶、染发剂、护手霜等。

4. 珍珠粉能治愈烧、烫伤不留痕迹，可作为婴幼儿爽身粉。

5. 珍珠具有明目，抗疲劳，提高免疫力，抗衰老，抗炎等药理作用。临床常用于治疗视疲劳、慢性结膜炎、老年性白内障等眼疾，月经异常、功能性子宫出血等妇科病，皮肤溃疡、口腔溃疡，皮肤炎症等。

6. 珍珠、炉甘石（煅）、紫草茸各 9 g，麝香、枯矾各 0.6 g。上为细末，吹入耳内。治耳疮并耳内流脓。

石决明

【来　　源】

石决明为鲍科动物杂色鲍 *Haliotis diversicolor* Reeve、皱纹盘鲍 *Haliotis discus hannai* Ino、羊鲍 *Haliotis ovina* Gmelin、澳洲鲍 *Haliotis ruber*（Leach）、耳鲍 *Haliotis asinina* Linnaeus 或白鲍 *Haliotis laevigata*（Donovan）的贝壳。主要分布于广东、海南、山东、福建、辽宁等沿海地区。

【性　　状】

石决明呈长卵圆形、卵圆形或长椭圆形，内面观略呈耳形。表面砖红色至灰棕色，有多数不规则的螺肋、细密生长线或斑纹，从螺旋部顶处开始向右排列有 20~30 个疣状突起，末端 4~9 个开孔，孔口与壳面平。内面光滑，具珍珠样彩色光泽。壳较厚，质坚硬，不易破碎。气微，味微咸。

以个大、壳厚、外表洁净、内表面有彩色光泽者为佳。

图 319–1　石决明

【采收加工】

一般夏、秋二季捕捞，此时发育生长旺盛，钙质充足，药效最佳。去肉，洗去黏附的杂质，洗净，晒干。

【贮　　藏】

建议 25℃以下，单包装密封，大垛密闭库藏。煅石决明，炮制后贮干燥容器内，密封，置干燥处保存。

【主要成分】

主含碳酸钙、胆素及壳角质和多种氨基酸。

药典标准：含碳酸钙不得少于 93.0%。

【性味归经】

咸，寒。归肝经。

【功能主治】

平肝潜阳，清肝明目。用于头痛眩晕，目赤翳障，视物昏花，青盲雀目。

【用法用量】

6~20 g，先煎。

【编 者 按】

1. 石决明具有清热、镇静、降压、抗菌、抗氧化、中和胃酸等药理作用，临床主要用于治疗角膜炎、白内障等眼科疾病。

2. 治高血压：生石决明 30 g，生牡蛎 30 g，生地黄 15 g，菊花 9 g，水煎服，1 日 3 次。

3. 畏光：石决明、黄菊花、甘草各一钱，水煎，冷后服。

牡 蛎

【来 源】

牡蛎为牡蛎科动物长牡蛎 *Ostrea gigas* Thunberg、大连湾牡蛎 *Ostrea talienwhanensis* Crosse 或近江牡蛎 *Ostrea rivularis* Gould 的贝壳。主产福建、江苏、广东、浙江、辽宁及山东沿海。

【性 状】

呈长片状、圆形、卵圆形或三角形等，背腹缘几平行或八字形。右壳较小，鳞片坚厚，层状或层纹状排列。壳外面平坦或具数个凹陷，淡紫色、灰白色或黄褐色；内面瓷白色，壳顶二侧无小齿。左壳凹陷深，鳞片较右壳粗大，壳顶附着面小。质硬，断面层状，洁白。气微，味微咸。

以个大、整齐、里面光洁者为佳。

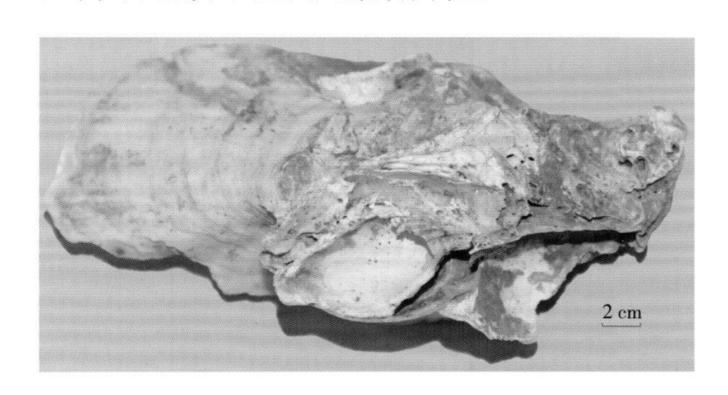

图 320-1 牡蛎

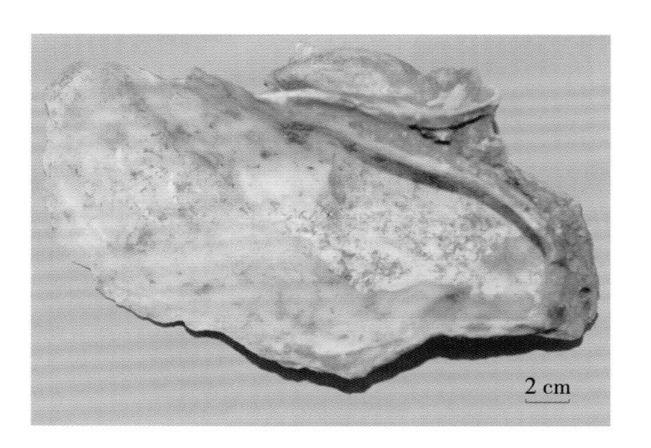

图 320-2 牡蛎

【采收加工】

全年均可捕捞，以冬季、春季产量大。去肉，洗净，晒干。

【贮 藏】

建议在 25℃以下，单包装密封，大垛密闭库藏。

【主要成分】

主含碳酸钙、磷酸钙及硫酸钙，并含镁、铝、硅及氧化铁等。

药典标准：含碳酸钙不得少于 94.0%。

【性味归经】

咸，微寒。归肝、胆、肾经。

【功能主治】

重镇安神，潜阳补阴，软坚散结。用于惊悸失眠，眩晕耳鸣，瘰疬痰核，癥瘕痞块。煅牡蛎收敛固涩，制酸止痛。用于自汗盗汗，遗精滑精，崩漏带下，胃痛吞酸。

【用法用量】

9~30 g，先煎。

【编 者 按】

1. 重金属含量不得超过限量。

2. 牡蛎壳具有抗氧化、抗肿瘤、降血糖、免疫调节等药理作用，临床治疗心神不宁、头晕、心悸、目眩、失眠、遗精、盗汗等多种病症。

3. 煅制牡蛎壳中和胃酸效果较生品强。

4. 煅牡蛎、黄芪、浮小麦各 16 g，生白芍 9 g，水煎服，治自汗、盗汗。

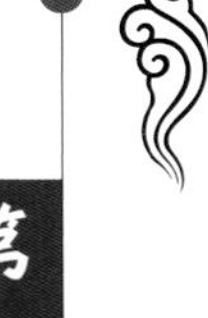

第九部分

其他

药材

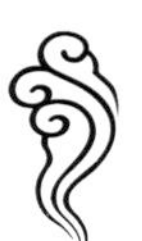

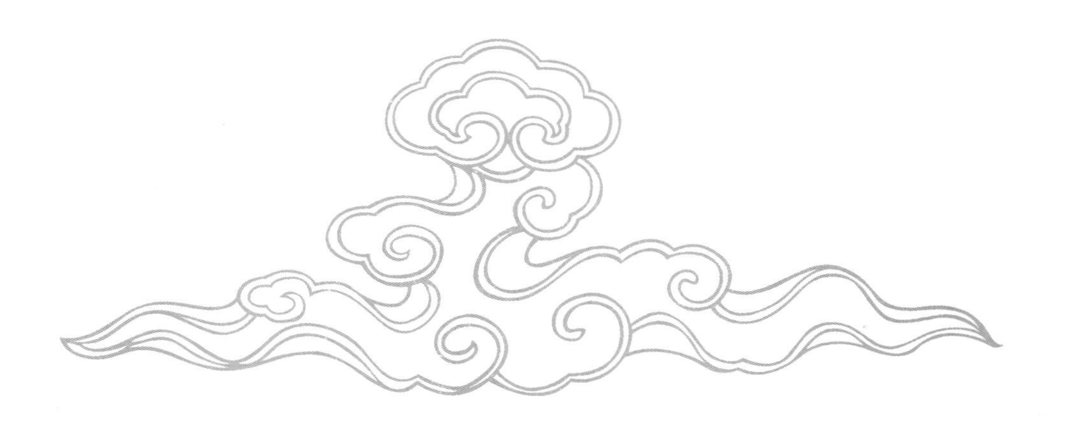

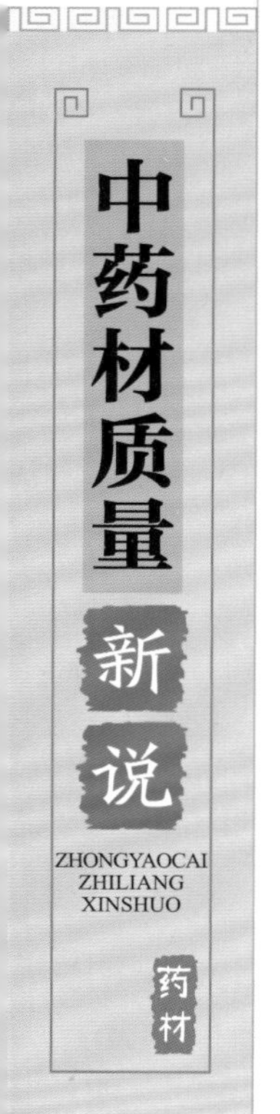

乳　香

【来　　源】

乳香为橄榄科植物乳香树 *Boswellia carterii* Birdw. 及同属植物 *Boswellia bhaw-dajiana* Birdw. 树皮渗出的树脂。主产于北埃塞俄比亚、索马里以及南阿拉伯半岛，分别称为“索马里乳香”“埃塞俄比亚乳香”。我国云南亦产。

【性　　状】

乳香呈长卵形滴乳状、类圆形颗粒或黏合成大小不等的不规则块状物。大者长达 2 cm（乳香珠）或 5 cm（原乳香）。表面黄白色，半透明，被有黄白色粉末，久存则颜色加深。质脆，遇热软化。破碎面有玻璃样或蜡样光泽。具特异香气，味微苦。

以淡黄色、颗粒状、半透明、无砂石树皮杂质、粉末粘手、气芳香者为佳。

1 cm

图 321–1　乳香

【采收加工】

每年春、夏季均可采收，以春季为盛产期。采收时，从树干的皮部由下向上顺序切伤，并开一狭沟，使树脂从伤口渗出，流入沟中，数天后凝成干硬的固体，收取可得。

【贮　　藏】

乳香常规贮存，香气易散失，遇热易发黏、软化变色，有效成分极易挥发，贮存时间不宜超过 1 年。

建议单包装密封，冷藏。此贮存条件下，药材不易变质，有效成分不易下降。

【主要成分】

主要成分为 α – 乳香脂酸、β – 乳香脂酸、结合乳香脂酸、乳香树脂烃、阿糖酸西黄芪胶黏素、和苦味质、挥发油等。

药典标准：索马里乳香含挥发油不得少于 6.0%，埃塞俄比亚乳香含挥发油不得少于 2.0%。

【性味归经】

辛、苦，温。归心、肝、脾经。

【功能主治】

活血定痛，消肿生肌。用于胸痹心痛，胃脘疼痛，痛经经闭，产后瘀阻，癥瘕腹痛，风湿痹痛，筋脉拘挛，跌打损伤，痈肿疮疡。

【用法用量】

煎汤或入丸、散，3~5 g；外用适量，研末调敷。

【编 者 按】

1. 孕妇及胃弱者慎用。
2. 乳香具有镇痛、抗炎、抗菌、抗肿瘤、抗溃疡、改善记忆力等药理作用。
3. 以乳香为首味药的子宫丸比多种抗生素有更强烈的抑菌作用，且能有效地杀灭滴虫。
4. 治急心痛：胡椒四十九粒，乳香一钱，为末，男用姜汤下，女用当归汤下。
5. 此物易掺杂、掺假，使用时应尽量先化验或鉴别确定。真品乳香鉴别：燃烧时显油性，冒黑烟，有香气；加水研磨成白色或黄白色乳状液。

没 药

【来 源】

没药为橄榄科植物地丁树 *Commiphora myrrha* Engl. 或哈地丁树 *Commiphora molmol* Engl. 的干燥树脂。分为天然没药和胶质没药。主产于索马里、埃塞俄比亚、阿拉伯半岛南部及印度等地，以索马里所产的没药质量最佳。

【性 状】

天然没药：呈不规则颗粒性团块，大小不等，大者直径 6 cm 以上。表面黄棕色或红棕色，近半透明，部分呈棕黑色，被有黄色粉尘。质坚脆，破碎面不整齐，无光泽。有特异香气，味苦而微辛。

胶质没药：呈不规则块状和颗粒，多黏结成大小不等的团块，大者直径 6 cm 以上，表面棕黄色至棕褐色，不透明，质坚实或疏松，有特异香气，味苦而有黏性。

均以块大、棕红色、香气浓而杂质少者为佳。

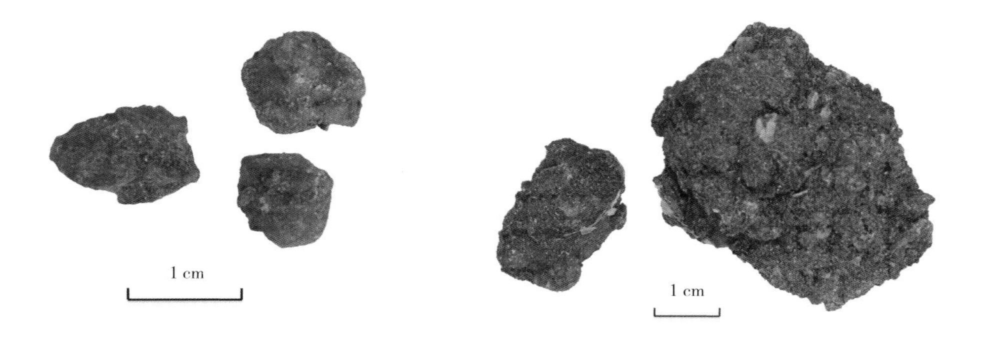

图 322-1 没药（半透明） 图 322-2 没药（不透明）

【采收加工】

每年 11 月至次年 2 月间将树刺伤，树脂由伤口或裂缝口自然渗出（没药树干的韧皮都有多数离生树脂道，受伤后，附近的细胞逐渐破坏，形成大型溶生树脂腔，内含油胶树脂）。初为淡黄白色液体，在空气中渐变为红棕色硬块。

【贮 藏】

没药常规贮存，香气易散失，遇热易发黏、软化变色，有效成分极易挥发，贮存时间不宜超过 1 年。

建议单包装密封冷藏。此贮存条件下，药材不易变质，含量不易下降。

【主要成分】

主含 α 及 β 罕没药酸、α，β 与 γ 没药酸、没药尼酸、α 与 β 罕没药酚、没药树脂、没药萜醇、挥发油等。

药典标准：天然没药含挥发油不得少于 4.0%，胶质没药含挥发油不得少于 2.0%。

【性味归经】

辛、苦，平。归心、肝、脾经。

【功能主治】

散瘀定痛，消肿生肌。用于胸痹心痛，胃脘疼痛，痛经经闭，产后瘀阻，癥瘕腹痛，风湿痹痛，跌打损伤，痈肿疮疡。

【用法用量】

3~5 g，炮制去油，多入丸散用。

【编 者 按】

1. 孕妇及胃弱者慎用。

2. 没药具有抗肿瘤、保肝、凝血、镇痛、神经保护等作用，临床用于治疗软组织损伤、乳痈、睾丸肿痛、血栓性外痔、药物性唇周炎等病症。

3. 没药、乳香各 16 g，杜仲、木香各 9 g，水煎，加适量黄酒服，治跌打损伤。

4. 此物易掺杂、掺假，使用时应尽量先化验或鉴别确定。真品没药鉴别：取没药粉末少许，置纸上用火烘烤，熔融后无扩散的油迹，燃烧无臭。

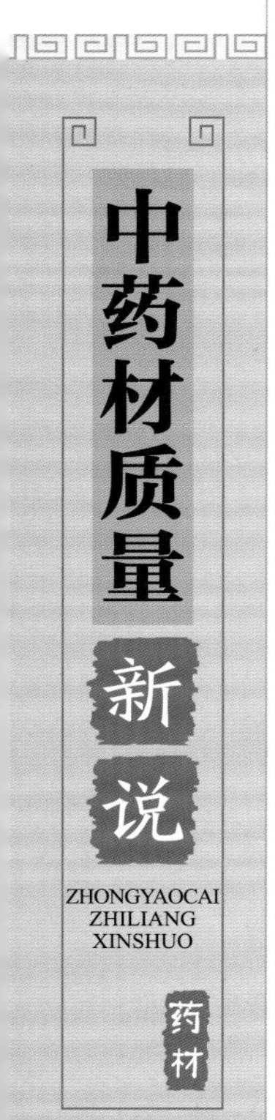

血 竭

【来　　源】

血竭为棕榈科植物麒麟竭 *Daemonorops draco* Bl. 果实渗出的树脂经加工制成。主产于印度尼西亚爪哇、苏门答腊、婆罗洲等地。

【性　　状】

血竭呈类圆四方形或方砖形，表面暗红，有光泽，附有因摩擦而成的红粉。质硬而脆，破碎面红色，研粉为砖红色。气微，味淡。在水中不溶，在热水中软化。

以外表色黑如铁，研末红如血，燃之其烟呛鼻者佳。

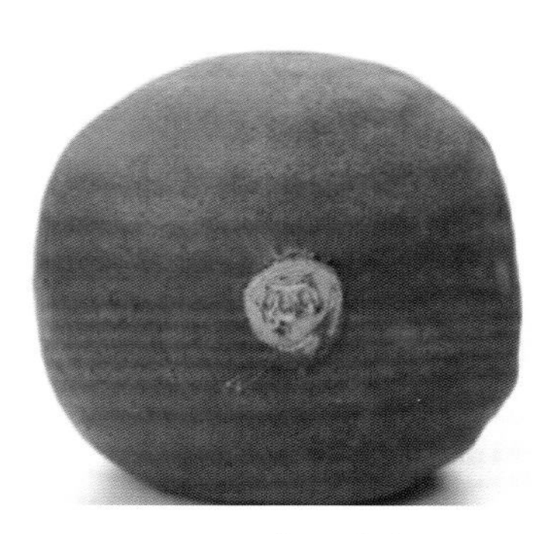

图 323-1　进口麒麟血竭

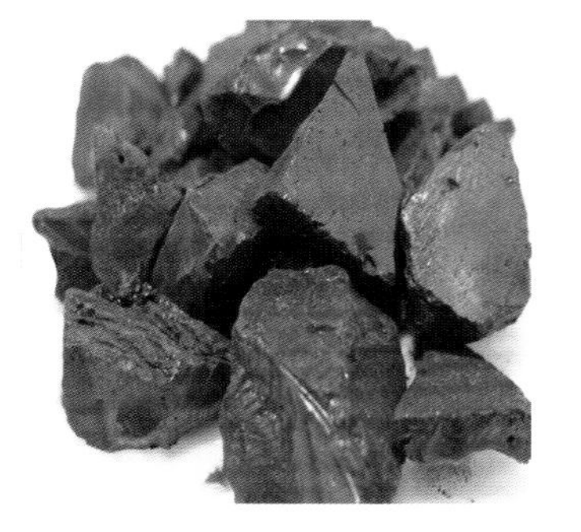

图 323-2　国产龙血竭

【采收加工】

秋季采收成熟果实，晒干，粉碎，置蒸笼内煮，使树脂渗出，凝固而成；或取果实捣烂，置布袋内，榨取树脂，熬至糖浆状，冷却成块状。亦有将树干砍破或钻以若干小孔，使树脂自然渗出，凝固而成。

【贮　　藏】

血竭常规贮存，易受潮，贮藏时间不宜超过 2 年。

建议单包装密封，冷藏。此贮存条件下，药材质量保持较好。

表 323-1　不同粉碎粒度血竭中血竭素含量测定比较[1]

目数	编号	血竭素含量(%)	目数	编号	血竭素含量(%)
24 目	1	0.925 4	100 目	7	1.143 6
	2	0.928 6		8	1.124 4
40 目	3	1.026 7	160 目	9	1.097 4
	4	1.031 4		10	1.074 4
60 目	5	1.091 6	200 目	11	0.997 4
	6	1.091 1		12	0.995 9

粉碎颗粒过粗（小于 40 目）或者过细（大于 200 目）均会导致血竭素含量测定不达标。在粉碎度为过 100 目筛时，血竭素的溶出度最大。

【主要成分】

含黄酮类衍生物：血竭红素、血竭素等，及花青素类、黄烷类、三萜类等。

药典标准：含血竭素不得少于 1.0%。

【性味归经】

甘、咸，平。归心、肝经。

【功能主治】

活血定痛，化瘀止血，敛疮生肌。用于跌打损伤，心腹瘀痛，外伤出血，疮疡不敛。

【用法用量】

研末，1~2 g，或入丸剂。外用研末撒或入膏药用。

【编 者 按】

1. 国产血竭，即龙血竭，为龙舌兰科植物剑叶龙血树 *Dracaena cochinchinensis* S.C.Chen、海南龙血树 *Dracaena cambodiana* Pierre ex Gagn. 含脂木材提取得到的树脂。主产于云南、海南，与进口麒麟血竭成分差异大，但功效相似。现已收入地方标准。

2. 血竭具有活血、止血、抗炎、镇痛、抗菌等药理活性，临床上用于冠心病、消化道出血、结肠炎、2 型糖尿病、大面积褥疮、体表创伤、烧伤、子宫肌瘤、四肢骨折、软组织肿胀等。

3. 血竭 120 g，大黄 36 g，自然铜（醋煅）6 g，为末，姜汁调涂，治皮破骨折。

安息香

【来　　源】

安息香为安息香科植物白花树 *Styrax tonkinensis*（Pierre）Craib ex Hart. 的干燥树脂。主产于老挝、泰国、越南等地，我国云南思茅、广西亦产。

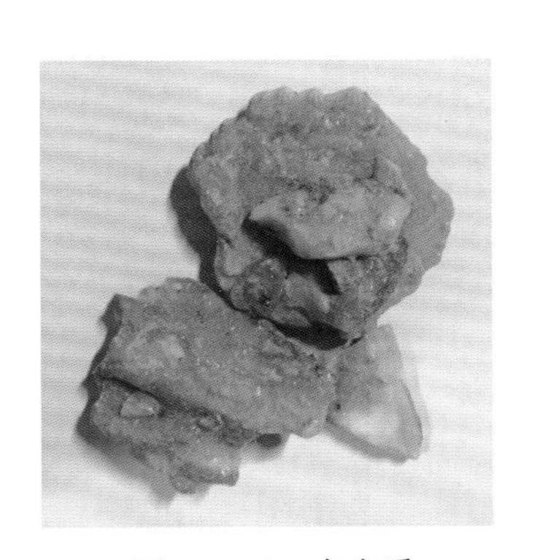

图 324-1　安息香

【性　　状】

安息香为不规则的小块，稍扁平，常黏结成团块。表面橙黄色，具蜡样光泽（自然出脂）；或为不规则的圆柱状、扁平块状。表面灰白色至淡黄白色（人工割脂）。质脆，易碎，断面平坦，白色，放置

①谭周飞．不同粉碎粒度对血竭中血竭素含量测定的影响 [J]. 中国药事，2013，27（12）：1298-1300.

后逐渐变为淡黄棕色至红棕色。加热则软化熔融。气芳香，味微辛，嚼之有沙粒感。

【采收加工】

多在4月至秋末，选择生长5~10年的树木，在距离地面40 cm处，用利刀在树干四周割三角形伤口多处，经1周后，伤口开始流出黄色液汁，将黄色汁液除去后，渐流白色香树脂，待其稍干后采收。此后每隔40天左右在伤口以上4 cm处，再割新伤口，再次采集树脂。最先流出的树脂品质最佳，其后采得者较次。

表324-1　安息香药材水解后苯甲酸含量测定①

购置年份	苯甲酸（%）
2008	26.56
2008	25.41
2009	31.00
2009	12.71
2013	27.04
2014	49.51
2014	23.51
2014	39.79

安息香存放年限越久，苯甲酸含量越低。同一年产的安息香，苯甲酸含量也有很大的差距，购买安息香时应尽量先化验或鉴别确定。

【贮　　藏】

安息香常规贮存，香气极易散失，受热易融化、发黏，有效成分易流失。无香气者药效低。

建议单包装密封，冷藏。此贮存条件下，药材不易变质，有效成分不易流失。

【主要成分】

主要化学成分为苯甲酸、泰国树脂酸、苯甲酸松柏醇酯、苯甲酸桂皮醇酯、香荚兰醛等。

药典标准：含乙醇中不溶物，不得过2.0%；含总香脂酸以苯甲酸计，不得少于27.0%。

【性味归经】

辛、苦，平。归心、脾经。

【功能主治】

开窍醒神，行气活血，止痛。用于中风痰厥，气郁暴厥，中恶昏迷，心腹疼痛，产后血晕，小儿惊风。

【用法用量】

0.6~1.5 g，多入丸散用。

【编 者 按】

1. 阴虚火旺者慎服。

2. 安息香是一种很脆的树脂，在运输途中不可避免地会碎，购买应尽量选大块些的比较好，但不要买特别大块的或是看上去层层堆积黏结在一起的，在印尼或新加坡，将碎安息香用dammar树脂融合黏结在一起是一种惯常做法。

3. 安息香具有抗炎解热、保护脑缺血缺氧作用、促进血脑屏障通透性、抗肿瘤、促进雌性激素合成、止痛等药理作用。

① 胡攀. 基于苯甲酸松柏酯的安息香质量及药代动力学初步研究[D]. 成都中医药大学，2016.

4. 安息香 3 g，五灵脂（水飞净末）15 g，和匀，每服 3 g，炒姜汤调下，治妇人产后血晕、血胀，口噤垂死者。

5. 此物易掺杂、掺假，使用时应尽量先化验或鉴别确定。

天竺黄

【来　　源】

天竺黄为禾本科植物青皮竹 *Bambusa tertilis* McClure 或华思劳竹 *Schizostachyum chinense* Rendle 等秆内的分泌液干燥后的块状物。主产于云南麻栗坡、西双版纳，广东广宁、阳江、四会、环集，广西桂平。

【性　　状】

天竺黄为不规则的片块或颗粒，大小不一。表面灰蓝色、灰黄色或灰白色，有的洁白色，半透明，略带光泽。体轻，质硬而脆，易破碎，吸湿性强。气微，味淡。

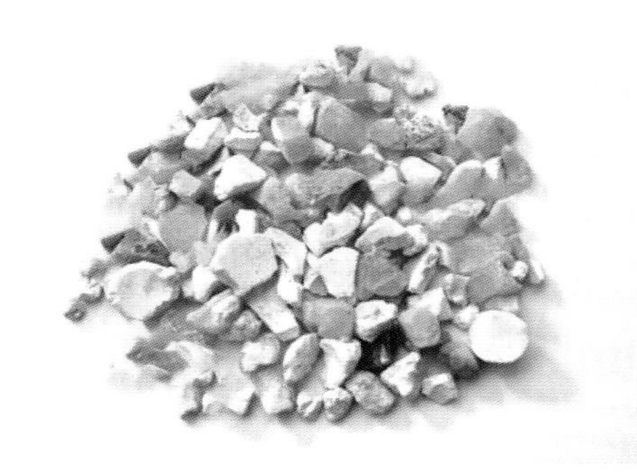

图 325-1　天然天竺黄

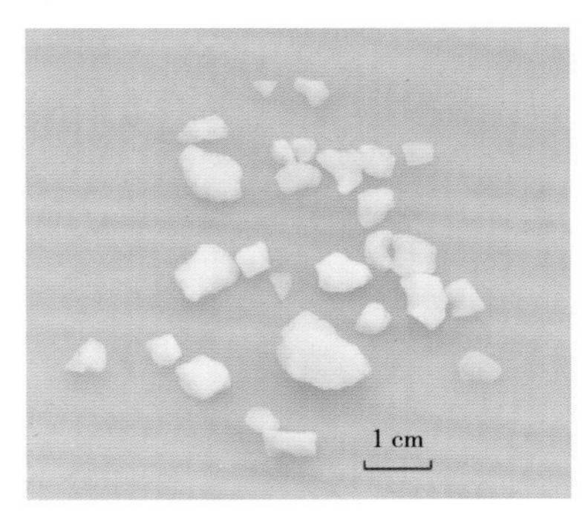

图 325-2　人工合成天竺黄

【采收加工】

天然天竺黄为竹子被寄生的竹黄蜂咬伤后，创口流溢出的液汁贮积于竹腔节间，经自然干涸凝结而成的块状物。现天竺黄大多采用火烧竹林的方法，使竹暴热后，竹沥溢在节间凝固而成。

秋、冬二季采收，破开竹子，取出晾干。

【贮　　藏】

在常规储存条件下，天竺黄易受潮，贮藏时间不超过 1 年。

建议单包装用棕色玻璃瓶密封，冷藏。在此贮藏条件下，有效成分不易流失，药材质量保持较好。

【主要成分】

主要含硅酸盐，Na、Mg、Al、K、Ca 等 14 种无机元素及少量氨基酸。

【性味归经】

味甘，性寒。归心、肝经。

【功能主治】

清热豁痰，凉心定惊。用于热病神昏，中风痰迷，小儿痰热惊痫、抽搐、夜啼。

【用法用量】

3~9 g。

【编 者 按】

1. 天竺黄具有保护心血管及神经、镇咳、祛痰、解热、抗炎、镇静和抗惊厥活性，临床主要用于治疗小儿惊风、高热惊厥、癫痫、中风、咳嗽和支气管炎等。

2. 天竺黄、川芎各0.3 g，防己15 g，上3味，捣研为散，每服3 g，新汲水调下，治鼻衄不止。

3. 人工合成天竺黄为硅胶盐凝胶体制备而成，带有少量钠、钾、钙等金属离子，同时伴有吸附的鲜竹沥。多产自上海市。市场上多见人工合成天竺黄，不可替代天然天竺黄使用。

芦 荟

【来　　源】

芦荟为百合科植物库拉索芦荟 *Aloe barbadmsis* Miller、好望角芦荟 *Aloe ferox* Miller 或其他同属近缘植物叶的汁液浓缩干燥物。前者习称“老芦荟”，主产南美洲及西印度群岛；后者习称“新芦荟”，主产于非洲南部地区。

注：斑纹芦荟 *Aloe vera* L. var. *chinesis*（Haw.）是库拉索芦荟的变种，习称中国芦荟。主产于我国广西、广东、云南、四川等地，我国民间普遍栽培。

【性　　状】

老芦荟：呈不规则块状，常破裂为多角形，大小不一。表面呈暗红褐色或深褐色，无光泽。体轻，质硬，不易破碎，断面粗糙或显麻纹。富吸湿性。有特殊臭气，味极苦。

新芦荟：表面呈暗褐色，略显绿色，有光泽。体轻，质松，易碎，断面玻璃样而有层纹。

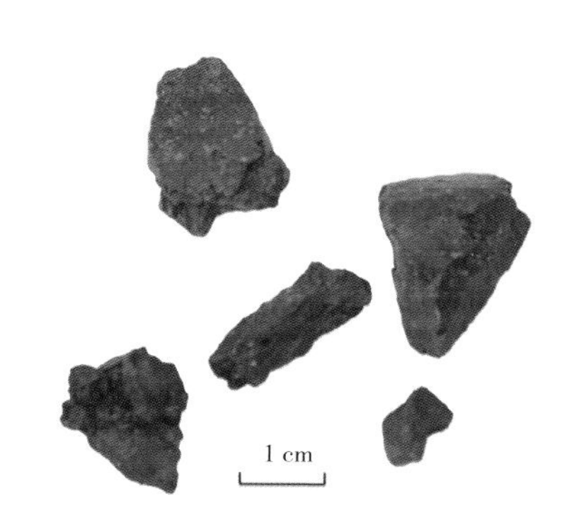

图 326-1　芦荟

【采收加工】

种植2~3年后，下部和中部生长良好的叶片分批采收。将采收的鲜叶片切口向下直放于盛器中取流出的液汁干燥即可；也可将叶片趁鲜切片，加入与叶片同等量的水，煎煮，过滤，将过滤浓缩成黏稠状，倒入模型内烘干或暴晒干。药材水分不得超过12%。

表 326-1　不同采收期库拉索芦荟多糖与芦荟苷的含量测定[①]（%）

采收期	多糖	芦荟苷
12 个月	6.09	25
18 个月	6.23	28
24 个月	7.09	34
30 个月	6.83	34
36 个月	6.55	38
42 个月	6.47	36

生长24个月时库拉索芦荟所含多糖含量较高。生长36个月时芦荟苷含量较高。

【贮　　藏】

芦荟常规贮存，有效成分流失快，存放时间不宜超过1年。

建议20℃以下，单包装密封，大垛用黑色塑料布遮盖、密闭库藏。贮藏期药材水分控制在

① 蒋林，杨岗，王琴，等. 不同产地和采收期对库拉索芦荟中芦荟多糖和芦荟苷的影响 [J]. 中国中药杂志，2007，32（21）：2311-2313.

12%。此条件下贮存，药材不易变质，药效好。

【主要成分】

主含蒽醌类成分，如芦荟苷、芦荟大黄素苷、异芦荟大黄素苷等。

药典标准：库拉索芦荟含芦荟苷不得少于16.0%，好望角芦荟含芦荟苷不得少于6.0%。

【性味归经】

苦，寒。归肝、胃、大肠经。

【功能主治】

泻下通便，清肝泻火，杀虫疗疳。用于热结便秘，惊痫抽搐，小儿疳积；外治癣疮。

【用法用量】

2~5 g，宜入丸散。外用适量，研末敷患处。

【编 者 按】

1. 孕妇慎用。

2. 芦荟中含有大量的生物活性成分，有提高人体免疫力、改善肠胃功能、有效控制血糖、减少氧化应激、支持心血管健康、支持肝脏健康、减少皮肤皱纹、增加皮肤弹性、滋润皮肤、抗菌消炎、抗紫外线、抗衰老等多种生物功效。

3. 芦荟、荆芥、黑牵牛、青皮各等份，上为末，面糊为丸，如粟米大，1岁以下1丸或2丸，主治小儿疳积。

海金沙

【来　　源】

海金沙为海金沙科植物海金沙 *Lygodium japonicum*（Thunb.）Sw. 的干燥成熟孢子。主产江西、陕西、河南、湖北、四川、广东等地。

【性　　状】

海金沙呈粉末状，棕黄色或浅棕黄色。体轻，手捻有光滑感，置手中易由指缝滑落。气微，味淡。

【采收加工】

8~9月海金沙藤叶开始老化时及时采收。选择晴天清晨割下孢子成熟的藤叶，放在垫有塑料布的地上，晒至足干，然后拍打，揉抖，使叶背的黄棕色细小孢子陆续脱落，筛去杂质。

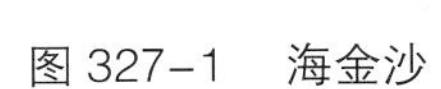

图 327-1　海金沙

【贮　　藏】

海金沙常规贮存，有效成分易流失，贮藏时间不宜超过2年。

建议在20℃以下，单包装密封，大垛密闭库藏。此贮藏条件下，药材质量保存较好，药效不易降低。

【主要成分】

主含脂肪油、海金沙素、棕榈酸、硬脂酸、亚油酸等。

【性味归经】

甘、咸，寒。归膀胱、小肠经。

【功能主治】

清利湿热，通淋止痛。用于热淋，石淋，血淋，膏淋，尿道涩痛。

【用法用量】

6~15 g，包煎。

【编 者 按】

1. 海金沙多为野生，家种技术尚不成熟。

2. 海金沙可治疗尿路感染、尿路结石、白浊、肝炎、肾炎水肿、咽喉肿痛、肠炎痢疾、皮肤湿疹、带状疱疹、流行性腮腺炎。

3. 海金沙根和根状茎的水提液、醇提液实验表明具有降血糖作用。民间利用其根和根状茎泡茶，预防和治疗高血糖病，对改善血糖水平有一定作用。

4. 海金沙易掺杂，可用以下方法鉴别。

（1）手试：正品海金沙为极细粉状，棕黄色，用手插入正品海金沙时，有一种凉爽光滑的感觉，不会粘手，轻轻一拍，手上即干干净净。掺伪海金沙由于掺入黄色细沙土，以手指捻动时有一定的阻涩感，并有黄色的物质沾手上，无法拍去。

（2）火试：正品海金沙以火烧，发生剧烈燃烧，并有爆鸣声及明亮火焰，且完全燃烧无残留物存在。

（3）色泽：正品海金沙呈棕黄色或浅棕黄色，较鲜艳；掺伪海金沙近土黄色，较暗淡，阳光下有闪亮晶点。

昆 布

【来　　源】

昆布为海带科植物海带 *Laminaria japonica* Aresch. 或翅藻科植物昆布 *Ecklonia kurome* Okam. 的干燥叶状体。主产于辽东、山东、浙江、福建等沿海省份。

【性　　状】

海带：卷曲折叠成团状，或缠结成把。全体呈黑褐色或绿褐色，表面附有白霜。用水浸软则膨胀成扁平长带状，中部较厚，边缘较薄而呈波状。类革质，残存柄部扁圆柱状。气腥，味咸。

昆布：卷曲皱缩成不规则团状。全体呈黑色，较薄。用水浸软则膨胀呈扁平的叶状，两侧呈羽状深裂，裂片呈长舌状，边缘有小齿或全缘。质柔滑。

均以整齐、质厚、无杂质者为佳。

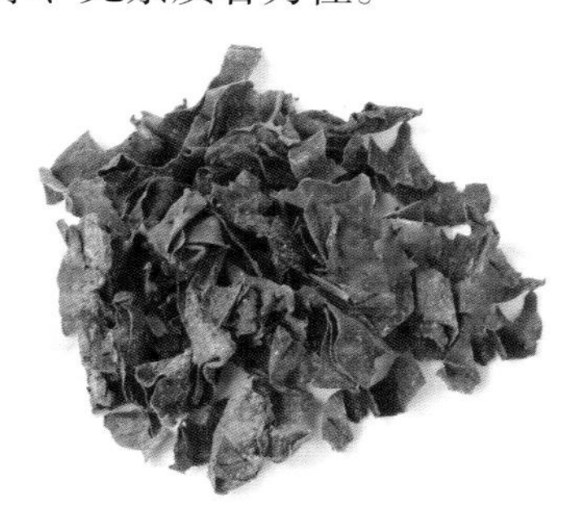

图 328-1　昆布

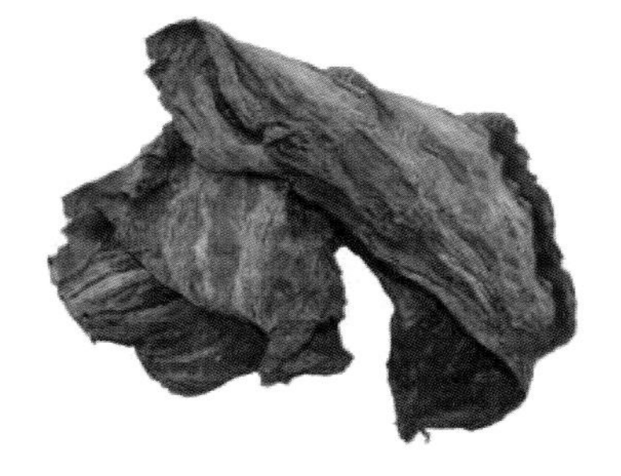

图 328-2　海带

【采收加工】

海带于 5 月中旬水温上升至近 20℃时须及时收割，否则会因水温太高而发生病烂，收获的方法一般是整吊齐收。收获的海带清洗后选择干净平坦的晒菜场地进行晾晒。昆布夏、秋二季采收，从海中捞起后，去除杂质，洗净晒干。药材水分不得超过 16%。

表 328-1　我国不同海域昆布有效成分含量对比[①]（%）

海域	昆布多糖		甘露醇		膳食纤维		碘	
	叶部	根部	叶部	根部	叶部	根部	叶部	根部
东海海域	10.41	7.25	2.11	1.46	60.3	68.9	0.28	0.11
黄海海域	9.58	5.41	1.93	1.31	47.2	61.6	0.18	0.09
渤海海域	9.20	4.29	1.08	0.56	31.5	55.8	0.12	0.09

由于受到不同海域生态环境和气候条件的影响，不同海域昆布中有效成分含量差异明显。东海海域产昆布指标成分昆布多糖、碘含量最高，甘露醇、膳食纤维含量也高于黄海海域和渤海海域，东海海域昆布质量较好。昆布不同部位中有效成分含量差异较大，叶中昆布多糖、甘露醇、碘含量高于根部，根中膳食纤维含量较叶部高。

【贮　　藏】

昆布常规储存，易受潮发霉。

建议25℃以下，单包装密封，大垛密闭库藏。此贮存条件下，药材不易变质，有效成分不易下降。

【主要成分】

含藻胶素、甘露醇、半乳聚糖、海带氨酸、海带聚糖、谷氨酸、天冬氨酸、脯氨酸、维生素B_1、维生素C、维生素P、碘、钾等。

药典标准：醇浸出物不得少于7.0%；海带含碘不得少于0.35%，昆布含碘不得少于0.20%；含昆布多糖以岩藻糖计，不得少于2.0%。

【性味归经】

咸，寒。归肝、胃、肾经。

【功能主治】

消痰软坚散结，利水消肿。用于瘿瘤，瘰疬，睾丸肿痛，痰饮水肿。

【用法用量】

6~12 g。

【编 者 按】

1. 脾胃虚寒蕴湿者忌服。

2. 重金属及有害元素不得超过限量。

3. 昆布具有维持甲状腺功能、降血压、调血脂、降血糖、凝血、抗菌抗病毒、免疫调节、抗肿瘤、抗放射、抗疲劳耐缺氧等药理作用，临床用于甲状腺疾病、高血压、视网膜震荡、玻璃体浑浊、乳腺增生、慢性盆腔炎、静脉炎、病毒性无黄疸型肝炎、便秘等病症的治疗。

4. 昆布、夏枯草各18 g，海藻15 g，青皮、白芥子各9 g，水煎服，治颈淋巴结核。

滑石（滑石粉）

【来　　源】

滑石为硅酸盐类矿物滑石族滑石，主含含水硅酸镁〔$Mg_3(Si_4O_{10})(OH)_2$〕；滑石粉系滑石经精选净制、粉碎、干燥制成。主产于辽宁海城，山东平度、莱州、海阳，江西广丰，广西龙胜；

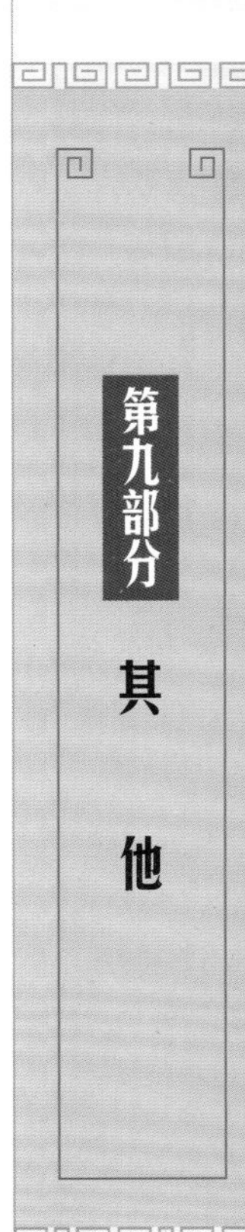

①汪泓 . 中国不同海域昆布有效成分含量比较性研究 [D]. 吉林农业大学，2012.

滑石矿主要分布于江西、辽宁、山东、广西、青海5省。

【性　　状】

滑石多为块状集合体。呈不规则的块状。白色、黄白色或淡蓝灰色，有蜡样光泽。质软，细腻，手摸有滑润感，无吸湿性，置水中不崩散。气微，味淡。

滑石粉为白色或类白色、微细、无砂性粉末，手摸有滑腻感。气微，味淡。

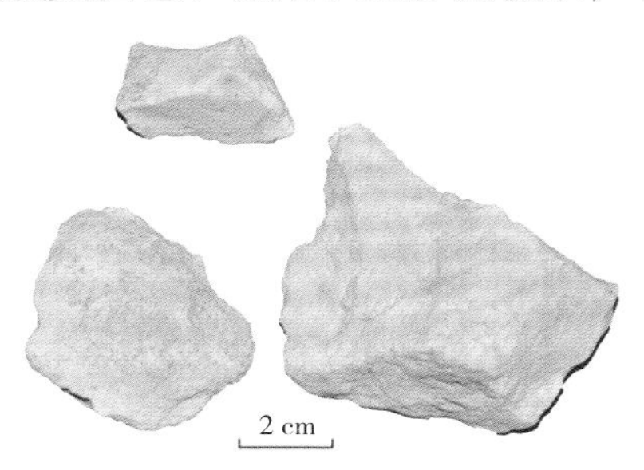

图329-1　滑石

图329-2　滑石粉

【采收加工】

全年均可开采。采挖后，去净泥土、沙石等杂质。

滑石粉制法：滑石除去杂石，洗净，砸成碎块，粉碎成细粉，或照水飞法水飞，晾干。

【贮　　藏】

滑石25℃以下密闭库藏。滑石粉25℃以下单包装密封，大垛用黑色塑料布遮盖、密闭库藏。

【主要成分】

主含含水硅酸镁，其中MgO 31.7%，SiO_2 63.5%，H_2O 4.8%。

药典标准：滑石粉含硅酸镁不得少于88.0%。

【性味归经】

甘、淡，寒。归膀胱、肺、胃经。

【功能主治】

利尿通淋，清热解暑；外用祛湿敛疮。用于热淋，石淋，尿热涩痛，暑湿烦渴，湿热水泻；外治湿疹，湿疮，痱子。

【用法用量】

10~20 g，包煎。外用适量。

【编 者 按】

1. 孕妇慎服；脾胃虚弱，热病津伤，或肾虚滑精者禁服。

2. 滑石在直肠、阴道或创面等处可引起肉芽肿，又常用作避孕器具及会阴的撒布剂，常如此应用，其卵巢癌发生率比不用者高约3倍，故滑石不宜久服与久用。

3. 六一散：滑石粉180 g，甘草30 g，共研细末，每服6 g，温开水送服，亦可布包入方剂，治疗中暑发热，小便短赤，湿热下注，小便淋漓。

石　膏

【来　　源】

石膏为硫酸盐类矿物硬石膏族石膏，主含含水硫酸钙（$CaSO_4 \cdot 2H_2O$）。全国23个省都有石膏矿产出，以山东省石膏矿最多，主要石膏矿区有山东枣庄底阁镇、内蒙古鄂托克旗、湖北应城、吉林浑江、江苏南京、山东大汶口、广西钦州、山西太原、宁夏中卫石膏矿等；优质石膏资源主要分布于湖北应城和荆门、湖南衡山、广东三水、山东枣庄、山西平陆等地区。

【性　　状】

石膏为纤维状的集合体，呈长块状、板块状或不规则块状。白色、灰白色或淡黄色，有的半透明。体重，质软，纵断面具绢丝样光泽。气微，味淡。

以块大色白、质松、纤维状、无杂石者为佳。

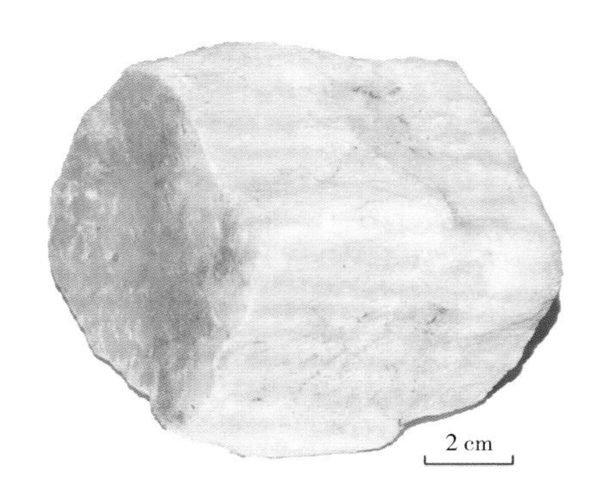

图 330-1　石膏

【采收加工】

全年均可采收，多于冬季采挖。于矿中挖出石膏后，去净泥土杂石。

【贮　　藏】

石膏常规贮存，受阳光直接照射或与干燥空气接触易失去结晶水变成粉末状，受潮易变成黄，有效成分易流失。

建议 25℃以下，单包装密封，大垛用黑色塑料布遮盖、密闭库藏。此贮存条件下，药材不易变质，有效成分不易下降。

【主要成分】

主要成分是含水硫酸钙（$CaSO_4 \cdot 2H_2O$）。其中 CaO 32.5%，SO_3 46.6%，H_2O 20.9%。

药典标准：含水硫酸钙不得少于 95.0%。

【性味归经】

甘、辛，大寒。归肺、胃经。

【功能主治】

清热泻火，除烦止渴。用于外感热病，高热烦渴，肺热喘咳，胃火亢盛，头痛，牙痛。

【用法用量】

15~60 g，先煎。

【编 者 按】

1. 重金属及有害元素不得超过限量。

2. 凡阳虚寒证，脾胃虚弱及血虚、阴虚发热者慎用。

3. 石膏具有解热、解渴、消炎、镇痛、抗病毒、治疗烧伤等药理作用，临床用于治疗小儿暑热泄泻、慢性溃疡性结肠炎、烧伤、大骨节病、流行性腮腺炎等病症。

4. 生石膏 15~30 g，知母、粳米各 9 g，水煎服，治流行性感冒、乙型脑炎等热性病出现高热、大汗、烦渴、脉洪大者。

朱　砂

【来　　源】

朱砂为硫化物类矿物辰砂族辰砂，主含硫化汞（HgS）。主产于湖北、湖南、四川等地。

【性　　状】

朱砂为粒状或块状集合体，呈颗粒状或块片状。鲜红色或暗红色，条痕红色至褐红色，具光泽。体重，质脆，片状者易破碎，粉末状者有闪烁的光泽。气微，味淡。

以色鲜红、有光泽、半透明、体重、质脆、无杂质者为佳。

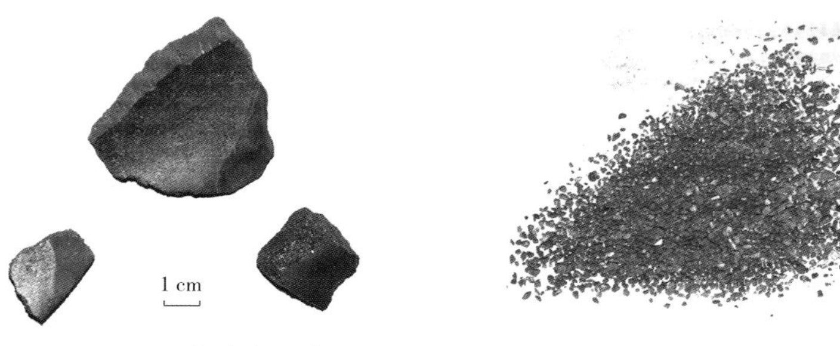

图 331-1 朱砂（辰砂） 图 331-2 朱砂（米砂）

【采收加工】

全年可采。采挖辰砂矿石后，凿成小块，用磁铁吸去含铁杂质，于水中淘去杂石和泥沙。

【贮　　藏】

建议在 25℃以下，单包装密封，专人保管。

【主要成分】

主含硫化汞，常混有雄黄、磷灰等杂质。

药典标准：含硫化汞不得少于 96%；含铁不得多于 0.1%。

【性味归经】

甘，微寒；有毒。归心经。

【功能主治】

清心镇惊，安神，明目，解毒。用于心悸易惊，失眠多梦，癫痫发狂，小儿惊风，视物昏花，口疮，喉痹，疮疡肿毒。

【用法用量】

0.1~0.5 g，多入丸散服，不宜入煎剂。外用适量。

【编 者 按】

1. 朱砂有毒，不宜大量服用和久服；孕妇及肝肾功能不全者禁用。

2. 朱砂用时需照“水飞法”研磨成极细粉，以手指撮之无粒状物，以磁铁吸之，无铁末。

3. 朱砂具有镇静、催眠、抗惊厥、抑制生育等药理作用，常用于失眠、神经性呕吐、口腔炎、皮肤病等。

4. 朱砂、生地黄、当归各 30 g，黄连 45 g，甘草 15 g，共研细末，炼蜜为丸，每丸 9 g，每服 1 丸，每日 1~2 次，治心悸、失眠。

磁　石

【来　　源】

磁石为氧化物类矿物尖晶石族磁铁矿，主含四氧化三铁（Fe_3O_4）。主产于河北、江苏、辽宁、广东、安徽等地。

【性　　状】

磁石为块状集合体，呈不规则块状，或略带方形，多具棱角。灰黑色或棕褐色，条痕黑色，具金属光泽。体重，质坚硬，断面不整齐。具磁性。有土腥气，味淡。

【采收加工】

全年可采。开采后除去杂石，选择吸铁能力强者入药。

【贮　　藏】

在常规储存条件下，磁石易氧化，磁性会减退。

建议在 25℃以下，单包装密封，大垛密闭库藏。可以铁屑包埋，以保持磁性。

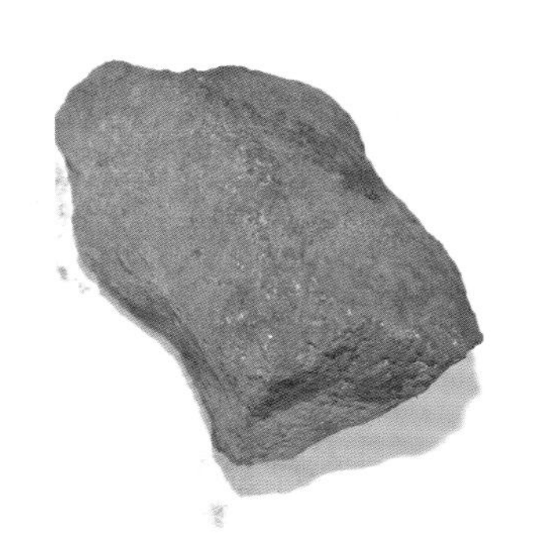

图 332-1　磁石

【主要成分】

主含四氧化三铁，并含硅、铝、钛、镁、锰、钙、铅等杂质。

药典标准：含铁（Fe）不得少于 50.0%。

【性味归经】

咸，寒。归肝、心、肾经。

【功能主治】

镇惊安神，平肝潜阳，聪耳明目，纳气平喘。用于惊悸失眠，头晕目眩，视物昏花，耳鸣耳聋，肾虚气喘。

【用法用量】

9~30 g，先煎。

【编 者 按】

1. 用时捣碎或研磨成粉，多醋淬后使用。

2. 现代研究表明，磁石具有镇静、抗炎、止凝血等药理作用。

3. 龙骨 1 两，磁石 2 两，沉香 2 钱，木香 2 钱，天麻 2 钱，苦参 6 钱，主治眼花缭乱，一物两形不真，雀目。

赭　石

【来　　源】

赭石为氧化物类矿物刚玉族赤铁矿，主含三氧化二铁（Fe_2O_3）。主产于山西、河北。

【性　　状】

赭石为鲕状、豆状、肾状集合体，多呈不规则的扁平块状。暗棕红色或灰黑色，条痕樱红色或红棕色，有的有金属光泽。一面多有圆形的突起，习称“钉头”，另一面与突起相对应处有同样大小的凹窝。体重，质硬，砸碎后断面显层叠状。气微，味淡。

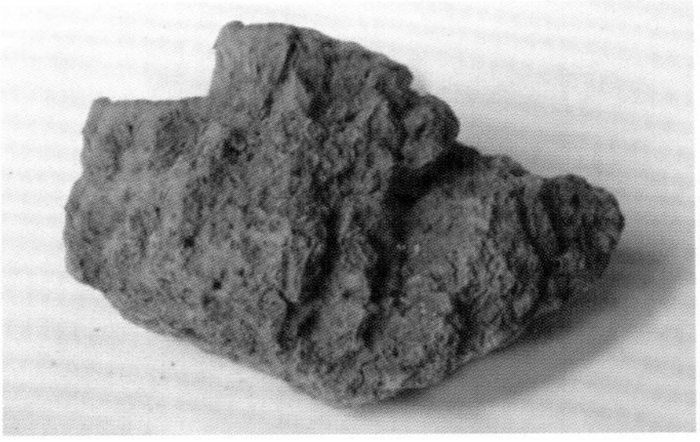

图 333-1　赭石

【采收加工】

全年可采。选取表面有“钉头”部分，除去泥土、杂石。

【贮　　藏】

建议在 25℃以下，单包装密封，大垛密闭库藏。此贮藏条件下，药材质量保持较好。

【主要成分】

主含三氧化二铁，并含硅、铝、钛、镁、锰、钙、铅、砷等。

药典标准：含铁（Fe）不得少于 45.0%。

【性味归经】

苦，寒。归肝、心、肺、胃经。

【功能主治】

平肝潜阳，重镇降逆，凉血止血。用于眩晕耳鸣，呕吐，噫气，呃逆，喘息，吐血，衄血，崩漏下血。

【用法用量】

9~30 g，先煎。

【编 者 按】

1. 用时捣碎或研磨成粉，多醋淬后使用。

2. 孕妇慎用。

3. 赭石 16 g，旋覆花、半夏各 9 g，竹茹 12 g，生姜 6 g，水煎服，治呕吐、噫气。

雄 黄

【来　　源】

雄黄为硫化物类矿物雄黄族雄黄，主含二硫化二砷（As_2S_2）。主产于湖南慈利、石门，贵州郎岱、思南；分布于贵州、湖南、湖北、甘肃、云南、四川、安徽、陕西、广西等地。

【性　　状】

雄黄为块状或粒状集合体，呈不规则块状。深红色或橙红色，条痕淡橘红色，晶面有金刚石样光泽。质脆，易碎，断面具树脂样光泽。微有特异的臭气，味淡。精矿粉为粉末状或粉末集合体，质松脆，手捏即成粉，橙黄色，无光泽。

以块大、色红、质酥脆、有光泽、无杂石者为佳。

【采收加工】

全年可采。雄黄在矿中质软如泥，见空气即变坚硬，用竹刀取其熟透部分，除去杂质泥土，精选后碾细，生用。或由低品位矿石浮选生产的精矿粉。

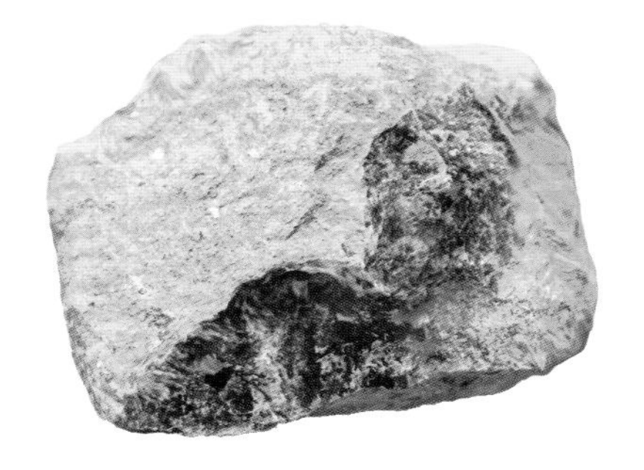

图 334-1　雄黄

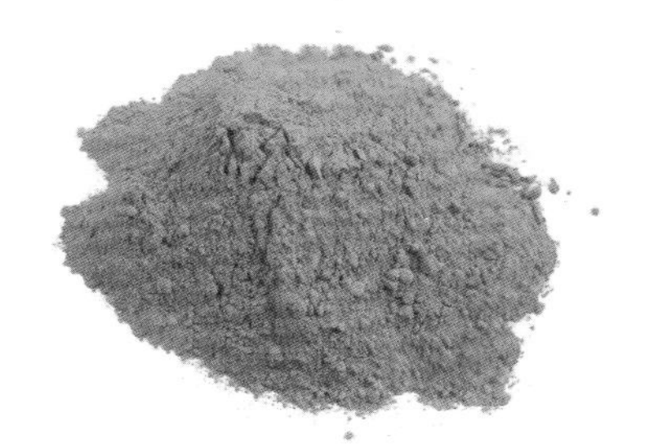

图 334-2　雄黄粉

【贮　　藏】

雄黄常规贮存，遇空气易氧化，毒性增强。

建议 25℃以下，单包装密封，大垛密闭库藏。雄黄粉在 30℃以下，真空包装贮藏。

【主要成分】

主要化学成分为二硫化二砷（As_2S_2），并含有硅、铅、铁、钙、镁等杂质。

药典标准：含砷量以二硫化二砷计，不得少于 90.0%。

【性味归经】

辛，温；有毒。归肝、大肠经。

【功能主治】

解毒杀虫，燥湿祛痰，截疟。用于痈肿疔疮，蛇虫咬伤，虫积腹痛，惊痫，疟疾。

【用法用量】

0.05~0.1 g，入丸散用。外用适量，熏涂患处。

【编 者 按】

1. 内服宜慎；不可久用；孕妇禁用。

2. 三氧化二砷含量不得超标。

3. 雄黄用时需照水飞法磨成细粉。

4. 雄黄具有抗肿瘤，抗菌、抗病毒等药理作用，含雄黄复方制剂外用治疗病毒性皮肤感染、银屑病、小儿腮腺炎、乳痈、尖锐湿疣，内服治疗血液系统疾病、恶性淋巴系统疾病、胶质瘤等。

5. 雄黄膏：雄黄 10 g，硫黄 10 g，氧化锌 10 g，凡士林 70 g，治疗治头癣，白秃疮，鹅掌风，湿脚气，疥疮。

6. 雄麝散：雄黄 30 g，麝香 3 g，肉桂 3 g，胡椒 3 g，治疖，毛囊炎，疽流注。

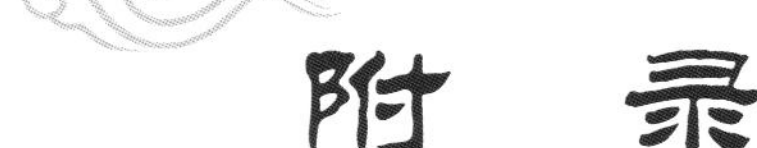

附　录

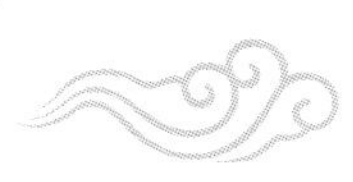

笔画索引

二画

三画

四画

五画

六画

七画

八画

九画

十画

十一画

十二画

十三画

十四画

十五画

十六画

十七画

十八画

十九画

拼音索引

H

J

K

L

M

N

P

Q

R

S

T

W

X

Y

Z

中药材质量新说
ZHONGYAOCAI ZHILIANG XINSHUO
药材